全国高等医药院校精品规划教材

"十二五"江苏省高等学校重点教材（编号：2015-2-048）

YAOYONG JICHU HUAXUE

药用基础化学

主　编　刘德秀　石　慧

副主编　潘华英　黄晓英

医药指导　戈大春

编　者　(以姓氏笔画为序)

丁秋玲　常州卫生高等职业技术学院

尤彩芬　苏州卫生职业技术学院

戈大春　苏州市吴中人民医院

石　慧　苏州卫生职业技术学院

向　敏　苏州卫生职业技术学院

刘存瑞　苏州卫生职业技术学院

刘德秀　苏州卫生职业技术学院

李　丽　苏州卫生职业技术学院

李　洋　苏州卫生职业技术学院

李明梅　盐城卫生职业技术学院

杨　斌　苏州卫生职业技术学院

吴　斐　苏州卫生职业技术学院

张立光　苏州卫生职业技术学院

张新胜　苏州卫生职业技术学院

周　琳　苏州卫生职业技术学院

庞芬只　苏州卫生职业技术学院

郝丽娜　苏州卫生职业技术学院

黄晓英　苏州卫生职业技术学院

潘华英　苏州卫生职业技术学院

华中科技大学出版社

http://www.hustp.com

中国·武汉

内 容 简 介

本书为"十二五"江苏省高等学校重点教材(编号:2015-2-048),亦为全国高职高专医药院校精品规划教材。

本书在内容选择和体系编排上力求有所创新。本书理论部分绪论、物质结构、烃、烃的衍生物、立体化学基础、天然有机化合物、溶液、化学反应速率和化学平衡、定量分析化学基础、化学分析法、仪器分析法等10个模块组成,打破了传统化学学科界限。为了增强学生学习的目的性、自觉性,以及教材内容的可读性、趣味性,突出培养学生分析问题、解决问题的能力,提高学习质量,在教材中设立了单元目标、知识链接、知识拓展和目标测试等环节。为了使理论教学与实践教学紧密联系,还编写了与理论知识相配套的实验内容。

本书主要供高职高专医药卫生类专业学生使用,也可供相关专业人员参考。

图书在版编目(CIP)数据

药用基础化学/刘德秀,石慧主编. —武汉:华中科技大学出版社,2015.8(2025.2 重印)
ISBN 978-7-5680-1193-8

Ⅰ.①药… Ⅱ.①刘… ②石… Ⅲ.①药物化学 Ⅳ.①R914

中国版本图书馆 CIP 数据核字(2015)第 201809 号

药用基础化学 刘德秀 石 慧 主编

策划编辑:史燕丽
责任编辑:程 芳 熊 彦
封面设计:原色设计
责任校对:张会军
责任监印:周治超
出版发行:华中科技大学出版社(中国·武汉)　　电话:(027)81321913
　　　　　武汉市东湖新技术开发区华工科技园　　邮编:430223
录　　排:华中科技大学惠友文印中心
印　　刷:武汉科源印刷设计有限公司
开　　本:880mm×1230mm　1/16
印　　张:26.5
字　　数:910 千字
版　　次:2025 年 2 月第 1 版第 5 次印刷
定　　价:79.80 元

前言

QIANYAN

药用基础化学是高职高专医药卫生类专业的专业基础课程，它的中心任务是为学习后续药学专业课程奠定基础。药用基础化学主要内容包含了药学专业"必需和够用"的有机化学、无机化学和分析化学等化学知识。随着经济社会和医药卫生事业的快速发展，高等教育的大众化和普及化，教育方式的针对性和个性化，经编写组广泛调研论证，力求编写出一本围绕药学专业培养目标而且有助于培养学生综合职业能力的药用基础化学教材。

本教材围绕专业培养目标，以药学类专业毕业生从事的工作岗位和工作任务为依据，以扩充知识和提升能力为目的，以培养科学方法和强化应用为原则，将有机化学、无机化学与分析化学的主体内容融为一体，为药学类专业学生进一步学好后续课程留下"窗口"。同时，为了满足个别学生的个性化学习需求，特别编写了物质结构的相关知识，它包含了原子结构、现代价键理论及分子间力等内容，以便学生能更好地把握基础知识，顺利进入有机化学部分的学习。

教材采用模块式编写，在内容选择上，充分考虑了高等医药卫生职业教育的特点，按照学生的认知特点和药学类专业岗位工作任务安排教学内容。本教材注重用通俗易懂而且科学、生动的语言阐述基础知识、基本理论，避免了烦琐的理论推导和理论分析，尽量选用药学工作岗位中常见化合物或化学现象讲解，以培养学生分析问题、解决问题的能力。

在内容选择和体系排上力求有所创新。本教材理论部分由绪论、物质结构、烃、烃的衍生物、立体化学基础、天然有机化合物、溶液、化学反应速率和化学平衡、定量分析化学基础、化学分析法、仪器分析法等10个模块组成，打破了传统化学学科界限。有机化学部分内容包括各类化合物的结构、性质及与医药有关的重要有机化合物，强化各类有机化合物的结构特征和结构与性质的关系；无机化学部分内容包括溶液的组成和各种表示方法、影响化学反应的各种因素及在生物化学反应中的应用；分析化学部分内容包括经典的化学分析法和常见类型的仪器分析法以及这些分析法在药物分析中的应用。在相应单元中介绍了典型药物的合成路线的构建、官能团的引入、有机合成条件的选择、典型试剂在药物合成中的应用，分析手段、分析方法在药物的提取、分离和鉴定中的应用等知识，使学生对药物的合成和药物分析有所了解。为了增强学生学习的目的性、自觉性，以及教材内容的可读性、趣味性，激发学生学习的主动性，突出培养学生分析问题、解决问题的能力，提高学习质量，在教材中设立了单元目标、知识链接、知识拓展和目标测试等环节，希望对学生的学习有所裨益，同时，为了使理论教学与实践教学紧密联系，还编写了与理论知识相配套的实验内容。

本教材由苏州卫生职业技术学院刘德秀、石慧任主编，潘华英、黄晓英任副主编，苏州市吴中人民医院药剂科主任戈大春担任医药指导，邀请药学类专业课程老师全程指导教材编写的工作：向敏担任总指导，李洋指导模块1、2、3，尤彩芬指导模块4、5，张立光指导模块8、9、10。具体的编写分工为刘德秀编写绪论、模块1、模块2和模块3，潘华英编写模块4和模块5和实验部分，黄晓英编写模块6、模块7和模块8，石慧编写模块9、模块10和附录，李明梅编写模块2，丁秋玲编写模块6，张新胜编写模块4，郝丽娜编写模块3，庞芬只编写模块10，周琳编写模块7，李丽、刘存瑞编写附录，杨斌、吴斐编写实验部分。

在本教材编写过程中，得到了各位编者所在单位和华中科技大学出版社的大力支持，在此表示衷心的感谢！另外在本教材编写过程中参阅了国内外的有关资料，谨向有关的作者一并致谢！

限于编者的水平，教材中疏漏和不妥之处在所难免，恳请使用本教材的师生批评指正，以便不断修改，使本教材更臻完善。

编者

目录

MULU

绪　论

一、药用基础化学研究的对象和目的

药用基础化学是一门为药学专业提供相关化学知识的专业基础课。它不是为培养化学专业人才而开设的系统课程，而是药学与化学相结合的一门交叉课程，是围绕药学专业培养目标来培养学生基本化学素养的重要基础课程。

人类生活在千变万化的物质世界之中。化学以人类周围的物质作为研究对象，把物质的化学变化及应用作为它的主要研究课题。因此化学是一门在原子、分子或离子层次上研究物质的组成、结构、性质及其变化规律的相关理论和技术的一门学科。药用基础化学的内容包括：有机化学、基础化学和分析化学中与药学相关的三部分内容。有机化学部分主要介绍与药物相关的有机化合物的组成、结构、性质、合成、应用以及它们之间的相互转变和内在联系；基础化学部分包括溶液的组成、性质、表示方法等知识；分析化学部分介绍的是研究物质化学组成的分析方法、基础理论和分析技术。

天然资源丰富多彩，人类为了更好地利用这些资源，就必须运用化学方法对有用的物质进行提取和加工。由此可见，研究药用基础化学的目的就是通过研究物质化学变化的规律和过程去指导药品工业生产，以更好地开发自然、利用自然、满足人类的需要，促进人类社会的健康发展。

二、药用基础化学与药学

药物是用于治疗、预防和诊断疾病所用的化学物质的总称。根据目前所使用的药物来源可分为三大类：天然来源的植物药、矿物药及来源于动物组织的药物；微生物来源的药物，如抗生素等；化学合成的药物，也就是所谓的化学药物或西药。目前大多数药物是通过化学合成的；有些来源于天然的药物或微生物也可通过化学合成的方法制得；也有些是以天然产生为主要原料进行修饰后制得的。尽管有些药物的有效成分还不清楚，或化学结构尚未阐明，但无论如何它们均属于化学物质。所以说"药物是特殊的化学品"。

人类应用动物、植物和矿物等天然产物预防和治疗疾病已有数千年的历史，而药物与化学的最早结合则来源于古代炼丹术。在古代中国、欧洲与阿拉伯，都有炼丹家们制备各种富有争议和神奇色彩药物的记录。炼丹术为人类利用化学方法制备药物起到了奠基石的作用，但这只是原始的而且缺乏科学依据。

19世纪以后，随着自然科学技术的发展，化学在药物科学的应用得到了广泛的发展。当时，主要是利用化学的方法提取天然药物中的有效成分，许多药物开始涌现，如吗啡、可卡因、奎宁、阿托品等，通过对天然药物中的有效成分的研究，不仅可以更准确地进行药理实验和临床应用，而且还能更精确地测定其理化性质、化学结构以及确定其合理用量等，从而为以后的大量化学合成制备化学药物奠定基础。

药用基础化学是根据药学专业需要，结合专业特点介绍基础化学知识、化学理论和技能的学科，它在药学专业中的作用如下：利用药用基础化学知识对药物的组成、结构和成分进行分析；利用相关理论和技术对药物效能进行分析；选择合理的路线进行药物的合成和研制；利用合理的技术和相应的分析方法对药物进行鉴定；根据物质的性质提出药品的保存方法等。

三、药学专业学习药用基础化学的意义

药用基础化学是药学专业的专业基础课，它为后续课程提供必要的基础知识和技术技能。药学科学是生命科学的一部分，其任务是研制预防和治疗疾病、促进身体健康、保护劳动力的药物，并揭示药物与人体及病原体间相互作用的规律。药物是一类具有特定用途的物质，而化学正是研究物质的组成、结构、性质及其变化规律的科学。无论是药物的合成、天然药物成分的提取和分离，还是药理学、病理学和药剂学研究，都依

赖于化学知识和技能。因此,在学习药学专业课之前就必须要掌握必要的化学知识。

通过对药用基础化学的学习,有助于获得从化学角度发现问题、分析问题和解决问题的能力,这对于毕业后从事与药学相关专业工作是十分必要的。尽管计算机技术正在迅速提高理论计算在化学中的地位,但就其本质而言,化学仍然是一门以实验为主的科学。化学家采用实验与理论相结合的方法研究物质的微观结构与宏观性质的关系;对于药物来说,也就是药物分子的结构与药效的关系。无论是无机药物还是有机药物,无论是合成药物还是天然药物,只有充分了解它们的结构与性质,才能合理地使用药物和称职地从事药物的研制、生产、分析、管理等工作。

在生活中也离不开化学。如果用煤气做饭时不注意通风,室内的 CO_2 过多,就会导致大脑供氧不足,使人容易疲劳、注意力不集中;由碳酸盐、可溶性磷酸盐和蛋白质构成缓冲系统维持血液的酸碱平衡,如果血液的 pH 值过低或过高则产生酸中毒或碱中毒而危害健康;我们生活的环境质量是否会对人体健康产生影响、如何健康饮食、如何保健、食品药品以及衣物等的存放等都离不开化学知识。如果了解一些化学知识,就可以提高自己的生活品质。

此外,在学习包括药用基础化学在内的自然科学的过程中,会逐渐形成一种理性思维方式,且该种思维方式会深刻而持久地影响你的生活和工作。

四、如何学好药用基础化学

要学好药用基础化学,首先要了解该课程的特点和化学知识的结构特点。

药用基础化学是一门以实践为基础的自然科学。它具有高度的抽象性和严密的逻辑性,如物质结构理论、化学动力学和化学热力学等;又具有生动的形象性和趣味性,如物质性质的描述、反应现象的观察、化学实验的操作等。因此对药用基础化学的学习既要学好理论知识,又要重视实践技能的培养。

化学知识结构不仅有着普遍性和特殊性的联系,又有着相似性和递变性的联系。如在元素性质的介绍中,通过对同一主族元素(如卤素)从其单质、氧化物、氧化物的水化物等方面,对这些物质的存在、制取、结构、性质、用途等方面的学习,推广到其他同族元素的学习之中。在这个基础上,总结出共性(即普遍性),区别出个性(即特殊性),元素周期律则体现了相似性和递变性这一化学知识结构的特点。在有机物质知识的学习中同样体现了相应的特点。

物质的结构、性质、用途、存在和制法,有着密不可分的联系:结构→性质→用途;性质→存在→制法。因此以性质为中心,抓住这两条线索,应用元素周期律、有机化合物结构特征,就很容易使药用基础化学的学习内容规律化和系统化。

在药用基础化学的学习中,还要注意联系实际,尤其要联系专业、联系社会、联系生活,做到学以致用。

学好药用基础化学,有助于培养药学专业学生科学的逻辑思维能力和科学的世界观。与其他学科一样,还应把学习药用基础化学知识与提高自身的综合素质有机地结合在一起,提高自身的人文素养和人格品质,崇尚科学精神,自觉抵制伪科学,为建立人与自然和谐共处的绿色文明做出自己应有的贡献。

模块 1 物质结构

自然界的物质种类繁多,其性质各不相同,而物质在宏观上的性质差异是由物质的内部微观结构不同引起的。许多物质结构呈现多个层次,其最小的结构单元以特定的方式构成了高级结构。例如,从宏观层面上看,构成人体的包括各种器官;从微观层面看,它们又是由细胞所组成的。细胞是维持物体生命活动的最小结构单元,保持物质化学性质的最小微粒则是分子,而分子又是由原子组成的。细胞内外有各种各样的大分子和小分子物质,如蛋白质、核酸、脂类、糖类、电解质等。要深入了解生理和病理现象,揭示疾病的发生和发展过程,以便研制出有效的预防和治疗药物。我们研究和开发药物,无论是从天然物质中提取和分离有效成分,还是进行化学合成,都离不开结构鉴定;对于药物的作用靶点也需要从分子水平上进行研究,因此就需要深入认识分子的结构和组成。

 ## 单元 1 原子结构

单元目标

※ 掌握原子的组成和同位素的概念。

※ 掌握原子核外电子的排布和元素周期律。

※ 熟悉原子核外电子的运动状态。

※ 了解同位素在医学上的用途。

※ 会运用元素周期律判断元素的性质。

化学变化异彩缤纷,新物质层出不穷。虽然自然界或人工合成的化合物数目庞大,而且还在迅速增加,但都是由九十余种稳定元素中的某些原子按一定种类、数目和连接方式组成。物质的性质由分子决定,而分子结构又取决于构成分子的原子的种类、数目和连接方式。只有充分了解原子结构,才能更好地认识分子结构,从而认识物质的性质。

1. 原子的组成

(1)原子的组成

原子一词来自希腊文,意思是不可分割的。公元前 4 世纪,古希腊物理学家德谟克利特提出这一概念,并把它当作物质的最小单元,但是差不多同时代的亚里士多德等人却反对这种物质的原子观,他们认为物质是连续的,这种观点在中世纪占优势,但随着科学的进步和实验技术的发展,物质的原子观在 16 世纪之后又为人们所接受,著名学者伽利略、笛卡儿、牛顿等人都支持这种观点。到 19 世纪初,英国物理学家约翰·道尔顿(J. Dalton)提出原子说。他认为物质是由不可再分的原子组成的,19 世纪的人们几乎都认为原子是不能再分了。直到 19 世纪末,电子和放射性的发现,才使人们舍弃原子不能再分的传统观念,打开了原子结构的大门。20 世纪初,英国物理学家卢瑟福(E. Rutherford)利用 α 粒子散射实验确认了原子核的存在,建立了原子结构的行星模型:电子绕原子核运动,这就好比太阳系中的行星运动那样。通过众多科学家的不断探索,人们认识了原子的内部结构:原子(atom)是由带正电荷的原子核和核外带负电荷的电子构成的。原子核位于原子的中心,电子在核外作高速运动。由于原子核所带的正电量和核外电子所带的负电量相等,因此,整个原子是电中性的。原子很小,其直径约为 10^{-10} m,而原子核的直径更小,约为原子直径的万分之一,

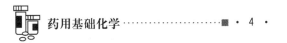

而它的体积只占原子体积的几千亿分之一。

原子核(atomic nucleus)由质子和中子构成。每个质子(proton)带 1 个单位的正电荷,中子(neutron)是电中性的,因此,核电荷数由质子数决定。按核电荷数由小到大的顺序给元素编号,所得的序号称为该元素的原子序数(atomic number)。显然,原子序数在数值上等于这种原子的核电荷数。在原子中存在以下关系:

$$原子序数＝核电荷数＝核内质子数＝核外电子数$$

例如,8 号氧元素,氧原子的核电荷数为 8,原子核内有 8 个质子,核外有 8 个电子。

质子的质量为 1.6726×10^{-27} kg,中子的质量为 1.6748×10^{-27} kg。由于质子、中子的质量很小,计算不方便,所以通常用它们的相对质量。相对原子质量衡量的标准为 ^{12}C 原子质量的 $\frac{1}{12}$,其质量为 1.6606×10^{-27} kg。质子和中子对它的相对质量分别为 1.007 和 1.008,取近似整数值为 1。由于电子的质量很小,约为质子质量的 $\frac{1}{1836}$,所以在原子的质量中,电子的质量可以忽略不计,因此原子的质量主要集中在原子核上。将原子核内所有的质子和中子的相对质量取近似整数值相加,所得的数值称为原子的质量数(mass number)。用符号 A 表示质量数,用符号 N 表示中子数,用符号 Z 表示质子数,则

$$质量数(A)＝质子数(Z)＋中子数(N)$$

如以 $^A_Z X$ 代表一个质量数为 A、质子数为 Z 的原子,则构成原子的粒子间的关系可以表示如下:

$$原子(^A_Z X)\begin{cases}原子核\begin{cases}质子 & Z \text{个}\\ 中子 & (A-Z)\text{个}\end{cases}\\ 核外电子 & Z \text{个}\end{cases}$$

例如,$^{39}_{19}$K 表示钾原子的质量数为 39,质子数为 19,中子数为 20,核外电子数为 19,钾是第 19 号元素;$^{16}_8$O 表示氧原子的质量数为 16,质子数为 8,中子数为 8,核外电子数为 8,氧是第 8 号元素。

原子失去电子成为阳离子,原子得到电子成为阴离子。因此,同种元素的原子和离子间的区别只是核外电子数不同。

例如,$^{23}_{11}$Na$^+$ 表示带一个单位正电荷的钠离子的质量数为 23,质子数为 11,中子数为 12,核外电子数为 10,钠是第 11 号元素;$^{37}_{17}$Cl$^-$ 表示带一个单位负电荷的氯离子的质量数为 37,质子数为 17,中子数为 20,核外电子数为 18,氯是第 17 号元素。

(2)同位素

元素是具有相同核电荷数(即质子数)的同一类原子的总称。具有一定数目质子和一定数目中子的一种原子称为核素。同种元素原子都具有相同的质子数。若在同种元素的原子核里含有不同数目的中子,则形成多种核素。如氢元素有三种不同的原子,即有三种核素,分别为氕($^1_1$H)、氘($^2_1$H)、氚($^3_1$H),它们的原子核内都只有 1 个质子,但中子数不同,分别为 0、1、2,是质量不同的三种氢原子。像这种质子数相同而中子数不同的同种元素的一组核素互称为同位素(isotope)。

同一元素的各种同位素原子,它们的核电荷数(质子数)相同,核外电子数相同,而中子数不同,质量数不同,它们物理性质有差异,但化学性质几乎完全相同。大多数元素都有同位素,氢元素的同位素有 $^1_1$H、$^2_1$H、$^3_1$H;碳元素的同位素有 $^{12}_6$C、$^{13}_6$C 和 $^{14}_6$C,人们把 $^{12}_6$C 的质量的 $\frac{1}{12}$ 作为相对原子质量标准的碳原子,通常表示为 ^{12}C;钴元素的同位素有 $^{59}_{27}$Co,$^{60}_{27}$Co;碘元素的同位素有 $^{127}_{53}$I、$^{131}_{53}$I 等。

同位素可分为稳定性同位素和放射性同位素两类。放射性同位素能自发地放出不可见的 α、β 或 γ 射线,这种性质称为放射性。稳定性同位素没有放射性。放射性同位素又分为天然放射性同位素和人造放射性同位素。

$$同位素\begin{cases}稳定性同位素\\ 放射性同位素\begin{cases}天然放射性同位素\\ 人造放射性同位素\end{cases}\end{cases}$$

可以用灵敏的探测仪器测定出放射性同位素的原子放出的射线的踪迹,所以放射性同位素的原子又称为"示踪原子"。放射性同位素在科学研究和医学上被广泛应用。例如,用 $^3_1$H、$^{14}_6$C 放射性同位素作示踪原子,可研究药物的作用机制、药物的吸收和代谢;$^{131}_{53}$I 用于甲状腺功能亢进的诊断和治疗;$^{60}_{27}$Co 放出的射线能

深入组织,对癌细胞有破坏作用;通过对$^{14}_{6}C$含量的测定可推算文物或化石的"年龄"等。近年来,放射性同位素的应用得到迅速发展,如放射性同位素扫描,已成为诊断脑、肝、肾、肺等病变的一种安全、简便的方法。

2. 核外电子的运动状态

(1)电子云

电子云是原子核外电子运动的一种形象化比喻。电子在原子核外空间的某区域内出现,好像带负电荷的云笼罩在原子核的周围,人们形象地称它为"电子云"。电子是一种微观粒子,在原子如此小的空间(直径约 10^{-10} m)内作高速运动,核外电子的运动与宏观物体的运动不同,没有固定的运动方向和运动轨迹,只能用电子云描述它在原子核外空间某处出现机会的多少。这种机会的多少,在数学上称之为概率。图 1-1 为氢原子的 1s 电子在原子核外出现的概率分布图,用小黑点表示氢原子外一个电子在核外某空间单位体积内出现概率的大小,离核近处,黑点密度大,电子出现概率大,离核远处,电子出现概率小。但要注意,氢原子核外只有一个电子,所以决不能将电子云图中每一个小黑点理解为一个电子。电子云只是原子核外电子行为统计结果的一种形象化的比喻。因此把电子出现概率相等的地方连接起来,作为电子云的界面,这个界面所包括的空间范围称为原子轨道。由此可见,原子轨道实际上就是电子经常出现的区域,与宏观的轨道有着完全不同的含义。

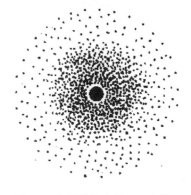

图 1-1 氢原子的电子云示意图

电子云有不同的形状,分别用符号 s、p、d、f 表示,s 电子云呈球形,在半径相同的球面上,电子出现的机会相同,p 电子云呈纺锤形(或亚铃形),d 电子云是花瓣形,f 电子云更为复杂。

(2)核外电子的运动状态

电子在原子核外一定区域内作高速运动,具有一定的能量。实验证明,电子离核越近,能量越低;离核越远,能量越高。电子离核的远近,反映出电子能量的高低。对于多电子原子,其核外电子的运动状态比较复杂,需要从电子层、电子亚层、电子云的伸展方向和电子的自旋四个方面来描述。

A. 电子层

在含有多电子的原子里,电子的能量并不相同。能量低的电子,通常在离核近的区域运动;能量较高的电子,通常在离核较远的区域运动。根据电子的能量差异和通常运动区域离核的远近不同,可以将核外电子分成不同的电子层。电子层及其符号见表 1-1。

表 1-1 电子层及其符号

电子层(n)	1	2	3	4	5	6	7
电子层符号	K	L	M	N	O	P	Q

电子层 n 值越大,电子离核越远,电子的能量越高。因此,电子层数 n 不仅表示电子离核距离的远近,也是决定电子能量高低的主要因素。

必须指出,电子层并不是指电子固定在某些地方运动,只不过表示电子在这些地方出现的概率较大而已。

B. 电子亚层和电子云的形状

研究发现,在同一电子层中,电子的能量还稍有差别,电子云的形状也不相同。根据这个差别,又可以把同一电子层分成一个或几个亚层,分别用 s、p、d、f 等符号来表示。每一电子层中所包含的亚层数等于其电子层数。

$n=1$ 有一个亚层:1s 亚层;

$n=2$ 有两个亚层:2s 亚层、2p 亚层;

$n=3$ 有三个亚层:3s 亚层、3p 亚层、3d 亚层;

$n=4$ 有四个亚层:4s 亚层、4p 亚层、4d 亚层、4f 亚层;

……

s 亚层的电子称为 s 电子,p 亚层的电子称为 p 电子,依此类推。在同一电子层中,亚层电子的能量按 s、p、d、f 的顺序依次增大,即 $E_{ns}<E_{np}<E_{nd}<E_{nf}$。由此可知,电子亚层是决定电子能量高低的次要因素。

不同的亚层其电子云的形状也不相同。s亚层的电子云是以原子核为中心的球形。p亚层的电子云为哑铃形。d亚层、f亚层的电子云形状比较复杂,这里不作介绍。

C. 电子云的伸展方向

电子云不仅有一定的形状,而且在空间有一定的伸展方向。s电子云是球形对称的,在空间各个方向上伸展的程度相同(图1-2)。p电子云在空间有三种互相垂直的伸展方向(图1-3)。d电子云有五种伸展方向。f电子云有七种伸展方向。

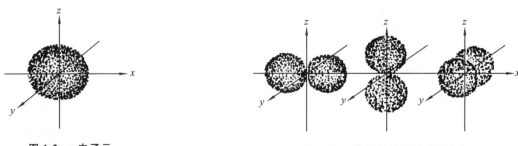

图1-2　s电子云　　　　　　　　　　图1-3　p电子云的三种伸展方向

把在一定电子层上,具有一定形状和伸展方向的电子云所占据的空间称为一个原子轨道(orbital)。那么s、p、d、f四个亚层就分别有1、3、5、7个原子轨道。这样各电子层可能有的最多轨道数如下:

电子层(n)	亚层	原子轨道数
$n=1$	1s	$1=1^2$
$n=2$	2s、2p	$1+3=4=2^2$
$n=3$	3s、3p、3d	$1+3+5=9=3^2$
$n=4$	4s、4p、4d、4f	$1+3+5+7=16=4^2$

……

由此可知,每个电子层中可能有的最多原子轨道数为n^2。

D. 电子的自旋

原子中的电子在围绕原子核旋转的同时,还在作自旋运动。电子自旋有两种状态,既顺和反两种方向。通常用向上箭头"↑"和向下箭头"↓"表示。实验证明,自旋方向相同的两个电子相互排斥,不能在同一个原子轨道内运动,而自旋方向相反的两个电子相互吸引,能在同一个原子轨道内运动。由此可得,每个原子轨道最多可以容纳自旋方向相反的两个电子。

综上所述,原子核外每个电子的运动状态都要由它所处的电子层、电子亚层、电子云在空间的伸展方向和自旋状态四个方面来决定,缺一不可。

知识拓展 ············○

量子数与原子核外电子的运动状态

奥地利物理学家薛定谔从电子的波粒二象性出发,提出了一个描述核外电子运动状态的数学表达式即薛定谔方程,表达式如下:

$$\frac{\partial^2 \psi}{\partial x^2} + \frac{\partial^2 \psi}{\partial y^2} + \frac{\partial^2 \psi}{\partial z^2} + \frac{8\pi^2 m}{h^2}(E-V)\psi = 0$$

该方程的合理解受到三个量子数n、l、m的限制,当这三个量子数的取值一定时,就确定了一个原子轨道。这三个量子数与原子核外电子运动状态的关系如下:

(1)主量子数n——电子层　主量子数n是用来表示核外电子运动离核远近的数值,它是决定能量的主要因素,对应于能层(电子层),它可以取任意正整数,即1,2,3,…,每个数值对应于一个电子层,常用符号K、L、M、N、O、P、Q。n越小,能量越低。

(2)角量子数l——电子亚层　角量子数决定原子轨道的形状,它的取值受主量子数限制,只能取小于n的正整数,即0,1,2,…,$(n-1)$,其对应的电子亚层为:s、p、d、f。

(3)磁量子数m——电子云的伸展方向　磁量子数l决定原子轨道的空间取向。它的值受角量子数l的限制,可以取$-l$到$+l$的$2l+1$个值,即0,±1,±2,…,±l。

（4）自旋量子数 m_s——决定电子的自旋方向 电子的自旋方向只有"顺时针"和"逆时针"两种,因此自旋量子数只有两个,即 $+1/2$ 和 $-1/2$。

因此,确定四个量子数就可以确定电子在原子核外的运动状态,其中:n、l、m 三个量子数确定原子轨道,即电子层、电子亚层和电子云的伸展方向;m_s 确定电子的自旋状态。因此要描述电子的运动状态必须有四个量子数,缺一不可。

3. 原子核外电子的排布

（1）原子核外电子的排布规律

人们根据原子光谱实验和量子力学理论,总结出原子核外电子的排布遵循以下三个规律。

A. 泡利(Pauli)不相容原理

1925 年奥地利物理学家泡利(W. Pauli)提出,每个原子轨道最多只能容纳两个自旋方向相反的电子。或者说,在同一原子中,没有运动状态完全相同的电子存在,这就是泡利不相容原理。

根据这个原理,可以推算出各电子层中最多可容纳的电子数为 $2n^2$。1~4 电子层可容纳电子的最大数目见表 1-2。

表 1-2 1~4 电子层可容纳电子的最大数目

电 子 层	1(K)	2(L)		3(M)			4(N)		
电子亚层	1s	2s	2p	3s	3p	3d	4s	4p	4d	4f
亚层中的轨道数	1	1	3	1	3	5	1	3	5	7
亚层中的电子数	2	2	6	2	6	10	2	6	10	14
电子亚层中最多可容纳电子的数目($2n^2$)	2×1^2	2×2^2		2×3^2			2×4^2		

B. 能量最低原理

在不违背泡利不相容原理的前提下,核外电子总是优先占有能量最低的轨道,只有当能量最低的轨道占满后,电子才依次进入能量较高的轨道,这个规律称为能量最低原理,即电子在原子中所处的状态总是要尽可能使体系的能量最低,这样的体系才最稳定。

鲍林(Pauling)根据光谱实验的结果,总结出多电子原子中原子轨道能量由低到高的一般顺序(图 1-4)。图中所示是根据能量最低原理,基态的多电子原子中,随着原子序数的递增,核外新增加的电子逐个按图中箭头所指顺序填充,以保证原子体系能量最低。

C. 洪特(Hunt)规则

原子中能量相等的轨道称为等价轨道或简并轨道,如同一亚层的 3 个 p 轨道。根据大量的光谱实验,德国科学家洪特总结出一条规则:在同一亚层的各个轨道(即简并轨道)中,电子尽可能分占不同的轨道,且自旋方向相同。这个规则称为洪特规则。

洪特规则特例:在简并轨道(等价轨道)中,当电子全充满(p^6、d^{10}、f^{14})、半充满(p^3、d^5、f^7)或全空(p^0、d^0、f^0)的状态都是能量较低的稳定状态。这就解释了第 24 号元素铬的电子排布式为什么是 $1s^2 2s^2 2p^6 3s^2 3p^6 3d^5 4s^1$ 而不是 $1s^2 2s^2 2p^6 3s^2 3p^6 3d^4 4s^2$。

书写电子结构式时还要注意:电子填充是按近似能级图自能量低向能量高的轨道排布的,但在书写电子结构时,要把同一电子层的轨道写在一起。如铬的电子排布式应为 $1s^2 2s^2 2p^6 3s^2 3p^6 3d^5 4s^1$ 而不是 $1s^2 2s^2 2p^6 3s^2 3p^6 4s^1 3d^5$。

（2）原子核外电子排布的表示方法

原子核外电子排布除在初中学过的原子结构示意图外还有几种不同的表示方法。现介绍如下:

A. 电子式

用元素符号表示原子核和内层电子,并在元素符号周围用"·"或"×"表示原子最外层的电子。第 11~

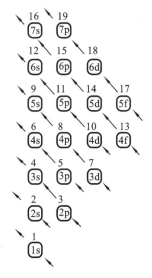

图 1-4 电子填入原子轨道的顺序

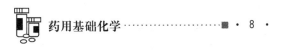

18 号元素原子的电子式如下:

Na·	·Mg·	·Al·	·Si·	·P·	·S:	:Cl:	:Ar:
钠原子	镁原子	铝原子	硅原子	磷原子	硫原子	氯原子	氩原子

B. 轨道表示式

用方框表示原子轨道,方框内箭号的数目表示该轨道中的电子数,箭头的指向表示电子的自旋方向,并在轨道的上方标明相应的亚层。电子填充的顺序按原子核外电子的排布规律进行。如:

氧($_8$O)

1s	2s	2p

钙($_{20}$Ca)

1s	2s	2p	3s	3p	4s

C. 电子排布式

电子排布式用来表示原子核外电子在各亚层中的分布情况。在书写电子排布式时,按照电子的填充顺序由左向右进行,并标明各亚层的符号,将各亚层中的电子数标在各相应亚层符号的右上角。如:

氧($_8$O)　$1s^2 2s^2 2p^4$

钙($_{20}$Ca)　$1s^2 2s^2 2p^6 3s^2 3p^6 4s^2$

D. 原子实表达式

在书写电子排布式时,为避免电子排布式书写过长,通常把内层已达到稀有气体电子层结构的部分,用稀有气体的元素符号加方括号表示,并称为原子实。如$_8$O 和$_{20}$Ca 的电子排布式可以分别写成$[He] 2s^2 2p^4$ 和$[Ar] 4s^2$。

E. 价层电子构型

电子最后填入的能量最高的能级组中的轨道合称为价电子层,价电子层上的电子分布称为价层电子构型。在化学反应中原子实部分的电子排布并不发生变化,只是价层电子的排布发生变化,所以常用价层电子构型来表示原子核外电子排布的情况。如$_8$O 和$_{20}$Ca 的价层电子构型分别为$2s^2 2p^4$ 和$4s^2$。

例 1-1　试写出第 19 号元素钾的电子排布式和价层电子构型。

解　第 19 号元素钾原子核外共有 19 个电子,根据能量最低原理和泡利不相容原理,1s 轨道中填 2 个电子;2s 轨道中填 2 个电子;2p 有 3 个轨道,应填 6 个电子;3s 轨道填 2 个电子;3p 有 3 个轨道,应填 6 个电子;剩下的 1 个电子应填入 4s 轨道,因为 4s 能量比 3d 低。其电子排布式为$1s^2 2s^2 2p^6 3s^2 3p^6 4s^1$ 或$[Ar] 4s^1$。价层电子构型为$4s^1$。

4. 元素周期表和元素性质的周期性

(1)元素周期律

为了认识元素间的相互关系和内在规律,将原子序数为 3~18 的元素原子的价层电子构型、原子半径、电负性、金属性、非金属性和主要化合价等性质列表(表 1-3),并加以讨论。

表 1-3　元素性质随原子序数(核电荷数)的变化情况

原子序数(元素符号)	3(Li)	4(Be)	5(B)	6(C)	7(N)	8(O)	9(F)	10(Ne)
原子半径/pm	152	111	88	77	70	66	64	160
价层电子构型	$2s^1$	$2s^2$	$2s^2 2p^1$	$2s^2 2p^2$	$2s^2 2p^3$	$2s^2 2p^4$	$2s^2 2p^5$	$2s^2 2p^6$
电负性	0.98	1.57	2.04	2.55	3.04	3.44	3.98	
金属性和非金属性	活泼金属	两性元素	不活泼非金属	非金属	活泼非金属	很活泼非金属	最活泼非金属	稀有气体元素
最高正化合价、负化合价	+1	+2	+3	+4 −4	+5 −3	−2	−1	

续表

原子序数(元素符号)	11(Na)	12(Mg)	13(Al)	14(Si)	15(P)	16(S)	17(Cl)	18(Ar)
原子半径/pm	186	160	143	117	110	104	99	191
价层电子构型	$3s^1$	$3s^2$	$3s^23p^1$	$3s^23p^2$	$3s^23p^3$	$3s^23p^4$	$3s^23p^5$	$3s^23p^6$
电负性	0.93	1.31	1.61	1.90	2.19	2.58	3.16	
金属性和非金属性	很活泼金属	活泼金属	两性元素	不活泼非金属	非金属	活泼非金属	很活泼非金属	稀有气体元素
最高正化合价、负化合价	+1	+2	+3	+4 −4	+5 −3	+6 −2	+7 −1	

由表 1-3 可以看出,元素的原子随着原子序数的递增,各种性质都呈现出一种周期性变化,即每间隔一定数目的元素之后,又出现了与前面元素相类似的性质。将这种周期性变化的规律总结如下:

A. 原子半径的周期性变化

由表 1-3 可见,原子序数从 3～10 的元素,即从锂到氖,随着原子序数的递增,原子半径由大逐渐变小。原子序数从 11～17 的元素,即从钠到氯,随着原子序数的递增,原子半径也是由大逐渐变小。即随着原子序数的递增,元素的原子半径呈现周期性的变化(稀有气体元素的原子半径比邻近非金属元素原子半径大,这是由于稀有气体元素的原子半径为范德华半径)。

B. 原子核外电子排布的周期性变化

原子序数从 3～10 的元素,即从锂到氖,有 2 个电子层,价层电子排布由 $2s^1$ 到 $2s^22p^6$,最外层电子数从 1 个递增到 8 个,达到稳定结构。原子序数从 11～18 的元素,即从钠到氩,有 3 个电子层,价层电子排布由 $3s^1$ 到 $3s^23p^6$,最外层电子数也从 1 个递增到 8 个,达到稳定结构。即随着原子序数的递增,元素原子的价层电子排布呈现周期性的变化。

C. 元素电负性的周期性变化

电负性是指元素的原子在分子中吸引成键电子的能力。电负性越大,原子在分子中吸引成键电子的能力越强,反之就越弱。从锂到氟,随着原子序数的递增,电负性逐渐增大。再从钠到氯,随着原子序数的递增,电负性也逐渐增大。即随着原子序数的递增,元素的电负性呈现周期性的变化。

D. 元素主要化合价的周期性变化

元素最高正化合价周期性地从 +1 价依次递变到 +7 价(氧、氟例外),非金属元素的负化合价周期性地从 −4 价依次递变到 −1 价。并且,非金属元素的最高正化合价与最低负化合价绝对值之和等于 8。

E. 元素金属性和非金属性的周期性变化

元素的金属性是指原子失去电子成为阳离子的趋势。原子越容易失去电子,则生成的阳离子越稳定,该元素的金属性越强。元素的非金属性是指原子得到电子成为阴离子的趋势。原子越容易得到电子,则生成的阴离子越稳定,该元素的非金属性越强。

从锂到氖,随着原子序数的递增,元素的性质从活泼的金属逐渐过渡到活泼的非金属,最后是稀有气体。再从钠到氩,随着原子序数的递增,元素的性质又重新从活泼的金属逐渐过渡到活泼的非金属,最后是稀有气体,产生相似的循环。

如果对第 18 号以后的元素继续讨论,同样会发现与前面 18 种元素有相似的变化规律。

由此可得:元素的性质随着原子序数的递增呈现周期性变化的规律,称为元素周期律(periodic law)。

元素周期律深刻揭示了原子结构和元素性质的内在联系,元素性质的周期性变化是元素原子核外电子排布周期性变化的必然结果。但应该指出,元素性质所呈现的这种周期性变化,并不是简单地、机械地重复,而是在不断地变化和发展。

(2)元素周期表

根据元素周期律,把现在已知的 112 种元素中电子层数相同的各种元素,按原子序数递增顺序从左到右排成横行,再把不同横行中最外电子层上电子数相同、性质相似的元素,按电子层数递增顺序由上至下排成纵行,这样制成的表称为元素周期表(periodic table)。元素周期表是元素周期律的具体表现形式,它反映了元素之间相互联系和变化的规律。

A. 元素周期表的结构

a. 周期(period)

元素周期表中,具有相同电子层数而又按照原子序数递增的顺序从左到右排列成一横行的一系列元素,称为一个周期。每个横行为一个周期,共有 7 个横行,即 7 个周期,依次用 1,2,…,7 表示。周期的序数等于该周期元素原子具有的电子层数。

第 1 周期(短周期):2 种元素。

第 2 周期(短周期):8 种元素。

第 3 周期(短周期):8 种元素。

第 4 周期(长周期):18 种元素。

第 5 周期(长周期):18 种元素。

第 6 周期(长周期):32 种元素(包含 57~71 的镧系元素)。

第 7 周期(不完全周期):预计约 32 种元素(包含 89~103 的锕系元素)。

b. 族(group)

元素周期表中共有 18 个纵行,分 16 个族。

主族:由短周期元素和长周期元素共同构成的族。共有 7 个主族,在族序数后标"A",如 ⅠA,ⅡA,…,ⅦA。同一主族元素的价层电子构型相同,主族的族序数＝最外层电子数。

副族:完全由长周期元素构成的族。共有 7 个副族,在族序数后标"B",如 ⅠB,ⅡB,…,ⅦB。副族元素价层电子构型比较复杂,不仅包括最外层,还包括次外层和倒数第三层。

Ⅷ族:由长周期元素第 8、9、10 三个纵行构成的族称为Ⅷ族。通常把Ⅷ族和副族元素称为过渡元素,其中的镧系元素和锕系元素又称为内过渡元素。

0 族:由稀有气体元素构成的族。0 族元素原子的价层电子构型为稳定结构,它们的化学性质很不活泼,在通常情况下难以发生化学反应,把它们的化合价看作 0,因而称 0 族。

c. 元素周期表中元素的分区

元素周期表中的元素,除了按周期和族划分外,还可以根据原子的价层电子构型划分为 s 区、p 区、d 区、f 区。

s 区元素:最后一个电子填在 ns 上,价层电子构型为 $ns^1 \sim ns^2$,包括ⅠA 和ⅡA 族元素,它们是活泼的碱金属和碱土金属(H 除外)。

p 区元素:最后一个电子填在 np 上,价层电子构型为 $ns^2np^{1 \sim 6}$,包括ⅢA～ⅦA 族和 0 族元素,该区有金属元素、非金属元素和稀有气体(除 He 以外)。

d 区元素:最后一个电子填在 nd 上,价层电子构型为 $(n-1)d^{1 \sim 10}ns^{1 \sim 2}$,包括ⅠB～ⅦB 族和Ⅷ族元素,d 区元素又称为过渡元素,它们都是金属元素,常有多种化合价。

f 区元素:包括镧系和锕系元素,价层电子构型是 $(n-2)f^{1 \sim 14}(n-1)d^{0 \sim 2}ns^2$,它们的最外层电子数目相同,次外层电子数目也大部分相同,只有倒数第三层的 f 轨道上的电子数目不同,所以镧系和锕系元素的化学性质极为相似,都是金属元素,又称它们为内过渡元素。

B. 元素周期表中元素性质的递变规律

a. 原子半径

原子半径的数值是通过实验测定组成物质的相邻两个原子的原子核之间的距离(核间距)得到的,核间距通常看作是相邻两个原子的半径之和。由于各元素原子之间的成键类型不同,得到原子半径的数据也不相同。

从元素周期表中的数据可以看出,元素的原子半径随着原子序数的递增呈现周期性的变化。对于主族元素,同周期元素的原子半径从左到右逐渐减小,同主族元素的原子半径从上到下逐渐增大。

副族元素的原子半径的变化趋势不如主族明显,这里不作讨论。

b. 元素的电负性

元素的电负性是指原子在分子中吸收成键电子的能力。电负性的概念首先是由鲍林在 1932 年提出的。鲍林指定氟的电负性为 4.0,通过对比可求出其他元素的电负性数值。

根据电负性的大小,可以判断元素的金属性和非金属性的强弱。一般说来,非金属元素的电负性大于金属元素的电负性。非金属元素的电负性一般在 2.0 以上,金属元素的电负性一般在 2.0 以下。应注意的是,元素的金属性与非金属性之间并没有严格的界限,因此电负性 2.0 作为金属元素与非金属元素的分界也不是绝对的。在元素周期表中(除 0 族以外)右上角的 F 的电负性最大,而左下角 Cs 的电负性最小。

c.元素的金属性与非金属性

通常元素的金属性和非金属性的强弱可由下列化学性质来判断:元素的金属性由元素单质与水或酸反应放出氢气的难易或其最高价氧化物的水化物的碱性强弱来判断;元素的非金属性则由元素单质与氢气反应生成气态氢化物的难易或其最高价氧化物的水化物的酸性强弱来判断。

同周期元素的金属性与非金属性的递变规律:

在同一周期中(第 1 周期除外),各元素的原子核外电子层数相同,从左到右,核电荷数依次增多,原子半径逐渐减小,电负性逐渐增大,失去电子的能力逐渐减弱,得到电子的能力逐渐增强。因此,同周期元素从左到右,金属性逐渐减弱,非金属性逐渐增强。

同主族元素的金属性与非金属性的递变规律:

在同一主族里,各元素原子的最外层电子数相等,价层电子构型相同。从上到下,电子层数逐渐增多,原子半径逐渐增大,电负性逐渐减小,得到电子的能力逐渐减弱,失去电子的能力逐渐增强。因此,同主族元素,从上到下,金属性逐渐增强,非金属性逐渐减弱。如:ⅦA 族,元素的非金属性按照氟、氯、溴、碘、砹的顺序依次减弱;ⅠA 族,元素的金属性按照锂、钠、钾、铷、铯、钫的顺序依次增强。

主族元素的最高正化合价等于它所在的族序数(氧、氟例外),非金属元素的最高正化合价与它的最低负化合价的绝对值之和等于 8。元素的最高价氧化物对应水化物的酸碱性强弱,与该元素的金属性或非金属性强弱有关。一般来讲,元素的金属性越强,它的最高价氧化物的水化物的碱性越强;元素的非金属性越强,它的最高价氧化物的水化物的酸性越强。

例 1-2　已知某元素位于元素周期表的第 2 周期ⅦA 族,试写出该元素原子的核外电子排布式、价层电子构型、最高正化合价和最低负化合价、元素的名称和符号,并指出该元素是金属元素还是非金属元素。

解　已知该元素在第 2 周期,因此,该元素原子核外有 2 个电子层,又知它属ⅦA 族,即它的原子最外层电子数是 7,则

核外电子排布式:$1s^2 2s^2 2p^5$。

价层电子构型:$2s^2 2p^5$。

由价层电子构型可知:最高正化合价为 +7 价,最低负化合价为 -1 价,该元素是氟,元素符号是 F。

根据核外电子排布式推断,它在化学反应中易得到 1 个电子形成 8 电子的稳定结构,因此,它是非金属元素。

例 1-3　已知某元素原子序数为 12,写出该元素原子的核外电子排布式和价层电子构型,并确定该元素在元素周期表中的位置。

解　该元素原子序数为 12,即核外有 12 个电子;其核外电子排布式为 $1s^2 2s^2 2p^6 3s^2$;价层电子构型为 $3s^2$;所以第 12 号元素位于元素周期表的第 3 周期ⅡA 族。

(3)元素周期律和元素周期表的应用

元素周期律和元素周期表,充分证明了量变引起质变规律的普遍性,揭示了元素间相互联系的自然规律,有力地推动了化学的发展,是学习和研究化学科学的重要工具,并对科学技术的发展起着重要促进作用。

A.推测元素的一般性质

元素周期表能反映元素性质的递变规律,根据元素在元素周期表中所处的位置,可以推测它的一般性质。如ⅦA 族中的氟,位于元素周期表的右上角,可推测它在所有元素中非金属性最强,与任何元素反应,氟的化合价总是 -1 价。

B.找新材料

通过实践和分析研究,发现性质相似而有类似用途的元素一般都在周期表的某一区域内。如氟、氯、硫、磷、砷等元素通常用来制造农药,而这些元素在元素周期表里占有一定的区域,对这个区域里的元素作进一步的研究,可能找到制造新品种农药的原料。又如在金属与非金属分界线附近去寻找新的半导体材料,在过渡元素中寻找催化剂和耐高温、耐腐蚀的合金材料等。

知识链接

生 命 元 素

生命元素即生物元素(biological element),是指在活的有机体中,维持其正常的生物功能不可缺少的那些元素。自然界中天然存在92种元素,现在认为有28种元素是维持人体生命活动所必需的,所以称这些元素为"生命必需元素"。存在于人体中的各种元素的含量差异很大,通常把人体中元素含量高于0.01%的元素称为常量元素,有11种,它们是:O(氧)、C(碳)、H(氢)、N(氮)、Ca(钙)、P(磷)、S(硫)、K(钾)、Na(钠)、Cl(氯)、Mg(镁);把人体中元素含量低于0.01%的元素称为微量元素,研究证明,Fe(铁)、I(碘)、Cu(铜)、Zn(锌)、Mn(锰)、Co(钴)、Cr(铬)、Mo(钼)、Ni(镍)、V(钒)、Se(硒)、As(砷)、F(氟)、Sn(锡)、B(硼)、Si(硅)、Li(锂)等17种元素为人体必需的微量元素。在人体非必需元素中,有些元素尤其是重金属元素如Pb(铅)、Hg(汞)、Cd(镉)、Te(碲)、Tl(铊)被认为对人体有害,称为有害元素或有毒元素。目前,人体中有害元素含量的剧增,大多是由于工业污染的结果。

1.常量元素

O、C、H、N、P、S 6种元素是体内的水、蛋白质、脂肪、糖和核酸的重要成分,它们是构成生物体的基本元素。Ca、Mg、Na、K、Cl则是血液和体液以及许多重要生化、代谢过程的必需组分。如:Ca元素主要分布于骨骼、牙齿、肌肉、体液等部位,血清浓度为2.25~2.65 mmol/L;Mg元素主要分布于骨骼、牙齿、细胞内液、软组织等部位,血液浓度为0.7~1.25 mmol/L;Na主要在细胞外液,血浆浓度为135~148 mmol/L;K主要在细胞内液,血浆浓度为3.5~5.3 mmol/L。

2.微量元素

在生物体中,尽管只含有十几种必需微量元素,但在生命活动中却具有独特的生物功能。它们在机体不同的组织和体液中严格地保持着一定的浓度,缺乏或过量都会对机体产生不良的影响。如铁元素主要分布在红细胞、肝和骨髓中,其主要功能为参与构成血红蛋白、含铁酶及铁蛋白等,向机体各组织细胞输送O_2,并参与氧化还原反应等,若缺乏则会导致低血色素性贫血、心悸、心动过速、指甲扁平等症状;硒主要分布在肝、肾、心、牙釉质、指甲等部位,其主要功能为谷胱甘肽过氧化酶的成分、抗衰老、抑制肿瘤,若缺乏会导致大骨节病、肝坏死。

人体内的微量元素主要来源于食物和水,一部分来源于污染的环境或工业上职业性接触。大多数微量元素在动物性食物中的含量高于植物性食物,但植物性食物中锰含量较高。鱼和其他海产类食物,特别是牡蛎等贝壳类,含有多种微量元素。米、麦所含微量元素主要在胚芽和麸糠皮层中,加工精制后含量明显减少。因此,对食谱广、饮食量正常的人来说,一般不会缺乏微量生命元素。然而,对于婴儿或老年人,由于食谱单调,或者有挑食习惯的人,往往不能从食物中获得足够的微量元素,此时必须人为地补充一些微量元素,如服用一些微量元素制剂。

微量元素缺乏固然对健康不利,但微量元素过量对机体造成的危害往往更为严重。如摄入过量的铁,可造成铁沉着、皮肤发黑、诱发肿瘤;摄入过量的锌,会引起严重的中毒反应,临床上曾有过使用锌制剂治疗疾病不当而造成死亡的事故,因此,盲目地过量补充微量元素的做法是不可取的。

目标测试

1.名词解释:

(1)原子序数　　　　(2)同位素　　　　(3)元素周期律　　　　(4)核素

(5)原子轨道　　　　(6)简并轨道　　　　(7)泡利不相容原理　　　　(8)能量最低原理

2.分别指出下列符号:$^{39}_{19}K$、$^{40}_{18}Ar$、$^{40}_{20}Ca$中各原子的原子序数、质子数、中子数、电子数、核电荷数和质量数。

3.氟的原子序数为9,钾的原子序数为19。

(1)分别用原子结构示意图、轨道表示式、电子排布式、价层电子构型和电子式表示它们的原子核外电子的排布。

（2）指出它们在元素周期表中的位置。

4．A 元素位于周期表中第 4 周期 I A 族，B 元素原子有 3 个电子层，且最外层电子数是最内层电子数的 3 倍，C 元素原子核内只有 1 个质子。

（1）写出 A、B、C 三种元素的名称与符号。

（2）用电子式表示 A 和 B、B 和 C 形成化合物的过程，并指出分子中化学键的类型。

（3）用电子式表示单质 C，指出分子中化学键的类型，并指出它是极性分子还是非极性分子。

5．某元素的电子最后填入 3d 轨道，其最高化合价为＋4 价，试写出其电子排布式，根据电子排布式推导其在元素周期表中的位置。

6．判断下列电子排布式是否正确，如不正确，是违背了什么原理？写出正确的电子排布式。

C $1s^2 2s^1 2p^3$

B $1s^2 2s^3$

Cr $1s^2 2s^2 2p^6 3s^2 3p^6 3d^4 4s^2$

K $1s^2 2s^2 2p^6 3s^2 3p^6 3d^1$

单元 2　分 子 结 构

单 元 目 标

※ 掌握化学键、离子键、共价键、杂化轨道的概念。

※ 掌握离子键、共价键的形成及特点。

※ 熟悉轨道的杂化和杂化轨道及共价键的类型。

※ 了解共价键参数与共价键性质的关系。

※ 了解经典的价键理论。

药物影响人类的整个生活，许多人每天都要服用一定量的药物来预防或治疗某种疾病，那么问题是为什么一种药物具有特定的疗效，它的化学结构与其物质活性有什么样的联系？如果能够知道药效基团的结构特征，就可以进行结构修饰，找到一种药性相对专一、安全性高的"神奇子弹"。所以，"药学不仅是一门科学，也是一门艺术"。要很好地进行药物设计，有必要了解目标化合物的组成和结构与性质的关系。

迄今为止，已发现了一百多种元素，正是这些元素的原子组成了千千万万种性质不同的物质。这些物质的分子之所以能够稳定存在，是因为直接相邻的原子之间存在强烈的相互作用，这种分子中相邻原子间的强烈的相互作用称为化学键（chemical bond）。根据成键电子的运动方式不同，化学键可分为离子键、共价键和金属键三种形式。本单元主要介绍离子键、共价键的相关理论，为以后解决药物设计、研发、生产和贮存过程中的问题奠定良好的基础。

1．离子键理论

（1）离子键的形成

由活泼金属元素和活泼非金属元素组成的化合物，在熔融状态或在水溶液中能够导电，表明这类化合物是由带相反电荷的正、负离子所组成的。1916 年，德国化学家柯塞尔（W. Kossel，1888—1956）根据大量化合物的组成元素具有惰性气体稳定结构的事实，提出了离子键模型。柯塞尔认为，当活泼金属和活泼非金属的两种不同原子相互靠近时，可以通过转移电子（electron transfer）形成具有惰性气体稳定结构的正、负离子，这些带相反电荷的离子通过静电作用结合在一起，这种化学键称作离子键（ionic bond）。

以氯化钠为例来说明离子键的形成。钠是活泼的金属，钠原子在反应时容易失去最外层上的 1 个电子，形成带正电荷的钠离子（Na^+）；氯是活泼的非金属，氯原子在反应时容易得到 1 个电子，形成带负电荷的氯离子（Cl^-），相应的电子构型变化 $2s^2 2p^6 3s^1 \rightarrow 2s^2 2p^6$，$3s^2 3p^5 \rightarrow 3s^2 3p^6$，分别达到 Ne 和 Ar 稀有气体原子的结构，形成稳定的离子。

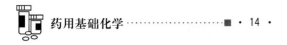

NaCl 的形成过程可用电子式表示如下：

氯化钠   Na× + ·Cl: ⟶ Na⁺[:Cl:]⁻

形成离子键的条件是成键原子间的电负性相差较大，一般要相差 1.7 以上。像活泼的金属（如钾、钠、钙等）与活泼的非金属（如氟、氯、氧等）化合时，都能形成离子键。如 MgO、CaF₂ 等都是由离子键形成的，它们的形成过程也可用电子式表示。

氧化镁   ×Mg× + ·O· ⟶ Mg²⁺[:O×]²⁻

氟化钙   :F· + ×Ca× + ·F: ⟶ [:F×]⁻Ca²⁺[×F:]⁻

由离子键形成的化合物称为离子化合物。如 NaCl、CaF₂、MgO、KBr 等都是离子化合物。在离子化合物中，离子具有的电荷数，就是它们的化合价。如 Na^+、K^+ 带一个单位的正电荷，所以 Na、K 的化合价为 +1 价；Ca^{2+}、Mg^{2+} 带两个单位的正电荷，所以 Ca、Mg 的化合价为 +2 价；F^-、Cl^-、Br^- 带一个单位的负电荷，所以 F、Cl、Br 的化合价为 -1 价；O^{2-} 带两个单位的负电荷，所以 O 的化合价为 -2 价。

（2）离子键的特征

A. 离子键没有方向性和饱和性

由于离子键是正、负离子通过静电吸引作用结合而成的，离子是带电体，它的电荷分布是球形对称的，只要空间条件许可，它可以在空间各个方向上与带相反电荷的离子相互吸引而成键；每一个离子还可以同时与多个带相反电荷的离子相互吸引而成键。因此，离子键既没有方向性也没有饱和性。

B. 离子键作用力的实质——静电引力

离子键的形成其实质是由阴、阳离子通过静电引力而形成的较强的作用力。

（3）离子晶体的特点

离子化合物通常情况下都形成离子晶体，离子晶体的特点如下：

A. 无确定的相对分子质量

例如，在 NaCl 晶体中，每个 Na^+ 周围吸引 6 个 Cl^-，每个 Cl^- 周围吸引 6 个 Na^+，这样交替延伸而成为有规则排列的离子晶体。

在离子化合物的晶体中，没有单个的分子存在。所以 NaCl 是化学式而不是分子式，它仅表示在氯化钠中这两种元素间原子的比例，因此，58.5 是其式量而不是相对分子质量。

B. 导电性

离子晶体在水溶液或熔融状态下，是通过离子的定向迁移导电，而不是通过电子流动导电的。

C. 熔点、沸点较高

化合物	MgO	NaCl
熔点/℃	2800	801
沸点/℃	3600	1413

D. 硬度高，延展性差

2. 共价键理论

（1）经典共价键理论

1961 年，美国化学家路易斯（G. N. Lewis）依据除了氦以外的惰性气体原子具有 8 电子稳定结构的事实，提出了共价键的概念。他认为分子中的电子有成对倾向性，当同种元素的原子以及电负性相近的原子形成分子时，它们可以通过共享电子来满足 8 电子稳定结构，习惯上称作八隅律（octet rule）。该理论可以解释很多物质的分子结构。例如：氢气分子、氯气分子都是共用一对价电子，使得双方原子的价层电子都成为稳定结构。一般用小黑点代表分子中原子周围的价层电子，画出分子或离子中的成键模式，称作 Lewis 结构。为简化也可用一条短线代表共用的一对电子。

H₂   H:H   H—H   Cl₂   :Cl:Cl: :Cl—Cl:

分子结构中两原子共用一对电子形成单键，如果共用 2 对和 3 对电子则分别形成双键和三键。例如，O

原子有 6 个价电子,必须共用 2 对电子才能达到 8 电子稳定结构,因此,O_2 分子中形成双键;N 原子有 5 个价电子,必须共用 3 对电子才能达到 8 电子稳定结构,因此,N_2 分子中形成三键。

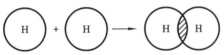

每个原子周围还有不参与成键的电子对,称作孤对电子对,孤对电子对的存在对分子的性质和几何形状有很大的影响。

经典的价键理论初步揭示了共价键不同于离子键的本质,对分子结构的认识前进了一步,但这一理论是根据经典静电理论,把电子看成是静止不动的负电荷得出的,必然会遇到一些不能解释的矛盾。例如:第 2 周期的 Be 和 B 元素分别形成的 $BeCl_2$ 和 BF_3 分子,Be 原子和 B 原子外层只有 4 和 6 个电子;第 3 周期的 P 和 S 元素分别形成的 PCl_5 和 SF_6 分子,P 原子和 S 原子外层就有了 10 和 12 个电子,它们都仍然相当稳定。同时经典的价键理论也不能解释共价键的饱和性和方向性。

1927 年德国化学家海特勒(W. Heitler)和伦敦(F. London)首先将量子力学理论应用到分子结构中,后来鲍林(Pauling)等人进一步完善这一成果,建立了现代价键理论。

(2)现代价键理论

A. 共价键的本质

以 H_2 为例,量子力学计算表明,两个具有 $1s^1$ 电子构型的 H 彼此靠近,两个 1s 电子以自旋相反的方式形成电子对,使体系的能量降低。

H_2 中的化学键可以认为是电子自旋相反成对,使体系能量降低。从电子云角度考虑,可认为 H 的 1s 轨道在两核间重叠,使电子在两核间出现的概率大,形成负电区,两核吸引核间负电区,使 H 结合在一起。如图 1-5 所示。

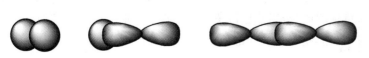

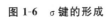

图 1-5　氢键的形成

B. 现代价键理论的要点

将对 H_2 的处理结果推广到其他分子中,形成以量子力学为基础的价键理论。

a. 当各有一个成单电子的 A、B 两原子相互接近时,两电子以自旋相反的方式结成电子对,即两个电子所在的原子轨道能相互重叠,则体系能量降低,形成稳定的共价键。

b. 自旋相反的电子配对成键后,就不能再与其他原子的未成对电子配对成键,即每个原子能够形成共价键的数目受该原子中未成对电子数目的限制,这就是共价键的饱和性。

c. 成键电子的重叠程度越多,两核间电子云密度就越大,形成的共价键越牢固。因此,共价键尽可能沿着原子轨道最大重叠的方向进行,这就是原子轨道最大重叠原理。该原理可解释共价键的方向性。

C. 共价键的类型

根据成键原子轨道的重叠方式不同,共价键可分为 σ 键和 π 键。

a. σ 键

成键的两个原子沿着键轴的方向"头对头"相互重叠所形成的共价键称作 σ 键。s 轨道和 s 轨道之间、s 轨道和 p 轨道之间、p 轨道和 p 轨道之间均可形成 σ 键(图 1-6)。

σ 键的电子云呈圆柱形对称分布于键轴周围,可以绕键轴自由旋转,说明 σ 键的电子云比较集中,受两核的约束较大,不易受外电场的影响,因此,σ 键不易断裂,性质较稳定。

b. π 键

由两个相互平行的 p 轨道从侧面"肩并肩"相互重叠所形成的共价键称作 π 键(图 1-7)。

图 1-6　σ 键的形成

图 1-7　π 键的形成

　　π键的电子云分布于键轴的上下两边,轨道重叠程度较小,说明π键电子云比较分散,受两核的约束较小,易受外电场的影响,因此π键容易断裂,性质较活泼。σ键比π键牢固,有机化合物中的单键都是σ键,π键不能单独存在,只能与σ键共存于双键和三键之中。

　　D. 共价键的键参数

　　共价键的键参数是指键长、键角、键能和键的极性等物理量。这些物理量能体现共价键的基本性质,是分析、研究化合物结构和性质的重要依据。

　　a. 键长

　　形成共价键的两个原子核之间的距离称为键长,单位 pm。键长主要取决于电子云的重叠程度,重叠程度越大,键长越短。键长还与碳原子的杂化及成键类型有关。键长是判断共价键稳定性的参数之一,一般共价键键长越长,共价键的稳定性越差。一些常见共价键的键长见表 1-4。

表 1-4　一些常见共价键的键长(pm)

共 价 键	键 长	共 价 键	键 长	共 价 键	键 长
C—C	154	C—F	141	C＝C	134
C—H	109	C—Cl	177	C＝O	122
C—O	143	C—Br	191	C＝N	128
C—N	147	C—I	212	C≡N	116
O—H	96	N—H	109	C≡C	120

　　b. 键角

　　原子与其他两个原子形成共价键时,键与键之间的夹角称为键角(图 1-8)。键角是决定有机化合物分子空间结构和性质的重要因素。若键角与正常角度相比改变过大,就会影响分子的稳定性,导致一些特殊的性质。

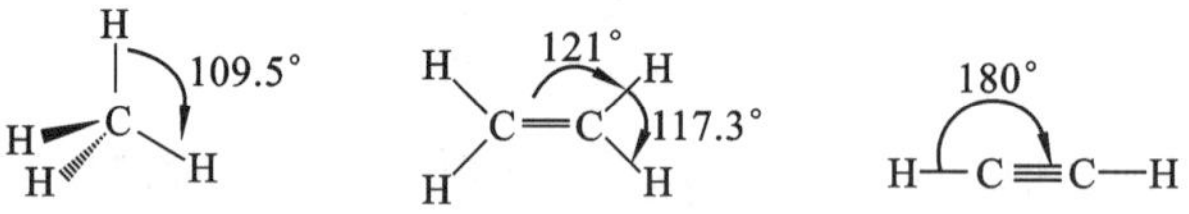

图 1-8　键角

　　c. 键能

　　双原子分子的共价键裂解时所吸收的能量,称为该共价键的键能,又称为解离能。但对于多原子分子,键能与解离能是不同的。键能是指分子中同类共价键的平均解离能,而解离能是裂解分子中某一个共价键时所需的能量。键能是表示共价键强度的一个物理量。一般说来,键能越大,该共价键越稳定。常见的共价键的键能见表 1-5。

表 1-5　常见共价键的平均键能(kJ/mol)

共 价 键	键 能	共 价 键	键 能	共 价 键	键 能
C—H	414.4	C—F	485.6	C＝C	611.2
C—C	347.4	C—Cl	349.1	C≡C	837.2
C—O	360	C—Br	284.6	C≡N	891.6
C—N	305.6	C—I	217.8	C＝O(醛)	736.7
O—H	464.5	N—H	389.3	C＝O(酮)	749.3

　　d. 键的极性与极化

　　两个相同原子形成共价键时,电子云对称分布在两个原子之间,这样的共价键是非极性共价键。两个不同原子形成共价键时,由于成键两原子的电负性不同,吸引成键电子的能力也就不同。电子云偏向电负性较大的原子一端,使其带有部分负电荷,用"δ^-"表示,电负性较小的原子带部分正电荷,用"δ^+"表示,这样的键是极性共价键。如:$\overset{\delta^+}{H}—\overset{\delta^-}{Cl}$、$\overset{\delta^+}{H_3C}—\overset{\delta^-}{Cl}$。共价键极性的大小,由成键两原子电负性之差决定。差值越大,键的极性就越大。有机化合物中常见元素的电负性值见表 1-6。

表 1-6 常见元素的电负性值

元　素	H	C	N	O	F	Cl	Br	I	S	P
电负性	2.1	2.5	3.0	3.5	4.0	3.0	2.9	2.5	2.5	2.2

共价键极性的大小常用偶极矩(μ)表示。偶极矩为正、负电荷中心的电荷值(q)和正、负电荷中心之间的距离(d)的乘积,即 $\mu=qd$。偶极矩的 SI 单位为库仑·米(C·m),常用的单位是德拜(Debye),简写为"D"。$1D=3.34\times10^{-30}C\cdot m$。偶极矩具有方向性,用 ⟶ 表示,箭头所示方向是从正电荷到负电荷的方向。共价键极性见图 1-9。

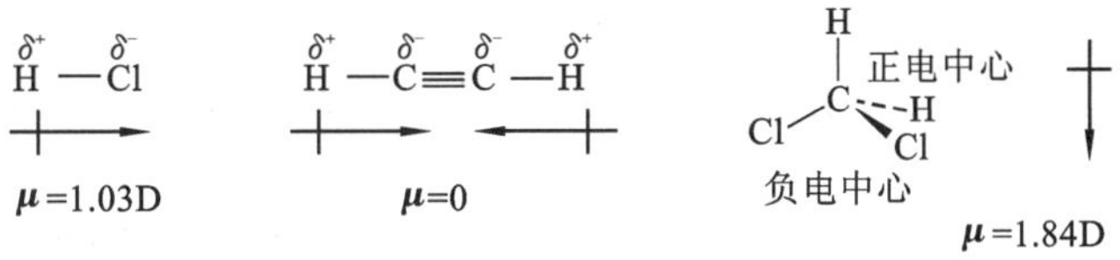

图 1-9 共价键极性

双原子分子中键的偶极矩就是分子的偶极矩。但多原子分子的偶极矩是分子中各键偶极矩的向量和,也就是说它不只取决于键的极性,也取决于各键的空间分布,即取决于分子的形状。如 C—Cl 键的偶极矩为 2.3D,四氯化碳分子的正、负电荷中心重合,偶极矩为零,所以是非极性分子;而二氯甲烷分子正、负电荷中心不重合,具有极性,所以是极性分子。一些共价键的偶极矩见表 1-7。

表 1-7 一些共价键的偶极矩(D)

键	偶 极 矩	键	偶 极 矩	键	偶 极 矩
C—H	0.4	H—Cl	1.03	C—O	1.5
H—N	1.31	H—Br	0.78	C—Cl	2.3
H—O	1.50	H—I	0.38	C—Br	2.2
H—S	0.68	C—N	1.15	C—I	2.0

共价键在外电场(极性试剂、溶剂)影响下,电子云分布会发生改变,即键的极性发生变化,称为共价键的极化性。成键原子的体积越大、电负性越小,对核外电子的束缚力越弱,键的极化就越容易。如 π 键比 σ 键易极化。极化的难易程度,一般称为极化度。例如:C—X 键的极化度大小顺序为:C—I＞C—Br＞C—Cl＞C—F。

键的极性与键的极化不同,键的极性取决于两个成键原子的电负性,所以是永久的现象;而键的极化是受外界电场影响而产生的暂时现象,外界电场消失,键的极化也消失。

(3)杂化轨道

H_2O 分子的键角为 104°30′,H_2S 分子的键角为 92°,CO_2 分子的键角为 180°,CH_4 分子的键角为 109°28′,这些分子在成键过程中轨道之间的夹角是怎样形成的？如何解释它们的构型的存在？CH_4 分子为什么会是正四面体结构？用一般的价键理论难以解释这些问题。1931 年 Pauling 等人在价键理论的基础上提出了杂化轨道理论,进一步发展了价键理论。

A. 杂化轨道概念

在形成多原子分子的过程中,中心原子的若干能量相近的原子轨道重新组合,形成一组新的轨道,这个过程称为轨道的杂化,产生的新的轨道称为杂化轨道。杂化的轨道数目等于参与杂化的原子轨道的总数,而且这些杂化轨道的能量和形状相同或相似,彼此在空间呈最大夹角分布,更有利于与其他原子的轨道发生最大重叠,从而形成更稳定的共价键。

B. 杂化轨道的类型

对于主族元素来说,ns、np 能级比较接近,往往采用 sp 型杂化。以 C 原子为例分别介绍以下三种杂化方式。

a. sp 杂化

杂化轨道理论认为,碳原子在成键时,以激发态的 1 个 2s 轨道和 1 个 2p 轨道进行杂化,形成 2 个能量完全相同的 sp 杂化轨道,其 sp 杂化过程见图 1-10。

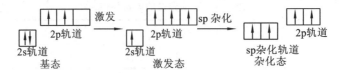

图 1-10　sp 杂化过程

sp 杂化轨道每个均含有 1/2 的 s 轨道成分和 1/2 的 p 轨道成分,形状是葫芦形,两个 sp 杂化轨道的对称轴在同一条直线上,互成 180°角,如图 1-11 所示。

在乙炔分子中,当两个 sp 杂化碳原子接近和成键时,两个碳原子的 sp 杂化轨道正面互相重叠,形成 C—C σ键,同时两个碳原子又各自以另外一个 sp 杂化轨道与氢原子的 s 轨道互相重叠,形成 C—H σ 键。分子中的三个 σ 键的对称轴在同一条直线上,使得乙炔分子呈直线型,如图 1-12 所示。

图 1-11　碳原子的 sp 杂化轨道

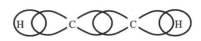

图 1-12　乙炔的 σ 键

b. sp² 杂化

杂化轨道理论认为,碳原子在成键时,以激发态的 1 个 2s 轨道和 2 个 2p 轨道进行杂化,形成 3 个能量完全相同的 sp² 杂化轨道,其 sp² 杂化过程见图 1-13。

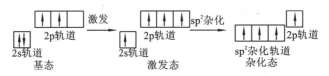

图 1-13　sp² 杂化过程

形成的 3 个 sp² 杂化轨道每个均含有 1/3 的 s 轨道成分和 2/3 的 p 轨道成分,所以,sp² 杂化轨道形状是葫芦形。3 个 sp² 杂化轨道的对称轴在同一平面,并以碳原子为中心,分别指向正三角形的三个顶点,杂化轨道对称轴之间的夹角为 120°,见图 1-14。此外,碳原子还剩余 1 个 2p 轨道未参与杂化,它的对称轴垂直于 3 个 sp² 杂化轨道所处的平面,见图 1-15。

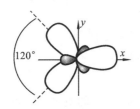

图 1-14　3 个 sp² 杂化轨道

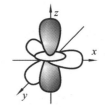

图 1-15　未参加杂化的 p 轨道

乙烯分子在形成时,每个碳原子的 3 个 sp² 杂化轨道分别与两个氢原子的 s 轨道和另一个碳原子的 sp² 杂化轨道沿轴向相互正面重叠,形成 5 个 σ 键,这 5 个 σ 键都在同一平面上,故乙烯分子为平面分子。乙烯分子中 σ 键的形成见图 1-16。

两个碳原子上未参加杂化的 2p 轨道,垂直于 5 个 σ 键所在的平面而互相平行,这两个平行的 p 轨道,可从侧面重叠形成 π 键。乙烯分子中 π 键的形成见图 1-17。

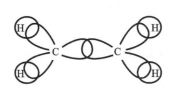

图 1-16　乙烯分子中 σ 键的形成

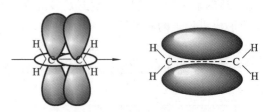

图 1-17　乙烯分子中 π 键的形成

c. sp³ 杂化

杂化轨道理论认为，碳原子在成键时，以激发态的 1 个 2s 轨道和 3 个 2p 轨道进行杂化，形成 4 个能量完全相同的 sp³ 杂化轨道，其 sp³ 杂化过程见图 1-18。

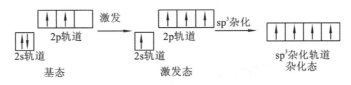

图 1-18 sp³ 杂化过程

每个 sp³ 杂化轨道均含有 1/4 的 s 轨道成分和 3/4 的 p 轨道成分。sp³ 杂化轨道的形状是不对称的葫芦形，一头大一头小，大的一头表示电子云偏向的一边。4 个 sp³ 杂化轨道在碳原子核周围对称分布，2 个相邻轨道的对称轴间夹角为 109.5°，相当于由正四面体的中心伸向 4 个顶点，见图 1-19。

甲烷分子在形成过程中，碳原子的每个 sp³ 杂化轨道上的 1 个电子再分别与氢原子 1s 轨道上的 1 个电子成键，沿着碳原子的 sp³ 杂化轨道对称轴方向正面重叠（"头对头"重叠）而形成 4 个 σ 键，从而形成甲烷分子的正四面体结构，见图 1-20。

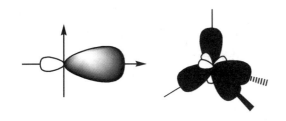

图 1-19 sp³ 杂化轨道的形状及空间分布

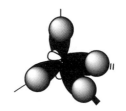

图 1-20 甲烷分子结构

目标测试

1. 名词解释：

(1) 离子键　　　(2) 共价键　　　(3) 杂化轨道　　　(4) 键长

(5) 键角　　　(6) 键能　　　(7) 键的极化　　　(8) π 键

2. 离子键形成的特点是什么？

3. 现代价键理论中共价键形成的要点是什么？

4. 共价键的类型有哪几种？它们是如何形成的？

单元 3　分子间的作用力和氢键

单 元 目 标

※ 掌握极性共价键、非极性共价键、极性分子、非极性分子、氢键的概念。

※ 熟悉分子间的作用力。

※ 了解氢键对物质物理性质的影响。

※ 会判断极性共价键和非极性共价键、极性分子和非极性分子。

1. 键的极性与分子的极性

(1) 极性共价键和非极性共价键

键的极性是由于成键原子的电负性不同而引起的。当成键的两个原子相同时，由于相同原子的电负性相同,吸引电子的能力相同,则共用电子对不偏向任何一个原子,成键的原子都不显电性,这种共价键称为非极性共价键,简称非极性键。如 O＝O、Cl—Cl 等相同原子之间形成的共价键都是非极性共价键。

当成键的两个原子不同时,由于不同原子的电负性不同,吸引电子的能力不同,所以共用电子对必然偏向吸引电子能力较强的原子一方,使其带部分负电荷,而吸引电子能力较弱的原子则带部分正电荷,这种共价键称为极性共价键,简称极性键。如 H—Cl 键是极性键,共用电子对偏向 Cl 原子一端,使 Cl 原子带部分负电荷,H 原子带部分正电荷。

共价键极性的大小与成键原子电负性的差值有关,差值越大,极性越大。如 H—F 键的极性大于 H—Cl 键的极性。

(2)极性分子和非极性分子

分子从总体上看是不显电性的。但因为分子内部电荷分布情况的不同,分子可分为非极性分子和极性分子。分子内正、负电荷重心重合的分子是非极性分子(non-polar molecule),分子内正、负电荷重心不重合的分子是极性分子(polar molecule)。

A. 双原子分子

双原子分子的极性与键的极性是一致的。以非极性键相结合的双原子分子是非极性分子。如 H_2 分子,两个氢原子以非极性键相结合,共用电子对不偏向任何一个原子,整个分子中,电荷分布均匀,正、负电荷重心重合,所以 H_2 分子是非极性分子。以非极性键相结合的 Cl_2、O_2、N_2、I_2 等双原子分子都是非极性分子。

以极性键相结合的双原子分子是极性分子。如 HCl 分子,两个原子以极性键相结合,共用电子对偏向 Cl 原子,使 Cl 原子一端带部分负电荷,H 原子一端带部分正电荷,整个分子中,电荷分布不均匀,正、负电荷重心不重合,所以 HCl 分子是极性分子。以极性键相结合的 HF、HBr、HI 等双原子分子都是极性分子。

B. 多原子分子

多原子分子的极性取决于键的极性和分子的空间构型。完全由非极性键形成的多原子分子,一般是非极性分子。由极性键形成的多原子分子,如果分子的空间构型完全对称,则分子中正、负电荷重心重合,是非极性分子。例如,CO_2 分子是直线型分子,两个碳氧键之间的键角为 180°($O\overset{180°}{=\!\!=}C=\!\!=O$),两个氧原子对称地位于碳原子的两侧。虽然每一个 C＝O 键都是极性键,但由于两个键的极性大小相等,方向相反,从整体来看,正、负电荷的重心都在两个氧原子连线的中点上,正好重合,所以 CO_2 分子是极性键结合的非极性分子。同理具有平面正三角形构型的 BF_3、正四面体构型的 CH_4 和 CCl_4 也是非极性分子。

如果分子的空间构型不对称,则分子中正、负电荷重心不重合,是极性分子。例如,水分子为 V 型($\overset{H\quad H}{\diagdown\,\diagup}$ O),两个氢氧键之间的键角为 104.5°,每一个 H—O 键都是极性键,共用电子对偏向氧原子,氧原子带部分负电荷,氢原子带部分正电荷。由于分子的空间构型不对称,从整体来看,负电荷重心在氧原子上,正电荷重心在两个氢原子连线的中点上,正、负电荷的重心不重合。因此,水分子是极性键结合的极性分子。同理具有三角锥形的 NH_3 也是极性分子。

2. 分子间作用力

前面讨论的离子键、共价键都是原子间强烈的相互作用,其键能为 100～800 kJ/mol。除了这种原子间较强的作用力之外,在分子与分子之间还存在一种较弱的作用力,其大小在十几到几十 kJ/mol,比化学键能小 1～2 个数量级,它最早由荷兰物理学家范德华(Van der Waals)提出,因此人们把分子与分子之间的作用力称为分子间作用力,又称范德华力。

分子通过分子间范德华力所形成的有规则排列的晶体称为分子晶体。极性分子和非极性分子都可形成分子晶体,如 HCl、H_2O、NH_3、CO_2、O_2、H_2 等。由于分子间范德华力很弱,所以分子晶体的硬度小,熔点和沸点都很低。

分子间的范德华力是决定物质熔点、沸点等物理性质的一个重要因素。分子间范德华力越大,物质的熔点、沸点越高。一般来说,组成和结构相似的物质,随着相对分子质量的增大,分子内的电子数目增多,分子间作用力就增强。所以同类物质的熔点、沸点(都是分子型物质)随相对分子质量增大而升高。例如,卤素的熔点、沸点按氟、氯、溴、碘的顺序依次升高,在常温下,氟、氯是气体,溴是液体,而碘则为固体。

3. 氢键

按照分子间作用力来解释,同一主族元素的氢化物的熔点和沸点一般随相对分子质量的增大而升高,

H_2O 的熔点和沸点应低于 H_2S、H_2Se、H_2Te，但实际上 H_2O 的熔点和沸点却最高，这表明在 H_2O 分子之间除了存在一般的分子间作用力外，还存在一种特殊的分子间作用力，这就是氢键。

（1）氢键的形成

以 H_2O 为例来说明氢键的形成。在 H_2O 分子中，由于 O—H 键的极性很强，共用电子对强烈地偏向氧原子一端，使氢原子几乎变成了一个"裸露"的带正电荷的原子核。这个氢原子还可以和另一个水分子中带部分负电荷的氧原子产生较强的静电吸引作用，从而形成氢键。水分子间的氢键可表示如下：

$$\begin{matrix} & H & & H & & H & \\ & | & & | & & | & \\ \cdots O & \text{—} & H \cdots O & \text{—} & H \cdots O & \text{—} & H \cdots \end{matrix}$$

其中，…代表所形成的氢键。

凡是与非金属性很强、原子半径很小的原子（F、O、N）以共价键结合的氢原子，还可以再和这类元素的另一个原子结合，这种结合力称为氢键（hydrogen bond）。氢键不是化学键，而是一种特殊的分子间作用力。

（2）氢键的类型

氢键可分为分子间氢键和分子内氢键两类。相同分子间或不同分子之间形成的氢键称为分子间氢键，如 H_2O、NH_3、HF 分子间的氢键。同一分子内形成的氢键称为分子内氢键，如邻硝基苯酚形成的分子内氢键见图 1-21。

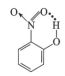

图 1-21 邻硝基苯酚中的
分子内氢键

（3）氢键的形成对化合物性质的影响

在同类化合物中，能形成分子间氢键的物质，其熔点、沸点比不能形成分子间氢键的物质要高，这是因为要使固体熔化或液体汽化需要消耗更多的能量来破坏分子间的氢键，如水（H_2O）的沸点高于硫化氢（H_2S）、氟化氢（HF）的沸点高于氯化氢（HCl）就是这个缘故；能形成分子内氢键的物质，其熔点、沸点比同类化合物要低，这是因为氢原子形成分子内氢键后，就不能再和其他分子形成分子间氢键，同时，形成分子内氢键后，分子的极性减弱，所以其熔点、沸点比同类化合物的要低，如邻硝基苯酚（能形成分子内氢键）的熔点比对硝基苯酚（不能形成分子内氢键而只能形成分子间氢键）的熔点低。

如果溶质和溶剂分子之间能形成氢键，则溶质在该溶剂中的溶解度就会增大。

氢键的存在不仅影响化合物的物理性质，还与生物大分子空间结构的形成及其活性有关。如蛋白质、核酸中都存在分子内氢键，这些生物大分子之所以具有多种生理功能，其中氢键起着重要的作用。

目标测试

1. 名词解释：
（1）极性键　　　　　（2）非极性键　　　　　（3）极性分子
（4）非极性分子　　　（5）范德华力　　　　　（6）氢键

2. 将共价键 C—H、N—H、F—H、O—H 按极性由大到小的顺序进行排列。

3. 在 CH_3Cl、CCl_4、NH_3、H_2O、CH_3OH、HCl 中，哪些是非极性分子？

4. 在 HF、H_2O、H_2CO_3、NH_3、CH_4、CCl_4、CH_3CH_2OH 中，哪些自身分子之间存在氢键？

模块 2　烃

烃类化合物广泛存在于自然界中,特别是在石油和动植物体内。在医药中常用作缓泻剂的液体石蜡及各种软膏基质的凡士林都是烷烃的混合物、乙烯与氧的混合物可作为麻醉剂。这些物质的特点是都是碳、氢两种元素组成的且形成链状的化合物,即开链烃,它们是合成其他有机化合物的母体。如用来合成具有耐腐蚀、抗氧化、耐老化的丁基橡胶,以及一些杀虫剂原料的1,3-丁二烯即为开链烃。

广泛存在于自然界中的烃类化合物除了链状烃外还有环状的烃即环烃,又称为闭链烃,它是由碳、氢两种元素组成的环状有机化合物。环烃按碳环结构和性质不同又分为脂环烃和芳香烃。如在动物体中控制性生理、促进发育、维持第二性征的性激素的物质中含有脂环族化合物的结构环戊烷并多氢菲;主要来自于石油和煤焦油的芳香烃在有机化学工业里是最基本的原料,相当比例的合成药物及天然药物中都含有苯型芳烃的结构,如镇静催眠药地西泮的结构中含有苯环。

$$CH_2=CH-CH=CH_2$$

1,3-丁二烯　　　　　　　　环戊烷并多氢菲　　　　　地西泮

 ## 单元 1　有机化合物概述

1. 有机化合物和有机化学

有机化合物简称有机物,它与人们的生活密切相关,例如,多数的食物、药物、服装、塑料、橡胶、汽油等都是有机化合物。

根据对有机化合物的研究,得知有机化合物都含有碳元素,绝大多数还含有氢元素,有的还含有氧、氮、硫、磷等元素,所以有机化合物是含碳的化合物。根据有机化合物的组成,也可以说有机化合物是碳氢化合物及其衍生物。一些具有无机化合物性质的含碳化合物,如一氧化碳、二氧化碳、碳酸和碳酸盐等,则不列入有机化合物。

研究有机化合物的化学称为有机化学(organic chemistry)。有机化学是研究有机化合物的组成、结构、性质、合成、应用以及它们之间的相互转变和内在联系的科学。

2. 有机化合物的特性

有机化合物都含有碳元素,碳原子的结构和成键特点,使有机化合物的结构和性质具有特殊性。有机化合物与无机化合物比较具有以下特性:

A. 结构复杂、种类繁多

有机化合物分子中,碳原子之间的相互结合力很强。碳原子之间连接顺序和成键方式的不同,使得有些有机化合物,虽然分子组成相同,但却有不同的分子结构,性质也不相同,因而不是同一种物质。而无机化合物往往分子组成与其分子结构是一一对应的,即一个化学式只代表一种物质。因此,虽然参与形成有机化合物的元素种类比无机化合物的元素种类少得多,但有机化合物的数目却比无机化合物的数目多得多。

B. 容易燃烧

碳和氢容易与氧结合成能量较低的 CO_2 和 H_2O,所以绝大多数有机化合物容易受热分解,且容易燃烧。而多数无机化合物不易燃烧。

C. 多为非电解质

有机化合物中的化学键基本上是共价键,极性小或无极性,所以有机化合物一般为非电解质,在水溶液中或熔化状态下难电离,不导电。

D. 熔点和沸点较低

有机化合物分子中的化学键一般是共价键,因分子间的作用力较小,所以常温下有机化合物常以气体、液体和低熔点(一般不超过 400 ℃)的固体形式存在。一般来说,纯净的有机化合物都有一定的熔点和沸点,其熔点和沸点是有机化合物非常重要的物理常数。而无机化合物中多为离子键,靠离子间较强的静电作用力形成离子晶体,破坏离子晶体所需的能量较高,即固体无机化合物一般熔点较高。

E. 难溶于水而易溶于有机溶剂

溶解是一个复杂的过程,一般服从"相似相溶"规律。有机化合物是以共价键相连接的碳链或碳环,一般是弱极性或非极性化合物,对水的亲和力较小,故大多数有机化合物难溶或不溶于极性较强的水,而易溶于非极性或极性小的有机溶剂。

F. 反应速率慢,反应机理复杂,常伴有副反应

无机化合物之间发生反应很快,往往瞬间完成。而有机物之间的反应则比较慢,需要较长的时间,如几十分钟、几个小时或更长的时间才能完成。主要原因是无机物反应为离子反应,反应速率快。而有机物反应一般为分子之间反应,反应速率取决于分子之间的有效碰撞。因此通常需要加热或加催化剂等方法来加快反应速率。

有机化合物的分子大多是多个原子通过共价键构成的。在化学反应中,反应中心往往不局限于分子的某一固定部位,常常可以在几个部位同时发生反应,得到多种产物。所以,有机反应一般比较复杂,除了主反应外,常伴有副反应发生。因此,有机反应产物常为比较复杂的混合物,需要分离提纯。

有机化合物具有以上特性,但也有例外的情况。例如:四氯化碳不但不燃烧,而且可用作灭火剂;糖、醋酸、酒精等在水中极易溶;作为炸药的 TNT、苦味酸等反应都是瞬间完成的。

3. 有机化合物的分类

有机化合物一般有两种分类方法:根据分子中碳原子的连接方式(碳链的骨架)分类;根据决定分子主要化学性质的特殊原子或基团(官能团)分类。

(1)根据碳链骨架分类

A. 开链化合物(脂肪族化合物)

该类化合物中碳原子互相结合形成链状,两端张开不成环。例如:

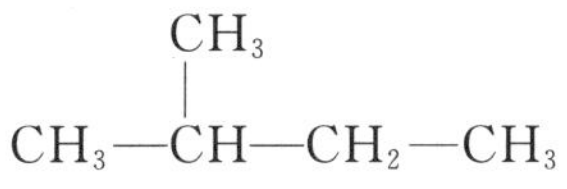

$$CH_3-\underset{\underset{CH_3}{|}}{CH}-CH_2-CH_3 \qquad CH_2=CHCH_2CH_2CH_3$$

B. 碳环化合物

该类化合物中碳原子互相连接成环,它们又分为两种。

a. 脂环族化合物

这一类化合物的碳原子互相连接成环,其性质与开链化合物相似。例如:

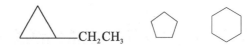

b.芳香族化合物

这类化合物经典的概念是指含有苯环的化合物,它们具有特殊的"芳香性",与脂肪族化合物的性质有很大的不同。例如:

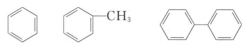

C.杂环化合物

碳原子和其他元素的原子(称为杂原子)如 O、S、N 等共同构成的环状化合物称为杂环化合物。例如:

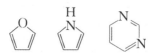

(2)根据官能团分类

绝大多数有机化合物分子中均含有容易发生特征反应的原子或原子团以及特征的化学结构,如乙烯中的碳碳双键、乙醇中的羟基(—OH),它们常常决定着化合物的主要化学性质。一般来说,含有相同官能团的化合物具有类似的性质。常见的官能团及化合物类别见表 2-1。

表 2-1　常见的官能团及化合物的类别

官能团结构	官能团名称	物 质 类 别	官能团结构	官能团名称	物 质 类 别
>C=C<	碳碳双键	烯	>C=O	酮基	酮
—C≡C—	碳碳三键	炔	—COOH	羧基	羧酸
—X	卤素	卤代烃	—CONH₂	酰胺键	酰胺
—OH	羟基	醇、酚	—C(=O)—O—	酯键	酯
—SH	巯基	硫醇	—NH₂	氨基	胺
—C—O—C—	醚键	醚	—NO₂	硝基	硝基化合物
—CHO	醛基	醛	—SO₃H	磺酸基	磺酸

4. 有机化合物的结构理论

有机化合物的结构包括分子的组成、分子内原子间的连接顺序、排列方式、化学键和空间构型及分子中电子云的分布等。形成有机化合物的元素种类不多,但是有机化合物却有上百万种,这与碳原子的结构及其独特的成键方式是分不开的。

(1)碳原子的成键特性

A.碳原子的化合价

碳在元素周期表中位于第 2 周期ⅣA族,碳原子的核外电子排布式为 $1s^2 2s^2 2p^2$,最外电子层有 4 个电子,要通过得失电子达到稳定的电子构型是不容易的,它往往通过共用电子对(电子云重叠)与其他原子相结合,因此在有机化合物分子中,碳有 4 个共价键。

B.共价键的种类

在有机化合物中碳原子在成键时主要是以共价键的形式结合,其形成共价键的种类有 σ 键和 π 键。

C.碳原子的成键方式

碳原子不仅能与 H、O、N 等原子形成共价键,碳原子之间也能通过共用电子对形成单键、双键或三键。如:

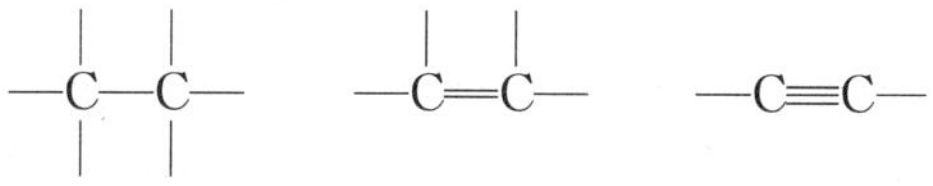

碳碳单键　　　碳碳双键　　　碳碳三键

D. 碳原子的连接形式

由碳原子相互结合后构成的有机化合物的基本骨架称为碳架。碳架可分为碳链和碳环两类。

碳原子之间连接成一条长短不一、首尾不相连的碳链。例如：

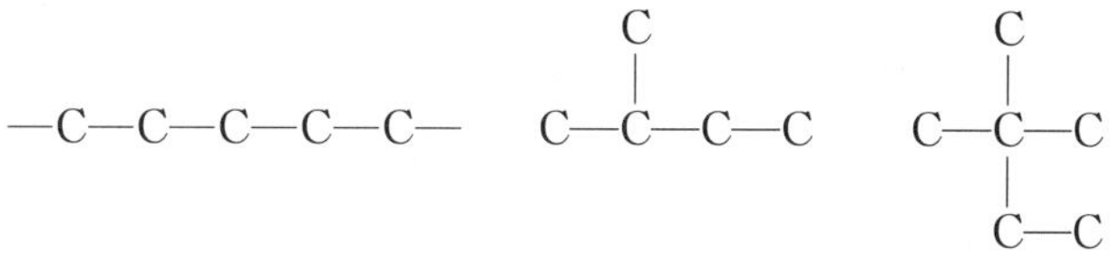

碳原子之间首尾相连形成形状各异的碳环。例如：

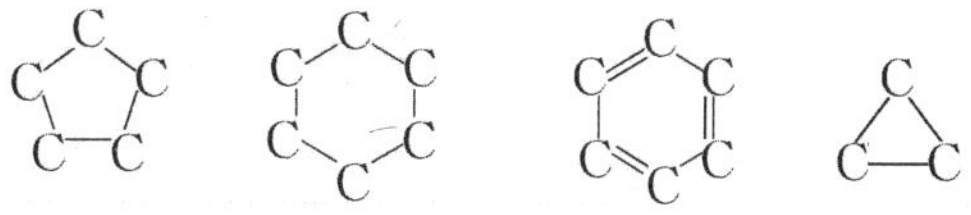

（2）有机化合物的表示方法

A. 同分异构现象

有机化合物中的许多物质具有相同的分子组成，但又有不同的结构，因而具有不同的性质。例如：乙醇和甲醚具有相同的分子式 C_2H_6O，但它们具有不同的结构：

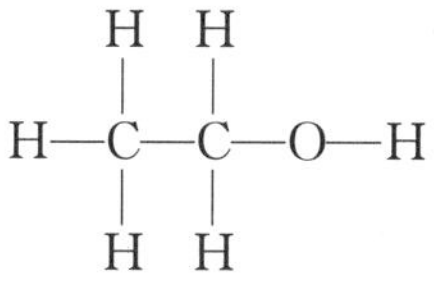

乙醇 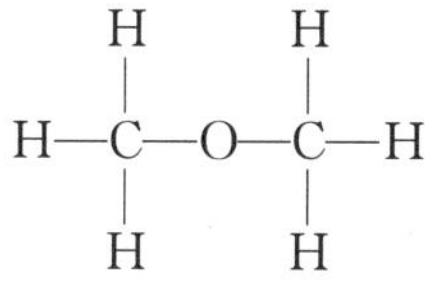　　　　　　　　甲醚

它们的性质也不同，乙醇在常温下是液体，能与金属钠反应；甲醚在常温下是气体，不与金属钠反应。这种分子组成相同而结构不同的化合物，互称为同分异构体，这种现象称为同分异构现象。

B. 表示有机化合物结构的方法

有机化合物一般不用分子式表示。因为有机化合物普遍存在着同分异构现象，往往几种物质具有相同的分子式。表示有机化合物结构的方法主要有结构式、结构简式和键线式。

结构式反映了有机化合物分子中原子的种类和数目、原子间的连接顺序和方式。结构式中用短线代表共价键。为了简便，通常用的是结构简式，省略了表示化学键的短线，合并同碳上的氢原子等。另外还可用键线式表示。键线式的骨架中不标出碳和氢的元素符号，键线的始端、末端和折角均表示碳原子，线上若不标明其他元素，就认为它是被氢原子所饱和，如果碳和其他原子或基团相连，则必须写出。结构式、结构简式和键线式示例见表 2-2。

表 2-2　结构式、结构简式和键线式示例

分 子 式	结 构 式	结 构 简 式	键 线 式
戊烷 （C_5H_{12}）	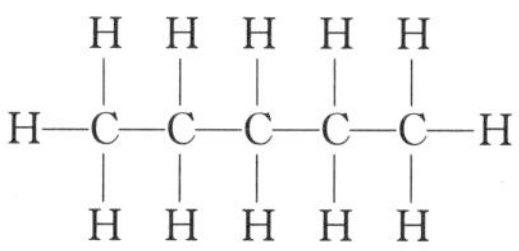	$CH_3CH_2CH_2CH_2CH_3$	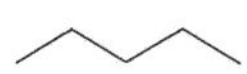
2-甲基戊烷 （C_6H_{14}）	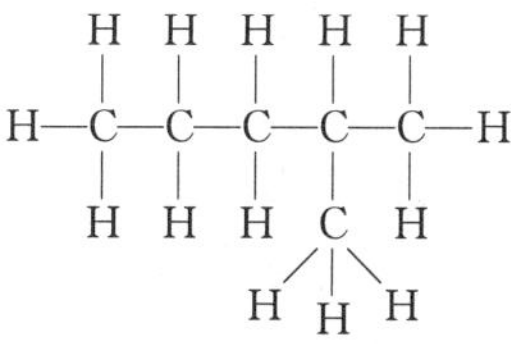	$CH_3CH_2CH_2CHCH_3$ 　　　　CH_3	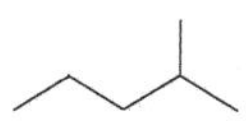

续表

分　子　式	结　构　式	结　构　简　式	键　线　式
2-戊烯 (C_5H_{10})	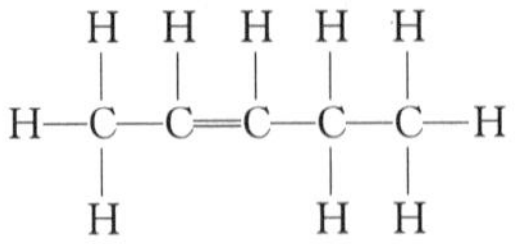	$CH_3CH=\!CHCH_2CH_3$	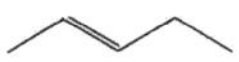
丙醇 (C_3H_8O)	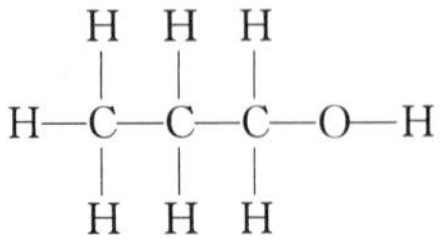	$CH_3CH_2CH_2OH$	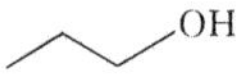
苯甲酸 ($C_7H_6O_2$)	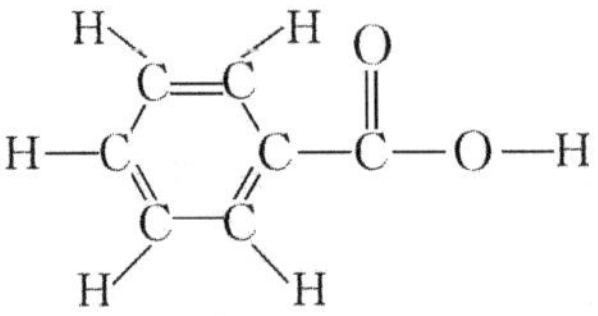	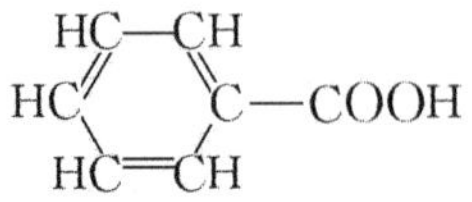	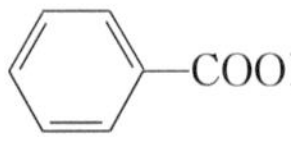

(3)共价键的断裂方式和有机化学反应的基本类型

A. 共价键的断裂方式

有机化学反应的实质,就是在一定条件下,原有化学键的断裂和新键的形成。共价键的断裂方式主要有两种:均裂和异裂。

a. 均裂与游离基反应

共价键断裂时,两个原子共用的电子对由两个原子各保留一个,生成带单个电子的原子或基团,这种断裂方式称为均裂。

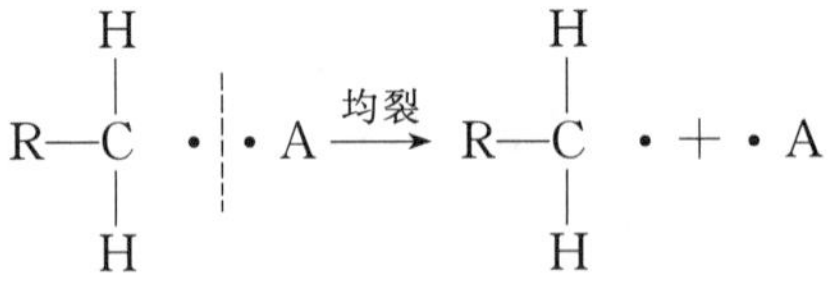

由均裂产生的带单个电子的原子或基团称为游离基或自由基,它是瞬间存在的活性中间体。由共价键均裂产生游离基引起的反应称为游离基反应,也称自由基反应。游离基只是在反应中作为活泼的中间体出现,它只是瞬间存在。游离基反应一般在光、热或过氧化物存在下进行,多为链锁反应,反应一旦发生,将迅速进行,直到反应结束。

b. 异裂与离子型反应

共价键断裂时,两个原子共用的电子对归一个原子所有,产生正、负离子,这种断裂方式称为异裂。

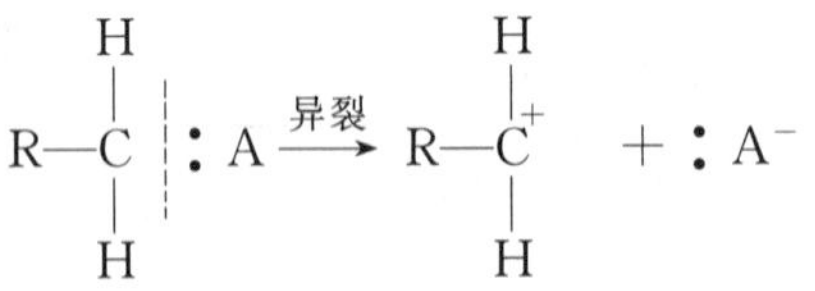

碳正离子 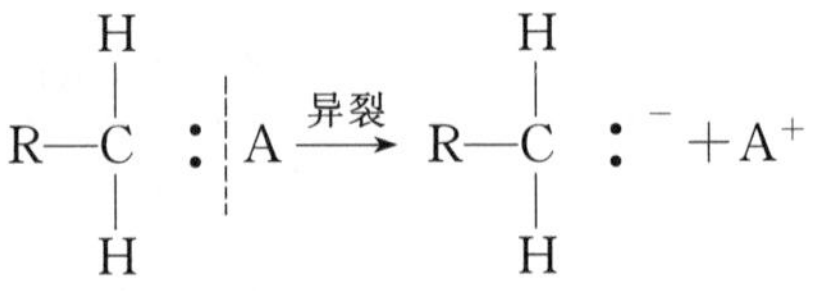　　　　　碳负离子

这种异裂后生成带正电荷和带负电荷的原子或基团所进行的反应,称为离子型反应。带正电荷的碳原子称为碳正离子,带负电荷的离子称为碳负离子。碳正离子和碳负离子都是极不稳定的中间体,也只能瞬间存在。但它可以引发反应,对反应的发生起着重要的作用。根据反应试剂的类型不同,离子型反应又可分为

离子型反应 { 亲电反应 { 亲电取代反应 / 亲电加成反应 } 亲核反应 { 亲核取代反应 / 亲核加成反应 } }

B. 有机化学反应的基本类型

有机化学反应根据反应物和生成物的组成及结构的变化分为五类。

a. 取代反应

有机化合物分子中的原子或原子团被其他原子或原子团所替代的反应称为取代反应。例如：

$$CH_3CH_2OH + HCl \xrightarrow[20\ ℃]{ZnCl_2} CH_3CH_2Cl + H_2O$$

b. 加成反应

有机化合物分子中的 π 键断裂，加成试剂中的 2 个原子或基团分别加到断开的 π 键上，形成两个新的 σ 键，生成饱和化合物，这类反应称为加成反应。例如：

$$CH_3CH = CH_2 + HCl \longrightarrow CH_3 \overset{\overset{\displaystyle Cl}{|}}{CH} - CH_3$$

c. 聚合反应

由低分子结合成高分子(或大分子)的反应称为聚合反应。例如：

$$nCH_2 = CH_2 \xrightarrow[100\ ℃]{TiCl_4} \xleftarrow{} CH_2 - CH_2 \xrightarrow{}_n$$

d. 消除反应

从一个有机化合物分子中消去一个简单分子(如 H_2O、HX 等)而生成不饱和化合物的反应称为消除反应。例如：

$$\underset{\underset{H\quad\ Br}{|\quad\ \ |}}{CH_2 - CH_2} \xrightarrow{NaOH, C_2H_5OH} CH_2 = CH_2 + HBr$$

e. 重排反应

有机化合物由于自身的稳定性较差，在常温、常压或在其他试剂、加热等外界因素影响下，分子中的某些基团发生转移或分子中碳原子骨架发生改变的反应称为重排反应。例如：

$$CH \equiv CH + H_2O \xrightarrow[H_2SO_4]{HgSO_4} \left[\underset{\underset{OH}{|}}{\overset{CH_2 = CH}{}} \right] \xrightarrow{重排} CH_3 - CHO$$

乙烯醇(不稳定)

目标测试

1. 名词解释：
(1)有机化合物　　　(2)有机化学　　　(3)官能团

2. 以生活中的常见物质为例说明有机化合物的特性。

3. 下列化合物各含有哪种官能团？属于哪类有机化合物？

(1)$CH_2 = CHCH_3$　(2)$CH_3CH_2CH_2OH$　(3)$CH_3 - O - CH_3$　(4)CH_3COOH

(5)$CH_3 - \overset{\overset{\displaystyle O}{\|}}{C} - H$　(6)$CH_3 - \overset{\overset{\displaystyle O}{\|}}{C} - CH_3$　(7)CH_3COOCH_3　(8)$CH_3CH_2NH_2$

4. 说出共价键断裂的方式及反应类型。

5. 将下列化合物由键线式改写为结构简式。

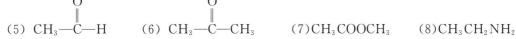

(1)　　　　　　　　(2)　　　　　　　　(3)

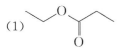　　(4)
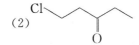　　(5)
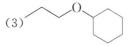　　(6)

单元 2　烷　　烃

> ※ 掌握烷烃的定义、结构和命名。
> ※ 熟悉烷烃中碳原子间的成键方式和烷烃的结构。
> ※ 熟悉烷烃的取代反应历程。
> ※ 了解 sp^3 杂化、σ 键与烷烃性质的关系。
> ※ 会判断烷烃的同分异构体和同系列。

由碳和氢两种元素组成的化合物称为碳氢化合物,简称为烃。烃是一切有机化合物的母体,其他有机化合物都可以看作烃的衍生物。根据烃分子中碳架结构不同,烃可分为

$$
烃\begin{cases} 开链烃\begin{cases} 饱和烃:烷烃 \\ 不饱和烃\begin{cases} 烯烃 \\ 炔烃 \end{cases} \end{cases} \\ 闭链烃\begin{cases} 脂环烃 \\ 芳香烃 \end{cases} \end{cases}
$$

烷烃是指分子中所有碳原子彼此都以单键(C—C)连接,碳的其余价键都与氢原子相连的化合物。在烷烃分子中,氢原子数与碳原子数的比例达到了最高值,故亦称饱和烃。

1. 烷烃的通式、同系列、同分异构现象

(1)烷烃的通式、同系列和同系物

烷烃中最简单的是甲烷,分子式 CH_4。含两个碳原子的是乙烷,分子式 C_2H_6。碳原子数目逐渐递增,可以得到一系列烷烃。

名称	甲烷	乙烷	丙烷	丁烷	戊烷
分子式	CH_4	C_2H_6	C_3H_8	C_4H_{10}	C_5H_{12}

上述一系列烷烃中,相邻的两个化合物之间的组成差 CH_2 称为系差。具有这样相同差值的一系列化合物称为同系列,同系列中的各个化合物互称为同系物。

比较上述烷烃的组成,可以看出:在烷烃的系列化合物中,碳原子和氢原子在数量上存在着一定的比例关系,可用式子 C_nH_{2n+2} 来表示烷烃的组成,这个表达式称为烷烃的通式。

(2)烷烃的同分异构现象

有机物的同分异构现象非常普遍,在烷烃中,从 C_4H_{10} 开始都存在同分异构现象,例如:丁烷有两种异构体,戊烷有三种异构体。

$$CH_3CH_2CH_2CH_3 \qquad CH_3-\underset{\underset{CH_3}{|}}{CH}-CH_3$$

正丁烷　　　　　　　　　异丁烷

$$CH_3CH_2CH_2CH_2CH_3 \qquad CH_3-\underset{\underset{CH_3}{|}}{CH}-CH_2-CH_3 \qquad CH_3-\underset{\underset{CH_3}{|}}{\overset{\overset{CH_3}{|}}{C}}-CH_3$$

正戊烷　　　　　　　　　异戊烷　　　　　　　　　新戊烷

烷烃的同分异构体是因为碳原子结合的顺序不同,从而产生直链的和带支链的化合物,这种异构体称为碳链异构体或碳架异构体。

随着烷烃的碳原子数目增加,异构体的数目迅速增多(表 2-3)。

表 2-3 烷烃异构体数目

烷　烃	异构体数目	烷　烃	异构体数目
C_4H_{10}	2	C_9H_{20}	35
C_5H_{12}	3	$C_{10}H_{22}$	75
C_6H_{14}	5	$C_{11}H_{24}$	159
C_7H_{16}	9	$C_{20}H_{42}$	366319
C_8H_{18}	18	$C_{30}H_{62}$	4111646763

观察烷烃异构体的结构式,可以发现,碳原子在碳链中所处的环境并非完全相同。为了加以识别,把碳原子分为四类:只与一个碳原子直接相连的碳称为伯(一级或 1°)碳原子;与两个碳原子直接相连的碳称为仲(二级或 2°)碳原子;与三个碳原子直接相连的碳称为叔(三级或 3°)碳原子;与四个碳原子直接相连的碳称为季(四级或 4°)碳原子。

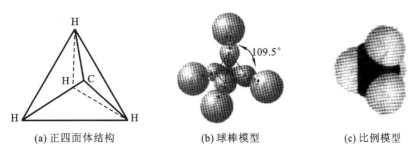

与之相对应的连接在伯、仲、叔碳原子上的氢原子分别称为伯(1°)、仲(2°)、叔(3°)氢原子。四种碳原子和三种氢原子所处的环境不同,反应性能也有差别。

2. 烷烃的分子结构

(1)甲烷的分子结构

现代物理方法测定,甲烷的 4 个碳氢键键长相等,都是 0.110 nm,4 个键角相同,都是 109.5°。甲烷应是一个正四面体结构的分子,碳原子位于正四面体的中心,4 个键角伸向正四面体的 4 个顶角,与 4 个氢原子相结合。甲烷的空间结构及其模型见图 2-1。

(a) 正四面体结构　　　(b) 球棒模型　　　(c) 比例模型

图 2-1　甲烷的空间结构及其模型

(2)烷烃中碳原子的成键方式

烷烃分子中的碳原子在形成分子时,首先都进行 sp³ 杂化,形成 4 个 sp³ 杂化轨道。甲烷分子中的碳原子分别与 4 个氢原子的 1s 轨道沿对称轴方向"头碰头"以最大程度重叠,形成 4 个相同的 C—H σ键。它们之间的夹角为 109.5°,所以甲烷分子为正四面体结构,见图 2-1(a)、图 2-2。

乙烷和其他烷烃分子中的碳原子也均为 sp³ 杂化。相邻的两个碳原子的 sp³ 杂化轨道沿对称轴方向重叠形成 C—C σ键,这些 C—C σ键可在烷烃分子中构成长短不一的碳链,而其他 sp³ 杂化轨道则与相应的氢原子形成 C—H σ键,见图 2-3。

3. 烷烃的命名

有机化合物结构复杂、种类繁多、数量庞大,因此正确而简便地对有机化合物进行命名是学习有机化学的重要内容之一。烷烃的命名尤其重要,它是其他各有机化合物命名的基础。

烷烃的命名法有两种,即普通命名法和系统命名法。

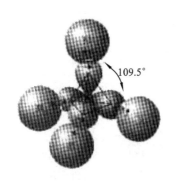

图 2-2　甲烷分子的形成

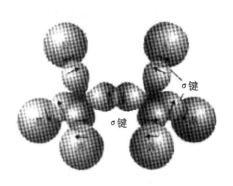

图 2-3　乙烷分子的形成

（1）普通命名法

普通命名法又称习惯命名法，它只适用于结构比较简单的烷烃，其命名原则如下。

A. 将直链烷烃称作正某烷

按天干顺序甲、乙、丙、丁、戊、己、庚、辛、壬、癸 10 个字分别表示 10 个以内（含 10 个）碳原子的数目，10 个以上的碳原子就用十一，十二，十三等表示。如：C_5H_{12} 称正戊烷，$C_{12}H_{26}$ 称十二烷等。

B. 含支链的烷烃用异、新等字来区别

碳链的一端具有 CH_3-CH- 且其他碳原子在一条链上的结构称为"异"某烷；碳链一端具有 CH_3-C- 且其他碳原子在一条链上的结构称为"新"某烷。例如：

CH₃CH₂CHCH₃ (CH₃)　　　CH₃-C-CH₃ (CH₃ CH₃)

异戊烷　　　　　新戊烷

（2）系统命名法

学习系统命名法首先要了解烷基的概念，烷基是指烷烃分子失去一个氢原子所剩下的基团，通式为 $C_nH_{2n+1}-$，常用 $R-$ 表示。常见的烷基有

CH_3-　　　CH_3CH_2-　　　$CH_3CH_2CH_2-$　　　CH_3CHCH_3

甲基　　　　乙基　　　　正丙基　　　　异丙基

$CH_3CH_2CH_2CH_2-$　　　$CH_3CH_2CHCH_3$　　　CH_3CHCH_2- (CH₃)　　　CH_3-C-CH_3 (CH₃ CH₃)

正丁基　　　　仲丁基　　　　异丁基　　　　叔丁基

系统命名法对于无支链的烷烃，省去"正"字，对于结构复杂的烷烃按以下步骤进行命名。

A. 选择最长的碳链为主链作为母体，称作"某"烷。

B. 从靠近支链的一端开始把主链依次以阿拉伯数字编号。

C. 把取代基的名称写在母体名称的前面，并标明取代基的位次；取代基的位次与名称之间加一短线。例如：

CH₃CH₂CHCH₂CH₃ (CH₃)

3-甲基戊烷

D. 如果有几个不同的取代基，把取代基中直接与主链相连的原子的原子序数小的放在前面，大的放在后面。如果两个基团与主链直接相连的原子相同，则顺次比较第二个原子，依次类推，直至比较出大小为止。

例如：

$$CH_3 \underset{}{<} CH_3CH_2 \underset{}{<} CH_3CH_2CH_2 \underset{}{<} CH_3-\underset{\underset{CH_2CH_3}{|}}{\overset{\overset{CH_3}{|}}{CH}}-$$

$$\underset{7}{CH_3}\underset{6}{CH_2}\underset{5}{CH_2}\underset{4}{\overset{|}{CH}}-\underset{3}{\underset{\underset{CH_3}{|}}{CH}}-\underset{2}{CH_2}\underset{1}{CH_3}$$

3-甲基-4-乙基庚烷

E. 如果有相同的取代基,则合并,并在取代基前用二、三、四等注明相同取代基的数目。

F. 遇到主链有多个相同取代基,并且有几种可能的编号,应当选定取代基具有"最低系列"的编号。所谓"最低系列"是指碳链从不同方向得到两种以上编号,要顺次比较各系列的不同位次,最先遇到位次最小的,定为"最低系列"。例如：

$$\underset{\underset{6}{1}}{CH_3}-\underset{\underset{5}{2}}{\overset{\overset{CH_3}{|}}{\underset{\underset{CH_3}{|}}{C}}}-\underset{\underset{4}{3}}{CH_2}-\underset{\underset{3}{4}}{CH_2}-\underset{\underset{2}{5}}{\overset{\overset{CH_3}{|}}{CH}}-\underset{\underset{1}{6}}{CH_3}$$

2,2,5-三甲基己烷

G. 如果有几条相等的最长碳链,选择含取代基最多的为主链。例如：

$$CH_3CH_2\underset{3}{CH}CH_2\underset{4}{}\underset{5}{CH_2}\underset{6}{CH_2}\underset{7}{}\underset{8}{CHCH_3}$$

2,7-二甲基-3-乙基辛烷

知识拓展

复杂烷烃结构的命名

在以上烷烃命名的基础上,若支链上还有取代基,从与主链相连接的碳原子开始,将支链依次编号,它的全名可放在括号中,或用带撇的编号来表示。例如：

$$\underset{1}{CH_3}-\underset{2}{CH}-\underset{3}{CH}-\underset{4}{CH_2}-\underset{5}{CH}-\underset{6}{CH_2}\underset{7}{CH_2}\underset{8}{CH_2}\underset{9}{CH_2}\underset{10}{CH_3}$$

2,3-二甲基-5-(2-甲基丙基)癸烷（或 2,3-二甲基-5-2′-甲基丙基癸烷）

4.烷烃的性质

(1)烷烃的物理性质

在常温(20 ℃)、常压(100 kPa)下,含有 1～4 个碳原子的烷烃为气体,5～16 个碳原子的烷烃为液体,17 个碳原子以上的高级烷烃为固体。

直链烷烃的沸点随着相对分子质量的增加而升高。支链异构体比直链异构体具有较低的沸点,支链越多,沸点越低。例如:正戊烷的沸点为 36 ℃,而有一个支链的异戊烷的沸点为 28 ℃,有两个支链的新戊烷的沸点为 9.5 ℃。

直链烷烃的熔点也是随着碳原子数的增加而升高,且偶数碳原子烷烃的熔点增高的幅度比奇数碳原子的要大一些。对于含有相同碳原子数的烷烃来说,分子对称性越好,其熔点越高。在戊烷的三种异构体中,新戊烷的对称性最好,正戊烷次之,异戊烷最差,因此,新戊烷的熔点最高,异戊烷的熔点最低。

烷烃是所有有机化合物中密度最小的一类化合物,无论是固体还是液体,密度均比水小。随着相对分子质量的增大,烷烃的密度也逐渐增大。烷烃是非极性化合物,难溶于水,易溶于极性小的有机溶剂。

(2)烷烃的化学性质

A. 稳定性

在常温下,烷烃是不活泼的,特别是直链烷烃,它们不与强酸、强碱、强氧化剂、强还原剂及活泼金属发生化学反应。这是由于烷烃是非极性分子,分子中的 C—C σ 键、C—H σ 键是非极性或弱极性,键能较高,又不易极化,所以烷烃性质比较稳定。

B. 取代反应

烷烃的稳定性是相对的,在一定条件下也能参与某些化学反应。例如,烷烃在光照下的取代反应、燃烧等。

a. 卤代反应

烷烃分子中的氢原子被其他原子或原子团取代的反应,称为取代反应(substitution reaction)。被卤素原子取代的反应称为卤代反应(halogenation reaction)。例如,甲烷在光照或加热下可与氯气发生取代反应,得到多种氯代甲烷和氯化氢的混合物。

$$CH_4 + Cl_2 \xrightarrow{h\nu} CH_3Cl + HCl$$

$$CH_3Cl + Cl_2 \xrightarrow{h\nu} CH_2Cl_2 + HCl$$

$$CH_2Cl_2 + Cl_2 \xrightarrow{h\nu} CHCl_3 + HCl$$

$$CHCl_3 + Cl_2 \xrightarrow{h\nu} CCl_4 + HCl$$

b. 卤代反应的活性

烷烃发生卤代反应的速度,与卤素的活性顺序有关,卤素越活泼,反应速度越快,卤素与烷烃的相对反应活性次序为:$F_2 > Cl_2 > Br_2 > I_2$。由于氟代反应非常剧烈,难以控制,而碘代反应非常缓慢又难以进行,因此卤代反应通常是指氯代反应和溴代反应。

在同一烷烃分子中,因与不同类型碳原子相连的氢原子有伯(1°)、仲(2°)、叔(3°)氢原子,它们被卤原子取代的难易程度也不相同。实验证明,叔氢原子最容易被取代,仲氢原子次之,伯氢原子最难被取代,即 $3°H > 2°H > 1°H$。

知识拓展

卤代反应的历程

有机化学反应所经历的途径或过程,称为反应历程,又称反应机理。烷烃的卤代反应属于游离基的链锁反应历程,游离基的化学活性很大,一旦形成立即引起一连串的反应发生,称为链锁反应。例如:甲烷的卤代反应分为 3 个阶段。

链引发 在光照或加热至 $250 \sim 400 \ ℃$ 时,氯分子吸收能量均裂为 2 个氯原子游离基,引发反应。

$$Cl : Cl \xrightarrow{h\nu} 2Cl \cdot$$

链增长 氯原子游离基很活泼,能夺取甲烷分子中的氢原子,结合成氯化氢分子并产生甲基游离基。

$$CH_4 + Cl \cdot \longrightarrow CH_3 \cdot + HCl$$

甲基游离基与体系中的氯分子作用,生成一氯甲烷和新的氯原子游离基。

$$\cdot CH_3 + Cl_2 \longrightarrow CH_3Cl + Cl \cdot$$

新的氯原子游离基重复上述反应,与刚生成的一氯甲烷反应,逐步生成二氯甲烷、三氯甲烷和四氯化碳。这是链锁反应的第二阶段,称为链的增长。

$$\cdot Cl + H : CH_2Cl \longrightarrow \cdot CH_2Cl + HCl$$

$$\cdot CH_2Cl + Cl : Cl \xrightarrow{h\nu} CH_2Cl_2 + \cdot Cl$$

......

链终止　随着反应的进行,游离基的浓度不断增加,游离基互相结合形成稳定的化合物,反应随之终止。如:

$$Cl \cdot + \cdot Cl \longrightarrow Cl_2$$
$$\cdot CH_3 + \cdot CH_3 \longrightarrow CH_3CH_3$$
$$CH_3 + Cl \cdot \longrightarrow CH_3Cl$$
······

最终的产物是由多种物质组成的混合物。

C. 氧化反应

在有机化学中,通常把在有机化合物分子中加氧或脱氢的反应称为氧化反应。反之,脱氧或加氢的反应称为还原反应。

烷烃在室温下不与氧化剂反应,但可以在空气中燃烧,燃烧时如果氧气充足,可完全氧化生成二氧化碳和水,同时放出大量的热能。

$$CH_4 + 2O_2 \longrightarrow CO_2 + 2H_2O + Q$$

汽油、柴油的主要成分是不同碳原子数的烷烃混合物,燃烧时放出大量的热量,它们都是重要的燃料。烷烃不完全燃烧放出有毒气体一氧化碳,使空气受到严重污染。

5. 烷烃的来源和重要的烷烃

(1)烷烃的来源

烷烃的主要来源是石油以及与石油共存的天然气。腐烂以及数百万年地质应力使曾经是有生命的动植物的复杂有机化合物变成了烷烃的混合物,烷烃的大小从 1 个碳到 30 或 40 个碳。与烷烃一起形成的还有环烷烃,石油工业中称为脂环烃。脂环烃在加利福尼亚石油中特别丰富。

天然气当然只包含挥发性比较大的烷烃,也就是相对分子质量低的烷烃,主要是甲烷,还有少许乙烷、丙烷和再高级一些的烷烃,其数量依次减少。

知识链接

石油的成分及用途

石油经过蒸馏,分成各种馏分,这些馏分分列于表 2-4 中。由于沸点和相对分子质量之间存在一定的关系,这种蒸馏就相当于按碳原子数进行粗略的分离。可是每个馏分仍是一个非常复杂的混合物,因为每个馏分是由含一定范围碳原子数的烷烃组成的,而且同一碳原子数还有许多异构体。各个馏分的利用主要是根据它们的挥发性或黏度,而与它是否是一个复杂混合物还是一个单纯的化合物无关。

表 2-4　石油的成分

馏　分	蒸馏温度	碳原子数
石油气	20 ℃以下	$C_1 \sim C_4$
石油醚	20～60 ℃	$C_5 \sim C_6$
石油英	60～100 ℃	$C_6 \sim C_7$
天然汽油(轻石脑油)	40～205 ℃	$C_5 \sim C_{10}$ 和环烷烃
煤油	175～325 ℃	$C_{12} \sim C_{18}$ 和芳烃
粗柴油	275 ℃以上	$C_{12} \sim C_{13}$ 或以上
润滑油	不挥发液体	连在环状结构上的长链
沥青或石油焦	不挥发固体	多环结构

所有的馏分除不挥发者外,主要用途是作为燃料。气体馏分,如石油气,主要用于燃烧供热。汽油主要用于要求燃料较易挥发的内燃机。煤油用于拖拉机及喷气式发动机,粗柴油用于柴油机。煤油和粗柴油也用于燃烧供热。后者是熟知的"护油"。

润滑油馏分,常常含有大量的长链烷烃($C_{20} \sim C_{34}$ 或以上),它们有相当高的熔点。如果油中有这些烷烃,在寒冷的气候下,油管中就会结出蜡状固体。为了防止这点,可先把油冷冻,过滤去蜡。后者经过纯化,可作固体石蜡(熔点50~55 ℃)出售或用于制造凡士林。沥青用于盖屋顶或筑路。石油焦是从具有很高碳氢比的复杂烃类所组成的石蜡基原油中得到的,它可以用作燃料,在电化学工业中用于制造碳电极。石油醚和石油英对许多低极性有机物是很有用的溶剂。

除了上面讲的直接用途外,某些石油馏分还被转变为其他类型的化合物,催化异构化反应使直链烷烃转变为有支链的烷烃。裂化法使高级烷烃转变为较小的烷烃和烯烃,从而提高了汽油的产量;它甚至被用于生产"天然气"。另外,所生成的烯烃对大规模合成脂肪族化合物是最重要的原料。催化重整法使烷烃和环烷烃转变为芳香烃,从而有助于为大规模合成另一类化合物提供原料。

(2)重要的烷烃

A. 甲烷

大量存在于自然界中的烷烃是甲烷,它是天然气、油田气、沼气和瓦斯的主要成分,是无色、无味、无毒且比空气轻的可燃气体,难溶于水。纯净的甲烷在空气中可安静地燃烧产生淡蓝色的火焰,但甲烷与空气的混合物遇到火花就会发生爆炸,所以在煤矿中,必须采取通风、严禁烟火等安全措施,以防矿井内的甲烷-空气的混合物发生爆炸事故(瓦斯爆炸)。

知识链接

甲烷的毒性、防治及用途

甲烷对人基本无毒,只有在极高浓度时成为单纯性窒息剂。甲烷浓度增加会置换空气而致缺氧,当空气中甲烷含量达25%~30%时,人会出现窒息前症状,如头痛、呼吸加快、脉速、乏力、注意力不集中、共济失调等。甲烷中毒者应立即脱离现场,解开上衣及腰带,注意保温,给予对症治疗,间歇性吸氧,控制抽搐。心跳、呼吸停止时应立即进行复苏。禁用抑制呼吸的药物如吗啡、巴比妥类等。

甲烷的用途较广。甲烷可作为生活和工业的燃料;甲烷也是很重要的工业原料,它可用于制造乙炔和氢气,也可作为合成氨、硝基甲烷、二硫化碳、一氯甲烷、二氯甲烷、三氯甲烷(氯仿)、四氯甲烷(四氯化碳)和氢氰酸等的原料。

B. 凡士林(vaseline)

凡士林是液体石蜡和固体石蜡的混合物,呈软膏状的半固体,不溶于水,溶于乙醚和石油醚。因为它不被皮肤吸收,化学性质稳定,不与软膏中的药物起变化,无刺激性,因此常用作软膏的基质。凡士林一般呈黄色,经漂白或用骨炭脱色,可得白色凡士林。

C. 石油醚(petroleum ether)

石油醚是低级烷烃的混合物,为透明无色的液体,含碳原子数5~8个,主要用作溶剂,它极易燃烧,使用和贮存时要特别注意防火措施。

D. 液体石蜡(liquid petrolatum)

液体石蜡是透明无色的液体,不溶于水和醇,能溶于醚和氯仿。含碳原子数18~24个,医药上主要用于调节软膏的稠度,还可用作配制滴鼻剂或喷雾剂的基质,也用作缓泻剂。

目标测试

1.写出 C_6H_{14} 的各个异构体的结构简式并用系统命名法命名。

2.用系统命名法命名下列化合物,并指出(1)、(2)和(3)中各原子的级数。

$$(1)\ CH_3CH_2CH_2-\overset{\overset{\displaystyle CH_3}{|}}{\underset{\underset{\displaystyle CH_3}{|}}{C}}-C_2H_5 \qquad (2)(CH_3)_3CCH_2CH_3 \qquad (3)\ CH_3\underset{\underset{\displaystyle CH_3}{|}}{CH}CH_2-\overset{\overset{\displaystyle CH_3}{|}}{\underset{\underset{\displaystyle CH_3}{|}}{C}}-(CH_2)_3\underset{\underset{\displaystyle CH_3}{|}}{CH}-CH_3$$

(4)$(CH_3)_2CHCH_2C(CH_3)_3$　　(5) 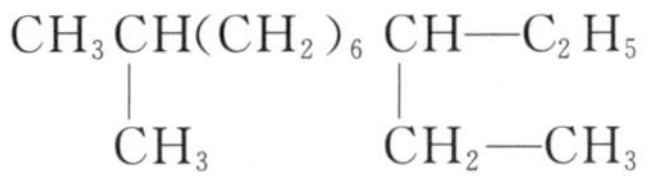 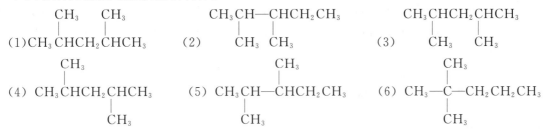　　(6)

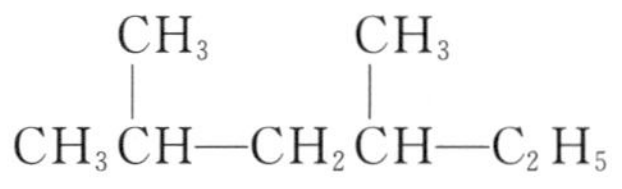

3. 写出下列化合物的结构式，如有名称违反系统命名原则，请给予纠正。

(1)2,3,3-三甲基丁烷　　　　　　(2)3,3-二甲基己烷

(3)2,4-二甲基-3-乙基戊烷　　　　(4)2,3,5-三甲基-2-乙基己烷

4. 下列结构式实际上是几种异构体？

(1) 　　(2) 　　(3)

(4) 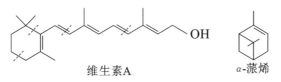　　(5) 　　(6)

5. 某一烷烃 A，分子式为 C_4H_{10}，在光照条件发生卤代反应，生成的一元卤代产物有两种。试推导 A 的结构。

单元 3　烯　烃

单元目标

※ 掌握烯烃的定义、结构和命名。

※ 掌握烯烃的化学性质，了解其物理性质。

※ 熟悉 sp^2 杂化与 π 键。

※ 了解诱导效应及其意义。

※ 会用化学试剂区别烷烃与烯烃。

分子中含有碳碳双键的烃称为烯烃(alkene)。它比相同碳原子数的烷烃少两个氢原子，通式是 C_nH_{2n}。碳碳双键(—C=C—)是烯烃的官能团。烯烃属于不饱和烃。

不饱和烃是非常重要的有机化合物，某些含双键的化合物在人类生命活动中起着非常重要的角色，如维生素 A、胡萝卜素等，也有些是重要的药物或合成药物的原料，如 α-蒎烯。

维生素A　　　　α-蒎烯

1. 烯烃的分子结构

(1)乙烯的分子结构

最简单的烯烃是乙烯，分子式为 C_2H_4，结构简式为 $CH_2=CH_2$。

现代物理方法测定，乙烯分子中 2 个碳原子和 4 个氢原子都在同一平面上，它们彼此之间的键角约为 120°，双键是两个不同的共价键。乙烯的空间结构和模型见图 2-4。

(2)烯烃中碳原子的成键方式

烯烃分子中的双键碳原子在形成分子时，首先都进行 sp^2 杂化，形成 3 个 sp^2 杂化轨道。乙烯分子中的碳原子与碳原子之间各用一个 sp^2 杂化轨道沿着轨道中心轴方向"头碰头"重叠，形成 1 个 C—C σ 键，每个碳

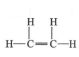
(a) 乙烯分子结构

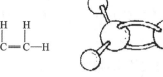
(b) 球棒模型

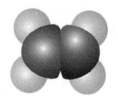
(c) 比例模型

图 2-4　乙烯的空间结构和模型

原子的其余 2 个 sp^2 杂化轨道分别与两个氢原子的 1s 轨道形成 2 个 C—H σ键,5 个 σ 键都处于同一平面上,两个碳原子的未杂化 p 轨道的对称轴都垂直于该平面且彼此互相平行,"肩并肩"从侧面重叠形成 π 键,这样就在两个碳原子之间形成碳碳双键,其中一个是 σ 键,另一个是 π 键。形成的电子叫 π 电子。π 键垂直于 σ 键所在的平面,所以乙烯为平面型分子。

由于 σ 键和 π 键形成方式不同,因此两者之间在形式和性质上存在着一定差异,见表 2-5。

表 2-5　σ 键和 π 键的区别

价　键	σ 键	π 键
形成	成键轨道沿键轴"头对头"正面重叠,重叠程度大	成键轨道"肩并肩"重叠,重叠程度小
性质	①键能较大,键比较稳定 ②不易被极化 ③成键原子可沿键轴自由旋转	①键能较小,键不稳定 ②易被极化 ③不能自由旋转
存在	可以单独存在	不能单独存在,只能与 σ 键共存

2. 烯烃的命名、同分异构现象

(1)烯烃的命名

烯烃的系统命名法与烷烃相似,命名原则如下:

A. 选择含有双键的最长碳链作为主链,根据主链碳原子数,称为某烯。

B. 从靠近双键的一端开始,给主链上的碳原子编号,确定双键和取代基的位次,若双键正好在主链中央,编号则从靠近取代基近的一端开始。

C. 以双键碳原子中编号较小的数字表示双键的位次,写在烯的名称前面。再在前面写出取代基的位次、数目和名称。若有多个取代基,命名方法与烷烃的相同。如:

$$CH_2\!=\!CH\!-\!CH_2\!-\!CH\!-\!CH_3$$
$$\quad\quad\quad\quad\quad\quad\quad\quad\quad CH_3$$
4-甲基-1-戊烯

$$CH_3CH\!-\!C\!=\!CH\!-\!CH_3$$
$$\quad\quad\quad CH_3\;\;CH_2CH_3$$
4-甲基-3-乙基-2-戊烯

$$CH_3C\!=\!CHCHCH_2CH_3$$
$$\quad\quad\;\; CH_3\;\;\;\; CH_3$$
2,4-二甲基-2-己烯

烯烃去掉一个氢原子后剩下的基团称为烯基。命名烯基时,其编号从游离价键所在的碳开始。常见的烯基有:

$$CH_2\!=\!CH\!-$$
乙烯基

$$CH_3\!-\!CH\!=\!CH\!-$$
丙烯基

$$CH_2\!=\!CH\!-\!CH_2\!-$$
烯丙基

(2)烯烃的异构现象

由于烯烃分子中存在着碳碳双键,所以烯烃的异构现象比烷烃复杂,其异构体的数目也比相同碳原子数目的烷烃多。概括起来主要有三种,分别是碳链异构、位置异构和顺反异构,以 4 个碳原子的烯烃为例,有如下三种同分异构体(顺反异构除外)。

①$CH_2\!=\!CHCH_2CH_3$

②$CH_3C\!=\!CH_2$
$\quad\quad CH_3$

③$CH_2CH\!=\!CHCH_3$

1-丁烯　　　　　　2-甲基丙烯　　　　　　2-丁烯

A. 碳链异构

由于碳链的骨架不同而引起的异构现象称为碳链异构,如上述结构中的①和②。

B. 位置异构

由于双键在碳链上的位置不同而引起的异构现象称为位置异构,如上述结构中的①和③。

烯烃的顺反异构将在立体化学中进行介绍。

3. 烯烃的性质

(1)物理性质

在常温下,$C_2 \sim C_4$ 的烯烃是气体,$C_5 \sim C_{18}$ 的烯烃为液体,C_{19} 以上的烯烃为固体。烯烃比水轻,都难溶于水,易溶于有机溶剂。熔点、沸点都随相对分子质量的增加而升高。

(2)化学性质

烯烃的化学性质比烷烃活泼,因为烯烃分子中的碳碳双键中有 π 键,由于 π 键电子云分布于键轴上下,受原子核的束缚力弱,易被极化,受反应试剂的进攻,易断裂,故烯烃的反应主要发生在 π 键上。

A. 加成反应

反应过程中,双键中的 π 键断裂,加成试剂中的两个原子或基团分别加到双键的两个碳原子上,形成两个新的 σ 键,生成饱和化合物,这类反应称为加成反应(addition reaction)。

a. 催化加氢

烯烃与氢气在催化剂(如铂、镍等)作用下发生加成反应,生成相应的烷烃。

$$CH_2 = CH_2 + H_2 \xrightarrow{Pt} CH_3 - CH_3$$

此反应只有在催化剂存在下才能进行,也称为催化氢化反应。双键的催化加氢在药物合成中常被采用。还可通过测定反应所消耗氢的体积,求得化合物分子所含的双键数目,用以测定其结构。

b. 加卤素

烯烃很容易与氯、溴发生加成反应,生成二卤代烃。

$$CH_3 CH = CH_2 + Br_2 \longrightarrow CH_3 CHBr - CH_2 Br$$
1,2-二溴丙烷

$$CH_3 - CH = \underset{\underset{CH_3}{|}}{C} - CH_3 + Cl_2 \longrightarrow CH_3 - \underset{\underset{Cl}{|}}{CH} - \underset{\overset{\overset{CH_3}{|}}{\underset{Cl}{|}}}{C} - CH_3$$

2-甲基-2,3-二氯丁烷

烯烃与溴的四氯化碳溶液或溴水加成时,生成无色的邻二溴代化合物,在实验中溴的红棕色消失,这是检验不饱和烃的一种重要的方法。

氟与烯烃反应十分剧烈,同时伴随有副反应发生;碘的活泼性太弱,通常不能与烯烃直接进行加成反应,因此烯烃与卤素发生加成反应主要是加氯或加溴。烯烃与卤素的加成反应活性为:$F_2 > Cl_2 > Br_2 > I_2$。

c. 加卤化氢

烯烃与卤化氢发生加成反应,生成一卤代烃。

$$CH_2 = CH_2 + HCl \longrightarrow CH_3 - CH_2 Cl$$
氯乙烷

卤化氢在进行加成反应时其活性大小为:$HI > HBr > HCl$。HF 与烯烃进行加成的同时也会使烯烃聚合。

当烯烃为对称化合物时,与卤化氢加成时生成一种产物,而当结构为不对称的烯烃与卤化氢加成时,可能生成两种产物。

$$CH_3 CH = CH_2 + HBr \begin{cases} \longrightarrow CH_3 \underset{\underset{Br}{|}}{CH} CH_3 \quad \text{2-溴丙烷} \\ \\ \longrightarrow CH_3 CH_2 CH_2 Br \quad \text{1-溴丙烷} \end{cases}$$

实验证明,反应的主要产物是 2-溴丙烷。1869 年马尔可夫尼可夫(Markovnikov)根据大量实验事实,总结出一条经验规则:当不对称烯烃与不对称试剂发生加成反应时,不对称试剂中带正电荷的部分,总是加到含氢较多的双键碳原子上,而带负电荷部分则加到含氢较少或不含氢的双键碳原子上,这一规则称为马氏规则。应用马氏规则可预测反应的主产物。

在应用马氏规则时要特别注意,当反应条件改变时,可能出现异常情况。如在少量过氧化物存在下,HBr 和烯烃的加成就不再遵守马氏规则。例如,有少量过氧化物存在下,HBr 与丙烯加成的主产物是 1-溴丙烷,而不是 2-溴丙烷。

$$CH_3CH=CH_2 + HBr \xrightarrow{\text{过氧化物}} CH_3CH_2CH_2Br$$

这种加成反应方向的改变是由于过氧化物存在,改变了加成反应的历程,这种现象称为过氧化物效应(peroxide effect)。

d. 加硫酸

烯烃能与浓硫酸反应,生成硫酸氢烷酯。硫酸氢烷酯易溶于硫酸,用水稀释后水解生成醇。例如,丁烯与硫酸的加成反应如下:

$$CH_3-CH_2-CH=CH_2 + H_2SO_4 \longrightarrow CH_3-CH_2-\overset{OSO_3H}{\underset{}{CH}}-CH_3 \xrightarrow{H_2O} CH_3-CH_2-\overset{OH}{\underset{}{CH}}-CH_3$$

硫酸氢仲丁酯　　　　　　　　　　　仲丁醇

e. 加水

在酸的催化下,烯烃与水加成,生成醇。

$$CH_2=CH_2 + H_2O \xrightarrow[300\ ℃,7\ MPa]{H_3PO_4/硅藻土} CH_3CH_2OH$$

$$CH_3CH=CH_2 + H_2O \xrightarrow[300\ ℃,7\ MPa]{H_3PO_4/硅藻土} CH_3-\overset{}{\underset{OH}{CH}}-CH_3$$

知识拓展

亲电加成反应历程

烯烃与卤素、卤化氢、硫酸的加成反应都属于亲电加成反应,具有相似的反应历程。现以烯烃与溴的加成反应为例来说明亲电加成反应历程。

第一步　当溴分子与烯烃接近时,溴分子的电子受烯烃 π 电子的排斥,使溴分子极化,两端出现极性,极化了的溴分子带正电荷的一端,靠近 π 键,极化进一步加深,溴分子的共价键发生异裂,产生中间体环状溴镓离子和溴负离子。此反应是由于试剂共价键异裂产生离子而发生的,因此属于离子型反应。

$$H_2C=CH_2 + \overset{\delta^+}{Br}-\overset{\delta^-}{Br} \longrightarrow \underset{\text{π配合物}}{CH_2-CH_2} \xrightarrow{\text{慢}} \underset{\text{溴镓离子}}{CH_2-CH_2} + Br^-$$

第二步　溴负离子从溴镓离子的反面与碳原子结合而完成加成反应。

$$Br^- + \underset{H_2C}{\overset{H_2C}{|}}Br^+ \xrightarrow{\text{快}} \underset{Br}{\overset{Br}{|}}CH_2-CH_2$$

第一步反应时,π 键的断裂,溴分子共价键的异裂,都需要一定的能量,所以反应速度较慢;第二步反应,是正负离子间的反应,是放热反应,反应容易进行,速度快。在分步反应中整个反应的速度取决于反应速度最慢的一步。因此反应的第一步是主要的,这一步是试剂中带正电部分进攻烯烃分子中电子云密集的双键而引起的加成反应,称为亲电加成反应(electrophilic addition reaction)。进攻的试剂称为亲电试剂。卤素、卤化氢、硫酸等都是亲电试剂。亲电加成反应是由于试剂共价键异裂产生离子而出现的反应,因此属于离子型反应。

B. 氧化反应

烯烃很容易被氧化,氧化反应发生在双键上,用冷而稀的高锰酸钾碱性或中性溶液作氧化剂,烯烃的 π 键被打开,生成邻二醇化合物。此反应称为羟基化反应。

$$CH_2=CH_2 + KMnO_4 \xrightarrow{H_2O \text{ 或 } OH^-} \underset{\overset{|}{OH} \quad \overset{|}{OH}}{CH_2-CH_2}$$

邻二醇

由于该反应容易进行,速度较快,并且随着反应的进行高锰酸钾溶液的紫色逐渐消失,生成褐色的二氧化锰沉淀,现象明显,常用于定性检验不饱和烃。

若用高锰酸钾的酸性溶液作氧化剂,在比较强烈的反应条件下,不仅 π 键被打开,同时双键中的 σ 键也断裂,并且与双键直接相连的碳氢键也被氧化。按烯烃的结构不同,氧化的产物各不相同。例如:

$$R-CH=CH_2 \xrightarrow{KMnO_4/H^+} R-COOH + H_2O + CO_2\uparrow$$

$$R-CH=CH-R' \xrightarrow{KMnO_4/H^+} R-COOH + R'COOH$$

$$\underset{\overset{|}{R''}}{R-CH=C-R'} \xrightarrow{KMnO_4/H^+} R-COOH + \overset{O}{\underset{\|}{R'-C-R''}}$$

由以上反应可以看出,烯烃被酸性高锰酸钾溶液氧化,产物有以下规律:

$$CH_2= \xrightarrow{KMnO_4/H^+} CO_2 + H_2O$$

$$RCH= \xrightarrow{KMnO_4/H^+} RCOOH$$

$$\underset{\overset{|}{R'}}{R-C=} \xrightarrow{KMnO_4/H^+} \overset{O}{\underset{\|}{R-C-R'}}$$

因此,只要鉴定氧化产物,就可推断烯烃分子的结构。例如:某一烯烃经酸性高锰酸钾氧化后的产物为 CH_3CH_2COOH、CO_2 和 H_2O,烯烃的原结构式应为 $CH_3CH_2CH=CH_2$。

C. 聚合反应

在催化剂或引发剂的作用下,烯烃还能自身发生加成反应,生成大分子化合物,这种由低分子结合成更大分子的过程称为聚合反应(polymerization reaction)。例如:

$$nCH_2=CH_2 \xrightarrow[\text{高温高压}]{O_2(\text{微量})} \underset{}{[CH_2-CH_2]_n}$$

聚乙烯

乙烯称为单体,生成的产物称为聚合物,n 称为聚合度。

4. 诱导效应

当电负性不同的原子之间形成共价键时,成键电子云偏向电负性较大的一方,使共价键出现极性,即形成极性共价键,共价键的这种极性不但影响直接相连的部分,也影响到分子的其他部分。由于成键原子间电负性不同,引起分子中的电子云沿着碳链向某一方向移动的现象称为诱导效应(inductive effect),以符号 I 表示。诱导效应是一种静电作用,是永久性的效应。

诱导效应分为吸电子诱导效应(−I)和供电子诱导效应(+I)两种。诱导效应的方向以 C—H 键中的氢原子为标准,用电负性大于氢原子的原子或基团 X 取代氢原子,则电子云偏向 X,X 称为吸电子基,由吸电子基引起的电子云偏移,称为吸电子诱导效应,用 −I 表示;用电负性小于氢原子的原子或基团 Y 取代氢原子,则电子云偏向碳原子,Y 称为供电子基,由供电子基引起的电子云偏移,称为供(斥)电子诱导效应,用 +I 表示。

$$-\overset{|}{C}\rightarrow X \qquad\qquad -\overset{|}{\underset{|}{C}}- \qquad\qquad H-\overset{|}{C}\leftarrow Y$$

吸电子诱导效应　　　　比较标准　　　　供电子诱导效应
−I 效应　　　　　　　　　　　　　　　　　　　+I 效应

常见的吸电子基和供电子基及其诱导效应的相对强弱顺序如下:

供(给)电子基(＋I)：—C(CH₃)₃＞—CH(CH₃)₂＞—C₂H₅＞—CH₃＞H

吸电子基(—I)：—F＞—Cl＞—Br＞—I＞—OCH₃＞—OH＞—C₆H₅＞—CH＝CH₂＞H

在多原子分子中,诱导效应可由近及远地沿着分子链传递,但其影响逐渐减弱,一般到第3个原子以后,就可忽略不计。如：

$$H \longrightarrow \overset{3}{C}^{\delta\delta\delta^+} \longrightarrow \overset{2}{C}^{\delta\delta^+} \longrightarrow \overset{1}{C}^{\delta^+} \longrightarrow Cl^{\delta^-}$$

诱导效应可解释马氏规则。由于丙烯分子中的甲基是供电子基,具有供电子诱导效应,使共用电子对移向双键碳原子,进而引起 π 键的极化：

$$CH_3 \longrightarrow HC \overset{\delta^+}{=} \overset{\delta^-}{CH_2}$$

电子云转移的结果,使甲基所连的双键碳原子,即含氢较少的碳原子带有部分正电荷,而含氢较多的双键碳原子则带有部分负电荷。加成反应时,首先由 H⁺ 加到含氢较多的双键碳原子上,然后 X⁻ 加到含氢较少的双键碳原子上,所以主产物是 2-卤丙烷。

5. 重要的烯烃

A. 乙烯

乙烯($CH_2＝CH_2$)在常温常压下为无色气体。燃烧时火焰明亮但有烟。在医药上,乙烯与氧的混合物可作麻醉剂。农业上,乙烯可作为果实的催熟剂。工业上,乙烯不仅可制备乙醇,也可作经氧化制备环氧乙烷、苯乙烯等重要的化工原料。

知识拓展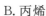

植物激素——乙烯

乙烯是一种植物激素。由于具有促进果实成熟的作用,并在成熟前大量合成,所以认为它是成熟激素。一方面可抑制茎和根的增粗生长、幼叶的伸展、芽的生长和花芽的形成；另一方面可促进茎和根的扩展生长、不定根和根毛的形成、某些种子的发芽、偏上生长、芽弯曲部的形成器官的老化或脱离等。乙烯能促进凤梨的开花,促进水稻生长。一部分菌类和大部分高等植物均可生成乙烯,而在成熟果实里可大量生成。若给营养组织以植物生长素或各种应力(接触、病伤害、药物处理等),则生成量可激增。

B. 丙烯

丙烯($CH_3CH＝CH_2$)在常温常压下为无色气体,燃烧时火焰明亮。丙烯为重要的化工原料,广泛用于有机合成,如工业上用丙烯来制备异丙醇和丙酮。丙烯经聚合后得到聚丙烯,聚丙烯可制成薄膜、纤维、耐热和耐化学腐蚀的管道、医疗器械、电缆、电线。

目标测试

1. 名词解释：

(1)烯烃　　　　　(2)加成反应　　　　　(3)马氏规则　　　　　(4)诱导效应

2. 用系统命名法命名下列化合物：

(1)$CH_3CH_2CH＝CH_2$　　　　(2)$CH_3CH_2CH＝CHCH_3$　　　　(3)$CH_3CHCH＝CHCH_3$
　　　　　　　　　　　　　　　　　　　　　　　　　　　　　　|
　　　　　　　　　　　　　　　　　　　　　　　　　　　　　　CH_3

(4)
$$CH_3—\overset{\overset{CH_3}{|}}{\underset{\underset{CH_3}{|}}{C}}—CH_2CH＝CH_2$$

(5)$CH_3—\overset{\underset{\underset{CH＝CH_2}{|}}{}}{CH}—CH_2CH_2CH_3$

(6)$CH_2＝\overset{\overset{}{}}{\underset{\underset{CH_3}{|}}{C}}—CH_2—\overset{\underset{\underset{CH_3}{|}}{}}{CH}—CH_3$

3.写出下列化合物的结构简式:

(1)2-甲基-1-戊烯   (2)2,3-二甲基-1-戊烯   (3)2-戊烯   (4)3-甲基-4-异丙基-3-庚烯

4.完成下列反应:

(1) CH_2=$\underset{\underset{CH_3}{|}}{C}$—$CH_2$—$CH_2$—$CH_3$ + Br_2 ⟶

(2) CH_3CH=$\underset{\underset{CH_3}{|}}{C}$—$CH_2CH_3$ + HCl ⟶

(3)$CH_3CH_2CH_2CH$=CH_2 + H_2O $\xrightarrow{H^+}$

(4) CH_3—$\underset{\underset{CH_3}{|}}{\overset{\overset{CH_3}{|}}{C}}$—$CH_2CH$=$CH_2$ $\xrightarrow{KMnO_4/H^+}$

(5)CH_3CH_2CH=$CHCH_3$ $\xrightarrow{KMnO_4/OH^-}$

(6)CH_3CH_2CH=CH_2 + HCl $\xrightarrow{\text{过氧化物}}$

5.经高锰酸钾酸性溶液氧化后得到下列产物,试写出原烯烃的结构式。

(1)CO_2 和 CH_3COOH (2)CH_3COOH 和 $(CH_3)_2CHCOOH$

(3)只有$(CH_3)_2CHCOOH$ (4)CH_3COCH_3 和 CH_3CH_2COOH

6.有 A、B 两种烯烃,分别与溴化氢作用,A 的产物是 2-甲基-3-溴丁烷,B 的产物是 2-甲基-2-溴丁烷。试推测 A 和 B 的结构式。

单元 4　二　烯　烃

单元目标

　　※ 掌握共轭二烯烃的结构和命名。
　　※ 掌握共轭二烯烃的化学性质。
　　※ 熟悉 π-π 共轭体系的特点。
　　※ 了解共轭效应及其意义。

　　分子中含有两个或两个以上碳碳双键的不饱和链烃为多烯烃,其中,含有两个双键的不饱和烃称为二烯烃,它是多烯烃中最重要的化合物,通式为 $C_nH_{2n-2}(n\geqslant 3)$。

1.二烯烃的结构和命名

根据二烯烃中两个双键的相对位置的不同,可将二烯烃分为三类。

(1)聚集二烯烃

分子中两个双键与同一个碳原子相连接的二烯烃,称为聚集二烯烃,如:丙二烯(CH_2=C=CH_2)。这类化合物性质不稳定。

(2)隔离二烯烃

两个双键被两个或两个以上的单键隔开的二烯烃称为隔离二烯烃,如:1,5-己二烯 CH_2=$CHCH_2CH_2CH$=CH_2。此类二烯烃分子中两个双键可看作独立的双键,其性质与一般烯烃相似。

(3)共轭二烯烃

两个双键被一个单键隔开的二烯烃称为共轭二烯烃。最简单的共轭二烯烃是1,3-丁二烯 CH_2=CH—CH=CH_2。此类二烯烃的结构和性质都很特殊,是重要的二烯烃。

二烯烃的命名与烯烃相似,选取含两个双键的最长碳链作为主链,称为某二烯。双键的数目用中文数字表示,双键的位次用阿拉伯数字表示。例如:

CH_2=CH—CH=CH_2

CH_2=$\underset{\underset{CH_3}{|}}{C}$—$CH$=$CH_2$

CH_2=$\underset{\underset{CH_3}{|}}{C}$—$\underset{\underset{CH_3}{|}}{C}$=$CH_2$

　　1,3-丁二烯　　　　　　2-甲基-1,3-丁二烯　　　　　2,3-二甲基-1,3-丁二烯

2. 共轭体系和共轭效应

共轭二烯烃中最简单的化合物为 1,3-丁二烯,下面以 1,3-丁二烯为例说明共轭二烯烃的结构特点。

1,3-丁二烯分子中,4 个碳原子都是 sp² 杂化,3 个 C—C σ 键和 6 个 C—H σ 键共平面,各碳原子上未杂化的 p 轨道互相平行,都垂直于 σ 键所在的平面。C_1 和 C_2 之间、C_3 和 C_4 的 p 轨道电子云相互平行重叠,形成 2 个 π 键,由于这两个 π 键距离很近,C_2 和 C_3 的 p 轨道电子云之间也可发生重叠,使两个 π 键不是孤立存在,而是 4 个碳的 p 轨道电子云整个连接起来,形成了一个共轭大 π 键,具有共轭大 π 键特殊结构体系,称为共轭体系(图 2-5)。除 π-π 共轭体系外,还有 p-π 共轭体系和 σ-π 共轭体系,将在后面内容中讨论。

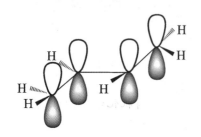

图 2-5　1,3-丁二烯中的共轭大 π 键

实验表明,1,3-丁二烯分子中双键的键长(137 pm)较一般烯烃碳碳双键(135 pm)长,而单键的键长(146 pm)较一般烷烃中的碳碳单键(154 pm)短,说明共轭体系中键长趋于平均化,并且共轭体系的内能较低,较稳定。

在共轭体系中,由于 π 电子发生离域,共轭体系一般体现如下三个显著特点:一是键长平均化;二是体系能量低,稳定性明显增加;三是当进行反应时,外界试剂的作用不仅使一个双键极化,而且会影响到整个共轭体系,使整个共轭体系电子云变形,产生交替极化现象。由于共轭体系的存在,分子中的原子间发生相互影响,以致引起键的平均化现象,称为共轭效应。共轭效应的影响不会因链的增长而减弱,它的影响是远程的。

3. 共轭二烯烃的化学性质

以 1,3-丁二烯为例说明。1,3-丁二烯的化学性质与烯烃有相似之处,但由于其分子中含共轭体系,故又表现出特殊性。

(1)亲电加成

1,3-丁二烯能与卤素、卤化氢等发生亲电加成反应,通常有 1,2-加成和 1,4-加成两种产物生成:

$$CH_2=CH-CH=CH_2 \xrightarrow{HBr} \begin{cases} \xrightarrow{1,4-加成} CH_3-CH=CH-CH_2Br \quad \text{1-溴-2-丁烯} \\ \xrightarrow{1,2-加成} CH_3-\underset{\underset{Br}{|}}{CH}-CH=CH_2 \quad \text{3-溴-1-丁烯} \end{cases}$$

1,4-加成又称共轭加成,是共轭二烯烃的特殊反应。共轭二烯烃的 1,2-加成和 1,4-加成是相互竞争的反应,以哪种产物为主,取决于反应条件,一般情况下,在低温及非极性溶剂中以 1,2-加成产物为主,高温及极性溶剂中以 1,4-加成产物为主。

(2)双烯合成

共轭二烯烃与某些具有碳碳双键或三键的不饱和化合物发生 1,4-加成反应,生成具有六元环状化合物的反应称为双烯合成或狄尔斯-阿尔德(Diels-Alder)反应。例如:

$$\text{1,3-丁二烯} + \text{乙烯} \xrightarrow[\text{高压}]{200\sim300℃} \text{环己烯}$$

进行双烯合成需要两种化合物:一类叫双烯体,即共轭二烯烃类化合物,如 1,3-丁二烯;另一类叫亲双烯体,即不饱和化合物,如乙烯。当亲双烯体上连有吸电子基(如—NO_2、—CHO、—CN 等)时,反应容易进行,产率也高。例如:

$$\text{1,3-丁二烯} + \text{乙烯醛} \xrightarrow{100℃} \text{4-环己烯甲醛}$$

双烯合成反应在合成六元环状化合物方面具有重要意义。

知识链接

狄尔斯-阿尔德反应在合成中的价值

由于狄尔斯-阿尔德反应可一次生成两个碳碳键和最多四个相邻的手性中心,所以在合成中很受重视。如果一个合成设计上使用了狄尔斯-阿尔德反应,则可以大大减少反应步骤,提高合成的效率。很多有名的合成大师都擅长运用狄尔斯-阿尔德反应于复杂天然产物的合成,比如罗伯特·伯恩斯·伍德沃德、艾里亚斯·詹姆斯·科里、丹尼谢夫斯基(Danishefsky)都是应用狄尔斯-阿尔德反应方面的高手。

据传伍德沃德在童年的时候就根据凯库勒苯环两种结构的不可辩性预测了狄尔斯-阿尔德反应的存在。伍德沃德在其一生的合成实践中大量应用狄尔斯-阿尔德反应构建六元环。伍德沃德于 20 世纪 60 年代开始,与刚入哈佛大学做研究的理论化学家罗德·霍夫曼联手,结合大量的实验事实对狄尔斯-阿尔德反应和相关周环反应的立体化学做了透彻的理论研究,最终导致了在当时震撼了整个有机化学界的"分子轨道对称守恒原理"的诞生。1981 年霍夫曼因该理论而获得当年度诺贝尔化学奖(与日本人福井谦一分享)。

科里对狄尔斯-阿尔德反应也有很大的贡献,他发明了一种路易斯-阿尔德反应,即酸催化的不对称狄尔斯-阿尔德反应。在其合成前列腺素的过程中,科里试图利用环戊二烯做狄尔斯-阿尔德反应来构筑前列腺素的母环,由此发明了不稳定烯酮的替代试剂。丹尼谢夫斯基则以发明十分有用的"丹尼谢夫斯基双烯"用于狄尔斯-阿尔德反应而最为出名,在其全合成实践中狄尔斯-阿尔德反应也随处可见。

狄尔斯-阿尔德反应一般是可逆的,这种可逆性在合成上有时能得到很好的应用。例如,在实验室要用少量丁二烯时,就可将环己烯进行热解制得。2-环丙烯基甲酸甲酯的合成也是利用了狄尔斯-阿尔德反应及其逆反应。

狄尔斯-阿尔德反应是一个一步完成的协同反应,没有中间体存在,只有过渡态。一般条件下是双烯的最高含电子轨道与亲双烯体的最低空轨道相互作用成键。由于不涉及离子的协同反应,故普通的酸碱对反应没有影响。但是路易斯酸可以通过配合作用影响最低空轨道的能级,所以能催化该反应。

目标测试

1. 名词解释:

(1)聚集二烯烃　　　　　(2)共轭效应　　　　　(3)共轭二烯烃

2. 命名下列化合物,并指出属于何种类型的二烯烃。

(1) 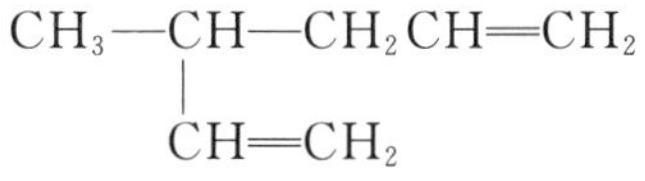 $CH_3-CH-CH_2CH=CH_2$
　　　　｜
　　　　$CH=CH_2$

(2) $CH_2=C=CH-CH_2-CH_3$

(3) 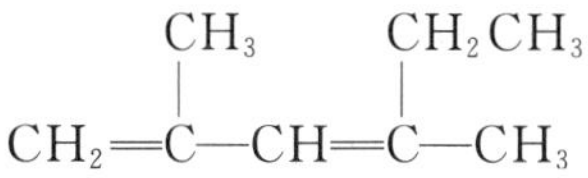 $CH_2=C-CH-C-CH_3$
　　　　｜　　｜
　　　　CH_3　CH_2CH_3

3. 完成下列方程式。

(1) 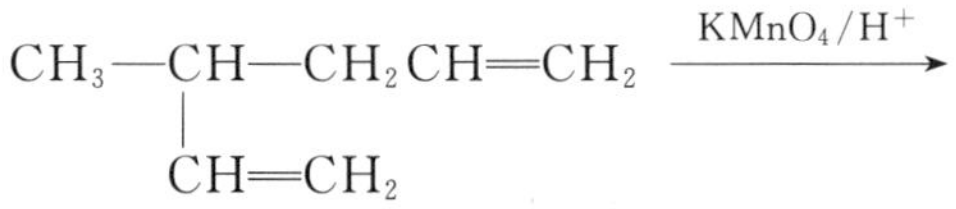 $CH_3-CH-CH_2CH=CH_2 \xrightarrow{KMnO_4/H^+}$
　　　　｜
　　　　$CH=CH_2$

(2) $CH_2=C-CH=C-CH_3 \xrightarrow[\text{1,4-加成}]{+HCl}$
　　　　｜　　　｜
　　　　CH_3　CH_2CH_3

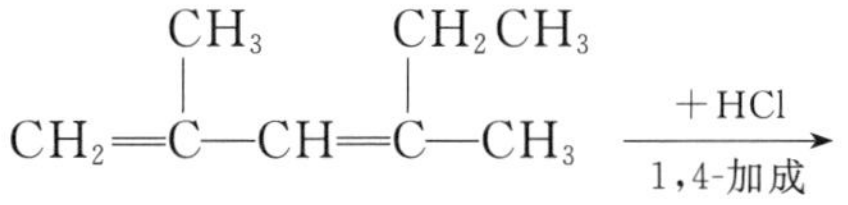

(3) $CH_2=CHCH=CH_2 + CH_2=CH-CN \longrightarrow$

(4) $CH_2=CHCH=CHCH_3 + H_2O \xrightarrow{\text{1,4-加成}}$

药用基础化学 ·····················• 44 •

单元 5 炔 烃

※ 掌握炔烃的结构和命名。

※ 掌握炔烃的化学性质。

※ 熟悉炔烃的物理性质。

※ 会用化学试剂区别烷烃、烯烃和炔烃。

分子中含有碳碳三键的烃称为炔烃。碳碳三键是炔烃的官能团。炔烃比相应的单烯烃分子少 2 个氢原子,分子通式是 C_nH_{2n-2}。炔烃与同碳原子数的二烯烃互为同分异构体。

1. 炔烃的分子结构

(1)乙炔的分子结构

乙炔是最简单的炔烃,分子式:C_2H_2,结构简式:H—C≡C—H。

现代物理方法测定,乙炔分子中 —C≡C— 键跟 C—H 键间的夹角是 180°,也就是说乙炔分子为直线型分子。碳碳三键中,一个是 σ 键,两个是 π 键。乙炔的空间结构和模型见图 2-6。

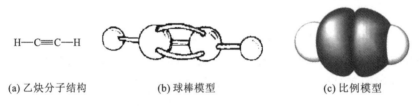

(a) 乙炔分子结构   (b) 球棒模型   (c) 比例模型

图 2-6　乙炔的空间结构及其模型

(2)炔烃中碳原子的成键方式

炔烃分子中的三键碳原子在形成分子时,首先都进行 sp 杂化形成两个 sp 杂化轨道。乙炔分子中的碳原子与碳原子之间各用一个 sp 杂化轨道沿着轨道中心轴方向"头碰头"重叠,形成 1 个 C—C σ 键,每个碳原子的其余 1 个 sp 杂化轨道与 1 个氢原子的1s 轨道形成 1 个 C—H σ 键,3 个 σ 键都处于同一直线上,形成分子的 4 个原子在同一直线上。每个碳原子的 2 个未杂化且互相垂直的 p 轨道,分别从侧面"肩并肩"重叠,形成 2 个 π 键,对称地分布在 σ 键的周围。所以碳碳三键是由 1 个 σ 键和 2 个 π 键组成的。

2. 炔烃的命名、同分异构现象

炔烃的命名方法与烯烃相似,只需依据三键确定主链、编号,名称中把"烯"改为"炔"。例如:

CH₃CH₂C≡CH　　　　　CH≡C—CH—CH₃　　　　CH₃—C≡C—CHCH₂CH₃
　　　　　　　　　　　　　　　　|　　　　　　　　　　　　　　　　　　|
　　　　　　　　　　　　　　　CH₃　　　　　　　　　　　　　　CH₂CH₂CH₃

　　　1-丁炔　　　　　　　　3-甲基丁炔　　　　　　　　　4-乙基-2-庚炔

当化合物同时含有双键和三键时,若双键和三键距离碳链末端的位置不同,应该从靠近碳链末端的一侧编号;若双键和三键距离碳链末端的位置相同,则按先烯后炔的顺序编号。如:

　　　　　　　　CH₃
　　　　　　　　|
CH₃C≡CHCH₂C≡CH　　　　　　　CH≡C—CH₂CH═CH₂

　　5-甲基-4-己烯-1-炔　　　　　　　　　1-戊烯-4-炔

炔烃的同分异构与烯烃相似,有三键位置异构和碳链异构,但没有顺反异构。与同数碳原子的烯烃相比,炔烃的异构体数目相对较少。例如:丁烯有 3 种异构体,既有碳链异构,还有位置异构,而丁炔只有 2 种异构体,即只有位置异构,没有碳链异构。

$$CH_3—C≡C—CH_3 \qquad CH≡C—CH_2—CH_3$$

3. 炔烃的性质

（1）物理性质

炔烃的物理性质与烯烃相似。常温下乙炔、丙炔和1-丁炔为气体,戊炔以上的低级炔烃为液体,高级炔烃为固体。简单炔烃的沸点、熔点及密度等比相应烯烃要高。炔烃难溶于水,易溶于丙酮、石油醚及苯等有机溶剂。

（2）化学性质

因为炔烃分子中含有不饱和的π键,所以炔烃的化学性质与烯烃相似,也可发生亲电加成、氧化、聚合等反应,但由于炔烃的三键碳原子是 sp 杂化,三键碳原子上的 p 轨道重叠程度比碳碳双键重叠程度大,三键的π电子与碳原子结合得更紧密,不易被极化。所以碳碳三键的活泼性不如碳碳双键。此外,端基炔（—C≡CH）还可发生一些特殊反应。

A. 加成反应

a. 催化加氢

在 Pt 或 Pa 等催化剂的存在下,炔烃的催化加氢反应分两步进行,首先生成烯烃,烯烃再继续加氢生成相应的烷烃。

$$CH≡CH + H_2 \xrightarrow{Pt} CH_2=CH_2 \xrightarrow[H_2]{Pt} CH_3—CH_3$$

若用活性较低的林德拉（Lindlar）催化剂（即 Pd-BaSO$_4$-喹啉）,反应生成烯烃。

$$CH_3—C≡CH + H_2 \xrightarrow{Lindlar 催化剂} CH_3—CH=CH_2$$

b. 加卤素

炔烃与卤素的加成是分两步进行的,先加一分子卤素,生成二卤代烯,继续加一分子卤素,生成四卤代烷。

$$CH≡CH + Br_2 \longrightarrow \underset{\underset{Br}{|}}{CH}=\underset{\underset{Br}{|}}{CH} \longrightarrow CHBr_2—CHBr_2$$

当分子内同时存在碳碳三键和双键时,卤素首先加到双键上。

$$CH≡C—CH_2CH=CH_2 + Br_2 \longrightarrow CH≡C—CH_2\underset{\underset{Br}{|}}{CH}—\underset{\underset{Br}{|}}{CH_2}$$

炔烃使溴的四氯化碳溶液褪色的反应也可作为炔烃的鉴定试验,但褪色速率比烯烃慢,因为炔烃的亲电加成反应比烯烃困难。

c. 加卤化氢

炔烃与氯化氢的加成较困难,要在催化剂存在下才能发生;与活性较大的溴化氢、碘化氢加成,在暗处即可发生,反应分两步进行,第二步遵循马氏规则。

$$CH≡CCH_3 + HBr \longrightarrow CH_2=CBrCH_3 \xrightarrow{HBr} CH_3CBr_2CH_3$$

同样,在过氧化物存在下,生成反马氏规则的产物。

d. 加水

在汞盐的催化下,炔烃在稀硫酸溶液中,与水发生加成反应,首先生成烯醇,然后立即发生分子内重排,生成稳定的羰基化合物,一般乙炔生成乙醛,其他炔生成酮。

$$CH≡CH + H_2O \xrightarrow[H_2SO_4]{HgSO_4} \left[\underset{\underset{OH}{|}}{CH_2}=CH \right] \xrightarrow{分子重排} CH_3CHO \quad 乙醛$$

$$CH_3C≡CH + H_2O \xrightarrow[H_2SO_4]{HgSO_4} \left[CH_3—\underset{\underset{OH}{|}}{C}=CH_2 \right] \xrightarrow{分子重排} CH_3—\underset{\underset{O}{\|}}{C}—CH_3 \quad 丙酮$$

B. 氧化反应

炔烃可被高锰酸钾溶液氧化,炔烃的碳碳三键在高锰酸钾等氧化剂的作用下可发生断裂,生成羧酸、二氧化碳等产物。同时高锰酸钾溶液的紫红色褪去,但其褪色的速度比烯烃慢。此反应可作为炔烃的鉴定反应。

$$CH \equiv CH \xrightarrow{KMnO_4/H_2O} CO_2 \uparrow + H_2O$$

$$CH_3C \equiv CH \xrightarrow{KMnO_4/H_2O} CH_3COOH + CO_2 \uparrow + H_2O$$

$$CH_3C \equiv CCH_3 \xrightarrow{KMnO_4/H_2O} CH_3COOH + CH_3COOH$$

根据生成产物的种类和结构可推断炔烃的结构。

C. 聚合反应

乙炔也可以发生聚合反应,与烯烃不同的是,乙炔的聚合一般不合成高分子化合物,而是在不同催化剂作用下发生二聚或三聚,可以分别聚合成链状或环状化合物。

$$3CH \equiv CH \xrightarrow[\text{催化剂}]{\text{高温}} \bigcirc$$

$$2CH \equiv CH \xrightarrow{Cu_2Cl_2, NH_4Cl} CH_2 = CH - C \equiv CH$$

D. 端基炔的特性——金属炔化物的生成

炔烃中 sp 杂化的碳原子表现出较大的电负性,使三键碳原子与氢原子之间的碳氢键极性增大,三键碳原子上直接相连的氢原子比较活泼,显示出一定的酸性,容易被金属取代,生成炔化物。

将乙炔或丙炔通入硝酸银的氨溶液或氯化亚铜的氨溶液中,则分别生成白色的乙炔银或棕红色的丙炔亚铜沉淀。

$$CH \equiv CH + [Ag(NH_3)_2]NO_3 \longrightarrow AgC \equiv CAg \downarrow + NH_3 + NH_4NO_3$$

乙炔银(白)

$$CH_3C \equiv CH + [Cu(NH_3)_2]Cl \longrightarrow CH_3C \equiv CCu \downarrow + NH_3 + NH_4Cl$$

丙炔亚铜(红棕色)

上述反应很灵敏,现象也很明显,常用来鉴别分子中含有 —C≡CH 结构特征的端基炔。金属炔化物在潮湿及低温时比较稳定,而在干燥时能因撞击或受热发生爆炸。实验完毕后,应立即加硝酸将它分解,以免危险发生。

知识拓展

端基炔在有机合成中的作用

乙炔和具有 RC≡CH 结构的炔烃与强碱氨基钠反应生成炔化钠。

$$CH \equiv CH \xrightarrow[NH_3]{NaNH_2} NaC \equiv CNa$$

$$RC \equiv CH \xrightarrow[NH_3]{NaNH_2} RC \equiv CNa$$

在有机合成中,炔化钠是非常重要的中间体,它可与卤代烷反应来合成高级炔烃。乙炔可合成对称的高级炔烃,而其他的端基炔通常可用作合成不对称炔烃的原料。

$$NaC \equiv CNa + RX \longrightarrow RC \equiv CR + NaX$$

$$RC \equiv CNa + R'X \longrightarrow RC \equiv CR' + NaX$$

4. 重要的炔烃

乙炔(CH≡CH)是最简单和重要的炔烃。在常温常压下,纯乙炔为无色无臭的气体,微溶于水,易溶于有机溶剂。乙炔燃烧时产生明亮的火焰,可供照明。乙炔在氧气中燃烧所产生的火焰,温度高达 3000 ℃,广泛用于焊接和切割金属。乙炔也是有机合成的重要基本原料,可合成多种化工产品。

在高压下乙炔很不稳定,火花、热力、摩擦均能引起乙炔的爆炸性分解,乙炔气体的安全贮存和运输,通常用溶解乙炔的方法。乙炔气瓶是实心的,瓶内充满了多孔性固体填料,孔隙中充入溶剂丙酮,罐装的乙炔溶解在丙酮之中。

目标测试

1.用系统命名法命名下列化合物:

(1)$CH_3CH(CH_3)CH_2C{\equiv}CCH_3$

(2)$CH{\equiv}C-CH_2CHCH_3$
　　　　　　　$|$
　　　　　　 CH_3

(3)$CH_2{=}CH-C{\equiv}C-CH_3$

(4)$CH_3-C{\equiv}C-CHCH_2CH_3$
　　　　　　　　　$|$
　　　　　　　 $CH_2CH_2CH_3$

2.写出下列化合物的结构简式。

(1)2-戊炔　　(2)3,3-二甲基-1-己炔　　(3)3-乙基-1-戊烯-4-炔　　(4)3-甲基-1-戊烯-5-炔

3.完成下列反应式。

(1)$CH{\equiv}C-CH_3 + HBr \longrightarrow$　　(2)$CH{\equiv}C-CH_2CH_3 + Br_2 \longrightarrow$

(3)$CH{\equiv}C-CH_2CH_3 + H_2O \xrightarrow{H_2SO_4/HgSO_4}$　　(4)$CH{\equiv}C-CH{=}CH_2 + Br_2 \longrightarrow$

(5)$CH_3CH_2C{\equiv}CCH_3 \xrightarrow{KMnO_4/H_2O}$

4.经高锰酸钾酸性溶液氧化后得到下列产物,试写出原炔烃的结构式。

(1)CH_3COOH 和 CO_2　　(2)CH_3COOH 和 $(CH_3)_2CHCOOH$

(3)只有$(CH_3)_2CHCOOH$

5.用化学方法区分下列各组化合物。

(1)丙烷、丙烯和丙炔　　　(2)3-甲基-1-戊炔和2-戊炔

6.分子式相同的三种化合物(C_5H_8)经氢化后都生成 2-甲基丁烷。它们都可以与两分子溴加成,但其中一种能使 $AgNO_3$ 的氨溶液产生白色沉淀,另两种则不行。试推测这三种异构体的结构式。

 单元 6 脂 环 烃

单 元 目 标

※ 掌握脂环烃的定义、分类和命名。

※ 掌握脂环烃的开环加成反应。

※ 了解脂环烃的稳定性。

※ 会用化学试剂区别烷烃、烯烃、炔烃与脂环烃。

将具有环状结构而性质与链烃类似的烃称为脂环烃。它可看成是链状的烃分子内两端的碳原子上各去掉一个氢原子后相互连接而成的,它比相应的烷烃、烯烃和炔烃少两个氢原子。为简便起见,脂环烃的碳环一般用相应的多边形表示。例如:

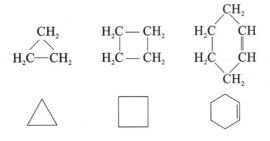

简写为

脂环烃及其衍生物广泛存在于自然界中,如石油中含有环戊烷、环己烷等脂环烃,动植物体内含有的甾体化合物、萜类、激素等。其中,许多脂环烃的衍生物具有一定的药用价值,如:临床上常用的糖皮质激素可的松可作为抗炎激素;用于清凉剂及中成药中的龙脑具有发汗、解痉、止痛的作用。

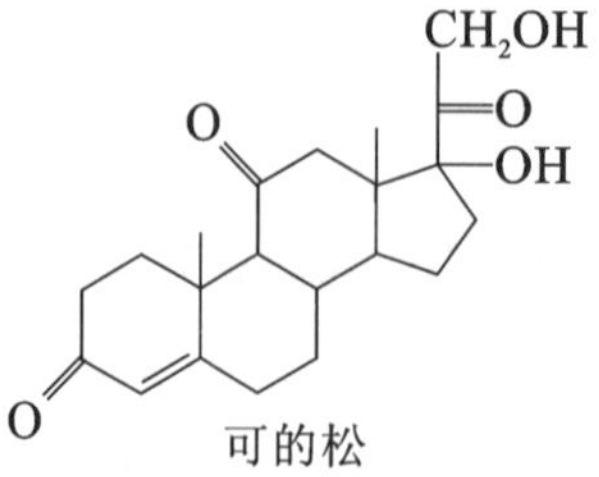

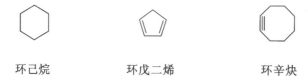

可的松 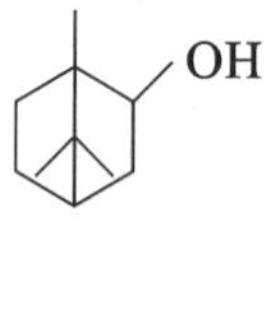　　　　　　　　龙脑

1. 脂环烃的分类和命名

（1）脂环烃的分类

根据环上是否含有不饱和键,脂环烃分为饱和脂环烃和不饱和脂环烃。饱和脂环烃称为环烷烃,不饱和脂环烃分为环烯烃和环炔烃。例如:

环己烷　　　　　　　环戊二烯　　　　　　　环辛炔

根据分子中所含碳环的数目不同分为单环脂环烃和多环脂环烃。单环脂环烃按环的大小不同分为:小环($C_3 \sim C_4$)、普通环($C_5 \sim C_7$)、中环($C_8 \sim C_{11}$)、大环($\geqslant C_{12}$)。多环脂环烃按其环的结构方式不同又分为螺环和桥环两种类型。

（2）脂环烃的命名

A. 单环脂环烃的命名

单环脂环烃由于碳原子的首尾连接成环,分子中的氢原子比相应的链烃少两个,故环烷烃的通式为C_nH_{2n},与单烯烃互为同分异构体。

环烷烃的命名与烷烃相似,只是在烷烃名称前加上"环"字。环上有取代基时,应使取代基所在碳原子的编号尽可能小。若有不同取代基,以较小数字表示较小取代基的位次。例如:

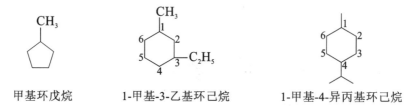

甲基环戊烷　　　1-甲基-3-乙基环己烷　　　1-甲基-4-异丙基环己烷

环烯烃或环炔烃的命名与烯烃或炔烃相似,也是在相应的名称前冠上"环"字。例如:

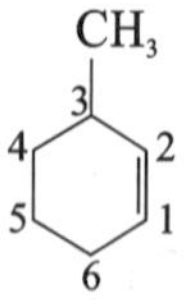

3-甲基环己烯 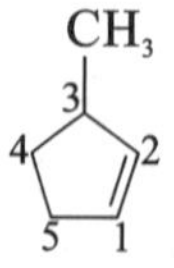　　　　3-甲基环戊烯 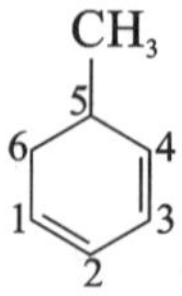　　　　5-甲基-1,3-环己二烯

B. 螺环烃的命名

两个碳环共用一个碳原子的环烃称为螺环烃,共用的碳原子称为螺原子。命名螺环烃时,按母体烃中碳原子总数称为"螺〔　〕某烃",方括号中分别用阿拉伯数字标出两个碳环除螺原子外的碳原子数目,数字之间的右下角用圆点隔开,顺序是从小环到大环。有取代基时,要将螺环编号,编号从小环邻接螺原子的碳原子开始,通过螺原子绕到大环。例如:

螺〔3.4〕辛烷   螺〔4.5〕-1,6-癸二烯

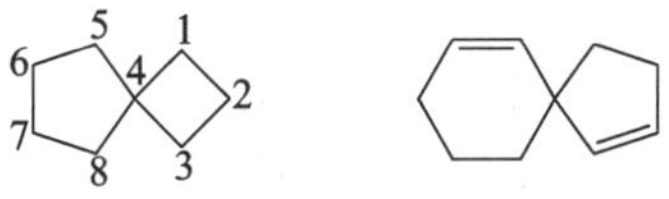

C. 桥环烃的命名

共用两个或两个以上碳原子的多环脂环烃称为桥环烃。若为双环则共用两个碳原子,其特点是有两个"桥头"碳原子,连接两个"桥头",构成三条"桥"。命名时根据成环总碳原子数,称为双环〔 〕某烃,再把各"桥"所含碳原子数目,按由大到小的顺序写在方括号中,数字之间用圆点隔开。例如:

 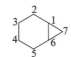 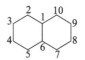

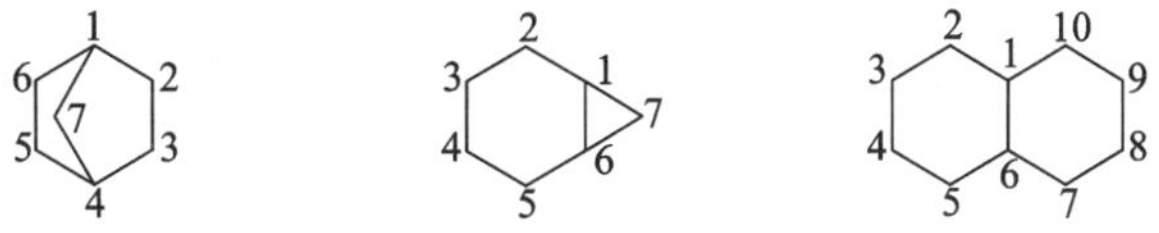

双环〔2.2.1〕庚烷   双环〔4.1.0〕庚烷   双环〔4.4.0〕癸烷

2. 脂环烃的性质

（1）物理性质

常温常压下,环丙烷和环丁烷是气体,环戊烷和环己烷是液体。它们都不溶于水,能溶于乙醚等有机溶剂。由于环中单键旋转受限制,分子具有一定的刚性,脂环烃的沸点、熔点和密度比同碳原子数的烷烃高。

（2）化学性质

常见脂环烃的化学性质与链烃相似,即环烷烃的化学性质与烷烃相似,环烯烃的化学性质与烯烃相似。但小环脂环烃还有一些特殊的性质,可以发生开环加成反应。

A. 加氢

在催化剂镍的作用下,小环脂环烃可以加氢生成烷烃。

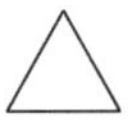

$$\triangle + H_2 \xrightarrow[80\ ℃]{Ni} CH_3CH_2CH_3$$

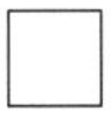

$$\square + H_2 \xrightarrow[200\ ℃]{Ni} CH_3CH_2CH_2CH_3$$

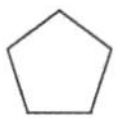

$$\pentagon + H_2 \xrightarrow[300\ ℃]{Ni} CH_3CH_2CH_2CH_2CH_3$$

B. 加卤素

室温下环丙烷可与溴加成,而环丁烷需要加热才能与溴发生加成反应。

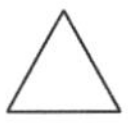

$$\triangle + Br_2 \longrightarrow BrCH_2CH_2CH_2Br$$

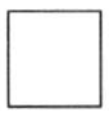

$$\square + Br_2 \xrightarrow{加热} BrCH_2CH_2CH_2CH_2Br$$

C. 加卤化氢

有取代基的脂环烃与卤化氢作用时,开环发生在含氢最多和含氢最少的两个碳原子之间。加成符合马氏规则,氢原子加在含氢较多的碳原子上。例如:

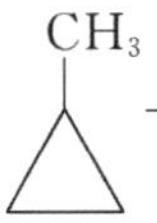

$$\overset{CH_3}{\triangle} + HBr \longrightarrow CH_3\overset{\overset{Br}{|}}{C}HCH_2CH_3$$

上述反应说明,环烷烃开环反应的活性大小与环的大小有关。小环容易开环,化学性质活泼,而大环相对不易发生开环反应,其环的活泼性顺序为

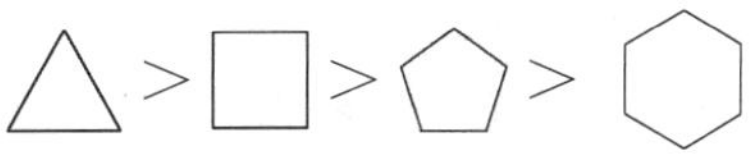

$$\triangle > \square > \pentagon > \hexagon$$

知识拓展

脂环烃的稳定性

环烷烃的碳原子也是 sp^3 杂化,其杂化轨道之间的夹角为 $109.5°$。但是环丙烷成环的三个碳原子组成

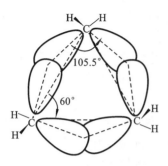

图 2-7 环丙烷的 C—C σ 键

平面三角形,夹角为 60°。因此每个 C—C 键就得向内扭转一定的角度,这就产生了张力,又称拜尔(Baeyer)张力。经物理方法测定,环丙烷中两个碳原子的 sp^3 杂化轨道形成 σ 键时,C—C—C 单键之间的夹角为 105.5°,不能沿键轴方向最大重叠,只能弯曲着部分重叠,形成"弯曲键"(图2-7)。分子内张力大,体系内能高,结构就不稳定,容易开环。

环丁烷的四个碳原子位于同一平面,构成正方形,键角为 90°,所以也有较大的"角张力"而趋于不稳定。环戊烷和环己烷的成环碳原子不在同一平面上,碳碳键之间的夹角接近 109.5°,也就是说碳原子的 sp^3 杂化轨道形成 C—C σ 键时,不必扭转而能沿键轴方向最大程度重叠,不存在角张力,环系稳定不易开环。

目标测试

1.用系统命名法命名下列化合物。

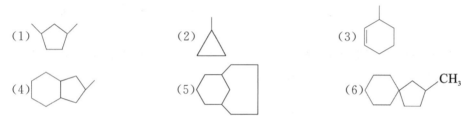

(1)　(2)　(3)

(4)　(5)　(6) CH₃

2.写出下列化合物的结构简式。
(1)螺[3.4]辛烷　(2)双环[4.2.1]壬烷　(3)甲基环戊烷　(4)3-乙基环戊二烯

3.完成下列反应

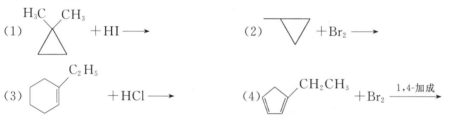

(1) +HI ⟶　(2) +Br₂ ⟶

(3) +HCl ⟶　(4) +Br₂ —1,4-加成→

4.用化学方法区分下列各组化合物。
(1)丙烷、环丙烷和环丙烯　(2)1-戊炔和环戊烯

单元7 芳 香 烃

单 元 目 标

※ 掌握芳香烃的定义、分类和命名。
※ 掌握苯及其同系物的化学性质和取代定位效应。
※ 熟悉苯的结构,并能用 sp^2 杂化解释苯的结构;稠苯芳烃的结构、命名。
※ 了解亲电取代反应历程。

芳香烃简称芳烃,是芳香族化合物的母体。"芳香"两字的来源是由于最初从天然树脂、香精油中提取的一些物质具有芳香气味,于是把这类化合物定名为"芳香"族化合物。后来发现芳香族化合物多数具有苯环结构,因而把含苯环的化合物称为芳香族化合物。实际上许多芳香族化合物并没有香气,有的还具有令人不愉快的臭气,所以"芳香"两字早已失去原来的含义。

随着有机化学的进一步发展,发现有一些环状烃虽然没有苯环结构特征,却具有芳香烃的特性,这类环状烃被称为非苯芳烃。通常所说的芳香烃一般指分子中含有苯环结构的芳烃,即苯系芳烃。

芳香烃按它们分子结构中所含苯环数目和连接方式不同,可分为单环芳香烃、多环芳香烃和稠环芳香烃。

单环芳香烃　分子中只有一个苯环结构,包括苯和苯的同系物。例如:

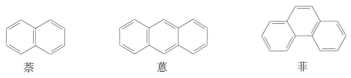

多环芳香烃　分子中含两个或两个以上的独立苯环结构。例如:

稠环芳香烃　分子中两个或两个以上的苯环彼此间通过共用两个相邻碳原子结合而成的芳香烃。例如:

1. 苯的结构、苯的同系物及命名

(1)苯的结构

苯是最简单的芳香烃,其分子式为 C_6H_6。从苯分子中碳与氢的比例(1∶1)来看,苯是一个高度不饱和的化合物。但实际上苯极为稳定,难进行加成反应,不易被氧化,不能使高锰酸钾溶液褪色,而容易发生取代反应。可见苯的性质与不饱和烃有很大的差别。这与苯的特殊结构有关。

X 射线法、光谱法等现代物理学方法研究表明,苯是一个平面分子,有 6 个等长的 C—C σ 键,组成正六边形,键角为 120°,键长为 139 pm,键长介于碳碳单键及碳碳双键之间。

苯的现代结构式可以用杂化轨道理论解释。杂化轨道理论认为,苯分子中的碳原子都是 sp^2 杂化,每个碳原子的 3 个 sp^2 杂化轨道中的两个,与相邻两个碳原子的 sp^2 杂化轨道重叠形成两个 C—C σ 键;另一个 sp^2 杂化轨道与一个氢原子的 s 轨道重叠形成 C—H σ 键,这 3 个 σ 键处于同一平面,键角为 120°。苯的 6 个碳原子因而也处于同一平面,形成苯环的正六边形结构,6 个氢原子与它共平面(图 2-8(a))。每个碳原子还各有一个未杂化的 p 轨道,垂直于此平面。苯的 6 个碳原子的 6 个 p 轨道互相平行,侧面"肩并肩"地重叠,形成由 6 个 p 电子构成的闭合大 π 键(图 2-8(b))。π 电子云对称而均匀地分布在整个六边形环的上下,组成苯环的闭合共轭体系(图 2-8(c))。由于 π 电子离域,体系能量显著降低,使苯有较好的稳定性;又因 π 电子云密度平均化,因此苯环上没有单、双键之分。

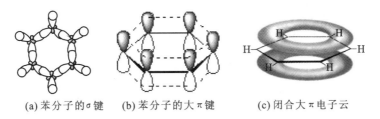

(a) 苯分子的 σ 键　　(b) 苯分子的大 π 键　　(c) 闭合大 π 电子云

图 2-8　苯分子的 σ 键和 π 键

苯的结构,习惯上仍采用凯库勒结构式(⬡)表示,也常用圆圈代表大 π 键,用 ⎔ 表示苯分子。

知识链接

苯的凯库勒式

1865 年,为解释苯的性质,德国化学家凯库勒(A. Kelule)提出苯是含有单、双键交替的 6 碳原子环状化合物。他认为苯实际上以两种结构存在,这两种结构的区别仅在于环中单键和双键的排列方式不同,而这两种不同的排列方式在围绕着环不断地处于振荡之中。苯的凯库勒结构式可以解释苯的一元取代物只有一种、苯经催化加氢可以得到环己烷等一些客观事实,但却不能解释为什么苯有三个双键却不易发生加成反应、苯的邻位二元取代物只有一种。

(2)苯的同系物和命名

苯是单环芳香烃的母体,苯分子中氢原子被烃基取代的衍生物就是苯的同系物。其通式为 C_nH_{2n-6}($n \geq 6$)。

A. 一元取代苯

苯的同系物命名是以苯为母体,烷基作取代基,称为"某苯"。如:

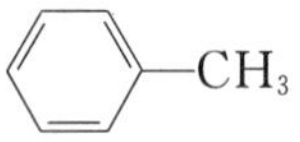

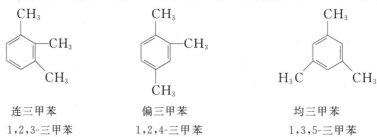

甲苯	乙苯	异丙苯

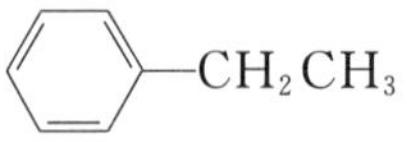

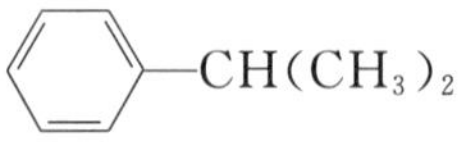

B. 二元取代苯

如果苯环上有两个取代基,应使环上取代基的位次较小,用阿拉伯数字表示取代基的相对位置。取代基相同时,也可用邻或 o-(ortho-)、间或 m-(meta-)、对或 p-(para-)等表示。如:

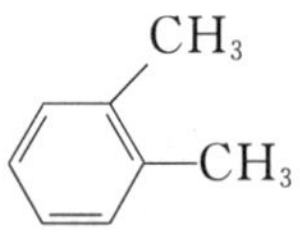

邻二甲苯	间二甲苯	对二甲苯
1,2-二甲苯	1,3-二甲苯	1,4-二甲苯
o-二甲苯	m-二甲苯	p-二甲苯

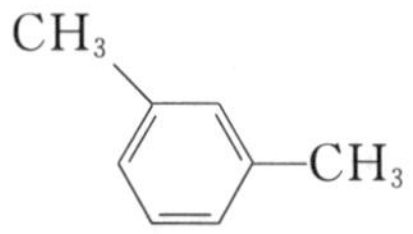

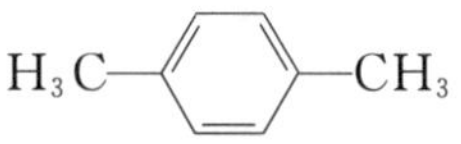

C. 三元取代苯

如果苯环上有三个相同的取代基,其相对位置同样可用阿拉伯数字表示,也可用"连、偏、均"等表示。

连三甲苯	偏三甲苯	均三甲苯
1,2,3-三甲苯	1,2,4-三甲苯	1,3,5-三甲苯

D. 结构复杂或支链带有不饱和基团的芳香烃

可以把链烃作为母体,苯环视为取代基来命名。例如:

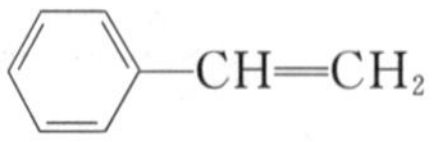

苯乙烯	苯乙炔

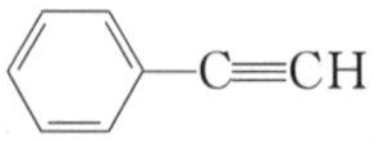

E. 芳基的命名

芳香烃分子中去掉一个 H 剩余的基团称为芳香烃基或芳基,常用"Ar-"表示。常见的芳基有:

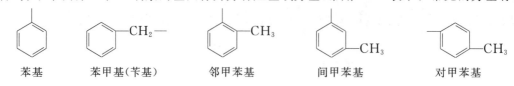

苯基	苯甲基(苄基)	邻甲苯基	间甲苯基	对甲苯基

2. 苯及同系物的性质

(1)物理性质

苯及其他单环芳烃一般是无色而有特殊气味的液体,可溶于石油醚、乙醇和乙醚等有机溶剂,不溶或微溶于水,相对密度都小于1,但比链烃、脂环烃高。燃烧时火焰带黑烟。苯及其同系物的蒸气有毒,对中枢神经和造血器官有损害,长期接触会导致白细胞减少和头晕乏力。

知识链接

苯的用途及其危害

"苯"又称为天那水,是一种具有特殊芳香气味的无色透明液体,易挥发、易燃烧,蒸气有爆炸性。在我国苯的消费主要用于合成化学制品和药品的中间体,如苯乙烯、苯酚、环己烷、洗涤剂、杀虫剂和油漆清除剂等。短期内吸入较高浓度的苯后,可发生亚急性苯中毒,出现头晕、头痛、乏力、失眠、月经紊乱等症状,并可发生再生障碍性贫血、急性白血病,表现为迅速发展的贫血、出血、感染等。苯中毒对身体的危害归结为三种:致癌、致残、致畸胎。

(2)化学性质

苯环的特殊结构使苯的化学性质比较稳定,较难发生加成反应和氧化反应,而在一定条件下容易发生亲电取代反应。

A. 亲电取代反应

a. 卤代反应

在铁粉或三卤化铁的催化下,苯与卤素作用生成卤代苯。

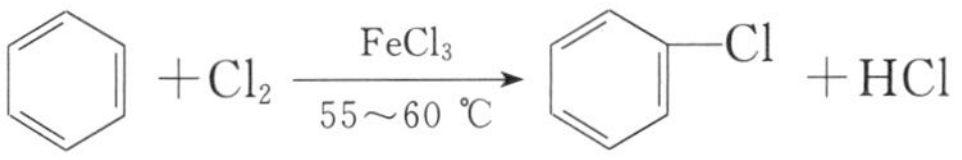

氟代反应非常剧烈,不易控制;碘代反应不完全且反应速度较慢,因此苯的卤代反应多用于制备氯苯和溴苯。

烷基苯发生卤代反应较苯容易,主要生成邻位和对位卤代产物。例如:

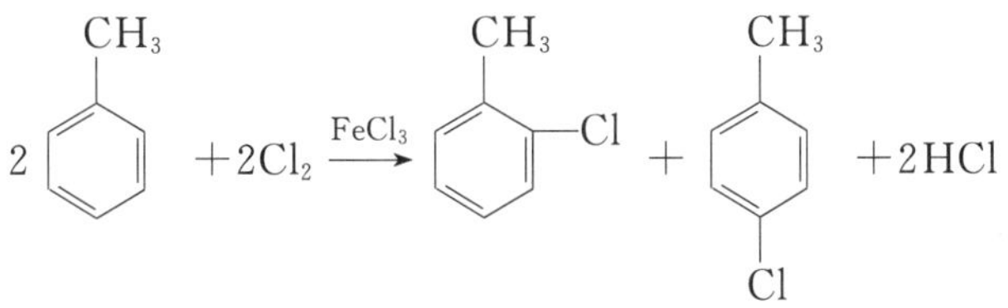

若烷基苯的卤代反应条件不同,获得的产物也不同。在光照或加热的条件下,卤代反应发生在侧链上。例如:

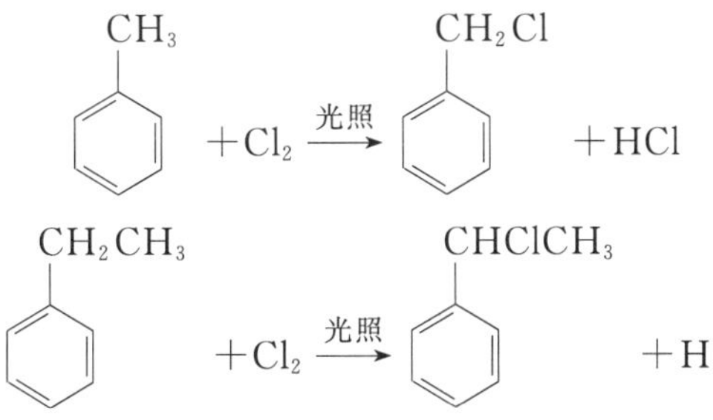

b. 硝化反应

苯与浓硝酸和浓硫酸的混合物作用,生成硝基苯的反应称为硝化反应。

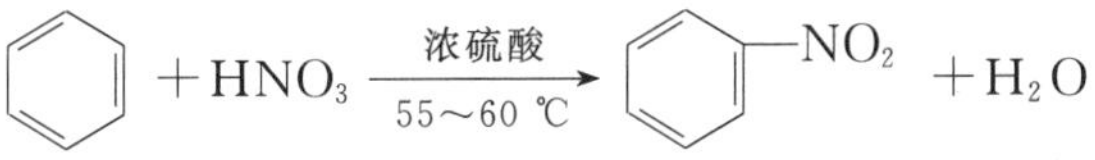

硝基苯不容易进一步硝化,需要更高的温度和更浓的混酸,第二个硝基主要进入第一个硝基的间位。

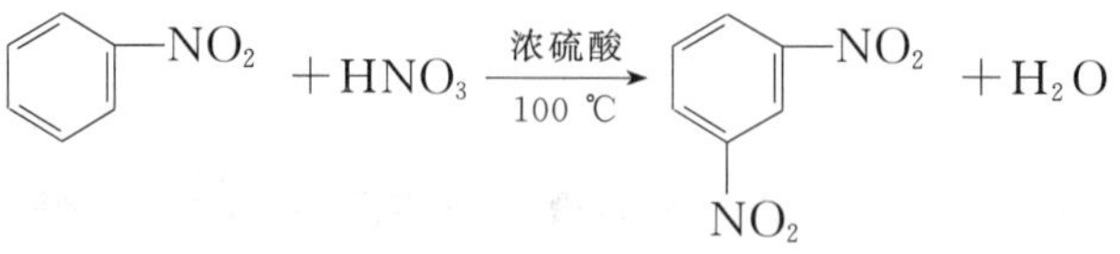

$$\text{C}_6\text{H}_5\text{NO}_2 + HNO_3 \xrightarrow[100\ ℃]{浓硫酸} \text{C}_6\text{H}_4(NO_2)_2 + H_2O$$

烷基苯硝化比苯容易,主要得到邻位和对位的硝化产物。

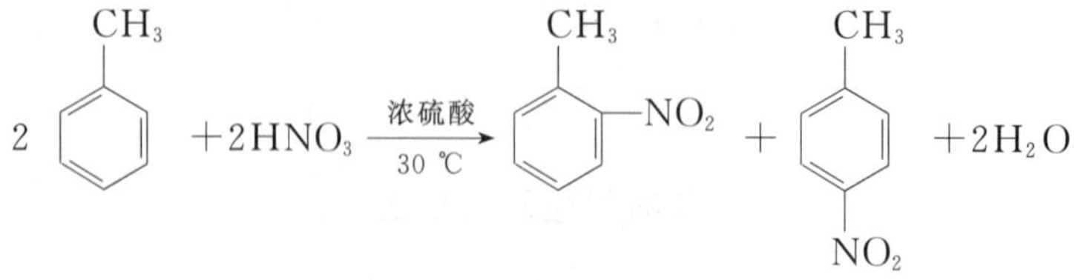

$$2\ \text{C}_6\text{H}_5\text{CH}_3 + 2HNO_3 \xrightarrow[30\ ℃]{浓硫酸} 邻位 + 对位 + 2H_2O$$

c. 磺化反应

苯与浓硫酸共热,苯环上的氢原子被磺酸基(—SO₃H)取代,生成苯磺酸。苯磺酸在同样条件下可以水解,所以磺化反应是一个可逆反应。

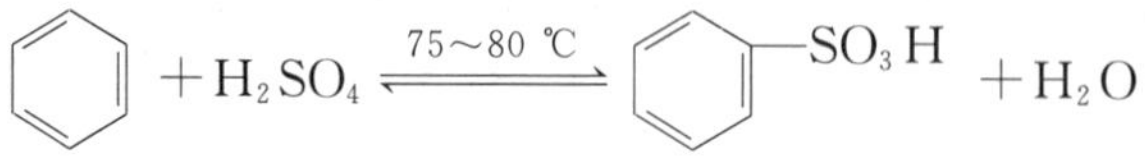

$$\text{C}_6\text{H}_6 + H_2SO_4 \underset{75\sim80\ ℃}{\rightleftharpoons} \text{C}_6\text{H}_5SO_3H + H_2O$$

甲苯的磺化反应主要生成对位产物。

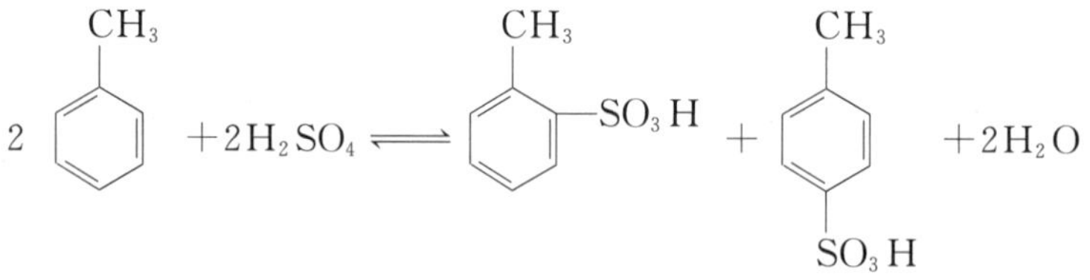

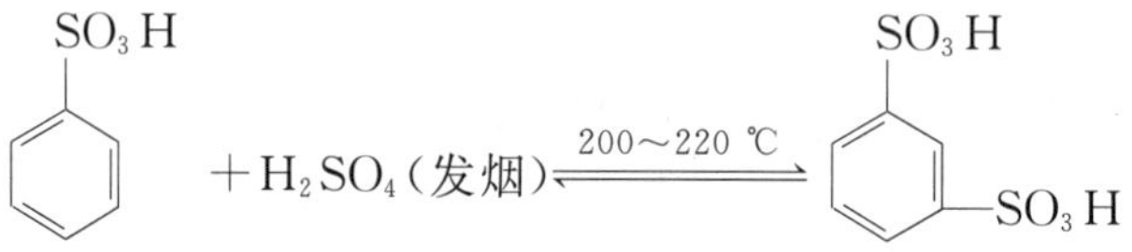

$$2\ \text{C}_6\text{H}_5\text{CH}_3 + 2H_2SO_4 \rightleftharpoons 邻位 + 对位 + 2H_2O$$

$$\text{C}_6\text{H}_5SO_3H + H_2SO_4(发烟) \underset{200\sim220\ ℃}{\rightleftharpoons} 间位二磺酸$$

d. 傅-克(Friedel-Crafts)反应

苯环引入烷基或酰基的反应,称为烷基化反应或酰基化反应。该反应是由法国化学家傅瑞德尔和美国化学家克拉弗茨共同发现的。

在无水 AlCl₃ 催化下,苯与卤代烷作用生成烷基苯的反应是烷基化反应。

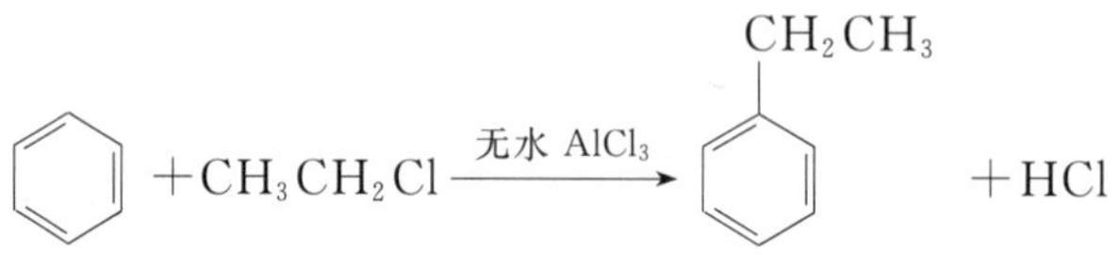

$$\text{C}_6\text{H}_6 + CH_3CH_2Cl \xrightarrow{无水\ AlCl_3} \text{C}_6\text{H}_5CH_2CH_3 + HCl$$

烷基化试剂含 3 个以上碳原子时,反应中烷基容易异构化。原因是碳正离子稳定性不同($3°C^+ > 2°C^+ > 1°C^+$),碳正离子会自动重排形成更稳定的碳正离子。例如:

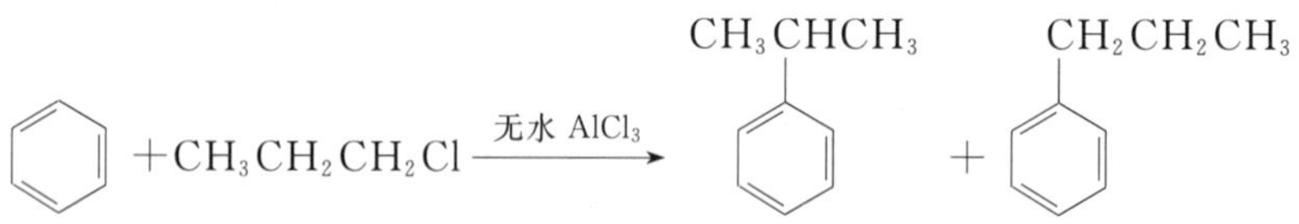

$$\text{C}_6\text{H}_6 + CH_3CH_2CH_2Cl \xrightarrow{无水\ AlCl_3} \text{C}_6\text{H}_5CH(CH_3)CH_3 + \text{C}_6\text{H}_5CH_2CH_2CH_3$$

在无水 AlCl₃ 催化下,苯与酰卤或酸酐等作用生成酮的反应是酰基化反应。

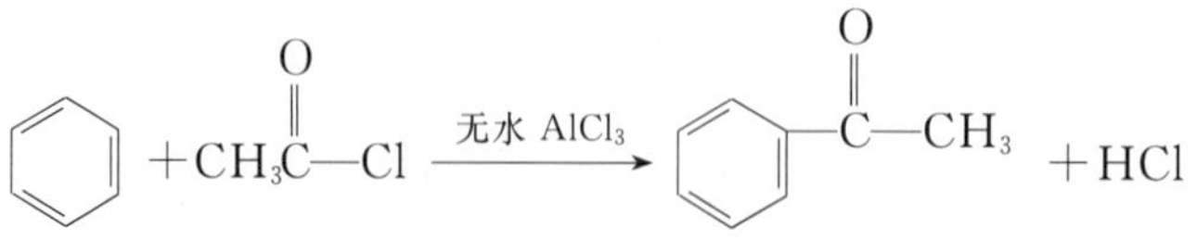

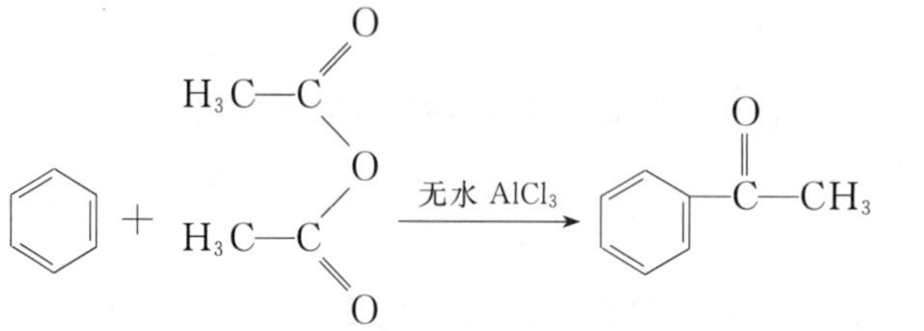

$$\text{C}_6\text{H}_6 + CH_3COCl \xrightarrow{无水\ AlCl_3} \text{C}_6\text{H}_5COCH_3 + HCl$$

$$\text{C}_6\text{H}_6 + (CH_3CO)_2O \xrightarrow{无水\ AlCl_3} \text{C}_6\text{H}_5COCH_3$$

知识拓展

苯的亲电取代反应历程

苯的取代反应都是亲电取代反应历程,亲电试剂 E^+ 进攻富有 π 电子的苯环,产生碳正离子中间体。碳正离子中间体不稳定,很容易失去一个质子,生成取代产物。苯的亲电取代反应历程表示如下:

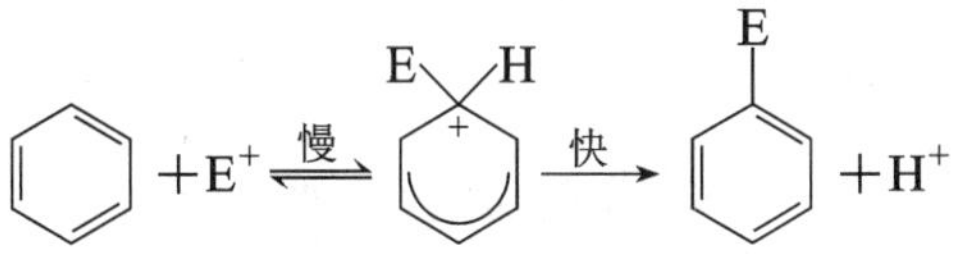

例如,在苯的氯代反应中,第一步,氯与三氯化铁作用形成亲电试剂氯正离子。

$$Cl_2 + FeCl_3 \rightleftharpoons Cl^+ + FeCl_4^-$$

第二步,氯正离子进攻苯环生成碳正离子中间体。

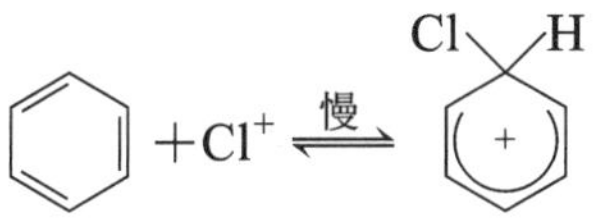

第三步,碳正离子中间体失去一个 H^+,生成氯苯。

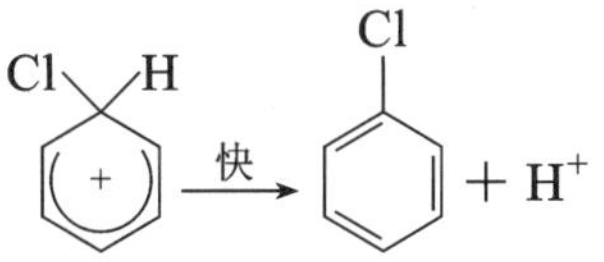

硝化反应中,浓硫酸的作用是使硝酸变为亲电试剂硝酰正离子;磺化反应中,亲电试剂是缺电子的中性分子 SO_3,S 带部分正电荷;傅-克反应中,亲电试剂是烃基正离子。

B. 加成反应

苯及其同系物的性质稳定,不易发生加成反应。但在催化剂、高温、高压和光照等作用下,也可以与 H_2、Cl_2 发生加成反应。例如:

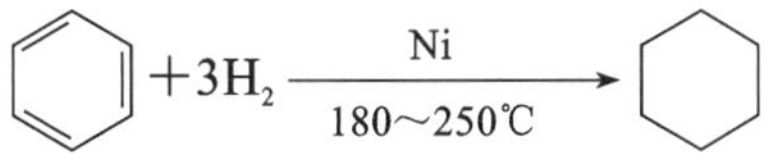

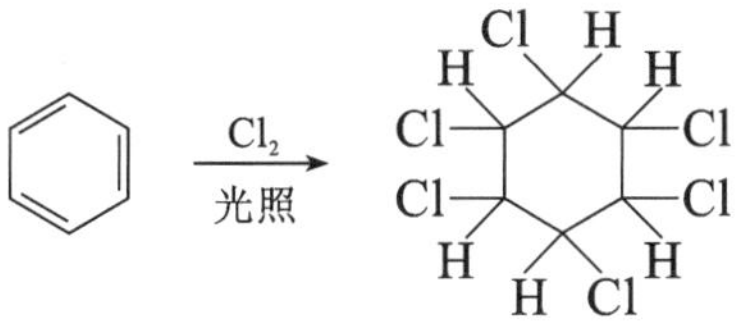

C. 氧化反应

苯环较稳定,一般不会被氧化。但苯的同系物侧链有 α-H 时,侧链就容易被氧化,而且不论侧链多长,氧化的产物都是苯甲酸。例如:

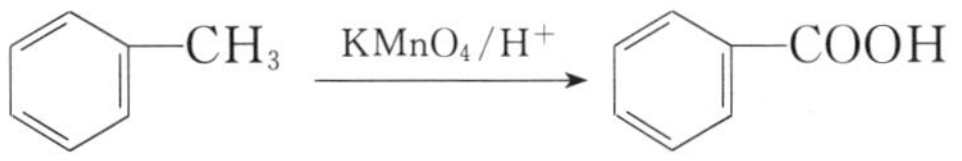

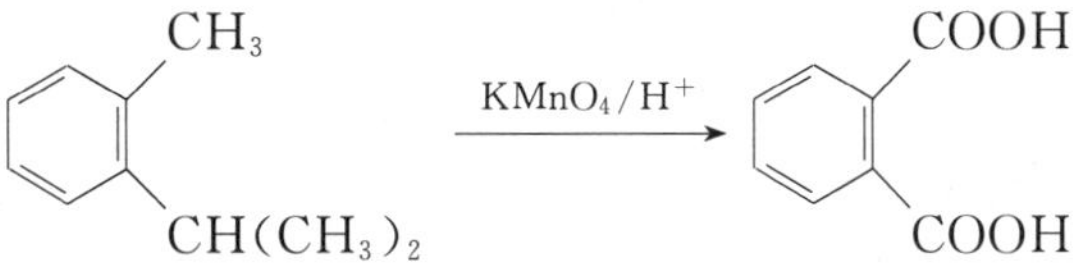

3. 亲电取代反应的定位规律

（1）定位效应

由于苯的结构特点,苯上的 6 个氢原子的位置是等同的,所以当苯发生亲电取代反应时,其一元取代物只有一种而无同分异构体。但一元取代苯再继续进行取代时,取代基的位置就有三种可能,即第一个取代基的邻位、间位和对位。

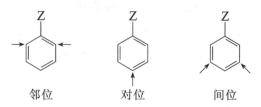

邻位   对位   间位

第二个取代基进入苯环的位置由第一个取代基支配,这种作用称为定位效应。苯环上原有的取代基称为定位基。

苯环上的定位基分为两类:邻、对位定位基和间位定位基。

A. 邻、对位定位基

邻、对位定位基又称第一类定位基,一般使新引入的取代基进入其邻位和对位,主要生成邻二取代苯和对二取代苯。属于这类定位基的有:

$$—NR_2、—NH_2、—OH、—OR、—NHCOR、—OCOR、—R、—Ar、—X$$

邻、对位定位基具有如下特点:

a. 与苯环相连的原子均以单键与其他原子相连;

b. 与苯环相连的原子大多带有孤对电子对;

c. 除卤素以外,均可使苯环活化,即使苯环发生亲电取代反应变得比苯容易。

B. 间位定位基

间位定位基又称第二类定位基,一般使新引入的取代基进入其间位,主要生成间二取代苯。属于这类定位基的有:

$$—N^+R_3、—NO_2、—CN、—SO_3H、—CHO、—COOH$$

间位定位基具有如下特点:

a. 与苯环相连的原子带正电荷或是极性不饱和基团;

b. 使苯环钝化,即使苯环发生亲电取代反应变得比苯困难。

(2)定位效应的理论解释

定位效应是电子效应影响的结果。苯环是一个电子云分布均匀的闭合共轭体系,当苯环上有一个取代基时,苯环上的电子云密度分布发生改变。取代基通过诱导效应和共轭效应使苯环的电子云密度增大或降低,而且还会使苯环上出现电子云密度大小交替的现象,导致苯环上各个位置的取代难易程度不同。

A. 邻、对位定位基的影响

这类定位基一般有供电子诱导效应,能使苯环电子云密度增大(除卤素外),尤其是邻位和对位的电子云密度增加更显著,更有利于亲电反应发生。

在甲苯中,甲基是供电子基,有供电子诱导效应,而且甲基的 C—H σ 轨道与苯环的大 π 键存在部分重叠,形成了 σ-π 超共轭效应。甲基的诱导效应和超共轭效应方向一致,都使苯环上的电子云密度增大,使甲苯比苯更容易发生亲电取代反应。而且电子效应沿共轭体系传递,使甲基邻位和对位的电子云密度增大更多,所以主要生成邻、对位的产物。

当苯环上连有—OH、—OR、—NH_2 等取代基时,由于氧、氮等原子电负性较大,有吸电子诱导效应,使苯环上电子云密度减小;但同时氧、氮等原子的 p 轨道上有未共用电子对,与苯环形成供电子的 p-π 共轭效应。由于共轭效应大于诱导效应,结果是苯环上的电子云密度增大,而且邻位和对位上电子云密度增加更多,所以苯环上发生亲电取代反应的活性增大,取代作用主要发生在邻位和对位。

卤素原子电负性较大,具有较强的吸电子诱导效应,因此卤代苯会使苯环上的电子云密度减小,苯环上发生亲电取代反应的活性减小。而卤素原子 p 轨道上的未共用电子对也会与苯环形成供电子的 p-π 共轭效应,共轭效应使其邻位和对位的电子云密度减小不多。所以卤素产生邻、对位的定位效应。

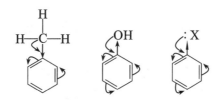

B.间位定位基的影响

间位定位基一般是吸电子基,同时与苯环发生 π-π 共轭,使电子向取代基上电负性较高的原子转移。吸电子诱导效应和吸电子共轭效应均使苯环上的电子云密度减小,使苯环发生亲电取代反应的活性降低。电子效应沿共轭体系传递的结果是苯环的邻、对位电子云密度降低较多,所以亲电取代反应主要发生在电子云密度相对较大的间位上。例如:

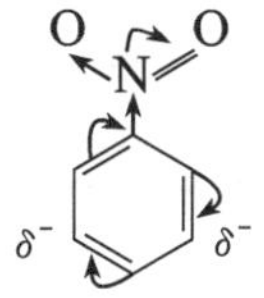

(3)定位效应的应用

应用定位效应,不仅可以解释某些现象,还可用以指导合成,选择正确的合成路线,以及预测亲电取代反应的主要产物。例如:由苯制备邻硝基氯苯,因为—Cl 是邻、对位定位基,要先氯化后硝化;而制备间硝基氯苯,因为—NO_2 是间位定位基,则需要先硝化后氯化。

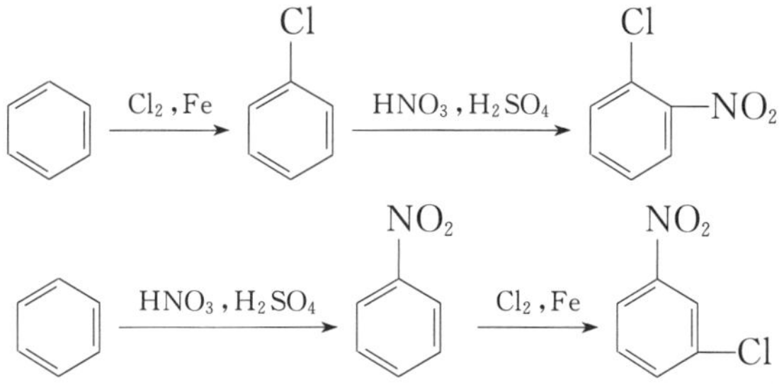

知识拓展

二元取代苯的定位规则

二元取代苯进行取代时,即在苯环上引入第 3 个原子或基团时,所引入的位置相对复杂,一般可分为两种情况:

(1)两个基团定位效应一致时,取代基的作用具有加和性,同时还应考虑空间效应的存在。例如:

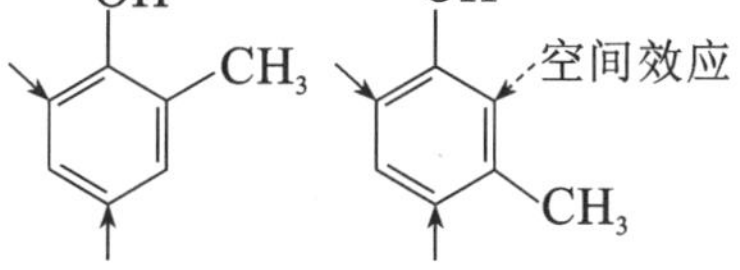

(2)两个基团定位效应不一致时,定位效应强的起主导作用;活化基的作用超过钝化基;应用定位效应时还应考虑空间效应。例如:

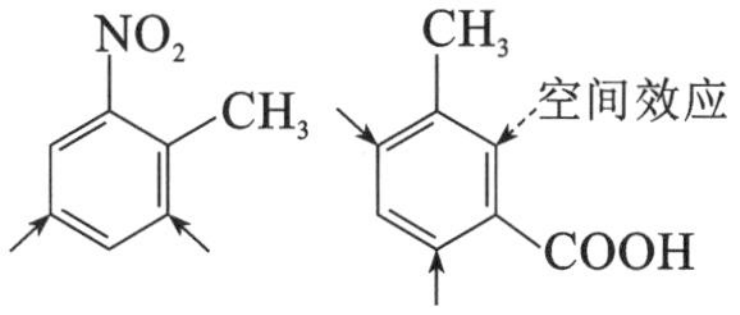

4. 稠环芳香烃

稠环芳香烃中比较重要的是萘、蒽和菲，它们是合成染料、药物等的重要原料。

(1)萘

萘的分子式为 $C_{10}H_8$，是由两个苯环稠合而成的。与苯相似，萘是一个平面型分子。萘的每个碳原子都以 sp^2 杂化轨道形成 C—C σ 键和 C—H σ 键，每个碳上未杂化的 p 轨道相互平行，侧面重叠形成大 π 键。在萘分子中，1、4、5、8 位置等同，称为 α 位，2、3、6、7 位置等同，称为 β 位。命名时取代基的位次可以用阿拉伯数字标明，也可以用 α、β 标明。

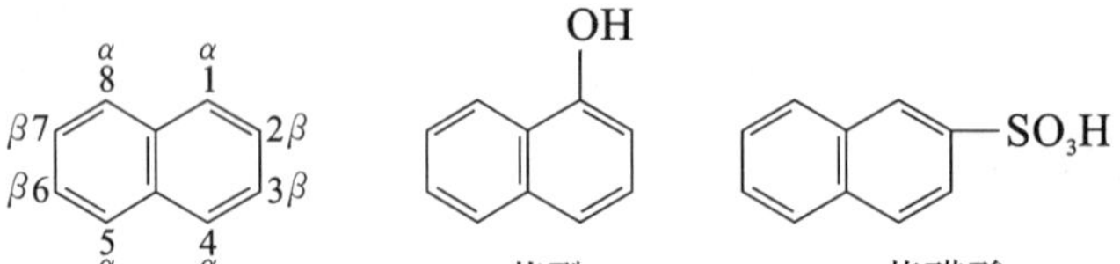

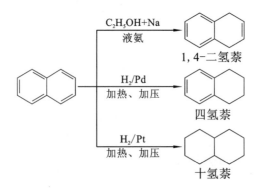

α-萘酚   β-萘磺酸

萘为白色片状晶体，有特殊的气味，熔点 80.3 ℃，沸点 218 ℃，易升华，不溶于水，易溶于乙醚、苯等多种有机溶剂。

萘具有芳香烃的一般性质，但比苯活泼。亲电取代反应、加成反应及氧化反应都比苯容易进行。

A. 亲电取代反应

萘可以发生卤代、硝化、磺化和傅-克酰基化反应。萘分子的电子云分布不完全均化，α 位电子云密度较大，α 位比 β 位更易发生反应，所以取代反应主要发生在 α 位。例如：

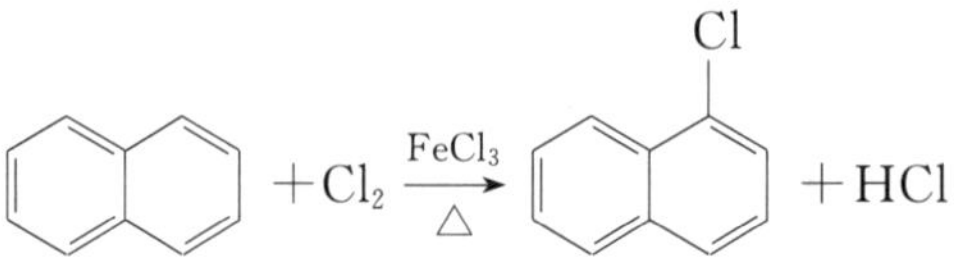

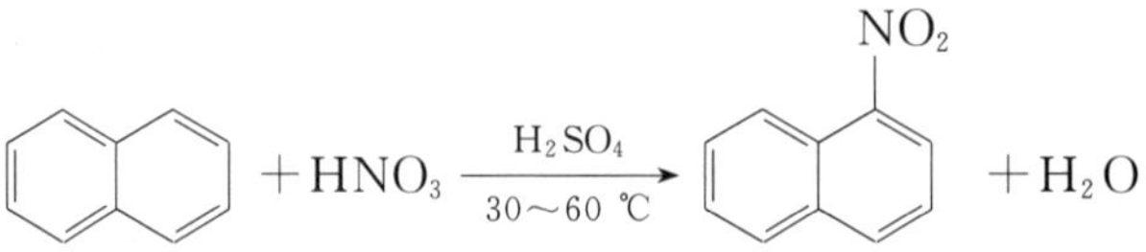

$$\text{萘} + Cl_2 \xrightarrow[\triangle]{FeCl_3} \text{1-氯萘} + HCl$$

$$\text{萘} + HNO_3 \xrightarrow{H_2SO_4 \atop 30\sim60\text{℃}} \text{1-硝基萘} + H_2O$$

萘与浓硫酸的反应，是一个可逆反应。低温时，主要生成 α-萘磺酸；高温时主要生成 β-萘磺酸。

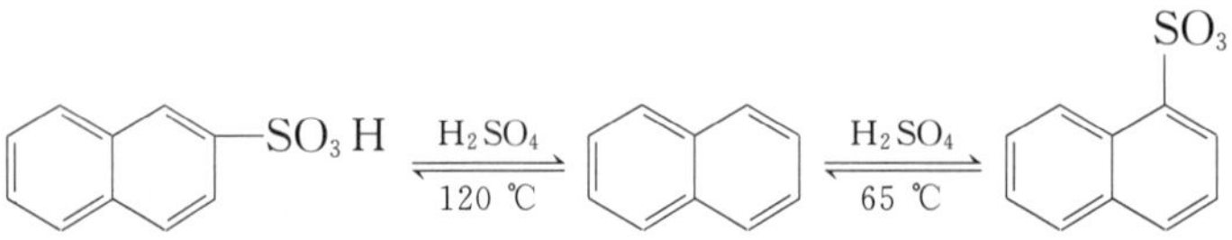

$$\text{2-萘磺酸} \underset{120\text{℃}}{\overset{H_2SO_4}{\rightleftharpoons}} \text{萘} \underset{65\text{℃}}{\overset{H_2SO_4}{\rightleftharpoons}} \text{1-萘磺酸}$$

萘的傅-克酰基化反应既可以发生在 α 位，也可以发生在 β 位，反应产物与温度和溶剂有关，如果用二硫化碳作溶剂，得到 α-酰化产物和 β-酰化产物的混合物，如果用硝基苯作溶剂，主要生成 β-酰化产物。

B. 加成反应

萘易发生加成反应，在不同的条件下，生成不同的加成产物。例如：

$$\text{萘} \xrightarrow[\text{液氨}]{C_2H_5OH+Na} \text{1,4-二氢萘}$$
$$\text{萘} \xrightarrow[\text{加热、加压}]{H_2/Pd} \text{四氢萘}$$
$$\text{萘} \xrightarrow[\text{加热、加压}]{H_2/Pt} \text{十氢萘}$$

C. 氧化反应

萘比苯容易氧化，采用不同的氧化条件可得到不同的产物。例如：

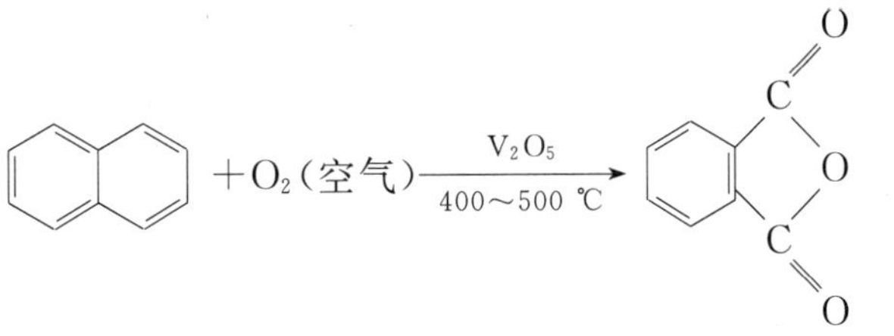

邻苯二甲酸酐

（2）蒽、菲

蒽和菲的分子式都是 $C_{14}H_{10}$，它们互为同分异构体，两者都由三个苯环稠合而成，蒽为直线稠合，菲为角式稠合。

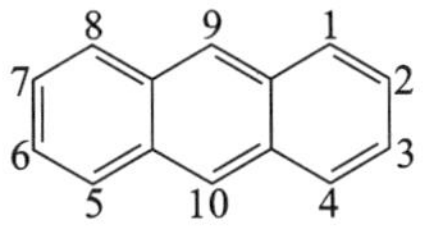

蒽 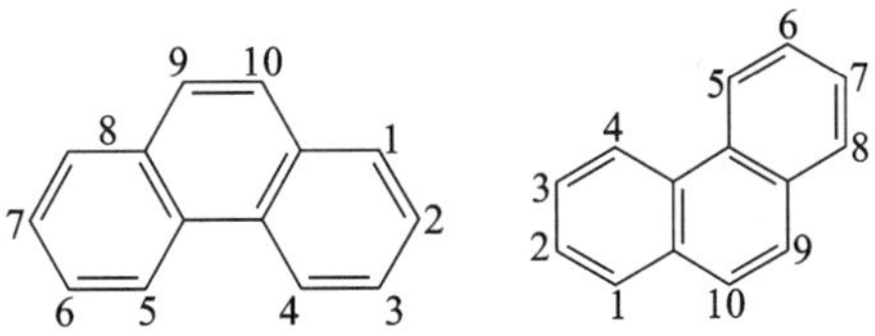　　　　　　　　　　　　菲

蒽和菲存在于煤焦油中。蒽为带淡蓝色荧光的片状结晶，熔点 216 ℃，沸点 342 ℃，不溶于水，微溶于醇及醚中，易溶于热苯中。菲为略带荧光的无色片状结晶，熔点 100 ℃，沸点 340 ℃，不溶于水，易溶于乙醚和苯中。

蒽和菲的芳香性比苯和萘都差，容易发生氧化、加成及取代反应。蒽和菲的 9、10 位最活泼，易氧化成醌。蒽醌的衍生物是重要的染料原料，也是某些天然药物的重要成分。

（3）致癌芳香烃

致癌芳香烃是指能引起恶性肿瘤的一类稠环芳香烃，它们多存在于煤焦油、沥青和烟草的焦油等物质中。常见的致癌芳香烃的分子结构表示如下：

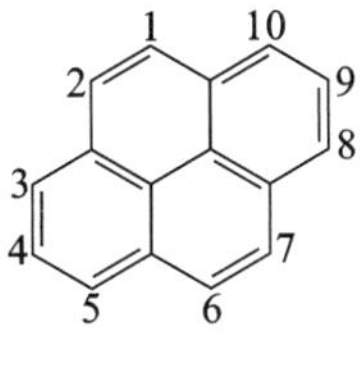

芘 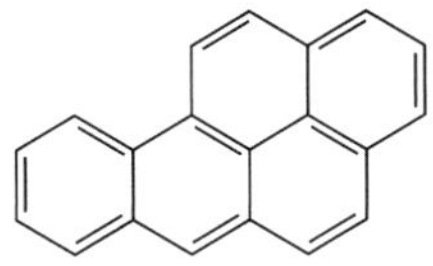　　　　　　　　3,4-苯并芘 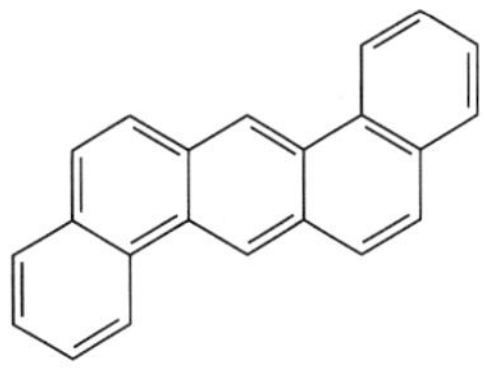　　　　　　　1,2,5,6-二苯并蒽

其中以苯并芘的致癌性最高，它的致癌作用是由于代谢产物能与 DNA 结合，从而导致 DNA 突变，增加致癌可能。煤和木材燃烧的烟、内燃机排出的废气、熏制的食品和烧焦的食物都含有微量的苯并芘。

目标测试

1.用系统命名法命名或根据名称写结构。

（1） 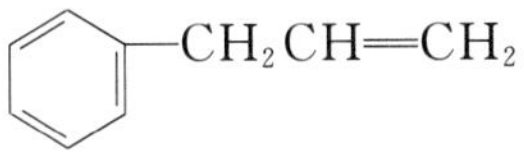　　　　　　　　　　（2） 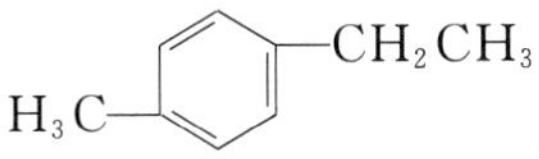　　　　　　　　　　（3）

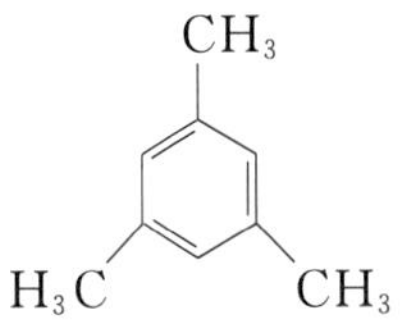

（4）间二甲苯　　　　　　（5）连三甲苯　　　　　　（6）苄基

2.完成下列反应。

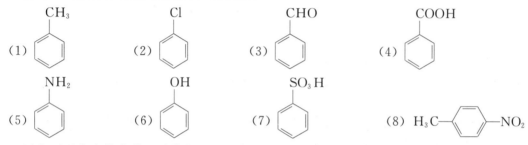

(1) 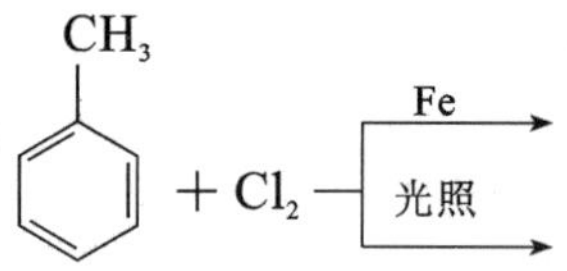
（苯环带CH₃）＋Cl₂ $\xrightarrow[\text{光照}]{\text{Fe}}$

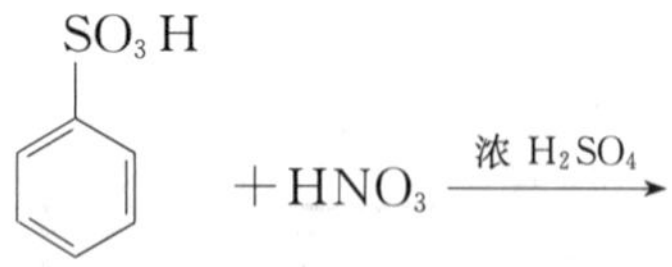

(2) 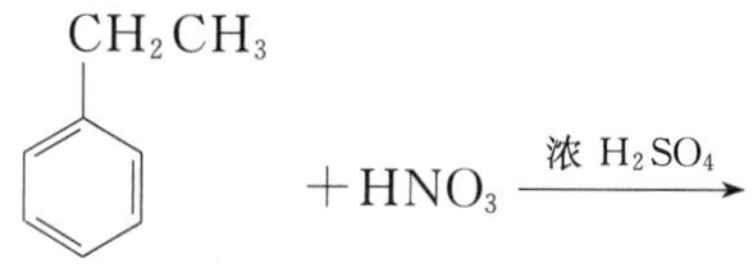 （苯环带CH₂CH₃）＋HNO₃ $\xrightarrow{\text{浓 H}_2\text{SO}_4}$

(3) （苯环带SO₃H）＋HNO₃ $\xrightarrow{\text{浓 H}_2\text{SO}_4}$

(4) （苯）＋CH₃Cl $\xrightarrow{\text{无水 AlCl}_3}$

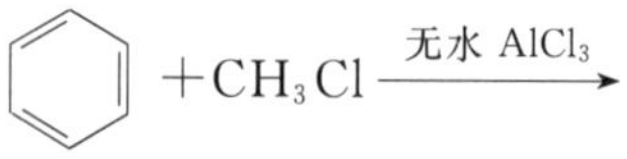

(5) 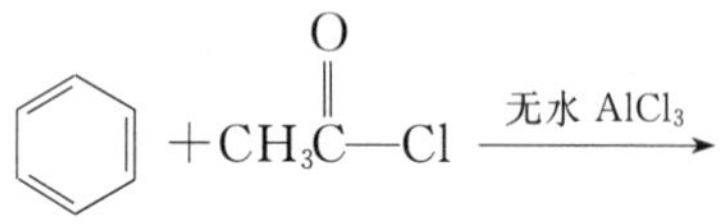 （苯）＋CH₃COCl $\xrightarrow{\text{无水 AlCl}_3}$

(6) 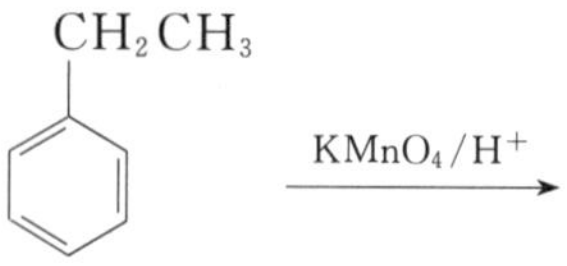 （苯环带CH₂CH₃） $\xrightarrow{\text{KMnO}_4/\text{H}^+}$

3. 用化学方法区分下列各组化合物。

(1) 叔丁基苯、乙苯、苯乙炔　　　(2) 苯、甲苯和环己烯

4. 指出下列化合物硝化时硝基导入的位置。

(1) 甲苯（CH₃）　(2) 氯苯（Cl）　(3) 苯甲醛（CHO）　(4) 苯甲酸（COOH）

(5) 苯胺（NH₂）　(6) 苯酚（OH）　(7) 苯磺酸（SO₃H）　(8) H₃C—（苯环）—NO₂

5. 写出下列化合物中苯环硝化的活性顺序。

(1) 硝基苯、苯、氯苯　　　(2) 苯、对二甲苯、间二甲苯

6. 某烃的分子式为 C_8H_8，它能使酸性高锰酸钾溶液褪色，能与 H_2 发生加成反应，生成乙基环己烷，试推测该烃的结构式。

7. 某芳香烃的分子式为 C_9H_{12}，用 $K_2Cr_2O_7$ 的硫酸溶液氧化后，得到三元酸，将原来的芳香烃硝化，得到的一元硝基化合物只有一种。试推测该芳香烃的结构式。

8. 以苯为原料合成以下化合物。

(1) 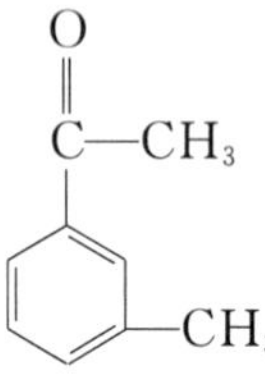 （苯环带 COCH₃ 和 CH₃）

(2) 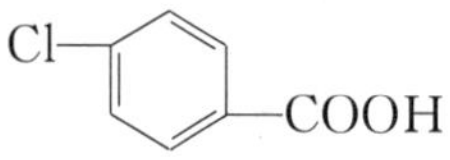 Cl—（苯环）—COOH

模块 3　烃的衍生物

　　烃是有机化合物的母体,烃分子中的氢原子被其他原子或原子团所取代而生成的化合物称为烃的衍生物。烃的衍生物种类繁多,主要有卤代烃、醇、酚、醚、醛、酮、醌、羧酸、取代羧酸、羧酸衍生物、硝基化合物、胺、重氮化合物及偶氮化合物等。

　　烃的衍生物与医药关系十分密切,如三氯甲烷($CHCl_3$)是最早使用的全身麻醉药之一;大家熟知的消毒用酒精为75％的乙醇溶液;甘露醇是常用的利尿药;抗高血压药卡托普利是一种取代羧酸类化合物;解热镇痛药扑热息痛则是羧酸衍生物。

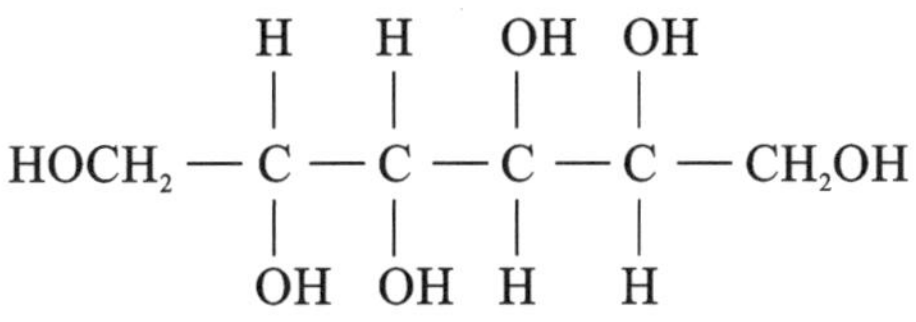

甘露醇(利尿药) 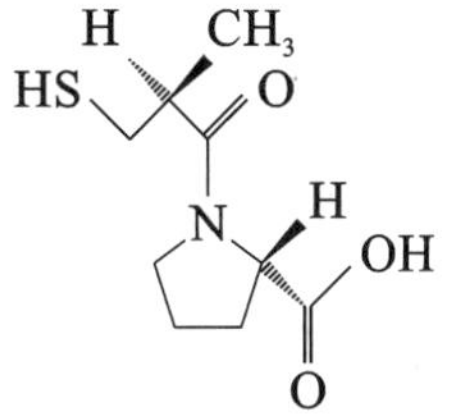　　　　卡托普利(抗高血压药) 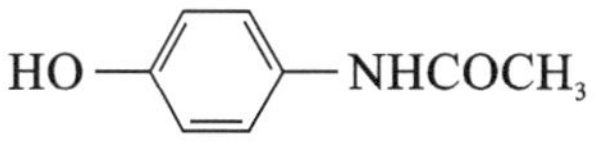　　　　扑热息痛(解热镇痛药)

 单元 1　卤　代　烃

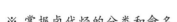

┌─────────────────────────────┐
│　　　　　　　单 元 目 标　　　　　　　│
│　※ 掌握卤代烃的分类和命名。　　　　　│
│　※ 掌握卤代烃的主要化学性质。　　　　│
│　※ 熟悉不同类型卤代烃的鉴别。　　　　│
│　※ 了解卤代烃在医药上的应用。　　　　│
└─────────────────────────────┘

　　烃分子中的氢原子被卤素原子取代后的化合物称为卤代烃(halohydrocarbon),简称卤烃。卤代烃的通式为:(Ar)R—X,X 可看作是卤代烃的官能团,包括 F、Cl、Br、I。自然界中存在的卤代烃并不多,主要分布在海洋生物中。许多卤代烃是有机合成的原料,还有一些卤代烃具有药理活性,如氟烷是中国药典中收集的一种全身麻醉药,盐酸氮芥是一种抗肿瘤药。

$CF_3CHClBr$

氟烷(全身麻醉药)　　　　　盐酸氮芥(抗肿瘤药)

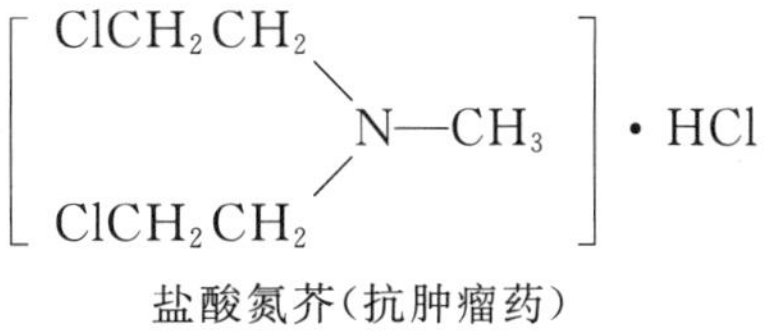

1. 卤代烃的分类和命名

(1)卤代烃的分类

卤代烃的分类方法很多,主要有以下四种。

A. 根据卤代烃分子中卤素原子所连的烃基不同,分为脂肪卤代烃和芳香卤代烃,脂肪卤代烃又分为饱和卤代烃和不饱和卤代烃。例如:

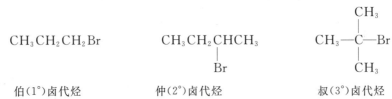

CH₃—CH—CH₂—CH₃ (Br above CH) 　　CH₃CH=CHCH₂Br　　（苯环 Cl、CH₃）

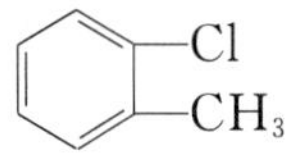

饱和卤代烃　　　　　　　　　不饱和卤代烃　　　　　　　　芳香卤代烃

B. 根据卤代烃分子中卤素原子个数不同,分为一卤代烃、二卤代烃和多卤代烃。例如:

$$CH_3Cl \qquad CH_2ClCH_2Cl \qquad CHCl_3$$

一卤代烃　　　　　　二卤代烃　　　　　　多卤代烃

C. 根据卤素原子所连接的碳原子种类不同,分为伯卤代烃、仲卤代烃和叔卤代烃。例如:

CH₃CH₂CH₂Br　　　　　　CH₃CH₂CHCH₃(Br below)　　　　　CH₃—C—Br(CH₃ above and below)

伯(1°)卤代烃　　　　　　　仲(2°)卤代烃　　　　　　　叔(3°)卤代烃

D. 根据卤代烃分子中卤素原子的种类不同,分为氟代烃、氯代烃、溴代烃和碘代烃。

(2)卤代烃的命名

A. 普通命名法

简单卤代烃的命名,可直接根据相应的烃基称为"某基卤"。例如:

CH₃CH₂CHCH₃(Cl below)　　　　CH₃—C—CH₃(Cl above, CH₃ below)　　　　(苯环—CH₂Cl)

仲丁基氯　　　　　　　　　叔丁基氯　　　　　　　　苄基氯

也可以在母体烃前面加上"卤代",直接称为"卤代某烃","代"字常省略。例如:

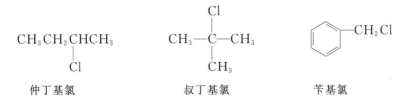

CH₃CH₂Cl　　　　CH₂=CH—Cl　　　　(苯环—Br)

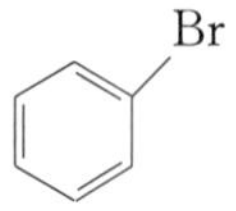

氯乙烷　　　　　　氯乙烯　　　　　　溴苯

B. 系统命名法

复杂卤代烃采用系统命名法,以相应烃为母体,卤原子为取代基,按烃的系统命名原则进行命名。

a. 卤代烷

选择含有卤素原子所连碳原子在内的最长碳链作为主链,按取代基及卤素原子"序号和最小"原则给主链碳原子编号;当出现卤素原子与烷基的位次相同时,应给予烷基以较小的位次编号;不同卤素原子的位次相同时,给予原子序数较小的卤素原子以较小的编号。例如:

CH₃CHCH₂CH₂Cl(CH₃ below)　　　　CH₃—CH—CH—CH₃(Cl, CH₃ below)　　　　CH₃—CH—CH—CH₃(Br, Cl below)

3-甲基-1-氯丁烷　　　　2-甲基-3-氯丁烷　　　　2-氯-3-溴丁烷

b. 不饱和卤代烃

选择含有不饱和键和卤素原子所连碳原子在内的最长碳链作为主链,编号时使不饱和键的位次最小。例如:

CH₂=CHCH₂CH₂Cl　　　　ClCH₂CH=CHCH₃　　　　CH₃CHCH=CHCH₃(CH₂Cl below)

4-氯-1-丁烯　　　　1-氯-2-丁烯　　　　4-甲基-5-氯-2-戊烯

c. 芳香卤代烃

一般以芳香烃为母体,卤素原子作为取代基。例如:

2-溴甲苯   1-苯基-2-氯丙烷

部分卤代烃也常使用俗名,例如:CHI_3 称为碘仿,$CHCl_3$ 称为氯仿。

2. 卤代烃的性质

(1)物理性质

室温下,氯甲烷、溴甲烷和氯乙烷为气体,低级的卤代烷为液体,15 个碳以上的高级卤代烃为固体。许多卤代烃具有强烈的气味。卤代烃均不溶于水,但能溶于大多数有机溶剂。多数一氯代烃的密度比水小,而溴代烃、碘代烃的密度则比水大,随着分子中卤素原子的数目增多,卤代烃的密度相应增大。

(2)化学性质

卤代烃的化学性质主要是由官能团卤素原子决定的。由于卤素原子的电负性比碳原子强,C—X 键为极性共价键,容易断裂,所以卤代烃的化学性质比较活泼。在外界电场的影响下,C—X 键可以被极化,极化性强弱的顺序为:C—I>C—Br>C—Cl。极化性强的分子在外界条件影响下,更容易发生化学反应,所以当烃基相同时卤代烃发生化学反应的活性顺序为:R—I>R—Br>R—Cl。现以卤代烷为例,讨论卤代烃的主要化学性质。

A. 亲核取代反应

卤代烃分子中的 C—X 键是一极性共价键,其共用电子对偏向于电负性大的卤素原子,而使卤素原子带有部分的负电荷,碳原子带部分的正电荷,因此该碳原子易受带负电荷的试剂或含有未共用的电子对试剂的进攻,而导致 C—X 发生异裂,卤素原子带一个单位负电荷离去。具有较大电子云密度,易进攻带部分正电荷的碳原子的试剂称为亲核试剂,常用 Nu^- 或 $Nu:$ 表示。由亲核试剂进攻带部分正电荷的中心而引起的取代反应,称为亲核取代反应(nucleophilic substitution reaction),用 S_N 表示。

$$-\overset{|}{\underset{|}{C}}-X + Nu^- \longrightarrow -\overset{|}{\underset{|}{C}}-Nu + X^-$$

常见的亲核试剂有:OH^-、CN^-、RO^-、ONO_2^- 或 NH_3。所发生的反应类型如下:

a. 被羟基取代

卤代烷与强碱水溶液共热,卤素原子被羟基(—OH)取代生成醇。此反应又称为卤代烃的水解反应。

$$CH_3CH_2Cl + NaOH \xrightarrow{H_2O} CH_3CH_2OH + NaCl$$

b. 被烷氧基取代

卤代烷与醇钠作用,卤素原子被烷氧基(—OCH₃)取代生成醚。

$$CH_3Cl + CH_3CH_2ONa \longrightarrow CH_3-O-CH_2CH_3 + NaCl$$

c. 被氨基取代

卤代烷与氨作用,卤素原子被氨基(—NH₂)取代生成胺。

$$CH_3Cl + NH_3 \longrightarrow CH_3NH_2 + HCl$$

d. 被氰基取代

卤代烷与氰化物的醇溶液共热,卤素原子被氰基(—CN)取代生成腈。

$$CH_3CH_2Br + NaCN \xrightarrow[加热]{乙醇} CH_3CH_2CN + NaBr$$

腈经过水解反应可以得到羧酸,这是增长碳链的方法之一。例如:

$$CH_3CH_2CN + H_2O \xrightarrow[\triangle]{H^+} CH_3CH_2COOH$$

e. 与硝酸银反应

卤代烷与硝酸银的乙醇溶液反应,产生卤化银沉淀,同时生成硝酸酯。

$$CH_3CH_2Br + AgNO_3 \xrightarrow{乙醇} CH_3CH_2-ONO_2 + AgBr$$

不同类型的卤代烃与硝酸银反应的速率有很大的差别,利用产生沉淀的快慢可以鉴别不同类型的卤代烃。

知识拓展

亲核取代反应历程

1937 年英国伦敦大学的休斯(Hughes)和英果尔德(Ingold)教授通过对卤代烷水解反应进行系统研究发现,卤代烷的水解反应是按两种不同的反应历程进行的,即单分子亲核取代反应(S_N1)和双分子亲核取代反应(S_N2)历程。

1. 单分子亲核取代反应(S_N1)　实验证明,叔卤代烷在碱性溶液中水解反应的历程为 S_N1,反应分两步进行。例如,叔丁基溴的水解反应历程为:

第一步:叔丁基溴的碳溴键发生异裂,生成叔丁基碳正离子和溴负离子,此反应的速率很慢。

$$(CH_3)_3C\!-\!Br \xrightarrow{\text{慢}} (CH_3)_3C^+ + Br^-$$
叔丁基碳正离子

第二步:生成的叔丁基碳正离子很快与进攻试剂结合生成叔丁醇。

$$(CH_3)_3C^+ + OH^- \xrightarrow{\text{快}} (CH_3)_3C\!-\!OH$$
叔丁醇

该反应在动力学上属于一级反应,决定整个反应速率的是第一步,反应速率只与叔丁基溴的浓度有关,反应速率表达为:$v = K[(CH_3)_3CBr]$,所以称为单分子亲核取代反应。

S_N1 反应历程的特点:①反应速率只与卤代烷的浓度有关,不受亲核试剂浓度的影响;②反应分步进行;③决定反应速率的一步中有活性中间体碳正离子生成。

2. 双分子亲核取代反应(S_N2)　实验证明,溴甲烷水解反应的历程为 S_N2,反应是一步完成的:

$$CH_3Br + OH^- \longrightarrow CH_3OH + Br^-$$

该反应在动力学上属于二级反应,反应速率与溴甲烷和碱的浓度有关,反应速率表达式为 $v = K[CH_3Br][OH^-]$,所以称为双分子亲核取代反应。在该反应过程中,OH^- 从 Br 的背面进攻带部分正电荷的 α-碳原子,形成一个过渡态。C—O 键逐渐形成,C—Br 键逐渐变弱:

过渡态

S_N2 反应历程的特点:①反应速率与卤代烷及亲核试剂的浓度均有关;②旧键的断裂与新键的形成同时进行,反应一步完成。

3. 不同烃基卤代烃的亲核取代反应活性　实验测得不同烃基卤代烷按 S_N1 反应的相对速率为

叔卤代烷＞仲卤代烷＞伯卤代烷＞卤代甲烷

这是因为决定 S_N1 反应速率的是中间体碳正离子的稳定性。叔卤代烷生成的碳正离子最稳定,卤代甲烷生成的碳正离子最不稳定,所以前者反应速率最快,后者反应速率最慢。

若按 S_N2 历程反应,则相对速率正好相反:

卤代甲烷＞伯卤代烷＞仲卤代烷＞叔卤代烷

这是因为决定 S_N2 反应速率的是空间位阻。叔卤代烷 α-碳原子连接的是三个体积大的烃基,过渡态势必拥挤,所以反应速率最慢;而卤代甲烷 α-碳原子连接的是三个体积最小的氢,它的过渡态最容易形成,反应速率最快。因此,我们可以得出以下的活性顺序:

按 S_N1 反应活性　$\xrightarrow{\text{小}\qquad\qquad\qquad\qquad\qquad\text{大}}$

CH_3X,伯卤代烷,仲卤代烷,叔卤代烷

按 S_N2 反应活性　$\xleftarrow{\text{大}\qquad\qquad\qquad\qquad\qquad\text{小}}$

B. 消除反应

卤代烃与强碱的醇溶液共热,分子中脱去一分子卤化氢,生成烯烃。这种由分子内脱去一个小分子(如 HX、H_2O 等),形成不饱和键的反应称为消除反应(elimination reaction),常用符号 E 表示。由于此种反应消除的是卤素原子和 β-碳原子上的氢原子,也称为 β-消除反应。例如:

$$CH_3-\underset{\underset{Br}{|}}{CH}-\underset{\underset{H}{|}}{CH_2} \xrightarrow[\triangle]{KOH/醇} CH_3-CH=CH_2+KBr+H_2O$$

仲卤代烷和叔卤代烷消除卤化氢时,结构中存在着不同的 β-氢原子,反应可以有不同的取向,得到不同的烯烃。例如:

$$CH_3CH_2\underset{\underset{Br}{|}}{C}HCH_3 \xrightarrow[\triangle]{KOH/醇} CH_3-CH=CHCH_3+CH_3CH_2CH=CH_2$$

2-丁烯(81%)   1-丁烯(19%)

大量实验表明:卤代烷脱卤化氢时,主要脱去含氢较少的 β-碳原子上的氢原子,生成双键上连有烃基较多的烯烃。这一规则称为扎依采夫(Saytzeff)规则。

知识拓展

亲核取代反应与消除反应的竞争

卤代烃的水解反应和脱卤化氢的消除反应都是在碱性作用下进行的。亲核取代反应中,试剂进攻的是 α-碳原子;而在消除反应中,试剂进攻的是 β-碳原子上的氢原子。因此,当卤代烃水解时,不可避免地会有消除卤化氢的副反应发生;当消除卤化氢时,也会有水解产物生成,两种反应往往同时发生,并相互竞争,哪一种反应占优势,则与卤代烃的分子结构、试剂的碱性、溶剂的极性及反应温度等多种因素有关。

1.卤代烃结构的影响　　消除反应和取代反应都是由同一亲核试剂进攻而引起的,进攻 α-碳原子,则发生取代反应,进攻 β-碳原子上氢原子,则发生消除反应。当卤代烃 α-碳原子上支链增多,由于空间位阻增强,不利于进攻 α-碳原子,所以不利于 S_N2 反应而有利于消除反应。在其他条件相同时,不同卤代烃的反应方向为

消除反应活性增强
$\xrightarrow{\hspace{5cm}}$
CH_3X,RCH_2X,R_2CHX,R_3CX
S_N2 反应活性减弱

2.亲核试剂的影响　　试剂的碱性强,浓度高,有利于消除反应;而试剂的亲核性强,碱性弱,有利于取代反应。

3.溶剂和温度的影响　　弱极性溶剂有利于消除反应,而强极性溶剂有利于取代反应。升高温度对消除反应和取代反应都有利。但由于消除反应中涉及 C—H 键断裂,所需的活化能要比取代反应大,所以提高温度对消除反应更有利。

C. 格氏试剂的生成

卤代烃能与 Li、Na、K、Mg 等金属反应生成有机金属化合物。其中,卤代烃在无水乙醚中与金属镁反应生成的烃基卤化镁,称为格利雅(Grignard)试剂,简称格氏试剂。

$$R-X+Mg \xrightarrow{无水乙醚} RMgX$$

烃基卤化镁

格氏试剂中含有强极性的 C—Mg 共价键,碳原子带有部分负电荷。它们的性质非常活泼,能与许多含活泼氢的化合物(如水、醇、酸、氨等)作用,生成相应的烃。例如:

$$RMgX \begin{cases} \xrightarrow{HOH} RH+Mg(OH)X \\ \xrightarrow{ROH} RH+Mg(OR)X \\ \xrightarrow{HX} RH+MgX_2 \\ \xrightarrow{CH\equiv CR'} RH+R'C\equiv CMgX \\ \xrightarrow{HNH_2} RH+Mg(NH_2)X \end{cases}$$

因此,在制备和应用格氏试剂时,必须使用绝对无水的乙醚作为溶剂,同时由于格氏试剂易被氧化、可与空气中的二氧化碳反应,所以要求在隔绝空气的条件下保存,或用前临时制备。格氏试剂是有机合成中应用广泛的试剂。

(3)不同类型卤代烃的鉴别

在卤代烃分子中,卤素原子所连的位置不同,其亲核取代反应的活性也不相同。根据卤素原子所连的位置,可将卤代烃分为以下几类:

A. 卤代烷型卤代烃(或隔离型卤代烃)

这类卤代烃包括卤代烷及卤素原子与双键相隔两个以上饱和碳原子的卤代烯烃。例如:

$$R—X \qquad CH_2\!=\!CH—(CH_2)_2—X \qquad \text{〇}—CH_2CH_2—X$$

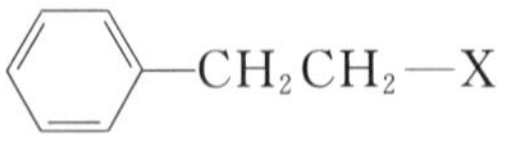

卤代烷型卤代烃中的卤素原子基本保持正常卤代烷中卤素原子的活泼性,反应活性顺序:叔卤代烷>仲卤代烷>伯卤代烷。

B. 烯丙型卤代烃(苄基型卤代烃)

这类卤代烃的卤素原子与双键相隔一个饱和碳原子,卤素原子很活泼,易发生取代反应。例如:

$$CH_2\!=\!CH—CH_2—Cl \qquad \text{〇}—CH_2—Cl$$

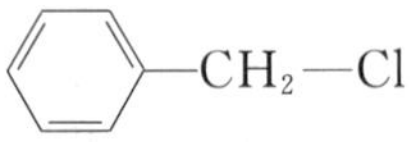

这类化合物由于氯原子与双键之间,被一个饱和碳原子隔开,氯原子与双键不能互相共轭。但氯原子的电负性较大,通过吸电子诱导作用,使双键碳原子上的 π 电子云发生偏移,促使氯原子获得电子而离解,生成烯丙基正离子或苄基正离子。原来与氯原子连接的饱和碳原子,则从原来的 sp^3 杂化,转变为 sp^2 杂化,留下一个空的 p 轨道,与烯丙基正离子的 π 轨道或苄基正离子的苯环大 π 轨道重叠,形成了 p-π 共轭体系,碳正离子趋向稳定而容易生成,有利于取代反应的进行。所以该类卤代烃中的卤素原子比较活泼,其反应活性强于叔卤代烷。

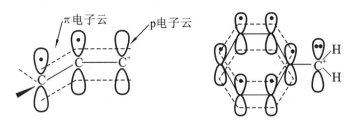

C. 卤代乙烯型卤代烃(苯基型卤代烃)

这类卤代烃的卤素原子与双键碳原子直接相连。例如:

$$CH_2\!=\!CH—X \qquad \text{〇}—X$$

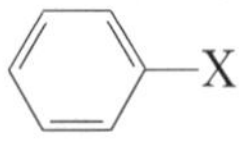

该类卤代烃中的卤素原子,其孤对电子占据的 p 轨道与双键形成 p-π 共轭,导致 C—X 键的稳定性增强,卤素原子的活泼性很低,不易发生取代反应。

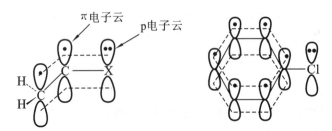

不同结构的卤代烃中卤素原子的活性不同,卤代烃与 $AgNO_3$ 的醇溶液作用产生卤化银沉淀的反应速率也不相同(表 3-1),故此反应可以区分不同类型的卤代烃,常作为卤代烃的鉴别反应。

$$R—X + AgNO_3 \xrightarrow{CH_3CH_2OH} RONO_2 + AgX\downarrow$$

表 3-1 三种类型卤代烃与 $AgNO_3$ 的醇溶液的反应

烯丙型卤代烃	卤代烷型卤代烃	卤代乙烯型卤代烃
$CH_2=CHCH_2-X$	$CH_2=CH-(CH_2)_n-X$	$CH_2=CH-X$
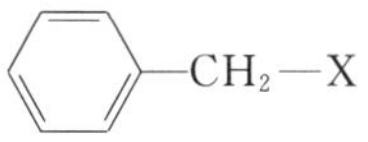 ⬡$-CH_2-X$	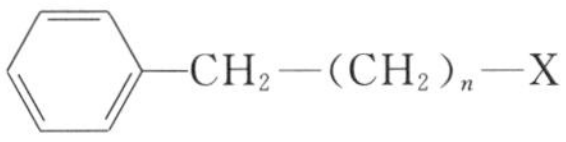 ⬡$-CH_2-(CH_2)_n-X$	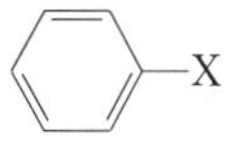 ⬡$-X$
(室温下产生 AgX 沉淀)	(加热后缓慢产生 AgX 沉淀)	(加热后难产生 AgX 沉淀)

可见三种类型卤代烃的活性:

烯丙型卤代烃＞卤代烷型卤代烃＞卤代乙烯型卤代烃

3. 重要的卤代烃

(1)三氯甲烷

三氯甲烷($CHCl_3$)俗称氯仿,是无色带有甜味的液体,沸点 61.2 ℃,是实验室和工业上常用的一种可燃性有机溶剂。氯仿有很强的麻醉作用,但对心脏和肝脏有毒害性,目前临床已不使用。

氯仿遇光易被空气中的氧所氧化,生成有剧毒的光气。因此,氯仿要保存在棕色瓶中,并装满到瓶口加以密封,以免见光和与空气接触。药用氯仿要加 1‰乙醇,以破坏可能生成的光气。

(2)二氟二氯甲烷

二氟二氯甲烷(CF_2Cl_2)俗称氟利昂,是无色无臭、无腐蚀性、不能燃烧的气体。沸点－29.9 ℃,易压缩成液态,解除压力后立即汽化,且吸收大量的热,因此,常用作冷冻剂。现已发现氟利昂能造成环境污染,破坏大气的臭氧层而危害人类的健康。

(3)氟烷

氟烷($CF_3CHClBr$)学名 1,1,1-三氟-2-氯-2-溴乙烷,是无色透明液体,不燃不爆,性质稳定。氟烷是吸入性全身麻醉剂之一,麻醉诱导时间短,苏醒快,麻醉效果比乙醚高 4 倍,氟烷对皮肤和黏膜无刺激作用,还具有扩张支气管,解除支气管痉挛的作用。但用量大时,可蓄积于体内,造成危害。

知识链接

血防 846

六氯对二甲苯或对-二(三氯甲基)苯,因其分子式为 $C_8H_4Cl_6$ 而得名血防 846。血防 846 是一种广谱抗寄生虫药,对华支睾吸虫、肺吸虫、姜片虫、阿米巴原虫、疟原虫、条虫、钩虫、蛔虫、蛲虫等都有杀灭作用,临床上主要用于治疗血吸虫病、华支睾吸虫病、肺吸虫病。血防 846 是一种白色的有光泽的结晶性粉末,无味,不溶于水,易溶于氯仿和植物油。

目标测试

1.用系统命名法命名下列化合物。

(1) $CH_3-CH-CH_2-CH-CH_2-CH_3$ ‖ Br ‖ CH_3　　(2)$(CH_3)_2CHCH_2CH_2Cl$　　(3) $CH_2=C-CH=CH_2$ ‖ Cl

(4) 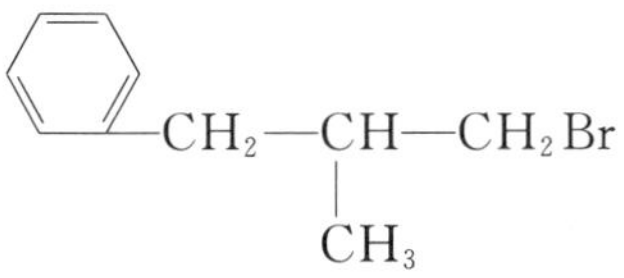 ⬡$-CH_2-CH-CH_2Br$ ‖ CH_3　　(5) 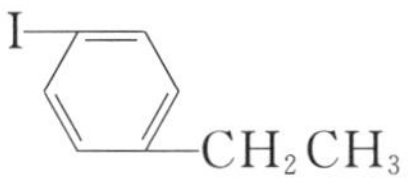 ⬡(I)$-CH_2CH_3$　　(6) $CH_3CH=C-CH_2Br$ ‖ CH_3

2.写出下列化合物的结构简式。

(1)溴苄　　　(2)2 溴丁苯　　(3)间氯甲苯　　(4)3-碘-1-环己烯

3.完成下列反应。

(1) $CH_3I + CH_3ONa \longrightarrow$

(2) $CH_3CH_2\underset{\underset{CH_3}{|}}{C}HCHBrCH_3 \xrightarrow{NaOH/H_2O}$

(3) 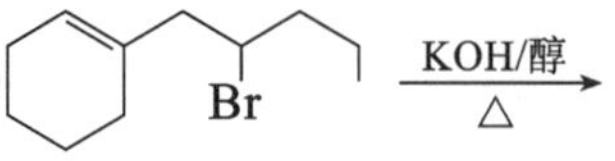 $\xrightarrow[\triangle]{KOH/醇}$

(4) 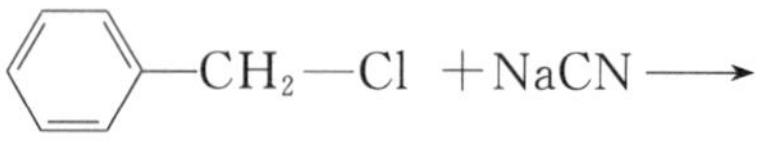 $-CH_2-Cl + NaCN \longrightarrow$

4. 用化学方法区分下列各组化合物。

(1) 丙烯和 2-溴丙烷　　(2) 氯苯和氯苄　　(3)1-氯丁烷、1-溴丁烷和 1-碘丁烷

(4) 氯苄和对氯甲苯　　(5) 氯乙烷和氯乙烯

5. 完成下列化合物的转化。

(1) 由乙烯转化为氯乙烯;

(2) 由苯转化为苄醇;

(3) 由 3-苯基丙烯转化为 1-苯基丙烯。

6. 某卤代烃(A)的分子式为 $C_5H_{11}Br$。A 与 KOH 的醇溶液作用得产物 B,B 经氧化得一分子乙酸和一分子丙酮。写出 A、B 的结构式。

7. 某卤代烃 C_3H_7Cl(A)与 KOH 的醇溶液作用,生成 C_3H_6(B)。B 氧化后得到乙酸、二氧化碳和水,B 与 HCl 作用得到 A 的异构体 C。试写出 A、B 和 C 的结构简式。

单元 2　醇、酚、醚

单元目标

※ 掌握醇、酚和醚的定义、分类和方法。

※ 掌握醇和酚的主要化学性质;邻二醇的特征反应。

※ 熟悉醚的性质。

※ 了解低级醇的物理性质、硫醇和硫醚的结构特征。

※ 会用化学试剂区别醇、酚和醚。

　　醇、酚、醚都是烃的含氧衍生物。从结构上看,醇、酚、醚都是水的烃基衍生物,水分子中的 1 个氢原子被脂肪烃基取代后的产物为醇;水分子中的 1 个氢原子被芳香基取代后的产物为酚;水分子中的 2 个氢原子被烃基取代后的产物为醚。

　　醇、酚、醚的结构通式:

$$R—OH \qquad Ar—OH \qquad (Ar)R—O—R'(Ar')$$

醇　　　　　酚　　　　　醚

　　醇、酚和醚与医药的关系十分密切,如大家熟知的消毒用酒精为 75% 的乙醇溶液,医院中用于手术器械、环境消毒及处理排泄物的"来苏尔"是甲酚三种异构体的肥皂溶液。许多药物也具有醇或酚的结构。例如:

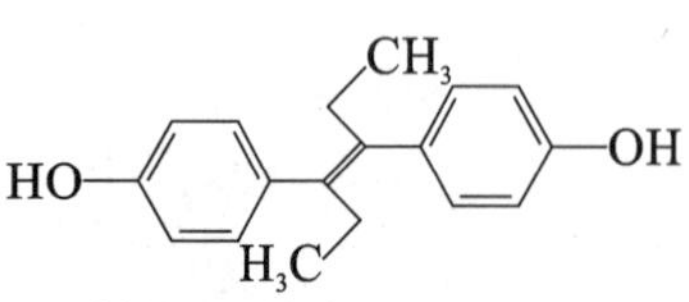

己烯雌酚(雌激素类药) 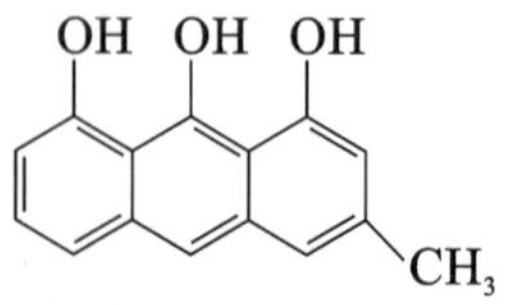　　　　　柯桠素(抗真菌药)

1. 醇

　　醇(alcohol)可以看作是脂肪烃基、脂环烃基以及芳环侧链与羟基(—OH)相连的化合物,—OH 是醇的官能团,称为醇羟基。

(1)醇的分类、命名和结构

A. 醇的分类

a. 按羟基所连接的烃基不同,醇可以分为脂肪醇、脂环醇和芳香醇。脂肪醇进一步可分为饱和醇与不饱和醇。例如:

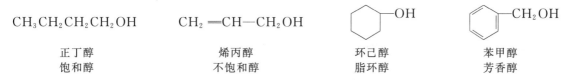

正丁醇　　　　　　　烯丙醇　　　　　　环己醇　　　　　　苯甲醇
饱和醇　　　　　　　不饱和醇　　　　　脂环醇　　　　　　芳香醇

b. 按羟基所连接的碳原子种类不同,醇可分为伯醇(1°醇)、仲醇(2°醇)和叔醇(3°醇)。例如:

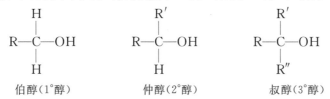

伯醇(1°醇)　　　　　仲醇(2°醇)　　　　　叔醇(3°醇)

c. 按羟基数目的多少,醇可分为一元醇、二元醇和三元醇等。例如:

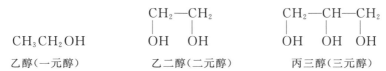

乙醇(一元醇)　　　　乙二醇(二元醇)　　　　丙三醇(三元醇)

一般,分子中含两个以上羟基的醇称为多元醇。

B. 醇的命名

a. 普通命名法

对于结构简单的醇可采用普通命名法,命名时在烃基的名称后面加上"醇"字,"基"字一般省去。例如:

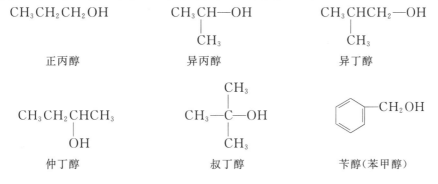

正丙醇　　　　　　　异丙醇　　　　　　　异丁醇

仲丁醇　　　　　　　叔丁醇　　　　　　　苄醇(苯甲醇)

b. 系统命名法

这种命名法适合于结构复杂的醇。其命名原则是:①选择含有羟基所连碳原子在内的最长碳链作为主链,按照主链的碳原子数称为某醇。②主链从靠近羟基的一端开始编号,使羟基和取代基的位次尽可能小。③羟基的位置用它所连的碳原子的序号表示,写在醇名称之前。④取代基的位次、数目、名称写在醇名称的前面。例如:

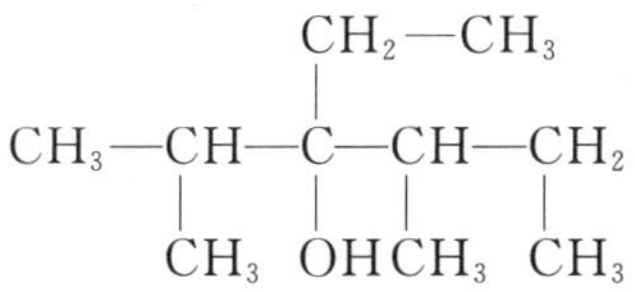

$$CH_3-CH-C-CH-CH_2$$
$$\quad\ \ \ |\quad\ |\quad\ |$$
$$\quad\ \ \ CH_3\ OHCH_3\ CH_3$$

（上部 CH₂—CH₃ 支链）

2,4-二甲基-3-乙基-3-己醇 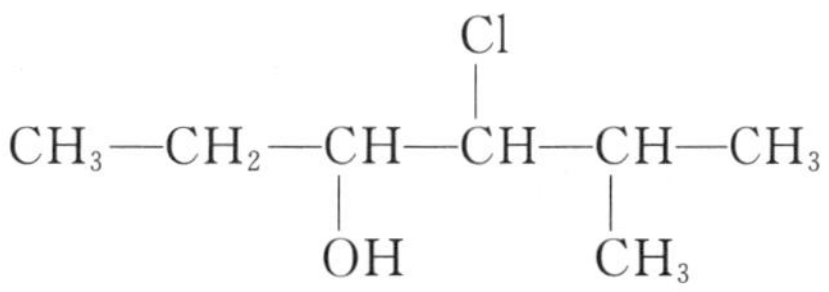　　　　　5-甲基-4-氯-3-己醇

不饱和醇的命名,应选择含有羟基所连的碳原子和碳碳不饱和键在内的最长碳链作为主链,根据主链所含碳原子数称为"某烯(炔)醇"。编号时应使羟基位次最小。例如:

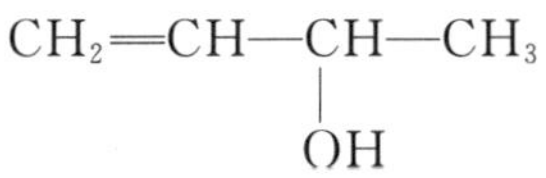

$$CH_2=CH-CH-CH_3$$
$$\qquad\qquad |$$
$$\qquad\qquad OH$$

$$CH\equiv C-CH_2OH$$

3-丁烯-2-醇　　　　　　　　　　2-丙炔-1-醇

多元醇的命名,应选择含有羟基所连碳原子最多的最长碳链作为主链。羟基的位次与数目写在"醇"的前面。例如:

$$CH_2—CH_2 \qquad CH_2—CH—CH_2 \qquad CH_2—CH_2CH_2—CH_2$$
$$\quad|\qquad|\qquad\qquad\quad|\qquad\;|\qquad\;|\qquad\qquad\quad|\qquad\qquad\qquad\quad|$$
$$\;\,OH\quad OH \qquad\quad\, OH\;\;OH\;\;OH \qquad\qquad OH\qquad\qquad\qquad OH$$

乙二醇 　　　　　　　　丙三醇 　　　　　　　　1,4-丁二醇

一般来说,同一碳上连有两个羟基的结构不稳定。所以乙二醇、丙三醇不用标明羟基的位次。

c. 俗名

有些醇根据其来源或突出的性状而采用俗名,如乙醇称为酒精、丙三醇称为甘油、环己六醇称为肌醇等。

C. 醇的结构

醇分子中的羟基氧原子进行了 sp^3 杂化,其中 2 个 sp^3 杂化轨道被未共用电子对占据,另 2 个 sp^3 杂化轨道各有一个电子,并分别与碳原子、氢原子形成 σ 键。

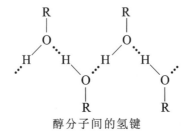

(2)醇的性质

A. 物理性质

脂肪饱和一元醇中,$C_1 \sim C_3$ 的醇是有酒味的挥发性无色液体,$C_4 \sim C_{11}$ 的醇是具有不愉快气味的油状液体,C_{12} 以上的醇为无臭无味的蜡状固体,密度均小于 1 g/cm³。沸点随相对分子质量增加而上升,低级醇的沸点比与它相对分子质量相近的烷烃要高得多。例如:甲醇(相对分子质量 32)的沸点为 65 ℃,而乙烷(相对分子质量 30)的沸点为 −88.6 ℃;乙醇(相对分子质量 46)的沸点为 78.3 ℃,而丙烷(相对分子质量 44)的沸点为 −42.2 ℃。这是因为醇含有羟基,分子间能通过氢键而缔合,醇在液态时是以缔合状态存在的。醇在沸腾时,从液态的缔合状态变为气态单分子,除克服分子间引力外,还要破坏氢键,需要更多的能量,故醇的沸点较高。

$$
\begin{array}{ccccc}
 & R & & R & \\
 & | & & | & \\
 & O & & O & \\
 & \diagdown & & \diagdown & \\
H & H & H & H & H \\
 & \diagup & \diagdown\;\diagup & \diagdown\;\diagup & \\
 & O & O & O & \\
 & | & | & | & \\
 & R & R & R &
\end{array}
$$

醇分子间的氢键

低级醇能与水任意混溶。这是因为水分子与醇分子之间也能形成氢键,促使醇分子容易分散在水中。随着碳原子数的增加,醇分子中烃基逐渐增大,烃基对羟基形成氢键产生的阻碍作用也随之增大,所以高级醇难溶于水,但能溶于有机溶剂。

知识链接

多羟基化合物的药用价值

随着羟基数目的增多,多元醇分子与水分子形成氢键的机会增加,所以临床上常将多羟基化合物用作渗透性利尿药或脱水药。如 20% 的甘露醇(己六醇)溶液能使脑及周围组织脱水,而水则随药物从尿中排出,从而降低颅内压,以消除水肿。此外,山梨醇、葡萄糖等也有此药效。

B. 化学性质

羟基是醇的官能团,醇的化学性质主要由羟基决定。羟基上的反应有两种类型:一种是 O—H 键断裂,羟基中的氢原子被取代;另一种是 C—O 键断裂,羟基被其他基团取代或脱去。此外,由于羟基的影响使 α-H 和 β-H 也具有一定的活性,能发生氧化和消除反应。

$$\begin{array}{c}\text{分子内脱水反应} \rightarrow \overset{\displaystyle \overset{H}{|}}{\underset{\displaystyle \underset{|}{}}{}}\ \overset{\displaystyle \overset{H}{|}}{}\ \ \overset{\text{氧化反应}}{}\\ \hspace{4em}\text{与活泼金属反应}\\ -\text{C}-\text{C}-\text{O}-\text{H}\\ \hspace{5em}\text{分子间脱水反应}\\ \underset{\text{与氢卤酸的反应、脱水反应}}{}\end{array}$$

a. 与活泼金属反应

醇与活泼金属反应,生成醇钠和氢气。但由于醇分子中烷基的供电子诱导效应降低了氧氢键的极性,使得醇羟基中氢原子的活性比水分子的氢原子要弱得多,因此,醇与金属钠的反应要比水与金属钠的反应缓和得多。例如:

$$2CH_3CH_2OH + 2Na \longrightarrow 2CH_3CH_2ONa + H_2$$

醇的酸性比水弱,其共轭碱 RO^- 的碱性比 OH^- 强,所以醇钠的碱性比氢氧化钠强,它遇水立即水解为醇和氢氧化钠,在其溶液中滴加酚酞后显红色。

$$CH_3CH_2ONa + H_2O \longrightarrow CH_3CH_2OH + NaOH$$

由于烷基诱导效应的影响,不同类型的醇与金属反应时,它们的反应活性次序为甲醇＞伯醇＞仲醇＞叔醇。

其他活泼金属,如镁、铝等也可与醇作用生成醇镁和醇铝。

b. 与无机酸反应

① 与氢卤酸反应

醇与氢卤酸反应时,C—O 键断裂,醇的羟基被卤素取代,生成卤代烃和水,这是制备卤代烃的重要方法。

$$R-OH + HX \rightleftharpoons R-X + H_2O$$

该反应的反应速率取决于醇的结构和酸的性质。

醇的活性顺序为:烯丙醇、苄醇＞叔醇＞仲醇＞伯醇。

HX 的反应活性顺序为:$HI > HBr > HCl$。

盐酸与醇反应较困难,需加无水氯化锌作催化剂。由无水氯化锌与浓盐酸配成的溶液称为卢卡斯试剂(Lucas agent)。6 个碳以下的低级醇可溶于卢卡斯试剂,反应后生成的氯代烃不溶于该试剂而出现混浊或分层现象。在室温下,叔醇反应很快,立即出现混浊;仲醇则需放置片刻才会出现混浊;伯醇数小时无混浊或分层现象发生。例如:

$$\underset{\text{叔醇}}{H_3C-\overset{\displaystyle CH_3}{\underset{\displaystyle CH_3}{|}\ \ |}{C}-OH} + HCl \xrightarrow[20\ ℃]{ZnCl_2} \underset{\text{立即混浊分层}}{H_3C-\overset{\displaystyle CH_3}{\underset{\displaystyle CH_3}{|}\ \ |}{C}-Cl} + H_2O$$

$$\underset{\text{仲醇}}{CH_3\underset{\displaystyle \underset{OH}{|}}{C}HCH_2CH_3} + HCl \xrightarrow[20\ ℃]{ZnCl_2} \underset{\text{放置片刻后混浊分层}}{CH_3\underset{\displaystyle \underset{Cl}{|}}{C}HCH_2CH_3} + H_2O$$

$$\underset{\text{伯醇}}{CH_3CH_2CH_2CH_2OH} + HCl \xrightarrow[20\ ℃]{ZnCl_2} \underset{\text{数小时不出现混浊分层}}{CH_3CH_2CH_2CH_2Cl} + H_2O$$

因此利用上述反应的速率不同,可区别伯、仲、叔醇。另外,烯丙醇和苄醇可以直接和浓盐酸在室温下反应。

② 与含氧无机酸的反应

醇与酸作用,脱去一分子水所得的产物为酯,这种反应称为酯化反应。醇与含氧无机酸(如硝酸、亚硝酸、硫酸和磷酸等)反应,则生成无机酸酯。例如:

$$CH_3CHCH_2CH_2OH + HONO \longrightarrow CH_3CHCH_2CH_2ONO + H_2O$$
$$\qquad | \qquad\qquad\qquad\qquad\qquad\qquad | $$
$$\qquad CH_3 \qquad\qquad\qquad\qquad\qquad\qquad CH_3$$

亚硝酸异戊酯

$$
\begin{array}{l}
CH_2-OH \\
| \\
CH-OH \quad +3HONO_2 \longrightarrow \\
| \\
CH_2-OH
\end{array}
\begin{array}{l}
CH_2-ONO_2 \\
| \\
CH-ONO_2 \quad +3H_2O \\
| \\
CH_2-ONO_2
\end{array}
$$

三硝酸甘油酯

　　硫酸是二元酸,可生成两种硫酸酯,即硫酸氢甲酯(酸性酯)和硫酸二甲酯(中性酯)。硫酸二甲酯是有机合成中常用的甲基化试剂,但它有剧毒,对呼吸器官和皮肤有强烈刺激性,应在通风橱中使用,还应注意不要与皮肤接触。

知识链接

无机酸酯的药用价值

　　亚硝酸异戊酯、三硝酸甘油酯(又称硝酸甘油)、硝酸异山梨酯等无机酸酯具有扩张冠状动脉的作用,可缓解心绞痛。另外,磷酸酯也具有重要的药用价值,如临床上用于改善各种器官的功能状态、提高细胞活动能力,并用作心血管疾病、肝病的辅助治疗药物——二磷酸腺苷(ADP)及三磷酸腺苷(ATP)等。

　　c.脱水反应

　　醇和浓硫酸一起加热则发生脱水反应。根据醇的结构和反应条件的不同,脱水方式有两种:一种是分子内脱水,另一种是分子间脱水。

　　①分子内脱水

　　将乙醇和浓硫酸加热到170 ℃,或将乙醇的蒸气在360 ℃下通过氧化铝,乙醇可经分子内脱水(消除反应)生成乙烯。

$$
\begin{array}{l}
CH_2-CH_2 \\
| \qquad\quad | \\
H \qquad\; OH
\end{array}
\xrightarrow{H_2SO_4,170\ ℃} CH_2=CH_2 + H_2O
$$

　　与卤代烃的消除反应一样,仲醇和叔醇分子内脱水时,遵循扎依采夫规则。例如:

$$
\begin{array}{l}
CH_3CH-CH_2CH_3 \\
| \\
OH
\end{array}
\xrightarrow[\triangle]{H_2SO_4}
\begin{cases}
CH_3CH=CHCH_3 \text{(主要产物)} \\
CH_3CH_2CH=CH_2 \text{(次要产物)}
\end{cases}
$$

　　不同结构的醇,发生分子内脱水反应的难易程度不同,其反应活性顺序为:叔醇＞仲醇＞伯醇。

　　②分子间脱水

　　乙醇与浓硫酸加热到140 ℃,或将乙醇的蒸气在260 ℃下通过氧化铝,可经分子间脱水生成乙醚。

$$2CH_3CH_2OH \xrightarrow[\text{或} Al_2O_3,260\ ℃]{H_2SO_4,140\ ℃} CH_3CH_2OCH_2CH_3 + H_2O$$

　　从上面的反应可以看出,相同的反应物,相同的催化剂,反应条件对脱水方式的影响很大。在较高温度时,有利于分子内脱水生成烯烃,发生消除反应;而相对较低的温度则有利于分子间脱水生成醚。此外,醇的脱水方式还与醇的结构有关,在一般条件下,叔醇容易发生分子内脱水生成烯烃。

知识链接

发生在人体内的脱水反应

　　醇分子内脱水反应也常发生在人体的代谢过程中,在酶的催化下,某些含有羟基的化合物也会发生脱水反应,生成含有双键的化合物,如由柠檬酸转变成顺乌头酸,就是由分子内脱去1分子水后实现的。

d. 氧化反应

伯醇和仲醇分子中,由于羟基的影响,α-H 比较活泼,易被氧化成羰基。常用的氧化剂有高锰酸钾（$KMnO_4$）或重铬酸钾（$K_2Cr_2O_7$）酸性溶液。

伯醇氧化首先生成醛,醛进一步氧化生成羧酸。所以从伯醇制备醛时必须及时分离出醛,以免继续被氧化生成羧酸。例如:

$$R-CH_2OH \xrightarrow[H_2SO_4]{K_2Cr_2O_7} \underset{\text{醛}}{R-\overset{O}{\overset{\|}{C}}-H} \xrightarrow{[O]} \underset{\text{羧酸}}{R-\overset{O}{\overset{\|}{C}}-OH}$$

仲醇氧化生成酮,酮比较稳定,不易被继续氧化。

$$\underset{}{R-\overset{OH}{\overset{|}{C}H}-R'} \xrightarrow{[O]} \underset{\text{酮}}{R-\overset{O}{\overset{\|}{C}}-R'}$$

叔醇没有 α-H,故一般不被上述氧化剂氧化,但在强氧化剂的作用下,发生 C—C 键断裂,生成较小分子的产物。

氧化伯醇、仲醇时,$Cr_2O_7^{2-}$（橙红色）被还原为 Cr^{3+}（绿色）。叔醇因无 α-H,则不能发生反应,因此,可利用该反应区别伯醇、仲醇与叔醇。交通警察用酒精分析仪快速检查驾驶员是否酒后驾车,就是此反应原理的应用。

此外,伯醇和仲醇的蒸气在高温下,通过催化剂活性铜或银、镍等可直接发生脱氢反应,分别生成醛和酮。而叔醇没有 α-H,同样不发生脱氢反应。

$$R-CH_2-OH \xrightarrow[325\,℃]{Cu} \underset{\text{醛}}{R-\overset{O}{\overset{\|}{C}}-H} + H_2$$

$$\underset{}{R-\overset{OH}{\overset{|}{C}H}-R'} \xrightarrow[H_2O/H^+]{Cu,325\,℃} \underset{\text{酮}}{R-\overset{O}{\overset{\|}{C}}-R'} + H_2$$

e. 邻二醇的特性

两个羟基分别连在两个相邻碳原子上的多元醇称为邻二醇(如乙二醇、丙三醇)。

①与氢氧化铜的反应

邻二醇与新制备的氢氧化铜反应,可生成一种蓝色的产物。利用这一特性可鉴别具有邻二醇结构的化合物。例如:

$$\begin{matrix} CH_2-OH \\ | \\ CH-OH \\ | \\ CH_2-OH \end{matrix} + Cu(OH)_2 \xrightarrow{OH^-} \underset{\text{深蓝色}}{\begin{matrix} CH_2-O \\ | \quad\quad\rangle Cu \\ CH-O \\ | \\ CH_2-OH \end{matrix}} + H_2O$$

②与高碘酸的反应

邻二醇与高碘酸反应,发生碳碳键断裂,生成两个羰基化合物。在溶液中加入 $AgNO_3$,如有白色沉淀生成,表明已发生反应。

$$\underset{OH \quad OH}{R-\overset{|}{C}H-\overset{|}{C}H-R'} + HIO_4 \longrightarrow RCHO + R'CHO + HIO_3 + H_2O$$

$$HIO_3 + AgNO_3 \longrightarrow AgIO_3(\text{白色})\downarrow + HNO_3$$

由于反应是定量进行的,因此可用于邻二醇的定量测定,并根据生成的氧化产物推测邻二醇的结构。

(3)重要的醇

A. 甲醇

甲醇(CH_3OH)最早由木材干馏而得,故又称为木醇。甲醇为无色液体,沸点 64.7 ℃,易燃,有毒性,尤其对视神经,饮用少量(约 10 mL)会致盲,量多(约 30 mL)可致死。甲醇是重要的化工原料和溶剂,甲醇与汽油(2∶8)的混合物是一种优良的发动机燃料。

B. 乙醇

乙醇(CH_3CH_2OH)俗称酒精,是无色挥发性透明液体。沸点 78.3 ℃,密度 0.7893 g/cm^3,能与水和多数有机溶剂混溶。乙醇的用途很广,在临床上用作消毒剂,浓度为 70%～75% 的乙醇杀菌能力最强,称为消毒酒精,多用于皮肤和器械的消毒。在制药工业中,乙醇是最常用的溶剂,用乙醇溶解药品所得的制剂称为酊剂,例如碘酊(俗称碘酒);在中药制剂中,乙醇可用于制取中草药浸膏以获得其中的有效成分。

C. 丙三醇

丙三醇($CH_2OH—CHOH—CH_2OH$)俗称甘油,是一种黏稠而带有甜味的液体,沸点 290 ℃,能以任意比例与水混溶。甘油吸湿性很强,对皮肤有刺激性,故稀释后的甘油才可用以润滑皮肤。甘油在药剂上用作溶剂,如酚甘油、碘甘油等。对便秘患者,常用甘油栓或 50% 甘油溶液灌肠。

D. 苯甲醇

苯甲醇($C_6H_5CH_2OH$)又名苄醇,是具有芳香气味的无色液体,存在于植物的香精油中,沸点 205 ℃,难溶于水,而溶于乙醇、乙醚等有机溶剂,苯甲醇有微弱的防腐能力,可用作液体中药制剂的防腐剂。苯甲醇还具有微弱的麻醉作用,含有苯甲醇的注射用水称为无痛水,用它作为青霉素钾盐的溶剂,可减轻注射时的疼痛。10% 的苯甲醇软膏或洗剂为局部止痒剂。

E. 环己六醇

环己六醇($(CHOH)_6$)又名肌醇,存在于动物的心脏、肌肉和未成熟的豌豆中,由于它能促进肝和其他组织中的脂肪代谢,可用于治疗肝炎、肝硬化、胆固醇过高及血管硬化等病。

知识拓展 - - - - - - - - - - - - - - - - - - →

硫　醇

醇分子中的氧原子被硫原子代替的化合物称为硫醇。通式:R—SH。巯基(—SH)是硫醇的官能团。硫醇的命名与醇相似,只需在相应醇字前加一个"硫"字即可。例如:

$$CH_3SH \qquad CH_3CH_2SH \qquad CH_3CH_2CH_2CH_2SH$$
甲硫醇　　　　　乙硫醇　　　　　　　1-丁硫醇

低级硫醇易挥发并具有非常难闻的气味,即使量很少,气味也很明显,因此在燃气中常加入少量低级硫醇以起报警作用。硫醇的沸点和水溶性都比相应的醇低。

硫醇可与一些重金属离子(如汞、铜、银、铅等)形成不溶于水的硫醇盐。人体内的许多酶含有巯基,若误食重金属离子,就会导致蛋白质沉淀,从而失去酶的活性,出现中毒症状。临床上常用含巯基的药物(如二巯基丁二酸钠、二巯基丙磺酸钠等),作为重金属中毒的解毒剂,就是因为它们能与体内的重金属离子形成无毒的、稳定的不溶性盐,而且还能夺取已经与酶结合的重金属盐以排出体外,达到解毒的目的。

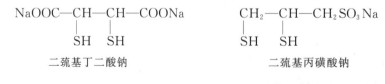

$$\underset{\underset{\displaystyle SH}{|}}{NaOOC—CH}—\underset{\underset{\displaystyle SH}{|}}{CH}—COONa \qquad \underset{\underset{\displaystyle SH}{|}}{CH_2}—\underset{\underset{\displaystyle SH}{|}}{CH}—CH_2SO_3Na$$

二巯基丁二酸钠　　　　　　　　　二巯基丙磺酸钠

2. 酚

羟基直接与芳环相连的化合物称为酚(phenol)。结构通式为 ArOH。酚的官能团也是羟基,称为酚羟基。

(1)酚的分类、命名和结构

A. 酚的分类

根据芳基的不同,可分为苯酚和萘酚等,其中萘酚因羟基位置不同,有 α-萘酚和 β-萘酚之分。根据芳环上含羟基的数目不同,可分为一元酚、二元酚和多元酚。

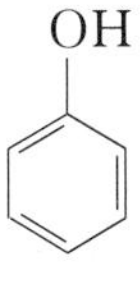

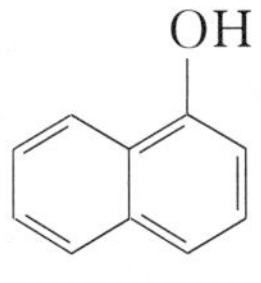

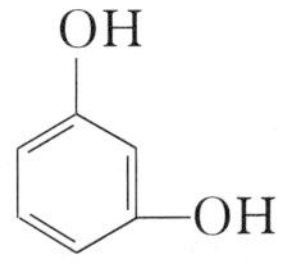

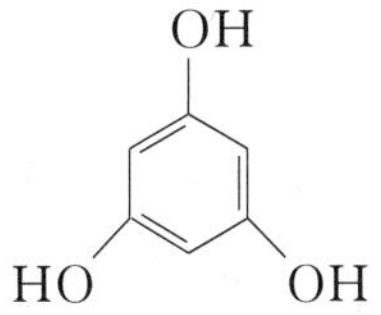

苯酚	α-萘酚	间苯二酚	均苯三酚
一元酚		二元酚	多元酚

B. 酚的命名

酚的命名通常是在酚字前面加上芳环的名称作为母体名称,母体前再冠以取代基的位次、数目和名称。例如:

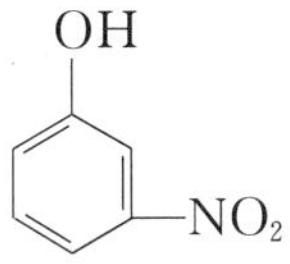

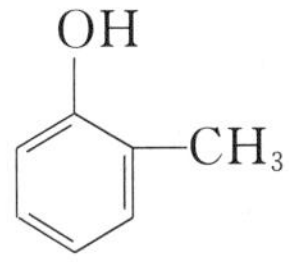

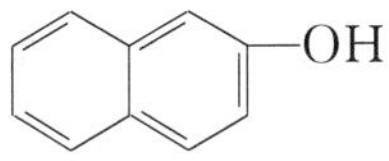

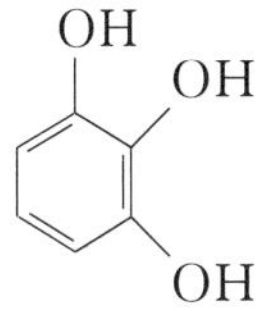

间硝基苯酚	邻甲基苯酚	β-萘酚	1,2,3-苯三酚

C. 酚的结构

从结构上看,酚羟基直接与芳环上 sp^2 杂化的碳原子相连,氧原子采取 sp^2 杂化,氧原子上未共用的 p 电子对与苯环上 π 电子云形成 p-π 共轭体系,使 p 电子向苯环方向转移,这样 O—H 键电子云密度有所降低,极性增大,而 C—O 键的强度增强,比较牢固。

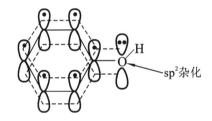

(2)酚的性质

A. 物理性质

常温下,酚类化合物多数为晶体,有特殊气味,但由于酚易被空气氧化,所以酚一般有不同程度的黄色或红色。酚分子之间、酚与水分子之间可以形成氢键,因此酚的沸点和熔点都比相对分子质量相近的烃高;一元酚微溶于水,多元酚随着分子中羟基数目的增多,水溶性相应增大,酚通常可溶于乙醇、乙醚、苯等有机溶剂。

B. 化学性质

酚中既有羟基又有芳基,化学性质应与醇和芳烃有相似之处,但酚羟基直接连在苯环上,因此化学性质也有较大的差异。

a. 弱酸性

酚类具有弱酸性,能与氢氧化钠等强碱的水溶液作用形成盐。

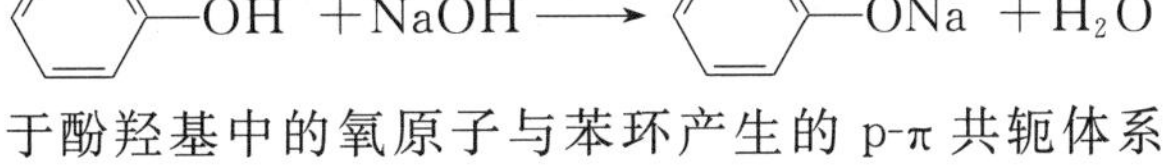

$$\text{C}_6\text{H}_5\text{—OH} + \text{NaOH} \longrightarrow \text{C}_6\text{H}_5\text{—ONa} + \text{H}_2\text{O}$$

酚显弱酸性,一方面是由于酚羟基中的氧原子与苯环产生的 p-π 共轭体系,使氧原子的电子云密度降低,O—H 键极性增强,酚羟基中氢原子解离倾向增大,所以酚的酸性比醇强;另一方面,酚解离出质子后生成的苯氧负离子,也由于 p-π 共轭体系的存在,使氧上的负电荷得到分散而稳定。

酚的酸性很弱,通过 pK_a 可以比较不同物质的酸性强弱。

$$H_2CO_3 \qquad \text{〔苯〕—OH} \qquad H_2O \qquad ROH$$

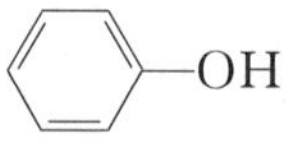

pK_a	6.37	10.00	15.7	16～19

由于苯酚的酸性比碳酸弱,因此向酚钠的水溶液中通入二氧化碳,则有游离的苯酚重新析出。

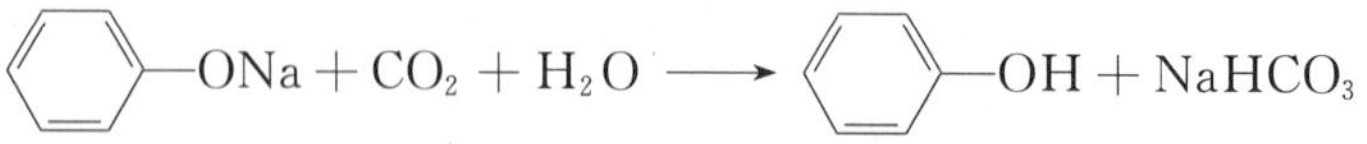

$$\text{〔苯〕—ONa} + CO_2 + H_2O \longrightarrow \text{〔苯〕—OH} + NaHCO_3$$

利用这一性质可以分离和提纯酚类化合物。

酚类化合物的酸性强弱还与苯环上所连取代基的种类和数目有关。当苯环上连有吸电子基团时,可使苯氧负离子更稳定,即酚的酸性增强,当这些取代基位于羟基的邻、对位时,则使酚的酸性增强更为突出。例如:2,4,6-三硝基苯酚的酸性相当于无机强酸的强度。当苯环上连有供电子基团时,可使苯氧负离子不稳定,即酚的酸性减弱。例如:对甲酚比苯酚的酸性还弱。

知识拓展

酚醚和酚酯的形成

由于酚羟基氧与苯环形成 p-π 共轭,C—O 键增强,酚羟基之间就很难发生脱水反应,因此酚醚不能由酚羟基间直接脱水得到。通常采用酚钠与卤代烷或硫酸烷基酯等烷基化试剂制备醚。例如:

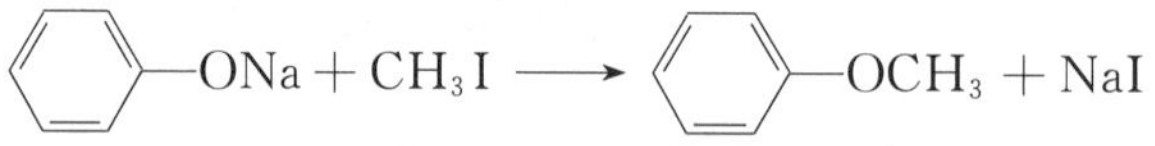

$$\text{〔苯〕—ONa} + CH_3I \longrightarrow \text{〔苯〕—OCH_3} + NaI$$

酚也可以生成酯,但它不能与酸直接脱水成酯,而是采用酸酐或酰氯与酚或酚钠作用而制得。例如:

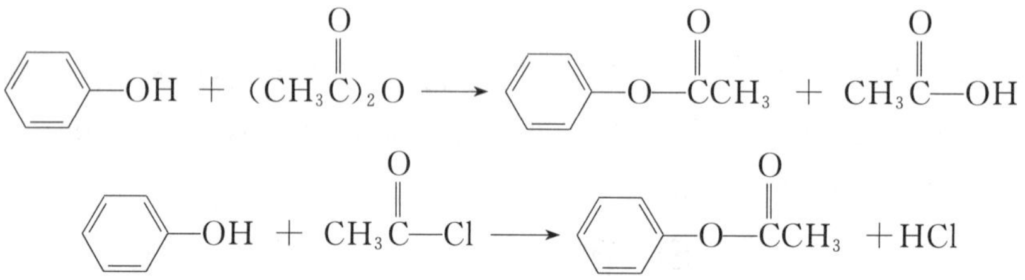

$$\text{〔苯〕—OH} + (CH_3C)_2O \longrightarrow \text{〔苯〕—O—CCH_3} + CH_3C—OH$$

$$\text{〔苯〕—OH} + CH_3C—Cl \longrightarrow \text{〔苯〕—O—CCH_3} + HCl$$

b. 与三氯化铁反应

大多数酚都能与三氯化铁显色,不同的酚与三氯化铁产生不同的颜色。例如:苯酚、间苯二酚遇三氯化铁溶液呈紫色,邻苯二酚、对苯二酚则显绿色,甲苯酚呈蓝色,1,2,3-苯三酚显棕红色等。这种显色反应,常用以鉴别酚类。含有烯醇结构(—C=C—OH)的化合物也能与三氯化铁发生颜色反应。

c. 苯环上的取代反应

酚羟基是强的邻、对位定位基,能使苯环活化,容易发生卤代、硝化和磺化等亲电取代反应。

①卤代反应

苯酚与溴水在常温下即可作用,立即生成 2,4,6-三溴苯酚的白色沉淀。这个反应灵敏、迅速、简便,可用于苯酚的定性和定量分析。

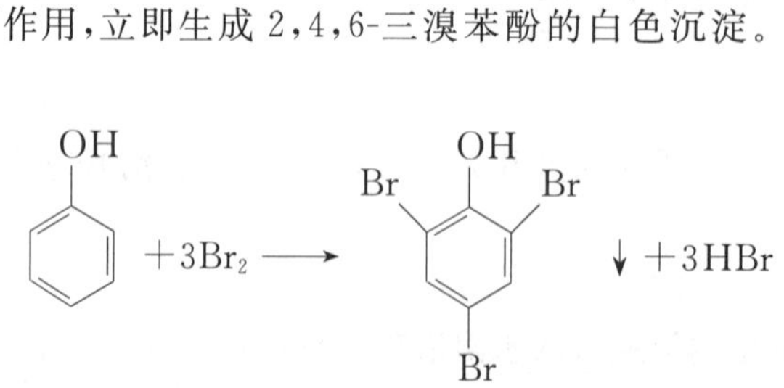

$$\text{〔苯酚〕} + 3Br_2 \longrightarrow \text{〔2,4,6-三溴苯酚〕} \downarrow + 3HBr$$

在非极性溶剂(如四氯化碳或二硫化碳)中,控制溴的用量和在较低温度下进行反应,可以得到主要产物为对位的一溴代酚。

②硝化反应

苯酚在室温下就能发生硝化反应,生成邻硝基苯酚和对硝基苯酚的混合物。

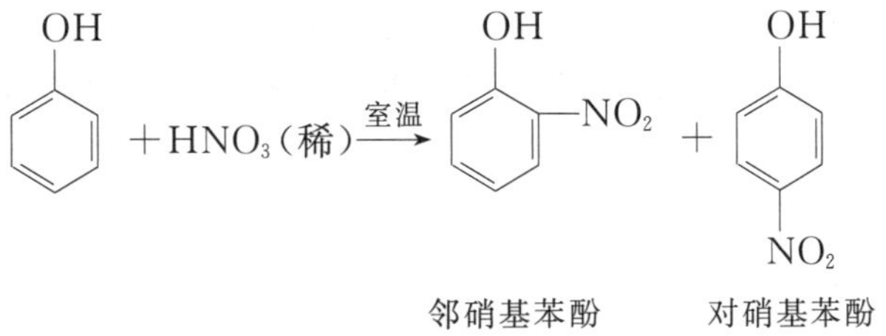

邻硝基苯酚　　对硝基苯酚

这两种异构体可用水蒸气法分离开。因为在邻硝基苯酚中,酚羟基与硝基处在相邻的位置,可通过分子内氢键形成螯合物,不再与水缔合,故水溶性小、挥发性大,可随水蒸气蒸馏出去。而对硝基苯酚是以分子间氢键缔合的,挥发性小,不能随水蒸气蒸出。

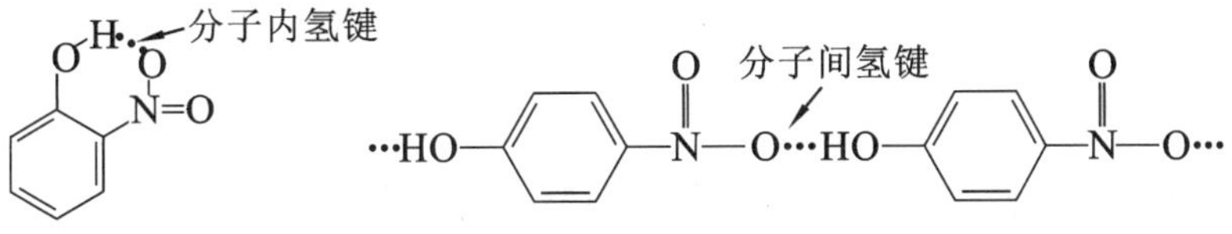

③磺化反应

苯酚也容易被硫酸磺化,其反应产物与反应时的温度有关。反应在室温下进行时,主要生成邻羟基苯磺酸;由于磺酸基的位阻大,在较高温度(100 ℃)时,产物主要是对羟基苯磺酸。两种产物进一步反应,均得二磺化产物 4-羟基-1,3-苯二磺酸。

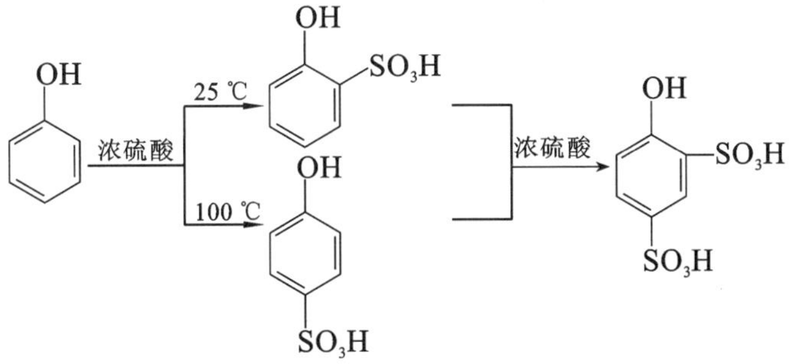

磺酸基的引入降低了苯环上的电子云密度,使酚不易被氧化。生成的羟基苯磺酸与稀酸共热,磺酸基可除去。因此,在有机合成上磺酸基可作为苯的位置保护基,将取代基引入到指定位置。

d. 氧化反应

酚比醇容易被氧化,空气中的氧就能将酚慢慢氧化。苯酚氧化后变为粉红色、红色、暗红色,颜色逐渐变深。苯酚若用重铬酸钾的硫酸溶液氧化,则生成对苯醌。

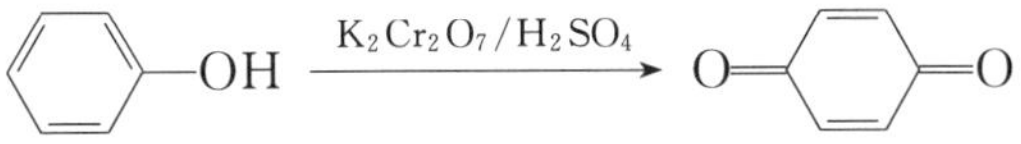

多元酚更容易被氧化,如邻苯二酚、对苯二酚在室温下即可被弱氧化剂(如氧化银)氧化成相应的醌。

(3)重要的酚

A. 苯酚

苯酚俗称石炭酸,为无色结晶,有特殊气味,熔点 43 ℃,沸点 181 ℃。常温下微溶于水,易溶于乙醇、乙醚等有机溶剂。苯酚能凝固蛋白质,有杀菌能力。在医药上用 3%～5%苯酚水溶液作外科器械消毒剂,1%苯酚溶液外用于皮肤止痒。苯酚对皮肤有强烈的腐蚀性,使用时应特别注意。苯酚易氧化,所以贮藏时应置于棕色试剂瓶中并注意避光。

B. 甲苯酚

甲苯酚又称煤酚,因其来源于煤焦油而得名,它有邻、间、对三种异构体同时存在,杀菌能力比苯酚强。医药上常用的消毒剂甲酚皂液就是 47%～53%的三种甲苯酚混合物的肥皂水溶液,又称"来苏尔"。但由于对人体毒性较大,并会污染环境,所以将逐渐被其他消毒剂所替代。

C. 苯二酚

苯二酚有邻、间、对三种异构体。邻苯二酚又名儿茶酚,其衍生物存在于生物体内,其中一个重要的衍生物就是肾上腺素,肾上腺素有促进交感神经兴奋、加速心跳、升高血压等功能,也有分解肝糖,增加血糖以及使支气管平滑肌松弛的作用,故一般用于支气管哮喘、过敏性休克及其他过敏性反应的急救。

间苯二酚具有杀灭细菌和真菌的能力,在医药上曾用于治疗皮肤湿疹和癣疹。对苯二酚可用作显影剂和抗氧化剂。

3. 醚

(1)醚的结构、分类和命名

A. 醚的结构

两个烃基通过氧原子相连形成的有机化合物称为醚。可用通式 R—O—R′表示,其官能团称为醚键。醚也可看作醇或酚羟基中的氢被烃基取代的产物。

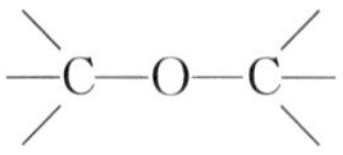

$$\overset{|}{\underset{|}{-C}}-O-\overset{|}{\underset{|}{C}}-$$

醚键

B. 醚的分类

在醚分子中,氧原子所连的两个烃基相同时称为单醚(如 CH_3—O—CH_3);两个烃基不同时称为混醚(如 CH_3—O—CH_2CH_3)。两个烃基都是脂肪烃基的称为脂肪醚;一个或两个烃基是芳香烃基的称为芳香醚。烃基与氧形成环状结构的醚称为环醚。

C. 醚的命名

a. 单醚的命名

单醚的普通命名是在"醚"字前加上烃基名称,称为"二某醚","二"字可省略。例如:

$$CH_3—O—CH_3$$

甲醚　　　　　　　　　　二苯醚

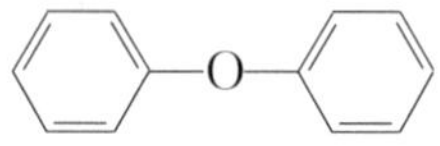

b. 混醚的命名

较小的烃基名称在前,较大的烃基名称在后,再加上"醚"字;混合芳香醚的名称是把芳香烃基放在脂肪烃基前面。

$$CH_3—O—CH_2CH_3$$

甲乙醚　　　　　　　　　　苯甲醚

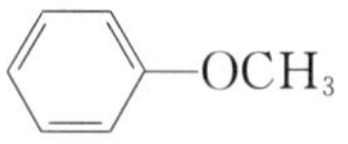

c. 结构复杂的醚的命名

该类化合物采用系统命名法,把较大的烃基作为母体,剩下的—OR 部分(烃氧基)看作取代基。如:

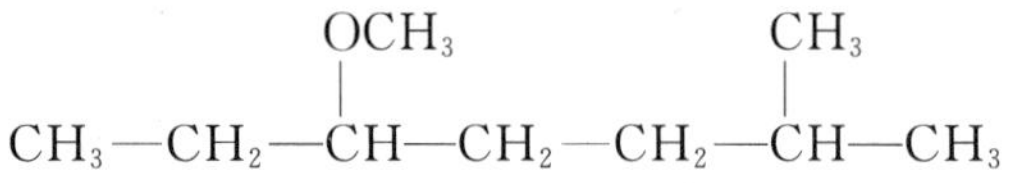

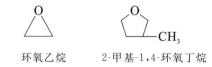

2-甲基-5-甲氧基庚烷 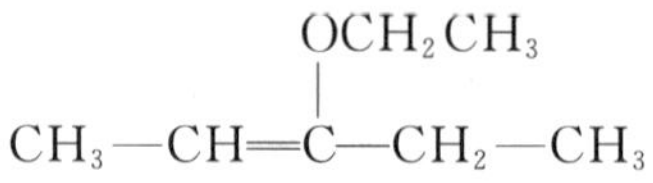　　　　　　　　3-乙氧基-2-戊烯

d. 环醚的命名

环醚的命名是以烷为母体,称为"环氧某烷"。例如:

环氧乙烷　　2-甲基-1,4-环氧丁烷

(2)醚的性质

A. 物理性质

大多数醚在室温下为液体,有特殊气味,比水轻,它们的沸点比相对分子质量相近的醇低得多,例如:乙醇的沸点为 78.5 ℃,而与它相对分子质量相近的甲醚沸点为 −25 ℃。这是因为醚分子之间不能通过氢键缔合。醚在水中的溶解度比烷烃大,这是因为醚分子中的氧原子能与水分子中的氢形成氢键。低级醚沸点低,具有高度的挥发性,极易着火,使用时要小心,注意通风。

B. 化学性质

醚是一类相当不活泼的化合物(环醚除外),其稳定性稍次于烷烃。在室温下与氧化剂、还原剂、强碱、稀酸都不反应。但醚可以发生一些特殊的反应。

a. 醚键的断裂

醚分子中的 C—O 键是一个极性共价键,若要使醚键断裂,则反应必须在浓酸和高温下才能发生。使醚键断裂的有效试剂是氢卤酸,其中以氢碘酸的活性最强,反应生成卤代烃和醇(或酚)。例如:

$$C_2H_5-O-C_2H_5 + HI(浓) \longrightarrow [\ C_2H_5 \overset{\overset{H}{\uparrow}}{-O-} C_2H_5\ ]^+ I^- \longrightarrow C_2H_5OH + C_2H_5I$$

两个烃基都是脂肪族烃基的混醚断裂时,一般是小的烃基形成卤代烃;芳基烷基醚键断裂时,生成卤代烷和酚。例如:

$$CH_3-O-C_2H_5 + HI(浓) \longrightarrow CH_3I + C_2H_5OH$$

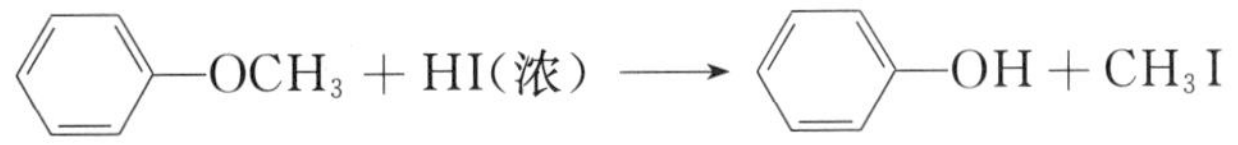

$$\langle \bigcirc \rangle-OCH_3 + HI(浓) \longrightarrow \langle \bigcirc \rangle-OH + CH_3I$$

b. 𨦡盐的生成

醚键上的氧原子具有未共用电子对,能与强酸中的氢离子结合形成类似盐类结构的化合物——𨦡盐。例如:

$$C_2H_5-O-C_2H_5 + HCl \longrightarrow [\ C_2H_5 \overset{\overset{H}{\uparrow}}{-O-} C_2H_5\ ]^+ Cl^-$$

因此,醚能溶于硫酸、盐酸等强无机酸中。利用这一性质,可以区分醚和烷烃。

c. 过氧化物的生成

醚对氧化剂一般较稳定,但如果长期接触空气,可被氧化,逐渐生成过氧化物($CH_3CH_2-O-\underset{\underset{O-OH}{|}}{CH}CH_3$)。过氧乙醚极不稳定,受热易发生爆炸。因此,蒸馏乙醚时,切忌蒸干。存放时,应避光,密封保存在阴凉处。久置的醚在使用前,应先检查是否含有过氧化物。其方法是:若乙醚能使润湿的 KI-淀粉试纸变成蓝色或使硫酸亚铁和硫氰化钾(KSCN)的混合液显红色,即说明醚中存在过氧化物。可加入硫酸亚铁的稀溶液除去过氧化物。

(3)重要的醚

A. 乙醚($C_2H_5-O-C_2H_5$)

乙醚是常见和重要的醚,常温下为易挥发的无色液体,沸点34.5 ℃。乙醚易燃易爆,其蒸气与空气混合到一定比例,遇火会引起猛烈爆炸,因此使用时要特别注意远离火源。

乙醚微溶于水,能溶解多种有机物,是一种良好的有机溶剂。其本身性质比较稳定,常用作有机溶剂和提取中草药有效成分的萃取剂。无水乙醚可用于药物合成和制备格氏试剂。

B. 环氧乙烷($\underset{O}{\overset{H_2C-CH_2}{\diagdown\diagup}}$)

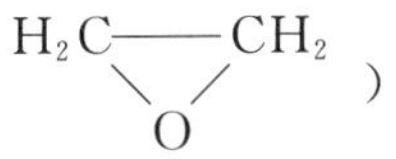

环氧乙烷又称氧化乙烯,是一种最简单和最重要的环醚,为无色有毒气体,沸点11 ℃,能溶于水、醇、乙醚中,环氧乙烷与空气的混合物容易发生爆炸,一般是把它压缩保存在钢瓶中。环氧乙烷在临床上主要用作气体杀菌剂,其穿透力强,可杀灭各种微生物,属于高效灭菌剂,主要用于医疗器械、内镜及一次性作用的医疗用品的消毒。

知识拓展

环氧乙烷的用途

环氧乙烷是最小的环醚,由于它具有三元环的结构,环的张力很大,并且氧原子有强吸电子诱导效应,环氧乙烷及其衍生物的化学性质很活泼,在酸或碱的催化下,可与有活泼氢的化合物以及某些亲核试剂反应,结果 C—O 键断裂,生成相应的双官能团化合物(开环反应)。例如:

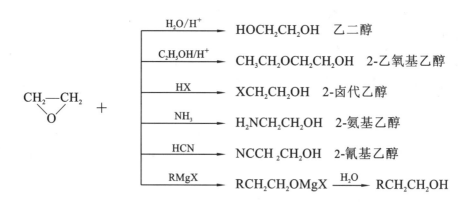

C. 冠醚

冠醚是分子中含有多个—OCH₂CH₂—单位的大环多醚。由于它们的形状像皇冠,故称为冠醚。冠醚的命名比较特殊:"X-冠-Y",X 代表环上的原子总数,Y 代表氧原子数。例如:

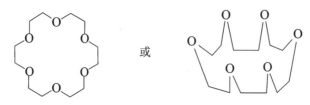

18-冠-6

冠醚的大环结构中间留有"空穴",由于氧原子上具有未共用电子对,故可通过配位键与金属离子形成配合物。各种冠醚的空穴大小不同,可以选择性结合不同的金属离子。利用冠醚的这一重要特点,可以分离金属离子。

冠醚还是一种相转移催化剂(PTC),能将不能溶解于有机溶剂的离子型化合物转移到有机相中进行化学反应。其原理是:当冠醚与金属离子配位时,金属离子被包围在冠醚的"空穴"中,而冠醚配合物的外层结构具有亲脂性,故形成的配合物可以溶解于有机溶剂中,这样就将金属离子转移到有机相中,使有机物与无机物处于同一相,从而大大加快反应速率。

知识拓展

硫　醚

硫醚可看作是醚分子中的氧原子被硫置换的产物。通式为:(Ar)R—S—R'。硫醚的命名与相应的醚相似,只是在"醚"字前加一个"硫"字即可。例如:

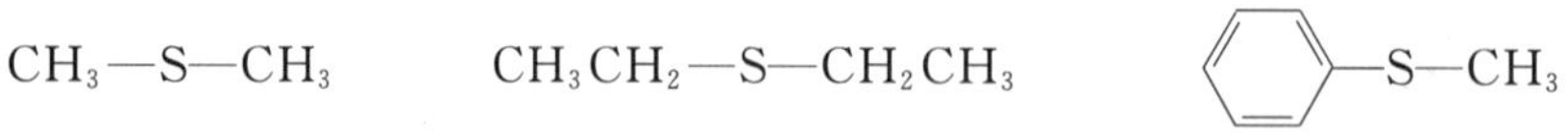

$$CH_3—S—CH_3 \qquad CH_3CH_2—S—CH_2CH_3 \qquad \text{苯环}—S—CH_3$$

　　甲硫醚　　　　　　　　　乙硫醚　　　　　　　　　苯甲硫醚

硫醚是有臭味的无色液体,不溶于水,可溶于醇和醚中,其沸点比相应的醚高。硫醚容易被氧化,首先生成亚砜,进一步氧化则生成砜。例如:

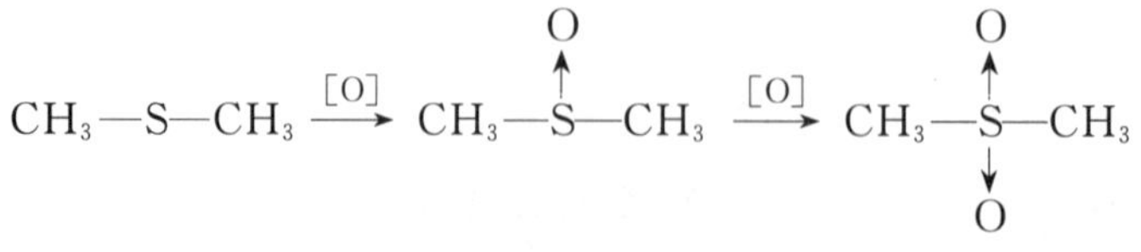

$$CH_3—S—CH_3 \xrightarrow{[O]} CH_3—\overset{\overset{O}{\uparrow}}{S}—CH_3 \xrightarrow{[O]} CH_3—\overset{\overset{O}{\uparrow}}{\underset{\underset{O}{\downarrow}}{S}}—CH_3$$

　　　　　　　　　　　　　　　　二甲基亚砜　　　　　　　　二甲基砜

二甲基亚砜(DMSO)不仅是一种良好的溶剂和试剂,而且具有镇痛、消炎作用。由于它渗透皮肤的能力强,可作为某些药物的渗透载体,以加强组织的吸收。例如:DMSO 可用于配制皮肤病药剂。

目标测试

1. 用系统命名法命名下列化合物。

(1) 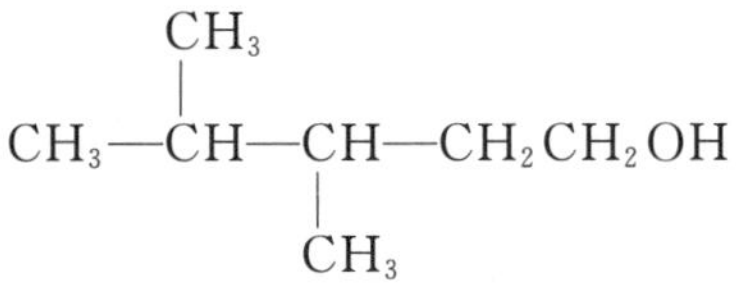 $CH_3-CH-CH-CH_2CH_2OH$
    其中两个 CH_3 取代基

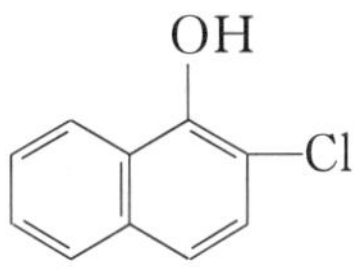

(2) （2-氯-1-萘酚结构，萘环上 OH 及 Cl）

(3) $CH_3-CHCH_2-CHCH_3$
    $\quad\quad\; OH \quad\;\; OH$

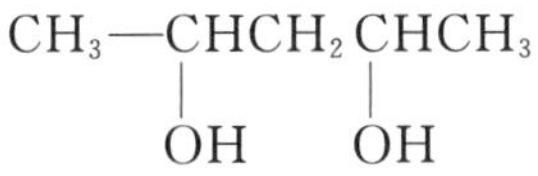

(4) 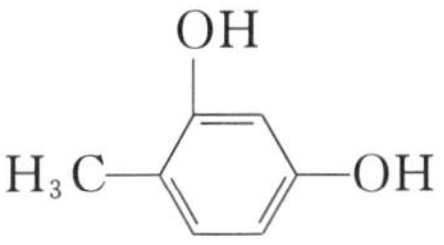 H_3C- （苯环，带两个 OH）

(5) $CH_3CH=CHC(CH_3)_2CH_2OH$

(6) $CH_3-O-CH(CH_3)_2$

(7) 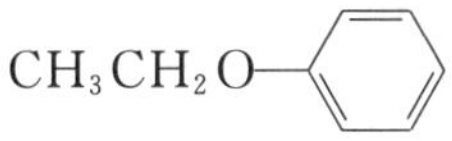 CH_3CH_2O- （苯基）

2. 写出下列化合物的结构简式。

(1) 2-苯基-2-丙醇　　(2) 丙硫醇　　(3) 2,4-二硝基苯酚　　(4) 2,2-二甲基-3-戊烯-1-醇

(5) 2-甲基-1-萘酚　　(6) 对甲苯乙醚　　(7) 2,2-二甲基-3-戊醇

3. 完成下列反应。

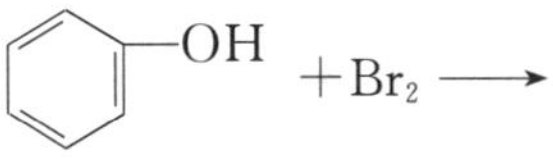

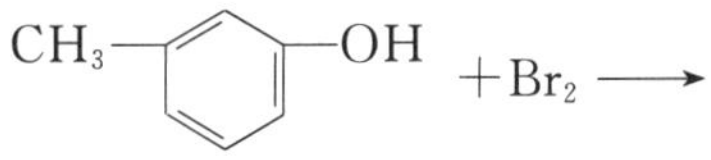

(1) $C_2H_5OH + Mg \longrightarrow$

(2) 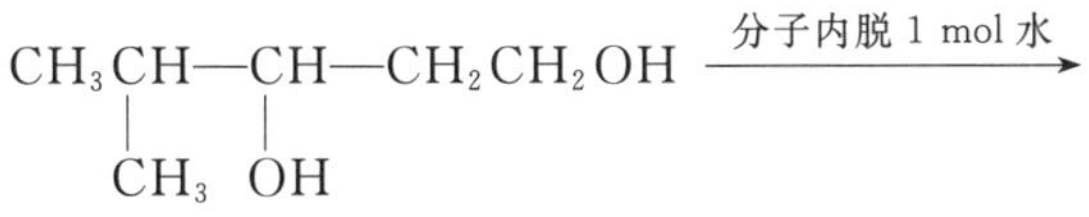 $CH_3CH-CH-CH_2CH_2OH \xrightarrow{\;分子内脱\;1\;mol\;水\;}$
    $\quad\quad\;\; CH_3\;\; OH$

(3) （2-甲基环戊醇结构）$\xrightarrow{\;分子内脱水\;}$

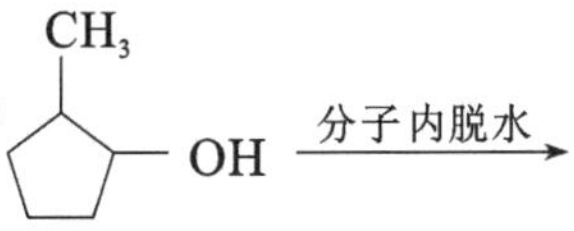

(4) 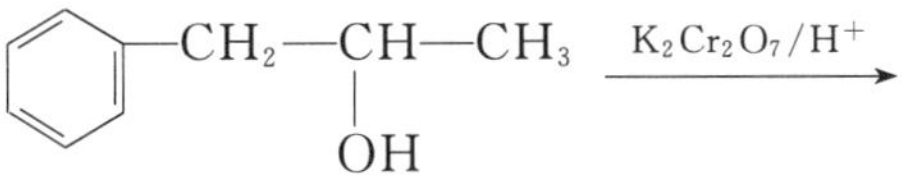 （苯基）$-CH_2-CH-CH_3 \xrightarrow{K_2Cr_2O_7/H^+}$
    $\quad\quad\quad\quad\quad\; OH$

(5) （苯酚）$-OH + Br_2 \longrightarrow$

(6) CH_3-（苯环）$-OH + Br_2 \longrightarrow$

(7) CH_3O-（苯环）$-CH_3 + HI \longrightarrow$

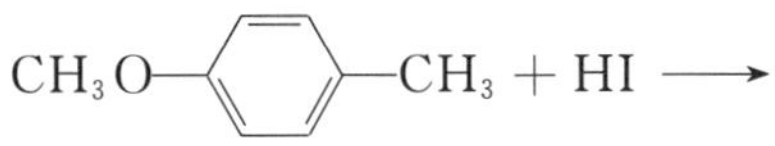

(8) $CH_3-O-C_2H_5 + HCl \longrightarrow$

4. 用化学方法区分下列各组化合物。

(1) 正丁醇、仲丁醇和叔丁醇　　(2) 1,3-丁二醇和 2,3-丁二醇　　(3) 苯甲醇、苯酚和苯乙烯

(4) 乙醇、甘油和乙醚　　(5) 苄氯、苄醇、甲苯和苯酚

5. 完成下列化合物的转化。

(1) 由苯转化为苄醇　　(2) 由 1-丁醇转化为丁酮

6. 甲、乙两种化合物的分子式均为 $C_5H_{12}O$,甲氧化能生成酮,乙则不能。甲与乙经脱水成烯后再用酸性高锰酸钾溶液氧化,均得到羧酸和酮的混合物。试推测甲和乙的结构简式。

7. 化合物 $C_9H_{12}O$(A)与 $NaOH$、$KMnO_4$ 均不反应,遇 HI 生成 B 和 C,B 遇溴水立即变为白色混浊,C 经 $NaOH$ 水解,与 $Na_2Cr_2O_7$ 的稀硫酸溶液反应生成酮(D)。试推测 A、B、C、D 的结构简式。

单元 3　醛、酮、醌

单元目标

※ 掌握醛、酮的结构、分类和命名。

※ 掌握醛、酮的主要化学性质;醛的特殊反应。

※ 熟悉碳氧双键和碳碳双键的结构差异以及在加成反应中的不同。

※ 了解醌命名、结构和性质。

※ 会区别醛、酮类化合物。

醛、酮和醌分子中均含有羰基($\diagdown C{=}O$),因此统称为羰基化合物。醛分子中羰基连有一个烃基和一

个氢(甲醛的羰基两端都连有氢),所以 $-\overset{O}{\overset{\|}{C}}-H$ 称为醛基,是醛的官能团。酮分子中羰基两端各连有烃基,酮中的羰基又称为酮基,是酮的官能团。一元醛、酮的结构通式为

$$(Ar)R-\overset{O}{\overset{\|}{C}}-H \qquad (Ar)R-\overset{O}{\overset{\|}{C}}-R'(Ar')$$

醛　　　　　　　　　　　酮

醌的分子中含有两个羰基,是具有共轭体系的环己二烯二酮类化合物。如:

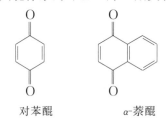

对苯醌　　　　　　　　α-萘醌

许多药物具有醛、酮和醌的结构,某些醛、酮是药物合成的重要原料或中间体,如间溴苯甲醛、异香草醛是合成地钱素 M 的原料,3,4,5-三甲氧基苯甲醛是合成磺胺增效剂 TMP 的重要中间体。

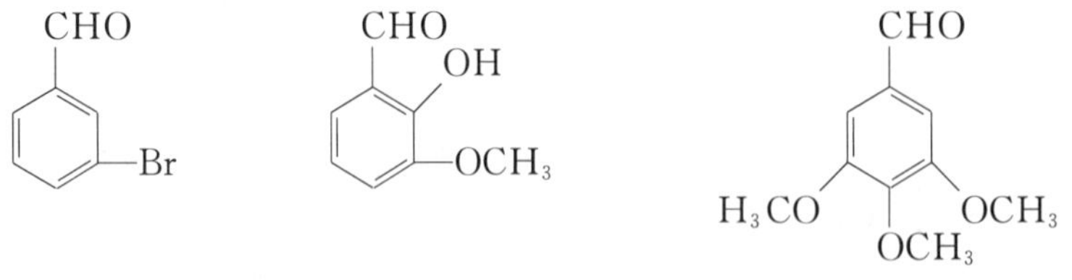

间溴苯甲醛　　　　异香草醛　　　　3,4,5-三甲氧基苯甲醛

1. 醛和酮

1)醛、酮的分类、命名和结构

(1)醛和酮的分类

A. 根据羰基所连接的烃基不同可以分为脂肪醛、酮,脂环醛、酮和芳香醛、酮。例如:

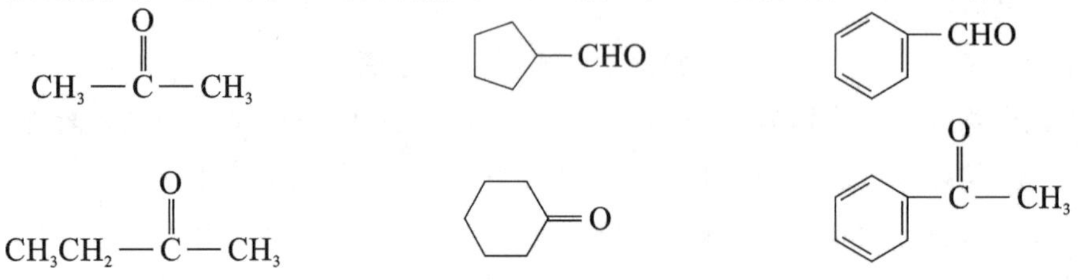

$$CH_3-\overset{O}{\overset{\|}{C}}-CH_3$$

$$CH_3CH_2-\overset{O}{\overset{\|}{C}}-CH_3$$

脂肪醛、酮　　　　　　脂环醛、酮　　　　　　芳香醛、酮

B. 根据脂肪烃基中是否含有不饱和键,脂肪醛、酮又可分为饱和醛、酮与不饱和醛、酮。例如:

$$CH_3CH_2CHO \quad CH_3CH_2COCH_3 \qquad CH_3CH=CHCHO \quad CH_3COCH=CH_2$$

饱和醛、酮   不饱和醛、酮

C. 根据分子中所含羰基数目不同可分为一元醛、酮与多元醛、酮。例如:

O   O   O   O

‖   ‖   ‖   ‖

H—C—C—H   CH₃—CCH₂C—CH₃

二元醛   二元酮

(2)醛和酮的命名

简单的醛、酮可用普通命名法命名。结构复杂的醛、酮则使用系统命名法命名。

A. 脂肪醛、酮命名

脂肪醛、酮命名时,选择含有羰基(如有不饱和键也应选择含有不饱和键)在内的最长碳链作为主链,按其含有的碳数称为"某醛"或"某酮";从靠近羰基一端开始为主链编号,使羰基位次最小,若羰基在主链两端的位次相同,则要使取代基的位次最小。也可用希腊字母 α、β、γ、δ 等,从与羰基相邻的碳开始为主链编号;将取代基、不饱和键的位次、数目、名称以及酮基的位次(醛基在链端,不用标位次)依次写在母体名称前面。例如:

CH₃
|
CH₃CHCHO   CH₃—CH=CH—CHO   CH₂=CH—C—CH₂—CH₃ (O 在 C 上方)

2-甲基丙醛   2-丁烯醛   1-戊烯-3-酮

α-甲基丙醛   α,β-丁烯醛

B. 脂环醛、酮和芳香醛、酮的命名

脂环醛、酮和芳香醛、酮命名时,把苯环、脂环看作取代基,以脂肪醛、酮为母体命名;如脂环酮中羰基参与成环,那么分子中碳环的编号要从羰基碳开始,按环上的碳数称"环某酮"。例如:

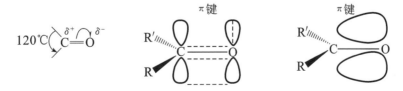

2-乙基环戊基甲醛   1,4-环己二酮   对羟基苯甲醛   4-苯基-2-丁酮

C. 醛和酮的结构

醛和酮分子中羰基的碳原子以 3 个 sp² 杂化轨道形成 2 个 C—C σ键,1 个 C—O σ键,这 3 个 σ键处于同一平面,相互间夹角约为 120°;碳原子未参加杂化的 p 轨道与氧原子的 1 个 p 轨道均垂直于 σ键所在的平面,相互重叠形成 π键。因此羰基的碳氧双键是由 1 个 σ键和 1 个 π键构成的,与乙烯的碳碳双键相似。但由于氧原子的电负性比碳原子大,氧原子周围电子云密度比碳原子周围电子云密度高,氧带部分负电荷,碳带部分正电荷,所以羰基具有极性。羰基的结构可表示为

120℃ C=O (δ⁺ δ⁻)   (π键 轨道图)   (π键 轨道图)

2)醛和酮的性质

(1)物理性质

在室温下,除甲醛为气体外,其他醛、酮都是液体或固体。醛、酮的沸点高于相对分子质量相近的烷烃和醚,而比相应的一元醇低。因为羰基具有极性,使醛、酮成为极性分子,分子间的作用力较大,沸点高于相应的烷烃或醚;但醛、酮分子间不能形成氢键,因此沸点比相应的一元醇低。

低级的醛、酮能与水分子形成分子间氢键,故易溶于水,甲醛、乙醛和丙酮能与水混溶。其他醛、酮在水中的溶解度随相对分子质量的增大而减小,C₆ 以上的醛和酮几乎不溶于水,而溶于苯、醚、四氯化碳等有机

溶剂。

（2）化学性质

醛、酮分子中都含有羰基，所以具有许多相似的化学性质，主要表现在亲核加成反应、α-H 的反应以及氧化还原反应。但它们在结构上又有差异，所以化学性质也有所不同。一般是醛较活泼，某些反应只有醛能发生，而酮则不能发生。醛和酮的化学性质所示如下：

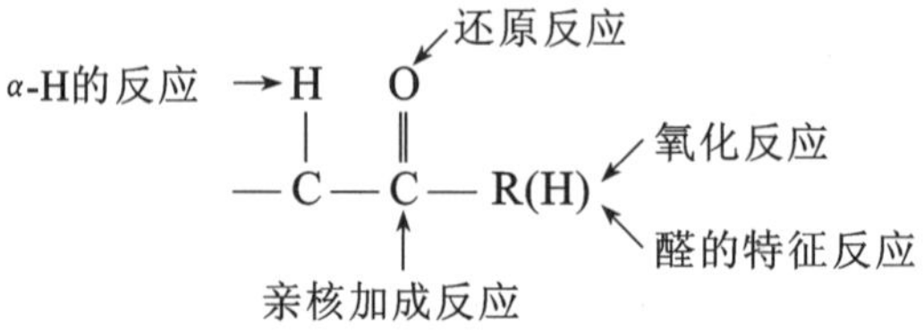

A. 醛和酮相似的反应

a. 亲核加成反应

羰基的加成反应和烯烃碳碳双键的加成反应不同，烯烃的加成属于亲电加成，而羰基的加成属于亲核加成。

醛、酮的亲核加成反应活性大小，除与亲核试剂的性质有关外，主要取决于醛、酮结构两方面的影响。一是电子效应：羰基上连接的烷烃越大、越多，由于其供电子诱导效应的影响，将降低羰基碳原子的正电性，不利于反应进行。二是空间效应：羰基所连接的烃基越多或体积越大，空间位阻增大，使得亲核试剂不易进攻羰基碳原子，亲核加成反应也就难以进行。综合上述两方面因素，不同结构的醛、酮进行亲核加成时，其反应活性顺序为

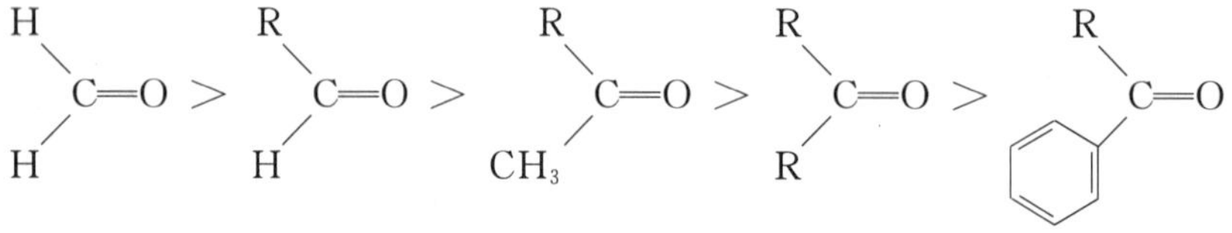

① 与氢氰酸的加成

氢氰酸能与醛、脂肪甲基酮和 8 个碳以下的脂环酮加成生成 α-氰醇（又称 α-羟基腈）。

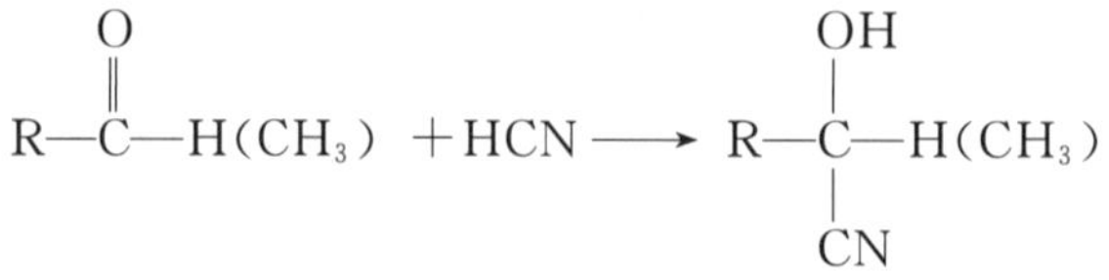

反应后生成的 α-羟基腈，比原来的醛、酮在碳链上增加了一个碳原子，这是有机合成上增长碳链的方法之一。α-羟基腈是活性较强的有机合成中间体，例如，可进一步水解生成 α-羟基酸，或转化为 α,β-不饱和酸。

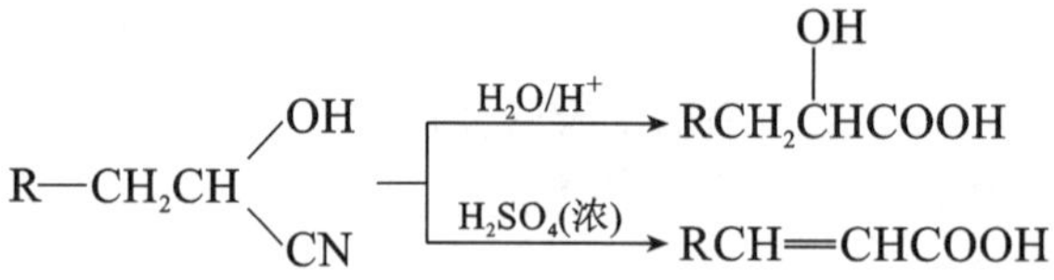

由于氢氰酸极易挥发，且有剧毒，不宜直接使用。在实验室中，常用氰化钾或氰化钠滴加无机强酸来代替氢氰酸，并且操作应在通风橱中进行。

知识拓展

醛、酮的亲核加成反应历程

实验表明，反应体系的酸碱性对醛、酮与氰化钠（钾）的反应有很大的影响。在碱性条件下，反应速率较快，而在酸性条件下，反应速率较慢，这是因为氢氰酸是弱酸，在溶液中存在下列平衡：

$$HCN \underset{H^+}{\overset{OH^-}{\rightleftharpoons}} H^+ + CN^-$$

显然，加酸使 CN^- 浓度降低，加碱使 CN^- 浓度增加，这说明在反应中 CN^- 浓度起着重要的作用。一般认为亲核加成反应分两步进行。

第一步:羰基进行加成反应时,亲核试剂(Nu∶A)中的亲核部分(Nu⁻)首先向羰基碳原子进攻,形成氧负离子中间体,该步反应速率较慢。

第二步:带正电荷的亲电部分(A⁺),迅速加到羰基氧原子上并与之结合生成相应产物。

$$\underset{R'(H)}{\overset{R}{\diagdown}} \overset{\delta+}{C} = \overset{\delta-}{O} + Nu{:}A \xrightarrow{慢} \underset{R'(H)}{\overset{R}{\diagdown}} \overset{O^-}{\underset{Nu}{C}} \xrightarrow[A^+]{快} \underset{R'(H)}{\overset{R}{\diagdown}} \overset{OA}{\underset{Nu}{C}}$$

这种由亲核试剂首先进攻而发生的加成反应称为亲核加成反应。能发生亲核加成的试剂称为亲核试剂,如 HCl、$NaHSO_3$、HCN、ROH、$RMgX$ 等。

②与氨的衍生物加成

醛和酮都能与羟胺、肼、苯肼和氨基脲等氨的衍生物发生亲核加成反应,反应不停留在加成一步,加成产物可发生脱水反应生成含有碳氮双键($C{=}N{-}$)的化合物。该反应可用通式表示如下:

$$\diagdown C{=}O + H{\vdots}N{-}G \rightarrow -\underset{\boxed{OH\ H}}{\overset{|}{C}}-\overset{|}{N}-G \rightarrow -\overset{|}{C}{=}N{-}G + H_2O$$

氨分子中的一个氢原子被其他基团取代后形成的一系列化合物称为氨的衍生物,用 $H_2N{-}G$ 表示,其中 G 表示不同的取代基。常见的氨的衍生物及其与醛、酮反应的产物见表 3-2。

表 3-2 氨的衍生物及其与醛、酮反应的产物

氨的衍生物的结构及名称	与醛、酮反应的产物的结构及名称
$H_2N{-}G$	$\underset{H}{\overset{(R')R}{\diagdown}}C{=}N{-}G$
$H_2N{-}OH$ 羟胺	$\underset{H}{\overset{(R')R}{\diagdown}}C{=}N{-}OH$ 肟
$H_2N{-}NH_2$ 肼	$\underset{H}{\overset{(R')R}{\diagdown}}C{=}N{-}NH_2$ 腙
$H_2N{-}NH{-}\text{苯基}$ 苯肼	$\underset{H}{\overset{(R')R}{\diagdown}}C{=}N{-}NH{-}\text{苯基}$ 苯腙
$H_2N{-}NH{-}\text{(2,4-二硝基苯)}$ 2,4-二硝基苯肼	$\underset{H}{\overset{(R')R}{\diagdown}}C{=}N{-}NH{-}\text{(2,4-二硝基苯)}$ 2,4-二硝基苯腙
$H_2N{-}NH{-}\overset{O}{\overset{\|}{C}}{-}NH_2$ 氨基脲	$\underset{H}{\overset{(R')R}{\diagdown}}C{=}N{-}NH{-}\overset{O}{\overset{\|}{C}}{-}NH_2$ 缩氨脲

氨的衍生物与醛、酮反应的产物多数是结晶固体,具有固定的熔点和结晶形状,可以利用此特点来鉴别醛、酮,尤其是 2,4-二硝基苯肼,几乎可以与所有的醛、酮迅速发生反应生成橙黄色或橙红色的 2,4-二硝基

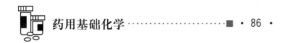
苯腙结晶而从溶液中析出,用于鉴别醛、酮,灵敏性较高。因此,氨的衍生物被称为羰基试剂。

③与格氏试剂加成

格氏试剂中存在强极性键,其中与镁相连的碳原子带部分负电荷,亲核能力很强,所以格氏试剂作为亲核试剂很容易和醛、酮发生亲核加成反应,其产物水解可得到各种类型的醇,这是有机合成中制备醇的重要途径。反应通式如下:

$$\text{C=O} + \text{R—Mg—X} \longrightarrow \underset{\underset{R}{|}}{\overset{\overset{OMgX}{|}}{C}} \xrightarrow{H_2O} \underset{\underset{R}{|}}{\overset{\overset{OH}{|}}{C}} + \text{Mg}\overset{OH}{\underset{X}{}}$$

其反应规律是,甲醛生成伯醇,其他醛生成仲醇,酮生成叔醇。

④与醇加成

在干燥 HCl 的作用下,1 分子的醛与 1 分子的醇发生加成反应,生成半缩醛。

$$R-\overset{\overset{O}{\|}}{C}-H + H-OR' \xrightarrow{\text{干燥HCl}} R-\overset{\overset{OH}{|}}{C}H-OR' \quad \text{◄----半缩醛羟基}$$
半缩醛

生成的半缩醛由于含有活泼的半缩醛羟基,因而很不稳定,可继续与另一分子的醇作用,进行分子间脱水生成稳定的缩醛。

$$R-\overset{\overset{OH}{|}}{C}H-OR' + H-OR' \xrightarrow{\text{干燥 HCl}} R-\overset{\overset{OR'}{|}}{C}H-OR' + H_2O$$
缩醛

缩醛是具有花果香味的液体,性质与醚相似。缩醛在碱性溶液中相当稳定,在酸性溶液中则可以水解而生成原来的醛和醇。在有机合成中常借此反应来保护醛基:先将含有醛基的化合物变成缩醛,然后进行分子中其他基团的反应,反应完毕后再用酸分解缩醛,使醛基复原。

酮在同样条件下不易生成缩酮。

b. α-H 的反应

醛、酮分子中,由于羰基的强吸电子诱导效应,使 α-碳原子上的 C—H 键极性增强,C—H 键易于解离而具有一定的活泼性,故称为 α-H,含有 α-H 的醛、酮主要能发生以下反应。

①卤代和卤仿反应

含 α-H 的醛、酮与卤素作用时,其 α-H 可以缓慢地逐步被卤素取代,如果控制卤素用量,可能使反应停留在一卤、二卤或三卤代物的阶段。例如:

$$CH_3CHO \xrightarrow{Cl_2/OH^- \text{ 或 } H^+} \underset{\underset{Cl}{|}}{CH_2CHO} \xrightarrow{Cl_2/OH^- \text{ 或 } H^+} \underset{\underset{Cl}{|}}{\overset{\overset{Cl}{|}}{CH}CHO} \xrightarrow{Cl_2/OH^- \text{ 或 } H^+} Cl-\underset{\underset{Cl}{|}}{\overset{\overset{Cl}{|}}{C}}CHO$$

乙醛、甲基酮在碱性条件下的卤代反应,由于产物三卤代物分子中的 3 个卤素原子的强吸电子诱导效应,使羰基碳的正电性增强,在碱性溶液中易被 OH⁻ 进攻,而导致 C—C 键断裂,生成三卤甲烷(又称卤仿)和羧酸盐,此反应称为卤仿反应。反应过程如下:

$$CH_3-\overset{\overset{O}{\|}}{C}-H(R) \xrightarrow{I_2+NaOH} I_3C-\overset{\overset{O}{\|}}{C}-H(R) \xrightarrow{I_2+NaOH} CHI_3\downarrow + (R)H-COO^-$$

常用的卤素是碘,生成的碘仿是难溶于水、具有特殊气味的黄色固体,该反应称为碘仿反应。因而常用碘和 NaOH 溶液鉴别乙醛和甲基酮。

由于碘与 NaOH 反应生成的次碘酸钠具有氧化作用,可使 $CH_3\overset{\overset{OH}{|}}{C}H-$ 结构的醇氧化为相应的乙醛或甲基酮,因此,碘仿反应也可用于对此类醇进行定性鉴别。例如:

$$CH_3\overset{\displaystyle OH}{\underset{|}{CH}}CH_2CH_3 \xrightarrow{I_2+NaOH} CHI_3\downarrow + CH_3CH_2COONa$$

②羟醛缩合反应

在稀碱作用下,含有 α-H 的两分子醛相互作用,其中一个醛分子中的 α-H 加到另一个醛分子中的羰基氧原子上,其余部分加到羰基碳原子上,生成 β-羟基醛,这个反应称为羟醛缩合反应(也称醇醛缩合)。

$$CH_3-\overset{\displaystyle O}{\overset{\|}{C}}-H + CH_2-CHO \xrightarrow{\text{稀}OH^-} CH_3\overset{\displaystyle OH}{\underset{|}{CH}}CH_2CHO$$
$$\beta\text{-羟基丁醛}$$

生成的 β-羟基醛中,由于醛基的影响,α-H 变得很活泼,因此受热时易与相邻的羟基脱水生成 α,β-不饱和醛。

$$CH_3\overset{\displaystyle OH}{\underset{|}{CH}}-\overset{\displaystyle H}{\underset{|}{CH}}CHO \xrightarrow[\triangle]{-H_2O} CH_3CH=CHCHO + H_2O$$

羟醛缩合在有机合成上有重要意义,因为它能增长碳链,也能产生支链。具有 α-H 的酮也能发生羟酮缩合,但由于空间位阻较大,以及酮分子中羰基碳原子的正电性比较弱,反应比较困难。

含有 α-H 的两种不同的醛或酮虽然能够发生缩合,但由于交叉缩合,生成的 4 种产物难以分离,实用意义不大。若用一种不含 α-H 的醛(主要是甲醛和苯甲醛)与另一种含 α-H 的醛或酮之间进行缩合反应,则可得到单一的缩合产物 α,β-不饱和醛或 α,β-不饱和酮。例如:

$$\text{C}_6\text{H}_5-\overset{\displaystyle O}{\overset{\|}{C}}-H + CH_2-CHO \xrightarrow{\text{稀}OH^-} \text{C}_6\text{H}_5-\overset{\displaystyle OH}{\underset{|}{CH}}CH_2CHO \xrightarrow[\triangle]{-H_2O} \text{C}_6\text{H}_5-CH=CHCHO$$

c. 还原反应

①催化加氢

可使羰基还原为相应的羟基,通常醛还原为伯醇,酮还原为仲醇。例如:

$$CH_3CH=CH-CHO + H_2 \xrightarrow{Pt} CH_3CH_2CH_2CH_2OH$$

$$CH_3CH_2\overset{\displaystyle O}{\overset{\|}{C}}CH_3 + H_2 \xrightarrow{Pt} CH_3CH_2\overset{\displaystyle OH}{\underset{|}{CH}}CH_3$$

②羰基还原为亚甲基

将醛、酮与锌汞剂和浓盐酸一起回流,羰基还原为亚甲基,此反应称为克莱门森(Clemmensen)反应。例如:

$$\text{C}_6\text{H}_5-\overset{\displaystyle O}{\overset{\|}{C}}-CH_3 \xrightarrow[\triangle]{Zn-Hg,\text{浓盐酸}} \text{C}_6\text{H}_5-CH_2CH_3$$

③选择性还原

采用选择性还原剂,如硼氢化钠、氢化铝锂等,可以还原羰基,但不还原分子中的碳碳不饱和键。例如:

$$CH_2=CH-CH_2-CHO \xrightarrow[\text{或}NaBH_4]{LiAlH_4} CH_2=CHCH_2CH_2OH$$

B. 醛的特性

a. 氧化反应

醛很容易被氧化成羧酸,即使弱氧化剂也可以使它氧化。而酮通常需要用较强的氧化剂和在强烈条件下才能被氧化,并发生碳链断裂。

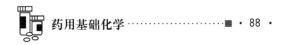

①托伦(Tollens)反应——银镜反应

在硝酸银溶液中,滴加少量氨水即产生褐色的氧化银沉淀,再滴加氨水至沉淀刚好溶解即制得托伦试剂。

若在洁净的试管中进行水浴加热,则生成的银附着在试管壁上,形成光亮的银镜,故称为银镜反应。反应式如下:

$$R-\overset{\overset{\displaystyle O}{\|}}{C}-H + 2Ag(NH_3)_2OH \xrightarrow{\triangle} R-\overset{\overset{\displaystyle O}{\|}}{C}-ONH_4 + 2Ag\downarrow + 3NH_3 + H_2O$$

酮不与托伦试剂作用,故此反应可用来区别醛和酮。

②斐林(Fehling)反应

斐林试剂由两部分组成,A 为硫酸铜溶液,B 为酒石酸钾钠的氢氧化钠溶液,使用时将 A、B 两种溶液等体积混合即可。混合后溶液呈深蓝色,它含有二价的铜配离子。脂肪醛与斐林试剂共热即生成羧酸盐和砖红色的氧化亚铜沉淀。甲醛则生成铜而称为铜镜反应。反应式如下:

$$R-CHO + 2Cu^{2+}(配离子) + 5OH^- \longrightarrow Cu_2O\downarrow + R-COO^- + 3H_2O$$
$$H-CHO + Cu^{2+}(配离子) + 3OH^- \longrightarrow Cu\downarrow + HCOO^- + 2H_2O$$

酮和芳香醛不与斐林试剂作用,此反应可用来区别脂肪醛与芳香醛。

b. 与希夫(Schiff)试剂反应

将二氧化硫通入品红溶液中,至品红溶液的红色褪去,得到品红-亚硫酸无色溶液,也称为希夫试剂。醛和希夫试剂作用得到紫红色化合物,反应非常灵敏。酮类不与希夫试剂显色,因此可用希夫试剂来区别醛和酮。

3)重要的醛和酮

A. 甲醛

甲醛(HCHO)俗称蚁醛,常温下为无色、具有强烈刺激性气味的气体,沸点-20 ℃,易溶于水,40%的甲醛溶液称福尔马林。福尔马林能使蛋白质凝固,细菌蛋白质接触到甲醛被凝固,使细菌死亡,因而具有杀菌和防腐能力。福尔马林溶液长时间放置后,产生混浊或白色沉淀,这是因为甲醛容易发生聚合作用,生成多聚甲醛。多聚甲醛在加热至 160～200 ℃解聚而产生甲醛。

甲醛溶液与氨水共同蒸发,生成环六亚甲基四胺($(CH_2)_6N_4$),药名为乌洛托品(Urotropine),医药上用作利尿剂和尿道消毒剂。

B. 乙醛

乙醛(CH_3CHO)在常温下为无色、有刺激性气味的液体,沸点 21 ℃,易挥发,易溶于水、乙醇及乙醚。乙醛是重要的化工原料。

三氯乙醛是乙醛的一个重要衍生物,它易与水结合生成水合三氯乙醛。水合三氯乙醛是无色透明棱柱形晶体,熔点 57 ℃,具有刺激性,特臭,味微苦,易溶于水、乙醇及乙醚,其 10%水溶液在临床上用作催眠药,治疗失眠、烦躁不安及惊厥。

C. 苯甲醛

苯甲醛(C_6H_5CHO)是最简单的芳香醛。它是无色液体,有浓厚的苦杏仁味,俗称苦杏仁油。在自然界常与葡萄糖、氢氰酸等缩合成苷类物质,存在于杏、李、桃等核仁中,尤以苦杏仁中含量较高。苯甲醛是有机化工原料,可用来制造染料及香料。

D. 丙酮

丙酮(CH_3COCH_3)是最简单的酮,为无色液体,具有特殊的香味,沸点 56.1 ℃,易溶于水,还能溶解多种有机物,故是一种优良的溶剂。

在生物化学变化中,丙酮是糖类物质的分解产物,正常人血液中丙酮的含量很低,但当人体糖代谢出现紊乱,如患糖尿病时,脂肪加速分解可产生过量的丙酮,成为酮体的组成成分之一,从尿中排出或随呼吸呼出。临床上检查患者尿中是否含有丙酮,常用亚硝酰铁氰化钠溶液和氨水(或氢氧化钠),如有丙酮存在,即呈现红色,也可以用碘仿反应来检查。

知识链接

麝 香

麝香是一种天然的环酮类化合物,它在《本草纲目》中被列为上品药,它具有芳香开窍、醒神、活血通瘀等功效,外用还可以镇痛、消肿。麝香是雄麝香腺囊中的分泌物,有强烈的香气,是一种名贵的香料。麝香的有效成分麝香酮的结构式如下:

$$CH_3-CH \underset{(CH_2)_{12}}{\overset{CH_2}{<}} C=O$$

2. 醌

(1)醌的结构和命名

醌是环状不饱和二酮中的一类,分子中都含有 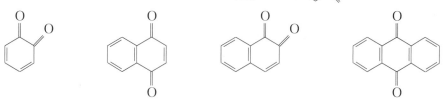 或 结构。例如:

1,2-苯醌(邻苯醌)   1,4-萘醌(α-萘醌)   1,2-萘醌(β-萘醌)   9,10-蒽醌

醌的命名是以苯醌、萘醌等作母体,用较小的数字标出两个羰基的位置,写在醌的前面,有时也采用邻、对或 α、β 等希腊字母,标明两个羰基的相对位置。母体上如有取代基,则把取代基的位次、个数和名称写在醌的名称前面。例如:

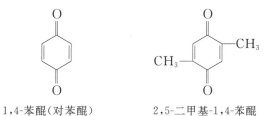

1,4-苯醌(对苯醌)   2,5-二甲基-1,4-苯醌

(2)醌的性质

醌是具有一定颜色的结晶物质,邻位的醌一般为红色或橙色,对位的醌大多为黄色。因此醌类化合物是许多染料和指示剂的母体。

醌具有共轭体系的特点,醌的共轭体系不同于芳环的闭合共轭体系,它们具有烯烃和羰基化合物的典型性质,可以进行多种形式的加成反应。

A. 羰基的加成

醌中的羰基能与亲核试剂(如羟胺)加成,生成肟。

$$\underset{O}{\overset{O}{\bigcirc}} + H_2N-OH \longrightarrow \underset{O}{\overset{N-OH}{\bigcirc}} \xrightarrow{H_2N-OH} \underset{N-OH}{\overset{N-OH}{\bigcirc}}$$

对苯醌单肟   对苯醌双肟

B. 烯键的加成

醌中的碳碳双键可以和卤素、卤化氢等亲电试剂加成。例如:

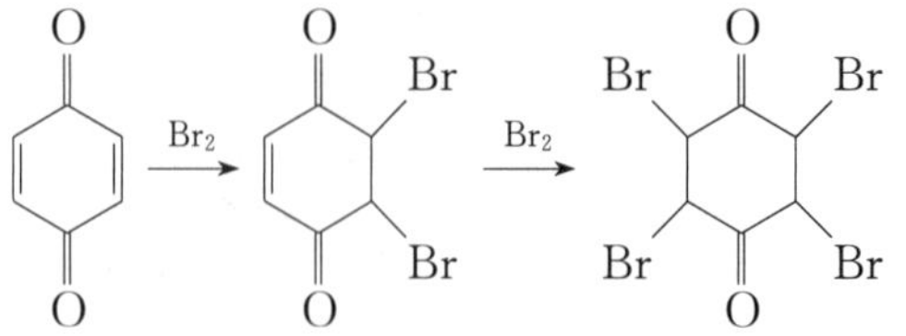

2,3,5,6-四溴环己二酮

C.1,4-加成反应

对苯醌可以和氢卤酸、氢氰酸、亚硫酸氢钠等亲核试剂发生 1,4-加成。例如,对苯醌和氢氰酸起加成反应生成 2-氰基-1,4-苯二酚。

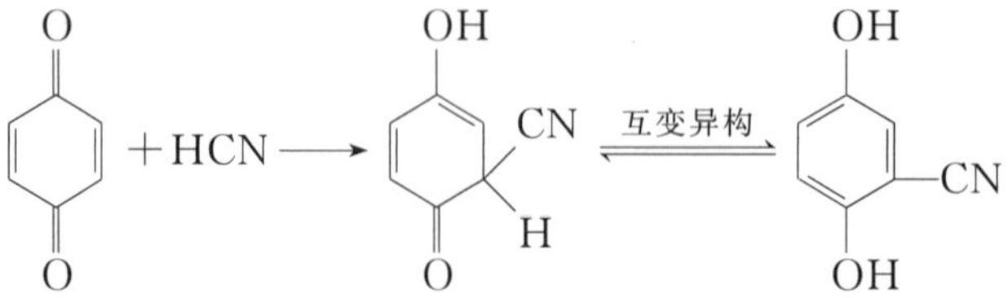

D.还原反应

对苯醌很容易被弱还原剂还原为对苯二酚,对苯二酚也极易被氧化成醌。它是一个可逆反应。

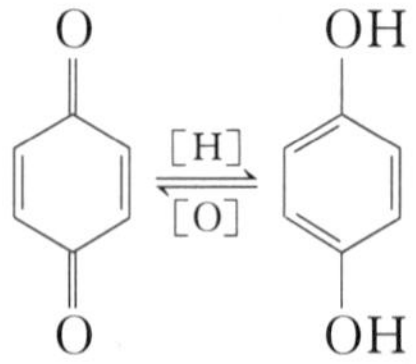

(3)重要的醌

醌类化合物在自然界分布很广,许多花色素、天然染料和中草药成分中都具有醌型结构,如中药大黄中的有效成分大黄素和大黄酸,以及最早使用的红色染料——茜素,都是蒽醌的多羟基衍生物。

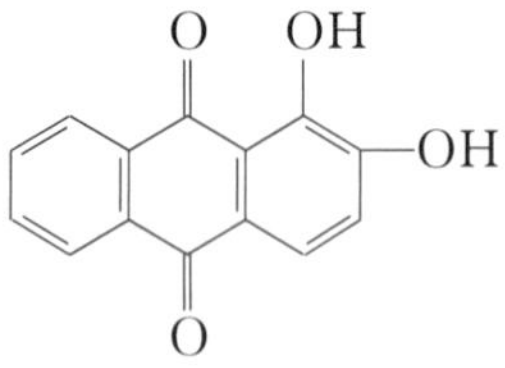

茜素 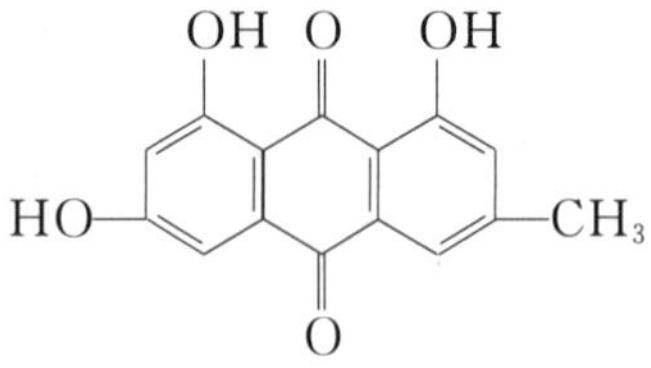　　　　　　　　大黄素 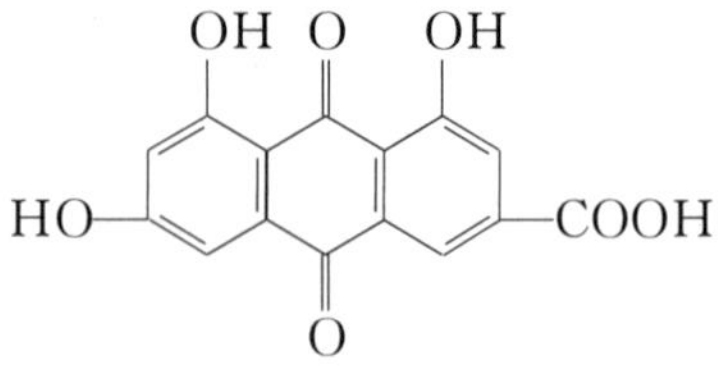　　　　　　　　大黄酸

知识链接

维生素 K

维生素 K 是一类具有凝血作用的维生素的总称,天然存在的维生素 K_1 和 K_2 是 2-甲基-1,4-萘醌衍生物。许多有色指示剂的母体也是醌类化合物。

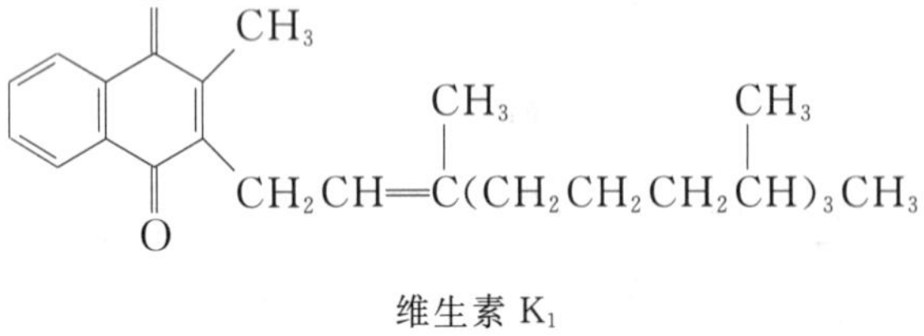

维生素 K_1 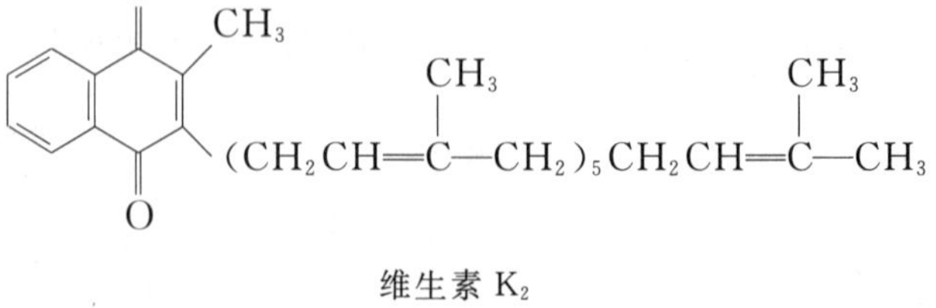　　　　　　　　　　　维生素 K_2

在对维生素 K_1 和 K_2 及其衍生物的化学结构与凝血作用关系进行研究时发现,通过化学合成得到的 2-甲基-1,4-萘醌具有更强的凝血能力。它是不溶于水的黄色固体,但与亚硫酸氢钠反应生成的加成物溶于水,医学上称为维生素 K_3。维生素 K_3 的结构为

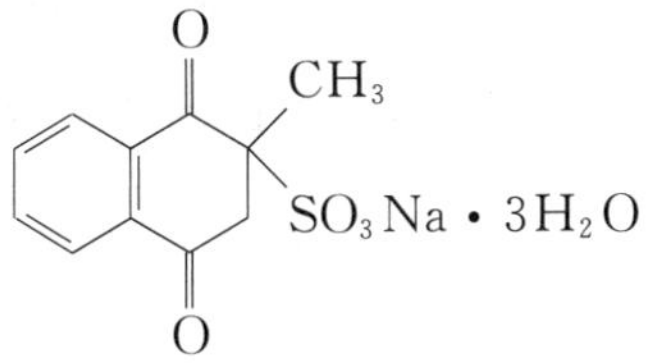

维生素 K_3 又名亚硫酸氢钠甲萘醌(MSB)。维生素 K_3 易溶于水和热乙醇,难溶于冰乙醇,不溶于苯和乙醚,常温下稳定,遇光易分解。高温分解为甲萘醌后对皮肤有强刺激,对酸性物质敏感,易吸湿。维生素 K_3 属于促凝血药,可以用于治疗维生素 K 缺乏所引起的出血性疾病,如新生儿出血、肠道吸收不良所致维生素 K 缺乏及低凝血酶原血症等。

目标测试

1. 用系统命名法命名下列化合物。

(1) $CH_3CH_2\underset{\displaystyle CH_3}{\underset{|}{C}}HCHO$ (2) $(CH_3)_3CCHO$ (3) $(CH_3)_2CHCOCH(CH_3)_2$

(4) $CH_3\overset{\displaystyle O}{\overset{\|}{C}}-\underset{\displaystyle CH_3}{\underset{|}{CH}}-\overset{\displaystyle O}{\overset{\|}{C}}-CH_3$ (5) 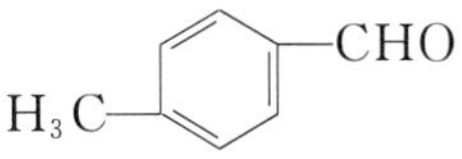

(6) 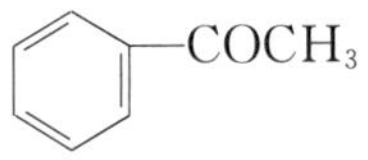 (7) 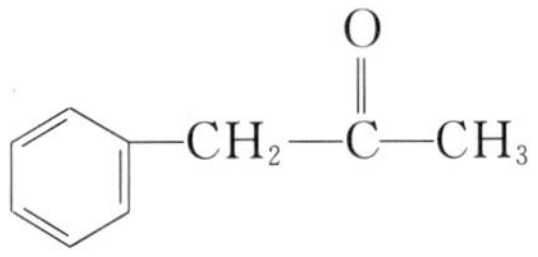

2. 写出下列化合物的结构简式。

(1)2,2-二甲基丙醛 (2)3-苯丙醛 (3)3,3-二甲基-2,4-戊二酮

(4)对羟基苯乙酮 (5)邻甲基苯甲醛 (6)2,5-二甲基-1,4-苯醌

3. 完成下列反应。

(1) 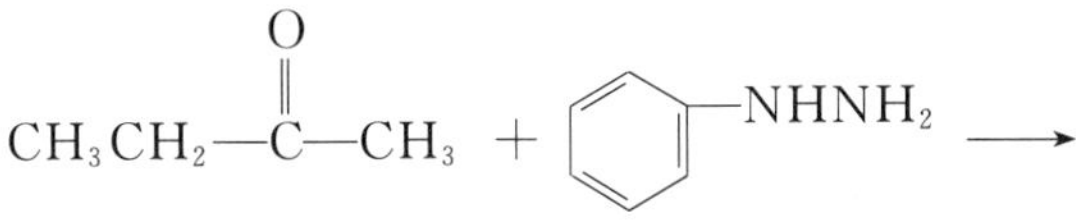 (2) 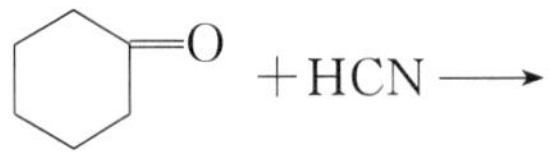

(3) $CH_3CH_2\underset{\displaystyle CH_3}{\underset{|}{C}}HCHO \xrightarrow[\triangle]{\text{稀 NaOH}}$ (4) $CH_3CH_2CHO + CH_3OH \xrightarrow{\text{干燥 HCl}}$

(5) $CH_3\overset{\displaystyle O}{\overset{\|}{C}}-CH_2-\overset{\displaystyle O}{\overset{\|}{C}}CH_3 + I_2 + NaOH \longrightarrow$ (6) $C_6H_5-CHO + CH_3-\overset{\displaystyle O}{\overset{\|}{C}}-CH_3 \xrightarrow{\text{稀 } OH^-}$

4. 用化学方法区分下列各组化合物。

(1)乙醛和丙醛 (2)丙醛和丙酮 (3)甲醛和苯甲醛 (4)甲醇和乙醇

(5)1-戊醇和 2-戊醇 (6)2-戊酮和 3-戊酮 (7)苯乙酮和苯甲醛 (8)丙醇和异丙醇

5. 完成下列化合物的转化。

(1)由乙醛转化为正丁醇 (2)由丁醛转化为 2-乙基-2-己烯醛

6. 指出下列化合物中哪些可与羰基试剂反应,哪些可发生碘仿反应。

(1)2-甲基丁醛 (2)2-戊醇 (3)苯乙酮 (4)环己酮 (5)苯乙醛 (6)1-苯基乙醇

7. 某化合物分子式为 $C_5H_{12}O$(A),脱氢氧化后得 $C_5H_{10}O$(B),B 能与苯肼作用,但不能和希夫试剂作用。A 与浓硫酸共热得 C_5H_{10}(C),C 经氧化断键生成乙酸和 C_3H_6O(D),D 也能和苯肼作用。A、B、D 均能发生碘仿反应。试推出 A、B、C、D 的结构简式。

8.有两种化合物分子式都是 C_8H_8O,都能与苯肼作用生成苯腙,甲能与希夫试剂产生紫红色,还能发生自身醇醛缩合反应,但不能发生碘仿反应;乙不能与希夫试剂产生紫红色,但能发生碘仿反应。试推测甲、乙的结构简式。

单元4 羧酸、羟基酸和酮酸

单元目标

※ 掌握酸和取代羧酸的结构、分类、命名(包括俗名)。

※ 掌握羧酸的酸性、羧酸的脱羧反应;醇酸的脱水反应。

※ 熟悉羧酸衍生物的生成;羧酸的还原反应;α-H 的卤代反应;醇酸和酮酸的有关性质。

※ 了解酮体的生理意义。

分子中具有羧基(—COOH)的化合物称为羧酸。羧酸分子中烃基上的氢原子被其他原子或基团取代后生成的化合物称为取代羧酸。常见的取代羧酸有卤代酸、羟基酸、羰基酸和氨基酸等。本章主要讨论羟基酸和羰基酸。

羧酸及取代羧酸广泛存在于自然界中,它们在动植物体的生长、繁殖、新陈代谢等方面都起着重要作用,许多羧酸及取代羧酸都具有生物活性。因此,羧酸及取代羧酸都是与药物关系十分密切的重要有机酸,有的常用药物本身就是羧酸或取代羧酸。

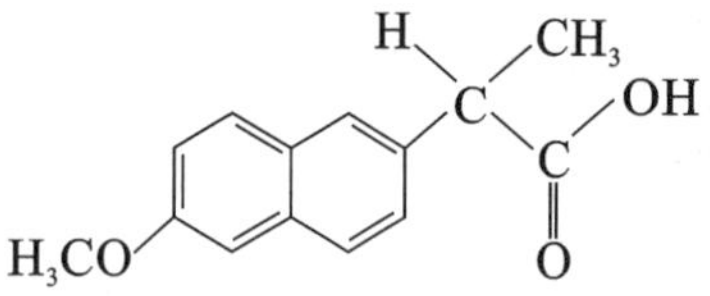

萘普生(非甾体抗炎药) 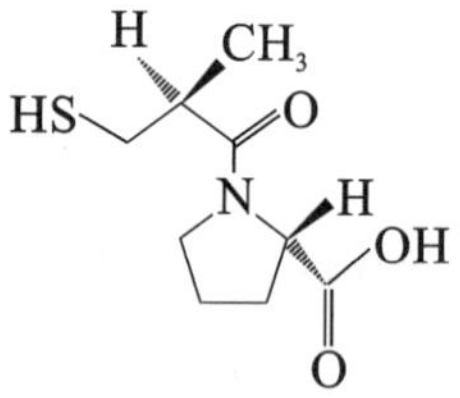   卡托普利(抗高血压药)

1.羧酸

羧酸的官能团是羧基(—COOH),除甲酸外,也可以看成是烃分子中的氢原子被羧基取代后的化合物。一元羧酸的结构通式为(Ar)R—COOH。

1)羧酸的分类、命名和结构

A.羧酸的分类

羧酸的分类方法有多种,根据分子中烃基的结构不同,羧酸可分为脂肪羧酸、脂环羧酸和芳香羧酸;根据羧酸分子中是否有不饱和键,可分为饱和羧酸和不饱和羧酸;根据分子中羧基的数目不同又可分为一元羧酸、二元羧酸和多元羧酸。

	脂肪羧酸	脂环羧酸	芳香羧酸
一元羧酸	CH_3—COOH	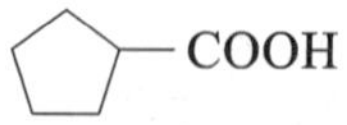 ⬠—COOH	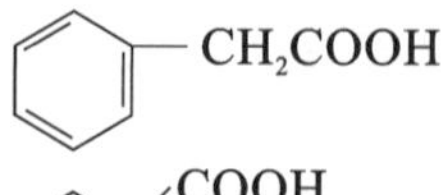 ⬡—CH_2COOH
二元羧酸	HOOC—COOH	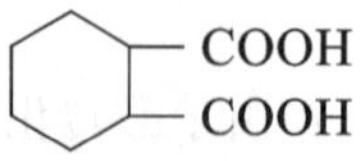 ⬡〈COOH COOH	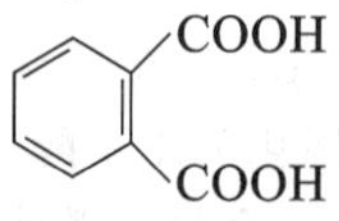 ⬡〈COOH COOH
不饱和羧酸	CH_2=CH—COOH	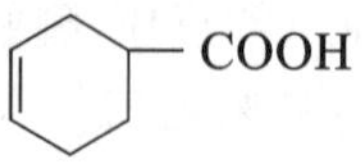 ⬡—COOH	

B.羧酸的命名

羧酸的系统命名原则和醛相似,将"醛"字改为"酸"字即可。

a. 饱和脂肪羧酸

饱和脂肪羧酸命名时,选择含羧基的最长碳链作为主链,根据主链碳原子数目称为某酸。编号从羧基开始用阿拉伯数字标明主链碳原子的位次。简单的羧酸也常用希腊字母标位,与羧基直接相连的碳为 α 位,依次为 $\beta,\gamma,\delta,\cdots,\omega$,$\omega$ 是指碳链末端的位置。

$$\overset{\omega}{CH_3}\cdots\overset{\gamma}{\underset{4}{CH_2}}-\overset{\beta}{\underset{3}{CH_2}}-\overset{\alpha}{\underset{2}{CH_2}}-\overset{}{\underset{1}{COOH}}$$

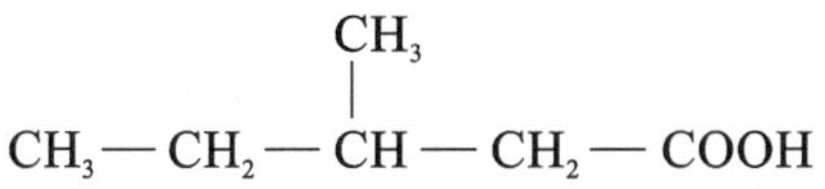

CH₃—CH₂—CH—CH₂—COOH (CH₃)
3-甲基戊酸(β-甲基戊酸)

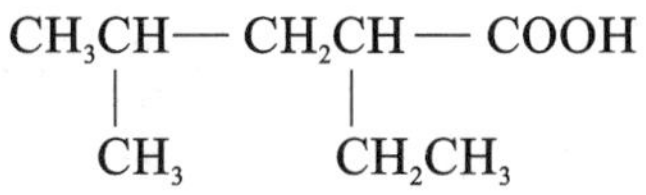

CH₃CH—CH₂CH—COOH (CH₃, CH₂CH₃)
4-甲基-2-乙基戊酸(或γ-甲基-α-乙基戊酸)

b. 不饱和脂肪羧酸

不饱和脂肪羧酸命名时,选择包含羧基和不饱和键在内的最长碳链为主链,称为"某烯酸"或"某炔酸"。把双键或三键的位次写在该名称的前面。当主链碳原子数多于 10 个时,需在表示碳原子数的中文小写数字后加一个"碳"字,以避免表示主链碳原子数目和双、三键数目的两个数字混淆。例如:

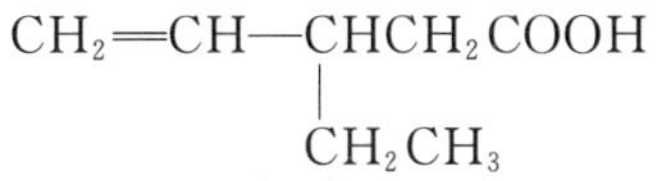

$CH_2=CH-CHCH_2COOH$ (CH_2CH_3)
3-乙基-4-戊烯酸

$CH_3-(CH_2)_4-CH=CH-CH_2-CH=CH-(CH_2)_7-COOH$
9,12-十八碳二烯酸

c. 二元脂肪羧酸

二元脂肪羧酸命名时,可选取包含两个羧基碳在内的最长碳链作为主链,根据主链上碳原子的数目称为"某二酸"。例如:

HOOC—COOH
乙二酸

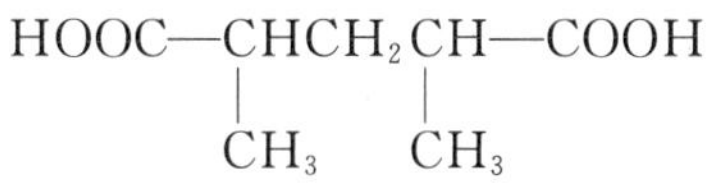

HOOC—CHCH₂CH—COOH (CH₃, CH₃)
2,4-二甲基戊二酸

d. 脂环羧酸和芳香羧酸

脂环羧酸和芳香羧酸命名时,将脂环和芳环看作取代基,以脂肪羧酸作为母体加以命名。例如:

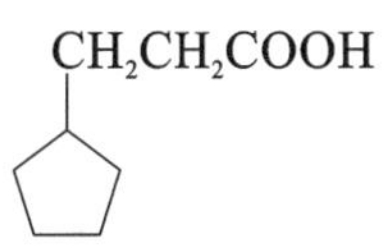

3-环戊基丙酸   α-萘乙酸 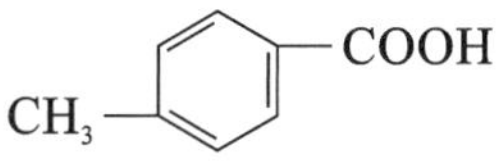   对甲基苯甲酸 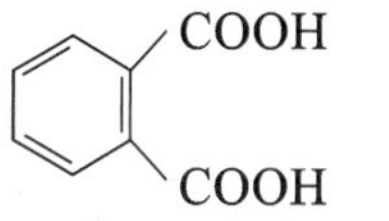   邻苯二甲酸

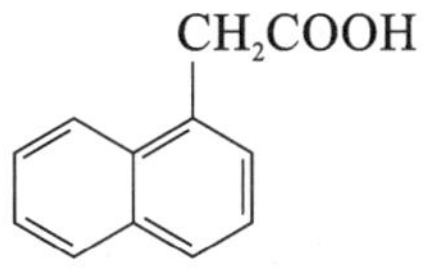

e. 俗名

许多羧酸最初是从天然产物中得到的,常见的羧酸多采用俗名,一般都是根据其来源而得名。例如:甲酸俗名为蚁酸,最初来自于蚂蚁;醋酸是乙酸的俗名,是食醋的主要成分。还有一些常见的俗名:

HOOC—COOH
乙二酸 草酸

HOOCCH₂CH₂COOH
丁二酸 琥珀酸

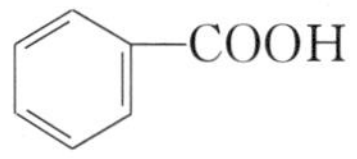

苯甲酸 安息香酸

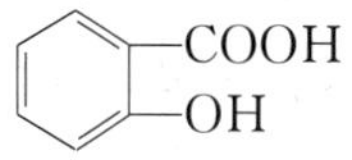

邻羟基苯甲酸 水杨酸

C. 羧酸的结构

羧酸分子中羧基的碳原子是 sp^2 杂化,形成的 3 个 sp^2 杂化轨道分别与 1 个碳原子和 2 个氧原子形成 3 个 σ 键,成键的 4 个原子处于同一平面,未参加杂化的 p 轨道与羰基氧原子的 p 轨道形成 π 键,该 π 键又与羟基氧原子上含未共用电子对的 p 轨道平行并相互重叠,形成 p-π 共轭体系,p-π 共轭体系的存在,使碳氧间的键长发生了平均化。p-π 共轭体系如下所示。

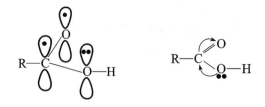

2）羧酸的性质

（1）物理性质

饱和一元羧酸中，甲酸、乙酸、丙酸是具有刺激性气味的液体；$C_4 \sim C_9$ 的羧酸是有恶臭气味的液体；C_{10} 以上的羧酸是无味的蜡状固体。脂肪族二元羧酸都是结晶固体。

羧酸能与水分子形成氢键，低级脂肪酸易溶于水，但随相对分子质量增大，在水中溶解度降低，高级脂肪酸不溶于水，但能溶于乙醇、苯等有机溶剂。饱和一元羧酸的沸点比相对分子质量相近的醇高，如甲酸和乙醇的相对分子质量相同，甲酸的沸点 100.5 ℃，乙醇的沸点 78.3 ℃。这是因为羧酸分子之间可以形成两个氢键而缔合。

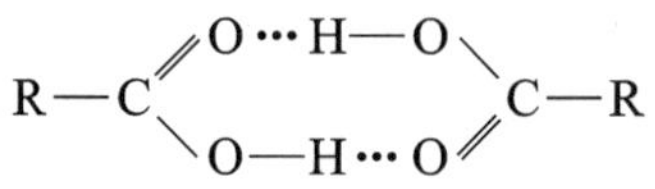

$$R-C \begin{matrix} O \cdots H-O \\ O-H \cdots O \end{matrix} C-R$$

饱和一元羧酸和二元羧酸的熔点，随分子中碳原子数目的增加呈锯齿状变化，即含偶数碳原子的羧酸，比相邻的两个含奇数碳原子的羧酸熔点高，这种现象被认为与分子的对称性有关。如乙酸的熔点为 16.6 ℃，而相邻的甲酸熔点为 8.4 ℃，丙酸熔点为 −22 ℃；再如丁二酸的熔点为 185 ℃，而相邻的丙二酸熔点为 135 ℃，戊二酸熔点为 97.5 ℃。

（2）化学性质

羧酸的化学性质主要表现在官能团羧基上，羧基在形式上由羰基和羟基组成，但它们通过 p-π 共轭构成了一个整体，使羧酸在性质上有别于羰基化合物和醇类，而具有特殊性质。具体表现为酸性、羟基被取代、羧基的还原、脱羧以及 α-H 的取代反应等。

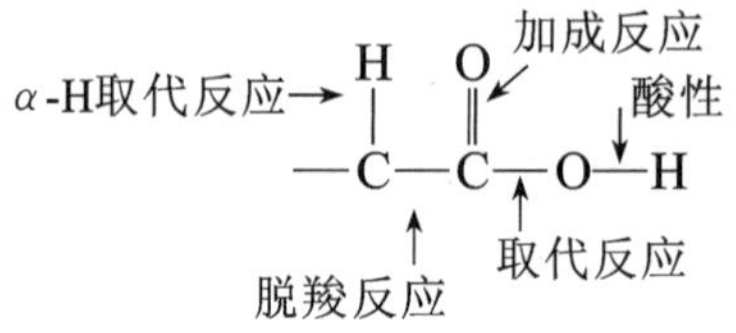

A. 酸性

羧基 p-π 共轭的结果使羧基氧的电子云向羰基方向转移，O—H 键电子云更偏向氧原子，O—H 键极性增大，更容易断裂，从而使羧酸分子中羧基上的氢，在水溶液中发生解离而显示明显的酸性。

$$R-\overset{O}{\overset{\|}{C}}-OH + H_2O \longrightarrow R-\overset{O}{\overset{\|}{C}}-O^- + H_3O^+$$

羧酸一般都属于弱酸，其 pK_a 在 4～5 之间，酸性比盐酸、硫酸弱，比碳酸和苯酚强。羧酸能与碱发生中和反应生成羧酸盐和水。

羧酸能与碳酸氢钠反应，放出二氧化碳，而酚则不能，利用此性质可以区别羧酸与酚类。

$$R-COOH \begin{cases} \xrightarrow{NaOH} RCOONa + H_2O \\ \xrightarrow{K_2CO_3} RCOOK + H_2O + CO_2\uparrow \\ \xrightarrow{NaHCO_3} RCOONa + H_2O + CO_2\uparrow \end{cases}$$

羧酸盐用强的无机酸酸化，又可以转化为原来的羧酸。这是分离和纯化羧酸或从动物体中提取含羧基有效成分的有效途径。

$$RCOONa + HCl \longrightarrow RCOOH + NaCl$$

知识链接

羧酸药物的应用

羧酸的钠、钾、铵盐在水中的溶解度很大,制药工业中常把一些羧基难溶于水的药物制成羧酸盐,以便配制成水剂或注射液使用。如常用的青霉素 G 钾盐和钠盐。

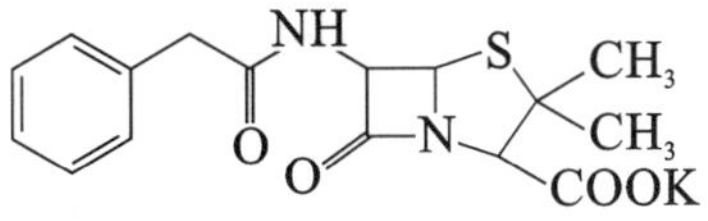

青霉素G钾盐

羧酸的酸性强弱受整个分子结构的影响。当羧基与吸电子基相连时,一方面使 O—H 键的 σ 电子向氧偏移,O—H 键极性增大,另一方面使解离后的羧酸根负离子电荷得以分散而稳定,这两方面的结果都使酸性增强。反之,当羧基与供电子基相连时,酸性减弱。

Z 为吸电子基,酸性增强　　　Y 为供电子基,酸性减弱

在饱和一元羧酸中,甲酸、乙酸、丙酸酸性依次减弱,这是因为羧基所连的取代基的斥电子诱导效应依次增大。

$$HCOOH > CH_3COOH > CH_3CH_2COOH > (CH_3)_2CHCOOH > (CH_3)_3CCOOH$$

$\text{p}K_a$　3.75　　　　4.75　　　　　4.85　　　　　　4.87　　　　　　　5.05

在苯甲酸中,苯环是吸电子基,按理说其酸性应比甲酸的酸性强,但由于苯环的大 π 键与羧基形成共轭体系,其电子云分散的方向是苯环电子云移向羧基,因此其酸性比甲酸弱,但比其他饱和一元羧酸的酸性强。

$$HCOOH > C_6H_5COOH > CH_3COOH$$

$\text{p}K_a$　　3.75　　　　4.20　　　　4.75

二元羧酸的酸性比一元羧酸强,是由于羧基具有很强的吸电子能力。随着两个羧基间距离的增长,两个羧基的相互影响减小,酸性随之减弱。乙二酸($\text{p}K_{a_1} = 1.27$)的两个羧基直接相连,相互影响最大,所以酸性特别强,比磷酸($\text{p}K_{a_1} = 2.12$)的酸性还强。丙二酸、丁二酸的酸性则随两个羧基距离的增大而相继减弱。

B. 羧基中羟基的取代反应

羧基中的羟基可被卤素原子(—X)、烃氧基(—OR)、酰氧基(—OCOR)和氨基(—NH$_2$)等取代,生成酰卤、酯、酸酐和酰胺等羧酸衍生物。

a. 酰卤的生成

羧酸与 PCl_3、PCl_5、$SOCl_2$ 等反应,羧基中的羟基被卤素取代生成酰卤。例如:

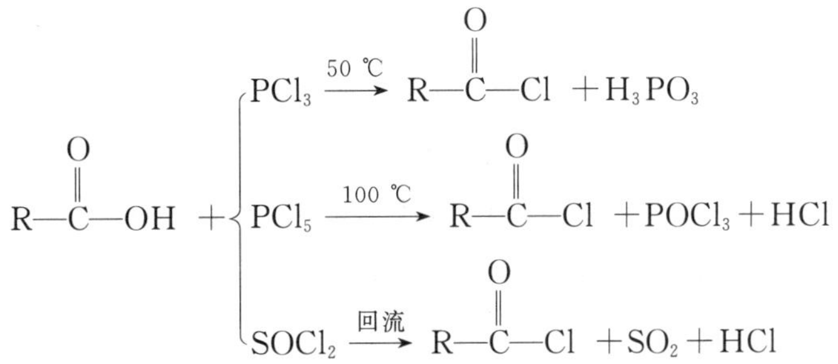

b. 酸酐的生成

羧酸在脱水剂(P_2O_5)作用下或共热,两个羧酸分子间脱水生成酸酐,即羧基中的羟基被酰氧基取代。

$$2\ R\overset{\displaystyle O}{\underset{\displaystyle }{-C}}-OH \ +P_2O_5 \xrightarrow{\triangle} \ \begin{matrix} R-C\overset{O}{} \\ O \\ R-C\overset{}{}_{O} \end{matrix} \ +H_2O$$

具有五元或六元环的环状酸酐(环酐),可由二元羧酸受热,分子内失水形成。例如,邻苯二甲酸经分子内失水生成邻苯二甲酸酐。

$$\begin{matrix} COOH \\ COOH \end{matrix} \xrightarrow{\triangle} \begin{matrix} C\overset{O}{} \\ O \\ C\overset{}{}_{O} \end{matrix} +H_2O$$

c. 酯的生成

在少量酸(如硫酸)的催化作用下,羧酸可与醇反应生成酯和水,该反应被称为酯化反应(esterification reaction)。酯化反应的通式为

$$R-\overset{\displaystyle O}{\underset{\displaystyle }{C}}-OH \ +R'OH \underset{\triangle}{\overset{浓硫酸}{\rightleftharpoons}} R-\overset{\displaystyle O}{\underset{\displaystyle }{C}}-OR' \ +H_2O$$

酯化反应是可逆反应,生成的酯在同样条件下可水解生成羧酸和醇,称为酯的水解反应。所以要提高酯的产率,可以增加反应物的浓度或及时蒸出酯和水,使平衡向生成酯的方向移动。

知识链接

成酯反应在药物合成中的应用

在药物合成中,常常利用酯化反应将药物转换为前药,以改变药物的生物利用度、稳定性和克服多种不利因素。如抗生素氯霉素味道极苦,服药困难,其棕榈酸酯(无味的氯霉素)的水溶性小,没有苦味,也没有抗菌作用,但经过肠黏膜吸收到血液中后,被酯酶水解生成有活性的氯霉素而起杀菌作用。再如,治疗青光眼的药物塞他洛尔,其分子中含有羟基,极性较强,脂溶性较差,难以透过角膜。通过羟基酯化后,其脂溶性增大,透过角膜的能力增强,进入眼球后经酶水解再生成药物塞他洛尔而起到药效。

d. 酰胺的生成

羧酸与氨反应,先生成羧酸的铵盐,铵盐进一步加热,经分子内失水生成酰胺。

$$R-\overset{\displaystyle O}{\underset{\displaystyle }{C}}-OH \ +NH_3 \longrightarrow \ R-\overset{\displaystyle O}{\underset{\displaystyle }{C}}-ONH_4 \xrightarrow{\triangle} R-\overset{\displaystyle O}{\underset{\displaystyle }{C}}-NH_2 \ +H_2O$$

酰胺是一类重要的化合物,很多药物的分子中都含有酰胺结构,如果继续加热,酰胺可进一步失水生成腈。

e. 还原反应

羧酸分子中羧基上的羰基由于受羟基的影响,失去了羰基的典型性质,所以羧酸一般情况下,与多数还原剂不反应,但能被强还原剂——氢化铝锂($LiAlH_4$)还原成伯醇。氢化铝锂是一个具有高度选择性的还原剂,它可以还原许多具有羰基结构的化合物,但对不饱和羧酸分子中的双键、三键不产生影响。例如:

$$CH_2=CHCH_2CH_2COOH \xrightarrow[\text{②}H^+,H_2O]{\text{①}LiAlH_4} CH_2=CHCH_2CH_2CH_2OH$$

f. α-H 的卤代反应

受羧基吸电子效应的影响,羧酸分子中 α-H 具有一定的活性,但因羧基中的羟基与羰基形成 p-π 共轭体系,使羰基的致活能力比醛基小,所以羧酸的 α-H 的卤代反应需要在红磷或三卤化磷的催化作用下才能进

行。例如：

$$CH_3CH_2COOH \xrightarrow[P]{Br_2} CH_3\underset{\underset{Br}{|}}{C}HCOOH \xrightarrow[P]{Br_2} CH_3\underset{\underset{Br}{|}}{\overset{\overset{Br}{|}}{C}}COOH$$

羧酸分子中烃基上的氢原子,被卤素原子取代后生成的化合物称为卤代酸。卤代酸的酸性由于卤素原子的吸电子效应而增强,其酸性的强弱与卤素原子的种类、数目及与羧基之间的距离有关。

在卤素原子数目和取代位置相同的情况下,卤素原子的电负性越大,卤代酸的酸性越强。例如:

$$FCH_2COOH > ClCH_2COOH > BrCH_2COOH > ICH_2COOH$$

pK_a 2.67   2.87   2.90   3.16

在卤素原子种类和取代位置相同的情况下,卤素原子数目越多,卤代酸的酸性越强。例如:

$$Cl_3CCOOH > Cl_2CHCOOH > ClCH_2COOH > CH_3COOH$$

pK_a 0.66   1.35   2.87   4.75

在卤素原子种类和数目相同的情况下,卤素原子离羧基越近,卤代酸的酸性越强。例如:

$$CH_3CH_2\underset{\underset{Cl}{|}}{C}HCOOH > CH_3\underset{\underset{Cl}{|}}{C}HCH_2COOH > \underset{\underset{Cl}{|}}{C}H_2CH_2CH_2COOH$$

pK_a 2.86   4.06   4.52

α-卤代酸是制取 α-羟基酸、α-氨基酸和 α,β-不饱和酸的重要中间体,通过它可进一步合成多种有机化合物。例如:

$$CH_3\underset{\underset{Cl}{|}}{C}HCOOH$$

$\xrightarrow[\text{②}H^+]{\text{①}OH^-/H_2O} CH_3\underset{\underset{OH}{|}}{C}HCOOH \xrightarrow{[O]} CH_3\overset{\overset{O}{||}}{C}COOH$

$\xrightarrow[\text{②}H^+]{\text{①}NH_3} CH_3\underset{\underset{NH_2}{|}}{C}HCOOH$

$\xrightarrow[\text{②}H^+]{\text{①}OH^-/乙醇} CH_2{=}CHCOOH$

g. 脱羧反应

羧酸失去羧基中 CO_2 的反应称为脱羧反应(decarboxylation reaction)。饱和一元羧酸对热稳定,通常不易发生脱羧反应。当 α 位或 β 位连有羰基时脱羧较容易。例如:

$$HOOC{-}COOH \xrightarrow{140\sim160\ ℃} HCOOH + CO_2 \uparrow$$

$$HOOCCH_2COOH \xrightarrow{160\sim180\ ℃} CH_3COOH + CO_2 \uparrow$$

脱羧反应在生物体内的许多生化变化中占重要地位。人体内的脱羧反应在脱羧酶的催化作用下,在人体正常体温下顺利进行。

(3)重要的羧酸

A. 甲酸

甲酸(HCOOH)俗名蚁酸,最初是从蚂蚁体内发现的。甲酸存在于许多昆虫的分泌物及某些植物(如荨麻、松叶)中。甲酸是具有刺激性气味的无色液体,沸点 100.5 ℃,易溶于水,有很强的腐蚀性,蜂蜇或荨麻刺伤皮肤引起肿痛,就是甲酸造成的。

甲酸的分子结构特殊,它的羧基与氢原子直接相连,分子中既有羧基的结构,又有醛基的结构:

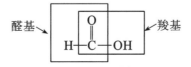

所以甲酸的酸性比其他饱和一元羧酸强,除了具有羧酸的性质外,还具有醛的还原性。能与托伦试剂发生银镜反应,能与斐林试剂反应产生砖红色沉淀,还能使酸性高锰酸钾溶液褪色。利用这些反应可以区别甲酸与其他的羧酸。

甲酸有杀菌力,可用作消毒剂或防腐剂。

B. 乙酸

乙酸(CH_3COOH)又称醋酸,是食醋的主要成分,食醋中乙酸的浓度为 $60\sim80$ g/L。因为许多微生物可将不同的有机物发酵转化为乙酸,所以乙酸在自然界中分布很广,如酸牛奶、酸葡萄酒中都含有乙酸。乙酸是无色、有刺激性气味的液体,易溶于水,熔点 16.6 ℃,沸点 118 ℃。室温低于 16.6 ℃时,乙酸能凝结成冰状的固体,所以常把无水乙酸称为冰醋酸。乙酸是重要的化工原料。

知识链接

乙酸在医药、食品中的应用

乙酸稀溶液($5\sim20$ g/L)在医药上可作为消毒剂,用于烫伤或灼伤感染的创面洗涤。乙酸还有消肿治癣、预防感冒等作用。在家庭中,乙酸稀溶液常被用作除垢剂。食品工业中,在食品添加剂中,乙酸是规定的一种酸度调节剂。

C. 苯甲酸

苯甲酸(C_6H_5COOH)俗称安息香酸,因存在于安息香树胶中而得名。苯甲酸是白色晶体,熔点 121.7 ℃,难溶于冷水,易溶于热水、乙醚、乙醇和氯仿,受热易升华。苯甲酸及其钠盐具有抑菌、防腐作用,对人体毒性小,常用作食品、饮料和药物的防腐剂。医药上苯甲酸还可用于治疗真菌感染(如疥疮及各种癣)。

D. 乙二酸

乙二酸($HOOC—COOH$)俗名草酸,多以盐的形式存在于许多草本植物中。草酸是无色结晶,常含两分子结晶水,加热到 100 ℃就失去结晶水成为无水草酸。草酸有毒,易溶于水和乙醇,但不溶于乙醚。

草酸是饱和二元羧酸中酸性最强的,它除了具有一般羧酸的性质外,还具有还原性,易被氧化。例如:草酸能与高锰酸钾定量反应,在分析化学中,常用草酸来标定高锰酸钾溶液的浓度。

$$5H_2C_2O_4 + 2KMnO_4 + 3H_2SO_4 == K_2SO_4 + 2MnSO_4 + 8H_2O + 10CO_2\uparrow$$

草酸能把高价铁盐还原成易溶于水的低价铁盐,因而可用草酸来洗涤铁锈或蓝墨水的污渍。此外,工业上常用草酸作漂白剂,用以漂白麦草、硬脂酸等。

E. 丁二酸

丁二酸($HOOCCH_2CH_2COOH$)俗名琥珀酸,最初是由蒸馏琥珀得到的,并因此而得名。琥珀是松脂的化石,其中含一定量的琥珀酸。丁二酸为无色晶体,熔点 185 ℃,溶于水,微溶于乙醇、乙醚、丙酮等有机溶剂。丁二酸是人体内糖代谢过程的中间产物。在医药上有抗痉挛、祛痰利尿作用。

2. 羟基酸

羟基酸是分子中含有羟基和羧基两种官能团的化合物,广泛存在于动植物体内,是生物体生命活动的产物。

(1)羟基酸的分类和命名

A. 羟基酸的分类

羟基酸可根据羟基所连烃基的不同分为醇酸和酚酸两大类。羟基连在脂肪烃基上的称为醇酸(alcoholic acid),羟基连在芳环上的称为酚酸(phenolic acid)。例如:

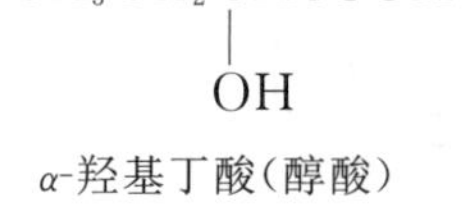

$$CH_3CH_2CHCOOH$$
$$\quad\quad\quad\quad | $$
$$\quad\quad\quad\quad OH$$

α-羟基丁酸(醇酸) 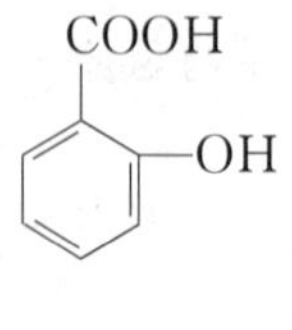   邻羟基苯甲酸(酚酸)

醇酸又可根据羟基所在位置的不同分为 α-、β-、γ-、ω-醇酸。

B. 羟基酸的命名

羟基酸的命名,以羧酸作为母体,羟基作为取代基,羟基的位置可用阿拉伯数字或希腊字母表示。由于许多羟基酸是天然产物,故常根据来源而使用其俗名。例如:

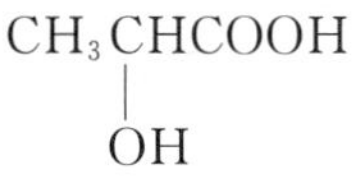

$$CH_3CHCOOH \atop OH$$

2-羟基丙酸(乳酸)

$$HOOCCH—CHCOOH \atop OH \quad OH$$

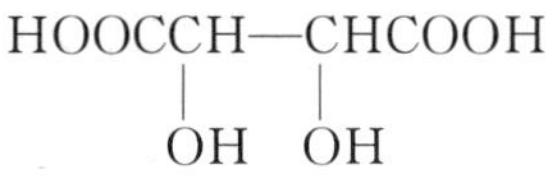

2,3-二羟基丁二酸(酒石酸)

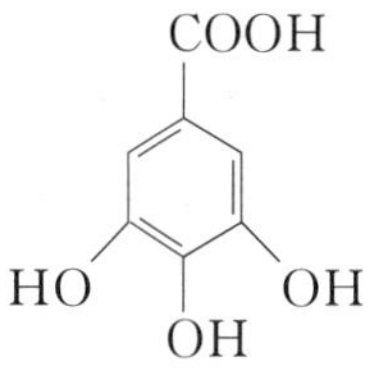

3,4,5-三羟基苯甲酸(没食子酸)

(2)羟基酸的性质

A. 物理性质

醇酸一般是黏稠状液体或结晶物质,易溶于水,不易溶于石油醚,其溶解度一般都大于相应的脂肪酸和醇,这是因为羟基和羧基都能与水形成氢键。

酚酸都是固体,多以盐、酯或糖苷的形式存在于植物中。酚酸在水中的溶解度与含羟基和羧基的数目有关。例如:没食子酸溶于水,水杨酸微溶于水;熔点也比相应的羧酸高。

B. 化学性质

羟基酸含有两种官能团,具有醇、酚和羧酸的通性,如醇羟基可以氧化、酯化、脱水等;酚羟基有酸性并能与三氯化铁溶液显色;羧基具有酸性,可成盐、成酯等。由于两个官能团相互影响,羟基酸又具有一些特殊的性质,而且这些特殊性质因羟基和羧基的相对位置不同又表现出明显的差异。

a. 酸性

由于羟基有吸电子诱导效应,一般醇酸的酸性比相应的羧酸强。因为诱导效应随传递距离的增长而迅速减弱,所以羟基离羧基越近,酸性越强。

$$HOCH_2COOH > CH_3COOH$$

pK$_a$　　　3.87　　　4.75

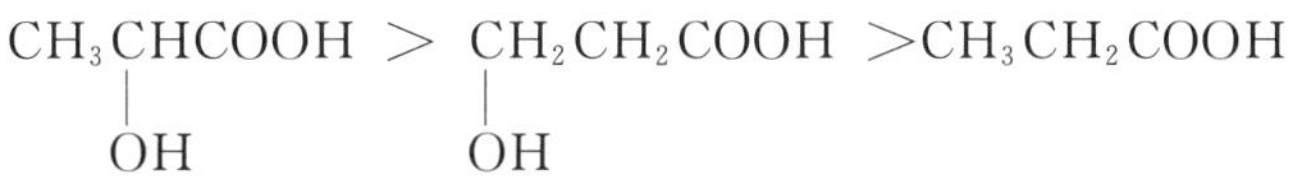

$$CH_3CHCOOH \atop OH \quad > \quad {CH_2CH_2COOH \atop OH} \quad > CH_3CH_2COOH$$

pK$_a$　　3.85　　　　4.51　　　　4.85

酚酸的酸性受羟基的吸电子诱导效应、羟基与芳环的供电子共轭效应和邻位效应的影响,其酸性随羟基与羧基的相对位置不同而异。

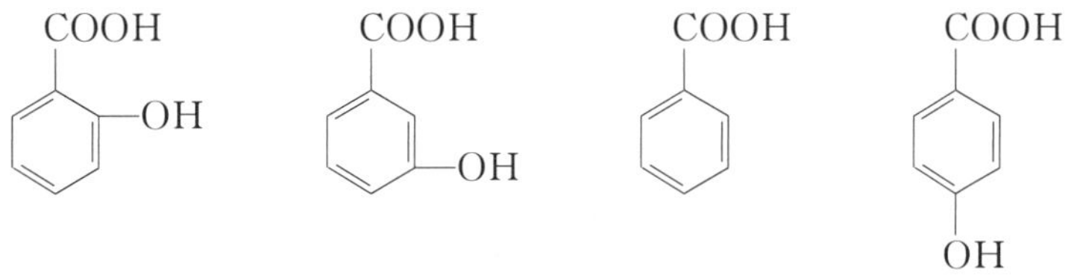

pK$_a$　3.00　　　　4.12　　　　4.17　　　　4.54

羟基处于羧基的邻位时,羟基上氢原子可与羧基氧原子形成分子内氢键,羧基中羟基氧原子的电子云密度降低,其氢原子易解离,且形成的羧酸负离子稳定,使邻羟基苯甲酸酸性增强。羟基处于羧基的间位时,羟基主要通过吸电子诱导效应作用,但距离较远,作用不大,因此酸性略有增加。羟基处于羧基的对位时,羟基的供电子共轭效应不利于羧基氢原子的解离,因而酸性降低。

b. 氧化反应

醇酸分子中的羟基受羧基的影响,比醇分子中的羟基更容易被氧化。稀硝酸就可以氧化醇酸生成醛酸或酮酸;托伦试剂能将 α-醇酸氧化成 α-酮酸。生物体内醇酸的氧化是在酶催化下进行的。

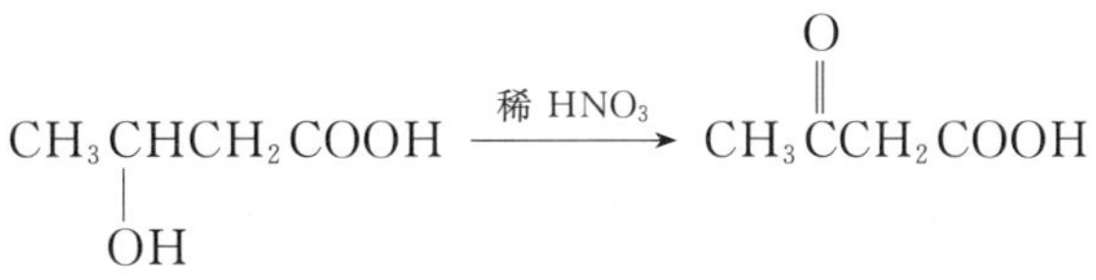

$$CH_3CHCH_2COOH \atop OH \quad \xrightarrow{稀\ HNO_3} \quad CH_3CCH_2COOH \atop O$$

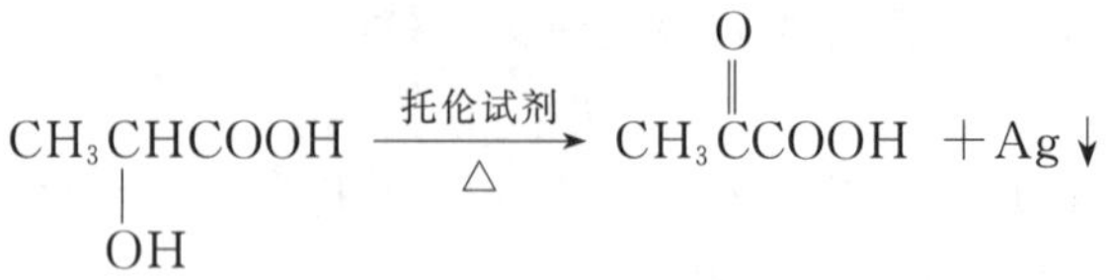

$$CH_3\underset{\underset{OH}{|}}{C}HCOOH \xrightarrow[\triangle]{托伦试剂} CH_3\overset{\overset{O}{\|}}{C}COOH \ +Ag\downarrow$$

c. 分解反应

α-醇酸与稀硫酸共热时,分解生成甲酸和少一个碳的醛或酮。因为 α-醇酸中羟基和羧基都是吸电子基,使 α-碳原子与羧基之间的电子云密度降低,在一定条件下键容易断裂。

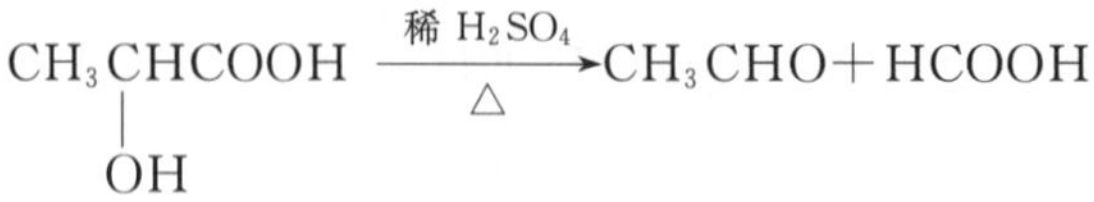

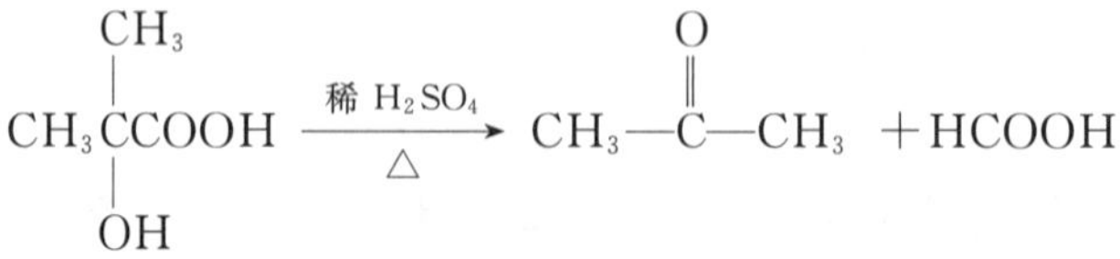

$$CH_3\underset{\underset{OH}{|}}{C}HCOOH \xrightarrow[\triangle]{稀\ H_2SO_4} CH_3CHO+HCOOH$$

$$CH_3\underset{\underset{OH}{|}}{\overset{\overset{CH_3}{|}}{C}}COOH \xrightarrow[\triangle]{稀\ H_2SO_4} CH_3\overset{\overset{O}{\|}}{C}CH_3 \ +HCOOH$$

酚羟基在邻位或对位的酚酸,加热至熔点以上时,易分解脱羧生成相应的酚。

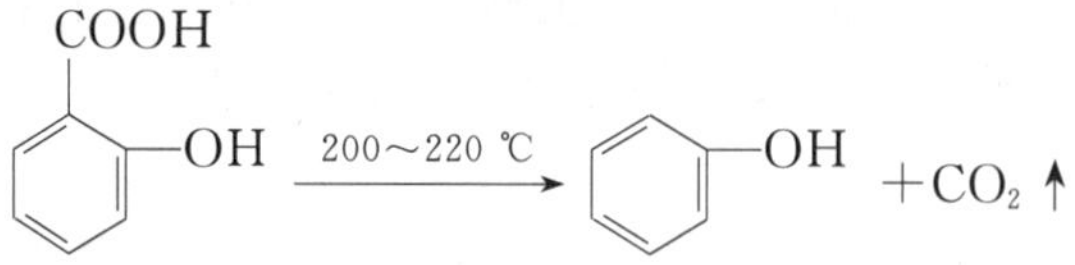

d. 脱水反应

醇酸受热不稳定,容易发生脱水反应,脱水方式及其产物因羟基与羧基的相对位置不同而有所区别。

①α-醇酸受热时,两分子间交叉脱水生成六元环的交酯。例如:

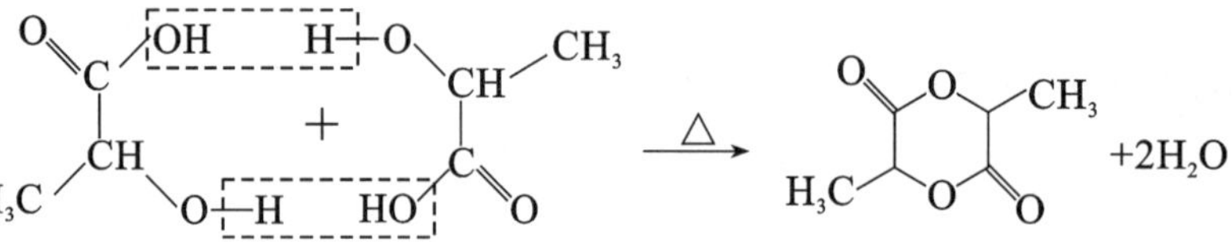

②β-醇酸受热时,分子内脱水生成 α,β-不饱和羧酸。这是因为 β-醇酸中的 α-H 受羟基和羧基的共同影响,比较活泼,受热容易与 β 位的羟基发生分子内脱水,生成 α,β-不饱和羧酸。例如:

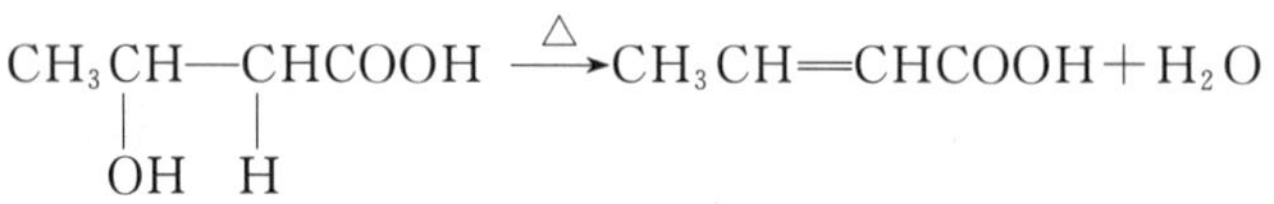

$$CH_3\underset{\underset{OH}{|}}{C}H\underset{\underset{H}{|}}{C}HCOOH \xrightarrow{\triangle} CH_3CH=CHCOOH+H_2O$$

③γ-醇酸和 δ-醇酸分子内脱水生成五元环或六元环的内酯。γ-醇酸在室温下就可分子内脱一分子水,生成稳定的 γ-内酯。因此,游离的 γ-醇酸常温下不存在,只有碱性条件下成盐后才稳定。

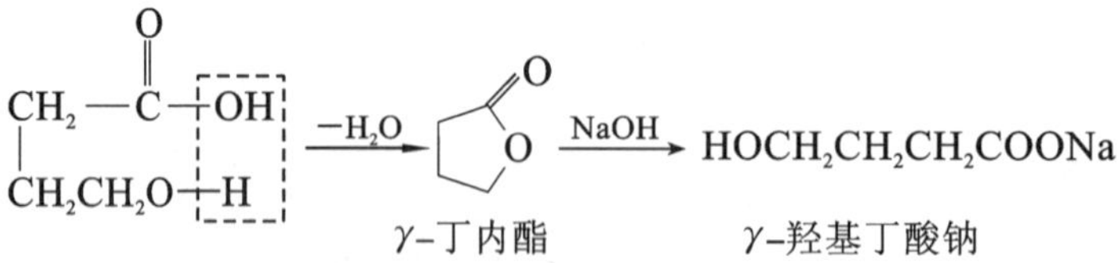

γ-丁内酯   γ-羟基丁酸钠

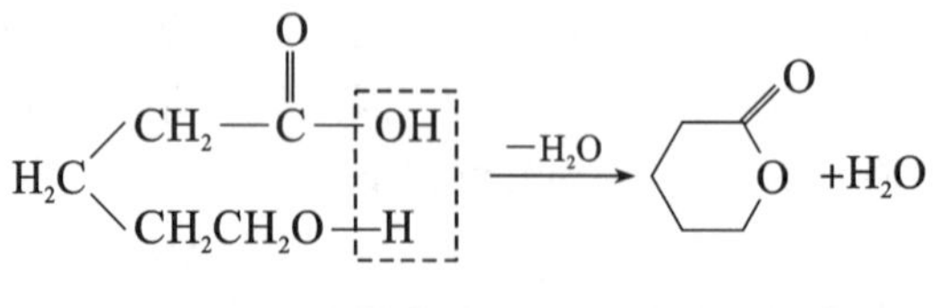

某些药物或中草药的有效成分中常含有内酯的结构。如抗菌消炎药穿心莲的主要成分穿心莲内酯就含有 γ-内酯的结构。

(3)重要的羟基酸

A. 乳酸

乳酸($CH_3CH(OH)COOH$)化学名称为 α-羟基丙酸,因存在于酸牛奶中而得名。乳酸一般为无色黏稠状液体,熔点 18 ℃,吸湿性强,能与水、醇和醚等混溶,但不溶于氯仿。临床上乳酸钙用作补钙剂,预防和治疗缺钙症;乳酸钠用作酸中毒的解毒剂,乳酸具有消毒防腐作用,在食品及饮料等工业中也广泛应用。

乳酸是生物体内糖代谢的产物。人在剧烈活动时,肌肉中的糖原分解产生热量,提供所需能量,同时生成乳酸。运动后有肌肉酸胀感,就是其中乳酸含量过多导致。休息后,一部分乳酸经血液循环至肝脏转化为糖原,另一部分则经肾脏随尿液排出,酸胀感就会消失。

B. 苹果酸

苹果酸($HOOCCH_2CH(OH)COOH$)化学名称为羟基丁二酸,因最初来自苹果而得名。在未成熟的山楂、杨梅、葡萄、番茄等果实中都含有苹果酸。天然的苹果酸为无色针状结晶,熔点 100 ℃,易溶于水和乙醇,微溶于乙醚。苹果酸多用于制药、糖果和饮料等。苹果酸钠可作为低食盐患者的食盐代用品。

C. 酒石酸

酒石酸($HOOCCH(OH)CH(OH)COOH$)化学名称为 2,3-二羟基丁二酸,因存在于葡萄酿酒时析出的结晶——酒石(酒石酸氢钾)中而得名。酒石酸以游离态或盐的形式广泛存在于各种果汁中,葡萄中含量最多。自然界存在的酒石酸为透明晶体,熔点 170 ℃,易溶于水。酒石酸可用作食品的酸味剂,酒石酸锑钾在医药上曾用作催吐剂和用于治疗血吸虫病,酒石酸钾钠用于配制斐林试剂。

D. 柠檬酸

柠檬酸($HOOCCH_2C(OH)(COOH)CH_2COOH$)又名枸橼酸,化学名称为 3-羟基-3-羧基戊二酸,因最初来自柠檬而得名。它存在于柑橘等果实中,尤其以柠檬中含量最多,未成熟的柠檬中含量达 6%。柠檬酸为晶体,无水柠檬酸熔点为 153 ℃,易溶于水、乙醇和乙醚等,酸味强。柠檬酸钠有防止血液凝固的作用,医学上用作抗凝血剂,其镁盐是温和的泻剂,柠檬酸铁铵是常用的补血剂。

E. 水杨酸

水杨酸又名柳酸,化学名称为邻羟基苯甲酸,存在于柳树和水杨树皮中。水杨酸为无色针状晶体,熔点 159 ℃,在 79 ℃时升华,易溶于热水、乙醇、乙醚和氯仿。水杨酸易被氧化,遇三氯化铁显紫红色,酸性比苯甲酸强,加热易脱羧,具有酚和羧酸的一般性质。

水杨酸具有杀菌作用,其钠盐可用作口腔清洁剂和食品防腐剂;水杨酸的酒精溶液用于治疗霉菌感染引起的皮肤病;水杨酸有解热镇痛作用,因对食道和胃黏膜刺激性大,不宜内服。医学上多用其衍生物,主要有乙酰水杨酸、水杨酸甲酯和对氨基水杨酸。

知识链接

水杨酸衍生物的药用价值

乙酰水杨酸的商品名为阿司匹林(Aspirin),可用水杨酸与乙酸酐在少量浓硫酸存在下反应制得。

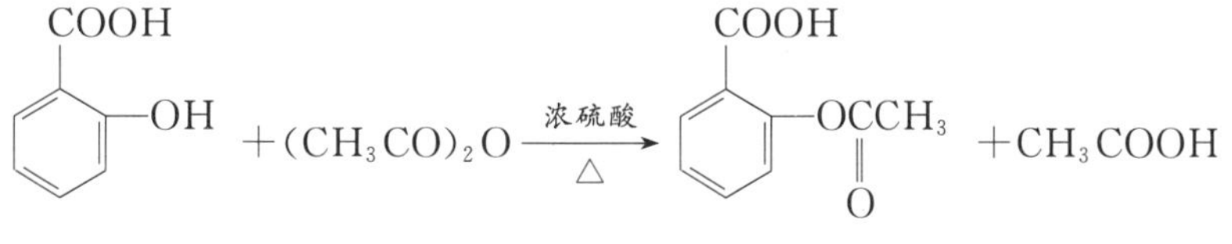

乙酰水杨酸为白色针状晶体,微溶于水。在潮湿空气中易水解,因此应密闭贮存于干燥处。乙酰水杨酸中无酚羟基,不与三氯化铁显色,可用此方法检验阿司匹林是否变质。阿司匹林是常用的解热镇痛药。

水杨酸甲酯俗名冬青油,由冬青树叶中提取。水杨酸甲酯为无色液体,有特殊香味。可用作配制牙膏、糖果等的香精,也可用作扭伤的外用药。

对氨基水杨酸,化学名称为 4-氨基-2-羟基苯甲酸,简称 PAS,为白色粉末,呈酸性($pK_a=3.25$),其钠盐水溶性大,刺激性小,可作为针剂,是治疗结核病的药物,与链霉素或异烟肼合用,可增加疗效。

3. 酮酸

(1)酮酸的分类和命名

A. 酮酸的分类

酮酸(keto acid)是一类分子中既含有酮基又含有羧基的化合物。根据分子中酮基和羧基的相对位置不同,酮酸可分为 α-酮酸、β-酮酸和 γ-酮酸等。其中以 α-、β-酮酸较为重要,它们是人体内糖、脂肪和蛋白质代谢过程中产生的中间产物。

B.酮酸的命名

酮酸的命名是选择含有羧基和酮基的最长碳链作为主链,称为某酮酸。编号从羧基开始,用阿拉伯数字或希腊字母表示酮基的位次。例如:

$$
\underset{\alpha\text{-丙酮酸}}{CH_3-\overset{\overset{\textstyle O}{\|}}{C}-COOH} \qquad \underset{\beta\text{-丁酮酸(3-丁酮酸)}}{CH_3-\overset{\overset{\textstyle O}{\|}}{C}-CH_2COOH} \qquad \underset{\text{丁酮二酸}}{HOOC-\overset{\overset{\textstyle O}{\|}}{C}-CH_2COOH}
$$

(2)酮酸的性质

酮酸分子中含有酮基,所以也表现出酮的性质,如酮基可以被还原成羟基,可与羰基试剂反应生成相应的产物;羧基可与碱成盐,与醇成酯等。由于两个官能团的相对位置和相互影响不同,不同的酮酸具有一些特殊反应。

A.酸性

由于羰基氧吸电子能力强于羟基,因此酮酸的酸性强于相应的醇酸,更强于相应的羧酸。例如:

$$
\underset{}{CH_3-\overset{\overset{\textstyle O}{\|}}{C}-COOH} \qquad CH_3-\overset{\overset{\textstyle O}{\|}}{C}-CH_2COOH \qquad HOCH_2CH_2COOH \qquad CH_3CH_2COOH
$$

$\mathrm{p}K_a$ 　　　2.49　　　　　　　　3.86　　　　　　　　4.51　　　　　　　4.88

B.脱羧反应

α-酮酸和 β-酮酸比对应的羧酸容易脱羧,特别是 β-酮酸,稍加热就会脱羧。

$$
CH_3-\overset{\overset{\textstyle O}{\|}}{C}-COOH \xrightarrow[\triangle]{\text{稀硫酸}} CH_3-\overset{\overset{\textstyle O}{\|}}{C}-H + CO_2\uparrow
$$

$$
CH_3-\overset{\overset{\textstyle O}{\|}}{C}-CH_2COOH \xrightarrow{\triangle} CH_3-\overset{\overset{\textstyle O}{\|}}{C}-CH_3 + CO_2\uparrow
$$

(3)重要的酮酸

A.丙酮酸($CH_3-\overset{\overset{\textstyle O}{\|}}{C}-COOH$)

丙酮酸是最简单的 α-酮酸,是无色液体,沸点165 ℃,易溶于水、乙醇和乙醚。丙酮酸是体内三大营养物质代谢的中间产物,在体内可转化为氨基酸,具有重要的生理作用。丙酮酸可由乳酸氧化而得,也能还原生成乳酸。

$$
\underset{}{CH_3\overset{\overset{\textstyle OH}{|}}{C}HCOOH} \underset{[H]}{\overset{[O]}{\rightleftharpoons}} CH_3-\overset{\overset{\textstyle O}{\|}}{C}-COOH
$$

B.β-丁酮酸($CH_3-\overset{\overset{\textstyle O}{\|}}{C}-CH_2COOH$)

β-丁酮酸又名乙酰乙酸,是一种无色黏稠状液体,是人体内脂肪代谢的中间产物,在酶的作用下,加氢还原生成 β-羟基丁酸。

C.酮体

β-丁酮酸、β-羟基丁酸和丙酮三者在医学上统称为酮体(ketone bodies)。酮体是脂肪酸在人体内不能完全被氧化为二氧化碳和水时的中间产物,正常情况下能进一步分解,因此正常人的血液中酮体含量低于10 mg/L。糖尿病患者因糖代谢不正常,靠消耗脂肪提供能量,其血液中酮体的含量为3~4 g/L 或更高,同时酮体会从尿中排出,称为酮尿。对糖尿病患者,除检查尿糖外,还要检查酮体。如果血液中酮体含量增加,会使血液的酸性增强,而导致酸中毒和昏迷。

知识拓展

酮体的检测

临床上通过检查患者尿液中的葡萄糖含量及是否存在酮体来诊断患者是否患有糖尿病。检测酮体的方法如下。

在一支干净的试管中加 5 mL 尿液,然后加入 10% HAc 溶液 5 滴和新制的 0.05 mol/L 亚硝酰铁氰化钠溶液 5 滴,充分混合后,用移液管沿管壁慢慢加入 0.5 mL 氨水流至液面,静置 5 min。若试管中颜色没有变化,则无酮体;若试管中尿液上面出现紫色环,则有酮体。

目标测试

1. 用系统命名法命名下列化合物。

$$(1)\ CH_3\overset{O}{\overset{\|}{C}}CH_2\overset{CH_3}{\underset{|}{C}}HCOOH$$

$$(2)\ CH_3\underset{\underset{COOH}{|}}{C}H-CH_2-\underset{\underset{COOH}{|}}{C}HCH_3$$

$$(3)\ CH_3CH_2CHCH_2COOH \atop \qquad\qquad\quad|\atop \qquad\qquad\ CH_3$$

(4) [苯环]$\overset{}{C}=CHCOOH$, 带 CH_3 支链

(5) [苯环]$CH_2\underset{\underset{OH}{|}}{C}HCOOH$

(6) [苯环带 COOH 和 Br]

2. 写出下列化合物的结构简式。

(1)间苯二甲酸　(2)3-戊烯酸　(3)环己基乙酸　(4)酒石酸　(5)乙酰水杨酸　(6)柠檬酸

3. 完成下列反应。

$$(1)\ 2CH_3\underset{\underset{CH_3}{|}}{C}HCOOH \xrightarrow[\triangle]{P_2O_5}$$

$$(2)\ HO-[苯环]-COOH + NaHCO_3 \longrightarrow$$

$$(3)\ CH_3\underset{\underset{OH}{|}}{C}HCOOH \xrightarrow{[O]}$$

$$(4)\ CH_3\underset{\underset{OH}{|}}{C}H-\underset{\underset{CH_3}{|}}{C}HCOOH \xrightarrow{\triangle}$$

$$(5)\ [环己烷]-COOH + Cl_2 \xrightarrow{P}$$

$$(6)\ CH_3COOH + [苯环]-CH_2OH \underset{}{\overset{H^+}{\rightleftharpoons}}$$

4. 用化学方法区分下列各组化合物。

(1)蚁酸、醋酸、草酸　　　　　　　　(2)水杨酸、乙酰水杨酸、石炭酸

(3)苯甲醛、苯甲醇和苯甲酸　　　　　(4)丙酸、丙烯酸和 β-丁酮酸

5. 完成下列化合物的转化。

(1)苯转化为苯甲酰胺　　　　　　　　(2)由丙醇转化为 α-丙酮酸

(3)由乙醛转化为乙酸乙酯　　　　　　(4)由 β-丁酮酸转化为丁酸

6. 分子式为 $C_9H_8O_3$ 的一种化合物,能溶于氢氧化钠和碳酸钠溶液,与三氯化铁溶液有显色反应,能使溴的四氯化碳溶液褪色,用高锰酸钾氧化得对羟基苯甲酸。试推测该化合物的结构简式。

7. 按酸性由强到弱的顺序排列以下各组化合物。

(1)苯酚、苯甲酸、甲酸、乙酸、草酸、碳酸

(2)乙酸、乙醇、水、苯酚、碳酸、α-羟基乙酸

(3)β-羟基丁酸、丁醇、β-丁酮酸、丁酸

单元 5　羧酸衍生物

单 元 目 标

※ 掌握羧酸衍生物的结构、分类、命名。

※ 掌握羧酸衍生物的水解、醇解和氨解反应;异羟肟酸铁盐反应;酰胺的特性。

※ 熟悉脲的主要化学性质。

※ 熟悉乙酸乙酯的互变异构和 α-H 的活性特点;丙二酰脲、胍和硫脲在药学中的应用。

※ 了解胍和硫脲的结构特征。

羧酸衍生物(carboxylic acid derivative)是指羧酸分子中羧基上的—OH 被其他原子或原子团取代后的产物。常见的有:酰卤(acylhalide)、酸酐(anhydride)、酯(ester)和酰胺(amide)等。因其结构中都含有酰基,所以又称为酰基化合物。

$$R-\overset{\overset{\displaystyle O}{\|}}{C}-X \qquad R-\overset{\overset{\displaystyle O}{\|}}{C}-O-\overset{\overset{\displaystyle O}{\|}}{C}-R' \qquad R-\overset{\overset{\displaystyle O}{\|}}{C}-OR' \qquad R-\overset{\overset{\displaystyle O}{\|}}{C}-NH_2$$

　　　　酰卤　　　　　　　　酸酐　　　　　　　　　酯　　　　　　　　酰胺

酰基是含氧酸分子去掉酸性基团"—OH"后余下的部分。它可根据相应酸的名称来命名,即将"某酸"改为"某酰基"。例如:

$$H-\overset{\overset{\displaystyle O}{\|}}{C}-OH \qquad CH_3-\overset{\overset{\displaystyle O}{\|}}{C}-OH \qquad \text{苯基}-\overset{\overset{\displaystyle O}{\|}}{C}-OH$$

　　甲酸　　　　　　　　　乙酸　　　　　　　　　苯甲酸

$$H-\overset{\overset{\displaystyle O}{\|}}{C}- \qquad CH_3-\overset{\overset{\displaystyle O}{\|}}{C}- \qquad \text{苯基}-\overset{\overset{\displaystyle O}{\|}}{C}-$$

　　甲酰基　　　　　　　　乙酰基　　　　　　　苯甲酰基

具有酯和酰胺结构的药物在化学合成及半合成药物中占有很大的比例。如局部麻醉药盐酸普鲁卡因含有酯的结构,解热镇痛药扑热息痛则含有酰胺的结构。

$$HO-\!\!\!\!\bigcirc\!\!\!\!-NHCOCH_3 \qquad\qquad H_2N-\!\!\!\!\bigcirc\!\!\!\!-COOCH_2CH_2N(C_2H_5)_2 \cdot HCl$$

　　扑热息痛(解热镇痛药)　　　　　　　　　　盐酸普鲁卡因(局部麻醉药)

脲和胍的结构与酰胺相似,许多药物中都含有胍的结构,为了增大药物的溶解性,通常制成盐的形式。例如,具有降血压作用的胍乙啶,具有抗病毒作用的吗啉胍(病毒灵)等都是胍类药物。

$$\bigcirc\!\!\!\!N-CH_2CH_2-NH-\overset{\overset{\displaystyle NH}{\|}}{C}-NH_2 \cdot \frac{1}{2}H_2SO_4 \qquad O\!\!\!\!\bigcirc\!\!\!\!N-\overset{\overset{\displaystyle NH}{\|}}{C}-NH-\overset{\overset{\displaystyle NH}{\|}}{C}-NH_2 \cdot HCl$$

　　胍乙啶(降血压药)　　　　　　　　　　吗啉胍(抗病毒药)

1.羧酸衍生物

1)羧酸衍生物的分类、命名、结构

A.羧酸衍生物的分类、命名

a.酰卤

酰卤是根据所含的酰基而称为"某酰卤"或"某酰胺"。例如:

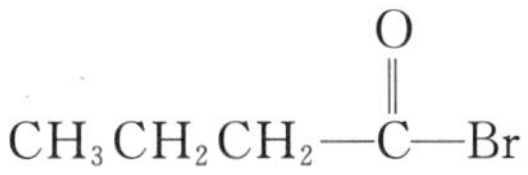

$$CH_3CH_2CH_2-\overset{\overset{\displaystyle O}{\|}}{C}-Br$$
丁酰溴

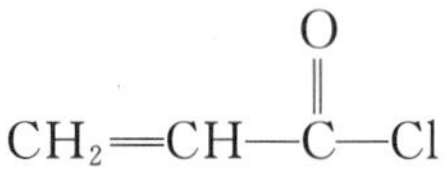

$$CH_2=CH-\overset{\overset{\displaystyle O}{\|}}{C}-Cl$$
丙烯酰氯

b. 酰胺

酰胺和酰卤的命名相似,根据所含的酰基而称为"某酰胺"。例如:

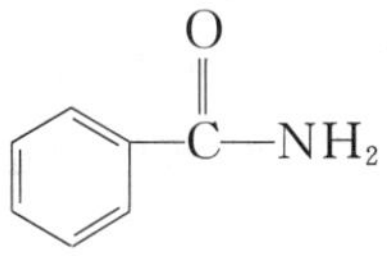

$$\text{苯}-\overset{\overset{\displaystyle O}{\|}}{C}-NH_2$$
苯甲酰胺

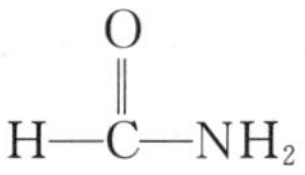

$$H-\overset{\overset{\displaystyle O}{\|}}{C}-NH_2$$
甲酰胺

当酰胺 N 原子上连有烃基时可用"N"表示烃基的位置。例如:

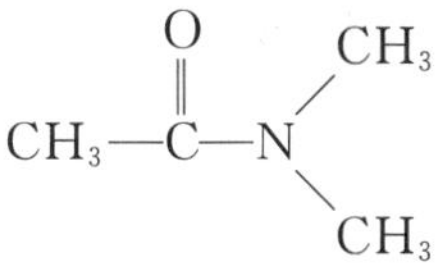

$$CH_3-\overset{\overset{\displaystyle O}{\|}}{C}-N\overset{\displaystyle CH_3}{\underset{\displaystyle CH_3}{}}$$
N,N-二甲基乙酰胺

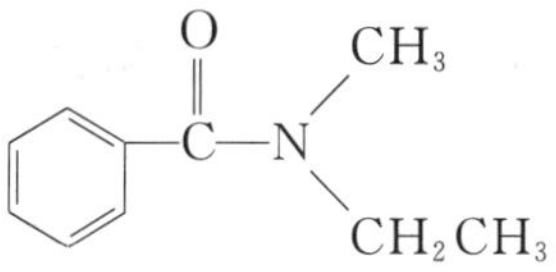

$$\text{苯}-\overset{\overset{\displaystyle O}{\|}}{C}-N\overset{\displaystyle CH_3}{\underset{\displaystyle CH_2CH_3}{}}$$
N-甲基-N-乙基苯甲酰胺

c. 酸酐

酸酐可看成由氧原子连接两个酰基所形成的化合物,命名由酰基对应的酸的名称加上"酐"字而成。例如:

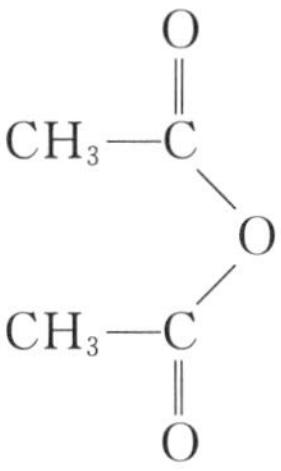

乙(酸)酐 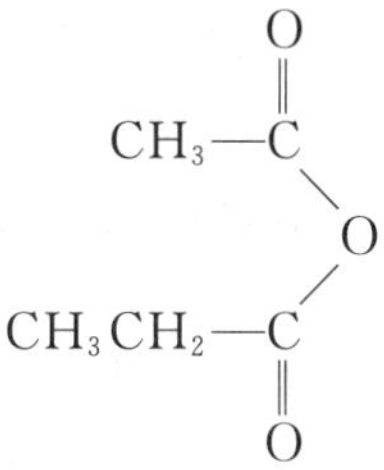 乙丙(酸)酐 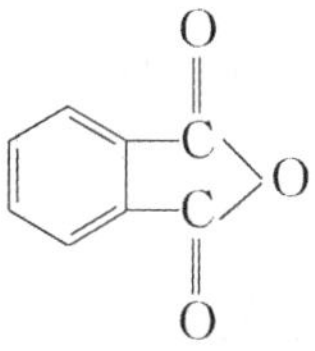 邻苯二甲(酸)酐

d. 酯

酯是由酰基与烃氧基结合而成的物质,也可看成羧酸与醇脱水的产物,命名时将酸的名称写在前,醇的名称写在后,将"醇"改为"酯",称"某酸某酯"。例如:

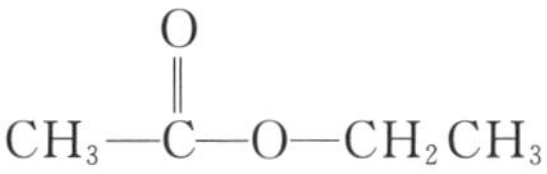

$$CH_3-\overset{\overset{\displaystyle O}{\|}}{C}-O-CH_2CH_3$$
乙酸乙酯

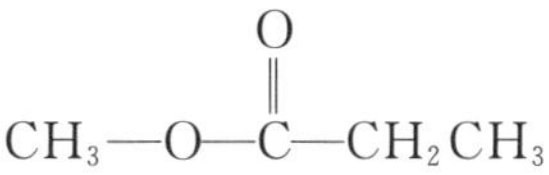

$$CH_3-O-\overset{\overset{\displaystyle O}{\|}}{C}-CH_2CH_3$$
丙酸甲酯

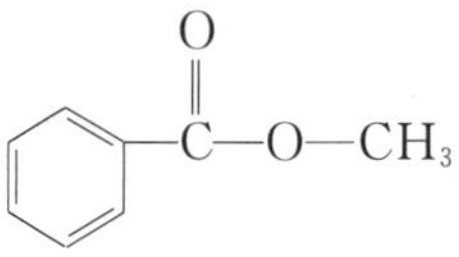

$$\text{苯}-\overset{\overset{\displaystyle O}{\|}}{C}-O-CH_3$$
苯甲酸甲酯

由多元醇和一元酸形成的酯,醇的名称在前,酸的名称在后,称为"某醇某酸酯"。例如:

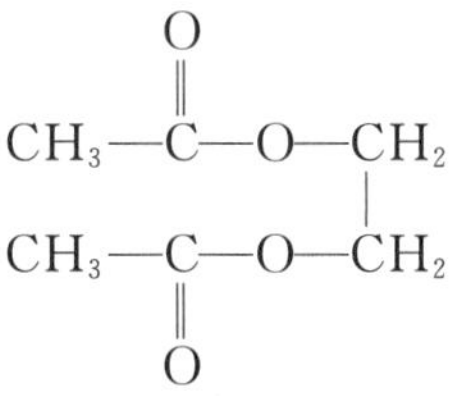

乙二醇二乙酸酯 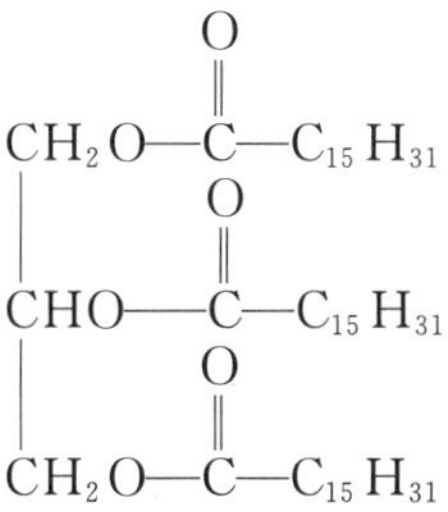 丙三醇三软脂酸酯

B. 羧酸衍生物的结构

羧酸衍生物因都含有酰基,故可用通式 $R-\overset{\overset{\displaystyle O}{\|}}{C}-L$ 表示,其碳氧双键中的 π 键与 L 中直接与羰基相连

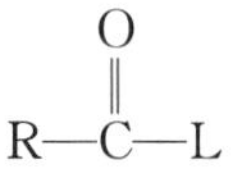

的原子(X、O、N)的 p 轨道上未共用的电子对之间形成 p-π 共轭,p 电子云向羰基方向转移。同时,L 在分子中还存在吸电子诱导效应。

$$R-\overset{\overset{\displaystyle O}{\parallel}}{C}-\ddot{L}$$

供电子共轭效应使羰基碳原子的电子云密度增加,吸电子诱导效应使羰基碳原子的电子云密度降低,二者共同影响羰基碳原子的电子云密度。通常,电负性较强的原子或基团的吸电子诱导效应强,而供电子共轭效应弱。因此羰基碳原子的电子云密度的大小,取决于与酰基相连的原子或原子团的电负性。根据基团的电负性可推出羰基碳的正电性及其羧酸衍生物的活泼性顺序:

基团的电负性:　　　$-X>$　$-\overset{\overset{\displaystyle O}{\parallel}}{O-C}-R>-OR>-NH_2>-NHR>-NR_2$

羰基碳正电性(亲核取代反应的活泼性):酰卤＞酸酐＞酯＞酰胺

2)羧酸衍生物的性质

(1)物理性质

酰卤一般是具有强烈刺激性气味的无色液体或低溶点固体。分子间不能产生氢键和缔合作用,因而其沸点较相应的羧酸低。难溶于水,但极易水解。酰卤对黏膜有刺激作用。

酰胺中除甲酰胺外,大部分酰胺均为白色结晶。因分子间可以通过氨基上的氢原子形成氢键而缔合,故沸点较高。但 N,N-二取代酰胺除外。

低级酸酐是具有刺激性气味的无色液体,高级酸酐是无气味的固体。酸酐易溶于有机溶剂而难溶于水。

低级酯为具有芳香气味的无色液体,各种水果和花草的香味就是由酯引起的,如乙酸乙酯有苹果香味,乙酸异戊酯有香蕉味,苯甲酸甲酯有茉莉香味,所以可作为食品或日用品的香料。高级酯为蜡状固体。酯一般比水轻,难溶于水,易溶于有机溶剂。低级酯能溶解很多有机化合物,又易挥发,故为良好的有机溶剂。

(2)化学性质

羧酸衍生物分子结构相似,与酰基相连的是吸电子基团,而使羰基碳原子带正电荷,故其化学性质也相似,主要表现为能与水、醇、氨等试剂发生亲核取代反应。另外受羰基的影响 α-H 能表现出酸性,同时羧酸衍生物还可以发生还原反应等。

A. 水解、醇解和氨解反应

a. 水解反应

酰卤、酸酐、酯和酰胺均可与水发生分解反应,产物为酰基与水中羟基结合生成的羧酸,与酰基相连的原子或基团与水分子中氢结合形成的产物。

$$R-\overset{\overset{\displaystyle O}{\parallel}}{C}-X +H-OH \longrightarrow R-\overset{\overset{\displaystyle O}{\parallel}}{C}-OH + HX$$

$$R-\overset{\overset{\displaystyle O}{\parallel}}{C}-O-\overset{\overset{\displaystyle O}{\parallel}}{C}-R' + H-OH \xrightarrow{\triangle} R-\overset{\overset{\displaystyle O}{\parallel}}{C}-OH + R'-COOH$$

$$R-\overset{\overset{\displaystyle O}{\parallel}}{C}-O-R' + H-OH \underset{\triangle}{\overset{H^+}{\rightleftharpoons}} R-\overset{\overset{\displaystyle O}{\parallel}}{C}-OH + R'-OH$$

$$R-\overset{\overset{\displaystyle O}{\parallel}}{C}-NH_2 + H-OH \xrightarrow[回流]{H^+} R-\overset{\overset{\displaystyle O}{\parallel}}{C}-OH + NH_3$$

不同的羧酸衍生物进行水解反应时所需的条件不同。

酰卤与水在室温下立即反应,低级的酰卤遇空气中的水蒸气能迅速反应。例如:

$$CH_3-\overset{\overset{\displaystyle O}{\parallel}}{C}-Cl + H-OH \longrightarrow CH_3-\overset{\overset{\displaystyle O}{\parallel}}{C}-OH + HCl$$

酸酐在室温下与水起缓慢反应。例如:

$$CH_3-\overset{O}{\underset{}{C}}-O-\overset{O}{\underset{}{C}}-CH_3 + H-OH \longrightarrow 2CH_3-\overset{O}{\underset{}{C}}-OH$$

酯在酸催化下的水解反应,是酯化反应的逆反应,但水解不完全;而在碱作用下水解时,产生的酸可与碱生成盐而破坏了平衡体系,所以在足够多的碱存在时,酯的水解可以进行到底。酯在碱性溶液中的水解反应又称皂化反应。

$$R-\overset{O}{\underset{}{C}}-OR' + H-OH \xrightarrow{NaOH} R-\overset{O}{\underset{}{C}}-ONa + R'OH$$

酰胺的水解反应较困难,需要在酸或碱催化下长时间加热回流才能完成,且在不同条件下产物有所不同。

$$R-\overset{O}{\underset{}{C}}-NH_2 + H-OH \begin{cases} \xrightarrow{HCl} R-\overset{O}{\underset{}{C}}-OH + NH_4Cl \\ \xrightarrow{NaOH} R-\overset{O}{\underset{}{C}}-ONa + NH_3 \end{cases}$$

综上所述,羧酸衍生物水解反应的活泼性顺序为酰卤>酸酐>酯>酰胺。

因羧酸衍生物易水解,故在使用和保存含有该类结构的药物时应注意防止水解而失效。

b. 醇解反应

羧酸衍生物的醇解反应与其水解相似,即由酰基与醇分子中的烃氧基结合生成酯,而与酰基相连的原子或基团则与醇分子中的氢原子结合生成相应的产物。

$$\begin{cases} R-\overset{O}{\underset{}{C}}-X \\ R-\overset{O}{\underset{}{C}}-O-\overset{O}{\underset{}{C}}-R' \\ R-\overset{O}{\underset{}{C}}-O-R' \\ R-\overset{O}{\underset{}{C}}-NH_2 \end{cases} + H-OR'' \longrightarrow R-\overset{O}{\underset{}{C}}-OR'' + \begin{cases} HX \\ R'-COOH \\ R'OH \\ NH_3 \end{cases}$$

酰卤和酸酐容易与醇发生醇解反应生成酯,此法通常用来制备利用酯化反应难以合成的酯,例如酚酯的合成反应。

$$CH_3-\overset{}{\underset{O}{C}}-Cl + H-O-C_6H_5 \longrightarrow CH_3-\overset{}{\underset{O}{C}}-O-C_6H_5 + HCl$$

$$CH_3-\overset{}{\underset{O}{C}}-O-\overset{}{\underset{O}{C}}-CH_3 + \begin{matrix} HOOC \\ HO \end{matrix}C_6H_4 \xrightarrow[60\sim85\ ℃]{浓硫酸} \begin{matrix} HOOC \\ CH_3-\overset{}{\underset{O}{C}}-O \end{matrix}C_6H_4 + CH_3COOH$$

知识链接

醇解反应在药物合成中的应用

酯的醇解反应也叫酯的交换反应,即醇分子中的烃氧基取代了酯分子中的烃氧基。通过酯的交换反应,可以用结构简单且廉价的酯制备结构复杂的酯,也常用于药物及其中间体的合成。例如,局部麻醉药盐酸普鲁卡因的合成:

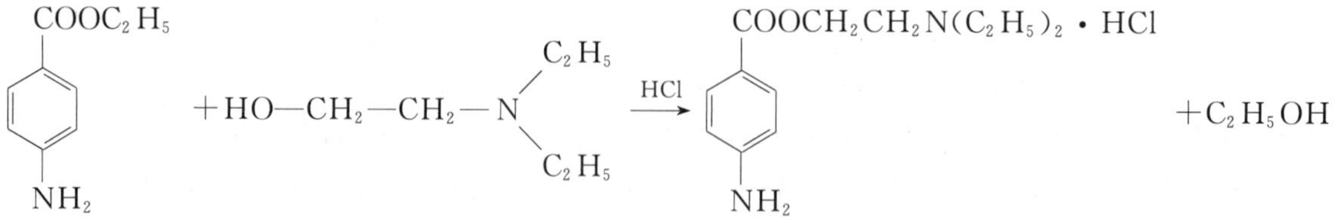

盐酸普鲁卡因（局部麻醉药）

c. 氨解反应

酰卤、酸酐和酯都可与氨反应。羧酸衍生物中的酰基与氨基结合生成酰胺，羧酸衍生物中与酰基相连的原子或基团则与氨分子中的氢原子结合生成相应的产物。

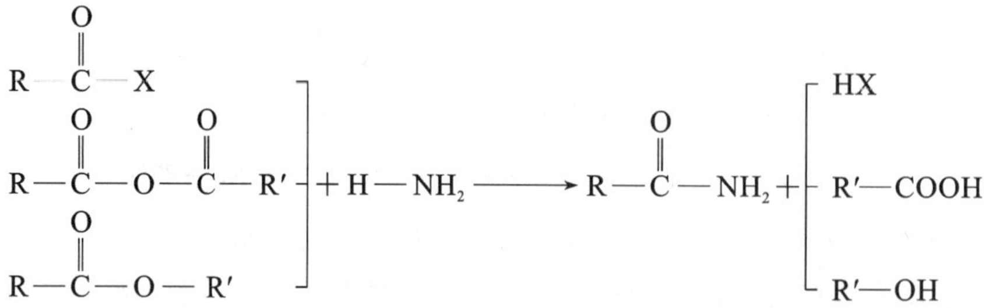

知识链接

氨解在药物改性中的作用

羧酸衍生物的氨解反应常用于药物的合成。有些药物由于其溶解性过低或毒副作用大，限制了其在临床上的应用，此时就要想方法对药物进行改性。可以在其结构中引入一个基团，以增大其溶解性，降低毒副作用，提高疗效。例如，对氨基苯酚有解热镇痛作用，但毒性较大，若与乙酸酐反应则可制得无毒的解热镇痛药扑热息痛。

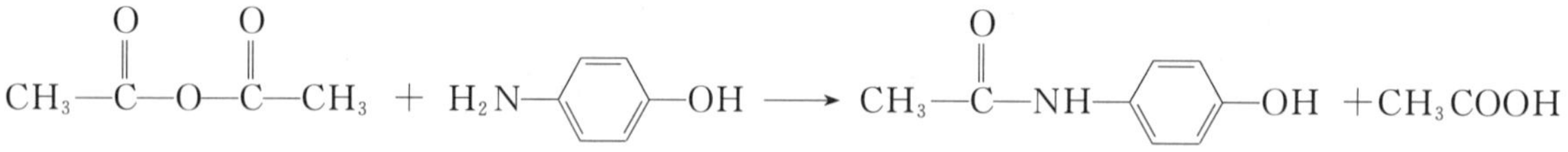

对氨基苯酚　　　　　　　　对乙酰氨基酚（扑热息痛）

水解、醇解和氨解反应，对于水、醇和氨来说，是其中的活泼氢被酰基所取代的反应。这种在化合物分子中引入酰基的反应称为酰化反应（acylation reaction），能提供酰基的试剂称为酰化剂（acylate）。理论上讲，羧酸衍生物都是酰化剂，但实际应用的只有酰氯和酸酐。因此，羧酸衍生物的水解、醇解和氨解反应均是酰化反应。

酰化反应可用于药物的合成中。如在药物分子中引入酰基，可降低毒性，提高药效。在有机合成中，为了保护反应物分子中的羟基、氨基等基团在反应中免遭破坏，可先将其酰化，待反应结束后，再水解恢复原来的羟基和氨基。

从反应机理看，酰化反应属于亲核取代反应，水、醇和氨等亲核试剂进攻带正电的羰基碳原子而引起反应，其反应的活泼性与羰基碳所带正电性的大小一致。许多羧酸衍生物的分解反应需要在酸或碱的催化下进行。因为在酸性条件下，H^+可与羰基氧结合，减小了羰基碳原子上的电子云密度，有利于亲核试剂的进攻。而碱性条件下，将增大亲核试剂的有效浓度，加快反应速率。

B. 异羟肟酸铁反应

酸酐、酯和酰胺（氮原子上无取代基）都能与羟胺作用生成异羟肟酸，该反应也属于酰化反应，其产物异羟肟酸与三氯化铁作用，生成红色到紫色的异羟肟酸铁。该反应可用于羧酸衍生物的鉴定。而酰卤需转化为酯才可进行该反应。

$$\left.\begin{array}{l} R-\overset{\overset{\displaystyle O}{\|}}{C}-O-\overset{\overset{\displaystyle O}{\|}}{C}-R' \\ R-\overset{\overset{\displaystyle O}{\|}}{C}-OR' \\ R-\overset{\overset{\displaystyle O}{\|}}{C}-NH_2 \end{array}\right\} +H-NH-OH \longrightarrow R-\overset{\overset{\displaystyle O}{\|}}{C}-NH-OH + \left\{\begin{array}{l} R'COOH \\ R'OH \\ NH_3 \end{array}\right.$$

异羟肟酸

$$R-\overset{\overset{\displaystyle O}{\|}}{C}-NH-OH + FeCl_3 \longrightarrow (R-\overset{\overset{\displaystyle O}{\|}}{C}-NH-O)_3Fe + 3HCl$$

异羟肟酸铁

C. 还原反应

羧酸衍生物比羧酸容易还原。氢化铝锂可将酰卤、酸酐和酯还原成伯醇。

$$\left.\begin{array}{l} R-\overset{\overset{\displaystyle O}{\|}}{C}-X \\ R-\overset{\overset{\displaystyle O}{\|}}{C}-O-\overset{\overset{\displaystyle O}{\|}}{C}-R' \\ R-\overset{\overset{\displaystyle O}{\|}}{C}-O-R' \end{array}\right\} \xrightarrow{LiAlH_4} R-CH_2-OH + \left\{\begin{array}{l} HX \\ R'CH_2OH \\ R'OH \end{array}\right.$$

氢化铝锂可还原酰胺,生成相应的胺。

$$\left.\begin{array}{l} R-\overset{\overset{\displaystyle O}{\|}}{C}-NH_2 \\ R-\overset{\overset{\displaystyle O}{\|}}{C}-NHR' \\ R-\overset{\overset{\displaystyle O}{\|}}{C}-NR'_2 \end{array}\right\} \xrightarrow{LiAlH_4} \left\{\begin{array}{l} R-CH_2-NH_2 \\ R-CH_2-NHR' \\ R-CH_2-NR'_2 \end{array}\right.$$

酯较易还原,金属钠和醇作用产生的新生态氢可以使酯还原为醇,此反应称为鲍维特-勃朗克(Bouveault-Blanc)还原反应。反应中的双键或三键不受影响。例如:

$$CH_3-CH=CH-CH_2-\overset{\overset{\displaystyle O}{\|}}{C}-O-CH_2-CH_3 \xrightarrow[\text{回流}]{Na+C_2H_5OH} CH_3-CH=CH-CH_2-CH_2OH$$

D. 酯的缩合反应

与醛、酮相似,羧酸衍生物分子中的 α-H 也具有弱酸性,在醇钠等碱性试剂的作用下,生成 α-碳负离子,碳负离子与另一分子酯进行取代反应,碳负离子取代烷氧负离子,生成 β-酮酸酯,此类反应称为酯缩合反应或克莱森缩合反应(Claisen condensation)。例如,乙酰乙酸乙酯合成就是在乙醇钠的作用下,两分子的乙酸乙酯脱去一分子的乙醇后缩合成的化合物。

$$CH_3-\overset{\overset{\displaystyle O}{\|}}{C}-O-C_2H_5 + H-CH_2-\overset{\overset{\displaystyle O}{\|}}{C}-O-C_2H_5 \xrightarrow[H^+]{C_2H_5ONa} CH_3-\overset{\overset{\displaystyle O}{\|}}{C}-CH_2-\overset{\overset{\displaystyle O}{\|}}{C}-O-C_2H_5 + C_2H_5OH$$

乙酰乙酸乙酯(β-丁酮酸乙酯)

凡是具有 α-H 的酯,在醇钠等碱性催化剂的作用下,均可发生酯的缩合反应。若用两种不同的含 α-H 的酯进行交叉缩合生成 4 种不同的缩合产物,难以分离,故在合成上应用价值不大,但可用无 α-H 的酯与一种含 α-H 的酯进行缩合反应制得相应产物。例如:

$$\text{C}_6\text{H}_5\text{-CO-O-CH}_2\text{CH}_3 + \text{H-CH}_2\text{-CO-O-C}_2\text{H}_5 \xrightarrow[\text{H}^+]{\text{C}_2\text{H}_5\text{ONa}} \text{C}_6\text{H}_5\text{-CO-CH}_2\text{-CO-O-CH}_2\text{CH}_3 + \text{C}_2\text{H}_5\text{OH}$$

该类反应也可看成是酰化反应,即在含 α-H 的碳原子上引入了酰基的反应。

E.酰胺的特性

a.弱酸性和弱碱性

未共用电子对参与共轭,难以接受质子
具有质子化倾向

R—C(=O)—NH←H

由于酰胺分子中 N 原子上的孤对电子与羰基的 π 键形成 p-π 共轭体系,降低了 N 原子接受质子的能力,因而使酰胺的碱性减弱甚至接近中性;随着 N 原子电子云密度的降低,氮氢键的共用电子对进一步偏向氮原子一方,使氮氢键的极性增大,氮原子上的氢具有质子化倾向,酰胺又表现出微弱的酸性。例如,乙酰胺可与金属钠发生置换反应显示弱酸性,和强酸成盐显示其弱碱性。

$$2\text{ CH}_3\text{-CO-NH}_2 + 2\text{Na} \longrightarrow 2\text{CH}_3\text{-CO-NHNa} + \text{H}_2$$

$$\text{CH}_3\text{-CO-NH}_2 + \text{HCl} \longrightarrow \text{CH}_3\text{-CO-NH}_2 \cdot \text{HCl}$$

氮原子同时连接两个酰基的化合物称为酰亚胺。酰亚胺分子不显碱性,而表现出明显的酸性,能与强碱作用生成盐。例如:

$$\text{邻苯二甲酰亚胺-N-H} + \text{NaOH} \longrightarrow \text{邻苯二甲酰亚胺-N}^-\text{Na}^+ + \text{H}_2\text{O}$$

b.与 HNO_2 反应

当酰胺与 HNO_2 反应时,酰胺分子中的氨基可被羟基取代,生成羧酸,同时放出氮气。

$$\text{R-CO-NH}_2 + \text{HO-NO} \longrightarrow \text{R-CO-OH} + \text{N}_2 \uparrow + \text{H}_2\text{O}$$

c.霍夫曼(Hoffman)降解反应

酰伯胺与溴在碱性溶液中反应,酰胺脱去羰基,生成少一个碳原子的伯胺的反应。

$$\text{R-CO-NH}_2 + \text{NaBrO} \longrightarrow \text{R-NH}_2 + \text{CO}_2 \uparrow + \text{NaBr}$$

3)重要的羧酸衍生物

A.乙酰氯

乙酰氯是无色有刺激性气味的液体,沸点为 52 ℃,遇水发生剧烈的水解反应,并放出大量的热量,空气中的水分就能使它水解产生氯化氢而冒烟。乙酰氯是常用的乙酰化试剂。

B.乙酸酐

乙酸酐又称醋(酸)酐,是具有刺激性气味的无色液体,沸点139.6 ℃,微溶于水,易溶于乙醚和苯等有机溶剂中。乙酸酐是良好的溶剂,也是重要的乙酰化试剂,常用于制药、香料、染料和醋酸纤维等工业中。

C.丙二酸二乙酯

丙二酸二乙酯又称丙二酸酯,为无色有香味的液体,沸点 199 ℃,微溶于水,易溶于乙醇、乙醚等有机溶剂。丙二酸酯可由氯乙酸钠转化成氰基乙酸钠后,在酸性条件下水解成丙二酸,再与乙醇酯化制取。

$$\underset{\underset{Cl}{|}}{CH_2}-\overset{\overset{O}{||}}{C}-ONa \xrightarrow{NaCN} \underset{\underset{CN}{|}}{CH_2}-\overset{\overset{O}{||}}{C}-ONa \xrightarrow[\text{②}C_2H_5OH]{\text{①}H^+,H_2O} \underset{\underset{COOC_2H_5}{|}}{\overset{\overset{COOC_2H_5}{|}}{CH_2}}$$

丙二酸酯在有机合成中应用广泛,是合成各种类型羧酸的重要原料。

D. 乙酰乙酸乙酯

乙酰乙酸乙酯又称 β-丁酮酸乙酯,为具有清香气味的无色液体,沸点 181 ℃,微溶于水,易溶于乙醇、乙醚等有机溶剂。

知识链接

互 变 异 构

乙酰乙酸乙酯分子中存在两种不同的结构即酮式结构和烯醇式结构,两者同时并存,它们之间存在着下列动态平衡。

$$CH_3-\overset{\overset{O}{||}}{C}-CH_2-\overset{\overset{O}{||}}{C}-OC_2H_5 \rightleftharpoons CH_3-\overset{\overset{OH}{|}}{C}=CH-\overset{\overset{O}{||}}{C}-OC_2H_5$$

酮式(92.5%)　　　　　　　　　　烯醇式(7.5%)

像这样两种或两种以上异构体相互转变,并以动态平衡同时并存的现象称为互变异构现象,具有这种关系的异构体称为互变异构体。互变异构现象实质上是官能团异构的特殊形式。

这也导致乙酰乙酸乙酯具有一定的特殊性质。它既能与氢氰酸加成,与羟氨、2,4-二硝基苯肼生成肟或腙,显示甲基酮的性质,又能使溴的四氯化碳溶液褪色,使三氯化铁显色,表现出烯醇的性质。

产生互变异构的原因是由于在吸电子的羰基和酯基的影响下,亚甲基上的氢原子在一定程度上质子化了,并在 α-碳原子和羰基氧原子之间反复进行分子重排所造成的

$$CH_3-\overset{\overset{O\cdots H}{||}}{C}-\overset{\overset{|}{|}}{CH}-\overset{\overset{O}{||}}{C}-OC_2H_5 \rightleftharpoons CH_3-\overset{\overset{O-H}{||}}{C}-\overset{}{CH}-\overset{\overset{O}{||}}{C}-OC_2H_5$$

烯醇式结构一般不稳定,而乙酰乙酸乙酯的烯醇式结构之所以能够稳定存在:一方面是因为碳碳双键与相邻羰基发生了 π-π 共轭,增加了结构的稳定性;另一方面是因为羟基与羰基通过分子内氢键缔合形成了相对稳定的六元环结构

酮式-烯醇式互变异构现象在有机化合物中普遍存在,凡是具有 $H-\overset{|}{C}-\overset{}{C}=O$ 基本结构的化合物都可能发生。从表 3-3 中可以看出,一般单羰基化合物虽然存在互变异构现象,但酮式占绝对优势,烯醇式可以忽略不计,与三氯化铁不显色。亚甲基两端都有羰基的化合物,且两个羰基中至少有一个是独立羰基时,烯醇式在平衡中的含量增高,与三氯化铁显色,烯醇式不可以忽略不计。

表 3-3　某些化合物中烯醇式的相对含量

酮　式	烯　醇　式	烯醇式含量/(%)
$CH_3-\overset{\overset{O}{||}}{C}-CH_3$	$CH_3-\overset{\overset{OH}{|}}{C}=CH_2$	0.00015
$CH_3\overset{\overset{O}{||}}{C}CH_2\overset{\overset{O}{||}}{C}OC_2H_5$	$CH_3\overset{\overset{OH}{|}}{C}=CHCOC_2H_5$	7.5

续表

酮 式	烯 醇 式	烯醇式含量/(%)
O O CH₃CCH₂CC₂H₅	OH O CH₃C=CHCC₂H₅	76.0
O O C₆H₅CCH₂CC₂H₅	OH O C₆H₅C=CHCC₂H₅	90.0

烯醇式含量的高低还与温度、浓度和溶剂的极性有关,一般情况下,烯醇式异构体在极性溶剂中含量较低,在非极性溶剂中含量较高。

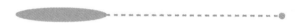

2. 碳酸衍生物

碳酸衍生物是指碳酸分子中的羟基被其他基团(如—X、—OR、—NH₂ 等)取代后的产物。碳酸的一个羟基被取代的衍生物极不稳定,而两个羟基均被取代的衍生物一般都较稳定。

碳酸衍生物是有机合成、药物合成的原料。常见的碳酸衍生物有以下几种。

$$\underset{光气(碳酰氯)}{\overset{O}{\underset{}{Cl-C-Cl}}} \quad \underset{脲(碳酰胺)}{\overset{O}{\underset{}{H_2N-C-NH_2}}} \quad \underset{胍(亚氨基脲)}{\overset{NH}{\underset{}{H_2N-C-NH_2}}} \quad \underset{硫脲(硫代碳酰胺)}{\overset{S}{\underset{}{H_2N-C-NH_2}}}$$

(1)脲

脲俗称为尿素(urea),从结构上可以看成碳酸分子中的两个羟基分别被氨基取代后的产物,属于碳酸的酰胺,所以又称作碳酰胺。

$$\underset{碳酸}{\overset{O}{\underset{}{HO-C-OH}}} \qquad \underset{尿素(脲)}{\overset{O}{\underset{}{H_2N-C-NH_2}}}$$

尿素最初从尿中取得,是哺乳动物体内蛋白质代谢的最终产物。成人每天约排泄 30 g 尿素。尿素为白色结晶,无臭、味咸,熔点 133 ℃,易溶于水和乙醇。脲的用途广泛,它是很重要的有机物。在农业上脲用作高效氮肥,在工业上是合成塑料、药物的重要化工原料。在医药上脲可以软化角质,还可用作利尿脱水药。

脲具有一般酰胺的化学性质,但因脲分子中的 2 个氨基连在同一个羰基上,所以它又有一些特殊的性质。

A. 脲的水解反应

脲属于酰胺类化合物,具有酰胺的一般性质。在酸、碱或尿素酶的催化下容易水解。

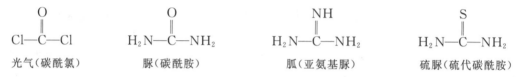

B. 脲的弱碱性

脲具有酰胺结构,但脲分子中有两个氨基,所以显碱性。脲的碱性很弱,不能使红色石蕊试纸变色。它能与强酸作用生成盐。例如:

$$\underset{}{\overset{O}{\underset{}{H_2N-C-NH_2}}} + HNO_3 \longrightarrow \underset{}{\overset{O}{\underset{}{H_2N-C-NH_2}}} \cdot HNO_3 \downarrow$$

脲的硝酸盐和草酸盐难溶于水而易结晶,借此可从尿中提取或鉴别脲。

C. 缩二脲的生成及缩二脲反应

将固体脲缓慢加热至 150～160 ℃(温度过高则分解),则两分子脲间失去一分子氨,生成缩二脲

（biuret）。

$$H_2N-\overset{\overset{\displaystyle O}{\|}}{C}-NH_2 + H_2N-\overset{\overset{\displaystyle O}{\|}}{C}-NH_2 \longrightarrow H_2N-\overset{\overset{\displaystyle O}{\|}}{C}-NH-\overset{\overset{\displaystyle O}{\|}}{C}-NH_2 + NH_3\uparrow$$

　　缩二脲难溶于水，易溶于碱溶液。在缩二脲的碱溶液中加入少量硫酸铜溶液，即呈现紫红色，这个颜色反应称为缩二脲反应（biuret reaction）。

　　凡分子中含有两个或两个以上酰胺键（ $-\overset{\overset{\displaystyle O}{\|}}{C}-\overset{\overset{\displaystyle H}{|}}{N}-$ ）结构的化合物，都能发生缩二脲反应。如多肽和蛋白质等。

　　D. 与亚硝酸的反应

　　脲与亚硝酸作用定量放出氮气，根据氮气的体积可以测定脲的含量。

$$H_2N-\overset{\overset{\displaystyle O}{\|}}{C}-NH_2 + 2HNO_2 \longrightarrow CO_2 + 2N_2\uparrow + 3H_2O$$

　　（2）丙二酰脲

　　脲和丙二酸二乙酯在醇钠催化下相互缩合，生成丙二酰脲（barbituric acid）。

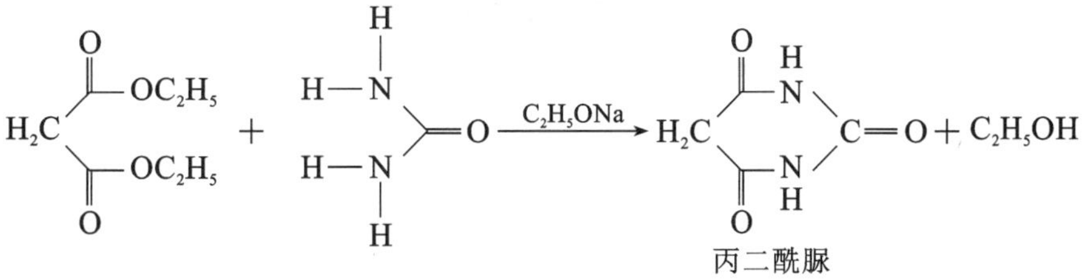

丙二酰脲

　　丙二酰脲为无色结晶，熔点为 245 ℃，微溶于水。分子中含有一个活泼的亚甲基和两个二酰亚胺基（ $-\overset{\overset{\displaystyle O}{\|}}{C}-\overset{\overset{\displaystyle H}{|}}{N}-\overset{\overset{\displaystyle O}{\|}}{C}-$ ），存在酮式-烯醇式互变异构：

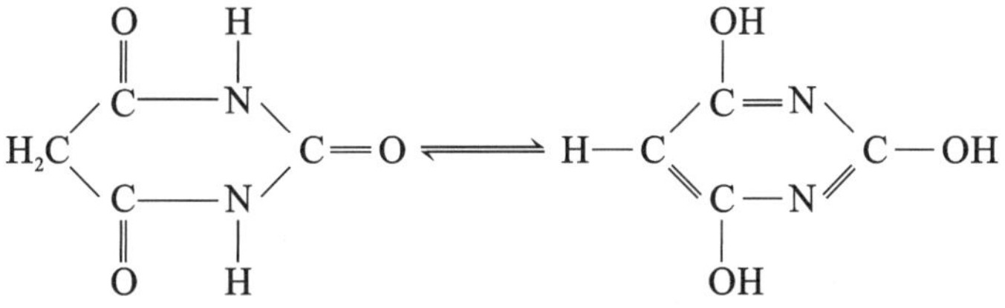

酮式　　　　　　　烯醇式

　　烯醇式羟基上的氢很活泼，显示较强的酸性（pH=3.98），故丙二酰脲又称为巴比妥酸。

　　巴比妥酸本身无药理作用，但亚甲基上的氢被烃基取代得到的取代物，具有不同程度的镇静、催眠作用，总称为巴比妥类药物。其通式为

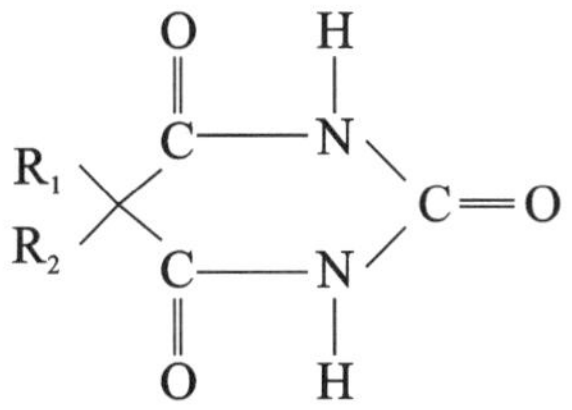

$R_1=R_2=C_2H_5$　巴比妥（佛罗那）

$R_1=C_2H_5,R_2=C_6H_5$　苯巴比妥（鲁米那）

$R_1=C_2H_5,R_2=CH_2CH_2CH(CH_3)_2$　异戊巴比妥（阿米妥）

　　巴比妥类药物是结晶性粉末，难溶于水，但可利用其弱酸性制成盐类，增大水溶性，临床上常以其可溶性钠盐供注射用。

(3)胍

从结构上看,胍($H_2N-\underset{\underset{H}{\|}}{C}-NH_2$,上方为NH)是由脲分子中氧原子被亚氨基取代所生成的化合物,又称为亚氨基脲。

胍是无色结晶,熔点 50 ℃,易溶于水和乙醇。

胍极易接受质子,是一个有机强碱,其碱性($pK_b = 0.52$)与氢氧化钠相当,能与盐酸等强酸作用生成相应的盐。

胍在碱性条件下易水解。如在氢氧化钡水溶液中加热,即水解生成脲和氨。

$$H_2N-\overset{NH}{\underset{\|}{C}}-NH_2 + H_2O \xrightarrow[\triangle]{Ba(OH)_2} H_2N-\overset{O}{\underset{\|}{C}}-NH_2 + NH_3$$

胍分子中去掉氨基上的 1 个氢原子后剩下的基团称为胍基,去掉 1 个氨基后剩下的基团为脒基。

$$H_2N-\overset{NH}{\underset{\|}{C}}-NH- \qquad H_2N-\overset{NH}{\underset{\|}{C}}$$
胍基 脒基

医学上所用的胍类药物实际上就是指含有胍基或脒基的药物。胍在碱性条件下不稳定,而在酸性条件下可以形成稳定的盐,所以通常将此类药物制成盐类以便于贮存和使用。

知识拓展

硫 脲

硫脲($H_2N-\overset{S}{\underset{\|}{C}}-NH_2$)可以看作脲分子中的氧原子被硫原子取代后所生成的化合物。硫脲为白色结晶,熔点 180 ℃,易溶于水。硫脲与脲相似,在酸、碱存在下容易发生水解反应。

$$H_2N-\overset{S}{\underset{\|}{C}}-NH_2 + 2H_2O \xrightarrow[\triangle]{H^+ 或 OH^-} CO_2 + 2NH_3 + H_2S$$

硫脲也可以发生互变异构,其烯醇式结构称为异硫脲。

$$H_2N-\overset{S}{\underset{\|}{C}}-NH_2 \rightleftharpoons H_2N-\overset{SH}{\underset{\|}{C}}-NH$$

硫脲是一个重要的化工原料,用来合成许多含硫的药物。药剂上常用作抗氧剂。

目标测试

1.名词解释:
(1)异羟肟酸铁盐反应　　(2)缩二脲反应　　(3)互变异构
2.给下列化合物命名或写出它们的结构式。

(1) $H_2N-\overset{O}{\underset{\|}{C}}-NH_2$

(2) $H_5C_2-\overset{O}{\underset{\|}{C}}-CH_2-\overset{O}{\underset{\|}{C}}-O-C_2H_5$

(3) $H_3C-CH_2-\overset{O}{\underset{\|}{C}}-Cl$

(4) 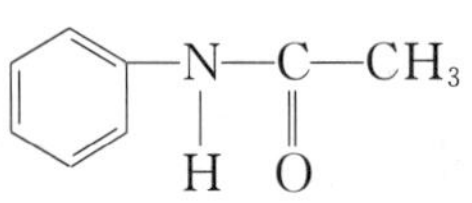 $\text{苯基}-\overset{H}{\underset{}{N}}-\overset{O}{\underset{\|}{C}}-CH_3$

(5) 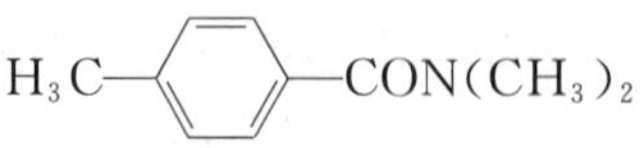 $H_3C-\text{苯环}-CON(CH_3)_2$

(6) 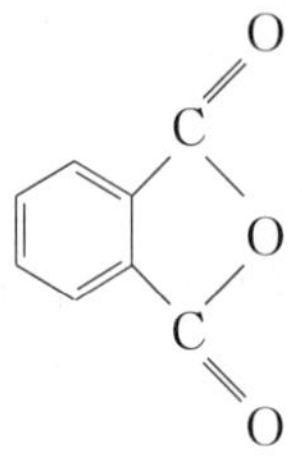 邻苯二甲酸酐结构

(7)邻羟基苯甲酸甲酯　　　(8)丁烯二酸酐　　　(9)对氯苯甲酰氯

(10)甲酸丙酯　　　(11)N-乙基苯甲酰胺　　　(12)2-甲基丙酰溴

3.完成下列反应式。

(1) $CH_3CH_2—\overset{\displaystyle O}{\overset{\|}{C}}—OCH_3$ ＋NaOH ⟶

(2) 丁二酸酐 $\xrightarrow{LiAlH_4}$

(3) $C_6H_5—CH_2—\overset{\displaystyle O}{\overset{\|}{C}}—NH_2$ ＋NaNO$_2$＋HCl ⟶

(4) $CH_3CH_2—\overset{\displaystyle O}{\overset{\|}{C}}—O—CH_3$ $\xrightarrow[\text{②}H^+]{\text{①}C_2H_5ONa}$

(5) $CH_3CH_2—\overset{\displaystyle O}{\overset{\|}{C}}—NH_2$ ＋NaBrO ⟶

(6) $H_2N—\overset{\displaystyle O}{\overset{\|}{C}}—NH_2$ ＋H$_2$O $\xrightarrow{HCl}$

(7) ＋CH$_3$COCl $\xrightarrow{\text{无水 }AlCl_3}$

(8) $H_3C—\overset{\displaystyle O}{\overset{\|}{C}}—NH_2$ ＋ CH$_2$OH ⟶

4.用简单化学方法鉴别各种化合物。

(1)丙酸乙酯、2-丁酮酸、丙酮　　　　　(2)乙酰乙酸乙酯、苯甲酸、水杨酸

(3)乙酰胺、尿素、乙酸铵　　　　　　　(4)环己酮、乙酸酐、丁酮

5.化合物甲、乙、丙分子式均为 $C_3H_6O_2$,甲与 NaHCO$_3$ 作用放出 CO$_2$,乙和丙用 NaHCO$_3$ 处理无 CO$_2$ 放出,但在 NaOH 水溶液中加热可发生水解反应。从乙的水解产物中蒸出一个液体,该液体化合物具有碘仿反应。丙的碱性水解产物蒸出的液体无碘仿反应。写出甲、乙、丙的结构式。

6.比较下列各组化合物的性质(按由强到弱的顺序排列)。

(1)酰基上亲核取代活性。

A. $C_6H_5—\overset{\displaystyle O}{\overset{\|}{C}}—Cl$　　　B. $CH_3—NH—\overset{\displaystyle O}{\overset{\|}{C}}—C_6H_5$　　　C. $CH_3—O—\overset{\displaystyle O}{\overset{\|}{C}}—C_6H_5$

(2)α-H 的活性。

A. $CH_3—CH_2—\overset{\displaystyle O}{\overset{\|}{C}}—O—CH_3$　　　B. $p\text{-}O_2NC_6H_4—\overset{\displaystyle O}{\overset{\|}{C}}—Cl$　　　C. $C_6H_5—\overset{\displaystyle O}{\overset{\|}{C}}—CH_2—\overset{\displaystyle O}{\overset{\|}{C}}—CH_3$

D. $p\text{-}CH_3C_6H_4—\overset{\displaystyle O}{\overset{\|}{C}}—Cl$　　　E. $CH_3—\overset{\displaystyle O}{\overset{\|}{C}}—CH_2—\overset{\displaystyle O}{\overset{\|}{C}}—CH_3$

单元 6　含氮有机化合物

单元目标

　　※ 掌握硝基化合物的结构、分类和命名法;熟悉硝基化合物理化性质。

　　※ 掌握胺的结构、分类和命名法;掌握胺的化学性质。

　　※ 熟悉重氮化合物的结构特征;熟悉重氮化反应及重氮盐的性质。

　　※ 了解偶氮化合物的结构特征及其与颜色的关系。

含氮有机化合物是指分子结构中含有碳氮键的一类化合物。含氮有机化合物广泛分布于自然界中,与

日常生活及生命过程密切相关,在生命科学中占有及其重要的地位。如胺类衍生物亚硝胺对人体有毒,而肾上腺素、麻黄素、青霉素、巴比妥类以及磺胺类化合物等是防病、治病的药物。生命的物质基础蛋白质和核酸,正常生理过程中不可缺少的血红素、胆碱、多巴胺和去甲肾上腺素都是属于含氮有机化合物。临床上含氮的药物有许多,氮原子在不同的药物中分别以胺、酰胺、含氮的杂环、硝基化合物等形式存在。本单元主要讨论硝基化合物、胺、重氮和偶氮化合物,并对它们的某些性质在生命科学中的应用作简要介绍。

1. 硝基化合物

烃分子中的氢原子被硝基取代后所形成的化合物称为硝基化合物。

(1)硝基化合物的分类和命名

A. 硝基化合物的分类

a. 根据分子中烃基的种类不同,硝基化合物可分为脂肪族硝基化合物和芳香族硝基化合物。

脂肪族硝基化合物($R-NO_2$) 　　　　　芳香族硝基化合物($Ar-NO_2$)

$$CH_3-CH_2-NO_2$$

硝基乙烷

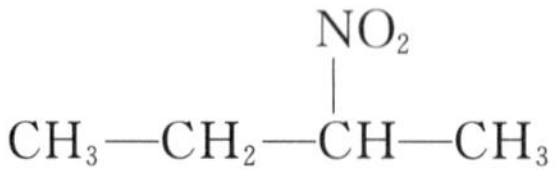

2-硝基丁烷

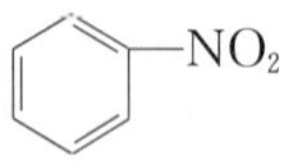

硝基苯

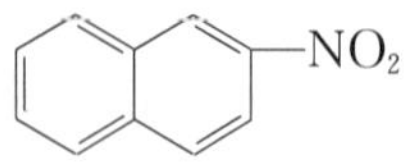

β-硝基萘

b. 根据分子中硝基的数目不同可分为一元、二元和多元硝基化合物。例如:

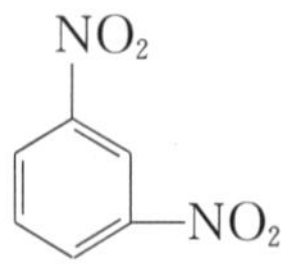

间二硝基苯

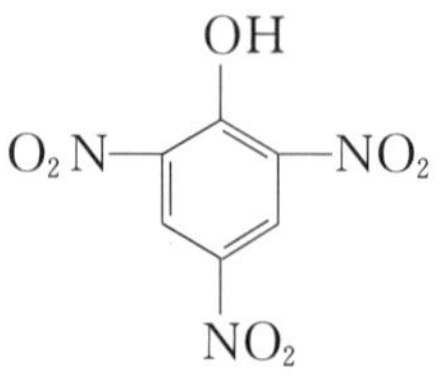

2,4,6-三硝基苯酚

B. 硝基化合物的命名

硝基化合物的命名与卤代烃相似,即以烃为母体,硝基为取代基。例如:

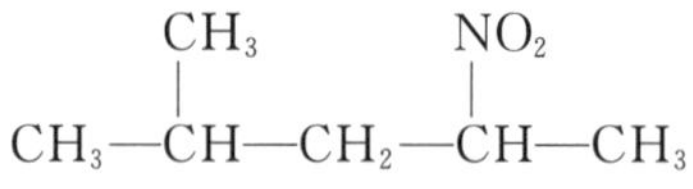

2-甲基-4-硝基戊烷

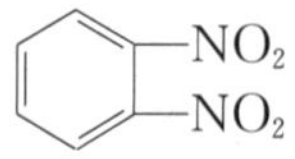

邻二硝基苯

(2)硝基化合物的结构

硝基化合物的官能团是硝基,常用 $-N\begin{smallmatrix}O\\\\O\end{smallmatrix}$ 表示,但该结构并没有真实地反映硝基的成键方式。现代物理方法测定的结果表明,硝基中 2 个氮氧键是等同的,而不是像表示的那样是 1 个单键和 1 个双键。杂化理论认为,硝基中的氮原子为 sp^2 杂化,3 个 sp^2 杂化轨道分别与 2 个氧原子和 1 个碳原子形成 3 个 σ 键。氮原子上没有参与杂化的 p 轨道上的一对电子,与 2 个氧原子的另一轨道形成具有 4 个离域电子的共轭体系。由于形成了 p-π 共轭体系,氮氧键的键长出现了平均化,2 个氮氧键是等同的。其结构为

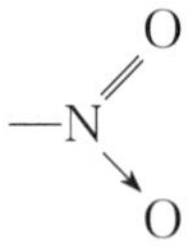

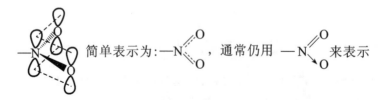

简单表示为:$-N\begin{smallmatrix}\nearrow O\\\\\searrow O\end{smallmatrix}$,通常仍用 $-N\begin{smallmatrix}\nearrow O\\\\\searrow O\end{smallmatrix}$ 来表示

(3)硝基化合物的性质

A. 物理性质

硝基是具有强极性的基团,所以硝基化合物是极性分子,有较高的沸点和密度。

脂肪族硝基化合物多数是油状液体,芳香族硝基化合物除了硝基苯是高沸点液体外,其余都是淡黄色固

体。有苦杏仁味,味苦。不溶于水,溶于有机溶剂和浓硫酸。

一硝基化合物可以直接蒸馏而不分解,随分子中硝基数目的增加,其熔点、沸点和密度增大,颜色加深,苦味增强,对热稳定性减小,受热易分解爆炸(多硝基化合物如 TNT 是强烈的炸药);硝基化合物有毒,在贮存和使用硝基化合物时应注意安全。

B. 化学性质

a. 互变异构

当硝基连在伯、仲碳原子上时,由于共轭效应,使 α-H 活性增强,产生类似于酮式-烯醇式互变异构现象。

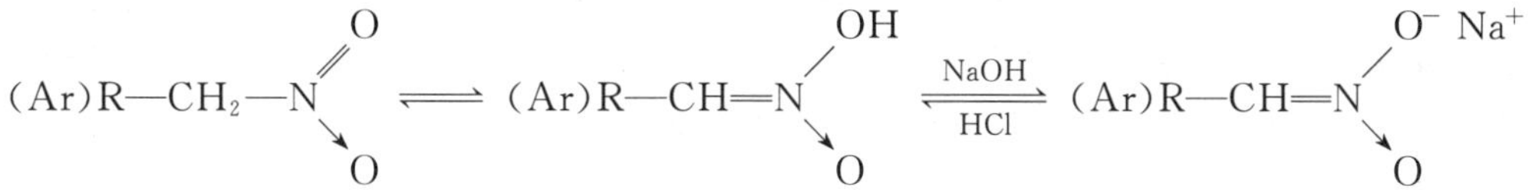

$$(Ar)R-CH_2-N\overset{O}{\underset{O}{}} \rightleftharpoons (Ar)R-CH=N\overset{OH}{\underset{O}{}} \underset{HCl}{\overset{NaOH}{\rightleftharpoons}} (Ar)R-CH=N\overset{O^- Na^+}{\underset{O}{}}$$

硝基式　　　　　烯醇式(假酸式)　　　　　酸式钠盐

烯醇式中氧原子上的氢较活泼,有质子化倾向,能与强碱反应,称假酸式。所以含有 α-H 的硝基化合物可溶于氢氧化钠溶液中,无 α-H 的硝基化合物则不溶于氢氧化钠溶液。这个性质可用于 2 种结构硝基化合物的分离。

与羰基化合物类似,含有 α-H 的硝基化合物,在强碱性条件下,可与醛或酮发生缩合反应。例如:

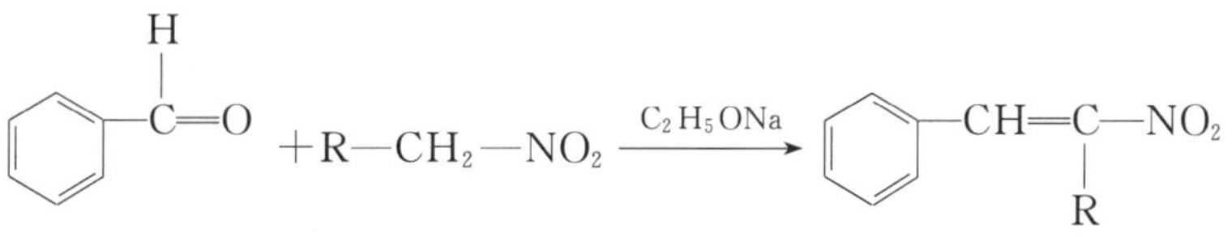

b. 还原反应

硝基化合物易被还原,芳香族硝基化合物在不同的还原条件下得到不同的产物。如硝基苯在酸性介质中以铁粉还原,生成苯胺。

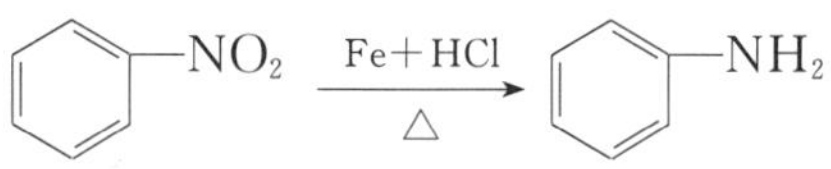

而在碱性条件下以锌粉还原,硝基苯的还原能力降低,得到偶氮苯、氢化偶氮苯等中间体,这些中间体再进行酸性还原也生成苯胺。

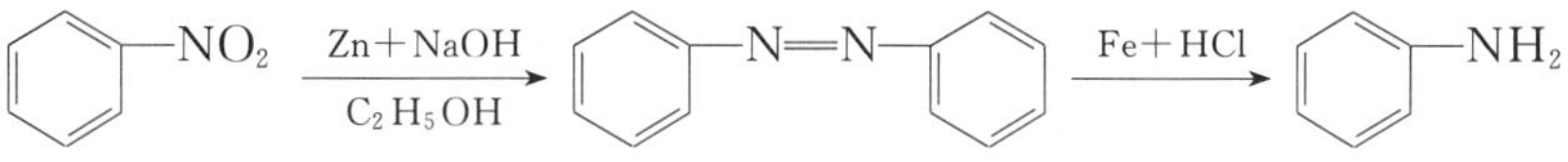

c. 硝基对苯环上酚羟基、羧基的酸性的影响

苯环上酚羟基和羧基因受硝基强吸电子效应的影响故酸性增强,以邻、对位上的硝基对酚羟基和羧基的影响较大。

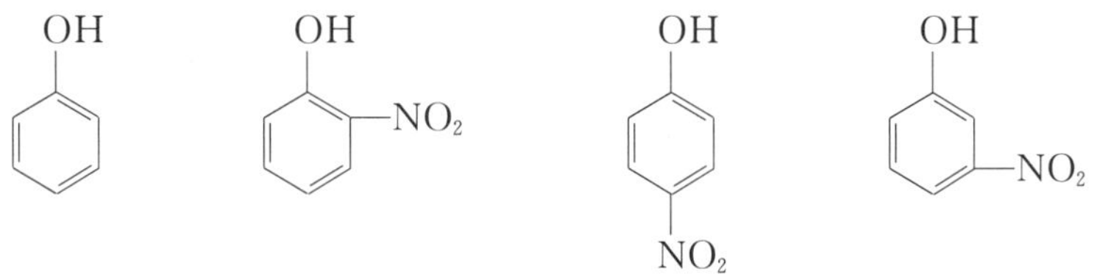

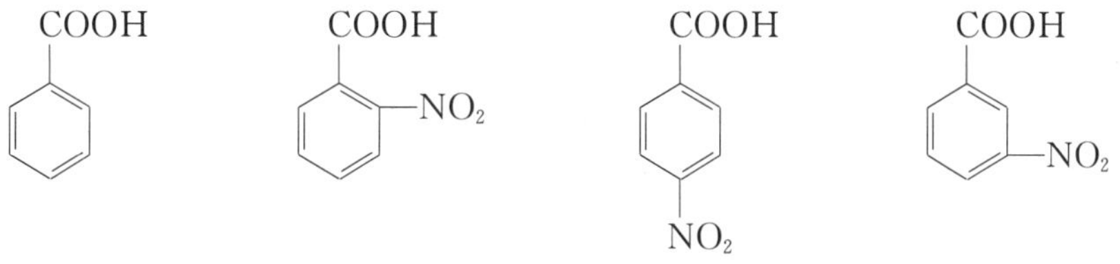

苯环上的硝基数目越多,则对苯环上羟基或羧基的酸性影响越大。如 2,4,6-三硝基苯酚(苦味酸)pK_a＝0.35,它的酸性已接近无机强酸。

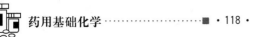

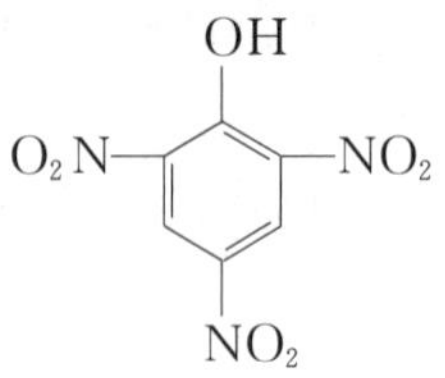

知识拓展

硝基对苯环亲电取代反应的影响

当苯环上引入硝基后发生亲电取代反应比苯要难,表现为不仅反应速度慢,而且反应要求的条件高。由于硝基使其邻、对位电子云密度降低更多,而间位由于降低较少其电子云密度相对较高。因此苯环上的亲电取代反应主要发生在间位上。例如:

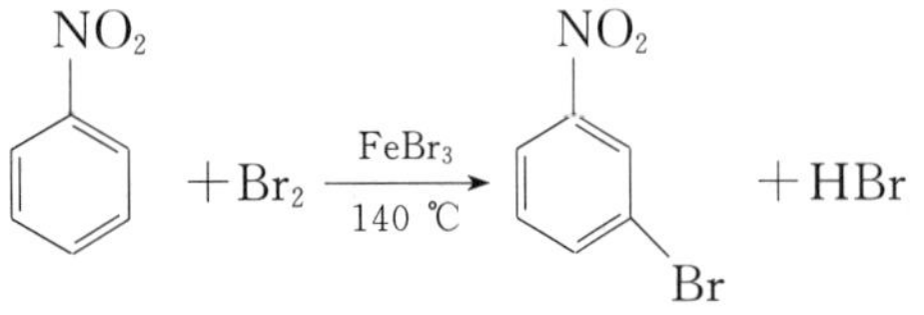

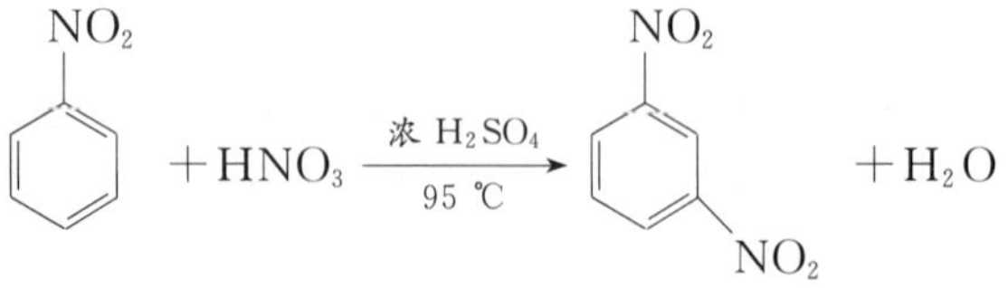

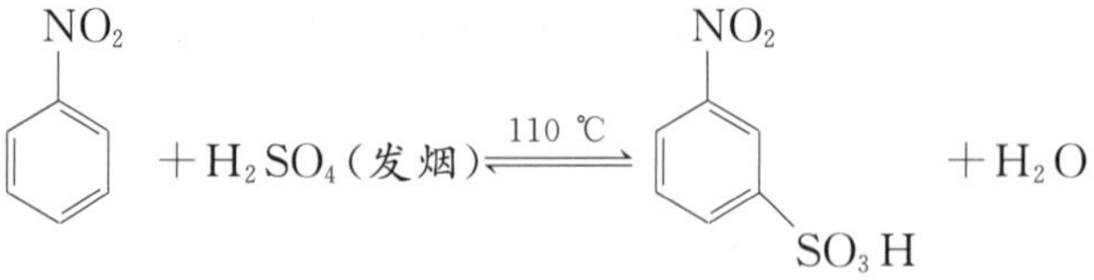

由于硝基对苯环的钝化作用,硝基苯不能发生傅-克烷基化反应和傅-克酰基化反应。

硝基对苯环亲核取代反应的影响

由于苯环硝基的引入,使苯环亲核取代反应活性增强。例如:氯苯在碱性条件下的水解就是亲核取代反应,在一般条件下很难进行,但邻、对位硝基氯苯却容易水解,并且硝基越多,取代反应越容易进行,反应条件越温和。例如:

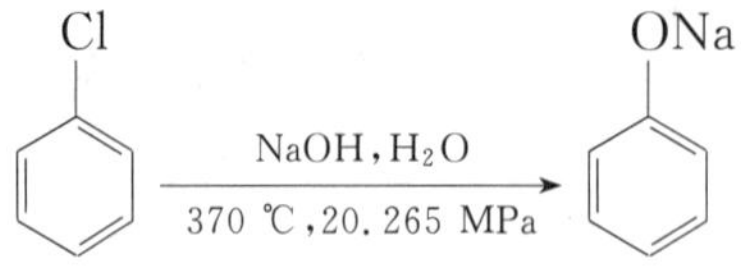

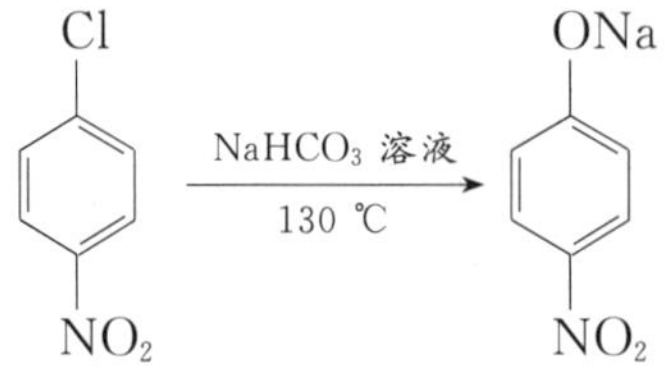

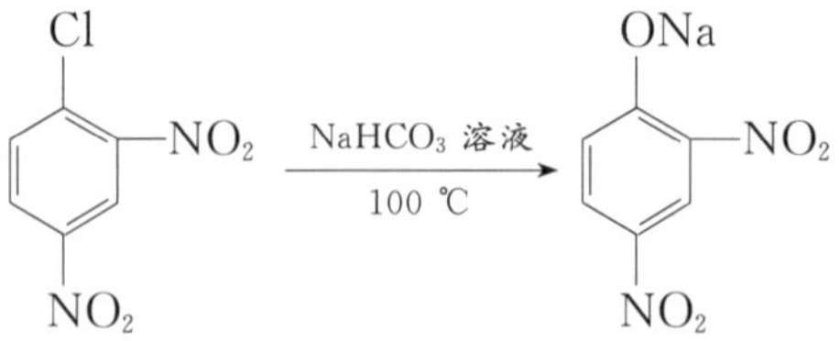

(4)重要的硝基化合物

A. 硝基苯

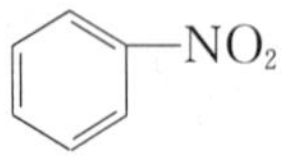

硝基苯是淡黄色有苦杏仁味的油状液体,沸点 210.8 ℃,是制造苯胺、染料和药物的原料,此外还可作为溶剂,因硝基苯不溶于水,可用水蒸气蒸馏,其蒸气有毒,应注意安全。

知识链接

硝基苯的作用和用途

硝基苯是重要的有机中间体。硝基苯用三氧化硫磺化得间硝基苯磺酸,间硝基苯磺酸可作为染料中间体。硝基苯用氯磺酸磺化得间硝基苯磺酰氯,间硝基苯磺酰氯可用作染料、医药等中间体。硝基苯经氯化得间硝基氯苯,间硝基氯苯广泛用于染料、农药的生产,经还原后可得间氯苯胺,间氯苯胺可用作染料橙色基GC,也是医药、农药、荧光增白剂、有机颜料等的中间体。硝基苯再硝化可得间二硝基苯,经还原可得间苯二胺,间苯二胺可用作染料中间体、环氧树脂固化剂、石油添加剂、水泥促凝剂,间二硝基苯如果用硫化钠进行部分还原则得间硝基苯胺,间硝基苯胺为染料橙色基 R,是偶氮染料和有机颜料等的中间体。

B.2,4,6-三硝基甲苯(TNT)

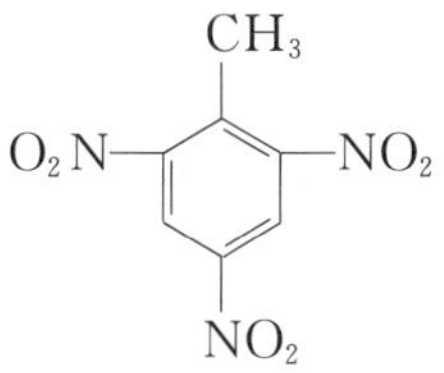

2,4,6-三硝基甲苯是黄色结晶,熔融而不分解(240 ℃才爆炸),受震亦相当稳定,须经起爆剂(雷汞)引发才发生猛烈爆炸,不腐蚀金属,是一种优良的炸药。

C.2,4,6-三硝基苯酚

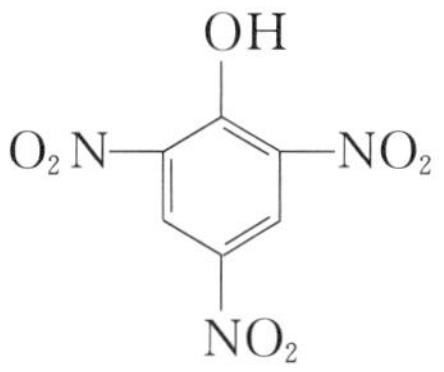

2,4,6-三硝基苯酚(苦味酸)是黄色片状结晶,熔点 122 ℃,溶于热水、乙醇、乙醚中。它是多硝基化合物,为烈性炸药。苦味酸具有强酸性,能与有机碱如胺、含氮杂环和生物碱等生成难溶性苦味酸盐晶体,或形成稳定的复盐,可作为生物碱沉淀剂。苦味酸可以凝固蛋白质,用作蛋白质沉淀剂、丝和毛的黄色染料。它有杀菌止痛功能,在医药上用以处理烧伤。

2. 胺

胺(amine)可以看作氨(NH_3)分子中的氢原子被一个或几个烃基取代而生成的化合物,即氨的烃基衍生物。

胺的化合物具有多种生理作用,在医药上用作抗菌、退热、镇痛、局部麻醉等药物。

(1)胺的分类和命名

A. 胺的分类

a.根据胺分子中氮原子所连烃基种类的不同,可分为脂肪胺和芳香胺。

脂肪胺(R—NH_2)　　　　CH_3—NH_2　　　　$CH_3NHCH_2CH_3$　　　　$(CH_3)_3N$

芳香胺（Ar—NH_2）

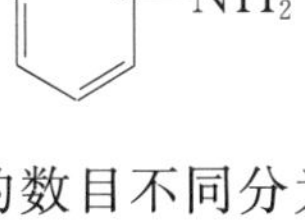

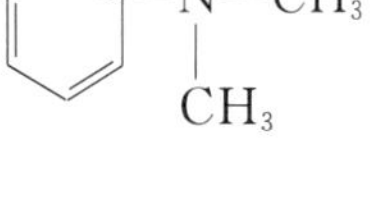

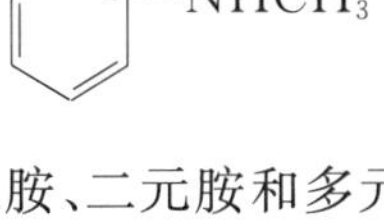

b. 根据分子中所含氨基的数目不同分为一元胺、二元胺和多元胺。

CH_3CH_2—NH_2　　　　H_2N—CH_2—CH_2—NH_2　　　　H_2N—CH_2—$\overset{\overset{\displaystyle NH_2}{|}}{CH}$—$CH_2$—$NH_2$

一元胺　　　　　　　　二元胺　　　　　　　　　　　多元胺

c. 根据胺分子中与氮原子相连的烃基数目不同分为伯胺、仲胺、叔胺。

(Ar)R—NH_2　　　　(Ar)R—NH—$R'(Ar')$　　　　(Ar)R—$\overset{\overset{\displaystyle R'(Ar')}{|}}{N}$—$R''(Ar'')$

伯胺　　　　　　　　仲胺　　　　　　　　　　　叔胺

伯胺(primary amine):氮原子与一个烃基相连,官能团为氨基(—NH_2)。

仲胺(secondary amine):氮原子与两个烃基相连,官能团为亚氨基($\diagup$NH$\diagdown$)。

叔胺(tertiary amine):氮原子与三个烃基相连,官能团为次氨基或叔氮原子(—N)。

值得注意的是,胺的伯、仲、叔之分与醇的伯、仲、叔之分的含义是不同的。伯、仲、叔醇是指它们的羟基分别与伯、仲、叔碳原子相连接;而伯、仲、叔胺是根据氮原子所连接的烃基数目确定的。例如,叔丁醇和叔丁胺,两者均具有叔丁基,但前者是叔醇,后者是伯胺。

$$CH_3-\underset{\underset{CH_3}{|}}{\overset{\overset{CH_3}{|}}{C}}-OH \qquad CH_3-\underset{\underset{CH_3}{|}}{\overset{\overset{CH_3}{|}}{C}}-NH_2$$

叔丁醇(叔醇)   叔丁胺(伯胺)

当 NH_4^+ 中的 4 个 H 原子被烃基取代时所形成的化合物为季铵类化合物,当阴离子是氢氧根离子时所形成的化合物是季铵碱,若是其他阴离子则所形成的化合物是季铵盐。例如:

$$[(CH_3CH_2)_4N]OH \qquad\qquad [(CH_3)_4N]Cl$$

季铵碱   季铵盐

B. 胺的命名

a. 简单胺的命名,以胺作母体、烃基作取代基称作某胺。例如:

$$CH_3-NH_2$$

甲胺   苯胺   对甲基苯胺

b. 若有几个相同的烃基,可以合并起来写,用二、三等表示。若烃基不相同,简单烃基名称放在前面,复杂烃基放在后面。例如:

$$CH_3-NH-CH_3 \qquad (CH_3)_3N$$

二甲胺   三甲胺   二苯胺

$$CH_3-NH-CH_2CH_2CH_3 \qquad CH_3-\underset{\underset{CH_2CH_3}{|}}{\overset{\overset{CH_2CH_2CH_3}{|}}{N}}$$

甲丙胺   甲乙丙胺

c. 芳香胺的氮原子上连有脂肪烃基时,以芳香胺为母体命名,在脂肪烃基名称前面加字母"N",表示脂肪烃基连在氮原子上。例如:

$$\text{—}NH-CH_3 \qquad \text{—}\underset{\underset{CH_2CH_3}{|}}{\overset{\overset{CH_3}{|}}{N}}$$

N-甲基苯胺   N-甲基-N-乙基苯胺

d. 比较复杂的胺的命名,是以烃为母体,氨基作为取代基。例如:

$$CH_3-\underset{\underset{CH_3}{|}}{CH}-CH_2-CH_2-\underset{\underset{NH_2}{|}}{CH}-CH_2-CH_3 \qquad CH_3-\underset{\underset{NH-CH_2CH_3}{|}}{CH}-CH_2-CH_2-CH_2-CH_3$$

2-甲基-5-氨基庚烷   2-乙氨基己烷

e. 多元胺的命名与多元醇的命名相似。例如:

$$H_2N-CH_2-\underset{\underset{NH_2}{|}}{CH}-CH_2-NH_2 \qquad \text{—}\overset{NH_2}{\underset{NH_2}{}}$$

1,2,3-丙三胺   邻苯二胺

（2）胺的性质

A. 胺的物理性质

在常温下，低级脂肪胺中甲胺、二甲胺、三甲胺和乙胺是气体，其余胺为液体或固体。低级脂肪胺的气味类似氨，二甲胺、三甲胺有鱼腥味。鱼、肉腐烂时可产生极臭而有毒的 1,4-丁二胺（腐胺）和 1,5-戊二胺（尸胺）。高级胺的气味会逐渐减弱。芳香胺有特殊气味，芳香胺毒性很大，与皮肤接触或吸入其蒸气，都会引起中毒。

伯胺、仲胺因氮原子上连有氢原子可形成分子间氢键，它们的沸点比相对分子质量相近的烷烃高；但其形成的氢键较弱，它们的沸点比相应的醇和羧酸要低。而叔胺之间不能形成分子间氢键，其沸点与相应的烷烃相似。

低级胺可溶于水，这是因为氨基与水可以形成氢键。但随着胺中烃基碳原子数的增多，水溶性逐渐减小，直至不溶。

B. 胺的化学性质

胺分子中的氮原子在成键时和氨分子中的氮原子相同，均为 sp^3 杂化，其中三个 sp^3 杂化轨道（各有一个电子）分别与氢原子或碳原子结合形成 3 个 σ 键，剩余一对未共用电子对占据另一个 sp^3 杂化轨道，形成三角锥形结构。各 σ 键之间的夹角接近于 109°。

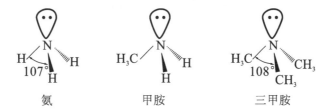

实验证明，胺的化学性质主要取决于氨基氮原子上的未共用电子对，它可以接受质子显碱性，能与酰基化试剂、亚硝酸、氧化剂等反应。

a. 碱性

实验证明，胺能与强酸作用生成稳定的盐。

$$CH_3NH_2 + HCl \longrightarrow CH_3NH_3^+ Cl^- （或 CH_3NH_2 \cdot HCl）$$

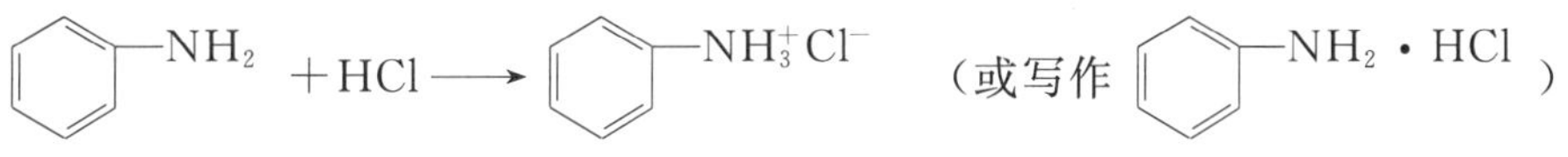

　　　　　　　　　　氯化甲铵　　　　　　（盐酸甲胺）

胺与酸生成铵盐之后，水溶性增大。因此常将含有胺结构的药物制成盐，改善药物的水溶性。例如普鲁卡因是优良的局部麻醉药，制成盐酸普鲁卡因后，不仅改善了水溶性，还增强了麻醉作用。

这些盐遇强碱可被游离出来，利用这些性质可分离胺。

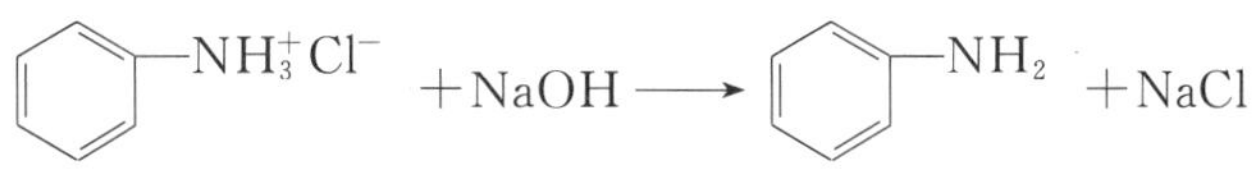

由此可见，与氨相似，由于胺分子中氮原子上也有孤对电子，易与水电离出来的 H^+ 结合形成配位键，从而使溶液中 OH^- 浓度增加，因此胺的水溶液呈碱性。

$$NH_3 + H_2O \Longleftrightarrow NH_4^+ + OH^-$$

$$RNH_2 + H_2O \Longleftrightarrow RNH_3^+ + OH^-$$

胺的碱性大小主要受两种因素的影响，即电子效应和空间效应。氮原子上的电子云密度越大，接受质子的能力越强，胺的碱性就越强；氮原子周围空间位阻越大，氮原子结合质子的能力越困难，胺的碱性越小。

综上所述，连接不同种类的烃基时，碱性强弱顺序为：脂肪胺＞氨＞芳香胺。

这是因为脂肪胺相对氨而言引入了供电子基，诱导效应的结果是氮原子上的电子云密度升高，接受质子的能力增强，碱性增大。而苯胺中的苯环本身就是吸电子基，加之苯胺中氮原子上的未共用电子对可与苯环产生共轭，使氮原子上的电子云密度有所下降，接受质子的能力减弱，碱性降低。

脂肪胺的碱性强弱顺序为：仲胺＞伯胺＞叔胺＞氨。

例如：

$$(CH_3)_2NH > CH_3NH_2 > (CH_3)_3N$$

$$pK_a \qquad 3.27 \qquad\quad 3.34 \qquad\quad 4.22$$

若从诱导效应考虑，甲基是供电子基，二甲胺的碱性应比甲胺强，三甲胺的碱性应是最强的，实际上三甲胺的碱性最弱。这是因为胺的碱性不仅与氮原子上的电子云密度有关，还与空间位阻、溶剂化效应有关。氮原子上的烃基数目越多，其空间位阻越大，接受质子的能力越弱，碱性则越小；另一方面，胺的碱性取决于生成铵离子的溶剂化程度，铵氮原子上的氢越多，溶剂化程度越大，铵离子越稳定，胺的碱性越强，仲胺盐的溶剂化效应比叔胺盐大，且氮原子周围电子云密度较高，故碱性最强。

芳香胺的碱性强弱顺序则与氮原子上及芳环上连接基团的数目及种类有关。若氮原子上或芳环上连有供电子基，则其碱性比苯胺强，反之碱性比苯胺弱。

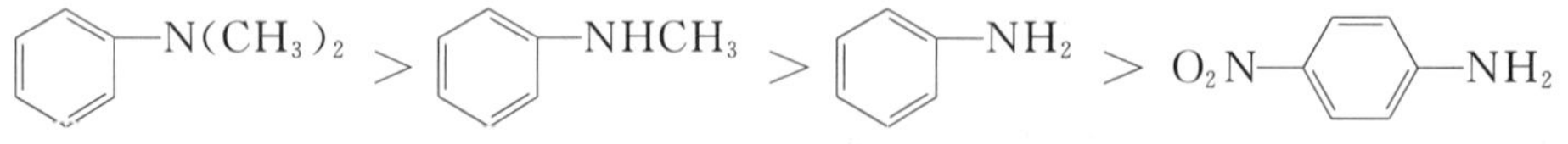

$$pK_a \qquad 8.83 \qquad\qquad 9.05 \qquad\qquad 9.4 \qquad\qquad 13$$

b. 酰化反应

伯胺和仲胺都能与酰卤、酸酐等酰化剂发生反应。反应时胺分子中的氮原子上的氢原子被酰基取代而生成酰胺。例如：

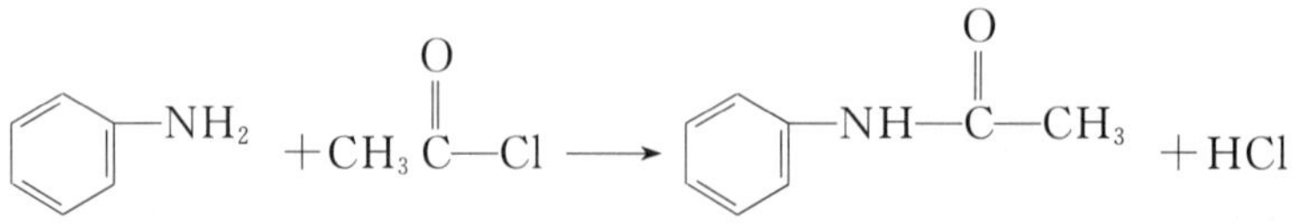

此反应使胺分子中引入了一个酰基，属于酰化反应。叔胺分子中氮原子上因无氢原子，所以不能发生酰化反应。

胺的酰化反应在医药上有重要意义。在药物合成中，常利用酰化反应来保护芳环上活泼的氨基，如解热镇痛药对乙酰氨基酚(扑热息痛)和非那西丁的制备即利用了胺的这一性质。通过酰化反应也可增加药物的脂溶性并降低药物的毒性。在人体中，肝脏也通过乙酰化反应对某些胺类残留药物解毒。

知识拓展 - - - - - - - - - - - - - - - - - - ●

磺酰化反应

苯磺酰氯可使伯、仲胺发生磺酰化反应，即苯磺酰基取代氮原子上的氢原子，叔胺因氮原子上无氢原子而不反应。

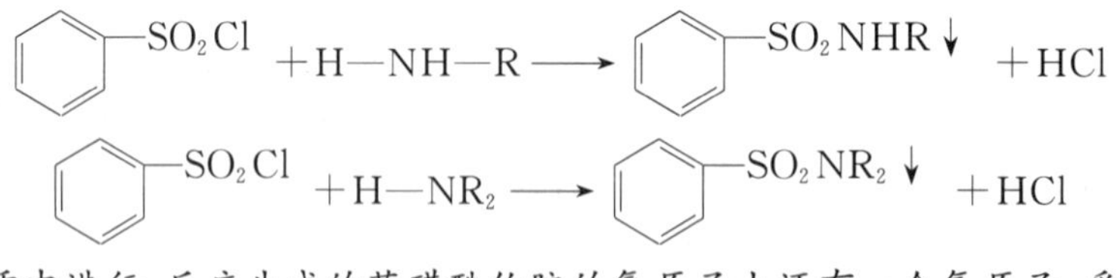

该反应在碱性介质中进行，反应生成的苯磺酰伯胺的氮原子上还有一个氢原子，受磺酰基吸电子诱导效应的影响呈酸性，可溶于氢氧化钠溶液中。

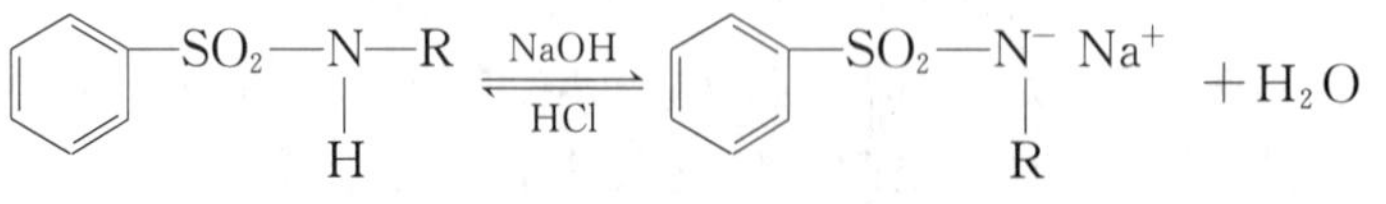

不溶于水   溶于水

苯磺酰仲胺的氮原子上没有氢，不能溶于碱性溶液。所以可利用此反应来分离、提纯或鉴别伯、仲、叔胺。

c.与亚硝酸的反应

胺可以与亚硝酸反应,不同类型的胺与亚硝酸反应的产物和现象不同。亚硝酸不稳定,在反应中实际使用亚硝酸盐与盐酸的混合物来代替亚硝酸。

①伯胺与亚硝酸的反应

脂肪族伯胺与亚硝酸反应,定量放出氮气,生成醇、烃、卤代烃等的混合产物。该反应用于脂肪族伯胺和其他有机化合物中氨基的含量测定。

$$R—NH_2+HNO_2 \longrightarrow R—OH+N_2\uparrow+H_2O$$

芳香族伯胺与亚硝酸在低温下反应生成芳香重氮盐,此反应称重氮化反应。

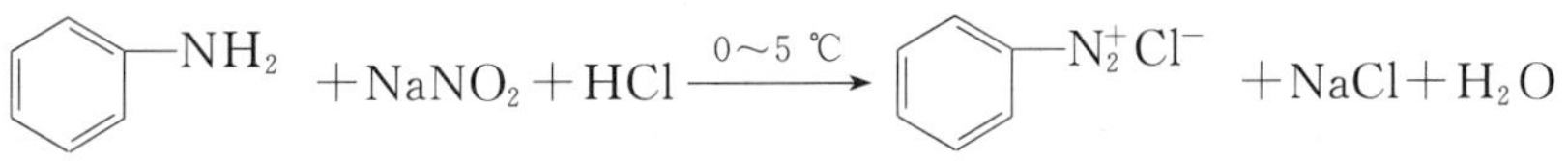

芳香重氮盐不稳定,加热易分解成酚和氮气,干燥的易爆炸。重氮盐可以发生许多取代反应和偶合反应,在合成和分析鉴定上广泛应用。

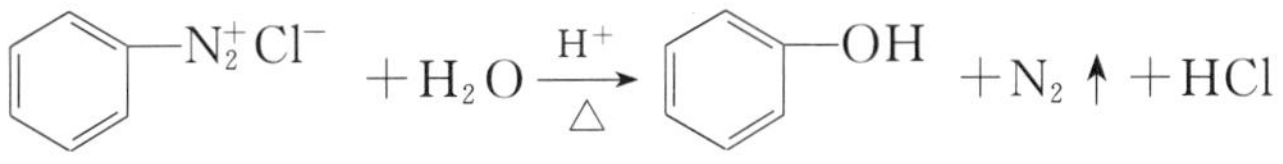

②仲胺与亚硝酸的反应

脂肪族仲胺或芳香族仲胺与亚硝酸反应,都生成 N-亚硝基胺。

$$R_2NH+HNO_2 \longrightarrow R_2N—NO+H_2O$$

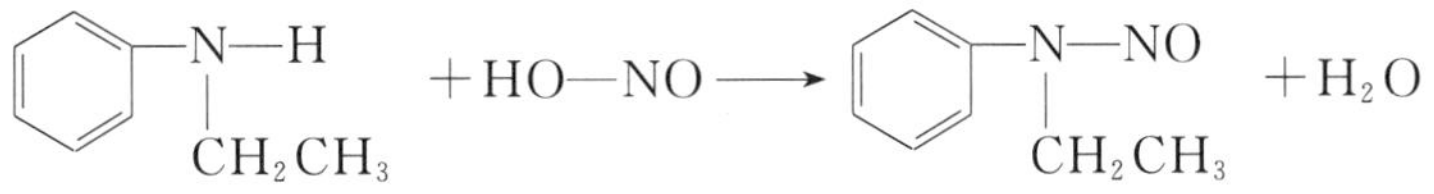

N-乙基-N-亚硝基苯胺

知识链接

N-亚硝基化合物——毒性及预防

N-亚硝基化合物包括亚硝胺和亚硝酰胺两大类。不同种类的亚硝基化合物,其毒性大小差别很大,大多数亚硝基化合物属于低毒和中等毒,个别属于高毒甚至剧毒。

致癌性:许多动物试验证明,N-亚硝基化合物具有致癌作用。N-亚硝胺相对稳定,需要在体内代谢成为活性物质才具备致癌性,也被称为前致癌物。N-亚硝酰胺类不稳定,能够在作用部位直接降解成重氮化合物,并与 DNA 结合发挥直接致癌、致突变性,因此,也将 N-亚硝酰胺称为终末致癌物。

致畸与致突变性:在遗传毒性研究中发现,许多 N-亚硝基化合物可以通过机体代谢或直接作用诱发基因突变、染色体异常和 DNA 修复障碍。N-亚硝酰胺能引起子鼠产生脑、眼、肋骨和脊柱的畸形。

N-亚硝基胺为不溶于水的黄色油状液体或黄色固体,产物比较稳定,有明显的致癌作用。经加工的肉制品多含亚硝酸钠(着色剂、防腐剂),进入胃中与胃酸反应形成亚硝酸,再与体内存在的仲胺反应,生成致癌的亚硝胺。维生素 C 因有还原性,食用它能阻断亚硝胺在体内的合成,因此,食用加工的肉制品后应多吃一些含有维生素 C 的新鲜水果或蔬菜;一般煮沸 15~20 min,也可消除食物中绝大部分亚硝基化合物;阳光照射也能有效破坏食物或食品中的亚硝基化合物。

③叔胺与亚硝酸的反应

脂肪族叔胺的氮原子上没有氢原子而不能亚硝基化,只能与亚硝酸生成不稳定的盐。此盐用碱处理后,又重新生成游离的脂肪族叔胺。

$$R_3N+HNO_2 \xrightarrow{\text{低温}} [R_3NH]^+NO_2^-$$

$$[R_3NH]^+NO_2^- +NaOH \longrightarrow R_3N+NaNO_2+H_2O$$

芳香族叔胺与亚硝酸反应,不生成盐,而是在芳环上引入亚硝基,生成对亚硝基芳香族叔胺。如对位被其他基团占据,则生成邻位亚硝基芳香族叔胺。

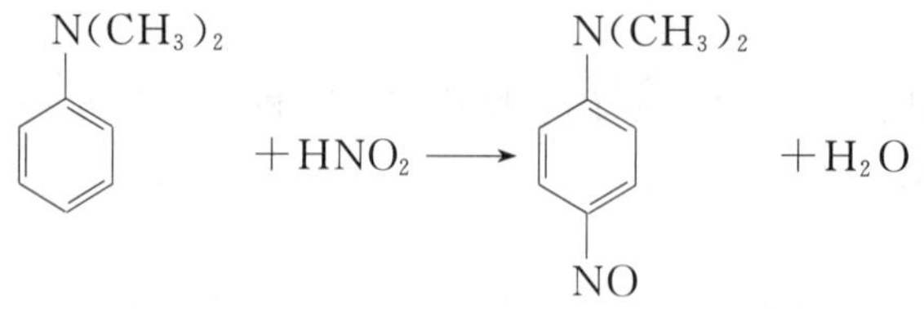

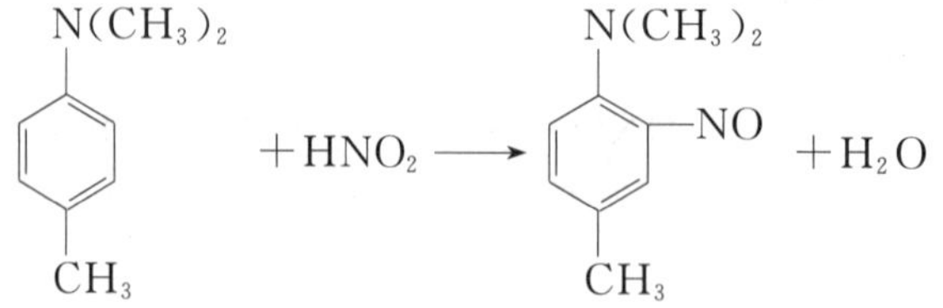

亚硝基芳香族叔胺在碱性溶液中呈翠绿色,在酸性溶液中由于互变成醌式盐而呈橘黄色。

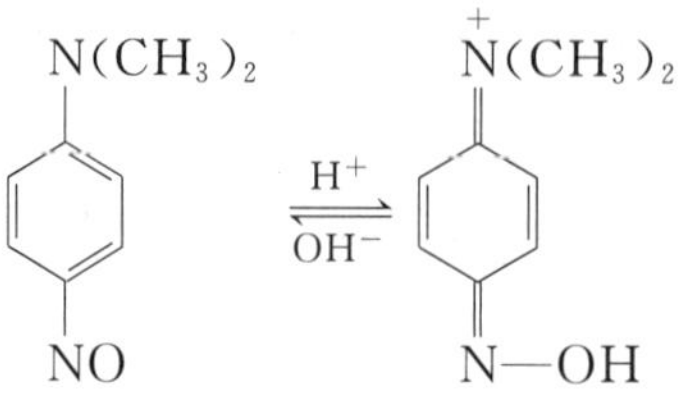

翠绿色   橘黄色

综上所述,不同胺类与亚硝酸反应产生不同产物和不同的现象,因此可用此来鉴别脂肪族或芳香族伯、仲、叔胺。

d. 氧化反应

胺易被氧化,芳胺更易被氧化。在空气中长期存放芳胺时,芳胺则被空气氧化,生成黄、红、棕色的复杂氧化物,其中含有醌类、偶氮类化合物等。因此在有机合成中,如果要氧化芳胺环上其他基团,必须首先保护氨基,否则氨基更易被氧化。如:

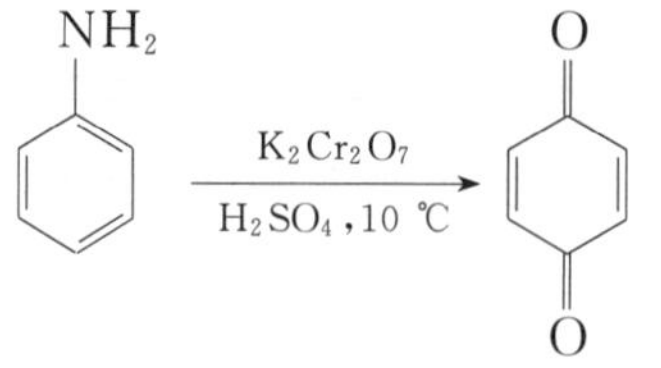

e. 芳环上的亲电取代反应

芳胺氮原子上的未共用电子对与苯环发生供电子共轭效应,使苯环上的电子云密度增加,尤其使氨基的邻、对位电子云密度增加更明显,因此芳胺易发生亲电取代反应。

①卤代反应

苯胺与卤素(Cl_2、Br_2)的反应迅速。例如苯胺与溴水作用,在室温下立即生成 2,4,6-三溴苯胺白色沉淀。

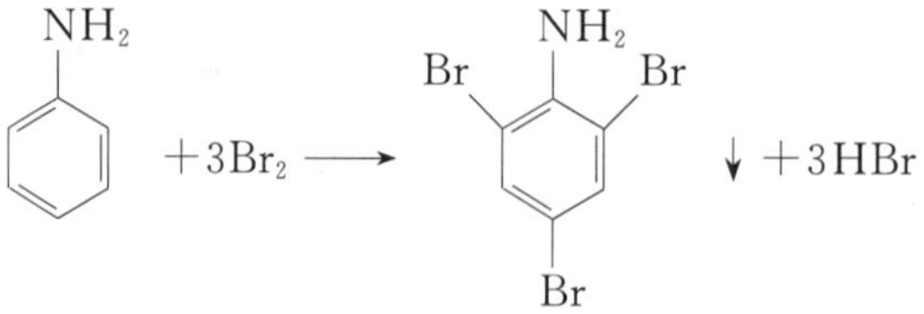

此反应可用于苯胺的定性和定量分析。

氨基对苯环的强活化作用,使苯环上的卤代反应极易进行,且直接生成三元取代产物。若要得到一元取代产物,可将氨基进行酰化或与酸反应形成相应的产物,再进行卤代反应,可得到对位或间位的取代产物,最后进行水解或碱化恢复氨基。

②硝化反应

苯胺的硝化反应很容易进行,但由于苯胺易被氧化,因此苯胺一般不直接硝化,需先保护氨基完成硝化反应后再恢复。

$$\text{(图) } \underset{}{\text{C}_6\text{H}_5\text{NH}_2} \xrightarrow{(CH_3CO)_2O} \text{NHCOCH}_3 \xrightarrow[H_2SO_4]{HNO_3} \text{NHCOCH}_3\text{—NO}_2 \xrightarrow[OH^- \text{ 或 } H^+]{H_2O, \triangle} \text{NH}_2\text{—NO}_2$$

若要得到间位取代产物可采取以下反应。

$$\text{NH}_2 \xrightarrow{H_2SO_4} \overset{+}{\text{N}}\text{H}_3\text{HSO}_4^- \xrightarrow[H_2SO_4]{HNO_3} \overset{+}{\text{N}}\text{H}_3\text{HSO}_4^-\text{—NO}_2 \xrightarrow[OH^- \text{ 或 } H^+]{H_2O, \triangle} \text{NH}_2\text{—NO}_2$$

③磺化反应

若将苯胺溶于浓硫酸中,则首先生成苯胺硫酸盐,该盐在高温(200 ℃)下加热脱水发生分子内重排,即生成对氨基苯磺酸。

$$\text{NH}_2 \xrightarrow{H_2SO_4} \text{NH}_2 \cdot \text{H}_2\text{SO}_4 \xrightarrow[200\,℃]{-H_2O} \left[\text{NHSO}_3\text{H}\right] \xrightarrow{\text{重排}} \text{NH}_2\text{—SO}_3\text{H}$$

对氨基苯磺酸是白色固体,分子内同时存在酸性基团(磺酸基)和碱性基团(氨基),可发生质子的转移而形成分子内盐。

$$\text{NH}_2\text{—SO}_3\text{H} \longrightarrow \text{NH}_3^+\text{—SO}_3^-$$

知识链接

对氨基苯磺酰胺——磺胺类药物的母体

对氨基苯磺酰胺,是重要的化学合成抗菌药——磺胺类药物的母体,也是最简单的磺胺类药物。磺胺类药物是一系列对氨基苯磺酰胺的衍生物,对氨基苯磺酰胺具有抑菌作用,其合成如下:

$$\text{NH}_2 \xrightarrow[\text{乙酰化}]{(CH_3CO)_2O} \text{NHCOCH}_3 \xrightarrow[\text{氯磺酰化}]{Cl-SO_2OH} \text{NHCOCH}_3\text{—SO}_2\text{—Cl}$$

$$\xrightarrow[\text{氨解}]{NH_3} \text{NHCOCH}_3\text{—SO}_2\text{NH}_2 \xrightarrow[\text{水解}]{H_2O(H^+ \text{ 或 } OH^-)} \text{NH}_2\text{—SO}_2\text{NH}_2$$

磺胺类药物具有较广的抗菌谱,而且疗效确切、性质稳定、使用简便、价格便宜和有利于长期保存,因此是目前仅次于抗生素的一大类药物,该类药物的临床应用前景广阔。

(3)季铵盐和季铵碱

A. 季铵盐

无机铵盐分子中铵离子上的 4 个氢原子被烃基取代的化合物,称为季铵盐,其分子式为$[R_4N]^+X^-$。

季铵盐的命名与铵盐的命名相似:如果四个烃基相同,称为四某基卤化铵;若烃基不同,烃基的名称由简

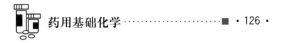

单到复杂依次排列。例如：

$$(CH_3)_4 \overset{+}{N}Br^- \qquad [C_6H_5CH_2N(CH_3)_2C_{12}H_{25}]^+Br^-$$

　　四甲基溴化铵　　　　　二甲基十二烷基苄基溴化铵

季铵盐可由叔胺与卤代烃作用生成：

$$R_3N + R—X \longrightarrow R_4N^+X^-$$

季铵盐是白色晶体,有盐的性质,能溶于水,不溶于有机溶剂。它与无机盐氯化铵相似,对热不稳定,加热后分解成叔胺和卤代烃。

季铵盐是一类重要的有机化合物,天然存在的季铵盐化合物在动植物体内起着各种生理作用。如溴化乙酰胆碱,在神经传递系统中担当重要角色。

$$\left[CH_3—\overset{\overset{O}{\|}}{C}—O—CH_2—CH_2—\overset{\overset{CH_3}{|}}{\underset{\underset{CH_3}{|}}{N^+}}—CH_3 \right]Br^-$$

具有长链烃基的季铵盐,由于像肥皂一样有亲水基和亲油基,故可作为洗涤剂和乳化剂,如磷脂则是天然乳化剂。

B. 季铵碱

氢氧化铵分子中铵离子上的 4 个氢原子被烃基取代的化合物,称为季铵碱,其分子式为$[R_4N]^+OH^-$。

季铵碱的命名与氢氧化铵的命名相似,称为四某基氢氧化铵。例如：

$$[(CH_3CH_2CH_2CH_2)_4N]^+OH^- \qquad [(CH_3)_3NCH_2CH_2OH]^+OH^-$$

　　四丁基氢氧化铵　　　　　三甲基 2-羟乙基氢氧化铵

季铵碱可由季铵盐与氢氧化钠作用生成,因反应是可逆的而无法获得纯季铵碱。

$$R_4N^+X^- + NaOH \rightleftharpoons R_4N^+OH^- + NaX$$

季铵碱对热不稳定,当加热到100 ℃时,发生分解,生成叔胺。季铵碱是强的有机碱(碱性与氢氧化钠相当),常常作为碱性催化剂。如胆碱在哺乳动物体内起抗脂作用。

$$[HO—CH_2—CH_2—\overset{\overset{CH_3}{|}}{\underset{\underset{CH_3}{|}}{N^+}}—CH_3]OH^-$$

(4)重要的胺及其衍生物

A. 甲胺

甲胺(CH_3NH_2)是无色气体,有类似氨的气味,易溶于水,有碱性。蛋白质腐败时往往有甲胺生成。甲胺是有机合成原料,用于制造药物、农药、染料等。

B. 乙二胺

乙二胺($H_2NCH_2CH_2NH_2$)为无色透明液体,有类似氨的气味,溶于水,微溶于乙醚,不溶于苯。具有扩张血管作用,乙二胺的正酸盐可用于治疗动脉粥样硬化。

乙二胺可用作环氧树脂固化剂。以乙二胺与氯乙酸为原料合成的乙二胺四乙酸(EDTA)是常用的金属离子螯合剂和分析试剂。

C. 苯胺

苯胺($C_6H_5NH_2$)是最简单的芳胺,纯净的苯胺为无色油状液体,长时间放置于空气中会逐渐氧化而颜色变深。苯胺微溶于水,易溶于酒精和醚等有机溶剂。苯胺有毒,能透过皮肤或吸入蒸气而使人中毒。苯胺最初是从煤焦油中分离得到的,现在用硝基苯还原制得。苯胺是制备药物、染料和炸药的工业原料。

D. 对氨基苯磺酰胺

对氨基苯磺酰胺($H_2N—C_6H_4—SO_2—NH_2$)简称为磺胺,是白色颗粒或粉末状晶体,无臭,味微苦,熔点 164.5～166.5 ℃,微溶于冷水,易溶于沸水,不溶于苯、氯仿、乙醚和石油醚。

磺胺类药物(简称 SN)是比较常用的一类抗菌药物,具有抗菌谱广、可以口服、吸收较迅速、有的能通过血脑屏障渗入脑脊液、较为稳定、不易变质等优点。磺胺结构中有两个重要的基团,磺酰氨基($—SO_2NH_2$)

和氨基,这两个基团必须互相处在苯环的对位才具有明显抑菌作用。常见的磺胺类药物有磺胺嘧啶(SD)、磺胺甲基异噁唑(SMZ)和磺胺邻二甲氧嘧啶(SDM)等。

　　E. 胆碱

　　胆碱($[HOCH_2CH_2N^+(CH_3)_3]OH^-$)是广泛分布于生物体内的一种季铵碱。因最初从胆汁中发现故而得名。胆碱是白色晶体,溶于水和醇。胆碱是卵磷脂的组成部分,能调节脂肪代谢,临床上用来治疗肝炎、肝中毒等疾病。胆碱常以结合状态存在于各种细胞中,胆碱的羟基经乙酰化成为乙酰胆碱,乙酰胆碱是一种具有显著生理作用的神经传导的重要物质。

$$[CH_3COOCH_2CH_2N^+(CH_3)_3]OH^-$$
乙酰胆碱

　　F. 苯扎溴铵(新洁尔灭)

$$\left[\begin{array}{c} & CH_3 \\ \text{C}_6\text{H}_5-CH_2-N-C_{12}H_{25} \\ & CH_3 \end{array} \right]^+ Br^-$$

　　化学名称为溴化二甲基十二烷基苄铵,属于季铵盐类化合物。常温下,苯扎溴铵为微黄色黏稠状液体,吸湿性强,易溶于水,芳香而味苦。其水溶液呈碱性。苯扎溴铵是一个重要的阳离子表面活性剂,穿透细胞能力较强,而且毒性小,临床上常用于皮肤、黏膜、创面、手术器械和术前的消毒。

知识链接

拟肾上腺素药

　　拟肾上腺素药是指激动肾上腺素受体的药物,其中包括肾上腺素、去甲肾上腺素、麻黄碱及一些合成药如异丙肾上腺素、间羟胺等。其主要作用为收缩血管、升高血压、散大瞳孔、舒张支气管、弛缓胃肠肌、加速心率、加强心肌收缩力等,临床上主要用作升压药、平喘药、治鼻充血药等。它们都是胺类,其基本化学结构是 β-苯乙胺。

　　构效关系如下。

　　(1)常用的拟肾上腺素药都有一个苯环和氨基侧链的基本结构,苯环和氨基之间相隔两个碳原子时作用最强,碳链增长则作用降低。

　　(2)酚羟基的存在一般使作用增强,但在体内易代谢而作用时间缩短。如含两个酚羟基的去甲肾上腺素的作用较含一个酚羟基的间羟胺的作用强;而不含酚羟基的麻黄碱的作用强度仅为两个酚羟基的肾上腺素的 1/100,但作用时间则比后者长 7 倍,并可口服给药。

　　(3)氨基侧链的 β-碳原子上的醇羟基对活性的影响表现在立体异构体间的差别。左旋体手性 β-碳原子都是 R 构型,其活性明显高于右旋体,β 受体效应尤为显著。如异丙肾上腺素左旋体的 β 受体效应(支气管扩张作用)比右旋体强 800 倍;再如麻黄碱四个光学异构体中只有(−)-(1R,2S)-麻黄碱的活性最强,其中具有醇羟基的碳原子是 R 构型。

　　(4)氨基侧链的 α-碳原子上引入甲基时,则肾上腺素受体激动作用减弱,中枢兴奋作用增强,作用时间延长,如麻黄碱。若引入其他烷基则活性降低或消失。

　　(5)氨基上有无取代基及取代基的大小对 α 和 β 受体的选择有影响,取代基团从甲基到叔丁基,对 α 受体的作用逐渐减弱,但对 β 受体作用却逐渐增强。

3. 重氮化合物和偶氮化合物

　　重氮化合物是指重氮基(—N═N—或 N≡N═)一端与芳香烃基相连,另一端与其他非碳原子或原子团相连,或与 1 个二价烃基直接相连的化合物。例如:

N≡N═CH—CH_3　　　　　　　　C_6H_5—N═N—OH

重氮乙烷　　　　　　　　　　氢氧化重氮苯

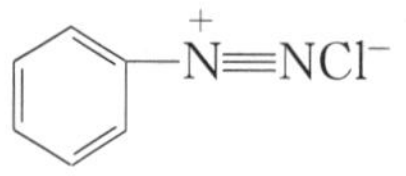

氯化重氮苯（重氮苯盐酸盐） 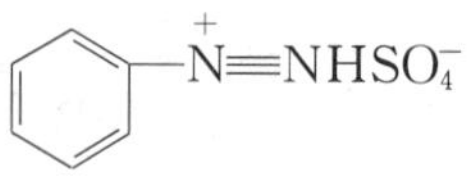　　　硫酸重氮苯（重氮苯硫酸盐）

偶氮化合物是指—N＝N—的两端直接与2个烃基相连的化合物。例如：

偶氮甲烷　　　　　　　　偶氮苯 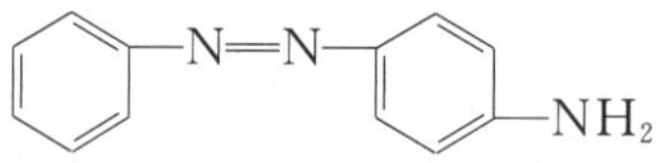　　　　　　　　对氨基偶氮苯

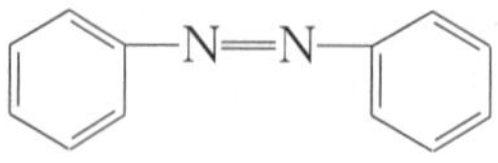

（1）重氮化合物

A. 重氮盐的制备

重氮化合物中最重要的是芳香重氮盐类，它们是通过重氮化反应而得到的具有很高反应活性的化合物。低温下芳香族伯胺在强酸性溶液中与亚硝酸作用，生成重氮盐的反应称为重氮化反应。例如：

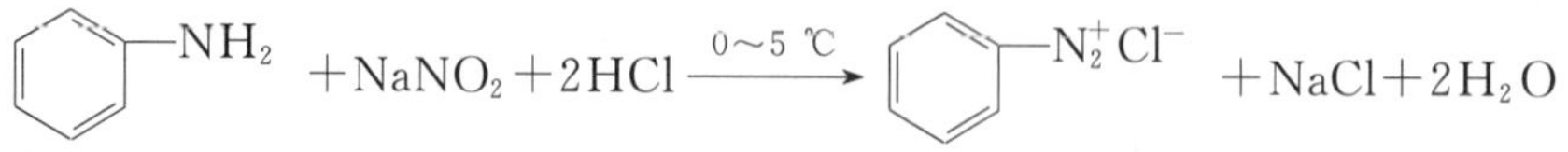

B. 重氮盐的性质

重氮盐的结构与铵盐相似，都有一个带正电荷的氮原子，所以重氮盐有些性质类似于铵盐。纯净的重氮盐是白色固体，不溶于有机溶剂，易溶于水，在水溶液中能解离出重氮盐正离子和负离子，因此水溶液能导电。干燥的重氮盐受热易发生爆炸，而重氮盐的水溶液则较稳定，所以制成重氮盐后往往不经分离就进行下一步反应。重氮盐化学性质很活泼，可发生许多反应，在有机合成上应用广泛。

a. 取代反应

重氮盐分子中的重氮基可被—H、—OH、—X、—CN 等取代，同时放出氮气，所以又称作放氮反应。

通过取代反应，可以将一些本来难以引入的原子或基团，方便地连接到芳环上，可以合成许多其他的化合物。其中，重氮盐在亚铜盐的催化下，重氮基被氯、溴、氰基取代，分别生成氯苯、溴苯和苯腈，同时放出氮气的反应称为桑德迈尔（Sandmeyer）反应。

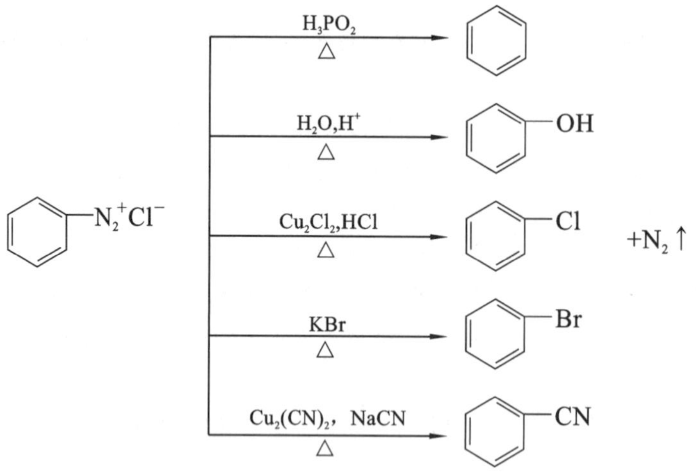

b. 还原反应

用氯化亚锡和盐酸或亚硫酸钠还原重氮盐，可得芳香肼。例如：

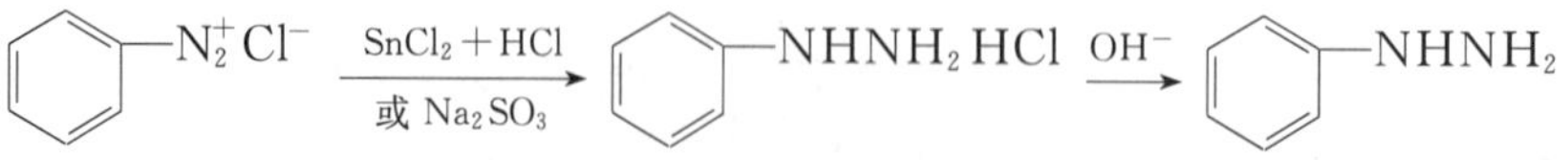

c. 偶联反应

在低温的条件下，重氮盐与酚或芳胺作用，生成有色的偶氮化合物，这种反应称为偶联反应。

①偶联的条件

重氮盐的偶联反应是亲电取代反应。因此，苯环的电子云密度的高低与取代反应的难易程度密切相关。反应时的酸碱环境直接影响反应的进行。

当重氮盐与酚类偶联时,在弱碱性介质中进行较适宜。因为在此条件下酚形成苯氧负离子,使苯环上电子云密度增加,有利于偶联反应的进行。

当重氮盐与芳胺偶联时,在中性或弱酸性介质中较适宜。因为在此条件下,芳胺以游离胺形式存在,使芳环电子云密度增加,有利于偶联反应的进行。若酸性过强,胺变成铵盐反而会使芳环电子云密度降低,不利于偶联反应的进行;若碱性过强,又会使重氮盐变成其他化合物,使偶联反应不能进行。

②偶联的位置

重氮盐是亲电试剂,所以与苯酚或苯胺的反应是亲电取代反应,由于对位电子云密度较高而空间位阻小,因此偶联反应一般发生在羟基和氨基的对位上。

$$\text{C}_6\text{H}_5\text{-N}_2^+\text{Cl}^- + \text{C}_6\text{H}_5\text{-OH} \xrightarrow[\text{弱碱,pH}=8]{0\sim5\,℃} \text{C}_6\text{H}_5\text{-N}=\text{N-C}_6\text{H}_4\text{-OH} + \text{HCl}$$

$$\text{C}_6\text{H}_5\text{-N}_2^+\text{Cl}^- + \text{C}_6\text{H}_5\text{-N(CH}_3)_2 \xrightarrow[0\sim5\,℃]{\text{弱酸,pH}=4\sim6} \text{C}_6\text{H}_5\text{-N}=\text{N-C}_6\text{H}_4\text{-N(CH}_3)_2 + \text{HCl}$$

若对位已有取代基,则偶联反应发生在邻位,若邻、对位均被其他基团占据,则不发生偶联反应。例如:

$$\text{C}_6\text{H}_5\text{-N}_2^+\text{Cl}^- + \text{CH}_3\text{-C}_6\text{H}_4\text{-OH} \xrightarrow[\text{弱碱,pH}=8]{0\sim5\,℃} \text{C}_6\text{H}_5\text{-N}=\text{N-C}_6\text{H}_3(\text{OH})(\text{CH}_3) + \text{HCl}$$

由此可见,偶联反应时溶液的酸碱性不仅决定反应速度,还决定偶联反应发生的部位,这在有机合成上具有重要意义。

知识链接

重 氮 甲 烷

重氮甲烷(CH_2N_2)是最简单也是最重要的重氮化合物。重氮甲烷为深黄色气体,熔点$-145\,℃$,沸点$-23\,℃$,在水中或乙醇中会迅速分解,易溶于乙醚,故一般使用时用其乙醚溶液,加热至$100\,℃$时会爆炸,因此使用时要注意避免高温,以防爆炸。

重氮甲烷有剧毒,它对皮肤、眼睛和黏膜组织有强烈的刺激作用,可引起支气管炎、胸痛、昏迷及暂时性喉头麻痹和肝肿大。使用和制备时应在良好的通风橱内进行。

重氮甲烷是有机合成的重要试剂。其主要反应式为:①它是重要的甲基试剂,能与含有活泼氢的化合物反应,如酸、酚、β-酮酯类化合物反应生成甲酯或甲醚;②分解成卡宾(碳烯);③与醛、酮反应生成多一个碳原子的酮等。

(2)偶氮化合物

A. 偶氮化合物的性质

偶氮化合物大多数是有色的固体物质,虽然分子中有氨基等亲水基团,但相对分子质量较大,一般不溶或难溶于水,而易溶于有机溶剂。

偶氮化合物的颜色与物质的分子结构有关。分子内共轭体系越大,吸收光的波长就越长。有机化合物吸收的光若在可见光区,它可表现出各种不同的颜色。苯是无色的,而偶氮苯为橙红色,原因是偶氮苯中的偶氮基将两个苯分子连接成一个很大的共轭体系,使 π 电子更"自由",低能量的光就能使它激发,使偶氮苯吸收光的波长增长到可见光区。

一般情况下,随着分子中共轭体系的扩大,物质从无色到有色,从浅色到深色。

B. 发色团、助色团

一些不饱和基团可使有机化合物分子的共轭体系增大而显色,这种基团称为发色团(或生色团)。含有发色团的有机物称为色原体。常见的发色团包括:

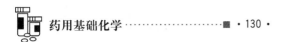

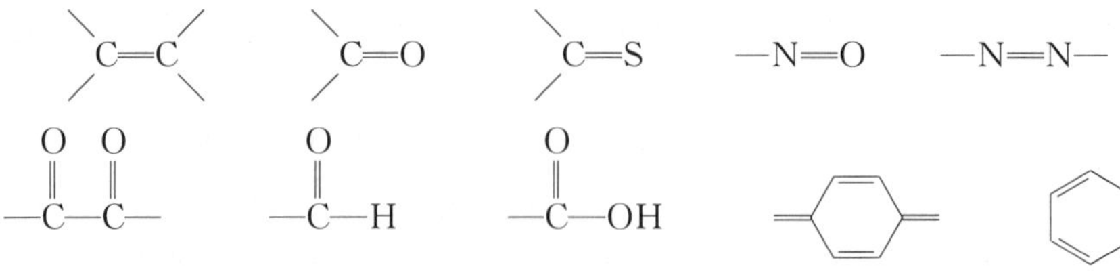

$$\begin{array}{cccccc} \diagdown\!\!\!\diagup C\!=\!C\diagup\!\!\!\diagdown & \diagdown\!\!\!\diagup C\!=\!O & \diagdown\!\!\!\diagup C\!=\!S & -N\!=\!O & -N\!=\!N- \end{array}$$

如果分子中只含一个发色团,它仍然无色。若多个发色团互相共轭,因为增长了共轭体系,吸收光的波段移到了可见光区域,化合物就可显色。如在偶氮化合物中,偶氮基将两个无色的苯环联成一个大的共轭体系,所以偶氮化合物都是有颜色的。

另有一些酸性或碱性基团,连接在色原体分子的共轭链或发色团上,使共轭体系进一步增长,颜色变深,这样的基团称为助色团(或深色团),包括酚羟基、磺酸基、氨基、烃代氨基等。

C.偶氮化合物的用途

部分偶氮化合物可凝固蛋白质,能杀菌消毒而用于医药领域。有的能使细菌着色,用作染料切片的染色剂,还有的可作为食用色素。

有些偶氮化合物能随着溶液的 pH 值的改变而灵敏地变色,可作为酸碱指示剂。

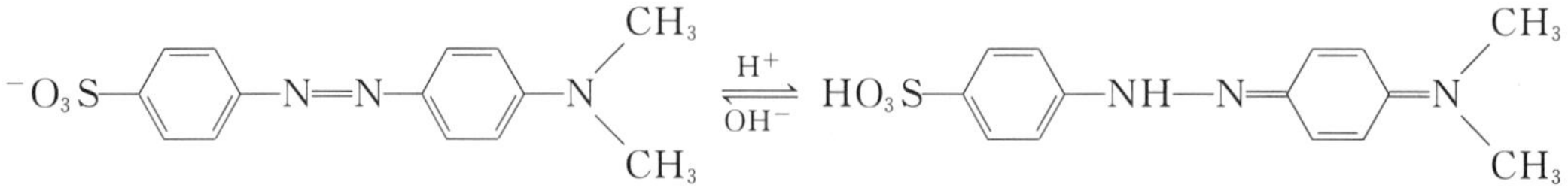

甲基橙碱式结构(pH>4.4,黄色)　　甲基橙酸式结构(pH<3.1,红色)

偶氮化合物基本都有颜色,有些能牢固地附着在纤维制品上,耐洗耐晒,经久而不褪色,可以作为染料,称为偶氮染料。

目标测试

1.结构命名。

(1) 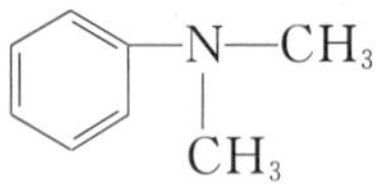 C₆H₅N(CH₃)(CH₃)　　(2)(CH₃CH₂)₃N　　(3)CH₃N(C₂H₅)₂

(4) 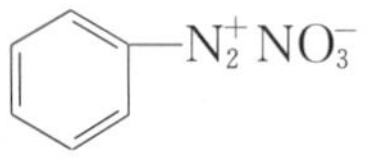 C₆H₅N₂⁺NO₃⁻　　(5)CH₃CH₂NHCH₃　　(6)(CH₃CH₂)₂NH

(7)[(CH₃)₃N⁺CH₂CH(CH₃)₂]Br⁻　　(8) 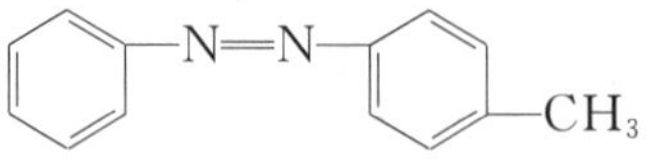 C₆H₅N=N—C₆H₄—CH₃

(9) 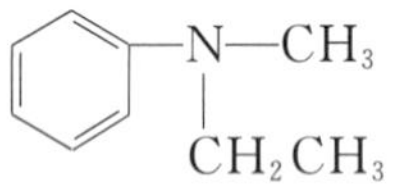 C₆H₅N(CH₃)(CH₂CH₃)　　(10)

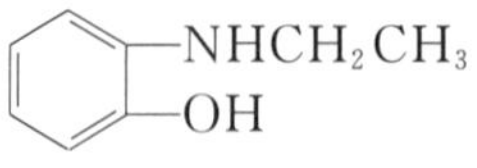

2.由名称写结构。

(1)邻乙基苯胺　　(2)四乙基氢氧化铵　　(3)二甲基十二烷基苄基溴化铵

(4)3-丙基硝基苯　　(5)氯化重氮苯　　(6)偶氮乙烷

3.写出下列反应的主要产物。

(1) 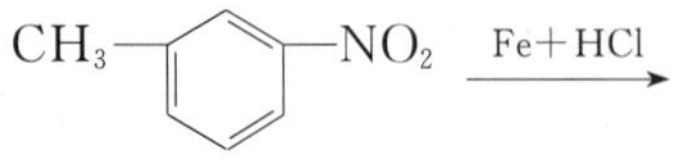 CH₃—C₆H₄—NO₂ $\xrightarrow{\text{Fe+HCl}}$

(2) 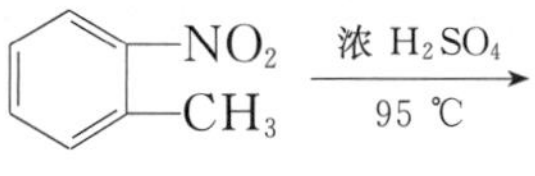 $\xrightarrow{\text{浓 H}_2\text{SO}_4}{95\ ℃}$

(3) + HCl ⟶

(4) + (CH₃CO)₂O ⟶

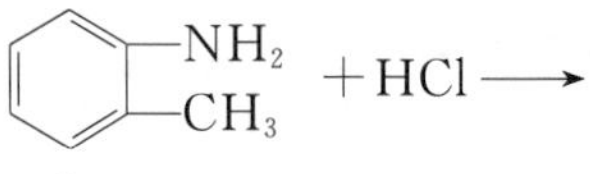

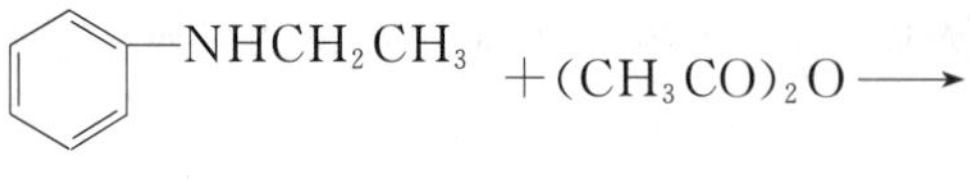

(5) 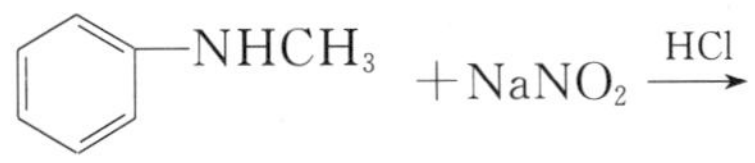 $+\text{NaNO}_2 \xrightarrow{\text{HCl}}$

(6) 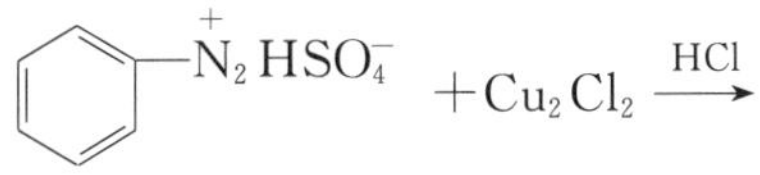 $+\text{Cu}_2\text{Cl}_2 \xrightarrow{\text{HCl}}$

(7) 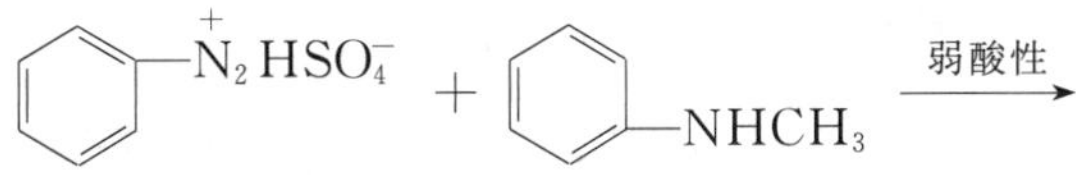 $\xrightarrow{\text{弱酸性}}$

(8) 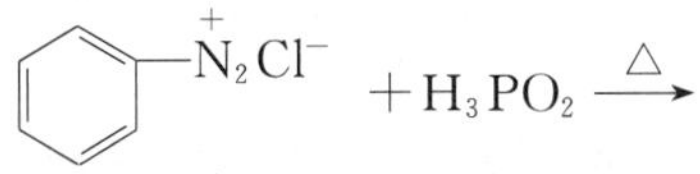 $+\text{H}_3\text{PO}_2 \xrightarrow{\triangle}$

4.用化学方法鉴别下列各组化合物。

(1)苯胺、苯酚、苯甲醇、苯甲酸　　　　(2)甲胺、甲乙胺、甲乙丙胺

(3)N-甲基苯胺、尿素、氯化重氮苯　　　(4)硝基苯、乙酰胺、对甲基苯胺

5.将下列化合物按碱性由大到小的顺序排列。

(1)甲胺、对硝基苯胺、对甲基苯胺

(2)N-乙基苯胺、甲乙胺、甲乙丙胺、苯胺、氨、甲胺

(3)氯化四甲铵、苯胺、邻苯二甲酰亚胺、氢氧化四甲铵

6.有一化合物 A 的分子式为 $C_7H_7NO_2$,无碱性,还原后得到 B(分子式为 C_7H_9N),具有碱性。在低温及硫酸作用下,B 和亚硝酸作用生成 C(分子式为 $C_7H_7N_2^+ HSO_4^-$),加热放出氮气,并生成对甲苯酚。在碱性溶液中,化合物 C 与苯酚作用生成具有颜色的化合物 $C_{13}H_{12}N_2O$。试推测 A、B、C 的结构式,并写出各步反应式。

模块 4　立体化学基础

物质的性质不仅与分子的构造有关,也与其分子的立体结构有密切的联系,药物分子的立体结构与药效更有着密切的关系。例如镇痛药丙氧芬,其右旋体有镇痛活性,而左旋体则有镇咳作用;再如利尿药依托唑啉的左旋体具有利尿作用,而右旋体则有抗利尿作用。因此,学习有机化合物的立体结构,对于掌握有机化合物的性质,理解药物分子的药理作用有着十分重要的意义。

单元 1　立体结构

单元目标

※ 掌握顺反异构的定义、命名及产生条件。

※ 掌握旋光性、比旋光度、分子的手性、对映异构体、外消旋体和内消旋体的定义。

※ 熟悉顺反异构体构型表示;熟悉对映异构体构型表示。

※ 了解顺反异构体的性质和生理活性差异;了解对映异构体的性质和生理活性差异。

※ 了解构象异构的定义,能判断乙烷、丁烷和环己烷的优势构象。

立体异构是指构造相同的分子,由于分子中原子或原子团在空间排列方式不同而引起的异构现象。它分为构型异构和构象异构,构型异构包括顺反异构和对映异构。研究分子立体结构与性质之间关系的化学称为立体化学。

在自然界中许多物质都存在着立体异构现象,尤其是生物体中,很多有重要生理活性的物质都存在立体异构,很大一部分药物也具有立体异构。如人体所需的糖类物质、组成人体蛋白质的氨基酸、机体代谢和调控所涉及的酶和受体等都有对映异构的存在。据报告,世界范围内大约 1/3 的药物具有对映异构的现象(手性药物),如抗菌药左氧氟沙星;还有些药物具有顺反异构现象,如雌激素反己烯雌酚。

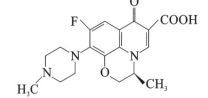

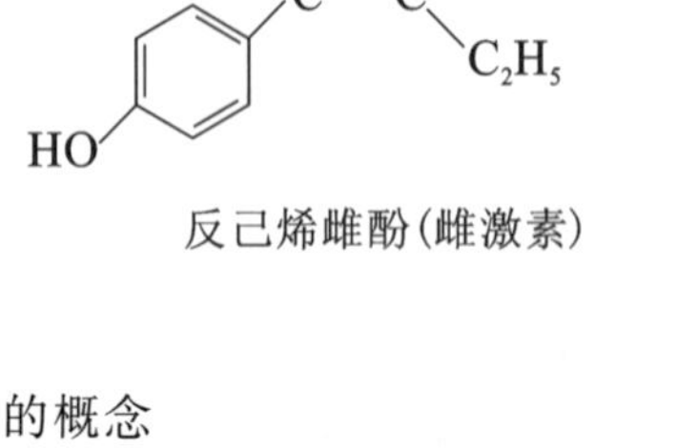

反己烯雌酚(雌激素)　　　　　左氧氟沙星(抗菌药)

1. 顺反异构

(1)顺反异构的概念

当分子中存在限制原子自由旋转的双键时,与双键碳原子直接相连的原子或原子团在空间的相对位置是固定的。当双键两端的原子各连有 2 个不同的原子或原子团时,分子就可能存在两种不同的空间排列方式,产生两种异构体。这种具有相同构造的化合物的不同空间排列方式被称为构型。

例如 3-己烯的两种构型为

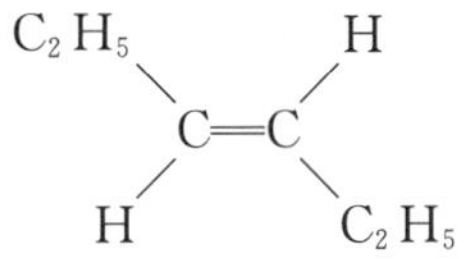

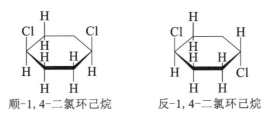

反-3-己烯 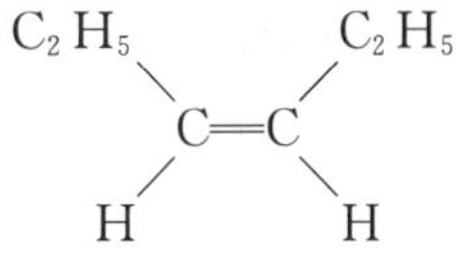　　　　　　　　　　　　　　顺-3-己烯

在脂环化合物中,环的结构也限制了 C—Cσ 键的自由旋转。当环上两个或多个碳原子连接的原子或原子团不相同时,也有顺反异构现象。例如:1,4-二氯环己烷。

顺-1,4-二氯环己烷　　　　　　反-1,4-二氯环己烷

这种分子构造相同,只是由于双键或脂环旋转受阻而产生的原子或原子团的空间排列方式不同所引起的异构称为顺反异构(*cis-trans* isomerism),又称几何异构。相同的原子或原子团在双键或脂环的同一侧,称为顺式构型(可用 *cis-* 表示);相同的原子或原子团分别位于双键或脂环的不同侧,则称为反式构型(可用 *trans-* 表示)。

(2)顺反异构产生的条件

不是所有带双键或脂环的化合物都有顺反异构现象,如果同一个双键碳原子上所连接的两个基团相同,就没有顺反异构体。

分子产生顺反异构现象,必须在结构上具备两个条件:

① 分子中存在着限制旋转的因素,如双键或脂环等结构;

② 不能自由旋转的碳原子连接的原子或原子团必须是不相同的。

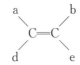

即 a≠d,b≠e 时有顺反异构,但如果 a=d 或 b=e 时就不会产生顺反异构。

(3)顺反异构体的构型表示法

A. 顺、反构型

简单的顺反异构体,当两个相同原子或原子团处于双键(或脂环)平面同侧时,称为顺式(*cis-*);处于双键(或脂环)平面异侧时,称为反式(*trans-*)。例如:

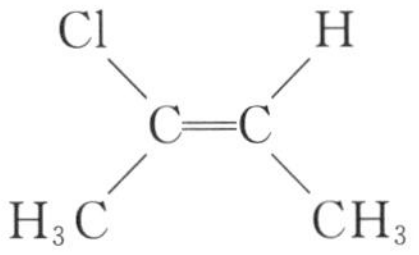

顺-2-氯-2-丁烯 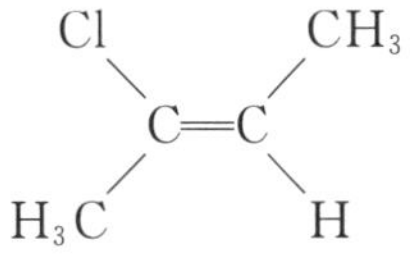　　　　　　　　　　　　反-2-氯-2-丁烯

B. Z、E 构型和次序规则

顺、反构型表示主要用于命名双键碳原子上有相同原子或原子团的异构体,该方法简单、明确,但对于双键碳原子上连有 4 个不同原子或原子团时,就很难用顺、反构型来表示。例如:

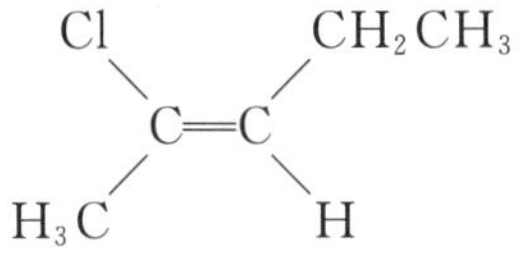

为此,提出了以基因次序规则为基础的 Z、E 构型。

a. Z、E 构型

用 Z、E 构型表示顺反异构体时,首先应确定双键每一个碳原子上所连接的 2 个原子或原子团的优先次序。当 2 个"优先"基团位于双键同侧时,用 Z(德文 zusammen 的缩写,意为"共同",指同侧)标记其构型;位于双键异侧时,用 E(德文 entgegen 的缩写,意为"相反",指不同侧)标记其构型。书写时,将 Z 或 E 写在化

合物名称前面,并用短线相隔。例如:当 a 优先于 b,d 优先于 e 时,用 Z、E 构型表示如下:

例如:

CH₃ ⟍ ⟋ H
C=C
Cl ⟋ ⟍ CH₂CH₃

(Z)-2-氯-2-戊烯

CH₃CH₂ ⟍ ⟋ Br
C=C
Cl ⟋ ⟍ CHO

(E)-3-氯-2-溴-2-戊烯醛

b. 次序规则

① 将与双键碳原子直接相连的 2 个原子按原子序数由大到小排出次序,原子序数较大者为优先基团。一些常见的原子或原子团的优先次序为:—I＞—Br＞—Cl＞—SH＞—OH＞—NH₂＞—CH₃＞—H。

② 若原子团中与双键原子原子直接相连的原子相同而无法确定次序,则比较与该原子相连的其他原子的原子序数,直到比出大小为止。例如—CH₃ 和—CH₂CH₃,第一个原子都是碳,比较碳原子上所连的原子,在—CH₃ 中,与碳原子相连的是 3 个 H,而—CH₂CH₃ 中,与碳原子相连的是 1 个 C,2 个 H,C 的原子序数大于 H,所以—CH₂CH₃＞—CH₃。

同理推得:—C(CH₃)₃＞—CH(CH₃)₂＞—CH₂CH₂CH₃＞—CH₂CH₃＞—CH₃

③ 若原子团中含有不饱和键,将双键或三键原子看作是以单键和 2 个或 3 个相同原子相连接。如:

C=O 看作 $\overset{O}{\underset{O}{C}}$ 　　—C≡N 看作 —$\overset{N}{\underset{N}{C}}$—N

Z、E 构型表示法适用于所有的顺反异构体,目前这两种构型表示方法同时使用,在环系化合物中,应用顺反构型更为直观。必须注意的是:Z、E 构型与顺、反构型是 2 个不同的表示方法,两者之间没有必然的联系。Z 构型并非一定是顺式,E 构型并非一定是反式。例如:

CH₃ ⟍ ⟋ CH₃
C=C
Cl ⟋ ⟍ H

顺-2-氯-2-丁烯或(E)-2-氯-2-丁烯

CH₃ ⟍ ⟋ H
C=C
Cl ⟋ ⟍ CH₃

反-2-氯-2-丁烯或(Z)-2-氯-2-丁烯

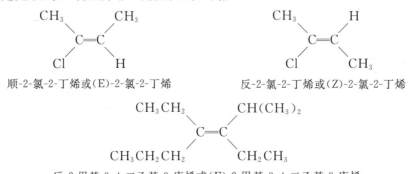

反-2-甲基-3,4-二乙基-3-庚烯或(E)-2-甲基-3,4-二乙基-3-庚烯

(4) 顺反异构体在性质上的差异

A. 物理性质

顺反异构体在物理性质上,如偶极矩、熔点、溶解度、沸点、相对密度、折光率等方面都存在差异。例如:顺-1,2-二氯乙烯的偶极矩为 1.89 D,熔点为 60.3 ℃;反-1,2-二氯乙烯的偶极矩为 0 D,熔点为 48.4 ℃。顺-丁烯二酸的熔点为 130 ℃,反-丁烯二酸的熔点为 300 ℃。

B. 化学性质

顺反异构体在化学性质上也存在某些差异,如顺丁烯二酸在 140 ℃可失去水生成酸酐,反丁烯二酸在同样温度下不反应,只有在温度增加至 275 ℃时,才有部分反丁烯二酸转变为顺丁烯二酸,然后失水生成顺丁烯二酸酐。

C. 生理活性

顺反异构体不仅理化性质不同,而且生理活性也不相同。例如:女性激素合成代用品己烯雌酚,反式异构体生理活性较强,顺式则较弱;维生素 A 的结构中具有 4 个双键,全部是反式构型,如果其中出现顺式构型,则生理活性大大降低;具有降血脂作用的亚油酸和花生四烯酸则全部为顺式构型。

知识链接

顺、反己烯雌酚

己烯雌酚是雌激素,因其反式异构体的生理活性较强,因此反式己烯雌酚常供药用;而顺式异构体由于两个羟基间的距离较小,生理活性较弱。

顺反异构体性质的差异,主要是由于双键碳原子所连的原子或基团的空间距离不同,原子或基团之间的相互作用力大小也不相同所造成的,在生物体中则造成药物与受体表面作用的强弱不同,从而导致其生理活性也出现差异。

2. 对映异构

对映异构又称旋光异构,是另一类型的立体异构,它与化合物的一种特殊物理性质——旋光性有关。为了解释这种异构现象产生的原因,首先从偏振光开始讨论。

(1) 偏振光和物质的旋光性

A. 偏振光和物质的旋光性

光是一种电磁波,光波的振动方向垂直于光波的前进方向。普通光由各种波长垂直于其前进方向的各个平面内振动的光波所组成。如图 4-1 所示,圆圈表示一束朝着我们直射过来的光的横截面,↕ 表示光波振动的平面。当普通光通过具有特殊光学性质的尼可尔(Nicol)棱镜时,一部分光线将被阻挡不能通过,只有与尼可尔棱镜的晶轴平行振动的光才能通过。通过尼可尔棱镜的光只在一个平面上振动。这种只在一个平面上振动的光称为平面偏振光,简称偏振光。偏振光振动的平面称为偏振面(图 4-2)。此时,若使所得偏振光射在偏振光的传播方向上的第二个尼可尔棱镜上,只有当第二个棱镜与第一个棱镜的晶轴平行时,偏振光才能通过第二个棱镜;若互相垂直,则不能通过(图 4-3)。

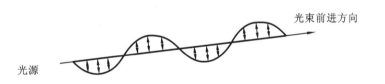 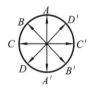

(a) 光的前进方向与振动方向　　(b) 普通光的振动平面

图 4-1　光波振动示意图

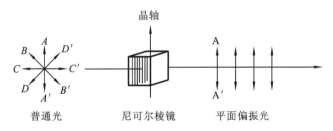

普通光　　尼可尔棱镜　　平面偏振光

图 4-2　偏振面示意图

如果在两个晶轴平行的棱镜之间放置一个盛满乙醇的测定管,则偏振光能通过第二个棱镜,见到最大强度的光;若将乙醇换成乳酸或葡萄糖溶液,所见到的光亮度减弱;若将第二个棱镜向左或向右旋转一定角度,又能见到最大强度的光。这个现象说明乳酸或葡萄糖能使偏振光的振动方向发生改变,这种能使偏振光的振动方向发生改变的性质称为旋光性或光学活性。

这样,根据是否具有旋光性,物质可分为两类:一类是像乳酸、葡萄糖等具有旋光性,能使偏振光的振动方向发生改变的物质,称为旋光性物质或光学活性物质;另一类是像乙醇、丙酮等不具有旋光性,不能使偏振光的振动方向发生改变的物质,称为非旋光性物质。旋光性物质使偏振光的振动方向旋转的角度称为旋

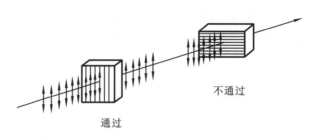

图 4-3　偏振光与不同轴向的尼可尔棱镜

光度，能使偏振光的振动平面按顺时针方向旋转的旋光性物质称为右旋体；相反则称为左旋体。用来测定物质旋光性及旋光度大小的仪器称为旋光仪。

B. 旋光仪

旋光仪主要由一定波长的光源、起偏镜、测定管、检偏镜组成（图 4-4）。

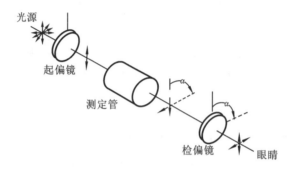

图 4-4　旋光仪示意图

实线：旋转前　　虚线：旋转后　　α：旋转角

由光源发出的光通过起偏镜后变成偏振光，然后通过盛有旋光性物质溶液的测定管，偏振光的方向发生偏转，再由连有刻度盘的检偏镜检测偏振光旋转的角度和方向。旋光方向有向左旋和向右旋的区别，通常右旋用"＋"或"d"表示，左旋用"－"或"l"表示。目前大多使用自动旋光仪测定物质的旋光度，其工作原理也是如此。

C. 旋光度、比旋光度

旋光度的大小、旋光方向不仅与旋光性物质的分子结构有关，还与测定时溶液的浓度、测定管长度、溶液的性质、温度、光的波长等有关。在一定条件下，旋光性物质不同，旋光度也不一样。当其他条件不变时，物质的旋光度与溶液的浓度、测定管长度成正比，其比值称为比旋光度，常用 $[\alpha]_\lambda^t$ 表示。比旋光度与旋光度的关系如下：

$$[\alpha]_\lambda^t = \frac{\alpha}{cl}$$

式中：α 是测定的旋光度；λ 是波长；t 是测定时的温度，以℃表示；c 是溶液的浓度，以 g/mL 表示；l 是测定管的长度，以 dm 表示。

一般测定旋光度时，多用钠光灯作光源，波长是 588 nm，通常用 D 表示。例如，由肌肉中取得的乳酸的比旋光度 $[\alpha]_D^{20} = +3.8°$，表示 20 ℃时，以钠光灯作光源，乳酸的比旋光度是右旋 3.8°。

在一定条件下，旋光性物质的比旋光度是一个物理常数，同物质的熔点、沸点、密度等一样，可在手册和文献中查到。

如果待测的旋光性物质是液体而非溶液，则计算时将公式中的 c 换成该液体的密度 ρ 即可。

（2）分子的手性

A. 手性及手性分子

人的左、右手之间的关系就好像物体与其在镜子中的镜像之间的关系一样，相似而又不重叠。我们将实物与其镜像不能重叠的特性称作手性。如果能够重合，则称作对称性。

一些有机化合物分子如左、右手一样也存在着它们与镜像不能重合的特性，这些分子称作手性分子。它是物质具有旋光性和存在对映异构体的原因。例如：乳酸分子是手性分子，它与镜像不能重合；而乙醇分子的两个构型之间是能相互重合的，故乙醇分子是非手性分子（图 4-5）。

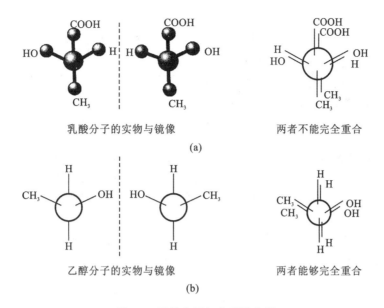

乳酸分子的实物与镜像   两者不能完全重合

(a)

乙醇分子的实物与镜像   两者能够完全重合

(b)

图 4-5　手性分子与非手性分子

B. 分子的手性和对称因素

判断一个分子有无手性,主要看该分子有无对称性,即对该分子进行某一项操作,看它是否与原来的立体构象完全一致。若完全重合,则该分子具有对称性,表明该分子没有手性;如果经过操作后分子不能完全重合,则该分子没有对称性,表明该分子具有手性。分子的对称性与分子结构中有无对称因素有关,常见的对称因素有对称面和对称中心。

对称面是指可以将分子分割为物体和镜像的平面(图 4-6);对称中心是指从结构上任意一点通过它延伸同样的距离可以得到与它对称的结构的点(图 4-6)。

图 4-6　分子的对称面和对称中心

能引起分子具有手性的一个特定原子或分子骨架的中心称为手性中心,最常见的手性中心为手性碳原子。所谓手性碳原子是指同时连有 4 个不同原子或原子团的碳原子。在手性分子中至少含有 1 个手性碳原子。手性碳原子常用"＊"号标记。例如:

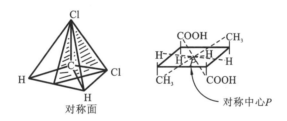

C. 手性分子和旋光性

判断一个化合物是否有旋光性,一般以该化合物分子是否有手性为依据。如果是手性分子,则该化合物有旋光性。例如:乳酸是手性分子,所以乳酸有旋光性;而乙醇是非手性分子,则无旋光性。故化合物的手性是产生旋光性的充分必要条件。

(3)对映异构与非对映异构

A. 对映异构体和外消旋体

乳酸是只含有一个手性碳原子的有机化合物分子,有两种不同的空间构型,两种构型有不同的旋光性。如从肌肉中得到的是右旋即(＋)-乳酸,而由葡萄糖经左旋乳酸菌发酵产生的是左旋即(－)-乳酸。这两种乳酸分子的 α-碳原子都分别连接—H、—OH、—COOH、—CH$_3$ 等 4 个不同的原子或原子团,这些基团在空间的两种不同的排列方式可用分子模型或立体结构式表示如下。

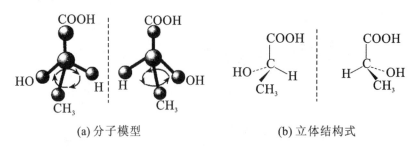

(a) 分子模型　　　　　　(b) 立体结构式

图中两个乳酸分子的羧基都位于上方,其他 3 个原子或原子团,若按 H→CH₃→OH 的顺序排列,则一种为顺时针方向,而另一种为逆时针方向,它们所代表的两个乳酸分子构造相同,但构型不同,彼此互为实物和镜像的关系,相互对映而又不能完全重合,这种现象称为对映异构现象。(＋)-乳酸和(－)-乳酸是互为镜像关系的异构体,称为对映异构体,简称对映体。

在对映异构体中,围绕着手性碳原子的 4 个基团间的距离是相同的,即在几何尺寸上是完全相等的,因而它们的物理性质和化学性质一般都相同,仅旋光方向相反。

对映异构体除了对偏振光表现出不同的旋光性能,旋转度相等、方向相反外,在手性环境(如手性试剂、手性溶液、手性催化剂等)的条件下也会表现出某些不同的性质。

若将等量的一对左旋体和右旋体混合,得到的是没有旋光性的混合体系,称为外消旋体。外消旋体一般用(±)表示。这是因为当一对对映异构体等量混合后,由于旋光度相等、方向相反,互相抵消,使旋光性消失,所以称为无旋光性的外消旋体。

外消旋体和相应的左旋体或右旋体除旋光性能不同外,其他物理性质也有差异。

如:(＋)-乳酸熔点 53 ℃;(±)-乳酸熔点 18 ℃。

B. 费歇尔(Fischer)投影式

用 Fischer 投影式表示,就是将四面体构型按规定的投影方向投影在纸面上。

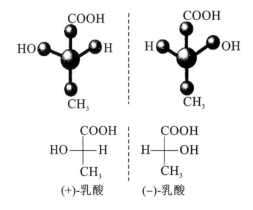

(+)-乳酸　　　　　(−)-乳酸

a. 投影的原则

一般将化合物分子的碳链竖着排列,编号小的在上,编号大的在下,不对称碳原子居中,横键所连基团表示伸向纸平面前,而竖键所连基团表示伸向纸平面后。

b. 使用费歇尔投影式时的注意事项

①费歇尔投影式不能离开纸面翻转,否则会改变手性碳原子周围各原子或原子团的前后关系。如(Ⅰ)和(Ⅱ)构型不同。

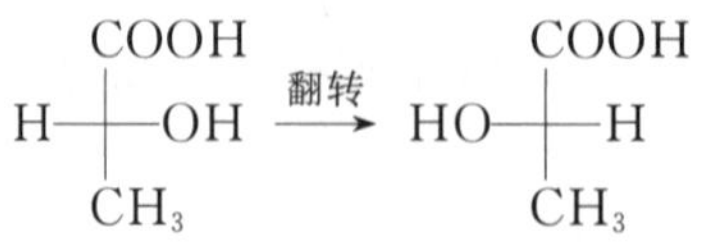

$$
\begin{array}{c}
COOH \\
H\!\!-\!\!\!\!\mid\!\!\!\!-OH \\
CH_3
\end{array}
\xrightarrow{\text{翻转}}
\begin{array}{c}
COOH \\
HO\!\!-\!\!\!\!\mid\!\!\!\!-H \\
CH_3
\end{array}
$$

　　　　　（Ⅰ）　　　　　　　（Ⅱ）

②费歇尔投影式不能在纸面上转动 90°,如(Ⅰ)和(Ⅲ)构型不同。

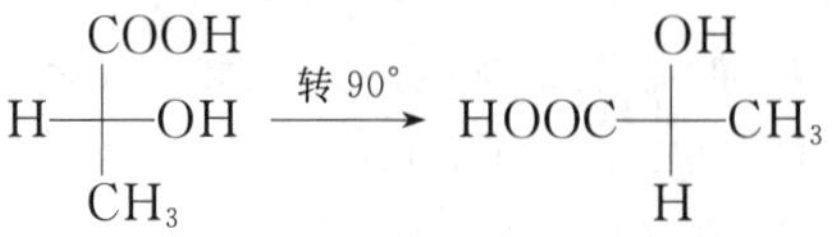

$$
\begin{array}{c}
COOH \\
H\!\!-\!\!\!\!\mid\!\!\!\!-OH \\
CH_3
\end{array}
\xrightarrow{\text{转 90°}}
\begin{array}{c}
OH \\
HOOC\!\!-\!\!\!\!\mid\!\!\!\!-CH_3 \\
H
\end{array}
$$

　　　　　（Ⅰ）　　　　　　　（Ⅲ）

③费歇尔投影式可以在纸面上转动180°,如(Ⅰ)和(Ⅳ)为同一构型的不同表示方法。

$$
\begin{array}{c}
\text{COOH} \\
\text{H}\!-\!\!\!-\!\!\!-\!\text{OH} \\
\text{CH}_3 \\
(\text{Ⅰ})
\end{array}
\xrightarrow{\text{转}180°}
\begin{array}{c}
\text{CH}_3 \\
\text{HO}\!-\!\!\!-\!\!\!-\!\text{H} \\
\text{COOH} \\
(\text{Ⅳ})
\end{array}
$$

C. 构型的表示方法

a. D、L 构型标记法

1950 年以前,人们只知道旋光性不同的一对对映异构体,分别属于两种不同的构型,但无法确定这两种构型中哪个是左旋体,哪个是右旋体,于是进行人为规定。例如,在费歇尔投影式中,以甘油醛为标准,人为规定:右旋甘油醛的手性碳原子上的羟基写在右侧,为 D 型;左旋甘油醛的手性碳原子上的羟基写在左侧,为 L 型。

$$
\begin{array}{c}
\text{CHO} \\
\text{H}\!-\!\!\!-\!\!\!-\!\text{OH} \\
\text{CH}_2\text{OH}
\end{array}
\qquad\qquad
\begin{array}{c}
\text{CHO} \\
\text{HO}\!-\!\!\!-\!\!\!-\!\text{H} \\
\text{CH}_2\text{OH}
\end{array}
$$

D-(＋)-甘油醛　　　　　　　L-(－)-甘油醛

D、L 构型因为是人为规定的,其他手性分子的构型是根据甘油醛的构型而定的,所以称为相对构型。1950 年测得了甘油醛的真实构型与人为规定的构型恰巧完全符合,因此原来的相对构型也是真实构型,这种真实构型又称绝对构型。

D、L 只表示构型,＋、－表示旋光方向,两者之间没有必然的联系。

$$
\begin{array}{c}
\text{CHO} \\
\text{H}\!-\!\!\!-\!\!\!-\!\text{OH} \\
\text{CH}_2\text{OH}
\end{array}
\xrightarrow{\text{HgO}}
\begin{array}{c}
\text{COOH} \\
\text{H}\!-\!\!\!-\!\!\!-\!\text{OH} \\
\text{CH}_2\text{OH}
\end{array}
$$

D-(＋)-甘油醛　　　D-(－)-甘油酸

若有几个手性碳原子,在费歇尔投影式中以标号高的手性碳确定 D、L 。例如:

$$
\begin{array}{c}
\text{CHO} \\
\text{HO}\!-\!\!\!-\!\!\!-\!\text{H} \\
\text{H}\!-\!\!\!-\!\!\!-\!\text{OH} \\
\text{CH}_2\text{OH}
\end{array}
\qquad\qquad
\begin{array}{c}
\text{CHO} \\
\text{HO}\!-\!\!\!-\!\!\!-\!\text{H} \\
\text{HO}\!-\!\!\!-\!\!\!-\!\text{H} \\
\text{CH}_2\text{OH}
\end{array}
$$

D构型　　　　　　　　　　L构型

D、L 构型与旋光方向无关,它是人为规定的。

b. R、S 构型标记法

1970 年国际上根据 IUPAC 的建议采用了 R、S 构型系统命名法,这种命名法根据化合物的实际构型或投影式就能命名。它是基于手性碳原子的实际构型来进行标示的,因此是绝对构型。

R、S 构型命名方法是:将手性碳原子所连的 4 个原子或原子团(a,b,c,d)根据次序规则先后排列,如 a＞b＞c＞d,然后将上述排列次序最后的原子或原子团(d)放在观察者对面,即离眼睛最远的地方。这时其他 3 个原子或原子团(a,b,c)就指向观察者,然后观察这三个原子或原子团按次序规则递减排列的顺序(a→b→c),如果是顺时针方向排列的,这个手性碳原子就是 R 构型;若为逆时针方向排列,这个手性碳原子就是 S 构型。

以乳酸为例,其基团大小顺序为

$$—\text{OH} \rightarrow —\text{COOH} \rightarrow —\text{CH}_3 \rightarrow —\text{H}$$

$$
\begin{array}{c}
\text{COOH} \quad 观察 \\
\text{C} \\
\text{H} \quad \text{OH} \\
\text{CH}_3
\end{array}
\qquad\qquad
\begin{array}{c}
观察 \quad \text{COOH} \\
\text{C} \\
\text{HO} \quad \text{H} \\
\text{H}_3\text{C}
\end{array}
$$

—OH→—COOH→—CH₃　逆时针方向　　—OH→—COOH→—CH₃　顺时针方向

$$—\text{OH}\rightarrow—\text{COOH}\rightarrow—\text{CH}_3\ \text{逆时针方向}\qquad—\text{OH}\rightarrow—\text{COOH}\rightarrow—\text{CH}_3\ \text{顺时针方向}$$

S构型　　　　　　　　　　　　　　R构型

不同旋光性的对映异构体虽然有 D、L 或 R、S 两种标示方法,但必须注意的是:①D、L 标示法和 R、S 标示法是两种不同的构型标示体系,它们之间没有必然的联系,手性碳原子的 D、L 构型和 R、S 构型之间无对应关系。如 D-甘油醛为 R 型,而 D-2-溴-甘油醛则为 S 型。②化合物的构型表示的是手性碳原子上基团的空间排列方式,而旋光方向则是旋光性物质的物理性质,它们之间无必然的联系,即一个 D 型或 R 型的化合物其旋光的方向既可以是右旋的,也可以是左旋的,如 D-(+)-葡萄糖和 D-(-)-果糖。

D. 非对映异构体

有机化合物分子中含有多个手性碳原子时,会出现更多的旋光异构体。例如 2-羟基-3-氯-丁二酸。

$$HOOC—\overset{*}{C}H—\overset{*}{C}H—COOH$$
$$\overset{|}{OH} \quad \overset{|}{Cl}$$

在 2-羟基-3-氯-丁二酸的结构式中有两个不同的手性碳原子,每个手性碳原子有两种构型,因此,该化合物应该有 4 种不同的构型,这 4 个旋光异构体的费歇尔投影式为

COOH	COOH	COOH	COOH
H——OH	HO——H	H——OH	HO——H
H——Cl	Cl——H	Cl——H	H——Cl
COOH	COOH	COOH	COOH
(Ⅰ)	(Ⅱ)	(Ⅲ)	(Ⅳ)
(2S,3S)	(2R,3R)	(2S,3R)	(2R,3S)
赤型	赤型	苏型	苏型

其中(Ⅰ)与(Ⅱ)、(Ⅲ)与(Ⅳ)互为实物和镜像的关系,分别组成一对对映异构体,等量混合构成外消旋体。

(Ⅰ)与(Ⅲ)、(Ⅰ)与(Ⅳ)、(Ⅱ)与(Ⅲ)、(Ⅱ)与(Ⅳ)虽然是不同的构型,也属于旋光异构体,但却不是实物和镜像的关系,该种类型则被称为非对映异构体。

分子中含有两个不同手性碳原子的化合物,有 4 个旋光异构体,含 n 个不同手性碳原子的化合物,可能有的旋光异构体的最大数目为 2^n 个,可组成 2^{n-1} 对对映异构体。

含两个手性碳原子的化合物的构型,除了可用 D、L 构型、R、S 构型标示以外,还可以用赤型和苏型来标示。如以上 4 个构型中有 2 个是赤型,2 个是苏型。赤型和苏型的区别在于:赤型的分子内相邻两个手性碳原子的相同原子或基团在同侧,而相同原子或基团在不同侧的则为苏型。

E. 内消旋体

有些物质含有两个相同的手性碳原子,例如酒石酸。

$$HOOC—\overset{*}{C}H—\overset{*}{C}H—COOH$$
$$\overset{|}{OH} \quad \overset{|}{OH}$$

在酒石酸分子中含有两个相同的手性碳原子,即都连有 4 个不相同的原子或基团,均为—OH、—COOH、—CH(OH)COOH 和—H。若按含两个手性碳原子化合物的构型表示方法,则可能有 4 种构型。即

COOH	COOH	COOH	COOH
H——OH	HO——H	H——OH	HO——H
HO——H	H——OH	H——OH	HO——H
COOH	COOH	COOH	COOH
(Ⅰ)	(Ⅱ)	(Ⅲ)	(Ⅳ)
(2R,3R)	(2S,3S)	(2R,3S)	(2S,3R)

其中(Ⅰ)与(Ⅱ)为一对对映异构体,而(Ⅲ)与(Ⅳ)看起来似乎是对映异构体,但若将(Ⅲ)在纸面上旋转 180°即可与(Ⅳ)重叠,即(Ⅲ)与(Ⅳ)实际上属于同一构型,从结构上分析可知在(Ⅲ)和(Ⅳ)中均存在着对称面。两个手性碳原子上连有相同的基团,但构型恰好相反。由两个手性碳原子引起的偏振光的振动面的偏转,旋光度相等,方向相反,在分子内相互抵消,所以不能显示出旋光性。因此,含有两个相同手性碳原子的化合物的构型只有 3 种。

像(Ⅲ)和(Ⅳ)中虽有手性碳原子,但因为对称因素而使旋光性在分子内部抵消的构型,称为内消旋体。常用"meso"表示。

综上所述，我们可以看出：分子的手性是分子产生旋光性的根本原因。一个分子中存在手性碳原子，并不等于它就是一个手性分子，如内消旋酒石酸；而一个分子中不存在手性碳原子，并不等于它就一定不是手性分子，当分子中没有对称中心或对称面时，它的实物和镜像不能重叠，这些分子也是手性分子，因而具有对映异构体和旋光性。例如：2,3-戊二酸和 2,2′-二硝基-6,6′-联苯二甲酸没有手性碳原子，但它们是手性分子。

2,3-戊二酸(丙二烯型化合物)的立体结构：

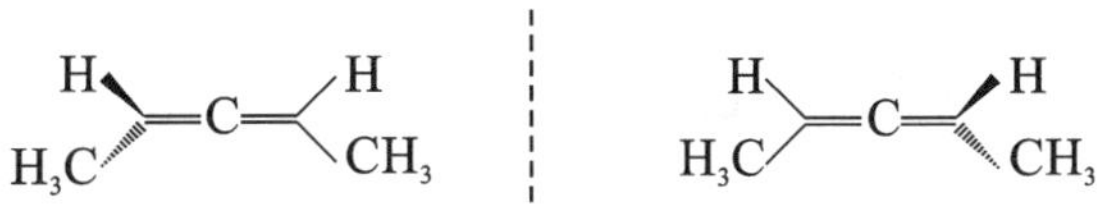

2,2′-二硝基-6,6′-联苯二甲酸(联苯型化合物)的立体结构：

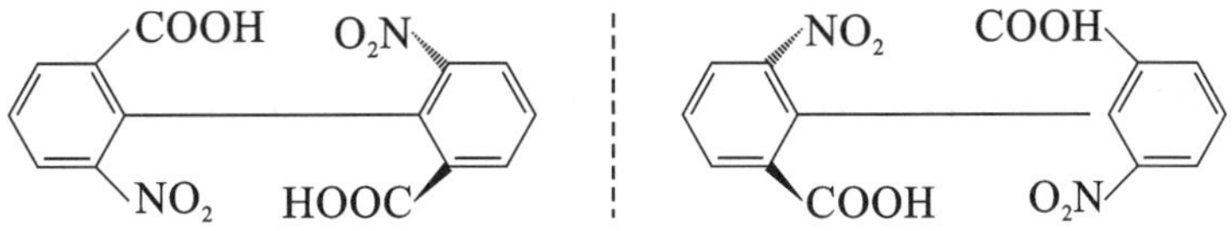

所以，手性碳原子只不过是使一个分子存在手性的最为常见的原因。

(4) 旋光异构体的性质差异

对映异构体之间，除了旋光方向相反外，其他物理性质如熔点、沸点、溶解度及旋光度等都相同；而非对映异构体之间，不仅旋光性不同，而且其他物理性质也不相同，如表 4-1 所示。

表 4-1　旋光异构体的性质差异

物　质	熔点/℃	$[\alpha]_D$(水)	溶解度/(g/100 mL)	pK_a
(+)-酒石酸	170	+12.0°	139	2.98
(−)-酒石酸	170	−12.0°	139	2.98
(±)-酒石酸	206	0	20.6	2.96
meso-酒石酸	140	0	125	3.11

对映异构体之间更为重要的区别在于它们对生物体的作用不同，不同构型的一对对映异构体对人体的生理和药理作用的差异往往是很大的。例如：左旋麻黄碱在升高血压方面的作用比右旋麻黄碱强 20 倍，左旋肾上腺素的生理活性比右旋肾上腺素强 14 倍；组胺类抗过敏药氯苯那敏，其右旋体的活性高于左旋体；左旋氯霉素可以用于治疗伤寒等疾病，而右旋氯霉素几乎无效；左旋抗坏血酸有抗坏血病的作用，而右旋抗坏血酸则没有；L 型氨基酸、D 型糖是人体所需要的，但它们的对映异构体对人体却没有营养价值。

(5) 旋光异构体的拆分

随着科学技术的不断发展，科学家们研究出越来越多的方法来制取各种化合物，其中包括利用特殊的方法和手段合成出单一组分的旋光异构体，但通过一般化学合成得到的化合物往往是多种旋光异构体的混合物。而具有光学活性的药物，常常只有一种旋光异构体有显著疗效，如氯霉素有 4 个旋光异构体，而具有抗菌作用的只是其中的 1 个左旋氯霉素(1R、2R 型)，其他对映异构体则无此疗效，因此在制药工业中常需要对外消旋体进行拆分。外消旋体的拆分方法有多种，如化学拆分法、诱导拆分法、生化拆分法等。

A. 化学拆分法

化学拆分法的原理是将对映异构体转化为非对映异构体，利用非对映异构体之间物理性质的差异，采用重结晶、蒸馏等一般方法达到分离的目的。

例如要拆分酸性外消旋体的混合物，可以选用一种具有旋光性的碱性物质与它们作用，生成非对映异构体盐，然后利用它们的溶解度不同，用重结晶方法将它们分离、提纯。

$$\left.\begin{array}{l}(+)\text{-酸}\\(-)\text{-酸}\end{array}\right\} + (+)\text{-碱} \longrightarrow \begin{array}{l}(+)\text{-酸}\cdot(+)\text{-碱} \xrightarrow{H^+} (+)\text{-酸}\\(-)\text{-酸}\cdot(+)\text{-碱} \xrightarrow{H^+} (-)\text{-酸}\end{array}$$

非对映异构体盐

将对映异构体转化成非对映异构体时所加的试剂称为拆分剂。拆分外消旋的酸性物质，要用碱性拆分

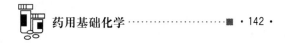

药用基础化学 ·142·

剂,拆分外消旋的碱性物质,则要用酸性拆分剂。

B. 结晶拆分法

结晶拆分法的原理是先将需要拆分的外消旋体溶液制成过饱和溶液,再加入一定量的同样左旋体或右旋体的晶种,与晶种相同构型的异构体立即析出结晶而得以拆分。其拆分过程如下:

$$外消旋体 \xrightarrow[\triangle]{右旋体} 右旋体过饱和溶液 \xrightarrow{冷却} \begin{cases} 右旋体结晶 \\ 母液 \end{cases} \xrightarrow[\triangle]{外消旋体} 左旋体过饱和溶液 \xrightarrow{冷却}$$

$$\begin{cases} 左旋体结晶 \\ 母液 \end{cases} \xrightarrow[\triangle]{外消旋体} 反复上述操作$$

此法成本低,效果好。但要求外消旋体的溶解度大于纯对映异构体,因而应用受到一定限制。

C. 色谱分离法

色谱分离法利用某些具有旋光性的物质如淀粉、蔗糖或某些人工合成的大分子作为柱色谱的吸附剂,有选择地吸附外消旋体中的某一对映异构体,从而达到拆分外消旋体的目的。

知识链接

生命与手性

作为生命的基本结构单元,氨基酸也有手性之分。我们已经发现的氨基酸有 20 多个种类,除了最简单的甘氨酸以外,其他氨基酸都有另一种手性对映异构体。通过对氨基酸的旋光度的测定,人们发现了一个令人震惊的事实,那就是除了少数动物或昆虫的特定器官内含有少量的右旋氨基酸之外,组成地球生命体的几乎都是左旋氨基酸,而没有右旋氨基酸。右旋分子是人体生命的克星。

人是由左旋氨基酸组成的生命体,它不能很好地代谢右旋分子,所以食用含有右旋分子的药物就会成为负担,甚至对生命体造成损害。

20 世纪 60 年代在手性药物未被人们认识以前,欧洲一些医生曾给孕妇服用没有经过拆分的消旋体药物作为镇痛药或止咳药,很多孕妇服用后,生出了无头或缺腿的先天畸形儿,仅仅 4 年时间,世界范围内诞生了 1.2 万多名畸形的"海豹婴儿",后来经过研究发现,没有经过拆分的消旋体药物中的 R 体有镇静作用,但是 S 对映异构体对胚胎有很强的致畸作用。

正是有了 20 世纪 60 年代的这个教训,现在的药物在研制成功后,都要经过严格的生物活性和毒性试验,以避免其中所含的另一种手性分子对人体的危害。

在化学合成中,这两种分子出现的概率是相等的,所以对于医药公司来说,在生产药物的同时,还要费尽周折把另一半拆分出来。拆分出来的另一半如果无法找到使用价值的话,就只能被当作废物被丢弃,并造成环境污染。科学家用一种叫作"不对称催化合成"的方法,把另一半右旋分子转化成左旋分子,给工业生产带来了巨大的好处,这项研究获得了 2001 年度的诺贝尔化学奖。

3. 构象异构

烷烃分子中C—C单键均为σ键,σ键的特点之一就是电子云沿键轴呈圆柱形对称分布,成键的碳原子之间可以沿键轴任意旋转。如果固定乙烷分子中的一个碳原子,使另一个碳原子绕C—C单键旋转,每旋转任何一个角度,两个甲基上的氢原子的相对位置将发生改变,产生不同的空间排列方式。这种由C—Cσ键沿键轴旋转而引起分子中原子或原子团在空间的不同排列形式称为构象。由单键的旋转而产生的异构体称为构象异构体。

(1) 乙烷的构象

乙烷分子中没有碳链异构,但当乙烷分子中的两个碳原子围绕C—Cσ键旋转时,两个碳原子上的氢原子可以相互处于不同的位置,产生无数个构象异构体,其中有代表性的是能量最高的重叠式和能量最低的交叉式。

构象通常用透视式和纽曼(Newman)投影式表示。

透视式

纽曼投影式

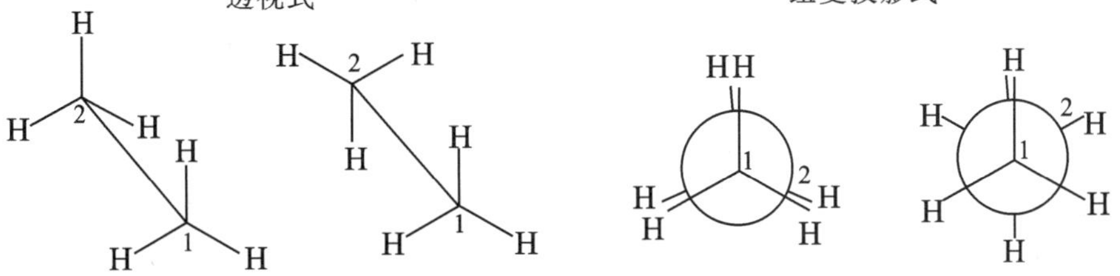

重叠式　　　　　交叉式　　　　　　重叠式　　　　　交叉式

　　在重叠式构象中,由于 2 个碳原子上的氢原子两两相对,距离最近,相互间排斥力最大,因此内能最高,最不稳定。而在交叉式构象中,2 个碳原子上的氢原子两两交错,距离最远,相互间排斥力较小,因此内能最低,最稳定,故称为优势构象。在乙烷分子各种构象的动态平衡混合体系中,稳定的交叉式构象所占比例较大,为优势构象。

　　(2)正丁烷的构象

　　正丁烷分子中有 3 个 C—C σ 键,每个 C—C 键的旋转,都将产生无数个构象,下面主要讨论围绕 C_2 与 C_3 之间的 σ 键旋转时,形成的 4 种典型构象,即对位交叉式、邻位交叉式、部分重叠式和完全重叠式。

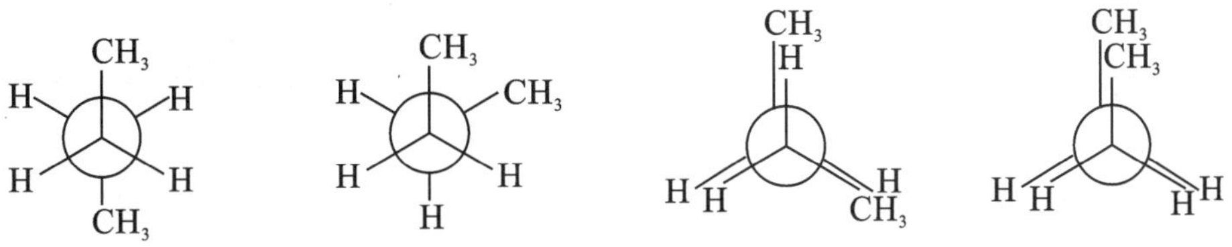

对位交叉式　　　　邻位交叉式　　　　部分重叠式　　　　完全重叠式

　　在这 4 种典型构象中,对位交叉式因 2 个较大体积的甲基相距最远,排斥力最小,能量最低,最稳定;其次是邻位交叉式,能量较低,较稳定。而完全重叠式因 2 个体积较大的甲基相距最近,排斥力最大,能量最高,最不稳定。因此,在室温下正丁烷各种构象的动态平衡混合体系中,以对位交叉式构象为主,它是正丁烷的优势构象。

　　(3)环己烷的构象

　　环己烷及其取代环己烷是自然界存在最广泛的脂环烃。它们性质稳定,结构不易被破坏,其结构单元广泛存在于天然化合物中。

　　在环己烷分子中,每个碳原子都是以 sp^3 杂化的,C—C 键之间的夹角基本保持 109°28′,6 个碳原子不在同一平面上,因此在空间能产生各种构象。其中有两种构象最为典型:椅式构象和船式构象。

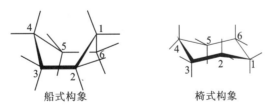

船式构象　　　　　　椅式构象

　　常温下两者可以相互转变而无法分离出来,但主要以椅式构象为主。

　　在椅式构象中,C—H 键可分为两类:一类 6 个 C—H 键与分子的对称轴平行,称为直立键,用 a 键(axial bond)表示,其中 3 个方向朝下,3 个方向朝上,相邻两侧一上一下;另一类 6 个 C—H 键与直立键形成 109.5°的夹角,称为平伏键,用 e 键(equatorial bond)表示。

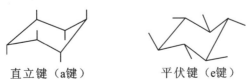

直立键(a键)　　　　　　平伏键(e键)

　　由于 C—C 键的转动,不但船式构象与椅式构象可相互转变,而且椅式构象也可转变为另一种椅式构象(常温下每秒钟可转换 $10^4 \sim 10^5$ 次)。在相互转变中,原来的 a 键变为 e 键,而原来的 e 键变为 a 键。

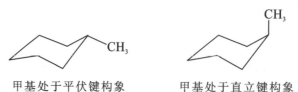

知识拓展

取代环己烷的优势构象

环己烷上的氢原子,被其他原子或原子团取代后,取代基可处于直立键或平伏键。如甲基环己烷可以有两种不同的典型的椅式构象,一种是甲基处于平伏键,一种是甲基处于直立键。

甲基处于平伏键构象   甲基处于直立键构象

当甲基处于直立键时,甲基上的氢原子与 C_3、C_5 上的氢原子距离较近,能量较高,不稳定。而甲基处于平伏键时,它与 C_3、C_5 上的氢原子距离较远,斥力较小,较稳定。在室温下,甲基在平伏键上的构象占平衡混合物的 95%。

当取代基体积增大时,两种椅式构象的能量差也增大,平伏键上取代的构象所占的比例就更高。如室温下,异丙基环己烷平衡混合物中异丙基处于平伏键的构象约占 97%,叔丁基取代环己烷几乎完全以一种构象存在。可见,取代环己烷中大基团处于平伏键的构象较稳定,为优势构象。

当环己烷环上有不止一个取代基时,其优势构象遵从如下规律:取代基相同,e 键最多的构象最稳定;取代基不同,大基团在 e 键的构象最稳定。

目标测试

1. 名词解释:
(1) 顺反异构　　　　(2) 对映异构　　　　(3) 构象异构
(4) 偏振面　　　　　(5) 手性分子　　　　(6) 手性碳原子
(7) 内消旋体　　　　(8) 外消旋体　　　　(9) R 构型

2. 判断下列化合物是否有旋光异构体。若有则标出手性碳原子,并写出可能有的旋光异构体的费歇尔投影式,注明外消旋体和内消旋体,并用 R、S 构型标示手性碳原子的构型。
(1) 3-甲基-3-乙基戊烷　　(2) 2-氯-3-溴丁二酸　　(3) 2-甲基-3-溴丁烷

3. 判断下列化合物中,是否存在顺反异构,如果存在顺反异构,请写出其构型并进行命名。

(1) $CH_3—CH=CH—CH_2CH_3$

(2) $CH_3—\overset{\displaystyle Cl}{\underset{\displaystyle CH_3}{C}}=C—CH_2CH_3$

(3)
$\overset{\displaystyle CH_3}{\underset{\displaystyle CH_3}{}}$

(4) 苯基—CH=CH—$\underset{\displaystyle NH_2}{CH}$—$CH_3$

4. 正确判断下列各组物质是否是同一构型。

(1) $H—\overset{\displaystyle CH_3}{\underset{\displaystyle CH_2CH_2CH_3}{C}}—CH_2CH_3$ $CH_3—\overset{\displaystyle CH_2CH_3}{\underset{\displaystyle CH_2CH_2CH_3}{C}}—H$

(2) $CH_3—\overset{\displaystyle CHO}{\underset{\displaystyle Cl}{C}}—Br$ $Cl—\overset{\displaystyle CHO}{\underset{\displaystyle CH_3}{C}}—Br$

$$
(3)\quad
\begin{array}{c}
\text{COOH}\\
\text{Br}\!-\!\!-\!\text{H}\\
\text{Cl}\!-\!\!-\!\text{H}\\
\text{CH}_3
\end{array}
\qquad
\begin{array}{c}
\text{COOH}\\
\text{H}\!-\!\!-\!\text{Br}\\
\text{H}\!-\!\!-\!\text{Cl}\\
\text{CH}_3
\end{array}
\qquad\qquad
(4)\quad
\begin{array}{c}
\text{COOH}\\
\text{H}\!-\!\!-\!\text{CH}_3\\
\text{H}\!-\!\!-\!\text{CH}_3\\
\text{COOH}
\end{array}
\qquad
\begin{array}{c}
\text{COOH}\\
\text{CH}_3\!-\!\!-\!\text{H}\\
\text{CH}_3\!-\!\!-\!\text{H}\\
\text{COOH}
\end{array}
$$

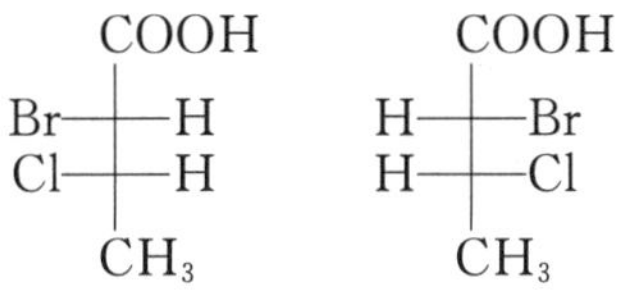

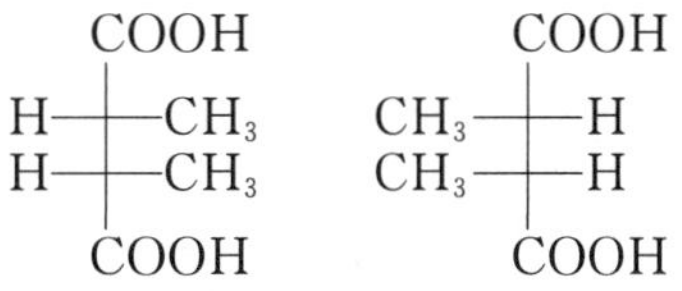

5. 请画出 2,3-二氯丁烷的以 C_2—C_3 σ 键旋转的 4 种典型的构象,并指出其优势构象。

6. 20 ℃时用 0.2 m 长的测定管测得每升含 200 g 蔗糖的水溶液的旋光度为 +26.4°。在相同条件下测得样品溶液的旋光度为 +18.5°,试求蔗糖的比旋光度和样品溶液的浓度。

模块 5　天然有机化合物

天然有机化合物(natural organic matter)主要包括油脂、磷脂、杂环化合物、生物碱、糖类、蛋白质、萜类和甾体等化合物。它们广泛分布于自然界中,且大多是在生物体内合成的有机化合物,其中生物碱、油脂、单糖、双糖、氨基酸、萜类和甾体等属于小分子的天然有机化合物,而多糖(淀粉、纤维素)、蛋白质则属于天然有机高分子化合物。油脂、糖类、蛋白质是人们食物中的重要组成成分,更是生物、生理与化学联系的重要纽带,它们在生物体内,先由简单到复杂,再由复杂到简单(合成→分解→合成)的变化过程,正是生物体的生长、发育等生命现象中的化学过程。

 ## 单元 1　油脂和磷脂

油脂是动、植物体的重要组成成分,是生物维持生命活动不可缺少的物质,占人体体重的 $10\%\sim20\%$;也是人类的主要营养物质之一,在生理上具有重要的意义。油脂在体内氧化时能产生大量热能;油脂能溶解维生素 A、D、E、K 等许多生物活性物质,因而能促进机体对这些物质的吸收;分布于脏器周围的脂肪具有保护作用等。

磷脂主要存在于脑和神经组织,骨髓、心、肝、肾等器官中,卵黄、植物的种子及胚芽中也都含有丰富的磷脂。它们是细胞原生质的组成部分,一切细胞的细胞膜中均含有磷脂。

1. 油脂

油脂(oils and fats)是油和脂肪的总称,广泛存在于动、植物体中。通常将来源于植物,常温下呈液态的油脂称为油(oil),如花生油、芝麻油等;来源于动物,常温下呈固态或半固态的油脂称为脂肪(fat),如猪脂、牛脂(习惯上也称猪油、牛油)等。

(1) 油脂的组成与结构

从化学结构和组成来看,油脂是由高级脂肪酸和甘油形成的酯。每一个油脂分子都是由 1 分子的甘油和 3 分子的高级脂肪酸形成的酯,医学上称为甘油三酯。油脂的结构通式如下:

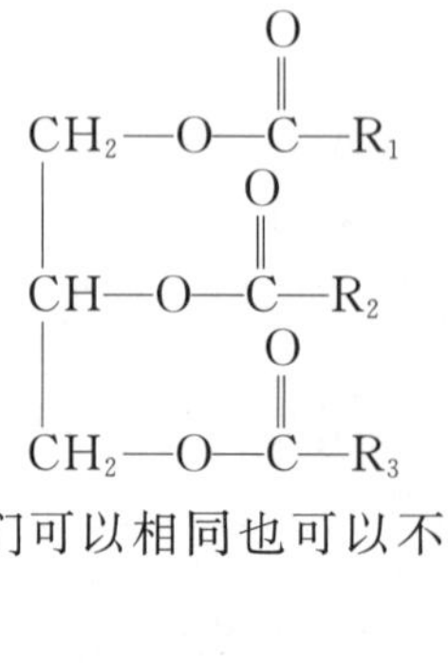

$$
\begin{array}{l}
\qquad\qquad\qquad \overset{\displaystyle O}{} \\
CH_2\!-\!O\!-\!\overset{\displaystyle \|}{C}\!-\!R_1 \\
\qquad\qquad\quad \overset{\displaystyle O}{} \\
CH\!-\!O\!-\!\overset{\displaystyle \|}{C}\!-\!R_2 \\
\qquad\qquad\quad \overset{\displaystyle O}{} \\
CH_2\!-\!O\!-\!\overset{\displaystyle \|}{C}\!-\!R_3
\end{array}
$$

式中:R_1、R_2、R_3 分别代表脂肪酸的烃基,它们可以相同也可以不同。如果 R_1、R_2、R_3 相同,这样的甘油酯称为单甘油酯；如果 R_1、R_2、R_3 不同，则称为混甘油酯。天然油脂大多为混甘油酯的混合物。

组成油脂的脂肪酸种类较多，大多数是含有偶数碳原子的直链高级脂肪酸，其中以含 16 和 18 个碳原子的高级脂肪酸最为常见，有饱和的也有不饱和的。常见油脂中所含重要高级脂肪酸见表 5-1。

表 5-1　油脂中常见脂肪酸

类　别	名　称	结　构
饱和脂肪酸	月桂酸（十二碳酸）	$CH_3(CH_2)_{10}COOH$
	肉豆蔻酸（十四碳酸）	$CH_3(CH_2)_{12}COOH$
	软脂酸（十六碳酸）	$CH_3(CH_2)_{14}COOH$
	硬脂酸（十八碳酸）	$CH_3(CH_2)_{16}COOH$
	花生酸（二十碳酸）	$CH_3(CH_2)_{18}COOH$
	巴西棕榈酸（二十四碳酸）	$CH_3(CH_2)_{22}COOH$
不饱和脂肪酸	鳖酸（9-十六碳烯酸）	$CH_3(CH_2)_5CH{=}CH(CH_2)_7COOH$
	油酸（9-十八碳烯酸）	$CH_3(CH_2)_7CH{=}CH(CH_2)_7COOH$
	亚油酸（9,12-十八碳二烯酸）	$CH_3(CH_2)_3(CH_2CH{=}CH)_2(CH_2)_7COOH$
	亚麻酸（9,12,15-十八碳三烯酸）	$CH_3(CH_2CH{=}CH)_3(CH_2)_7COOH$
	桐油酸（9,11,13-十八碳三烯酸）	$CH_3(CH_2)_3(CH{=}CH)_3(CH_2)_7COOH$
	花生四烯酸（5,8,11,14-二十碳四烯酸）	$CH_3(CH_2)_4(CH_2CH{=}CH)_4(CH_2)_2COOH$
	EPA（5,8,11,14,17-二十碳五烯酸）	$CH_3(CH_2CH{=}CH)_5(CH_2)_3COOH$
	DHA（4,7,10,13,16,19-二十六碳六烯酸）	$CH_3(CH_2)_4(CH_2CH{=}CH)_6(CH_2)_2COOH$

组成油脂的脂肪酸的饱和程度，对油脂的熔点影响很大。一般含较多不饱和脂肪酸成分的甘油酯在常温下呈液态；而含较多饱和脂肪酸成分的甘油酯在常温下呈固态。

多数脂肪酸在人体内都能够合成，只有亚油酸、亚麻酸、花生四烯酸等在体内不能合成，但又是营养上不可缺少的，必须由食物供给，因此将这些脂肪酸称为必需脂肪酸（essential fatty acid）。例如：花生四烯酸是合成体内重要活性物质前列腺素的原料，而花生四烯酸则必须从食物中摄取。

从海洋鱼类及甲壳类动物体内所含的油脂中分离出的二十碳五烯酸（EPA）和二十六碳六烯酸（DHA），据实验证实具有降低血脂、抗血栓等作用，它们既可防治心脑血管疾病，也是大脑所需要的营养物质，因此被誉为"脑黄金"。

（2）油脂的性质

纯净的油脂是无色、无臭、无味的，但天然的油脂因溶有维生素和胡萝卜素、叶绿素等色素或由于贮存期间的变化而带有一定的颜色和气味。油脂比水轻，难溶于水，易溶于汽油、乙醚、氯仿等有机溶剂。油脂是混合物，没有固定的熔点和沸点。

油脂是高级脂肪酸的甘油酯，它具有酯的典型性质。此外，由于构成各种油脂的脂肪酸不同程度地含有碳碳双键，所以油脂也可以发生加成和氧化反应等。

A. 水解反应

在酸、碱或酶等催化剂的作用下，油脂能与水发生水解反应。1分子油脂完全水解的产物是 1 分子甘油和 3 分子高级脂肪酸。其反应式为

油脂在不完全水解时，可生成脂肪酸、甘油一酯或甘油二酯。

$$
\begin{array}{ccc}
& & O \\
& & \| \\
CH_2{-}O{-}C{-}R_1 \\
| \\
CH{-}OH \\
| \\
CH_2{-}OH
\end{array}
\qquad
\begin{array}{ccc}
& & O \\
& & \| \\
CH_2{-}O{-}C{-}R_1 \\
| & O \\
| & \| \\
CH{-}O{-}C{-}R_2 \\
| \\
CH_2{-}OH
\end{array}
$$

油脂水解生成的甘油、脂肪酸、甘油一酯、甘油二酯在体内均可被吸收。

油脂在碱性溶液中水解,生成甘油和高级脂肪酸盐。高级脂肪酸盐通常称为肥皂,所以油脂在碱性溶液中的水解反应又称皂化反应(saponification)。

$$
\begin{array}{c}
O \\
\| \\
CH_2{-}O{-}C{-}R_1 \\
| \quad O \\
| \quad \| \\
CH{-}O{-}C{-}R_2 \\
| \quad O \\
| \quad \| \\
CH_2{-}O{-}C{-}R_3
\end{array}
+3KOH \xrightarrow{\triangle}
\begin{array}{c}
CH_2{-}OH \\
| \\
CH{-}OH \\
| \\
CH_2{-}OH
\end{array}
+
\begin{array}{c}
R_1COOK \\
R_2COOK \\
R_3COOK
\end{array}
$$

由高级脂肪酸钠盐组成的肥皂,称为钠肥皂,就是常用的普通肥皂。由高级脂肪酸钾盐组成的肥皂,称为钾肥皂,又称软皂。软皂对人体皮肤、黏膜刺激性小,所以多用于高档洗涤用品和医药中。

使 1 g 油脂完全皂化时所需要的氢氧化钾的质量(单位是 mg)称为皂化值(saponification value)。根据皂化值,可以推知油脂相对分子质量。皂化值越大,油脂的平均相对分子质量越小,表示该油脂中含低相对分子质量的脂肪酸较多。同时皂化值也可用来检验油脂的质量(是否掺有其他物质),并能指示出将一定量油脂转化为肥皂所需碱的量。一些常见油脂的皂化值见表 5-2。

知识拓展

肥皂的去污原理及乳化作用

肥皂常常作为洗涤用品或医药上的乳化剂。肥皂之所以能去油污,是由其结构决定的,肥皂分子的结构可分为两部分,一部分是极性的易溶于水的亲水基(羧酸钠盐—COONa),另一部分是非极性的不溶于水的憎水基或亲油基(链状的烃基—R),憎水基具有亲油的性质。在洗涤过程中,污垢中的油滴溶于肥皂分子的烃基中,而易溶于水的羧酸钠盐部分则暴露在油滴外面而分散于水中,这样油滴被肥皂分子包围起来,悬浮在水中形成乳浊液,从而达到洗涤的目的。这种油滴分散在肥皂水中的现象称为乳化作用,具有乳化作用的物质称为乳化剂。

B. 加成反应

a. 加氢

含有不饱和脂肪酸成分的油脂,因其分子中含有碳碳双键,所以能在一定条件下与氢发生加成反应。例如:

$$
\begin{array}{c}
O \\
\| \\
CH_2{-}O{-}C{-}(CH_2)_7CH{=}CH(CH_2)_7CH_3 \\
| \quad O \\
| \quad \| \\
CH{-}O{-}C{-}(CH_2)_7CH{=}CH(CH_2)_7CH_3 \\
| \quad O \\
| \quad \| \\
CH_2{-}O{-}C{-}(CH_2)_7CH{=}CH(CH_2)_7CH_3
\end{array}
+3H_2 \xrightarrow[\triangle]{Ni}
\begin{array}{c}
O \\
\| \\
CH_2{-}O{-}C{-}(CH_2)_{16}CH_3 \\
| \quad O \\
| \quad \| \\
CH{-}O{-}C{-}(CH_2)_{16}CH_3 \\
| \quad O \\
| \quad \| \\
CH_2{-}O{-}C{-}(CH_2)_{16}CH_3
\end{array}
$$

甘油三油酸酯 　　　　　　　　　　　　　甘油三硬脂酸酯

不饱和的液态油通过催化加氢提高了饱和程度,可从液态油变成固态或半固态的脂肪,这一过程称为油脂的氢化,也称油脂的硬化。形成的固态油脂,称为硬化油(hydrogenated oil)。食用的人造黄油的主要成分就是硬化油。硬化油在空气中不易被氧化变质,便于贮存和运输。亦可作为制造肥皂的原料。

b. 加碘

含有不饱和脂肪酸成分的油脂,也能与卤素(碘等)发生加成反应,根据卤素的用量,可以判断油脂的不饱和程度。一般将每 100 g 油脂所能吸收碘的最大质量(单位是 g)称为碘值(iodine value)。碘值越大,表示油脂的不饱和程度越高。一些常见的油脂的碘值见表 5-2。

表 5-2　一些常见油脂的皂化值、碘值和酸值

油 脂 名 称	皂 化 值	碘 值	酸 值
猪油	193～200	46～66	1.56
花生油	185～195	83～93	—
茶油	170～180	92～109	2.4
棉籽油	191～196	103～115	0.6～0.9
豆油	189～194	124～136	—
亚麻油	189～196	170～204	1～3.65

C. 酸败

若油脂在空气中放置过久,就会出现颜色加深,产生难闻的气味等现象,这种油脂的变质过程称为油脂的酸败(rancidity),酸败的原因是因为受到空气、光、热、水及微生物的作用,发生水解、氧化等反应,生成有挥发性、有臭味的低级醛、酮和脂肪酸的混合物。酸败了的油脂不能食用。为防止油脂的酸败,须将油脂保存在低温、避光的密闭容器中。

伴随油脂的酸败,水解程度会加大,游离脂肪酸的含量会增加,油脂中游离脂肪酸含量可以作为判断油脂酸败程度的重要标志。油脂中游离脂肪酸的含量通常用酸值(acid value)表示。中和 1 g 油脂中游离脂肪酸所需氢氧化钾的质量(单位是 mg)称为酸值。酸值越小,油脂越新鲜。油脂酸败的分解产物能使人体的酶系统和脂溶性维生素受到破坏。通常,酸值大于 6.0 的油脂不宜食用。一些常见的油脂的酸值见表 5-2。

植物油中虽然含有较多的不饱和脂肪酸成分,但它与动物性脂肪相比则不易变质,其原因是在植物油中存在着较多的天然抗氧剂——维生素 E。

国家对不同油脂的皂化值、碘值、酸值均有一定的要求,符合国家规定标准的油脂才可供药用和食用。

2. 磷脂

生物体除油脂外,还含有许多性质类似于油脂的化合物,通常被称为类脂(lipid)。重要的类脂有磷脂和甾族化合物。它们在生物的生命活动中起着重要的作用。其中磷脂(phospholipid)是广泛分布在动、植物组织中的含有一个磷酸基团的类脂化合物。

磷脂是甘油和 2 分子高级脂肪酸、1 分子磷酸形成的酯类化合物,其中磷酸还连接含氮部分。磷脂包括卵磷脂、脑磷脂和神经磷脂等。

卵磷脂和脑磷脂都是甘油磷脂,是含有磷的脂肪酸甘油酯,性质和结构都与油脂相似。水解后可得甘油、脂肪酸、磷酸和含氮有机碱等四种不同的物质。两者结构上的区别在于含氮有机碱不同。

神经磷脂水解后生成神经氨基醇而没有甘油。

(1)卵磷脂(磷脂酰胆碱)

1 分子卵磷脂完全水解后,可以生成 1 分子甘油、2 分子脂肪酸、1 分子磷酸和 1 分子胆碱。因此卵磷脂又称为磷脂酰胆碱,结构式如下:

$$CH_2-O-\overset{\overset{\displaystyle O}{\|}}{C}-(CH_2)_{16}CH_3$$

$$CH-O-\overset{\overset{\displaystyle O}{\|}}{C}-(CH_2)_7CH=CHCH_2CH=CH(CH_2)_4CH_3$$

$$CH_2-O-\overset{\overset{\displaystyle O}{\uparrow}}{\underset{\displaystyle OH}{P}}-O-CH_2-CH_2-\overset{\overset{\displaystyle CH_3}{|}}{\underset{\displaystyle CH_3}{N^+}}-CH_3OH^-$$

甘油部分　磷酸部分　　　　　　　　胆碱部分

卵磷脂(lecithin)是白色蜡状物质,不溶于水,易溶于乙醚、乙醇和氯仿。卵磷脂不稳定,在空气中易氧化而变成黄色或褐色。它在脑神经组织、肝、肾上腺、红细胞中含量较多,尤其在蛋黄中含量较为丰富。因最初从卵黄中发现且含量最丰富而得名。

卵磷脂与脂肪的吸收和代谢有密切的关系,具有抗脂肪肝的作用。

(2) 脑磷脂(磷脂酰胆胺)

1分子脑磷脂完全水解后,可生成1分子甘油、2分子脂肪酸、1分子磷酸和1分子胆胺(乙醇胺)。因此,脑磷脂又称为磷脂酰胆胺或磷脂酰乙醇胺,其结构式如下:

$$CH_2-O-\overset{\overset{\displaystyle O}{\|}}{C}-R_1$$

$$CH-O-\overset{\overset{\displaystyle O}{\|}}{C}-R_2$$

$$CH_2-O-\overset{\overset{\displaystyle O}{\uparrow}}{\underset{\displaystyle OH}{P}}-O-CH_2-CH_2-NH_2$$

甘油部分　磷酸部分　　　　　　胆胺部分

脑磷脂(cephalin)在空气中易氧化而颜色变深,不溶于乙醇和丙酮,易溶于乙醚。因主要存在于脑组织中而得名。

脑磷脂与血液的凝固有关,存在于血小板内,其中能促进血液凝固的凝血激酶就是由脑磷脂和蛋白质组成的。

(3) 神经磷脂(鞘磷脂)

神经磷脂完全水解后可得到1分子脂肪酸、1分子磷酸、1分子胆碱和1分子神经氨基醇(鞘氨醇)。神经磷脂又称为鞘磷脂。

鞘胺醇(神经氨基醇)的结构式如下:

$$CH_3-(CH_2)_{12}-CH=CH-\underset{\underset{\displaystyle OH}{|}}{CH}-\underset{\underset{\displaystyle NH_2}{|}}{CH}-CH_2OH$$

$$CH_3-(CH_2)_{12}-CH=CH-\underset{\underset{\displaystyle OH}{|}}{CH}-\underset{\underset{\displaystyle NH}{|}}{CH}-CH_2O-\overset{\overset{\displaystyle O}{\uparrow}}{\underset{\displaystyle OH}{P}}-OCH_2CH_2N^+(CH_3)_3$$

$$\underset{\underset{\displaystyle R}{|}}{\underset{\displaystyle C=O}{|}}$$

N-酰基鞘氨醇部分　　　　　　　　　　磷酸部分　　　胆碱部分

神经磷脂(sphingomyelin)是白色结晶,在光作用下或在空气中不易氧化,比较稳定,不溶于丙酮和乙醚,而溶于热乙醇中。

神经磷脂是细胞膜的重要成分,大量存在于脑和神经组织中,是围绕着神经纤维鞘样结构的一种成分。

在机体不同组织中的神经磷脂,所含脂肪酸的种类不同。水解神经磷脂得到的脂肪酸有软脂酸、硬脂酸、二十四碳酸,15-二十四碳烯酸等。

目标测试

1. 名词解释:
(1) 油脂的皂化   (2) 油脂的硬化   (3) 酸败   (4) 皂化值
(5) 碘值   (6) 酸值
2. 为什么经常进行日光浴能增强人的体质?
3. 油脂和磷脂在组成和结构上有何异同?
4. 什么是油脂的碘值,它说明了什么问题?

单元 2 杂环化合物和生物碱

单元目标

※ 掌握杂环化合物的分类、译音命名法。
※ 掌握生物碱的定义和一般性质。
※ 熟悉杂环化合物的结构与理化性质的关系。
※ 熟悉重要生物碱的结构、性质和用途。
※ 了解重要杂环化合物的应用。

杂环化合物和生物碱广泛存在于自然界中。已知的天然产物中,有机化合物含杂环结构的超过半数。如植物体内的叶绿素、动物体内的血红素、细胞的重要组成成分核苷酸的碱基以及作为生物催化剂的酶等,它们的分子中均含有杂环结构。临床应用的一些有显著疗效的天然药物,大多含有杂环化合物的结构,杂环化合物也是合成许多药物的重要原料。如对线虫、吸虫、绦虫及钩虫均有高度活性,对虫卵发育也有显著抑制作用的广谱驱虫药阿苯达唑(又称肠虫清),具有镇静催眠作用的药物苯巴比妥等都有杂环化合物的结构。因此,杂环化合物在有机化合物中占有重要地位。我国采用中草药治病已有数千年的历史,其中许多中草药的有效成分就是生物碱;由于许多生物碱是极有价值的药物,确定了生物碱的结构以后,可以根据它来合成许多类似的化合物,寻找新的更有效的药物。因此,生物碱化学在发展民族医学的工作中显得尤为重要。

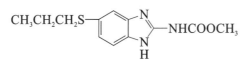

阿苯达唑(驱虫药)

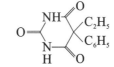

苯巴比妥(镇静催眠药)

1. 杂环化合物

环状有机化合物中,构成环的原子除碳原子外还有其他原子,且这种环具有芳香结构,则这种环状化合物称为杂环化合物(heterocyclic compound)。组成杂环的原子,除碳以外的都称为杂原子。常见的杂原子有氧、硫、氮等。前面学习过的环醚、内酯、内酐和内酰胺等都含有杂原子,但它们容易开环,性质上又与开链化合物相似,所以不把它们放在杂环化合物中讨论。

(1) 杂环化合物的分类、命名和结构
A. 杂环化合物的分类
根据杂环母体中所含环的数目不同,将杂环化合物分为单杂环和稠杂环两大类。最常见的单杂环按环的大小不同分为五元杂环和六元杂环。稠杂环按稠合环的形式不同分苯稠杂环化合物和杂环稠杂环化合物。另外,可根据单杂环中杂原子的数目不同分为含一个杂原子的单杂环、含两个杂原子的单杂环等。

常见杂环化合物母核的结构见表 5-3。

B. 杂环化合物的命名

杂环化合物的命名在我国有两种方法:一种是译音命名法;另一种是系统命名法。

译音命名法根据 IUPAC 推荐的通用名,按外文名称的译音来命名,并用带“口”旁的同音汉字来表示环状化合物。常见杂环化合物母核名称见表 5-3。

表 5-3 常见杂环化合物母核及名称

单杂环	五元杂环	 呋喃 (furan) 吡咯 (pyrrole) 噻吩 (thiophene) 咪唑 (imidazole) 吡唑 (pyrazole) 噻唑 (thiazole) 噁唑 (oxazole)
	六元杂环	 吡啶 (γ-pyridine) 吡喃 (pyrane) 哒嗪 (pyridazine) 嘧啶 (pyrimidine) 吡嗪 (pyrazine)
稠杂环		 吲哚 (indole) 嘌呤 (purine) 喹啉 (quinoline) 异喹啉 (iso-quinoline) 吖啶 (acridine) 吩噻嗪 (phenothiazine)

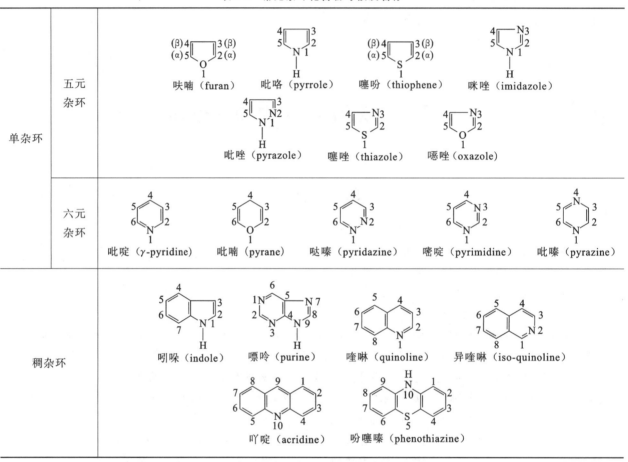

杂环上有取代基时,以杂环为母体,将环编号以注明取代基的位次,编号一般从杂原子开始。含有两个或两个以上相同杂原子的单杂环编号时,将连有氢原子的杂原子编为 1,并使其余杂原子的位次尽可能小;如果环上有多个不同杂原子时,按氧、硫、氮的顺序编号。例如:

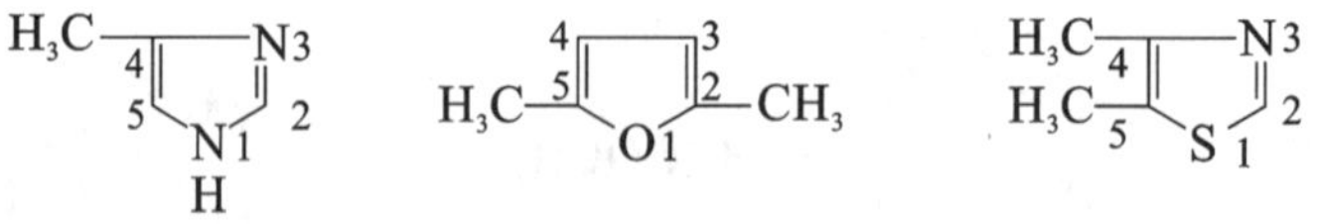

4-甲基咪唑　　2,5-二甲基呋喃　　4,5-二甲基噻唑

当只有 1 个杂原子时,也可用希腊字母编号,靠近杂原子的第一个位置是 α 位,其次为 β 位、γ 位等。例如:

α-呋喃甲醛(2-呋喃甲醛)　　β-吡啶甲酸(3-吡啶甲酸)　　5-羟基-3-喹啉磺酸

当环上连有不同取代基时,编号应根据顺序规则及最低系列原则。结构复杂的杂环化合物将杂环当作取代基来命名。例如:

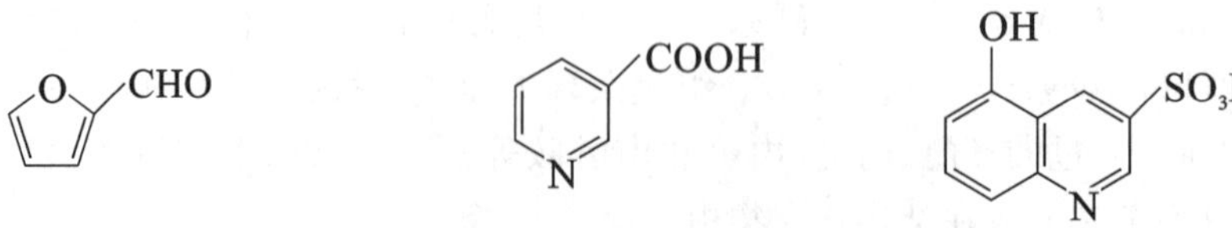

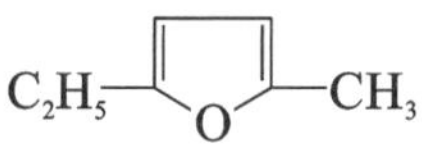

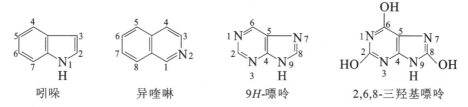

2-甲基-5-乙基呋喃 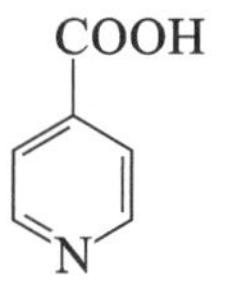　　4-吡啶甲酸 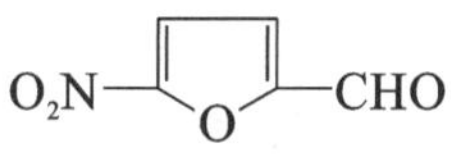　　5-硝基-2-呋喃甲醛 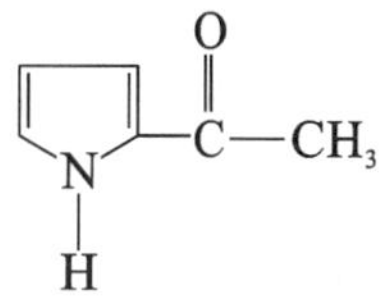　　2-乙酰基吡咯

稠杂环的编号一般和稠环芳烃相同,但有少数稠杂环有特殊的编号顺序。例如:

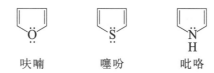

吲哚　　　　异喹啉　　　　9H-嘌呤　　　2,6,8-三羟基嘌呤

C. 杂环化合物的结构

a. 呋喃、噻吩、吡咯的结构

五元杂环化合物中最重要的是呋喃、噻吩、吡咯及它们的衍生物。

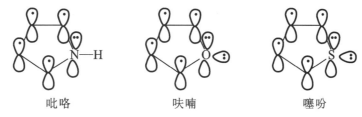

呋喃　　　　噻吩　　　　吡咯

从这三种杂环化合物的结构式上看,它们似乎应具有共轭二烯烃的性质,但实验表明,它们的许多化学性质类似于苯,不发生典型二烯烃的加成反应,而是易发生取代反应。

近代物理方法证明:组成呋喃、噻吩、吡咯环的 5 个原子共处在一个平面上,成环的 4 个碳原子和 1 个杂原子都是 sp^2 杂化。环上每个碳原子的 p 轨道中有 1 个电子,杂原子的 p 轨道中有 2 个 p 电子。5 个原子彼此间以 sp^2 杂化轨道“头碰头”重叠形成 σ 键。4 个碳原子和 1 个杂原子未杂化的 p 轨道都垂直于环的平面,且彼此平行,“肩并肩”重叠形成由 5 个原子所属的 6 个 π 电子组成的闭合共轭体系。

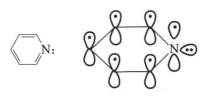

吡咯　　　　呋喃　　　　噻吩

在呋喃、噻吩、吡咯分子中,由于杂原子的未共用电子对参与了共轭体系(6 个 π 电子分布在由 5 个原子组成的分子轨道中),环上碳原子的电子云密度增加,因此环中碳原子的电子云密度相对大于苯中碳原子的电子云密度,所以此类杂环称为富电子共轭体系或多 π 电子共轭体系。

杂原子氧、硫、氮的电负性比碳原子大,使环上电子云密度分布不像苯环那样均匀,所以呋喃、噻吩、吡咯分子中各原子间的键长并不完全相等,因此芳香性比苯差。杂原子的电负性强弱顺序是:氧>氮>硫,所以芳香性强弱顺序是:苯>噻吩>吡咯>呋喃。

b. 吡啶的结构

六元杂环化合物中最重要的是吡啶。吡啶的分子结构从形式上看与苯十分相似,可以看作苯分子中的一个 CH 基团被 N 原子取代后的产物。根据杂化轨道理论,吡啶分子中 5 个碳原子和 1 个氮原子都是经过 sp^2 杂化而成键的,像苯分子一样,分子中所有原子都处在同一平面上。与吡咯不同的是,氮原子的 3 个未成对电子,两个处于 sp^2 轨道中,与相邻碳原子形成 σ 键,另一个处在 p 轨道中,与 5 个碳原子的 p 轨道平行,侧面重叠形成一个闭合的共轭体系。氮原子尚有一对未共用电子对,处在 sp^2 杂化轨道中与环共平面。

在吡啶分子中,由于氮原子的电负性比碳大,表现出吸电子诱导效应,使吡啶环上碳原子的电子云密度相对降低,因此环中碳原子的电子云密度相对地小于苯中碳原子的电子云密度,所以此类杂环称为缺电子共轭体系。

多电子共轭体系与缺电子共轭体系在化学性质上有较明显的差异。

(2)杂环化合物的性质

杂环化合物的性质与它们的分子结构密切相关。因杂原子参与形成共轭体系,无论是多电子共轭体系还是缺电子共轭体系,均对其性质有着决定性的影响。

A. 溶解性

有机化合物的水溶性与其分子的极性和与水形成氢键的能力有关。分子的极性越大,越易与水形成氢键,在水中的溶解度越大。在五元杂环中由于杂原子上的未共用电子对参与共轭体系,杂原子上的电子云密度降低,较难与水形成氢键。所以,吡咯、呋喃和噻吩在水中溶解度都不大,而易溶于有机溶剂。溶解 1 份吡咯、呋喃及噻吩,分别需要 17、35、700 份的水。吡咯之所以比呋喃易溶于水,是由于吡咯氮原子上的氢原子可与水形成氢键;呋喃环上的氧原子也能与水形成氢键,但相对较弱;而噻吩环上的硫原子不能与水形成氢键,所以水溶性最差。

吡啶能与水混溶,是因为吡啶分子中氮原子上的未共用电子对,不参与形成闭合的共轭体系,氮原子可与水分子形成分子间氢键。加之吡啶是极性分子,所以吡啶在水中的溶解度比吡咯和苯大得多。

B. 酸碱性

含氮化合物的碱性强弱主要取决于氮原子上未共用电子对与 H^+ 的结合能力。在吡咯分子中,由于氮原子上的未共用电子对参与环的共轭体系,氮原子上电子云密度降低,吸引 H^+ 的能力减弱。另一方面,由于这种 p-π 共轭效应使与氮原子相连的氢原子有解离成 H^+ 的可能,所以吡咯不但不显碱性,反而呈弱酸性,可与碱金属、氢氧化钾或氢氧化钠作用生成盐。

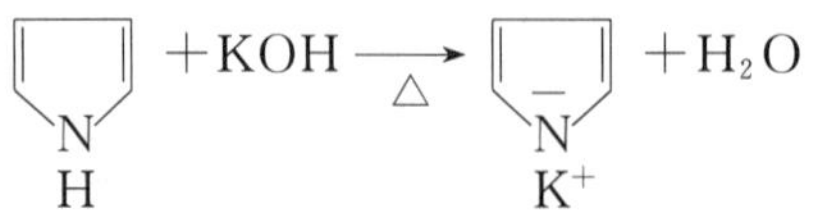

而吡啶氮原子上的未共电子对不参与环的共轭体系,它能与 H^+ 结合成盐,所以吡啶显弱碱性,比苯胺碱性强,但比脂肪胺及氨的碱性弱得多。

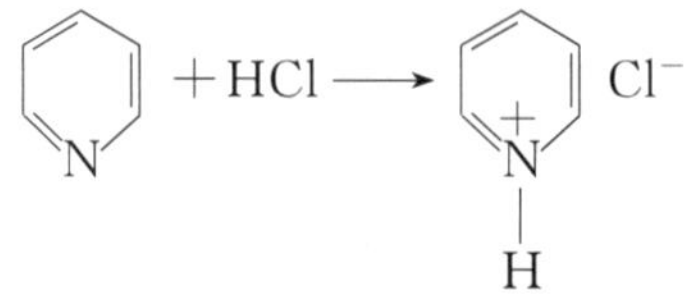

呋喃分子中的氧原子也因其未共用电子对参与了大 π 键的形成,而失去了醚的弱碱性,不易与无机强酸反应。噻吩中的硫原子不能与质子结合,所以也无碱性。

C. 氧化反应

呋喃和吡咯对氧化剂很敏感,在空气中就能被氧化,环被破坏。噻吩相对要稳定些。吡啶对氧化剂相当稳定,比苯还难氧化。例如,吡啶的烃基衍生物在强氧化剂作用下只发生侧链氧化,生成吡啶甲酸。

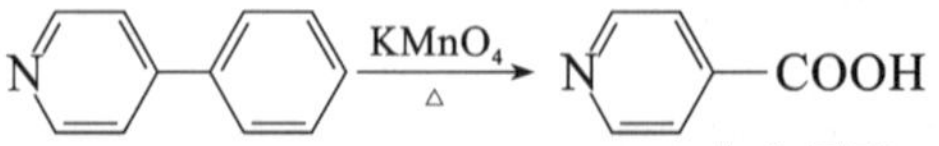

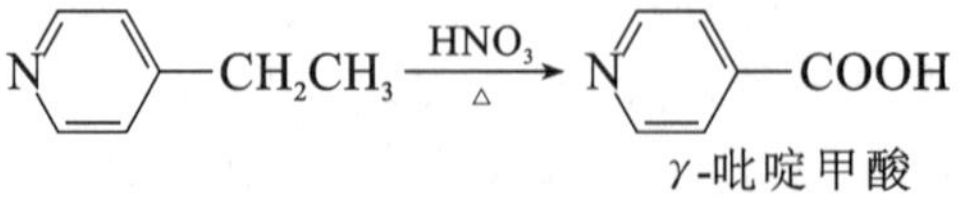

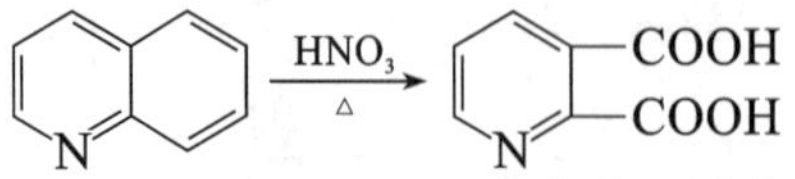

D. 取代反应

多电子共轭体系和缺电子共轭体系均能发生取代反应。但是,多电子共轭体系(如呋喃、噻吩、吡咯)的亲电取代反应主要发生在电子云密度更为集中的 α 位上,而且比苯容易;缺电子共轭体系(如吡啶)的亲电取代反应主要发生在电子云密度相对较高的 β 位上,而且比苯困难。

a. 卤代反应

呋喃、噻吩、吡咯易发生卤代反应,反应主要发生在 α 位上。

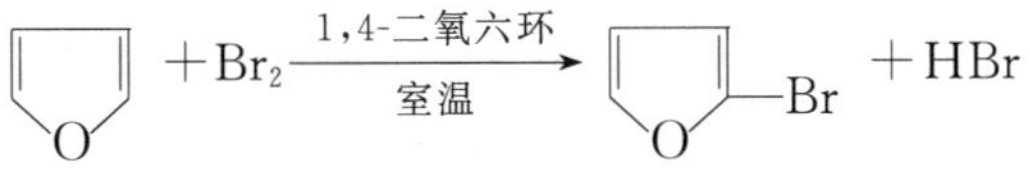

$$\text{呋喃} + Br_2 \xrightarrow[\text{室温}]{1,4\text{-}二氧六环} \text{α-溴代呋喃} + HBr$$

α-溴代呋喃

$$\text{噻吩} + Br_2 \xrightarrow{HAc} \text{α-溴代噻唑} + HBr$$

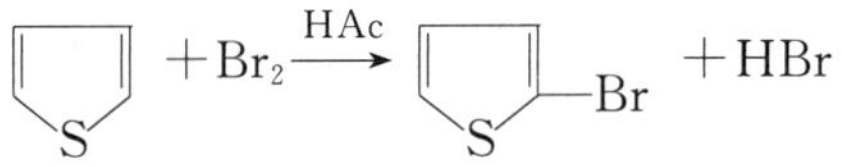

α-溴代噻唑

吡咯极易卤代,例如与碘-碘化钾溶液作用,生成的不是一元取代产物,而是四碘吡咯。

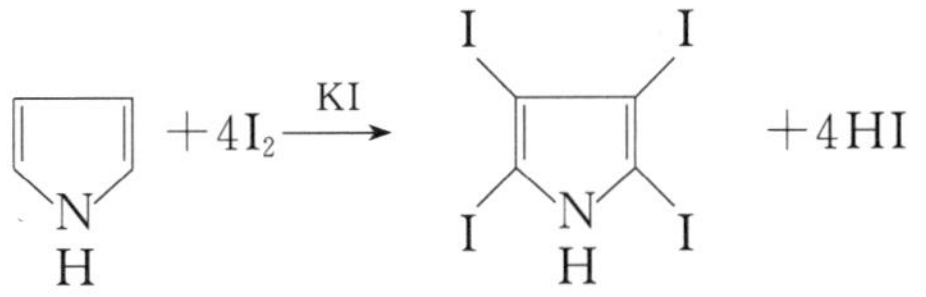

$$\text{吡咯} + 4I_2 \xrightarrow{KI} \text{2,3,4,5-四碘吡咯} + 4HI$$

2,3,4,5-四碘吡咯

吡啶的卤代反应比苯难,不但需要催化剂,而且要在较高温度下进行,反应主要发生在 β 位。

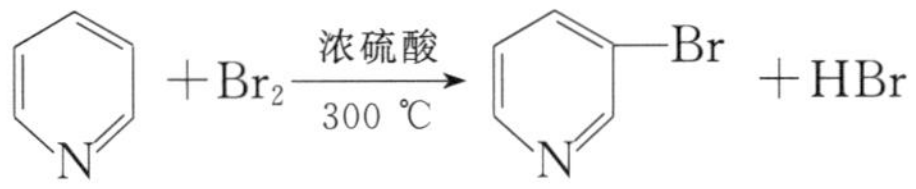

$$\text{吡啶} + Br_2 \xrightarrow[300\ ℃]{浓硫酸} \text{β-溴代吡啶} + HBr$$

β-溴代吡啶

b. 硝化反应

在强酸作用下,呋喃与吡咯很容易开环形成聚合物,因此不能像苯那样用一般的方法进行硝化。五元杂环的硝化,一般用比较温和的非质子硝化剂——乙酰基硝酸酯(CH_3COONO_2)在低温下进行,硝基主要进入 α 位。

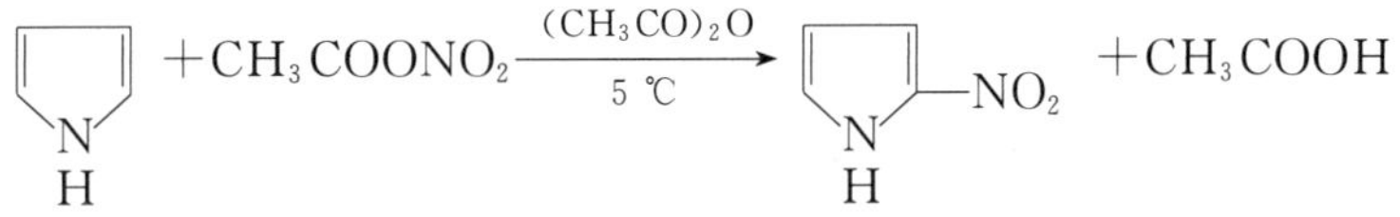

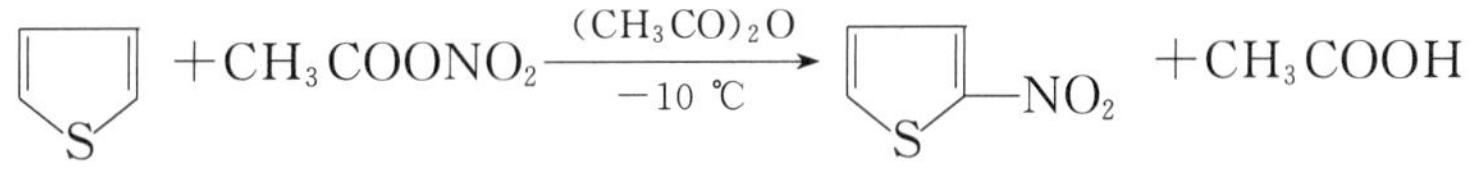

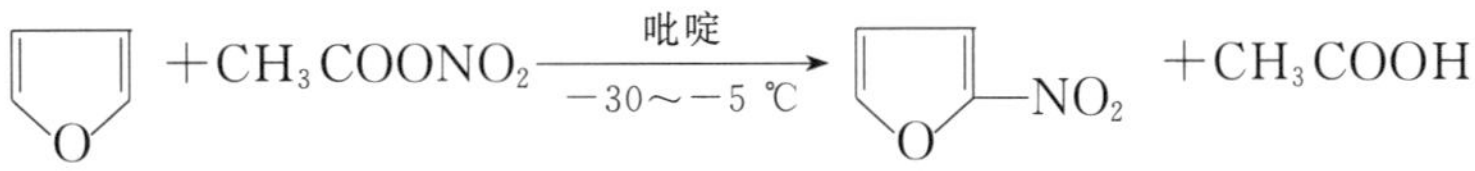

$$\text{吡咯} + CH_3COONO_2 \xrightarrow[5\ ℃]{(CH_3CO)_2O} \text{吡咯-NO}_2 + CH_3COOH$$

$$\text{噻吩} + CH_3COONO_2 \xrightarrow[-10\ ℃]{(CH_3CO)_2O} \text{噻吩-NO}_2 + CH_3COOH$$

$$\text{呋喃} + CH_3COONO_2 \xrightarrow[-30\sim-5\ ℃]{吡啶} \text{呋喃-NO}_2 + CH_3COOH$$

吡啶的硝化反应需在浓酸和高温下才能进行,硝基主要进入 β 位。

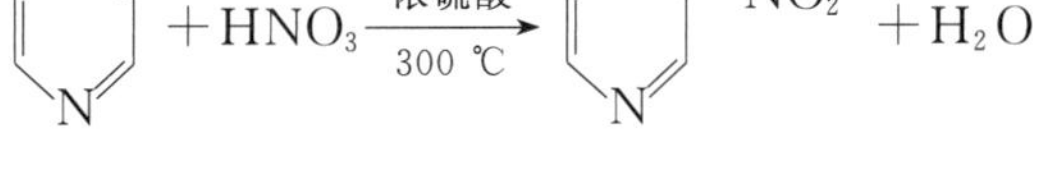

$$\text{吡啶} + HNO_3 \xrightarrow[300\ ℃]{浓硫酸} \text{吡啶-NO}_2 + H_2O$$

c. 磺化反应

呋喃、吡咯对酸很敏感,强酸能使它们开环聚合,因此,常用温和的非质子磺化试剂,如用吡啶与三氧化硫的加合物作为磺化剂进行反应。

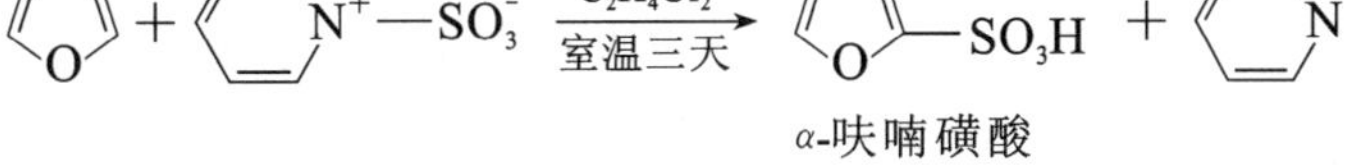

$$\text{呋喃} + \text{吡啶N}^+-SO_3^- \xrightarrow[\text{室温三天}]{C_2H_4Cl_2} \text{α-呋喃磺酸-SO}_3H + \text{吡啶}$$

α-呋喃磺酸

$$\text{吡咯} + \text{吡啶N}^+-SO_3^- \xrightarrow[\text{室温三天}]{C_2H_4Cl_2} \text{α-吡咯磺酸-SO}_3H + \text{吡啶}$$

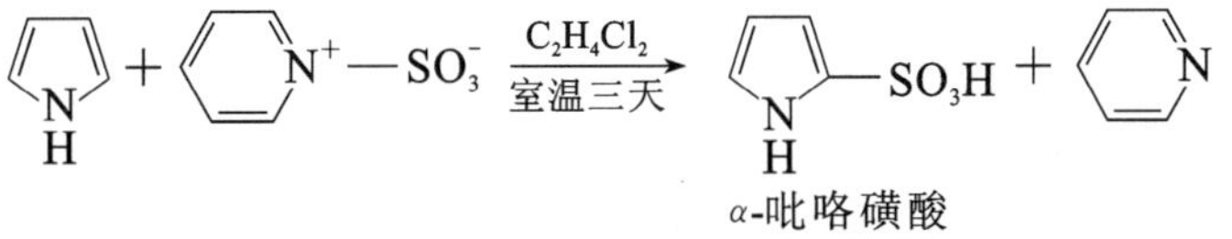

α-吡咯磺酸

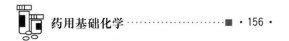

噻吩对酸比较稳定,室温下可与浓硫酸发生磺化反应。

$$\text{（噻吩）} + H_2SO_4(\text{浓}) \xrightarrow{\text{室温}} \text{（噻吩）}—SO_3H + H_2O$$
α-噻吩磺酸

从煤焦油所得的粗苯中常含有少量的噻吩,由于苯和噻吩的沸点相近,用分馏法很难除去噻吩,因此可利用苯在同样条件下不发生磺化反应而将噻吩从粗苯中除去。

吡啶在硫酸汞催化和加热的条件下才能发生磺化反应。

$$\text{（吡啶）} + H_2SO_4 \xrightarrow[>200\,℃]{HgSO_4} \text{（吡啶）}—SO_3H + H_2O$$
β-吡啶磺酸

d. 傅-克酰基化反应

傅-克酰基化反应常采用较温和的催化剂,如$SnCl_4$、BF_3等,对活性较大的吡咯可不用催化剂,直接用酸酐酰化。吡啶一般不进行傅-克酰基化反应。

$$\text{（呋喃）} + (CH_3CO)_2O \xrightarrow{BF_3} \text{（呋喃）}—COCH_3 + CH_3COOH$$
α-乙酰基呋喃

$$\text{（吡咯）} + (CH_3CO)_2O \xrightarrow{200\,℃} \text{（吡咯）}—COCH_3 + CH_3COOH$$
α-乙酰基吡咯

e. 氢化反应

呋喃、噻吩、吡咯均可进行催化加氢反应,产物是失去芳香性的饱和杂环化合物。呋喃、吡咯可用一般催化剂还原。噻吩中的硫能使催化剂中毒,不能用催化氢化的方法还原,需使用特殊催化剂。吡啶比苯易还原,如金属钠和乙醇就可使其氢化。

$$\text{（呋喃）} + 2H_2 \xrightarrow{Ni} \text{（四氢呋喃）} \qquad \text{（噻吩）} + 2H_2 \xrightarrow{MoS_2} \text{（四氢噻吩）}$$
四氢呋喃 　　　　　　 四氢噻吩

$$\text{（吡咯）} + 2H_2 \xrightarrow{Pd} \text{（四氢吡咯）} \qquad \text{（吡啶）} \xrightarrow{Na+C_2H_5OH} \text{（六氢吡啶）}$$
四氢吡咯 　　　　　　 六氢吡啶

喹啉催化加氢,氢加在杂环上,说明杂环比苯环更易被还原。

$$\text{（喹啉）} + 2H_2 \xrightarrow{Pt} \text{（四氢喹啉）}$$
四氢喹啉

杂环化合物的氢化产物,因为破坏了杂环上的共轭体系而失去了芳香性,成为脂杂环化合物,因此四氢吡咯相当于脂肪族仲胺,四氢呋喃和四氢噻吩相当于脂肪族醚和脂肪族硫醚,从而表现出它们相应的化学性质。如四氢吡咯的碱性比吡咯强10^{11}倍,其碱性也和脂肪族仲胺相当。

（3）重要的杂环化合物

A. 呋喃及其衍生物

呋喃是无色易挥发的液体,具有与氯仿相似的气味,不溶于水,易溶于乙醇、乙醚等有机溶剂。它与盐酸浸湿的松木片作用呈绿色,称为松木片反应,可用于定性检验呋喃。

呋喃的衍生物中较常见的是呋喃甲醛,呋喃甲醛又称糠醛。这是因为呋喃甲醛可从稻糠、玉米芯等农副产品中所含的多糖制得。纯净的糠醛为无色的液体,能溶于水、乙醇及乙醚。糠醛是不含 α-H 的醛,其化学性质与苯甲醛相似,能发生一些芳香醛的缩合反应,生成许多有用的化合物。因此,糠醛是有机合成的重要原料,它可以代替甲醛与苯酚缩合成酚醛树脂,也可用来合成药物、农药等。

糠醛脱去醛基可得呋喃:

$$\underset{O}{\text{（呋喃）}}-\text{CHO}+\text{H}_2\text{O}（气）\xrightarrow[400\sim500℃]{\text{ZnO, Cr}_2\text{O}_3,\text{MnO}_2}\underset{O}{\text{（呋喃）}}+\text{CO}_2+\text{H}_2$$

呋喃的一些衍生物有抗菌作用,特别是 5-硝基呋喃具有较强的抗菌作用,且性质稳定,服用方便,但有一定毒性。呋喃丙胺有抗日本血吸虫病的作用,对急性日本血吸虫病的退热作用明显。

$$\text{O}_2\text{N}-\underset{O}{\text{（呋喃）}}-\text{CH}=\text{CH}-\overset{\displaystyle O}{\overset{\|}{\text{C}}}-\text{NHCH(CH}_3)_2$$

B. 吡咯及其衍生物

吡咯存在于煤焦油和骨焦油中,为无色液体,不溶于水而易溶于有机溶剂。吡咯的衍生物广泛存在于自然界中,如血红素、叶绿素、维生素 B$_{12}$ 等都是吡咯的衍生物。吡咯的蒸气能使盐酸浸湿的松木片变红,可以此来鉴别吡咯。

知识链接

吡咯衍生物——血红素

血红素(haem)是重要的吡咯衍生物,其分子结构中有一个基本骨架——卟吩环。卟吩环是由 4 个吡咯的 α-碳原子通过 4 个次甲基(—CH=)相连而成的共轭体系。二价铁离子在卟吩环的中间空穴处通过共价键及配位键与卟吩环形成配合物,同时 4 个吡咯环的 β 位还各有不同的取代基。

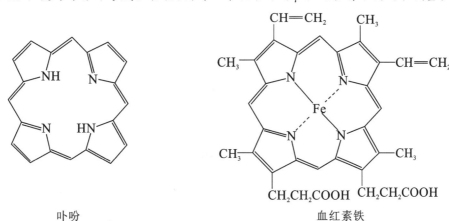

卟吩　　　　　　　　　　　　血红素铁

血红素与蛋白质结合成为血红蛋白(hemoglobin),它存在于红细胞中,是运输氧气、二氧化碳的物质。

卟吩环的中间空穴处配合不同的金属离子则成为不同的物质。例如,配合镁离子的得到的是叶绿素,配合钴离子的得到的是维生素 B$_{12}$。

C. 烟酸和烟酰胺

烟酸是 β-吡啶甲酸的俗称,它是 B 族维生素中的一种,能促进细胞的新陈代谢,并有扩张血管的作用,临床上主要用于防治癞皮病及类似的维生素缺乏症。烟酰胺是辅酶的组成成分,作用与烟酸相似。

　β-吡啶甲酸(烟酸或尼克酸)　　　　　　β-吡啶甲酰胺(烟酰胺或尼克酰胺)

D. 维生素 B₆

维生素 B₆ 包括吡哆醇、吡哆醛和吡哆胺三种化合物。由于最初分离出来的是吡哆醇,因此一般以它作为维生素 B₆ 的代表。

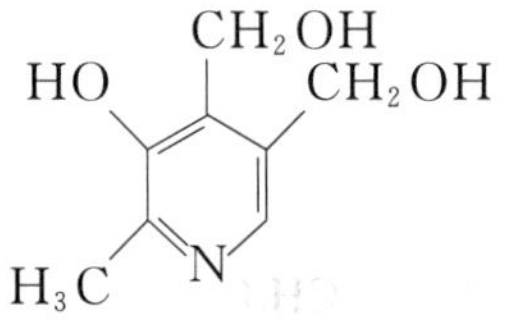

吡哆醇 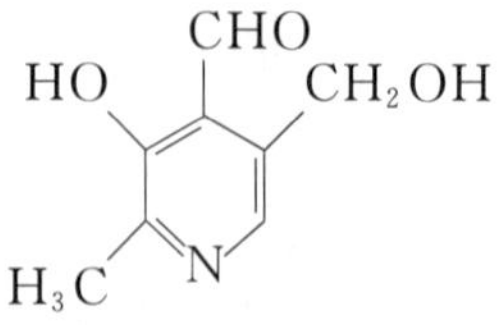　　　　　　　　吡哆醛 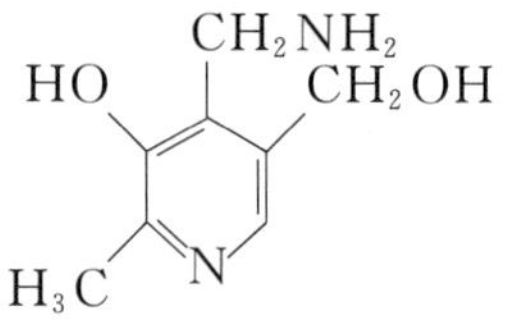　　　　　　　　吡哆胺

维生素 B₆ 是具有辅酶作用的维生素,可用于治疗妊娠呕吐、放射性呕吐等。

E. 嘧啶及其衍生物

嘧啶是含两个氮原子的六元杂环。它是无色晶体,熔点 20~22 ℃,沸点 123~124 ℃,易溶于水,具有弱碱性,可与强酸成盐,其碱性比吡啶弱。这是由于嘧啶分子中氮原子相当于一个硝基的吸电子效应,能使另一个氮原子上的电子云密度降低,结合质子的能力减弱,所以碱性降低。

嘧啶很少存在于自然界中,其衍生物在自然界中普遍存在。例如核酸和维生素 B₁ 中都含有嘧啶环。组成核酸的重要碱基如胞嘧啶(cytosine,简写 C)、尿嘧啶(uracil,简写 U)、胸腺嘧啶(thymine,简写 T)都是嘧啶的衍生物,它们都存在烯醇式和酮式的互变异构体。

胞嘧啶（C）

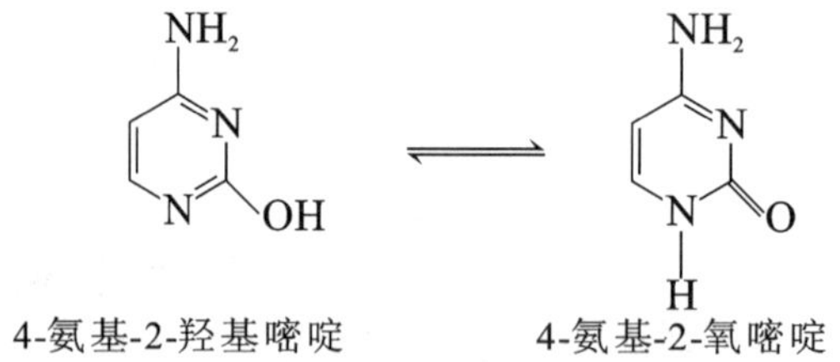

4-氨基-2-羟基嘧啶　　　　　　4-氨基-2-氧嘧啶

尿嘧啶（U）

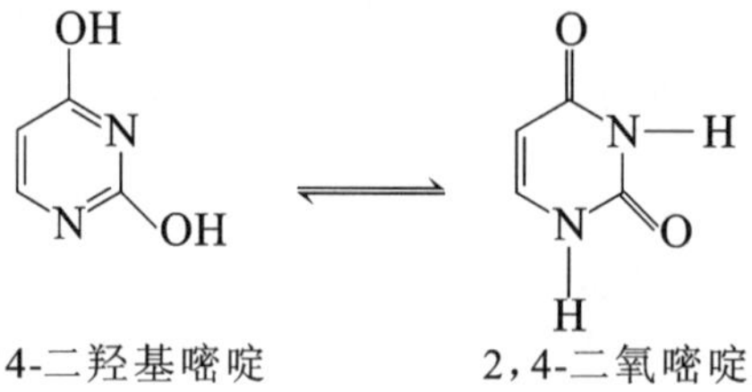

2,4-二羟基嘧啶　　　　　　2,4-二氧嘧啶

胸腺嘧啶（T）

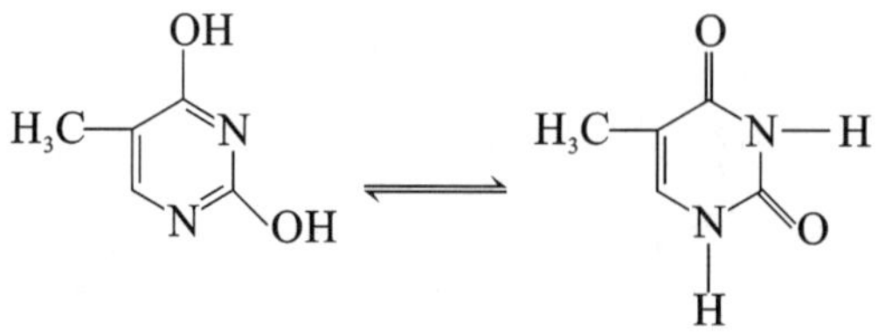

5-甲基-2,4-二羟基嘧啶　　　　5-甲基-2,4-二氧嘧啶

在生物体中哪一种异构体占优势,取决于体系的 pH 值。一般情况下,嘧啶碱主要以酮式异构体存在。

F. 吲哚及其衍生物

吲哚存在于煤焦油中,是无色片状结晶,不溶于水,可溶于热水、乙醇及乙醚,具有粪臭味。但吲哚溶液在浓度极稀时,有花的香味,可作香料。

吲哚具有芳香性,性质与吡咯相似。如有弱酸性,遇强碱发生聚合,能发生亲电取代反应,取代基主要进入 β 位,遇盐酸浸湿的松木片显红色。

常见的吲哚衍生物有 β-吲哚乙酸。该物质是一种植物生长激素,能促进植物生长发育。吲哚乙酸的衍生物具有镇痛作用。

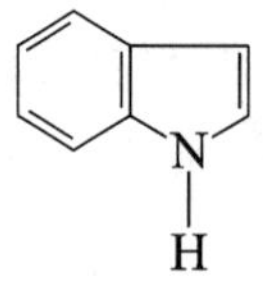

吲哚　　　　　　　　　β-吲哚乙酸

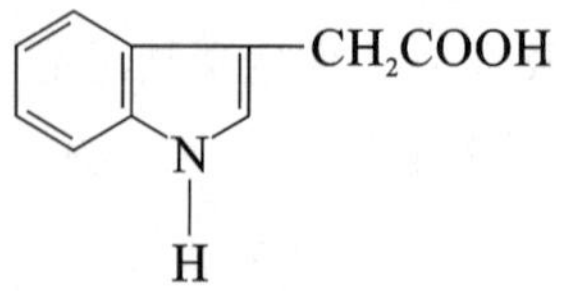

知识链接

药物中常见的吲哚衍生物

目前在临床上用于治疗风湿性及类风湿性关节炎和痛风的较为重要的药物是吲哚乙酸的衍生物，它们具有消炎、镇痛的活性，其中最重要的是吲哚辛和吲哚美辛（消炎痛）。

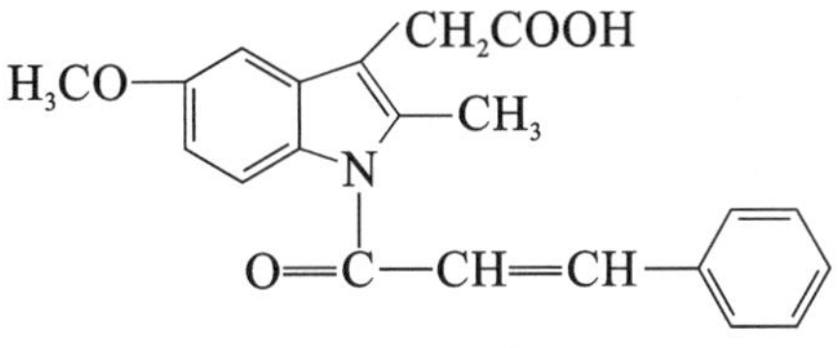

吲哚辛 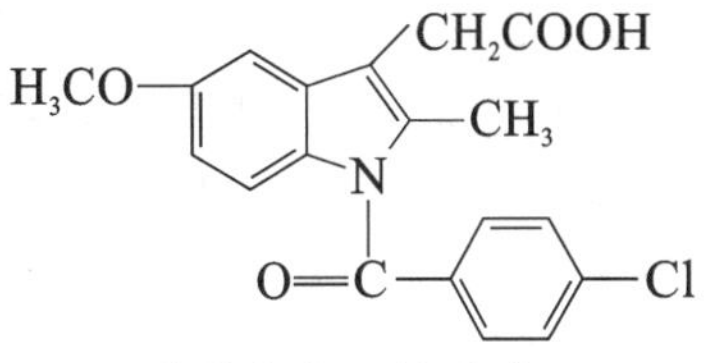　　　　　　　　　　　吲哚美辛（消炎痛）

G. 嘌呤及其衍生物

嘌呤可以看作一个嘧啶环和一个咪唑环稠合而成的稠杂环化合物。嘌呤也有互变异构体，但在生物体内多以（Ⅱ）式存在。

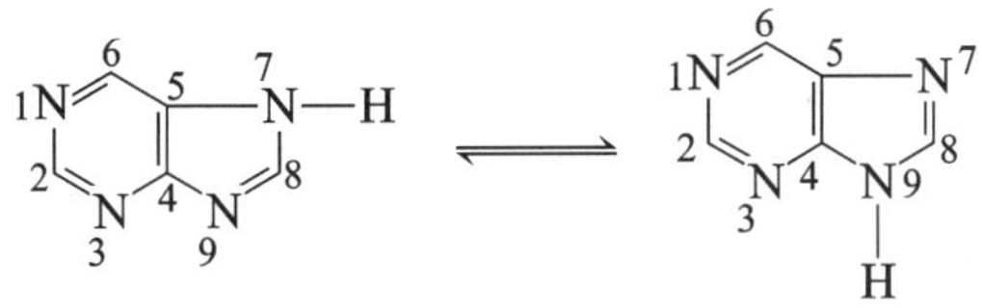

（Ⅰ）7H-氢嘌呤　　　　　　（Ⅱ）9H-氢嘌呤

嘌呤为无色晶体，熔点 216 ℃，易溶于水，能与酸或碱生成盐，但其水溶液呈中性。

嘌呤本身在自然界中尚未被发现，但它的氨基及羟基衍生物广泛存在于动、植物体中。存在于生物体内组成核酸的嘌呤碱基有：腺嘌呤（adenine，简写 A）和鸟嘌呤（guanine，简写 G），是嘌呤的重要衍生物。它们都存在互变异构体，在生物体内，主要以右边异构体的形式存在。

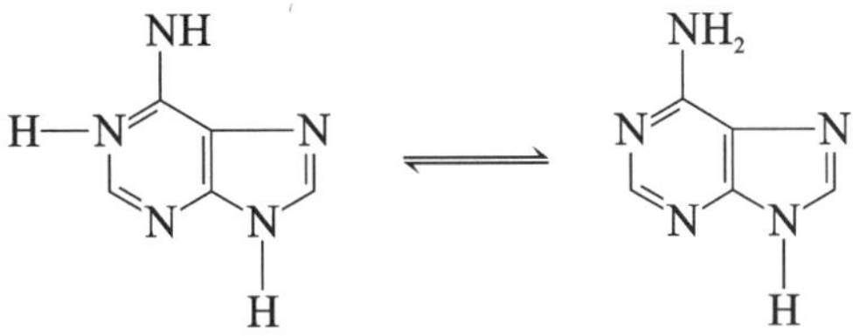

6-氨基嘌呤（腺嘌呤）

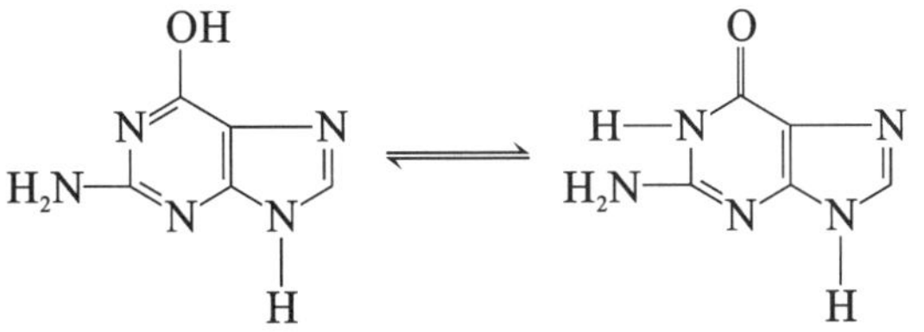

2-氨基-6-羟基嘌呤（鸟嘌呤）

细胞分裂素是分子内含有嘌呤环的一类植物激素。细胞分裂素能促进植物细胞分裂，扩大和诱导细胞分化，以及促进种子发芽。它们常分布于植物的幼嫩组织中，例如，玉米素最早是从未成熟的玉米中得到的。人们常用细胞分裂素来促进植物发芽、生长和防衰保绿，以及延长蔬菜的储藏时间和防止果树生理性落果等。

知识链接

杂环化合物在食品香料化学中的应用

杂环香料是近几十年发展起来的新型香料，由于它们的一些优异性能而引起了香料界的高度重视。这些杂环化合物主要包括呋喃、吡咯、吡啶、噻吩、噻唑、吡嗪等,它们广泛存在于自然界中,目前人们已从各种食品中鉴定出了上万种杂环香味化合物,获美国食用香料和萃取物制造者协会(FEMA)批准,可安全使用的香味物质达近两千种。

(1) 它们大多数存在于天然香料或天然食品中,本身就是食品香味的微量化学成分,给予人们一种安全感。

(2) 大多数杂环化合物有极高的气味强度和极低的察觉阈值,所以用量很少就能取得很好的增香效果,被认为是特效化合物,在食品化学中是理想的配料成分。

(3) 香气特征突出,它们具有强烈的肉香、咖啡香、坚果香、焙烤香和蔬菜香,可以调制成具有特殊风味的食品香精,也可以作为食品增香剂直接应用于食品中。表 5-4 列出了食品中几种杂环香味化合物及其感官特性。

表 5-4　食品中几种杂环香味化合物及其感官特性

化合物名称	感官特性	化合物名称	感官特性
呋喃类(四氢呋喃、呋喃酮)	焦糖味、甜味、水果味、坚果味、肉味和焦味	噻吩类(噻吩酮类)	令人讨厌的刺激味及新鲜甜香味
吡咯类(四氢吡咯类)	焦香味、奶香味并具有极佳的香味特征	噻唑类、噻唑啉类和噻唑烷类	具有鲜味、烤食品味、巧克力味或带有某种特征鲜蔬菜味
吡喃类	水果味、蔬菜味、奶油味和发酵味	吡啶类	爆玉米花的特征香味、烤牛肉味和烤面包味
吡嗪类	爆玉米花的特征香味、坚果味、水果味、土腥味和蔬菜味	噁唑类、噁唑啉类和噁唑烷类	特征的煮牛肉香味

2. 生物碱

生物碱(alkaloid)是一类存在于生物体内并具有明显生理活性的含氮碱性有机物。由于生物碱主要是从植物中得到的,所以又称植物碱。

生物碱大多具有生物活性,往往是很多药用植物,包括许多中草药的有效成分。例如,阿片中的镇痛成分吗啡、止咳成分可待因,麻黄的抗哮喘成分黄麻碱、颠茄的解痉成分阿托品、长春花的抗癌成分长春新碱,等等,它们多数以与有机酸结合成盐的形式存在,少数以游离碱、酯或苷的形式存在。

对生物碱结构和性质的研究,是寻找新药的捷径。例如,从金鸡纳树皮中提取奎宁,到抗疟疾药物的合成,从研究鸦片中的吗啡到人工合成镇痛药等,都与生物碱的研究息息相关。

(1) 生物碱的一般性质

A. 生物碱的物理性质

生物碱大多数是无色或白色的结晶性固体,只有少数在常温下为液体(如烟碱、毒蕈碱等)或有颜色。多数生物碱味苦。生物碱一般难溶于水,易溶于乙醇、乙醚、丙酮等有机溶剂。其盐类多数溶于水,不溶于有机溶剂。生物碱分子中含有手性碳原子,多数生物碱有旋光性,生物碱的左旋体常有很强的生物活性,自然界存在的生物碱一般是左旋体。

B. 生物碱的化学性质

a. 生物碱的碱性

生物碱分子中因氮原子上有未共用的电子对,有一定接受质子的能力而具有碱性,大多数生物碱能与酸反应生成易溶于水的生物碱盐。生物碱盐在遇强碱时又游离出生物碱,利用这一性质可以提取和精制生物碱。临床上用的生物碱药物均制成其盐类(如硫酸阿托品、盐酸黄连素等)。

$$\text{生物碱} \underset{\text{NaOH}}{\overset{\text{HCl}}{\rightleftharpoons}} \text{生物碱盐}$$
$$\text{(难溶于水)} \qquad \qquad \text{(可溶于水)}$$

b. 生物碱的显色反应

生物碱能与一些试剂反应而呈现不同的颜色,并且因其结构不同而显示不同的颜色。这些能使生物碱发生颜色反应的试剂称为生物碱显色剂。常用的生物碱显色剂有钒酸铵的浓硫酸溶液、钼酸钠和甲醛的浓硫酸溶液等。例如,吗啡遇甲醛的浓硫酸溶液显紫色,可待因遇甲醛的浓硫酸溶液显蓝色,莨菪碱遇钒酸铵的浓硫酸溶液呈现红色。生物碱的显色反应可用于鉴别生物碱。

c. 生物碱的沉淀反应

许多生物碱或其盐的水溶液能与某些试剂生成难溶性的盐或配合物而沉淀。能与生物碱生成沉淀的试剂称为生物碱沉淀剂。生物碱沉淀剂主要有以下几种。

① 碘化铋钾($KBiI_4$)试剂,遇生物碱生成红棕色沉淀。

② 苦味酸(三硝基苯酚)试剂,遇生物碱生成黄色沉淀。

③ 鞣酸试剂,遇生物碱生成棕黄色沉淀。

④ 磷钨酸($H_3PO_4 \cdot 12WO_3$)试剂,遇生物碱生成黄色沉淀。

根据生成沉淀的颜色可初步判断某些生物碱的存在,也可用于生物碱的分离和精制。

知识拓展

生物碱分类

生物碱种类繁多,按母核的基本结构分为 60 类左右,主要有以下 12 类:

(1) 有机胺类(amine):氮原子位于直链上,如麻黄碱、益母草碱、秋水仙碱等;

(2) 吡咯烷类(pyrrolidine):如古豆碱、千里光碱、野百合碱、娃儿藤碱等;

(3) 吡啶类(pyridine):如菸碱、槟榔碱、半边莲碱、苦参碱等;

(4) 喹啉类(quinoline):如奎宁、喜树碱等;

(5) 异喹啉类(isoquinoline):如小檗碱、吗啡、粉防己碱、石蒜碱、可待因、青藤碱等;

(6) 喹唑酮类(quinazolinone):如常山碱等;

(7) 吲哚类(indole):如利血平、长春碱、麦角新碱、士的宁等;

(8) 莨菪烷类(tropane):如莨菪碱、东莨菪碱、古柯碱等;

(9) 亚胺唑类(imidazole):如毛果芸香碱等;

(10) 嘌呤类(purine):如咖啡碱、茶碱、香菇嘌呤、石房蛤毒素等;

(11) 甾体类(steroid):如茄碱、贝母碱、藜芦碱、澳洲茄碱等;

(12) 萜类(terpene):如猕猴桃碱、石斛碱、乌头碱、飞燕草碱、黄杨碱等。

(2) 医学上常见的生物碱

A. 烟碱(尼古丁)

烟碱又名尼古丁,存在于烟叶中,是烟草里十几种生物碱中最主要的一种。烟碱为无色油状液体,沸点 246 ℃,露置于空气中渐变为棕色,易溶于水、乙醇、氯仿。

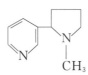

烟碱有剧毒,少量具有兴奋中枢神经、增高血压的作用,大量能抑制中枢神经,使心脏麻痹,以致死亡。烟草制成的香烟中除了含烟碱等有毒物质外,在吸烟产生的烟雾中,还产生新的有毒物质,可引起支气管炎、肺炎、肺水肿、肺癌等疾病。吸烟有害健康。烟碱不能作药用,但在农业上可用作杀虫剂。

B. 麻黄碱(麻黄素)

麻黄是我国特产的一种中药,它含多种生物碱,其中麻黄碱占 60%。麻黄碱为无色晶体,熔点 34 ℃,味苦,易溶于水、乙醇和氯仿。麻黄碱有兴奋交感神经、扩张支气管、升高血压的作用。临床上用于止咳、过敏性反应、鼻黏膜肿胀、低血压症和防治支气管哮喘等。麻黄碱是旋光性物质,其分子中有 2 个手性碳原子,因此有两对对映异构体,其中一对为麻黄碱,另一对为伪麻黄碱,但在麻黄中只有左旋麻黄碱和右旋伪麻黄碱存在。

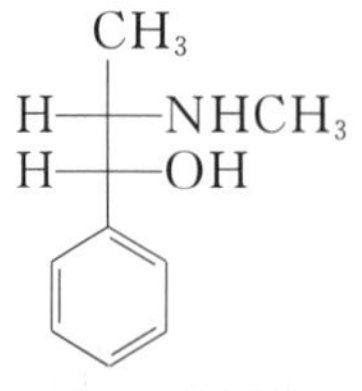

（一）-麻黄碱 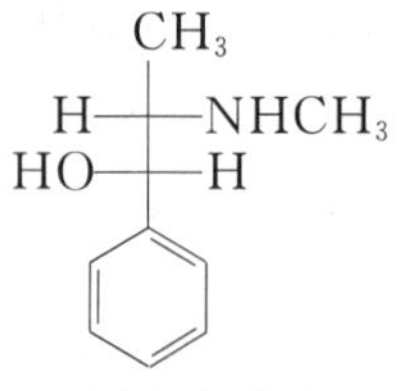　　　　　　　（＋）-麻黄碱

麻黄碱属于胺类生物碱,与一般生物碱的性质不完全相同,如有挥发性,在水和有机溶剂中均能溶解,与多种生物碱沉淀剂不易产生沉淀等。

C. 莨菪碱

莨菪碱存在于颠茄、莨菪、曼陀罗等植物的叶中,为白色晶体,熔点114～116 ℃,味苦,难溶于水,易溶于乙醇。其结构式如下:

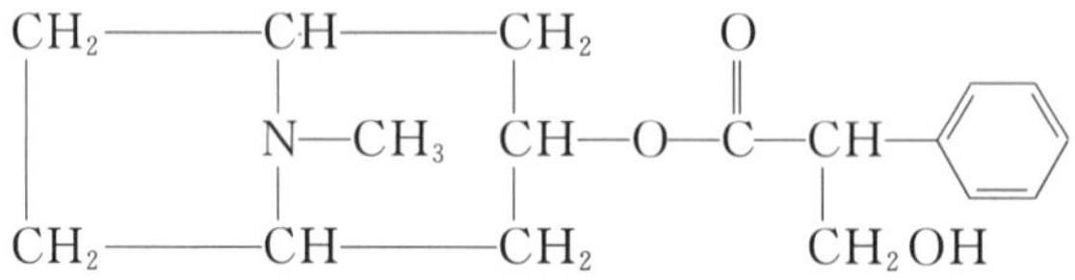

莨菪碱在自然界中为左旋体,在碱性或加热条件下转化为外消旋体即阿托品。阿托品是人工合成的化合物,为长柱状晶体,难溶于水。临床上用可溶性硫酸阿托品治疗胃、肠、胆、肾绞痛,也可用作有机磷农药中毒的解毒剂。

D. 吗啡、可待因和海洛因

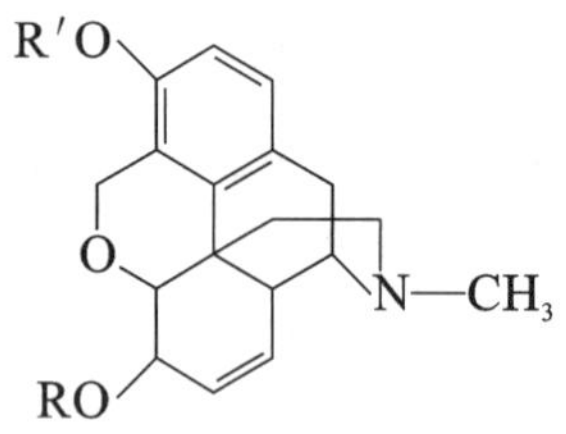

	R	R′
吗啡	—H	—H
可待因	—H	—CH₃
海洛因	—C(=O)CH₃	—C(=O)CH₃

这三种生物碱存在于鸦片中。鸦片是罂粟果流出的乳汁经日光晒成的黑色膏体。鸦片中含有25种以上生物碱,其中以吗啡最为重要,含量约为10％,其次为可待因,含0.3％～1.9％。

吗啡为白色结晶,微溶于水,味苦。吗啡对中枢神经有麻醉作用,镇痛作用强,但易成瘾,不宜长期使用。医药上常用的是盐酸吗啡。

可待因是吗啡的甲基衍生物,白色晶体,难溶于水。可待因的生理作用与吗啡相似,虽然镇痛作用比吗啡弱,成瘾性较吗啡小,但仍不宜滥用。临床上多用于治疗严重干咳等。医药上常用的是磷酸可待因制成片剂或糖浆。

海洛因是吗啡分子中的两个羟基被乙酰化的产物,所以又称二乙酰吗啡,是麻醉作用和毒性都比吗啡强得多的毒品,极易成瘾。

E. 咖啡碱(咖啡因)

咖啡碱是存在于咖啡、茶叶中的一种生物碱,为白色针状结晶,味苦,能溶于热水。从结构上看咖啡碱属于嘌呤类衍生物,其结构式为

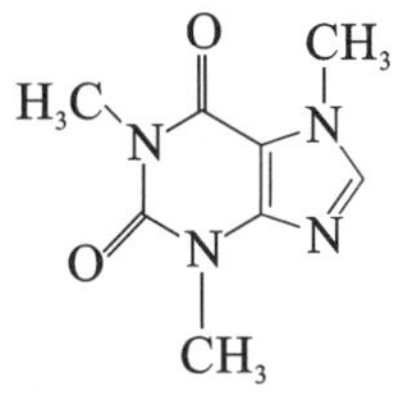

咖啡碱对中枢神经有兴奋作用,临床上用于呼吸衰竭及循环衰竭的解救,并用作利尿剂。例如,对于急性心力衰竭者,肌内注射或静脉注射咖啡碱可迅速扩张体静脉,减少静脉回心血量,降低左房压,还能减轻烦躁不安和呼吸困难,增加心脏排血量。

F. 小檗碱

小檗碱又称黄连素,存在于黄连、黄柏等小檗属植物中,为黄色针状晶体,熔点 145 ℃,味极苦。能溶于热水和热乙醇,难溶于苯、氯仿、乙醚等有机溶剂,盐酸盐微溶于水,硫酸盐和柠檬酸盐能溶于水中。

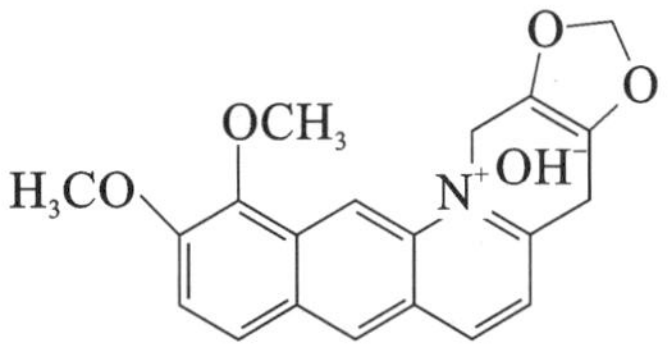

小檗碱抗菌谱广,对多种革兰细菌有抑制作用,临床上常用于治疗肠胃炎和细菌性痢疾等。此外,小檗碱还有温和的镇静、降压作用。

目标测试

1. 解释下列名词:

(1) 杂环化合物　　(2) 杂原子　　(3) 生物碱　　(4) 生物碱显色剂

2. 命名下列化合物或写结构简式。

(1) 3-吡啶磺酸　　(2) 5-溴-4-羟基嘧啶　　(3) 2,8-二氨基-6-溴嘌呤　　(4) 4-甲基咪唑

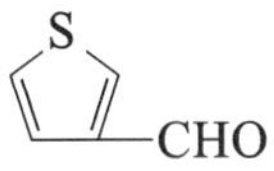

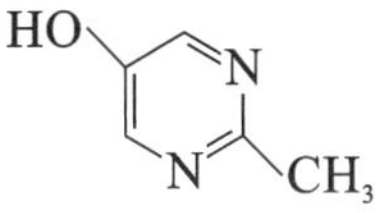

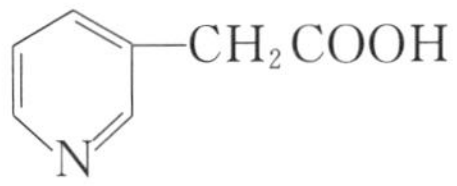

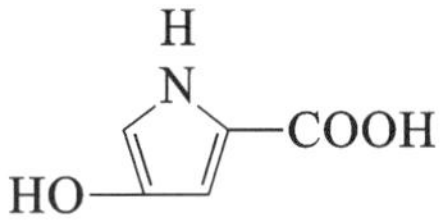

3. 完成下列反应式。

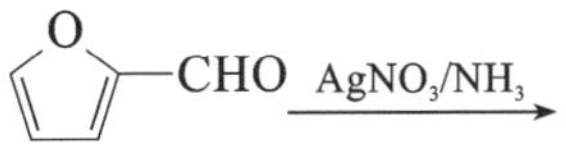

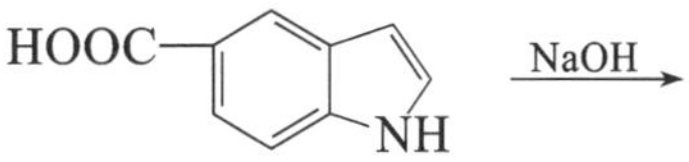

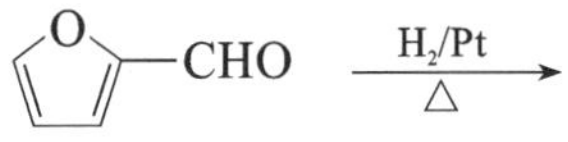

4. 用化学方法区分下列各组化合物。

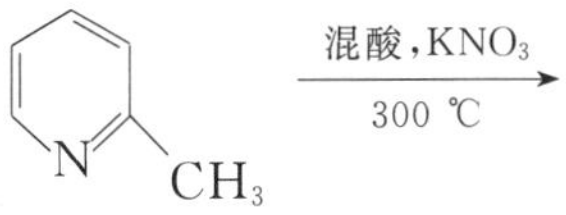

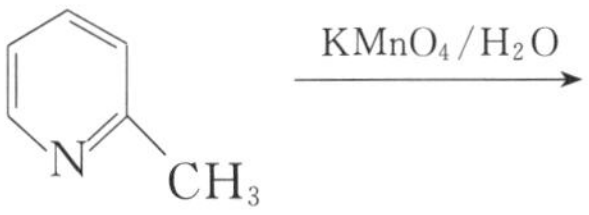

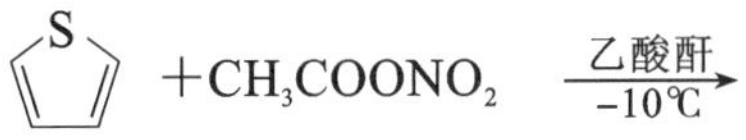

(1) 吡咯与呋喃　　(2) 糠醛与呋喃　　(3) 苯与噻吩　　(4) 吡啶和 β-甲基吡啶

5. 试解释为何五元杂环化合物的亲电取代反应容易而六元杂环化合物的亲电取代反应较难。

6. 按碱性由强到弱的顺序排列组胺分子中的 3 个氮原子的碱性,并解释原因。

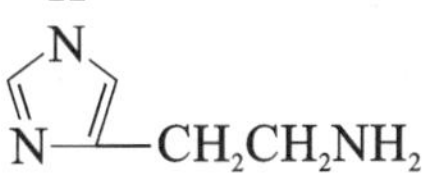

7. 某杂环化合物 A 的分子式为 C_6H_6OS,A 能与 2,4-二硝基苯肼反应,与 $I_2/NaOH$ 作用后生成碘仿和 2-噻吩甲酸,但不能与托伦试剂反应。试推导 A 的结构,并写出相应的化学方程式。

单元 3　糖　　类

单元目标

※ 掌握单糖的理化性质。

※ 掌握单糖的链式结构和哈沃斯式结构。

※ 熟悉还原性双糖和非还原性双糖的结构、性质。

※ 熟悉多糖的结构(苷键结构)、理化性质。

※ 了解重要单糖的用途。

※ 了解糖原的生理功能。

　　糖类(saccharide)是自然界含量最多、分布最广的一类重要的有机化合物,它是生物体维持生命活动不可缺少的物质之一。近 20 年来,免疫学和生物膜研究的进展,揭示了抗体是一种含有以共价键连接的糖类大分子;生物膜上存在若干寡糖链,而且这些寡糖链的结构与生物膜的功能,甚至与整个细胞的功能有着极为密切的关系;血浆中的蛋白质大多为蛋白质和糖结合的复合物;某些抗生素、毒素等也都属于含糖的复合物。

　　糖类与药物也有着密切的关系,如患者输液用的葡萄糖,药片赋形剂用的淀粉,用作血浆制剂的右旋糖酐等。一些具有特殊功效的中草药中也存在糖的成分,如毛地黄毒苷、黄夹桃毒苷等的水解产物中都有糖类化合物。

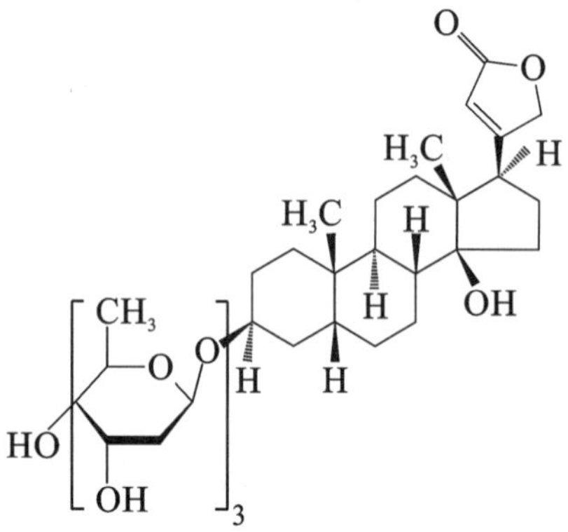

毛地黄毒苷

知识链接

碳水化合物

　　糖类化合物由碳、氢、氧三种元素组成,大多数糖类化合物中氢和氧的原子个数之比恰好等于水分子中氢、氧原子个数之比即 2:1,可用通式 $C_n(H_2O)_m$ 来表示,因此糖类最早被称为碳水化合物(carbohydrate)。但这个名称并不能反映这类物质的结构特点。首先,这类化合物中的氢、氧两种元素并不是以结合成水的形式存在;其次,分子中氢和氧的原子个数比不全是 2:1,如脱氧核糖($C_5H_{10}O_4$)、鼠李糖($C_6H_{12}O_5$);而有些符合通式 $C_n(H_2O)_m$ 的化合物如甲醛(CH_2O)、乙酸($C_2H_4O_2$)、乳酸($C_3H_6O_3$)等并不属于糖类。因此,将糖类称为碳水化合物并不科学,习惯人们仍在沿用,但早已失去原来的意义。

　　从结构上看,糖是多羟基醛或多羟基酮及它们的脱水缩合物。根据能否水解及水解后的产物,糖类可分为单糖、低聚糖和多糖。不能水解的糖称为单糖,如葡萄糖、果糖;能水解生成 2～10 个单糖分子的糖称为低聚糖,如麦芽糖;水解后生成 10 个以上单糖分子的糖称为多糖,如淀粉。多糖属于高分子化合物。

1. 单糖

单糖是多羟基醛或多羟基酮。根据结构不同可分为醛糖(aldose)和酮糖(ketose);一般单糖含有 3~6 个碳原子,故根据所含碳原子不同又可分为丙糖、丁糖、戊糖和己糖。在实际应用过程中通常将这两种方法结合使用,例如:葡萄糖是含 6 个碳原子的醛糖,被称为己醛糖;果糖是含 6 个碳原子的酮糖,被称为己酮糖。

自然界中所发现的单糖,主要是戊糖和己糖。其中最重要的戊糖是核糖和脱氧核糖,最重要的己糖是葡萄糖和果糖。

(1)单糖的结构

A. 己醛糖的结构

a. 开链式

通过实验测定己醛糖是含 6 个碳原子的五羟基醛,分子式为 $C_6H_{12}O_6$。

己醛糖的分子结构为

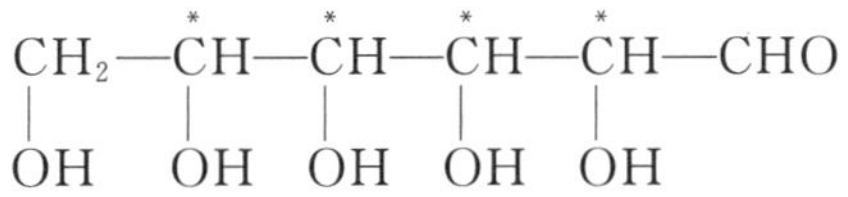

$$CH_2-\overset{*}{C}H-\overset{*}{C}H-\overset{*}{C}H-\overset{*}{C}H-CHO$$
$$\quad\; OH\quad OH\quad OH\quad OH\quad OH$$

它具有 4 个手性碳原子,共有 16 个旋光异构体。单糖的构型常用 D、L 构型标记法表示。以甘油醛的构型作为比较标准来确定。在单糖分子中离羰基最远的手性碳原子的构型,与 D-甘油醛构型相同的,属于 D 型,反之,属于 L 型。天然葡萄糖的 C_5 构型与 D-甘油醛相同,所以它是 D-葡萄糖。在己醛糖的 16 个旋光异构体中,有 8 个是 D 型的,有 8 个是 L 型的,形成 8 对对映异构体。其中 D-葡萄糖、D-半乳糖、D-甘露糖、D-塔罗糖是自然界存在的,其余的可以通过人工合成的方法得到。

下面列出了 8 种 D-己醛糖的费歇尔投影式。

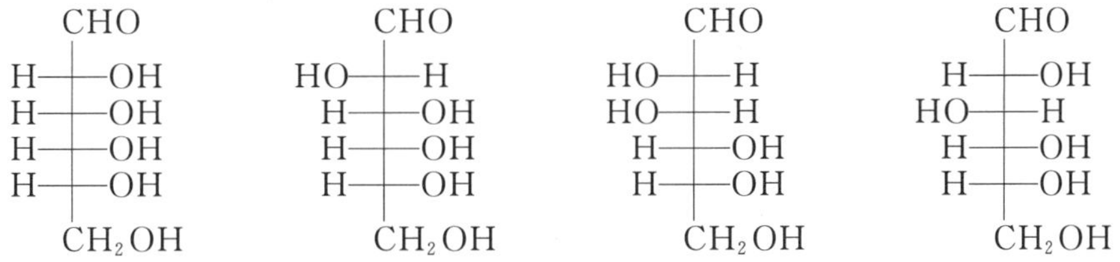

D-阿洛糖　　　D-阿卓糖　　　D-甘露糖　　　D-葡萄糖

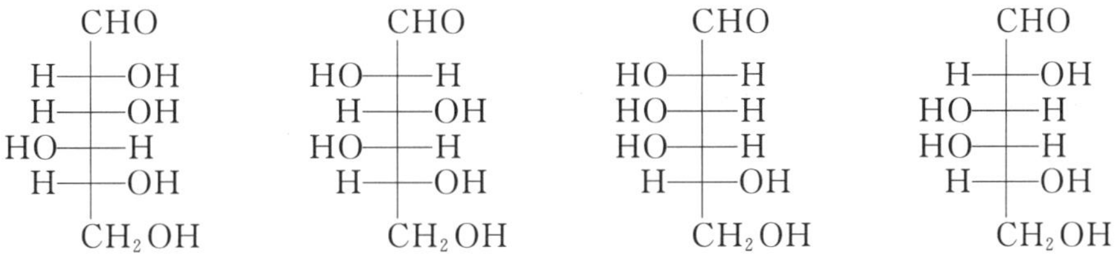

D-古罗糖　　　D-艾杜糖　　　D-塔罗糖　　　D-半乳糖

除了用费歇尔投影式表示糖的开链式结构(手性碳原子省略不写)外,还可以有两种更简便的书写方式:一是将碳链垂直放置,醛基或酮基放在上方,其中竖线代表碳链,每一个横线代表一个羟基,标在羟基所在的一侧;二是主链不变,用"△"代表醛基,"○"代表羟甲基(CH_2OH)。

葡萄糖的费歇尔投影式如下:

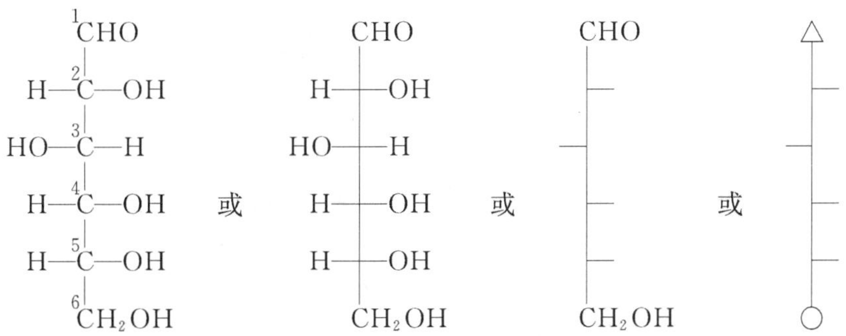

b. 变旋光现象和葡萄糖的环状结构

葡萄糖在不同条件下结晶,可得到两种晶体:一种是从乙醇溶液中在常温下析出的晶体,熔点为 146 ℃,是右旋性物质,在 20 ℃测得其比旋光度为 +112°;另一种是从吡啶溶液中分离出来的,熔点为 150 ℃,比旋光度为 +18.7°。将上述两种晶体分别溶于水,放置后比旋光度会发生改变,但都在 +52.7°时恒定不变。像葡萄糖这样新配制的溶液,随着时间变化,比旋光度逐渐减小或增大,最后达到恒定值的现象称为变旋光现象。

显然葡萄糖的开链结构不能解释上述事实,同时糖的部分性质也不能用开链式结构加以解释。例如:①葡萄糖的醛基不能与品红-亚硫酸试剂发生显色反应;②1 分子葡萄糖在无水的酸性条件下只能与 1 分子的醇发生缩合反应生成稳定的化合物。由此可见,葡萄糖分子还有另一种结构——环状结构。

现代物理化学方法证实了葡萄糖存在环状结构。葡萄糖分子内的醛基与 C_5 上的羟基,可以发生类似于醛和醇的加成反应,形成了稳定的六元环状半缩醛的结构。

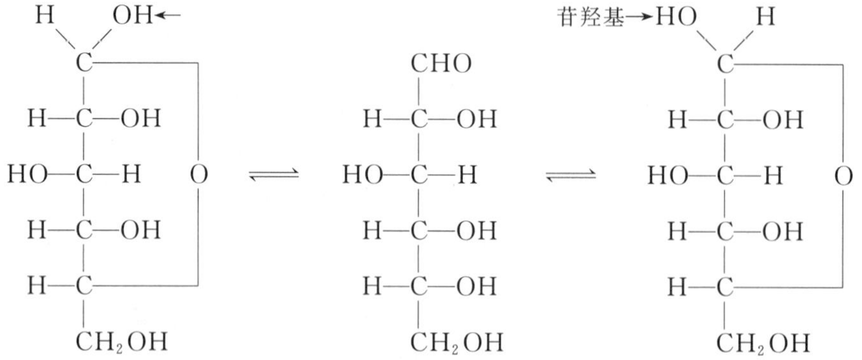

α-D-(+)-葡萄糖   开链式葡萄糖 β-D-(+)-葡萄糖

由于形成环状半缩醛,原来没有手性的羰基碳原子(C_1)变成了手性碳原子,从而使得葡萄糖的半缩醛式产生两种光学异构体,这两种光学异构体之间没有对映关系。与开链式相比,两者之间在结构上只是 C_1 上所产生的半缩醛羟基(又称苷羟基)的位置不同。与决定构型的 C_5 上的羟基处于同侧的称为 α-D-(+)-葡萄糖,比旋光度为 +112°;处于异侧的为 β-D-(+)-葡萄糖,比旋光度为 +18.7°。这两种异构体分别溶于水后,通过开链结构互相转变,并组成一个动态平衡体系。平衡时 α-D-(+)-葡萄糖约占 36.4%,β-D-(+)-葡萄糖约占 63.6%,开链式很少,但在水溶液中,2 种环状结构可以通过开链式相互转化,最后达到 3 种结构按一定比例同时存在的平衡状态,此时比旋光度达到一个恒定值 +52.7°,这就是葡萄糖溶液产生变旋光现象的原因。

通常将有多个手性碳原子的非对映异构体,只有一个碳原子的构型不同,而其他碳原子的构型完全相同者,称为差向异构体。而 D-葡萄糖的两种环状结构,为 C_1 的差向异构体,又称为端基异构体或异头体。

氧环式还不能表示出葡萄糖的真实结构。这是因为在环状结构中碳原子不可能是直线排列,同时 C_1 和 C_5 之间过长的氧桥键也不可能稳定存在。为了较真实地表示葡萄糖的环状结构,可采用哈沃斯式。

c. 哈沃斯式

英国化学家哈沃斯(Haworth)采用了吡喃环来表示葡萄糖的环状结构即葡萄糖的哈沃斯式,因此平面环状结构的葡萄糖又称为吡喃葡萄糖。

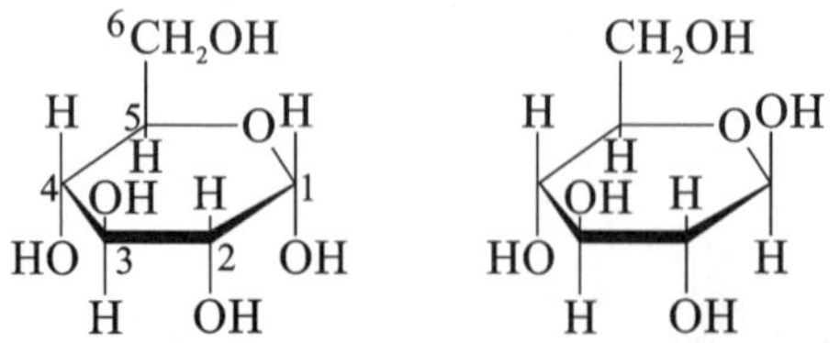

α-D-葡萄糖 β-D-葡萄糖

书写葡萄糖的哈沃斯式时,习惯上将环中氧原子置于观察者最远处的右侧,环中碳原子按顺时针方向依次编号,离观察者最近的价键用粗线或楔形线表示。将开链式中排在左边的氢原子、羟基以及 C_5 上的羟甲基(不包括 C_5 上的氢原子)写在环平面之上,排在右边的氢原子、羟基以及 C_5 上的氢原子写在环平面之下,在哈沃斯式中,C_5 上羟甲基和 C_1 上苷羟基在环平面同侧的是 β 型,在环平面异侧的是 α 型。

知识拓展

葡萄糖的构象

葡萄糖的吡喃环状结构为六元环,与环己烷相似,环中的原子实际并不在同一平面上,所以其环状结构最合理的书写方式为构象式,且以其优势构象即椅式构象为主:

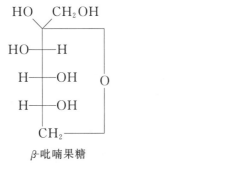

α-D-吡喃葡萄糖 β-D-吡喃葡萄糖

仔细分析 β 葡萄糖的哈沃斯式,不难发现,$C_1 \sim C_5$ 这 5 个成环碳原子上的氢原子在空间的排列是上下交错的,这样就可以避免体积较大的 5 个基团($C_1 \sim C_4$ 的羟基和 C_5 上的羟甲基)之间的"拥挤",使分子更加稳定。因此在葡萄糖的 α 型、β 型和开链式平衡体系中,β 型含量最高,α 型含量相对较低,开链式只有微量。

B. 己酮糖的结构

a. 开链式

果糖(fructose)的分子式是 $C_6H_{12}O_6$,属己酮糖,与葡萄糖互为同分异构体。果糖分子中 2 位碳是酮基,其余 5 个碳原子上各连一个羟基。其开链式结构如下:

$$
\begin{array}{c}
^1CH_2OH \\
| \\
^2C=O \\
| \\
HO-^3C-H \\
| \\
H-^4C-OH \\
| \\
H-^5C-OH \\
| \\
^6CH_2OH
\end{array}
$$

果糖分子中有 3 个手性碳原子,因此有 8 个旋光异构体,果糖中编号最大的手性碳原子 C_5 上的羟基与 D-甘油醛的羟基在同侧,属于 D 型糖,它具有左旋性,所以称为 D-(-)-果糖。

b. 氧环式

果糖分子中的酮基由于受到相邻碳原子上羟基的影响活性较高,能与 C_5 或 C_6 上的羟基作用,形成半缩酮结构。实验证明,果糖以游离态存在时,以六元环(吡喃型)的结构为主(约 80%);以结合态(如蔗糖中)存在时,以五元环(呋喃型)的结构为主。由于 C_2 上苷羟基(半缩酮羟基)在空间的排列不同,氧环式结构的果糖也有 α 型和 β 型两种异构体,苷羟基在右边的为 α 型,在左边的为 β 型。

五元环和六元环可以通过开链式互相转变,β-吡喃果糖和 β-呋喃果糖的氧环式结构如下:

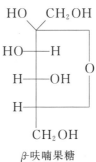

β-吡喃果糖 β-呋喃果糖

c. 哈沃斯式

β-果糖的五元和六元环状结构的哈沃斯式为

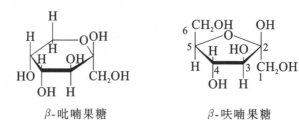

β-吡喃果糖 $\qquad$ β-呋喃果糖

与葡萄糖相似,果糖的任何一个结构,在溶液中都可以通过开链结构转变为其他结构,形成互变平衡体系。果糖也具有变旋光现象,各种异构体达到平衡时的比旋光度为$-92°$。

C. 戊醛糖的结构

a. 核糖、脱氧核糖的开链式

核糖的分子式为$C_5H_{10}O_5$,脱氧核糖的分子式为$C_5H_{10}O_4$,它们都是戊醛糖。在结构上的差异在于核糖的C_2上有羟基,而脱氧核糖的C_2上没有羟基。它们的开链式结构如下:

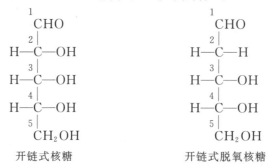

开链式核糖 $\qquad$ 开链式脱氧核糖

b. 氧环式

核糖和脱氧核糖中都有醛基和羟基,C_4上的羟基能与C_1上的醛基缩合生成半缩醛,其氧环式结构如下:

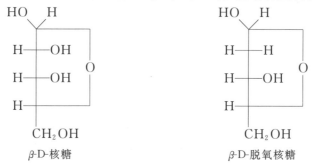

β-D-核糖 $\qquad$ β-D-脱氧核糖

c. 哈沃斯式

在生物化学中,多用哈沃斯式来表示核糖和脱氧核糖的环状结构,如:

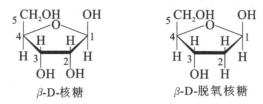

β-D-核糖 $\qquad$ β-D-脱氧核糖

(2) 单糖的性质

A. 单糖的物理性质

单糖都是无色晶体,具有吸湿性,极易溶于水(尤其在热水中溶解度很大),浓缩单糖溶液易得到黏稠的糖浆,不易在水中结晶,难溶于有机溶剂。多个羟基的存在使分子间氢键缔合很强,以至于最简单的糖就有很高的沸点。单糖有甜味,不同的单糖甜味差异很大。单糖一般有旋光性,并有变旋光现象。

B. 单糖的化学性质

a. 互变异构

单糖在冷、稀的碱溶液中,α-碳原子上的氢受羟基的影响变得活泼,极易转到羰基上,形成烯醇式,然后转变为其他的异构体。例如 D-葡萄糖于冷、稀的氢氧化钠溶液中，将会得到 D-葡萄糖、D-甘露糖、D-果糖的混合物。其中，D-葡萄糖与 D-甘露糖互为 C_2 的差向异构体。这种单糖转化为差向异构体的过程称为差向异构化。在生物体内酶的催化下也可以进行上述转化。

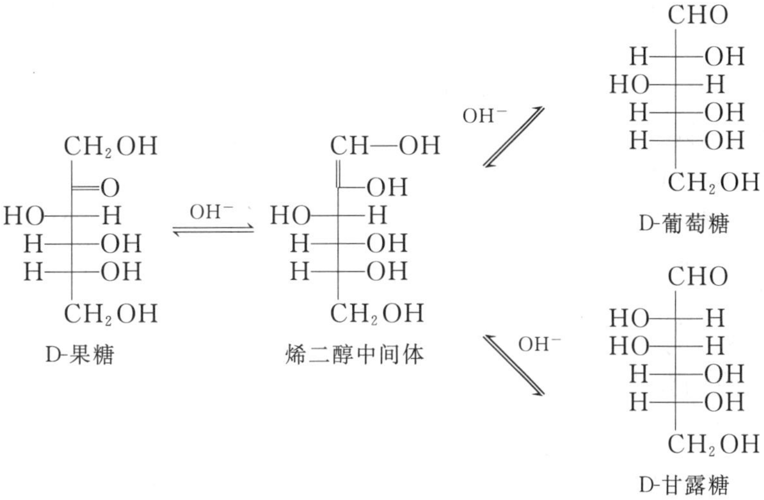

（图：D-果糖、烯二醇中间体、D-葡萄糖、D-甘露糖 之间的差向异构化转化示意图）

b. 氧化反应

① 弱碱性氧化剂氧化

在稀碱溶液中，由于形成的烯二醇中间体极易被氧化，因而碱性溶液中的单糖是很强的还原剂，糖的这种性质常用于糖的定性或定量分析，常用的弱氧化剂有托伦试剂、斐林试剂以及在临床检验中常用于检验血糖及尿中葡萄糖含量的班氏试剂（$CuSO_4$＋柠檬酸钠的碳酸钠溶液）。与弱氧化剂氧化后，单糖氧化成糖酸等复杂的氧化产物，与托伦试剂反应出现银镜，而与斐林试剂、班氏试剂反应后则生成砖红色氧化亚铜沉淀。

凡能被托伦试剂、斐林试剂及班氏试剂等弱氧化剂氧化的糖称为还原糖，反之为非还原糖，单糖都是还原糖，可用此反应进行检验，但此反应不能用于区分醛糖与酮糖。

$$单糖＋[Ag(NH_3)_2]OH \xrightarrow{\triangle} 复杂产物＋Ag\downarrow$$

$$单糖＋班氏试剂 \longrightarrow 复杂产物＋Cu_2O\downarrow$$

② 酸性溶液中氧化

醛糖可以被溴水氧化。溴水是一种弱氧化剂，它只能将醛基氧化成羧基，而酮糖则无此反应，因而可根据溴水是否褪色来区别醛糖与酮糖。若用更强的氧化剂来氧化，则醛糖、酮糖均可被氧化成糖二酸。例如：

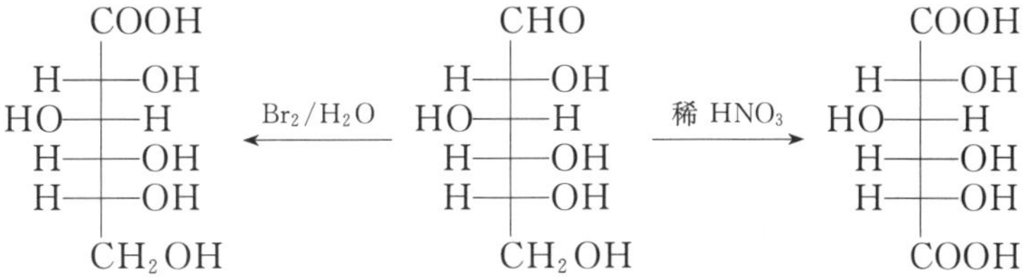

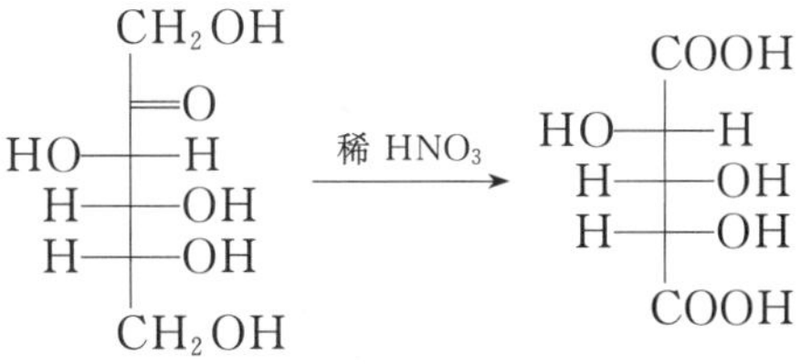

（图：醛糖被 Br_2/H_2O 氧化成糖酸、被稀 HNO_3 氧化成糖二酸；酮糖被稀 HNO_3 氧化的反应式）

此外，人体内的葡萄糖可在酶的催化下氧化成葡萄糖醛酸，该化合物是体内重要的解毒物质。

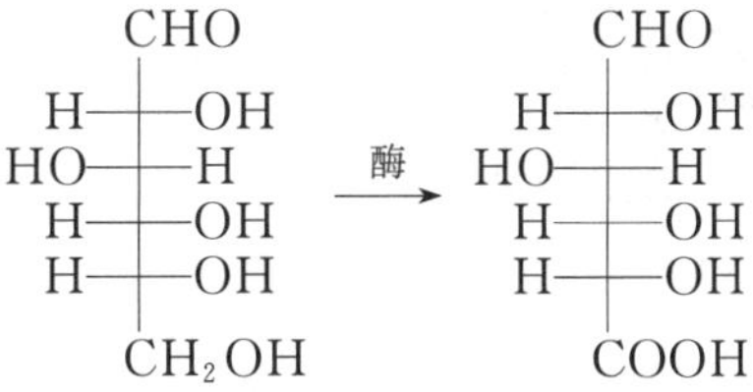

（图：葡萄糖在酶催化下氧化成葡萄糖醛酸的反应式）

c. 成脎反应

单糖与苯肼作用,首先生成苯腙,苯腙与过量的苯肼反应,生成不溶于水的黄色结晶,称为糖脎。

成脎反应是 α-羟基醛或 α-羟基酮的特有反应。葡萄糖、果糖的成脎反应为

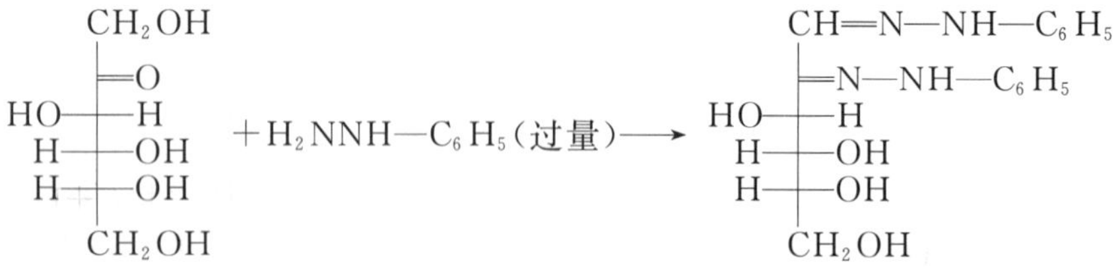

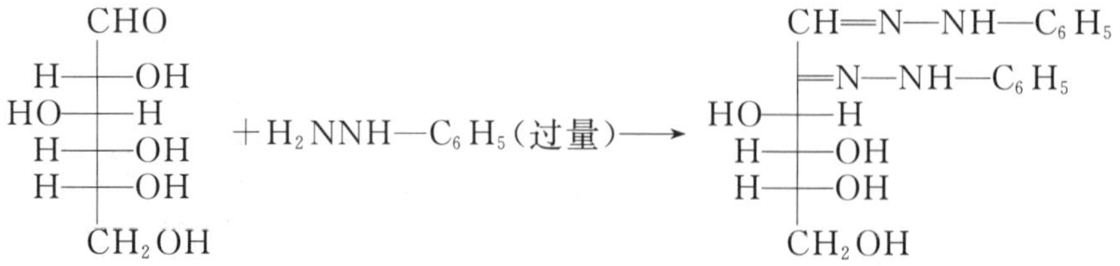

$$
\begin{array}{c}
CH_2OH \\
=O \\
HO-H \\
-OH \\
-OH \\
CH_2OH
\end{array}
+ H_2NNH-C_6H_5(过量) \longrightarrow
\begin{array}{c}
CH=N-NH-C_6H_5 \\
=N-NH-C_6H_5 \\
HO-H \\
-OH \\
-OH \\
CH_2OH
\end{array}
$$

$$
\begin{array}{c}
CHO \\
H-OH \\
HO-H \\
H-OH \\
H-OH \\
CH_2OH
\end{array}
+ H_2NNH-C_6H_5(过量) \longrightarrow
\begin{array}{c}
CH=N-NH-C_6H_5 \\
=N-NH-C_6H_5 \\
HO-H \\
H-OH \\
H-OH \\
CH_2OH
\end{array}
$$

醛糖和酮糖的成脎反应均只在 C_1 和 C_2 上发生。由此可见,若除 C_1 和 C_2 构型不同外,糖分子中其他碳原子构型相同,则可生成相同的糖脎。如 D-葡萄糖、D-果糖和 D-甘露糖的糖脎相同。不同的糖脎结晶形状不同,熔点不同,常用成脎反应来鉴别不同的糖及帮助测定糖的构型。

d. 成苷反应

单糖环状结构中的半缩醛羟基(苷羟基)比较活泼,在适当的条件下可与醇、酚、胺、硫醇等化合物缩合失去一个小分子,生成具有缩醛结构的化合物,称为糖苷。

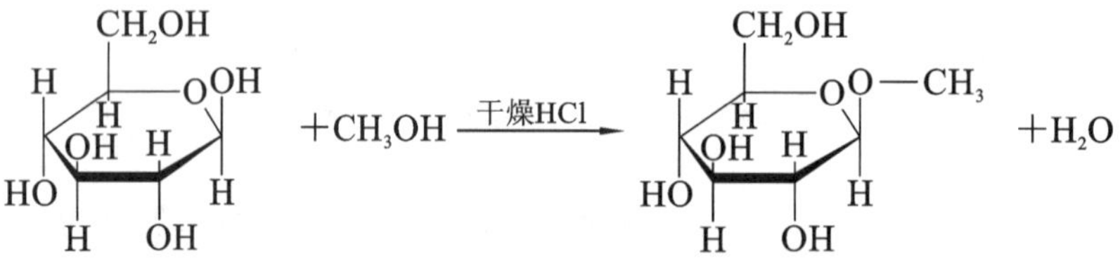

$$\beta\text{-葡萄糖} \qquad +CH_3OH \xrightarrow{\text{干燥HCl}} \qquad \beta\text{-葡萄糖甲苷} \qquad +H_2O$$

糖苷由糖和非糖两部分组成。糖的部分称为糖体或糖苷基,非糖部分称为配糖基或苷元。糖体可以是单糖或低聚糖。糖苷基和配糖基之间连接的键称为苷键,大多数天然糖苷中的配糖基为醇类或酚类,它们与糖苷基之间是由氧连接的,所以称为氧苷键。除氧苷键外,还有氮苷键、硫苷键等。

从结构上看,糖苷是缩醛(酮),比较稳定。单糖形成糖苷后,分子中失去了自由的苷羟基,因此不能再互变成开链式结构,α-型和β-型也不能相互转变,从而使单糖的一些性质(如还原性和成脎反应)和变旋光现象等不复存在了。糖苷在酸性溶液中或在酶的作用下,易水解生成糖和苷元。

知识拓展

天然糖苷在药物中的应用

糖苷在自然界分布广泛,多数具有生理活性,是许多中草药的有效成分。例如:毛地黄苷有强心作用;水杨苷有止痛功效;苦杏仁苷有止咳作用;葛根黄素具有改善心脑血管功能,同时也具有抗癌、降血糖的作用。

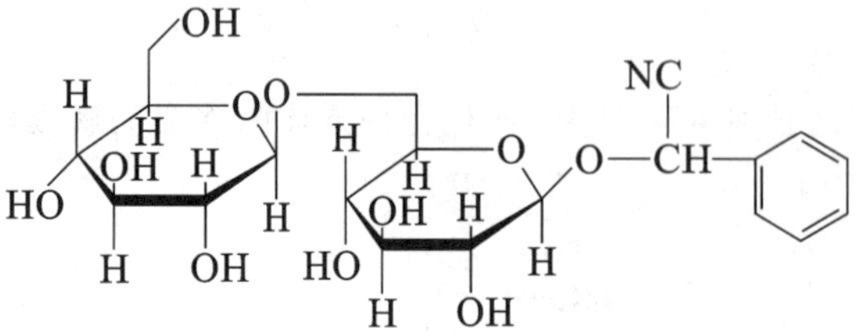

苦杏仁苷 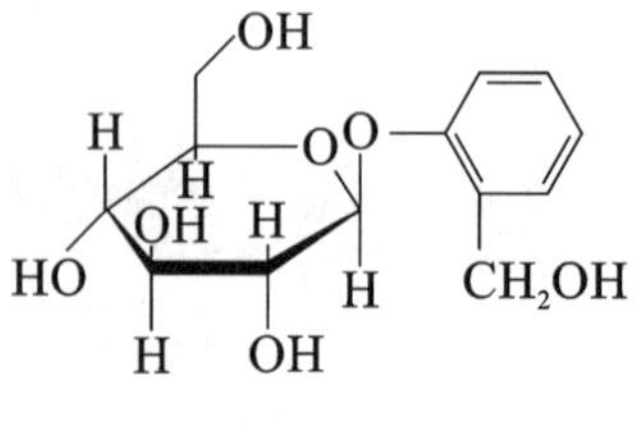   水杨苷

e. 成酯反应

单糖分子中的羟基可与酸反应生成酯。例如,人体内的葡萄糖在酶的作用下,可以与磷酸反应生成α-葡萄糖-1-磷酸酯、α-葡萄糖-6-磷酸酯和 α-葡萄糖-1,6-二磷酸酯。它们是糖代谢的中间产物,糖在代谢中首先要经过磷酸化,然后才能进行一系列化学反应。因此,糖的成酯反应是糖代谢的重要步骤。

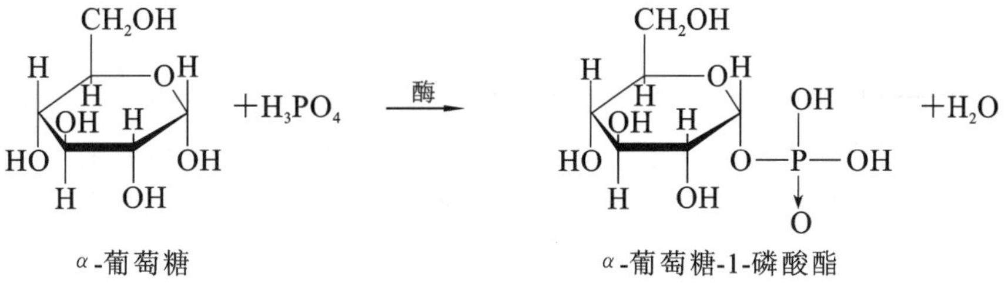

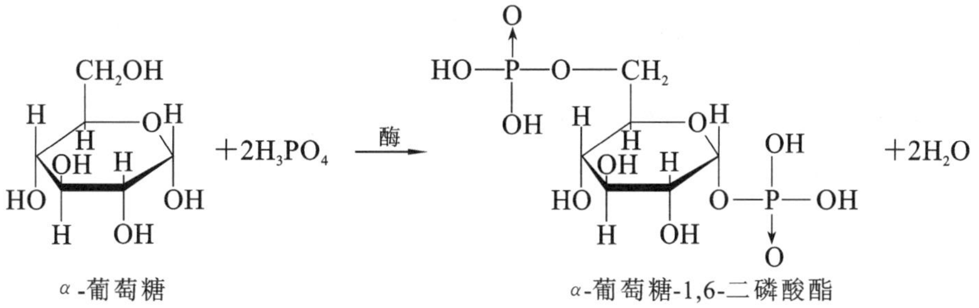

α-葡萄糖 +H₃PO₄ →(酶)→ α-葡萄糖-1-磷酸酯 +H₂O

α-葡萄糖 +2H₃PO₄ →(酶)→ α-葡萄糖-1,6-二磷酸酯 +2H₂O

f. 颜色反应

① 莫立许(Molisch)反应

在糖的水溶液中加入 α-萘酚的酒精溶液,然后沿容器壁慢慢加入浓硫酸,不得振摇,这样密度较大的浓硫酸沉到底部。在糖与硫酸的交界面很快出现美丽的紫色环,这就是莫立许反应。

所有的糖,包括单糖、低聚糖和多糖均能发生莫立许反应,而且该反应非常灵敏,因此常用此反应来鉴别糖类化合物。

② 塞利凡诺夫(Seliwanoff)反应

塞利凡诺夫试剂是间苯二酚的盐酸溶液。在酮糖(游离的酮糖或双糖分子中的酮糖,例如果糖和蔗糖)的溶液中,加入塞利凡诺夫试剂,加热,很快出现红色。在相同的时间内,醛糖反应速率很慢,以至于观察不出它的变化。所以,用此反应可以鉴别酮糖和醛糖。

(3) 重要的单糖

A. 葡萄糖

D-葡萄糖是自然界分布最广的单糖,因最初从葡萄汁中分离得到而得名。葡萄糖为白色结晶性粉末,有甜味,甜度不如蔗糖,熔点 146 ℃(分解),易溶于水,难溶于乙醇等有机溶剂。D-葡萄糖为右旋体,所以也称为右旋糖。

人体血液中的葡萄糖称血糖(blood sugar)。正常人血糖浓度为 3.9~6.1 mmol/L。保持血糖浓度的恒定具有重要的生理意义。长期低血糖会导致头昏、恶心及营养不良等症状;缺乏胰岛素将引起糖代谢障碍及高血糖,导致糖尿病的发生。

知识链接 ------------------------------●

葡萄糖的医药作用

葡萄糖是一种重要的营养物质,是人体所需能量的主要来源。它不需消化就可以直接被人体吸收利用。葡萄糖注射液有解毒、利尿作用,在临床上可用于治疗水肿、血糖过低、心肌炎等。在人体失水、失血时用于补充体液,增加人体能量。50 g/L 葡萄糖溶液是临床上常用的等渗溶液。葡萄糖在食品工业、印染和制革工业中也具有重要用途。

B. 果糖

D-果糖广泛分布于植物体中。它以游离态存在于水果和蜂蜜中,以结合态存在于蔗糖中。它是最甜的一种天然糖,纯净的果糖是棱柱形晶体,熔点 103～105 ℃(分解)。它不易结晶,通常为黏稠的液体,易溶于水。

人体内的果糖也能与磷酸形成磷酸酯(如 1-磷酸果糖、1,6-二磷酸果糖),它们是糖代谢过程中重要的中间产物。

C. 半乳糖

D-半乳糖是 D-葡萄糖的 C_4 差向异构体,游离的半乳糖在乳汁中存在。半乳糖是琼脂、树胶、乳糖等的组成成分,乳糖在稀酸条件下水解可得 D-半乳糖。人体内半乳糖经一系列酶的催化可异构化生成葡萄糖,然后参与代谢。如果机体内缺少使半乳糖转化的酶,半乳糖则不能转化为葡萄糖,而是在血液中堆积起来,从而导致半乳糖血症。当母亲患有该病时将会危及婴儿。

D. 核糖、脱氧核糖

核糖(ribose)和脱氧核糖(deoxyribose)是重要的戊醛糖,具有旋光性,其旋光性为左旋。它们的环状结构式通常以呋喃糖的形式存在。

核糖是核糖核酸(RNA)的重要组成部分,脱氧核糖是脱氧核糖核酸(DNA)的重要组成部分。它们与磷酸及某些含氮杂环化合物结合后存在于核蛋白中,与生物的生长、遗传因素有关。

知识链接

维生素 C

维生素 C 也称 L-抗坏血酸,存在于蔬菜及水果中,人体缺少它就会得坏血症,维生素 C 易溶于水,是一种强还原剂。维生素 C 是糖的衍生物,其结构为

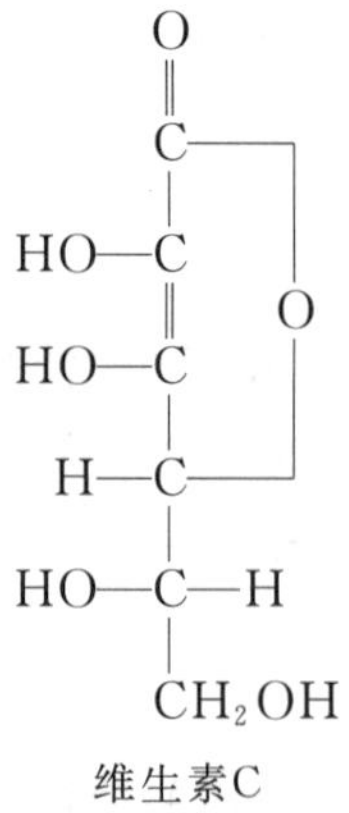

维生素 C

维生素 C 为抗体及胶原形成,组织修补(包括某些氧化还原作用),苯丙氨酸、酪氨酸、叶酸的代谢,铁、碳水化合物的利用,脂肪、蛋白质的合成,维持免疫功能,保持血管的完整,促进非血红素铁吸收等所必需,同时维生素 C 还能有抗氧化、抗自由基、抑制酪氨酸酶形成,从而达到美白、淡斑的功效。

在人体内,维生素 C 是高效抗氧化剂,用来减轻抗坏血酸过氧化物酶基底的氧化应力。还有许多重要的生物合成过程也需要维生素 C 的参与。

由于大多数哺乳动物都能靠肝脏来合成维生素 C,所以并不存在缺乏的问题,但是人类、灵长类,土拔鼠等少数动物却不能自身合成,必须通过食物、药物等摄取。

2. 双糖

水解生成两分子单糖的糖称为双糖,又称二糖(disaccharide)。也可看成是两分子单糖脱水缩合而成的糖苷。双糖广泛存在于自然界,它们的物理性质类似于单糖,易溶于水,有甜味,有旋光性等。

根据分子中是否含有苷羟基,可分为还原性双糖和非还原性双糖。还原性双糖还具有与单糖相同的化学性质,即能发生氧化、成苷、成脎等化学反应,而非还原性双糖因不具有自由的苷羟基,也就失去了还原性,不能发生氧化、成苷、成脎反应。

常见的双糖有麦芽糖(maltose)、乳糖(lactose)和蔗糖(sucrose)等,它们的分子式均为 $C_{12}H_{22}O_{11}$。

(1) 蔗糖

蔗糖是自然界分布最广的双糖,主要存在于甘蔗和甜菜中,普通食用的白糖就是蔗糖。它是重要的调味剂,医学上常用来制造糖浆。

蔗糖是由 1 分子 α-葡萄糖的苷羟基与 1 分子 β-果糖的苷羟基脱水缩合而成的糖苷,苷键形式为 α-1,2-苷键。蔗糖的哈沃斯式为

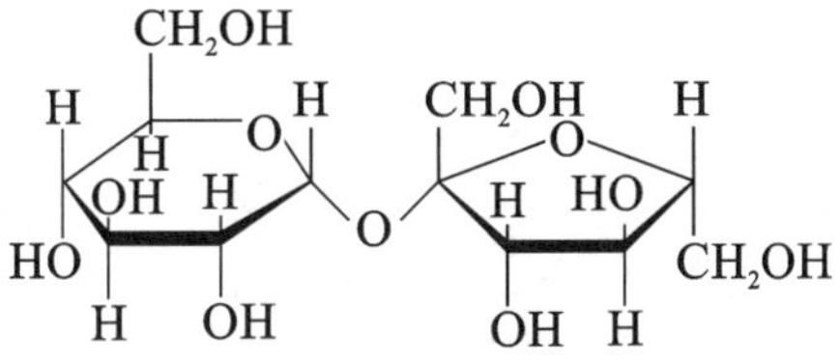

α-葡萄糖部分 β-果糖部分

蔗糖分子中因不存在苷羟基,因此蔗糖没有还原性,是非还原糖。它不能与托伦试剂、班氏试剂、斐林试剂作用,也不能发生成苷反应。在水溶液中也不能发生变旋光现象。在酸或酶的作用下,蔗糖水解生成葡萄糖和果糖的混合物,这种混合物比蔗糖更甜,是蜂蜜的主要成分。蔗糖溶液是右旋的,但水解后两个单糖的混合物是左旋的。因此,蔗糖的水解过程又称为蔗糖的转化,水解的产物又称为转化糖。

$$C_{12}H_{22}O_{11} + H_2O \xrightarrow{H^+ 或酶} C_6H_{12}O_6 + C_6H_{12}O_6$$
蔗糖   葡萄糖   果糖

纯净的蔗糖是白色晶体,熔点 186 ℃,较难溶于乙醇,甜度仅次于果糖。

知识链接

蔗 糖 作 用

蔗糖富有营养,主要供食用。在医药上主要用作矫味剂和配制糖浆。蔗糖高浓度时能抑制细菌生长,因此又可用作医药上的防腐剂和抗氧化剂。若将蔗糖加热到 200 ℃ 以上,可得到褐色焦糖,焦糖可作为饮料和食品的着色剂。

(2) 麦芽糖

麦芽糖主要存在于发芽的谷粒和麦芽中,饴糖就是麦芽糖的粗制品。在淀粉酶的作用下,淀粉水解可得到麦芽糖,然后经过麦芽糖酶的作用可进一步水解生成 D-葡萄糖。所以麦芽糖是淀粉在消化过程中的一个中间产物。

麦芽糖是由 1 分子 α-葡萄糖的苷羟基与另 1 分子葡萄糖 C_4 上的醇羟基之间脱水缩合而成的糖苷,苷键的形式为 α-1,4-苷键。麦芽糖的哈沃斯式为

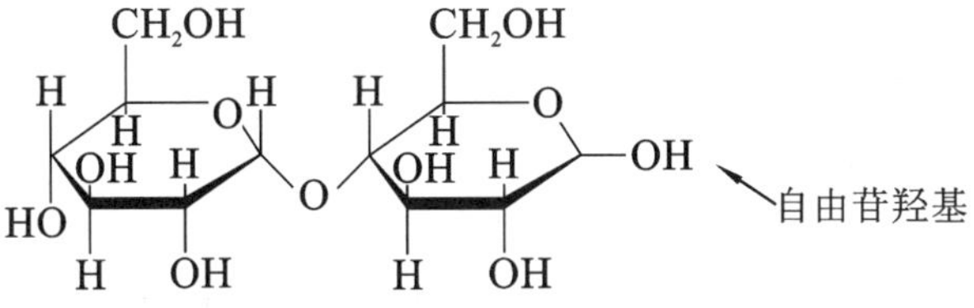

α-葡萄糖部分   葡萄糖部分   自由苷羟基

从结构上看,麦芽糖分子中仍有 1 个自由的苷羟基,因此具有还原性,属还原糖,能与托伦试剂、班氏试剂、斐林试剂作用,也能发生成苷反应和成酯反应。在水溶液中麦芽糖的环状结构可以转变成含醛基的开链式,并存在 α 型、β 型两种环状结构和开链式的互变平衡。达平衡时的比旋光度为 $+136°$。在酸或酶的作用下,1 分子麦芽糖能水解生成 2 分子葡萄糖。

$$C_{12}H_{22}O_{11} + H_2O \xrightarrow{H^+ 或酶} 2C_6H_{12}O_6$$
麦芽糖   葡萄糖

麦芽糖为白色晶体,易溶于水,熔点 102~103 ℃。甜度约为蔗糖的 1/3,是一种廉价的营养品。可用作甜味剂和细菌培养基。

（3）乳糖

乳糖存在于人和哺乳动物的乳汁中,人乳中含 7%~8% ,牛乳中含 4%~5%。它是婴儿发育必需的营养品。乳糖是奶酪工业的副产品,牛奶变酸是因为所含的乳糖被氧化成乳酸的原因。

乳糖是由 1 分子 β-半乳糖的苷羟基与另 1 分子葡萄糖 C_4 上的醇羟基之间脱水缩合而成的糖苷,苷键的形式为 β-1,4-苷键。乳糖的哈沃斯式为

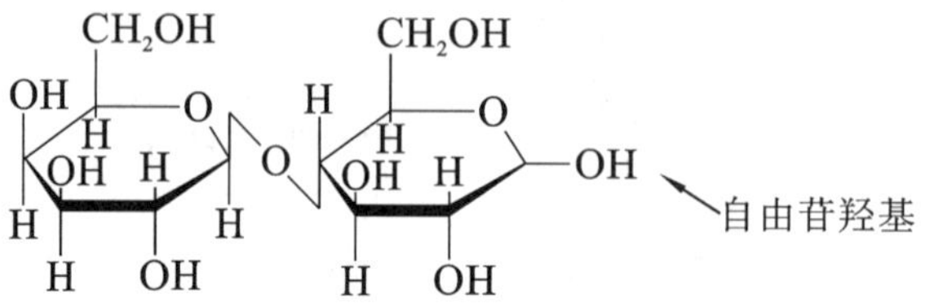

β-半乳糖部分　　葡萄糖部分

乳糖分子中有自由的苷羟基,因此有还原性,是还原糖。能与托伦试剂、班氏试剂、斐林试剂作用,也能发生成苷反应和成酯反应,有变旋光现象,达平衡时比旋光度为 +53.5°。在酸或酶的作用下乳糖水解生成半乳糖和葡萄糖。

$$C_{12}H_{22}O_{11} + H_2O \xrightarrow{H^+ 或酶} C_6H_{12}O_6 + C_6H_{12}O_6$$
乳糖　　　　　　　　　　半乳糖　　葡萄糖

乳糖为白色结晶性粉末,水溶性较小,味不甚甜。吸湿性小,在医药上用作矫味剂和填充剂。

3. 多糖

多糖（polysaccharide）可以看成由许多个单糖分子缩合脱水而成的高分子化合物糖苷。多糖广泛存在于自然界,是生物体的重要组成成分。由同种单糖组成的多糖称为匀多糖,如淀粉、糖原和纤维素等;由不同单糖组成的多糖称为杂多糖,如阿拉伯胶等。多糖在酸或酶的催化下,水解的最终产物是多个单糖分子。

多糖的性质与单糖有较大差别。多糖无甜味,一般难溶于水,均无还原性,不能生成糖脎,也没有变旋光现象。

（1）淀粉

淀粉（starch）是绿色植物进行光合作用的产物,广泛存在于植物的种子、块根和茎等部位,是多种植物碳水化合物的储藏物,是人类最主要的食物,也是酿酒、制醋和制造葡萄糖的原料,在医药中常用作赋形剂。淀粉是无臭无味的白色粉末状物质。

淀粉是由 α-D-葡萄糖脱水缩合而成的多糖。根据结构不同,又可分为直链淀粉和支链淀粉。天然淀粉由两部分组成。一般直链淀粉占 10%~30%,支链淀粉占 70%~90%。如玉米中直链淀粉占 27%,而糯米中几乎全部是支链淀粉。直链淀粉比支链淀粉容易消化。

A. 直链淀粉

直链淀粉又称糖淀粉,在热水中有一定溶解度。它是由 250~300 个 α-D-葡萄糖单元通过 α-1,4-苷键连接而成的直链多糖,很少或没有分支。

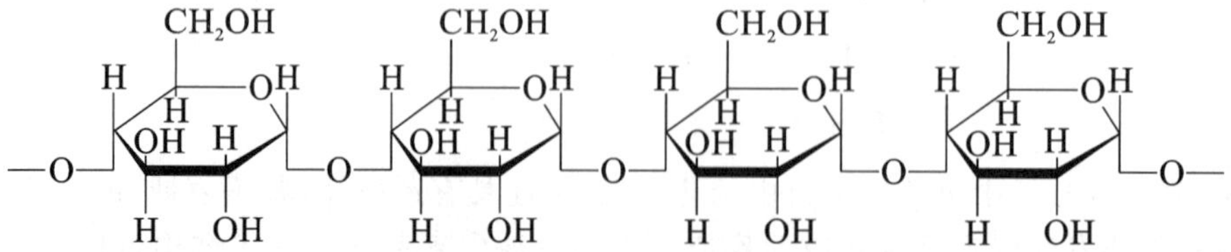

直链淀粉并不是以伸展的线性分子存在的,由于分子内氢键的相互作用,长链卷曲成螺旋状,每圈约含 6 个葡萄糖单位。直链淀粉形成螺旋状后,中间的空穴正好能容纳碘分子,通过范德华力,碘与淀粉作用生成深蓝色复合物。这个反应非常灵敏,加热则蓝色消失,冷却后又出现。此性质可以用来鉴别淀粉。

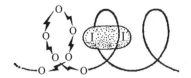

B. 支链淀粉

支链淀粉又称为胶淀粉，在热水中膨胀呈浆糊状。是一种分支较多、相对分子质量更大的多糖，一般含 6000～40000 个 α-葡萄糖单元，主链通过 α-1,4-苷键连接，支链通过 α-1,6-苷键连接。在支链淀粉的直链上，每隔 20～25 个葡萄糖单位就出现一处通过 α-1,6-苷键相连的分支，因此其结构较直链淀粉复杂，分子结构呈分支状。

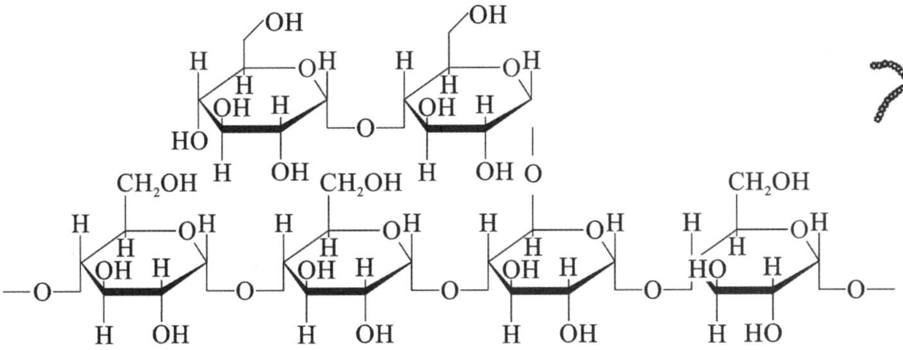

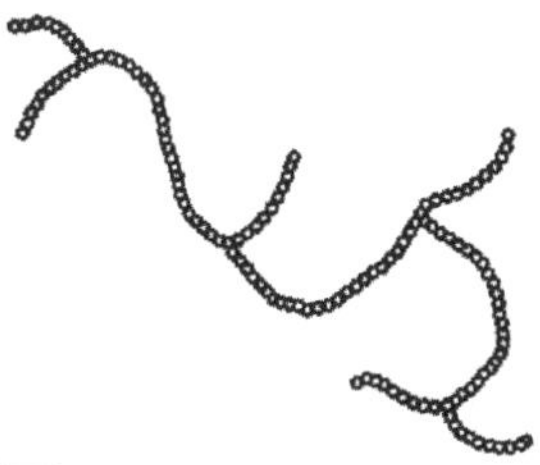

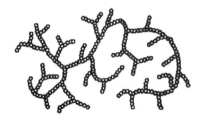

支链淀粉与碘作用呈紫色，而天然淀粉是直链淀粉与支链淀粉的混合物，故淀粉遇碘显蓝紫色。此特征反应可作为淀粉和碘的定性检验。

在酸或酶的作用下，淀粉可逐步水解生成多糖、双糖，最终得到葡萄糖。

$$(C_6H_{10}O_5)_n + nH_2O \xrightarrow{\text{淀粉酶}} n\,C_6H_{12}O_6$$
$$\underset{\text{淀粉}}{\phantom{(C_6H_{10}O_5)_n}} \qquad\qquad \underset{\text{葡萄糖}}{\phantom{n\,C_6H_{12}O_6}}$$

（2）糖原

糖原（glycogen）是贮存于人和动物体内的一种多糖，又称动物淀粉，主要存在于肝脏和肌肉中，故又有肝糖原和肌糖原之分。

糖原的结构与支链淀粉相似，也是由 α 葡萄糖单元以 α-1,4-苷键和 α-1,6-苷键连接而成的，但支链更多、更短，相对分子质量更大。糖原分子中含有 6000～20000 个 α 葡萄糖单元，其相对分子质量在 100 万～400 万之间。糖原的结构如下：

糖原是白色的无定形粉末，不溶于冷水，溶于热水中成为胶体溶液，与碘作用呈红棕色。

人体约含 400 g 糖原，用于保持血液中葡萄糖含量的基本恒定。当血液中的葡萄糖含量较高时，多余的葡萄糖结合成糖原贮存于肝内；而当血液中的葡萄糖含量降低时，糖原就分解成葡萄糖进入血液，以保持血糖水平恒定，供给机体能量。

（3）右旋糖酐

右旋糖酐（dextran）是一种人工合成的葡萄糖聚合物，工业生产中是将蔗糖经微生物发酵后生成的一种高分子葡萄糖的聚合物，再用酸聚合成平均相对分子质量不同的制品。临床上应用的右旋糖酐分为中分子右旋糖酐（又称右旋糖酐 70，相对分子质量平均为 7 万）、低分子右旋糖酐（又称右旋糖酐 40，相对分子质量平均为 4 万）和小分子右旋糖酐（又称右旋糖酐 10，相对分子质量平均为 1 万）。中分子右旋糖酐，主要用作血浆代用品,用于补充血容量,提高血浆的胶体渗透压;低、小分子右旋糖酐,能抑制血小板、红细胞聚集,降低血液黏度,有防止血栓形成及改善微循环的作用。

组成右旋糖酐的葡萄糖单元之间主要由 α-1,6-苷键相结合,同时还有 α-1,3-苷键和 α-1,4-苷键连接的分支结构。

右旋糖酐为白色或类白色无定形粉末,无臭,无味,易溶于热水,不溶于乙醇。

（4）纤维素

纤维素（cellulose）是自然界分布最广的多糖。绝大多数纤维素由绿色植物通过光合作用合成。纤维素是构成植物细胞壁的主要成分。植物的细胞膜大约 50% 是纤维素,一般木材中含纤维素 50%,棉花中含纤维素 90% 以上。

纤维素的结构与直链淀粉相似,由 8000~10000 个 β-葡萄糖单元通过 β-1,4-苷键连接而成。一般无支链。

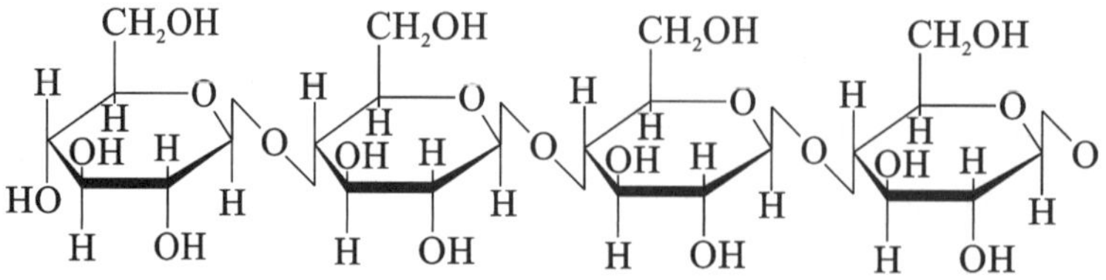

纤维素是白色微晶形物质,不溶于水和有机溶剂。在酸或酶的作用下能水解,最终产物是 β-葡萄糖。人的消化道中无纤维素水解酶,所以纤维素不能作为人的营养物质。但食物中的纤维素能促进肠蠕动,具有通便作用,还可以减少脂类的吸收,降低血液中胆固醇及甘油三酯浓度,从而降低冠心病的发病率。因此,纤维素在人类的食物中也是不可缺少的。多吃蔬菜、水果以保持适量的纤维素,对于人体健康有着重要意义。而牛、羊等食草动物的消化道中存在一些微生物,能分泌纤维素水解酶,可将纤维素水解成葡萄糖,所以纤维素可作为食草动物的饲料。

知识链接

临床上常用的糖类药物

随着分子生物学的发展,糖的生物功能已被逐步揭示和认识,全世界对糖类药物的研制与开发空前活跃。从对人体血糖的影响和是否提供热量来看,糖类药物主要有四种。

（1）影响血糖、提供热量的药物。主要有葡萄糖或含有葡萄糖、淀粉、麦芽糊精、蔗糖等的制剂。其中糖尿病患者用的肠内营养剂瑞代中含有一种多糖缓释淀粉,由于其特殊的结构特征而能够缓慢水解成葡萄糖,从而不会迅速升高人体血糖。一些糖浆剂和冲剂中含有蔗糖,会升高血糖、产生热量,提示糖尿病患者慎用。

（2）不影响血糖、提供热量的药物。主要有含有果糖和木糖醇的制剂,由于其可以在肝内直接转化成葡萄糖,所以不会影响血糖浓度。

（3）影响血糖、不提供热量的药物。主要有阿卡波糖和伏格列波糖,它们可以竞争性地抑制葡萄糖苷酶和双糖水解酶,控制机体对葡萄糖的吸收,发挥降血糖的作用。

（4）不影响血糖、不提供能量的药物。按其药理作用,大致包括以下几种：①脱水药如甘露醇、山梨醇和异山梨醇,为功能性单糖,在体内不代谢,无热值产生;②血容量扩充剂,如右旋糖酐40、羟乙基淀粉等,进入人体后不代谢、不降解,对血糖无影响,不产生热量;③能够改善肠道功能的益生元如膳食纤维、菊粉等,多添加在肠内营养剂中;④具有多种药理活性的活性多糖,如香菇多糖、银耳多糖、人参多糖、云芝多糖等,活性多糖是近年来研究的热点。

目标测试

1. 解释下列名词：

（1）变旋光现象　　（2）差向异构体　　（3）异头体（端基异构体）

（4）还原糖　　（5）成苷反应

2．写出下列单糖的哈沃斯结构式。

（1）α-D-呋喃果糖　　（2）β-D-吡喃葡萄糖　　（3）α-D-脱氧核糖

3．写出 D-甘露糖与下列试剂的反应式。

（1）溴水　　（2）稀硝酸　　（3）苯肼(过量)　　（4）乙醇(干燥 HCl 存在下)

4．有甲、乙两种 D-丁醛糖,两者均能与过量的苯肼反应生成相同的糖脎;若用稀硝酸氧化,甲生成的是具有旋光性的 4 个碳原子的糖二酸,而乙生成的是无旋光性的 4 个碳原子的糖二酸。试推导出甲、乙的链状结构式并写出相应的化学反应式。

5．已知 D-半乳糖的结构为

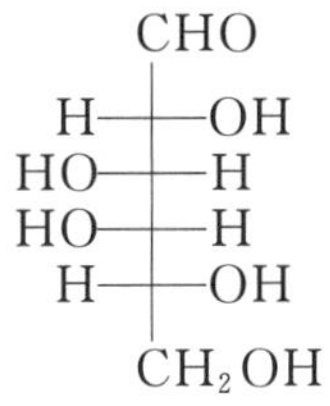

$$
\begin{array}{c}
CHO \\
H \!-\!\!-\! OH \\
HO \!-\!\!-\! H \\
HO \!-\!\!-\! H \\
H \!-\!\!-\! OH \\
CH_2OH
\end{array}
$$

（1）它有无内消旋的旋光异构体?

（2）它有无变旋光现象?

（3）写出它的对映异构体和 C_2 的异构体的构型。

（4）它能与什么样的旋光异构体组成外消旋体?

6．用化学方法鉴别下列各组化合物。

（1）葡萄糖、果糖　　（2）糖原、蔗糖　　（3）淀粉、葡萄糖甲苷　　（4）纤维素、麦芽糖

单元 4　氨基酸和蛋白质

单元目标

※ 掌握氨基酸的化学性质。

※ 掌握蛋白质的化学性质。

※ 熟悉氨基酸的分类和命名。

※ 熟悉蛋白质的一级结构。

※ 了解蛋白质的空间结构。

蛋白质是存在于一切细胞中的大分子化合物,在生命活动过程中起重要作用。例如,在新陈代谢中起催化作用的酶和调节作用的某些激素,在抗御疾病中起免疫作用的抗体,在血液中起运输氧和二氧化碳作用的血红蛋白等都是蛋白质。近代生物学研究还表明,蛋白质的作用不仅表现在遗传信息的传递和控制方面,而且对细胞膜的通透性及高等动物的思维、记忆活动等方面也起着重要作用。从结构上看,蛋白质属于聚酰胺类化合物,其基本单位是氨基酸。因此,要讨论蛋白质的结构和性质就应首先讨论氨基酸的结构和性质。

1．氨基酸

氨基酸(amino acid)是羧酸分子中烃基上的氢原子被氨基(—NH₂)取代后生成的化合物。它是蛋白质的基本组成单位,是人体必不可少的物质,在自然界已发现的天然氨基酸有 300 余种,其中由蛋白质水解所得的氨基酸只有 20 余种(表 5-5)。它们在化学结构上的共同特点是氨基连接在 α-碳原子上,属 α-氨基酸(脯氨酸是 α-亚氨基酸)。本节主要讨论 α-氨基酸,其通式为

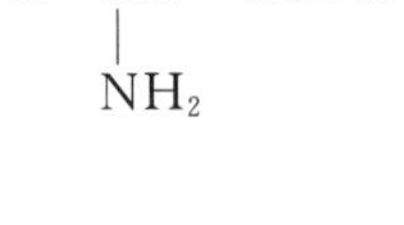

$$
\begin{array}{c}
R\!-\!CH\!-\!COOH \\
| \\
NH_2
\end{array}
$$

式中,R 代表不同的基团。R 不同就形成不同的 α-氨基酸。

例如:

$$CH_3-CH-COOH$$
$$|$$
$$NH_2$$

α-氨基丙酸

$$C_6H_5-CH_2-CH-COOH$$
$$|$$
$$NH_2$$

α-氨基-β-苯基丙酸

α-氨基-β-3-吲哚丙酸

（1）氨基酸的分类和命名

A. 氨基酸的分类

根据氨基酸的结构,有以下几种分类方法。

a. 根据氨基酸分子中氨基和羧基的相对位置不同,氨基酸可分为 α-氨基酸、β-氨基酸、γ-氨基酸等。

b. 根据氨基酸分子中烃基的种类不同,可分为脂肪族氨基酸、芳香族氨基酸和杂环氨基酸。

c. 根据氨基酸分子中羧基和氨基的数目不同可分为中性氨基酸、酸性氨基酸和碱性氨基酸。

中性氨基酸:分子中氨基的数目等于羧基的数目。

酸性氨基酸:分子中氨基的数目少于羧基的数目。

碱性氨基酸:分子中氨基的数目多于羧基的数目。

要注意的是,这种分类的"中性"、"碱性"和"酸性"并不是指氨基酸水溶液的酸碱性（或 pH 值）,而是指分子中氨基（碱性基团）与羧基（酸性基团）的相对多少。如中性氨基酸溶于纯水时,由于羧基的电离略大于氨基,因此其水溶液的 pH 值略小于 7。

有些氨基酸如亮氨酸等在人体内不能合成,只能依靠食物供给,这种氨基酸称为必需氨基酸（essential amino acid）（在表 5-5 中用"＊"号标示）。

表 5-5　20 种主要的 α-氨基酸

分　类		名　　称	结　构　式	代号	字母代号	等电点(pI)
脂肪族氨基酸	中性氨基酸	甘氨酸 (α-氨基乙酸)	CH_2-COOH $\|$ NH_2	甘 (Gly)	G	5.97
		丙氨酸 (α-氨基丙酸)	$CH_3-CH-COOH$ $\|$ NH_2	丙 (Ala)	A	6.02
		丝氨酸 (α-氨基-β-羟基丙酸)	$CH_2-CH-COOH$ $\|\quad\quad\|$ $OH\quad NH_2$	丝 (Ser)	S	5.68
		＊亮氨酸 (γ-甲基-α-氨基戊酸)	$CH_3-CH-CH_2-CH-COOH$ $\|\quad\quad\quad\quad\|$ $CH_3\quad\quad\quad NH_2$	亮 (Leu)	L	5.98
		＊异亮氨酸 (β-甲基-α-氨基戊酸)	$CH_3-CH_2-CH-CH-COOH$ $\|\quad\quad\|$ $CH_3\quad NH_2$	异 (Ile)	I	6.02
		＊缬氨酸 (β-甲基-α-氨基丁酸)	$CH_3-CH-CH-COOH$ $\|\quad\quad\|$ $CH_3\quad NH_2$	缬 (Val)	V	5.96
		＊苏氨酸 (α-氨基-β-羟基丁酸)	$CH_3-CH-CH-COOH$ $\|\quad\quad\|$ $OH\quad NH_2$	苏 (Thr)	T	6.16
		＊蛋氨酸 (γ-甲硫基-α-氨基丁酸)	$CH_3-S-CH_2-CH_2-CH-COOH$ $\|$ NH_2	蛋 (Met)	M	5.74
		半胱氨酸 (α-氨基-β-巯基丙酸)	$CH_2-CH-COOH$ $\|\quad\quad\|$ $SH\quad NH_2$	半胱 (Cys)	C	5.05

续表

分类		名　称	结　构　式	代号	字母代号	等电点(pI)
脂肪族氨基酸	酸性氨基酸	天门冬氨酸 (α-氨基丁二酸)	HOOC—CH$_2$—CH—COOH 　　　　　　| 　　　　　　NH$_2$	天 (Asp)	D	2.77
		谷氨酸 (α-氨基戊二酸)	HOOC—CH$_2$—CH$_2$—CH—COOH 　　　　　　　　　| 　　　　　　　　　NH$_2$	谷 (Glu)	E	3.22
	碱性氨基酸	* 赖氨酸 (α,ω-二氨基己酸)	CH$_2$CH$_2$CH$_2$CH$_2$CHCOOH |　　　　　　　　| NH$_2$　　　　　　　NH$_2$	赖 (Lys)	K	9.74
		精氨酸 (α-氨基-δ-胍基戊酸)	H$_2$N—C—NH—(CH$_2$)$_3$CHCOOH 　　|　　　　　　　　| 　　NH　　　　　　　NH$_2$	精 (Arg)	R	10.76
芳香族氨基酸		* 苯丙氨酸 (β-苯基-α-氨基丙酸)	⬡—CH$_2$—CH—COOH 　　　　　| 　　　　　NH$_2$	苯 (Phe)	F	5.48
		酪氨酸 (β-对羟苯基-α-氨基丙酸)	HO—⬡—CH$_2$—CH—COOH 　　　　　　　| 　　　　　　　NH$_2$	酪 (Tyr)	Y	5.66
杂环氨基酸		组氨酸 (β-5-咪唑-α-氨基丙酸)	咪唑环—CH$_2$—CH—COOH 　　　　　　| 　　　　　　NH$_2$	组 (His)	H	7.59
		* 色氨酸 (β-3-吲哚-α-氨基丙酸)	吲哚环—CH$_2$—CH—COOH 　　　　　　| 　　　　　　NH$_2$	色 (Try)	W	5.80
		脯氨酸 (α-羧基四氢吡咯)	吡咯烷环—COOH	脯 (Pro)	P	6.30

B. 氨基酸的命名

氨基酸的命名可以采用系统命名法,与羟基酸的命名相似,即以羧酸为母体,氨基为取代基,称为"氨基某酸"。氨基的位置,习惯上用希腊字母 α、β、γ 等来表示,并写在氨基酸名称前面。

$$CH_3—CH—CH—COOH$$
$$\ \ \ \ \ \ \ \ \ |\ \ \ \ \ \ |$$
$$\ \ \ \ \ \ \ \ CH_3\ \ NH_2$$
β-甲基-α-氨基丁酸

⬡—CH$_2$—CH—COOH
　　　　　|
　　　　　NH$_2$
β-苯基-α-氨基丙酸

但氨基酸多按其来源和性质而采用俗名。例如:甘氨酸是由于它具有甜味;胱氨酸是因它最先来自膀胱结石而得名;天门冬氨酸最初是从植物天门冬的幼苗中发现等。

(2) 氨基酸的理化性质

α-氨基酸都是无色晶体,熔点一般都较高(常在 230～300 ℃之间),熔融时即分解放出二氧化碳。α-氨基酸都能溶于强酸或强碱溶液中,在纯水中的溶解度差异较大,但难溶于乙醚、乙醇等有机溶剂。天然的 α-氨基酸除甘氨酸外,其他的都有手性而具有旋光性,且都是 L 构型。

氨基酸分子内既含有氨基又含有羧基,因此它们具有氨基和羧基的典型性质。但是,由于两种官能团在分子内的相互影响,又具有一些特殊的性质。

A. 氨基的反应

a. 成盐的反应

氨基酸分子中的氨基与氨分子相似,氮原子上的一对未共用的电子对,可以接收质子,表现出碱性,所以,氨基酸可与酸反应生成铵盐。

$$H_3C-CH-COOH +HX \longrightarrow H_3C-CH-COOH$$
$$\quad\quad\quad | \quad\quad\quad\quad\quad\quad\quad\quad\quad | $$
$$\quad\quad\quad NH_2 \quad\quad\quad\quad\quad\quad\quad NH_3^+X^-$$

b. 与亚硝酸反应

α-氨基酸中的氨基能与亚硝酸反应生成 α-羟基酸,同时放出氮气。

$$R-CH-COOH +HNO_2 \longrightarrow R-CH-COOH +N_2\uparrow +H_2O$$
$$\quad\quad | \quad\quad\quad\quad\quad\quad\quad\quad\quad | $$
$$\quad\quad NH_2 \quad\quad\quad\quad\quad\quad\quad OH$$

c. 氧化脱氨反应

氨基酸通过氧化脱氢可先生成 α-亚氨基酸,再水解而得 α-酮酸和氨。

$$R-CH-COOH \xrightarrow{[O]} R-C-COOH \xrightarrow{+H_2O} R-C-COOH +NH_3\uparrow$$
$$\quad\quad | \quad\quad\quad\quad\quad\quad\quad || \quad\quad\quad\quad\quad\quad || $$
$$\quad\quad NH_2 \quad\quad\quad\quad\quad\quad NH \quad\quad\quad\quad\quad O$$

此反应是生物体内氨基酸代谢的重要途径之一。

B. 羧基的反应

a. 成盐的反应

氨基酸分子中的酸性基团羧基能与强碱氢氧化钠反应生成氨基酸的钠盐。

$$R-CH-COOH +NaOH \longrightarrow R-CH-COONa +H_2O$$
$$\quad\quad | \quad\quad\quad\quad\quad\quad\quad\quad\quad | $$
$$\quad\quad NH_2 \quad\quad\quad\quad\quad\quad\quad NH_2$$

b. 酯化反应

在少量酸的作用下,氨基酸能与醇发生酯化反应。

$$R-CH-COOH +CH_3OH \xrightarrow{H^+} R-CH-COOCH_3 +H_2O$$
$$\quad\quad | \quad\quad\quad\quad\quad\quad\quad\quad\quad | $$
$$\quad\quad NH_2 \quad\quad\quad\quad\quad\quad\quad\quad NH_2$$

c. 脱羧反应

氨基酸在 $Ba(OH)_2$ 存在下加热,可脱羧生成胺。

$$R-CH-COOH \xrightarrow[\triangle]{Ba(OH)_2} R-CH_2-NH_2 +CO_2\uparrow$$
$$\quad\quad | $$
$$\quad\quad NH_2$$

在生物体内,氨基酸可在细菌中脱羧酶的作用下发生脱羧反应。如蛋白质腐败时:由精氨酸等发生脱羧反应生成丁二胺(腐胺: $H_2N(CH_2)_4NH_2$);由赖氨酸脱羧可得到戊二胺(尸胺: $H_2N(CH_2)_5NH_2$);由组氨酸脱羧后生成组胺,人体内的组胺过多,可引起过敏性反应。

C. 氨基和羧基共同参与的反应

a. 两性电离和等电点

氨基酸分子中同时存在酸性基团羧基和碱性基团氨基,因此它既能与碱反应,又能与酸反应,是两性化合物。

在水溶液中,氨基酸分子中的酸性基团羧基发生酸式电离,碱性基团氨基则发生碱式电离。

酸式电离
$$R-CH-COOH \rightleftharpoons R-CH-COO^- +H^+$$
$$\quad\quad | \quad\quad\quad\quad\quad\quad | $$
$$\quad\quad NH_2 \quad\quad\quad\quad\quad NH_2$$

碱式电离
$$R-CH-COOH +H_2O \rightleftharpoons R-CH-COOH +OH^-$$
$$\quad\quad | \quad\quad\quad\quad\quad\quad\quad\quad | $$
$$\quad\quad NH_2 \quad\quad\quad\quad\quad\quad\quad NH_3^+$$

另外,氨基酸分子内的羧基和氨基相互作用也能生成盐,这种盐称为内盐。内盐分子中既有带正电荷的部分,又有带负电荷的部分,故又称为两性离子(amphion)。实验表明,在氨基酸的晶体中,氨基酸是以两性离子存在的。这种特殊的两性离子结构,是氨基酸具有低挥发性、高熔点、可溶于水和难溶于有机溶剂的根本原因。

$$R-\underset{\underset{NH_2}{|}}{CH}-COOH \rightleftharpoons R-\underset{\underset{NH_3^+}{|}}{CH}-COO^-$$

两性离子(内盐)

氨基酸在水溶液中存在以下平衡：

$$R-\underset{\underset{NH_2}{|}}{CH}-COO^- \underset{OH^-}{\overset{H^+}{\rightleftharpoons}} R-\underset{\underset{NH_3^+}{|}}{CH}-COO^- \underset{OH^-}{\overset{H^+}{\rightleftharpoons}} R-\underset{\underset{NH_3^+}{|}}{CH}-COOH$$

　　　阴离子　　　　　　两性离子　　　　　阳离子
(pH＞pI)　　　　　　　(pH＝pI)　　　　　　(pH＜pI)

氨基酸分子在水溶液中的两性离子、阴离子和阳离子这三种存在方式的比例，与两种电离方式的电离程度有关。可以通过调节溶液的 pH 值，改变这三种离子的比例。在氨基酸水溶液中加酸，可抑制酸式电离，增加碱式电离，氨基酸主要以阳离子形式存在，在外加电场作用下，向负极移动；反之，若向水溶液中加碱，可抑制碱式电离，增加酸式电离，氨基酸主要以阴离子形式存在，在外加电场作用下，向正极移动。如将氨基酸水溶液的 pH 值调到一特定数值时，使氨基酸的酸式电离与碱式电离相等，则氨基酸几乎全部以两性离子的形式存在，整个氨基酸分子是电中性的，在外电场中不向任何一极移动，此时溶液的 pH 值称为该氨基酸的等电点(isoelectric point)，常用 pI 表示。不同的氨基酸，等电点的数值是不同的(数值见表5-5)。

若向 pH＝pI 的溶液中加碱，使溶液 pH＞pI，氨基的电离被抑制，氨基酸主要以阴离子形式存在，在电场中向正极泳动；若向 pH＝pI 的溶液中加酸，使溶液 pH＜pI 时，羧基的电离被抑制，氨基酸主要以阳离子形式存在，在电场中向负极泳动。

在等电点时，氨基酸的溶解度最小，容易析出。利用这一性质，通过调节溶液的 pH 值，使不同的氨基酸在各自的等电点分别结晶析出，达到分离和提纯氨基酸的目的。

b. 成肽反应

两分子 α-氨基酸在酸或碱存在下受热，可脱水生成二肽。反应时一个 α-氨基酸分子中的羧基和另一个 α-氨基酸分子中的氨基脱去一分子水。

$$H_2N-\underset{\underset{R_1}{|}}{CH}-COOH + H_2N-\underset{\underset{R_2}{|}}{CH}-COOH \xrightarrow[\triangle]{H^+ 或 OH^-} H_2N-\underset{\underset{R_1}{|}}{CH}-\underset{\underset{O}{\|}}{C}-NH-\underset{\underset{R_2}{|}}{CH}-COOH + H_2O$$

二肽

二肽分子中含有的酰胺键($-\underset{\underset{O}{\|}}{C}-\underset{\underset{H}{|}}{N}-$)称为肽键(peptide bond)。由于二肽分子中仍含有自由的氨基和羧基，因此还可以继续与氨基酸脱水成为三肽、四肽以至多肽。

由两种不同氨基酸组成的二肽，由于结合顺序不同可存在两种异构体，如甘氨酸和丙氨酸组成的二肽有两种异构体：

$$H_2N-CH_2-\underset{\underset{O}{\|}}{C}-\underset{\underset{H}{|}}{N}-\underset{\underset{CH_3}{|}}{CH}-COOH$$

甘氨酰丙氨酸

$$H_2N-\underset{\underset{CH_3}{|}}{CH}-\underset{\underset{O}{\|}}{C}-\underset{\underset{H}{|}}{N}-CH_2COOH$$

丙氨酰甘氨酸

由两个以上 α-氨基酸通过肽键相连的化合物称为多肽(polypeptide)，由多种 α-氨基酸分子按不同的排列顺序以肽键相互结合，可以形成成千上万种多肽链，一般将相对分子质量在 10000 以上的多肽称为蛋白质。

c. 显色反应

① 与茚三酮的显色反应

α-氨基酸与水合茚三酮在溶液中共热时，发生一系列反应，最终生成蓝紫色化合物，称为罗曼紫(Ruhemann purple)，并放出 CO_2。

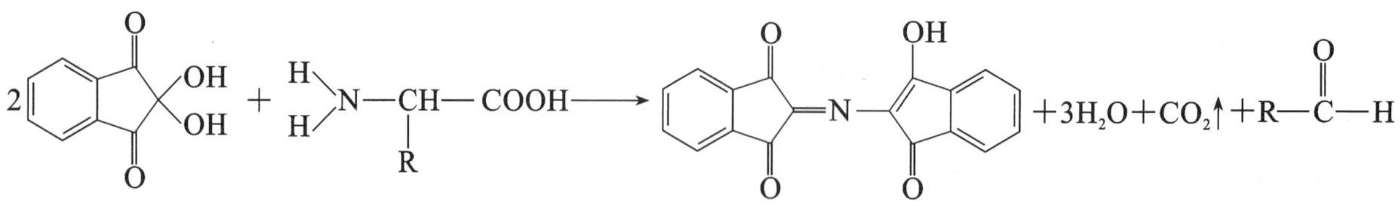

$$2 \quad \text{(苯并茚三酮结构)} + \underset{H}{\overset{H}{N}}-CH-COOH \longrightarrow \text{(缩合产物)} = N - \text{(结构)} + 3H_2O + CO_2\uparrow + R-C-H$$

该反应非常简便、灵敏,根据 α-氨基酸与茚三酮反应所生成化合物的颜色的深浅程度以及放出二氧化碳的体积,可以进行定性和定量分析。但含亚氨基的氨基酸(如脯氨酸)与茚三酮反应呈黄色。

② 与丹酰氯的反应

丹酰氯(dansyl chloride)简写为 DNS-Cl,化学名称为 5-二甲氨基萘磺酰氯,它可与氨基酸在温和条件下发生反应,该反应为 α-氨基酸中氨基的磺酰化反应,其生成物丹酰基氨基酸,在紫外光下呈强烈的黄色荧光。

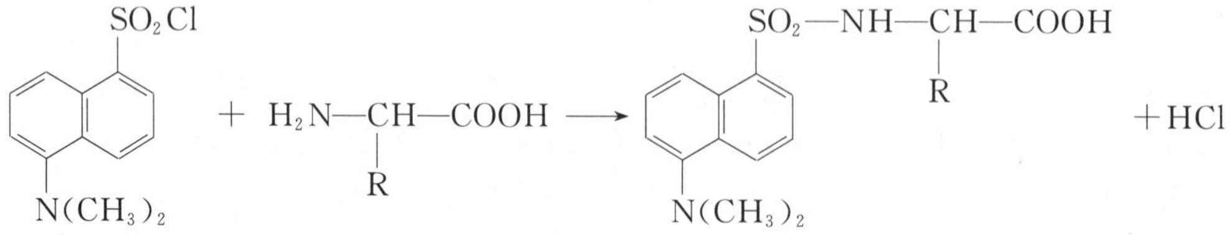

$$\text{(萘环 } SO_2Cl, N(CH_3)_2) + H_2N-CH-COOH \atop R \longrightarrow \text{(萘环 } SO_2-NH-CH-COOH, \atop R \text{ , } N(CH_3)_2) + HCl$$

这个反应非常灵敏,常用于微量氨基酸的定量测定。

2. 蛋白质

蛋白质(protein)和多肽都是由 α-氨基酸脱水缩合而成的,因此,在蛋白质和多肽之间没有严格的界限。通常将相对分子质量在 10000 以上的称为蛋白质。

蛋白质是一类重要的生物高分子化合物,是生命的最基本物质之一,也可以说是生命的基础,它在生命活动过程中起着极其重要的作用。如催化人体内各种化学反应的酶,完成人体新陈代谢过程的各种肌肉,对人体起免疫作用的抗体等,都是蛋白质。因此,对蛋白质的研究可以帮助我们了解生命的本质。

(1) 蛋白质的组成和分类

A. 蛋白质的元素组成

虽然天然蛋白质的结构复杂、种类繁多,但组成蛋白质的元素并不多,主要为碳、氢、氧、氮和硫等元素。有些蛋白质还含有磷、铁、碘、锰、锌等元素。对各种天然蛋白质经过元素分析,得出主要元素含量为

C:50% ～ 55%　　　H:6.0% ～ 7.3%　　　O:19% ～ 24%　　　N:13% ～ 19%　　　S:0% ～ 4%

大多数生物体内的蛋白质含氮量接近 16%,即 1 g 氮大约相当于 6.25 g 蛋白质,因此,将 6.25 称为蛋白质系数。通过生物样品含氮量的测定,可以推算出该样品中蛋白质含量:

$$\text{样品中蛋白质含量} = \text{样品中含氮量} \times 6.25$$

B. 蛋白质的分类

蛋白质的种类繁多,来源各异,目前对蛋白质常见的分类方法主要有三种。

a. 根据蛋白质的形状不同

① 纤维状蛋白:该类蛋白质呈纤维状,不溶于水。如毛发中的角蛋白和肌肉中的肌球蛋白等。

② 球状蛋白:该类蛋白质呈球状,可溶于水或酸、碱、盐溶液,如红细胞中的血红蛋白等。

b. 根据化学组成不同

① 单纯蛋白质(simple protein):该类蛋白质纯粹由氨基酸通过肽键结合而成,其水解的最终产物全部是 α-氨基酸,如白蛋白和球蛋白等。

② 结合蛋白质(conjugated protein):该类蛋白质则由单纯蛋白质和非蛋白质部分结合而成,其中的非蛋白质部分称为辅基(prosthetic group)。例如核蛋白是由单纯蛋白质和辅基(核酸)结合而成的。

c. 根据蛋白质的作用不同

① 酶起催化作用。

② 激素起调节作用。

③ 抗体起免疫作用。

④ 结构蛋白起构造作用。

知识拓展

完全蛋白质

完全蛋白质是指那些含有的必需氨基酸种类齐全,含量充足,相互比例适当,能够维持生命和促进生长发育的一类蛋白质。

营养学上根据食物蛋白质所含氨基酸的种类和数量将食物蛋白质分为三类。

（1）完全蛋白质

这是一类优质蛋白质,它们所含的必需氨基酸种类齐全,数量充足,彼此比例适当。这一类蛋白质不但可以维持人体健康,还可以促进生长发育。奶、蛋、鱼、肉中的蛋白质都属于完全蛋白质。

（2）半完全蛋白质

这类蛋白质所含氨基酸虽然种类齐全,但其中某些氨基酸的数量不能满足人体的需要。它们可以维持生命,但不能促进生长发育。例如,小麦中的麦胶蛋白便是半完全蛋白质,它含赖氨酸很少。食物中所含与人体所需相比有差距的某一种或某几种氨基酸称为限制氨基酸。谷类蛋白质中赖氨酸含量多半较少,所以,它们的限制氨基酸是赖氨酸。

（3）不完全蛋白质

这类蛋白质不能提供人体所需的全部必需氨基酸,单纯靠它们既不能促进生长发育,也不能维持生命。例如,肉皮中的胶原蛋白便是不完全蛋白质。

（2）蛋白质的结构

蛋白质的特定结构,决定了蛋白质的特定的生理功能。蛋白质的结构很复杂,通常用一级结构、二级结构、三级结构和四级结构四种不同的层次来描述。其中二级、三级和四级结构统称为空间结构或高级结构,指的是蛋白质分子中原子和基团在三维空间的排列和分布。

A. 蛋白质的一级结构

多肽链中氨基酸的排列顺序和连接方式称为蛋白质的一级结构（primary structure）。肽键是构成蛋白质的主键。

一级结构是蛋白质的基本结构,目前只有少数蛋白质分子中的氨基酸排列顺序已经十分清楚。例如胰岛素由A、B两条肽链构成,它们之间通过二硫键构成胰岛素分子。其中:A链有21个氨基酸;B链有30个氨基酸。

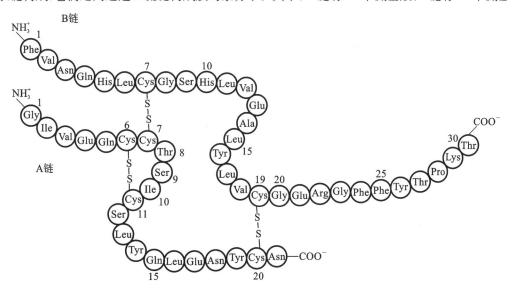

蛋白质中氨基酸的排列顺序十分重要,它对整个蛋白质的功能起决定作用。

B. 蛋白质的二级结构

蛋白质的二级结构涉及蛋白质的优势构象和所呈现的形状。在多肽链中,一个肽键中的羰基与另一个肽键中的亚氨基之间可形成氢键,氢键的存在使得多肽链不是以直线形伸展的形式在空间展开的,而是卷曲、折叠成具有一定形状的空间构象,即蛋白质的二级结构。蛋白质的二级结构主要有 α-螺旋（α-helix）和 β

折叠(β-turn)两种构象,氢键在维系和固定蛋白质的二级结构中起了重要作用。

a. α-螺旋型

天然蛋白质的α螺旋型多数为右旋螺旋,原因是这种构象使侧链及基团分布在螺旋外侧,有更大的空间,减少了相互间作用和空间阻碍而相对稳定。如图 5-1 所示,在这种α-螺旋模型中,每一圈含 3.6 个氨基酸单元。相隔四个肽键形成氢键,以此来稳定螺旋结构,氢键的取向几乎与中心轴平行。两个螺旋圈之间的距离约为 0.54 nm(540 pm),螺旋直径为 1~1.1 nm。氢键越多,α-螺旋体的构象就越稳定。

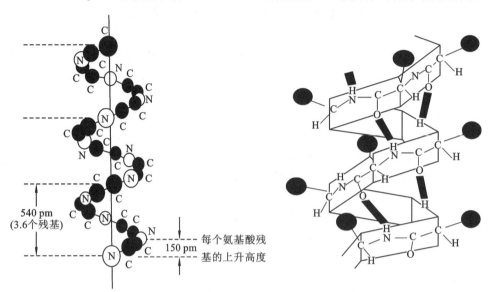

图 5-1 α-螺旋型结构

b. β-折叠型

在β-折叠型中,蛋白质的肽链排列在各个平面上,相邻肽链上的羰基和氨基之间通过氢键相互连接,两条肽链可以相互平行或不平行。如图 5-2 所示。

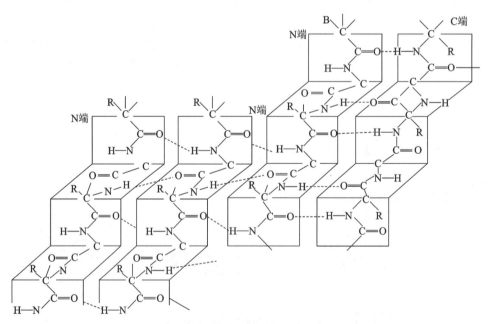

图 5-2 β-折叠型结构

知识拓展

蛋白质的立体结构

蛋白质的空间结构包括蛋白质的二、三和四级结构。固定和维系蛋白质空间结构的是氢键、盐键、疏水键、二硫键和分子间作用力等副键。

由蛋白质的二级结构在空间盘绕、折叠、卷曲,构成具有特定构象的紧密结构,称为蛋白质的三级结构。图 5-3 是肌红蛋白的三级结构。蛋白质的三级结构不仅指多肽链整个主链的走向,而且包括了所有侧链所占据的空间位置。维持蛋白质三级结构的作用力主要是侧链之间的相互作用,包括盐键、氢键、二硫键和疏水键等。研究证明具有三级结构的蛋白质才具有生物功能,三级结构一旦被破坏,蛋白质的生物功能便丧失。结构复杂的蛋白质分子,由两条或两条以上具有三级结构的多肽链以一定的方式缔合成具有一定空间结构的聚合物,这种空间结构称为蛋白质的四级结构,如图 5-4 所示。

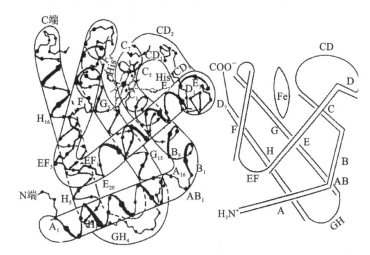

图 5-3　肌红蛋白的三级结构

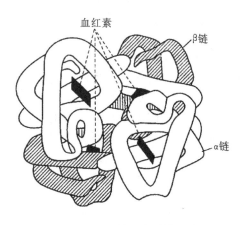

图 5-4　血红蛋白的四级结构示意图

（3）蛋白质的性质

蛋白质分子是由氨基酸通过肽键连接而成的高分子化合物,其分子中存在着游离的氨基和羧基,因此具有一些与氨基酸相似的性质。但由于蛋白质是高分子化合物,所以理化性质又与氨基酸有所不同。

A. 两性电离及等电点

像氨基酸一样,蛋白质分子的多肽链中具有游离的羧基和氨基等酸性和碱性基团,因此具有两性。蛋白质在溶液中也存在下列电离平衡（蛋白质用 $H_2N—P—COOH$ 表示）：

$$
\underset{\substack{pH>pI \\ 阴离子}}{P\!\!\begin{array}{l}COO^- \\ NH_2\end{array}}
\underset{\substack{}}{\overset{H^+}{\underset{OH^-}{\rightleftharpoons}}}
\underset{\substack{pH=pI \\ 两性离子}}{P\!\!\begin{array}{l}COO^- \\ \overset{+}{N}H_3\end{array}}
\underset{\substack{}}{\overset{H^+}{\underset{OH^-}{\rightleftharpoons}}}
\underset{\substack{pH<pI \\ 阳离子}}{P\!\!\begin{array}{l}COOH \\ \overset{+}{N}H_3\end{array}}
$$

在不同 pH 值的溶液中,蛋白质的存在形式不同,调节蛋白质溶液的 pH 值,使蛋白质的酸式电离和碱式电离程度相等,则蛋白质以两性离子存在,此时溶液的 pH 值称为该蛋白质的等电点,用 pI 表示。不同的蛋白质,其等电点的数值不同,一些常见蛋白质的等电点见表5-6。

表5-6 一些常见蛋白质的等电点

蛋 白 质	等 电 点	蛋 白 质	等 电 点
乳清蛋白	4.12	血红蛋白	6.7
血清蛋白	4.88	胰岛素	5.3
卵清蛋白	4.87	胃蛋白酶	1.0
脲酶	5.0	肌球蛋白	7.0
细胞色素 C	10.7	鱼精蛋白	12.0

在等电点时,蛋白质的溶解度、黏度、渗透压等都最小,最容易从溶液中析出。

当蛋白质溶液的 pH＝pI 时,蛋白质以两性离子存在,在外电场中既不向正极移动,也不向负极移动;当向 pH＝pI 的蛋白质溶液中加碱时,溶液的 pH＞pI,此时蛋白质分子中氨基的电离被抑制,蛋白质主要以阴离子形式存在,在电场中向正极泳动;当向 pH＝pI 的蛋白质溶液中加酸时,溶液的 pH＜pI,此时蛋白质分子中羧基的电离被抑制,蛋白质主要以阳离子形式存在,在电场中向负极泳动。这种现象称为蛋白质的电泳现象。

蛋白质的两性电离和等电点不仅使它成为生物体内的缓冲剂,而且对分离和提纯蛋白质有重要意义。大多数蛋白质的等电点在 5 左右,而正常成人体液 pH 值为 7.35～7.45,由于 pH＞pI,因此蛋白质以阴离子形式存在于体液中,并与体液中的 K^+、Na^+、Ca^{2+}、Mg^{2+} 等金属离子结合成盐,称为蛋白质盐。这些盐还可以与蛋白质组成缓冲对,在体内起缓冲作用。

对于不同的蛋白质,分子大小是不同的,在特定的 pH 值时所带电荷的电性以及所带电荷的数量也是不同的,这些因素都会影响蛋白质电泳的速度和方向。用电泳来分离混合的蛋白质,目前在临床上已广泛应用。

B. 变性作用

当蛋白质在某些理化因素(如加热、高压、振荡或搅拌、干燥、紫外线、X 射线、超声波、强酸、强碱、尿素、重金属盐、三氯乙酸、乙醇等)的影响下,空间结构发生变化而引起蛋白质理化性质和生物活性改变的过程称为蛋白质变性(protein denaturation)。性质改变后的蛋白质称为变性蛋白质。

蛋白质变性的实质是蛋白质分子中的一些副键,如氢键、盐键、疏水键等被破坏,使蛋白质的空间结构发生了改变。这种空间结构的改变使原来藏在分子里面的疏水基团暴露在分子表面,结构变得松散,水化作用减少,溶解性降低,从而丧失原有的理化性质和生物活性。根据变性程度不同将蛋白质的变性分为可逆变性和不可逆变性。变性作用对蛋白质空间结构破坏程度较小,解除变性因素,可以恢复蛋白质原有的性质,这种变性称为可逆变性(reversible denaturation);反之,则称为不可逆变性(irreversible denaturation)。加热使蛋白质凝固就属于不可逆变性。

在医学上蛋白质的变性原理已得到广泛的应用。例如:用高温、高压、酒精、紫外线照射等手段,使蛋白质变性,达到消毒、杀菌的目的;在制备和保存生物制剂时,则应避免蛋白质变性,防止失去活性;重金属盐可以使蛋白质变性,因此对人体有毒,让中毒患者服用大量牛乳及蛋清对重金属盐中毒有解毒作用。

C. 沉淀反应

蛋白质溶液能保持稳定主要依靠两个因素:第一,当蛋白质溶液的 pH 值不在等电点时,蛋白质分子都带相同的电荷。由于同性电荷相斥,不易聚合成大颗粒而沉淀;第二,蛋白质分子多肽键上含有多个亲水基团(如肽键、氨基、羟基、羧基等),与水结合,形成了一层较厚的水化膜,从而阻止了蛋白质分子之间聚集沉淀。

但是,如果改变条件,使蛋白质稳定的因素遭到破坏,就可以使蛋白质分子从溶液中凝聚并析出,这种现象称为蛋白质的沉淀。

沉淀蛋白质的方法主要有以下几种。

a. 盐析

在蛋白质溶液中加入电解质(无机盐类如硫酸铵、硫酸钠等)至一定浓度时,蛋白质便会从溶液中沉淀析出,这种现象称为盐析(salting out)。其原因是利用盐离子具有强亲水性,从而破坏了蛋白质的水化膜;同时盐电离的异种电荷中和了蛋白质的电荷。被破坏了稳定因素的蛋白质分子因此凝聚而沉淀析出。盐析时所需盐的最小浓度称为盐析浓度。不同蛋白质盐析所需的盐的浓度是不同的。通过调节盐的浓度,可以使不同的蛋白质分段析出。此现象称为分段盐析。

盐析的特点是电解质的用量大,作用是可逆的,盐析一般不会改变蛋白质的性质(不变性),若向体系中加入足够的水,盐析的蛋白质可以重新溶解形成溶液。

b. 加入脱水剂

向蛋白质溶液中加入亲水的有机溶剂,如甲醇、乙醇或丙酮等,能够破坏蛋白质分子的水化膜,使蛋白质沉淀析出。沉淀后若迅速将脱水剂与蛋白质分离,仍可保持蛋白质原有的性质。但这些脱水剂若浓度较大且长时间与蛋白质共存,会使蛋白质难以恢复原有的活性。如 95% 酒精比 70% 酒精脱水能力强,但 95% 酒精与细菌接触时,使其表面的蛋白质立即凝固,结果酒精不能继续扩散到细菌内部,细菌只是暂时丧失活力,并未死亡,而 70% 酒精可扩散到细菌内部,故消毒效果好。

c. 加入重金属盐

当溶液的 pH>pI 时,蛋白质主要以阴离子形式存在,可与重金属离子(如 Hg^{2+}、Ag^+、Pb^{2+} 等)结合形成不溶于水的蛋白质盐并沉淀。沉淀析出的蛋白质盐失去了原有的活性(变性)。

重金属的杀菌作用就是由于它能沉淀细菌蛋白质。蛋清和牛乳对重金属中毒的解毒作用,也是利用了这个反应。

d. 加入生物碱沉淀剂

蛋白质在其 pH<pI 的溶液中带正电荷,可与苦味酸、鞣酸、三氯醋酸、磷钨酸等生物碱沉淀剂的酸根结合,生成不溶的蛋白质盐。

D. 蛋白质水解

蛋白质在酸、碱溶液中加热或在酶的催化下,能水解为相对分子质量较小的化合物。其水解过程如下:

$$蛋白质 \rightarrow 多肽 \rightarrow 二肽 \rightarrow \alpha\text{-氨基酸}$$

食物中的蛋白质在人体中酶的催化下,水解成各种 α-氨基酸后,才能被人体吸收,其中的部分氨基酸在体内重新合成人体蛋白质。

E. 蛋白质的颜色反应

蛋白质能发生多种显色反应,此类反应可以用来鉴别蛋白质。

a. 缩二脲反应

蛋白质分子中有很多肽键,因此在强碱性溶液中,蛋白质与稀硫酸铜作用,可以发生缩二脲反应,使溶液显红色或紫色。

b. 与茚三酮的显色反应

蛋白质和 α-氨基酸一样,与水合茚三酮在溶液中共热,生成蓝紫色化合物。

c. 黄蛋白反应

某些蛋白质遇浓硝酸立即变成黄色,再加氨水则变为橙色,这个反应称为黄蛋白反应。含有苯环的蛋白质能发生此反应。

d. 米伦反应

蛋白质分子中含有酪氨酸残基时,在其溶液中加入米伦(Millon)试剂(硝酸汞和亚硝酸汞的硝酸溶液)即产生白色沉淀,再加热则变暗红色,此反应称为米伦反应。该反应是酪氨酸分子中酚羟基所特有的反应。

知识拓展

蛋白质的生理功能

(1)构成组织与修补组织。蛋白质是构成组织细胞的主要物质。人的大脑、神经、皮肤、肌肉、内脏、血液,甚至指甲、头发都是以蛋白质为主要成分构成的。身体的发育成长、成长后衰老组织的更新、损伤后组织的新生修补,蛋白质都是主要的成分。

(2)构成酶和某些激素的成分。

(3)增强机体抵抗力,构成抗体。机体抵抗力的强弱,取决于抵抗疾病的抗体的多少。

(4)调节渗透压。正常人血浆与组织液之间的水不停地交换,但却保持着平衡。之所以能平衡,有赖于血浆中电解质总量和胶体蛋白质的浓度。在组织液与血浆的电解质浓度相等时,两者间水分的分布就取决于血浆中蛋白的浓度。若膳食中长期缺乏蛋白质,血浆蛋白的含量便会降低,血液内的水分便过多地渗入周围组织,造成营养不良性水肿。

(5)供给热能。虽然蛋白质在体内的主要功能并非供给热能,但是陈旧的或已经破损的组织细胞中的蛋白质,会不断分解并释放能量。另外,每天从食物中摄入的蛋白质中有些不符合人体需要,或者数量过多的,也将被氧化分解而释放能量。所以蛋白质也可以供给部分热能。由此可见,在生命活动过程中蛋白质是无处不在的,而且具有多种生理功能,是人体所必需的重要营养素之一。

目标测试

1. 写出在下列介质中各氨基酸的主要存在形式,并说明在外电场作用下向何极移动。

(1)苯丙氨酸 pH=5.48   (2)天门冬氨酸 pH=2.77

(3)缬氨酸 pH=9.34   (4)组氨酸 pH=7.59

2. 什么是蛋白质的等电点?为什么可以利用其等电点来分离或提纯蛋白质?

3. 人体内的蛋白质一般以什么离子形式存在?为什么?

4. 简述蛋白质的组成和结构。

5. 用化学方法鉴别下列各组化合物。

(1)苯丙氨酸、酪氨酸、苯酚   (2)蛋白质、淀粉和苯甲酸

(3)色氨酸、水杨酸   (4)甘氨酸、蛋白质、苯胺

单元5 萜类和甾体化合物

单元目标

※ 掌握萜的定义、分类、通性。

※ 掌握甾体化合物的基本结构和分类。

※ 熟悉几种重要的萜。

※ 熟悉几种重要的甾体化合物。

萜类(terpenoid)和甾体化合物(steroid)是广泛存在于植物、昆虫及微生物等生物体中,与药物关系密切的一大类天然有机化合物。在生物体内有着重要的生理作用,有的是中药的有效成分,可直接用来治疗疾病,有的是激素,有的是合成药物的原料。例如:樟脑属于萜类化合物,它是呼吸及循环系统的兴奋剂,为急救良药,并可作为防蛀剂、祛痰剂;地塞米松属于甾体化合物,它是抗炎药物,对类风湿性关节炎的疗效迅速而显著。

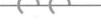

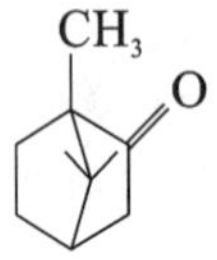

樟脑 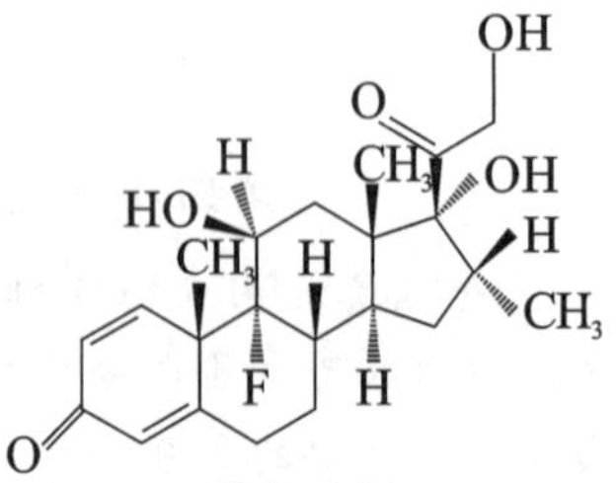   地塞米松

1. 萜类化合物

萜类化合物是广泛存在于植物和动物体内的天然有机化合物。如从植物中提取的香精油——松节油、

薄荷油、樟脑油,具有祛痰、止咳、祛风、发汗、抗菌、驱虫或镇痛等作用;植物及动物体中的某些色素——胡萝卜素、虾红素等,它们都是具有一定生理活性的萜类化合物。

（1）萜类化合物的定义、分类和通性

A. 萜类化合物的定义

研究发现,绝大多数萜类化合物分子在结构上的共同点是分子中的碳原子数都是 5 的整数倍。例如:

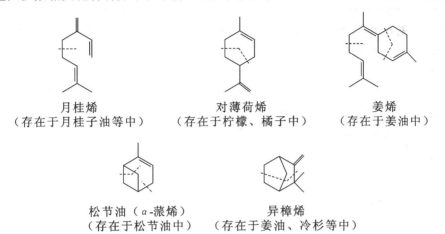

月桂烯
（存在于月桂子油等中）

对薄荷烯
（存在于柠檬、橘子中）

姜烯
（存在于姜油中）

松节油（α-蒎烯）
（存在于松节油中）

异樟烯
（存在于姜油、冷杉等中）

上述化合物的碳链骨架可以看成是由若干个异戊二烯单位主要以头-尾（少数为头-头、尾-尾）相接而成的。

$$CH_2=C-CH=CH_2$$
$$\qquad \quad | $$
$$\qquad \quad CH_3$$

异戊二烯

$$C-C-C-C$$

异戊二烯单位

这种结构特点称为萜类化合物的异戊二烯规则。异戊二烯规则是从对大量萜类分子构造的测定中归纳出来的,所以能反过来指导测定萜类的分子构造。

少数天然产物虽是萜类,但它们的碳原子数并不是 5 的倍数。如茯苓酸为 31 碳萜;有的碳原子数是 5 的倍数,却不能分割为异戊二烯的碳架,如莕烷。反之,有些化合物虽然是异戊二烯的高聚物,但不属于萜类化合物,如天然橡胶。由此可见,萜类化合物只能看作为由若干个异戊二烯连接而成的,而实际上并不能通过异戊二烯聚合而得。放射性核素追踪的生物合成实验已证明,在生物体内形成萜类化合物真正的前体是甲戊二羟酸。

$$HOOC-CH_2-C-CH_2-CH_2-OH$$

而甲戊二羟酸在生物体内则是由醋酸合成的,醋酸在生物体内可以作为合成许多有重要生理作用的化合物的起始物质,如维生素 A 和 D、胡萝卜素、性激素、前列腺素和油脂等。将含有放射性核素 ^{14}C 的 $^{14}CH_3COOH$ 注入桉树中,结果在桉树中生成的香茅醛分子中存在 ^{14}C。将 $^{14}CH_3COOH$ 注入动物体,所得油脂中的软脂酸也含有 ^{14}C。所以把这些来源于醋酸的化合物称为醋源化合物。油脂、萜类和甾体化合物都是醋源化合物。

B. 萜类化合物的分类

萜类化合物中异戊二烯单位可相连成链状化合物,也可连成环状化合物。根据组成分子的异戊二烯单位的数目不同将萜进行分类,见表 5-7。

表 5-7　萜类化合物分类

类　　别	异戊二烯单位	碳 原 子 数	举　　例
单萜	2	10	蒎烯、柠檬醛
倍半萜	3	15	金合欢醇
二萜	4	20	维生素 A、松香酸

续表

类　别	异戊二烯单位	碳原子数	举　例
三萜	6	30	角鲨烯、甘草次酸
四萜	8	40	胡萝卜素、色素
多萜或复萜	>8	>40	

萜类化合物的命名,我国一般按英文俗名意译,再根据结构特点接上"烷"、"烯"、"醇"等类名而成;或根据来源用俗名,如薄荷醇、樟脑等。

C. 萜类化合物的通性

萜类化合物常具有一定的生理活性,可供药用,具有祛痰、止咳、祛风、发汗、解热、镇痛、抗菌、消毒、降压、抗病毒、驱虫、活血化淤等作用,所以萜类化合物在医药领域占有重要的地位。

萜类化合物是带有香味或不带香味的液体或固体。多数具有挥发性,含有手性碳原子,有旋光性。化学性质表现出所含官能团的性质。如双键上可以发生加成反应、氧化反应,在羰基、羟基、羧基等上发生聚合、异构、分子重排、内酯结构水解开环等反应。

(2) 重要的萜类化合物

A. 单萜

a. 柠檬醛(开链单萜)

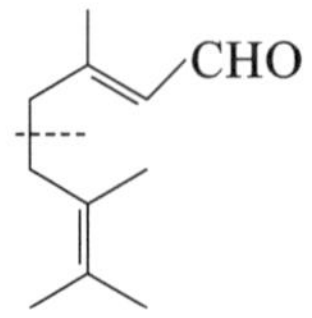

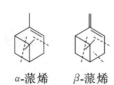

柠檬醛 a
(牻牛儿醛或香叶醛)

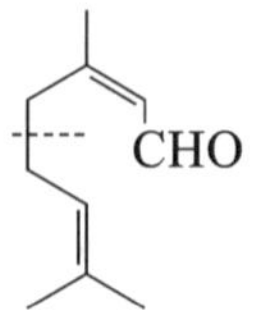

柠檬醛 b
(橙花醛)

柠檬醛属于链状单萜类化合物,它有顺反异构体。它广泛存在于各种挥发油中,在柠檬醛草挥发油、橘子油中有很强的柠檬香气,是用于配制柠檬香精的重要原料,也是合成维生素的重要原料。

b. 薄荷醇(单环单萜)

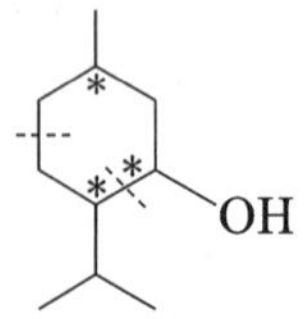

薄荷醇

薄荷醇又名薄荷脑,属于单萜类化合物,其系统名为 3-萜醇,薄荷醇的熔点为 43 ℃,沸点为 213.5 ℃,存在于薄荷油中,是低熔点无色针状结晶,难溶于水,易溶于有机溶剂。它具有芳香凉爽气味,有杀菌、防腐作用,并有局部止痛的效力。常用于医药、化妆品及食品工业中,如清凉油、牙膏、糖果、烟酒等。

薄荷醇分子中有 3 个手性碳原子,有 4 对外消旋体,即(±)-薄荷醇、(±)-新薄荷醇、(±)-异薄荷醇、(±)-新异薄荷醇。天然的薄荷醇是左旋的。

c. 蒎烯(双环单萜)

α-蒎烯　　β-蒎烯

蒎烯又称松节烯,蒎烯属于环状单萜类,它有 α-蒎烯和 β-蒎烯两种结构。

α-蒎烯是松节油的主要成分(约占 80%),其沸点为 156 ℃。β-蒎烯也存在于松节油中,但含量较少。松节油有局部止痛作用,肌肉痛或神经痛也可用它来涂擦。α-蒎烯是合成冰片、樟脑的重要原料。

d. 樟脑(双环单萜)

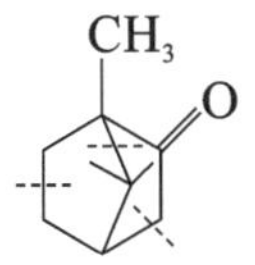

樟脑(2-莰酮)

樟脑又称 2-莰酮,属于双环单萜类化合物。其分子中虽含有 2 个手性碳原子,但由于受环和碳桥的限制,实际上只有 1 对顺式对映异构体,1 对外消旋体。

樟脑存在于樟脑树中,它是白色闪光晶体,易升华,具有令人愉快的香味,熔点为 179 ℃,沸点为 209 ℃。樟脑是呼吸及循环系统的兴奋剂,为急救良药,但水溶性低,为增大其水溶性而制成的衍生物樟脑磺酸钠易溶于水,注入体内后能迅速吸收,奏效快。它也可用于驱虫、防蛀。樟脑是医药工业上的原料,可用来配十滴水、清凉油等。

B. 倍半萜

a. 金合欢醇

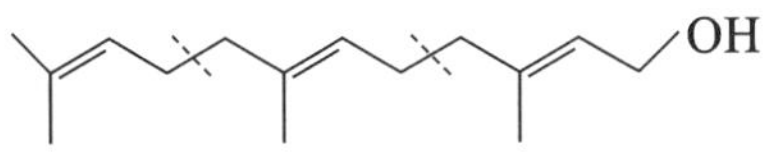

金合欢醇

金合欢醇是无色黏稠状液体,有铃兰的香味,存在于玫瑰油、茉莉油、金合欢油及橙花油中,是一种珍贵的香料,可用于配制高级香精,也可用于抑制昆虫的变态和性成熟,即幼虫不能成蛹,蛹不能成蛾,蛾不产卵。其十万分之一浓度的水溶液即可阻止蚊的成虫出现,对虱子也有致死作用。

b. 山道年

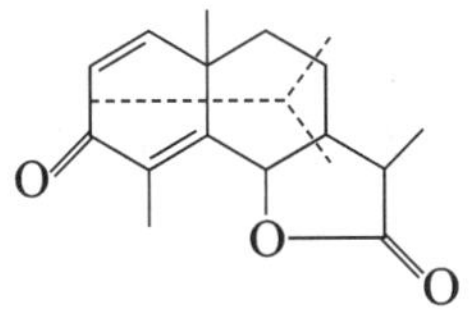

山道年

山道年是由山道年花蕾中提取出的无色结晶,熔点为 170 ℃,不溶于水,易溶于有机溶剂。过去是医药上常用的驱蛔虫药,其作用是使蛔虫麻痹而被排出体外,但对人也有相当的毒性。

C. 二萜

a. 叶绿醇

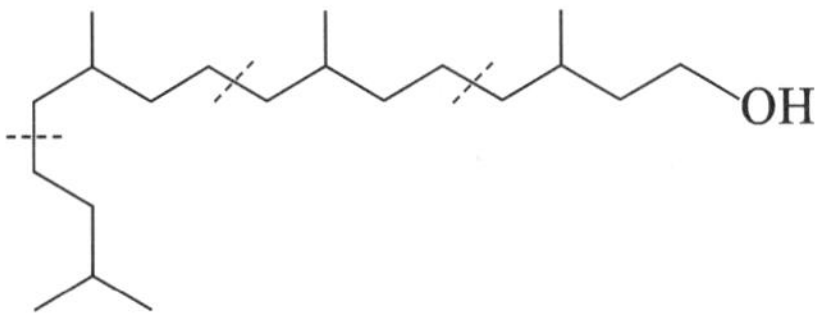

叶绿醇

叶绿醇是叶绿素的一个组成部分,用碱水解叶绿素可得到叶绿醇,叶绿醇是合成维生素 K 及维生素 E 的原料。

b. 维生素 A

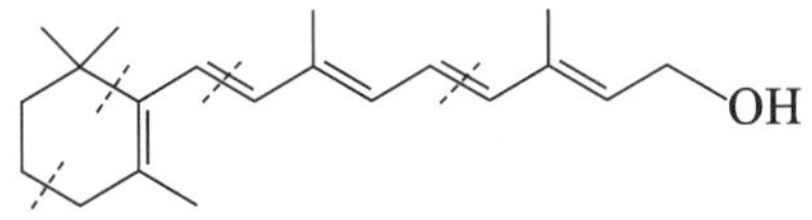

维生素 A(A₁)

维生素 A 是淡黄色晶体,熔点为 64 ℃,存在于动物的肝、奶油、蛋黄和鱼肝油中。不溶于水,易溶于有机溶剂。受紫外光照射后则失去活性。它是脂溶性维生素,为哺乳动物正常生长和发育所必需的物质,体内缺乏维生素 A 则发育不健全,并能引起眼膜和眼角膜硬化症,初期的症状就是夜盲症。

D. 三萜

角鲨烯是鲨鱼肝油的主要成分,可能存在于所有组织中。角鲨烯是羊毛甾醇生物合成的前身,而羊毛甾醇又是其他甾体化合物的前身。

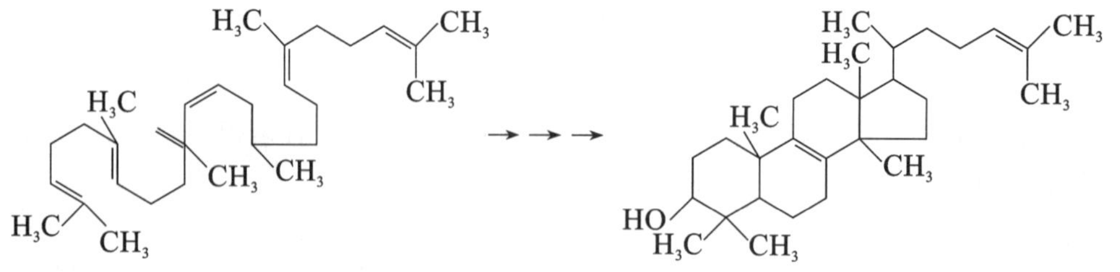

角鲨烯   羊毛甾醇

E. 四萜

四萜类化合物的分子中都含有一个较长的碳碳双键的共轭体系,所以四萜都是有颜色的物质,多带有由黄至红的颜色。因此也常把四萜称为多烯色素。

最早发现的四萜多烯色素是从胡萝卜素中来的,后来又发现很多结构与此相类似的色素,所以通常将四萜称为胡萝卜类色素。最常见的是 α-胡萝卜素、β-胡萝卜素、γ-胡萝卜素。常见的四萜如下:

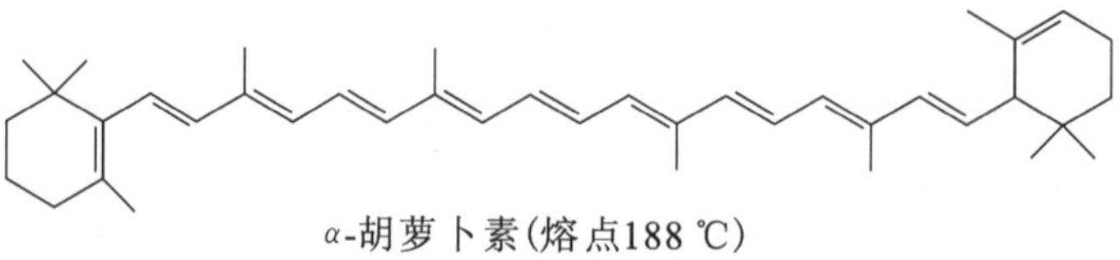

α-胡萝卜素(熔点188 ℃)

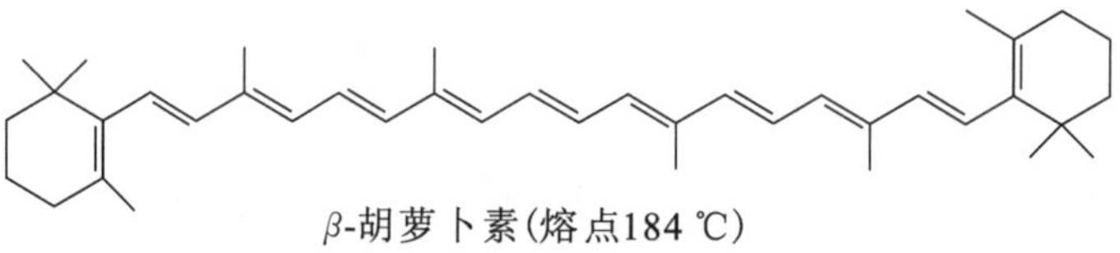

β-胡萝卜素(熔点184 ℃)

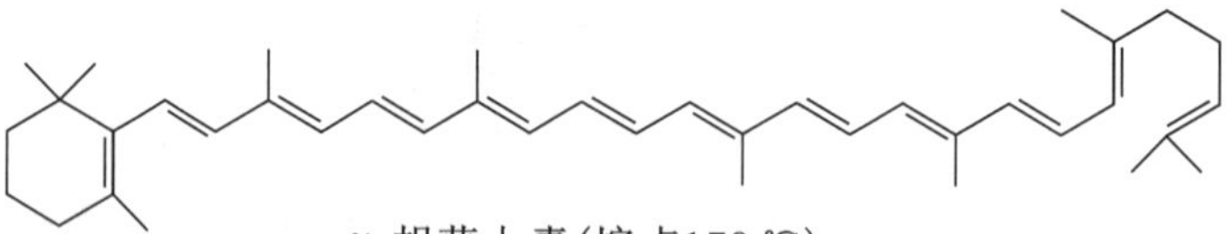

γ-胡萝卜素(熔点178 ℃)

它们广泛存在于植物的叶、茎和果实及动物的乳汁和脂肪中,β-胡萝卜素最重要(生理活性最强)。

三种异构体都易溶于苯、氯仿、二硫化碳,而不溶于乙醇、乙醚。它们在动物肝脏内由酶催化氧化成维生素 A,所以将胡萝卜素称为维生素 A 原。

2. 甾体化合物

甾体化合物广泛存在于动、植物组织内,如动植物体内的甾醇、胆酸、维生素 D、动物激素、肾上腺皮质激素、植物强心苷、蟾酥毒素、甾体生物碱、甾体药物、昆虫激素等,并在动植物生命活动中起着重要的作用。

(1) 甾体化合物的结构

A. 甾体化合物的基本结构

甾体化合物分子中,都含有一个称为甾核的四环碳骨架,即具有环戊烷多氢菲(也称为甾烷)的基本骨架结构,环上一般带有三个侧链,其通式为

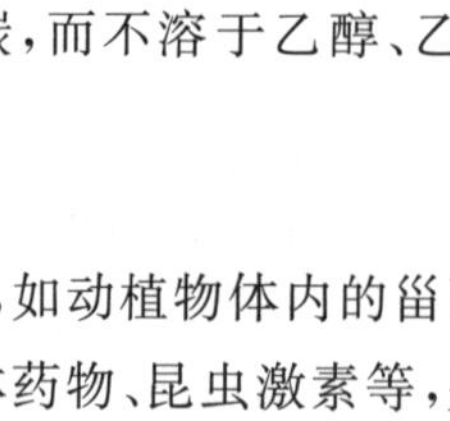

R_1、R_2 一般为甲基,称为角甲基,R_3 为其他含有不同碳原子数的取代基。"甾"是个象形字,即根据这个字结构而来,"田"表示 4 个环,"巛"表示为 3 个侧链。许多甾体化合物除这 3 个侧链外,甾核上还有双键、羟基和其他取代基。4 个环用 A、B、C、D 编号,碳原子也按固定顺序用阿拉伯数字编号。

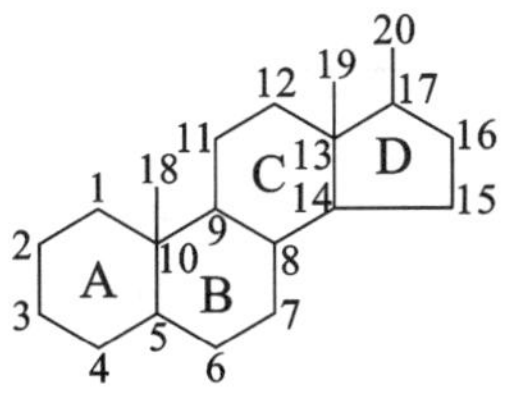

B. 甾环的立体构型及表示方法

甾体化合物的立体结构复杂。就甾体母核即甾环而言,环上有 7 个手性碳原子,可能有的立体异构体数目为 $2^7 = 128$ 个。但由于 4 个环稠合在一起相互牵制和空间位阻等的影响,实际上可能存在的异构体数目大大减小,一般只以稳定的构型存在,并且一种构型只有一种构象。

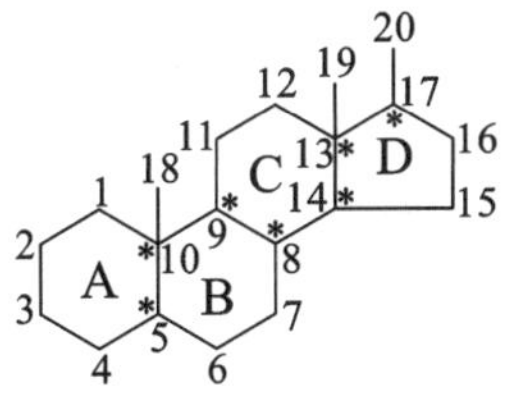

天然产甾体化合物现在已知的只有两种构型,一种是 A 环和 B 环以反式相并联,另一种是 A 环和 B 环以顺式相并联。而 B 环和 C 环、C 环和 D 环之间是以反式相并联的。

a. 正系(5β-型)

A、B 环为顺式,相当于顺十氢萘的构型,即 C_5 上的氢原子与 C_{10} 上的角甲基都伸向环平面的前方,处于同一边,用实线表示。

正系的楔形式   正系的构象

b. 别系(5α-型)

A、B 环为反式,相当于反十氢萘的构型,即 C_5 上的氢原子与 C_{10} 上的角甲基不在同一边,用虚线和实线分别来表示。

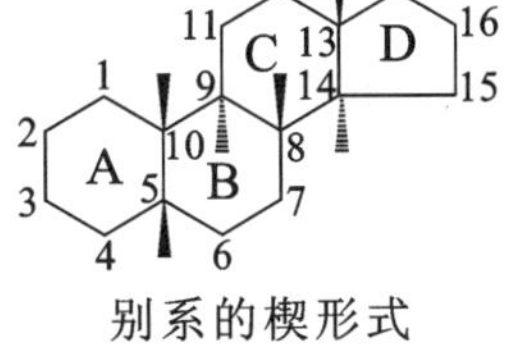

别系的楔形式 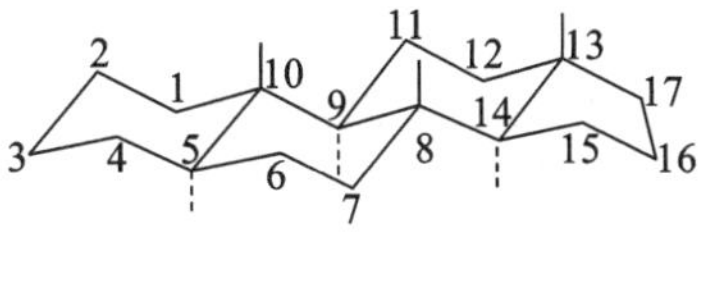   别系的构象

在很多甾体化合物中,由于 C_4 和 C_5 各与邻位碳原子形成双键,因此区分 A、B 环稠合时的构型的因素不存在,也就无正系和别系之分了。

(2) 甾体化合物的命名

甾体化合物通常用与其来源或生理作用有关的俗名,而按系统命名法进行命名较为复杂,需先要确定甾体的母核,然后在其前后标明各取代基的名称、数量、位置和构型。

甾体化合物母核的名称与其所连的基团有关,其关系见表 5-8。

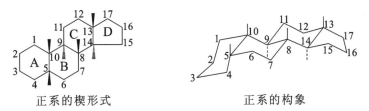

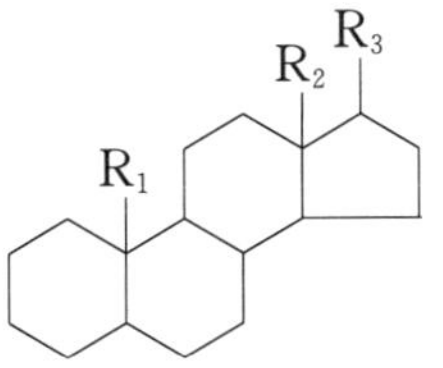

表 5-8　甾体化合物及其母核

甾体母核名称	R₁	R₂	R₃
甾烷	—H	—H	—H
雌甾烷	—H	—CH₃	—H
雄甾烷	—CH₃	—CH₃	—H
孕甾烷	—CH₃	—CH₃	—CH₂CH₃
胆烷	—CH₃	—CH₃	CH₃CHCH₂CH₂CH₃
胆甾烷	—CH₃	—CH₃	CH₃CHCH₂CH₂CH₂CHCH₃ (CH₃)
麦角甾烷	—CH₃	—CH₃	CH₃CHCH₂CH₂CHCHCH₃ (CH₃)(CH₃)

（3）重要的甾体化合物

根据甾体化合物的结构和存在方式不同，重要的甾体化合物有甾醇、胆酸、甾体激素、强心苷等。

A. 甾醇

a. 胆甾醇（胆固醇）

胆甾醇是最早发现的一个甾体化合物，存在于人及动物的血液、脂肪、脑髓及神经组织中。因最初从胆结石中得来的固体醇而得名。

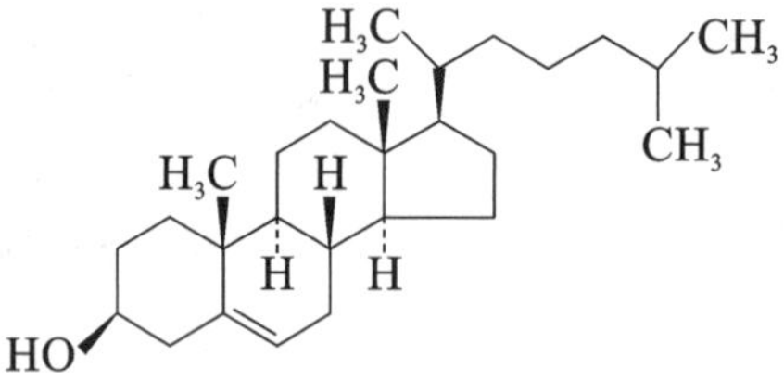

胆甾醇

胆甾醇是无色或略带黄色的结晶，熔点 148.5 ℃，在高真空度下可升华，微溶于水，溶于乙醇、乙醚、氯仿等有机溶剂。人体中胆固醇含量过高是有害的，它可以引起胆结石、动脉硬化等。由于胆甾醇与脂肪酸都是醋源物质，食物中的油脂过多时会提高血液中的胆甾醇含量，因而食油量不能过多。胆甾醇是制药上合成维生素 D₃ 的原料。

胆甾醇分子中的双键，可以与溴或溴化氢发生反应，也可以催化加氢生成二氢胆甾醇。将胆甾醇溶于氯仿中，加入乙酐和浓硫酸，溶液逐渐由浅红色变为蓝色，最后变为绿色。这是甾体母核的颜色反应，可作为甾体化合物的定性检验反应。

b. 7-脱氢胆甾醇和维生素 D₃

胆甾醇在酶催化下氧化成 7-脱氢胆甾醇。7-脱氢胆甾醇存在于皮肤组织中，在日光照射下发生化学反应，转变为维生素 D₃。

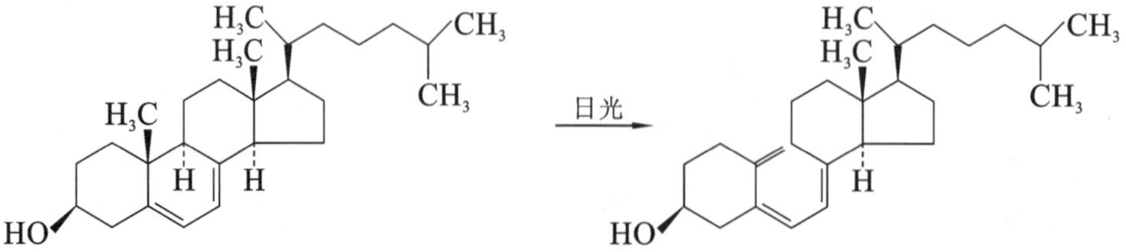

7-脱氢胆甾醇　　　日光→　　维生素D₃

c. 麦角甾醇和维生素 D₂

麦角甾醇是一种植物甾醇，最初是从麦角中得到的，但在酵母中更易得到。麦角甾醇经日光照射后，B

环开环形成维生素 D_2（即钙化醇）。

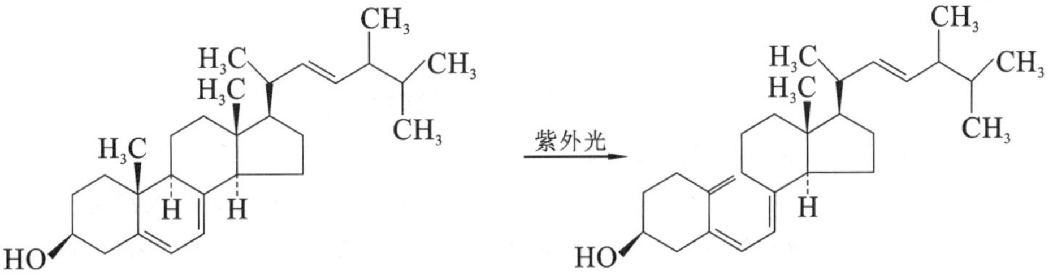

麦角甾醇   维生素D_2

知识链接

维生素 D 类物质的生理功能

维生素 D 属于甾醇的开环衍生物，是一类抗佝偻病维生素的总称。目前已知约 10 种维生素都是甾醇的衍生物，其中活性较高的是维生素 D_2 和维生素 D_3。维生素 D_3 是从小肠中吸收 Ca^{2+} 过程中的关键化合物。体内维生素 D_3 的浓度太低，会引起 Ca^{2+} 缺乏，不足以维持骨骼的正常生成而产生软骨病。维生素 D_2 同维生素 D_3 一样，也能抗软骨病。

B. 胆酸

在人和动物胆汁中含有几种与胆甾醇结构类似的大分子酸，称为胆汁酸。胆酸是其中的一种，其结构如下：

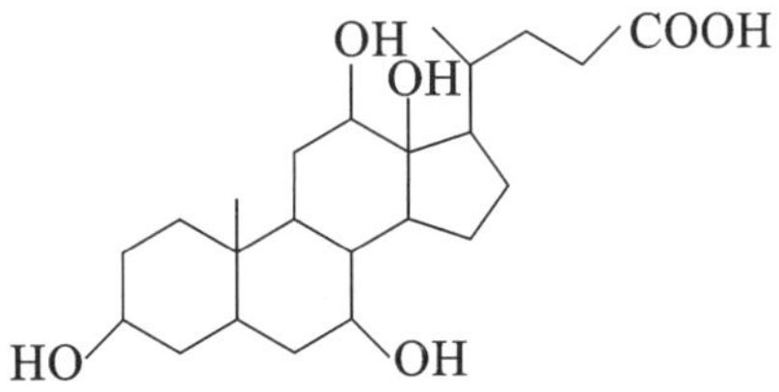

胆酸

胆酸在胆汁中与甘氨酸或牛磺酸通过酰胺键结合成甘氨胆酸或牛磺胆酸，在人体及动物小肠碱性条件下，又以钾（或钠）盐的形式存在，它们是良好的乳化剂，其生理作用是使脂肪乳化，促进脂肪在肠道中的水解和吸收。故胆酸被称为"生物肥皂"，临床上所用的利胆药——胆酸钠，就是甘氨胆酸钠或牛磺胆酸钠的混合物。

C. 甾体激素

激素是由动物体内各种内分泌腺分泌的一类具有生理活性的化合物，它们直接进入血液或淋巴液中循环至体内不同组织和器官，对各种生理机能和代谢过程起着重要的协调作用。激素可根据化学结构分为两大类：一类为含氮激素（包括胺、氨基酸、多肽和蛋白质）；另一类即为甾体激素。

甾体激素根据来源不同分为肾上腺皮质激素和性激素两类，它们的结构特点是在 C_{17} 上没有长的碳链。

a. 性激素

性激素是高等动物性腺的分泌物，具有控制性生理、促进动物发育、维持第二性征（如声音、体形等）的作用。性激素分为雄性激素和雌性激素两大类，在生理上各有特定的生理功能。

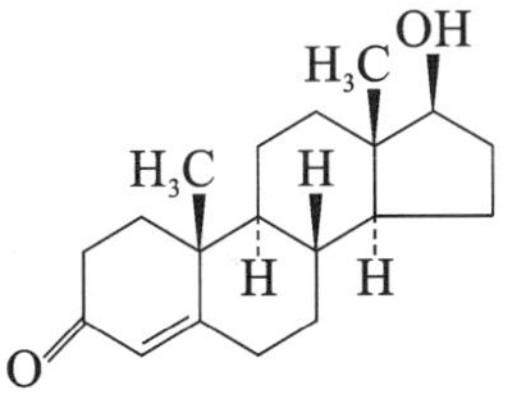

睾丸酮 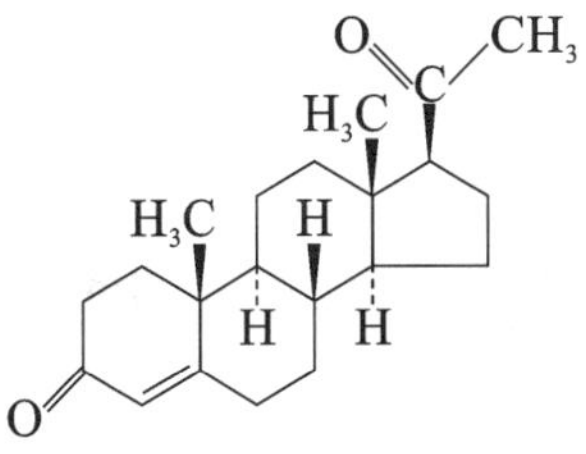   黄体酮

知识链接

性激素的生理功能

睾丸酮是睾丸分泌的一种雄性激素,能促进肌肉生长、声音变低沉等雄性器官和第二性征的发育、生长以及维持雄性特征。在临床上多用其衍生物,如甲基睾丸酮和睾丸酮的丙酸酯。

黄体酮是雌性激素,能抑制排卵,并使受精卵在子宫中发育。临床上常用于治疗习惯性流产、子宫功能性出血、痛经及月经失调等症。

b. 肾上腺皮质激素

肾上腺皮质激素是哺乳动物肾上腺皮质分泌的激素,皮质激素的重要功能是维持体液的电解质平衡和控制糖类化合物的代谢。动物缺乏它会引起机能失常以至死亡。氢化可的松、可的松、皮质酮等皆是此类中重要的激素。

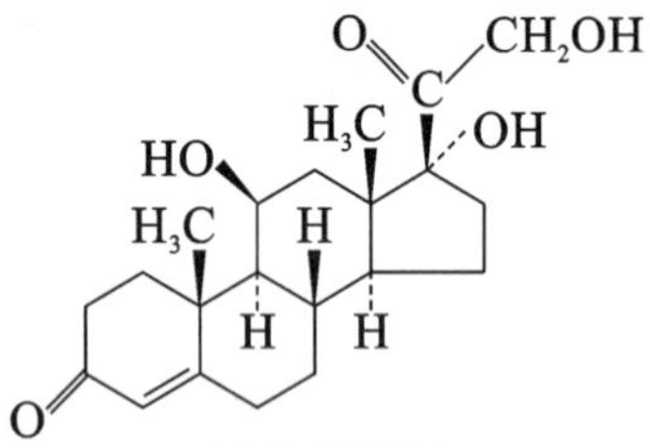

氢化可的松 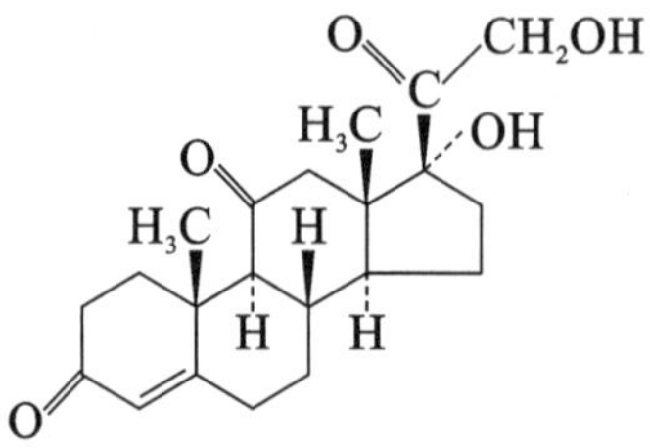　　　　　　　可的松 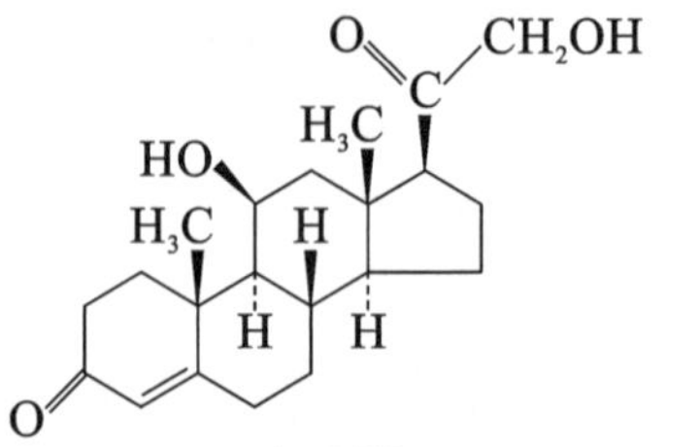　　　　　　　皮质酮

知识链接

人参、西洋参功能比较

人参和西洋参的主要有效成分为三萜皂苷,含量约 4%,其中须根含量较主根高,全植物中以花蕾含皂苷量最多。人参可改善记忆全过程,而西洋参只改善记忆获得与再现,无改善记忆巩固的作用;西洋参有较强抗氧化活性和清除自由基作用,所以对心血管系统的作用比人参更强。人参可提高人体抗 X 射线辐射的保护作用,长期服用人参能降低肺、胃、肝和结肠癌发生率,所以抗肿瘤作用人参更强。对伤口愈合人参好于西洋参,另外,人参和西洋参均有一定的抗糖尿病作用。

目标测试

1. 什么是萜类化合物?其分子结构有何特点?
2. 甾体化合物的基本结构是什么?碳原子是如何编号的?
3. 什么是异戊二烯规则?试举出生物体中遵循异戊二烯规则的化合物。
4. 命名下列各化合物。

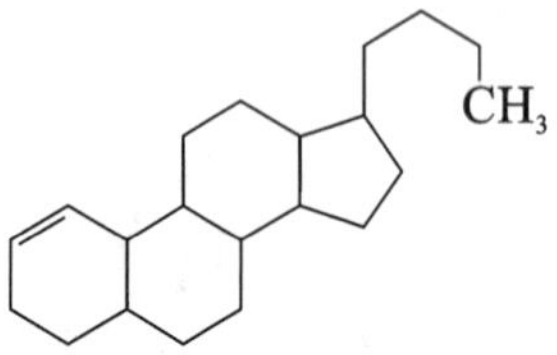

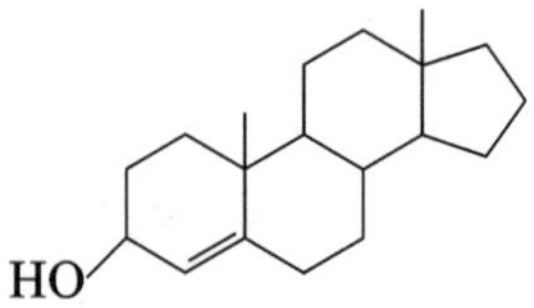

5. 标出下列化合物中的手性碳原子,并根据结构中的特点进行分析,说出所具有的主要化学性质。

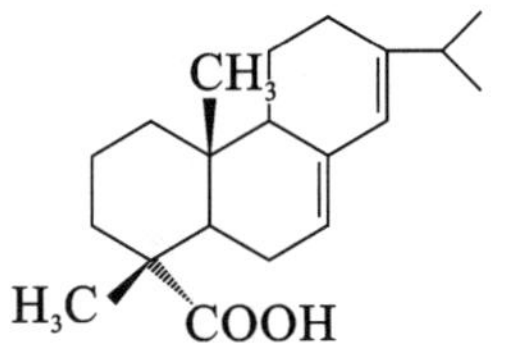

松香酸

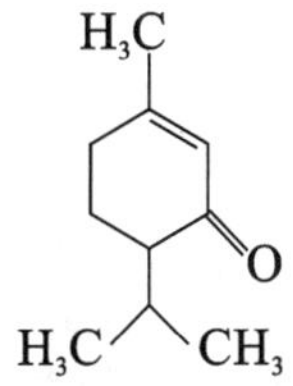

胡椒酮

6. 用简单的化学方法区分下列各组化合物。

（1）薄荷醇、柠檬醛、樟脑

（2）胆甾醇、胆酸、α-蒎烯

7. 写出胆甾醇的结构式，说明胆甾醇的显色反应在临床上有什么意义。

模块 6 溶 液

人体内有相当多的物质是以溶液的形式存在的,如血液、淋巴液、组织液等。食物的消化和吸收,营养物质的运送和转化,代谢物的排泄等都离不开溶液。很多药物和试剂必须配成一定浓度的溶液才能使用。因此,学会溶液的配制和浓度的计算,掌握溶液的基本知识,非常重要。

单元 1 分 散 系

单 元 目 标

※ 掌握分散系的概念和特点。
※ 熟悉分散系的分类。
※ 了解乳浊液在医学上的应用。

1. 分散系的概念及分类

一种物质(或几种物质)的微粒分布在另一种物质所形成的体系,这种体系称为分散系。其中被分散的物质称为分散质或分散相;容纳分散质的物质称为分散介质或分散剂。如生理盐水是氯化钠分散在水中形成的氯化钠溶液;碘分散在酒精中形成碘酒;泥土分散在水中形成泥浆;它们都各自形成一个分散系。其中:氯化钠、碘、泥土是被分散的物质,称为分散相(或分散质);水、酒精是容纳分散相的物质,称为分散介质(或分散剂)。

按照分散相微粒的大小,可将分散系分成三大类。

(1)分子或离子分散系

当分散相的微粒是直径小于 1 nm 的分子或离子,其分散系称为分子或离子分散系。这种分散系是均匀的、透明的、稳定的,又称真溶液,简称溶液。如氯化钠水溶液、碘酒。

(2)粗分散系

分散相的微粒是多分子或离子的聚合体,微粒的直径大于 100 nm 的分散系称为粗分散系。粗分散系根据分散相的状态不同又分为悬浊液和乳浊液两种。固体分散在液体中形成的粗分散系称为悬浊液,如泥浆。液体分散相分散在另一种互相不溶的液体中所形成的粗分散系称为乳浊液,如水和油混合后剧烈振荡所形成的就是乳浊液。

(3)胶体分散系

分散相微粒直径在 1~100 nm 之间的分散系称为胶体分散系。固态分散相分散在液态分散介质中形成的胶体分散系称为胶体溶液,简称溶胶,分散相的微粒称为胶粒。本单元讨论的溶胶均以水为分散介质。

胶体分散系中分散相微粒因为小于粗分散系中的微粒,不但不能阻挡可见光的通过,而且也不易受重力的作用和分散剂分离,所以胶体分散系有一定的透明性和稳定性。胶体分散系中的分散相粒子有些是由许多小分子及离子聚合而成的,如氢氧化铁胶粒。也有些胶粒本身就是一个大分子,相对分子质量达到几万到几百万,直径已达到 1~100 nm,如蛋白质或淀粉胶粒,蛋白质或淀粉溶液属于高分子化合物溶液。

2. 三类分散系的特点

三类分散系的比较见表 6-1。

表 6-1　三类分散系的比较表

分　散　系		分散相粒子	粒 子 大 小	特　　点
粗分散系	乳浊液	液体颗粒	>100 nm	混浊、不透明、不均匀、不稳定、容易聚沉
	悬浊液	固体微粒		
胶体分散系	高分子溶液	单个高分子	1～100 nm	透明、均匀、稳定、不聚沉
	溶胶	由多分子聚集成的胶粒		透明度不一、不均匀、有相对稳定性、不易聚沉
分子或离子分散系	真溶液	低分子或离子	<1 nm	透明、均匀、稳定、不聚沉

3. 乳浊液在医学上的应用

乳浊液在医学上应用很广,统称乳剂。如鱼肝油乳剂。药液制成乳剂后,由于分散相表面积高度增大,而增加了药液与机体的接触面,改善药物对皮肤、黏膜的渗透性和促进药物的吸收。某些有不良气味的药物制成乳剂后,其气味可被掩盖或改善。例如鱼肝油制成乳剂后,既易于吸收又能掩盖鱼肝油的腥味,但是,药物制成乳剂后,增大了表面积,也增加了与空气中氧气和其他杂质接触的机会,易氧化变质。所以,乳剂中常加入稳定剂且一般不宜长久贮存。

目标测试

1. 何为分散系? 分散系由哪几部分组成?
2. 分散系分为哪几类? 分类的依据是什么? 各举一例。
3. 判断题。
(1) 胶体粒子的直径很小可以透过滤纸,因此可以用过滤的方法分离溶胶和真溶液。
(2) 分散系一定是混合物。
(3) 浊液均可用过滤的方法分离。
(4) 药液制成乳剂后,有利于皮肤吸收,可增强药效。
(5) 乳浊液制成乳剂后,可使保质期延长。

单元 2　溶液组成的表示方法

　单 元 目 标　

※ 掌握溶液组成的各种表示方法。
※ 掌握溶液组成的有关计算和相互换算。
※ 熟悉溶液的配制方法和稀释。

1. 溶液组成的表示方法

根据在实际工作中的不同需要,表示溶液组成的方法有以下几种。

(1) 物质的量浓度

在法定计量单位制中,"浓度"就是"物质的量浓度"的简称。物质的量浓度的符号用小写 c 表示。例如,物质 B 的浓度的符号应写成 c_B 或 $c(B)$,也可以用[B]表示。物质的量浓度的定义为:溶质的物质的量 n_B 除以溶液的体积 V。即

$$c_B = \frac{n_B}{V} \tag{6-1}$$

物质的量浓度的 SI 单位为 mol/m³,化学和医学上常用单位是 mol/L 或 mmol/L。

例 6-1 临床上使用的生理盐水(即 NaCl 注射液)的规格为 0.5 L 生理盐水中含 4.5 g NaCl,求 NaCl 注射液的物质的量浓度。

解
$$n_{NaCl} = \frac{m_{NaCl}}{M_{NaCl}} = \frac{4.5\ g}{58.44\ g/mol} = 0.077\ mol$$

$$c_{NaCl} = \frac{n_{NaCl}}{V} = \frac{0.077\ mol}{0.5\ L} = 0.154\ mol/L = 154\ mmol/L$$

故生理盐水的物质的量浓度为 154 mmol/L。

例 6-2 配制 2 mol/L NaOH 溶液 2 L,需要多少克 NaOH?

解 因为
$$n_{NaOH} = \frac{m_{NaOH}}{M_{NaOH}} = c_{NaOH}V$$

所以
$$m_{NaOH} = n_{NaOH}M_{NaOH} = c_{NaOH}VM_{NaOH} = 2\ mol/L \times 2\ L \times 40\ g/mol = 160\ g$$

故配制 2 mol/L NaOH 溶液 2 L,需要 NaOH 160 g。

(2)质量浓度

质量浓度又称物质 B 的质量浓度,符号为 ρ_B。物质 B 的名称在符号中必须注明,如 ρ_{NaOH} 或 $\rho(NaOH)$。质量浓度的定义为物质 B 的质量除以溶液的体积。即

$$\rho_B = \frac{m_B}{V} \tag{6-2}$$

质量浓度的 SI 单位是 kg/m³,化学和医学上的常用单位是 g/L 或 mg/L。

要注意质量浓度 ρ_B 与密度($\rho = m/V$)的区别。如 $\rho_{NaOH} = 52.7$ g/L 的溶液,其密度为 $\rho = 1.052$ kg/L。它们的符号相同但含义不一样。即密度中的 m 是溶液的质量,而质量浓度中的 m_B 是溶质的质量。

世界卫生组织提议:凡是已知相对分子质量的物质在溶液内的含量均应用物质的量浓度表示。对于其未知相对分子质量的物质,则可用质量浓度表示。

(3)质量分数

质量分数又称物质 B 的质量分数,符号为 ω_B。物质 B 的名称在符号中必须注明,如硫酸的质量分数记为 $\omega_{H_2SO_4}$。质量分数的定义为物质 B 的质量除以溶液的质量。即

$$\omega_B = \frac{m_B}{m} \tag{6-3}$$

注意,溶质和溶液的质量单位必须相同。质量分数的量值可用小数或百分数表示。

例 6-3 500 mL $\omega_{HCl} = 0.36$ 的浓盐酸($\rho = 1.18$ kg/L)中含氯化氢多少克?

解
$$m = \rho V = 1.18\ kg/L \times 0.5\ L = 0.59\ kg = 590\ g$$

又
$$\omega_{HCl} = \frac{m_{HCl}}{m}$$

所以
$$m_{HCl} = \omega_{HCl}m = 0.36 \times 590\ g = 212.4\ g$$

市售的硫酸、盐酸、硝酸、氨水等都是用此种方法来表示含量。

(4)体积分数

体积分数又称物质 B 的体积分数,符号为 φ_B。体积分数的定义为纯物质 B 与混合物在相同温度和压强下的体积之比。即

$$\varphi_B = \frac{V_B}{V} \tag{6-4}$$

纯物质(溶质)与混合物(溶液)的体积单位必须相同。体积分数的量值可用小数或百分数表示。

例 6-4 药典规定,药用酒精的 $\varphi_B = 0.95$。500 mL 药用酒精中含纯酒精多少毫升?多少克?(已知纯酒精 $\rho = 0.789$ kg/L)

解
$$V_B = \varphi_B V = 0.95 \times 0.5\ L = 0.475\ L = 475\ mL$$
$$m_B = \rho V_B = 0.789\ kg/L \times 0.475\ L = 0.375\ kg = 375\ g$$

医药上,一般情况下溶液浓度用物质的量浓度或质量浓度来表示。除此之外,溶质是固体或气体,溶液是液体,其浓度常用质量分数来表示;溶质是液体,溶液也是液体,其浓度常用体积分数来表示。

（5）质量摩尔浓度

物质 B 的质量摩尔浓度等于溶液中物质 B 的物质的量除以溶剂的质量，用符号 b_B 表示，单位为 mol/kg。计算式为

$$b_B = \frac{n_B}{m_{溶剂}} \tag{6-5}$$

（6）比例浓度

对浓度要求不是十分精确的溶液，为了减少计算和配制的麻烦，可以用比例浓度。常用的比例浓度有两种表示方法：①溶质比溶液　药典规定常见的比例浓度符号为 $1:x$，即溶质是固体为 1 g 或溶质是液体为 1 mL，加溶剂配成 x mL 溶液。不特别指定溶剂时，都是以水为溶剂，例如 1∶1000 的高锰酸钾溶液，就是 1 g 高锰酸钾用水配成 1000 mL 溶液。1∶3 的硝酸溶液就是 1 mL 浓硝酸加水配成 3 mL 稀硝酸。②溶质比溶剂　一般实验室中用的比例浓度是溶质比溶剂。例如，溴化钾（1∶5），就是 1 g 溴化钾溶于 5 mL 水中配成的溶液。硝酸（1∶3）就是 1 体积浓硝酸与 3 体积水配成的溶液。

2. 溶液的配制、稀释和有关计算

（1）溶液的配制

溶液配制的方法基本上分为两种。

一种是用一定质量的溶液中所含溶质的质量来表示溶液的浓度，如用质量分数表示溶液的浓度。这种溶液的配制是将定量的溶质和溶剂混合均匀而得。如配制 100 g $\omega_B = 0.1$ 的 NaCl 溶液是将 10 g 干燥的 NaCl 和 90 g 水混合均匀而得。

另一种是用一定体积的溶液中所含溶质的量来表示溶液的浓度，如用体积分数、质量浓度和物质的量浓度等来表示的溶液。配制这些溶液的一般操作步骤为计算、称量、溶解、定量转移、定容、混匀。

例 6-5　如何配制 1 mol/L NaOH 溶液 500 mL？

解　配制方法：计算配制 500 mL 1 mol/L NaOH 溶液所需溶质的质量。

$$m_{NaOH} = c_{NaOH} V M_{NaOH} = 1 \text{ mol/L} \times 0.5 \text{ L} \times 40 \text{ g/mol} = 20 \text{ g}$$

用称量纸或表面皿在台秤上称取固体氢氧化钠 20 g，放于 250 mL 烧杯中，先加适量水，溶解后倒入 500 mL 量筒中，再用少量蒸馏水将烧杯荡洗 2～3 次，洗液也倒入量筒中（此过程即为定量转移），最后加入蒸馏水使溶液总体积为 500 mL，搅拌均匀。

若配制的溶液浓度需十分精确（如滴定分析操作），则不能用托盘天平、量杯或量筒配制溶液，而需用分析天平和容量瓶配制。在称量、溶解和定量转移时，不能丢失溶质。

（2）溶液的稀释

在实际工作中应用的溶液浓度都比较稀，通常先配成浓溶液，有许多试剂，如硫酸等市售的就是浓溶液，用时再进行稀释。

稀释溶液的原则是：稀释前后溶质的量不变。稀释公式为

$$c_1 V_1 = c_2 V_2 \tag{6-6}$$

浓溶液浓度为 c_1，体积为 V_1；配成稀溶液浓度为 c_2，体积为 V_2。

必须注意：公式（6-6）中溶液的浓度单位、体积单位必须一致。

例 6-6　怎样用市售 $\varphi_1 = 0.95$ 酒精配制成消毒用 $\varphi_2 = 0.75$ 酒精 500 mL？

解　设需要 $\varphi_1 = 0.95$ 酒精 V_1（mL）。

因为　　　　　　$\varphi_1 V_1 = \varphi_2 V_2$，　$\varphi_1 = 0.95$，　$\varphi_2 = 0.75$，　$V_2 = 500$ mL

所以　　　　　　$V_1 = \frac{\varphi_2 V_2}{\varphi_1} = \frac{0.75 \times 500 \text{ mL}}{0.95} = 395$ mL

配制方法：取 $\varphi_1 = 0.95$ 酒精 395 mL，加蒸馏水稀释至 500 mL，搅拌均匀即得。

例 6-7　怎样用市售的 18 mol/L 的浓硫酸，配成 3 mol/L 的硫酸溶液 500 mL？

解　先计算所需 18 mol/L 的浓硫酸的体积，设为 V_1（mL）。

因为　　　　　　$c_1 V_1 = c_2 V_2$，　$c_1 = 18$ mol/L，　$c_2 = 3$ mol/L，　$V_2 = 500$ mL

所以　　　　　　$V_1 = \frac{c_2 V_2}{c_1} = \frac{3 \text{ mol/L} \times 500 \text{ mL}}{18 \text{ mol/L}} = 83.3$ mL

配制方法：用干燥量筒取浓硫酸 83.3 mL，慢慢加入盛有 200～300 mL 蒸馏水的烧杯中，边加边搅拌，

冷却后,定量转移至量杯或量筒中,再加蒸馏水使溶液总体积为 500 mL,搅拌均匀。

必须注意:

a. 用浓硫酸配制稀硫酸时,一定要把浓硫酸慢慢地加入水中,不能将水加入浓硫酸中,量取浓硫酸的量杯应干燥。

b. 配制过程中放热效应大的溶液如硫酸溶液及固体溶质溶解比较慢的溶液,如硫酸钠,都应先在烧杯中溶解,不能直接在量杯或量筒中溶解。

3. 溶液浓度的换算

液态试剂的规格,通常以质量分数和密度来表示,实际工作中往往需用其他浓度表示,因此,必需进行溶液浓度之间的换算,常见的有两种类型。

(1) 质量分数与物质的量浓度之间的换算

换算公式:
$$c_B = \frac{\rho \omega_B}{M_B}, \quad \omega_B = \frac{c_B M_B}{\rho} \tag{6-7}$$

常用酸或碱的密度、物质的量浓度和质量分数见表 6-2。

表 6-2 常用酸或碱的密度、物质的量浓度和质量分数

名 称	密度/(kg/L)	物质的量浓度/(mol/L)	质 量 分 数
盐酸(HCl)	1.18	12.0	0.36
硝酸(HNO₃)	1.41	15.7	0.70
硫酸(H₂SO₄)	1.84	17.8	0.955
高氯酸(HClO₄)	1.66	11.6	0.70
醋酸(CH₃COOH)	1.05	17.4	0.995
氢氟酸(HF)	1.15	27.6	0.48
磷酸(H₃PO₄)	1.69	14.7	0.85
氨水(NH₃·H₂O)	0.90	14.3	0.27

例 6-8 市售浓硫酸含量是 $\omega_B = 0.96$,密度 ρ 是 1.84 kg/L,它的物质的量浓度是多少?

解 因为 $M_{H_2SO_4} = 98.07$ g/mol, $\rho = 1.84$ kg/L = 1840 g/L

所以
$$c_{H_2SO_4} = \frac{\rho \omega_{H_2SO_4}}{M_{H_2SO_4}} = \frac{1840 \text{ g/L} \times 0.96}{98.07 \text{ g/mol}} = 18 \text{ mol/L}$$

例 6-9 2 mol/L NaOH 溶液的 ρ 为 1.08 kg/L,它的 ω_B 是多少?

解 因为 NaOH 的密度 $\rho = 1.08$ kg/L = 1080 g/L, $M_{NaOH} = 40$ g/mol

所以
$$\omega_{NaOH} = \frac{c_{NaOH} M_{NaOH}}{\rho} = \frac{2 \text{ mol/L} \times 40 \text{ g/mol}}{1080 \text{ g/L}} = 0.074$$

(2) 质量浓度与物质的量浓度之间的换算

换算公式:
$$c_B = \frac{\rho_B}{M_B}, \quad \rho_B = c_B M_B \tag{6-8}$$

例 6-10 $\rho_B = 90$ g/L 的稀盐酸的物质的量浓度是多少?

解 因为 $\rho_{HCl} = 90$ g/L, $M_{HCl} = 36.46$ g/mol

所以
$$c_{HCl} = \frac{\rho_{HCl}}{M_{HCl}} = \frac{90 \text{ g/L}}{36.46 \text{ g/mol}} = 2.47 \text{ mol/L}$$

例 6-11 已知葡萄糖(C₆H₁₂O₆)的相对分子质量为 180,0.3 mol/L 葡萄糖溶液的质量浓度是多少?

解 因为 $M_{C_6H_{12}O_6} = 180$ g/mol, $c_{C_6H_{12}O_6} = 0.3$ mol/L

所以
$$\rho_{C_6H_{12}O_6} = c_{C_6H_{12}O_6} M_{C_6H_{12}O_6} = 0.3 \text{ mol/L} \times 180 \text{ g/mol} = 54 \text{ g/L}$$

目标测试

1. 用密度 1.84 kg/L,$\omega_B = 0.96$ 的浓硫酸,制备密度为 1.182 kg/L,溶液 $\omega_B = 0.25$ 的 H₂SO₄ 溶液 500 mL,需浓硫酸多少毫升? 怎样配制?

2. 制备 0.1 mol/L NaCl 溶液 250 mL,需多少克 NaCl? 怎样配制?

3. 用密度为 1.18kg/L,$\omega_B=0.36$ 的浓盐酸配制 1 mol/L 盐酸 500 mL,应怎样配制?

4. $\omega_B=0.10$ 的 HNO_3 溶液,密度为 1.05 kg/L,它的物质的量浓度是多少?

5. 患者需补充 Na^+ 5 g,应补给 NaCl 多少克? 如用生理盐水补 Na^+,应补生理盐水多少毫升?

单元3　胶体溶液

单元目标

※ 掌握胶体溶液稳定的因素和聚沉胶体的方法。

※ 熟悉胶体溶液的光学、动力学、电学等性质。

※ 熟悉高分子溶液对胶体的保护作用。

※ 了解高分子化合物溶液的概念、特点。

胶体溶液和高分子化合物溶液与药学类关系非常密切。很多物质在人体中是以胶体形式存在,人的生理活动也与胶体性质有关,很多不溶于水的药物要制成胶体溶液才能被人体吸收,很多试剂如生物试剂、染料的使用和保管均离不开胶体性质,很多操作也是在胶体溶液中进行。所以学好胶体溶液对以后专业课程的学习帮助很大。

1. 胶体溶液的性质

(1) 丁达尔效应(胶体溶液的光学性质)

如果将一束强光射入胶体溶液,在光束的垂直方向上可以看到一条发亮的光柱,这种现象称为丁达尔效应。实验现象如图 6-1 所示。丁达尔效应是由于胶体粒子对光的散射而产生的,通常将散射光又称为乳光,所以丁达尔效应又称乳光效应。可见光射到粗分散系能产生反射光,使粗分散系混浊不透明。真溶液的分散相小于 1 nm,光的散射极弱,可见光射入真溶液时,几乎全都发生透射作用,使真溶液具有透明性而没有丁达尔效应。

由此可见丁达尔效应可以用来区分三大分散系。

(2) 布朗运动(胶体溶液的动力学性质)

在超显微镜下观察胶体溶液,可以看到胶体颗粒不断地做无规则的运动,这种运动称为布朗运动(图 6-2)。布朗运动是由分散剂的分子无规则地从各个方向撞击分散相的颗粒而引起的。

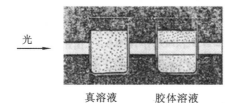

图 6-1　丁达尔效应

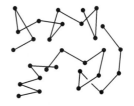

图 6-2　布朗运动

(3) 电泳(胶体溶液的电学性质)

在电解质溶液中插入两个电极,接上直流电源就会发生离子的迁移。如果在胶体溶液中插入两个电极也可以看到同样的现象,即胶体粒子的迁移。在电场中,分散相的颗粒在分散剂中定向移动称为电泳。胶体粒子能产生电泳,说明胶体粒子带电。根据胶体粒子在电场中移动的方向,可以确定它们带什么电荷。移向阴极的胶体粒子带正电荷,胶体粒子带正电荷的胶体称正胶体,如氢氧化铁胶体。移向阳极的胶体粒子带负电荷,胶体粒子带负电荷的胶体称负胶体,如硫化砷胶体(表 6-3)。

表 6-3　某些胶体粒子所带电荷的情况

带正电荷的胶体	带负电荷的胶体
氢氧化铝	硫化砷、硫化锑
氢氧化铁	金溶胶、银溶胶、硫溶胶
氢氧化铬	硅酸、锡酸
卤化银(硝酸银过量时形成的胶体)	卤化银(卤化物过量时形成的胶体)
蛋白质在酸性溶液中	蛋白质在碱性溶液中

（4）胶体溶液的吸附作用

气体或溶液里的物质被吸附在固体表面,这种现象称为吸附。任何固体表面都具有吸附作用。吸附作用和固体物质表面积有关,表面积越大,吸附能力越强。若将固体粉碎,其表面积会大大增加,吸附能力也大大增强。

胶体溶液中,胶体颗粒(固体)较小,总的胶体颗粒表面积很大,因此具有强烈的吸附作用。

（5）胶体的扩散和透析

扩散就是溶胶的颗粒能从浓度大的区域移向浓度小的区域,最后达到浓度均匀的过程。

如果用半透膜制成一个袋子,往里面装入淀粉胶体 10 mL 和食盐溶液 5 mL 的混合液体,用线把半透膜袋的口扎紧,把它悬挂在盛有蒸馏水的烧杯中,几分钟后,用两支试管各取烧杯里的液体 5 mL,往其中一支试管加入少量的硝酸银溶液,往另一支试管里加入少量碘水,在加入硝酸银溶液的试管里出现了白色沉淀,在加入碘水的试管里不发生变化。这就证明氯离子可以通过半透膜,而淀粉胶体的微粒不能透过半透膜。同样可以证明钠离子也能透过半透膜。利用这一性质可以把电解质的离子或分子从胶体溶液中分离出来,使胶体溶液净化,这一种方法称为透析或渗析。

2. 胶体溶液的稳定性和聚沉

很多药物要制成胶体溶液,制得的胶体越稳定越好。然而,在很多化工生产和化学分析中,生成胶体又是不利的,胶核能吸附溶液中的离子和其他杂质,使产品不纯,而且胶粒能通过滤纸,在过滤时容易丢失,使分析不准确,因此又要破坏胶体。不论增强胶体的稳定性或者破坏胶体,都必须弄清楚胶体稳定的因素。

（1）胶体稳定的因素

从胶团的结构和胶体的性质,可总结出胶体稳定的因素主要有以下几点。

A. 布朗运动

由于胶粒比较小,受地心吸引力也小,因此布朗运动产生的动能足够克服地心对它的吸引力,从而使胶体具有一定的稳定性。粗分散系颗粒大,地心吸引力大,布朗运动慢,不能克服地心吸引力,所以粗分散系不稳定。而真溶液的分子、离子运动非常快,受地心吸引力又小,所以真溶液特别稳定。

B. 胶体的胶粒带同种电荷

同种胶粒在相同条件下带相同电荷(正电荷或负电荷)。同性电荷的胶粒互相排斥,从而阻止了胶粒在运动时互相接近和聚合成较大的颗粒沉淀下来。

C. 溶剂化膜——水化膜的存在

由于胶核吸附离子,离子水化力很强,使胶粒外面又包围一层水分子,形成水化膜,使胶粒增加一层保护膜,阻止胶粒互相聚合。

胶体稳定的主要因素是胶粒带电和水化膜的存在,其次是布朗运动。

（2）聚沉胶体的方法

使胶体微粒聚合成大的颗粒而沉淀下来的过程称聚沉。设法破坏胶体稳定的因素,就能使胶体聚沉,常用的方法如下。

A. 加入少量电解质,中和胶粒电荷

如在氢氧化铁溶胶中,加入少量硫酸钠,由于增加了溶胶中电解质离子的浓度,特别是增加了与胶粒带相反电荷的离子,如 SO_4^{2-},中和胶粒的电荷。胶粒电荷被中和后,水化膜也被破坏。胶体稳定的主要因素被破坏,胶粒在运动时就互相碰撞而聚合成大的颗粒沉淀下来。

电解质对胶体的聚沉能力不仅与电解质的浓度有关,更主要的是取决于胶粒带相反电荷的离子即反离子的电荷数,反离子的电荷数越多,聚沉能力越强。如对硫化砷胶体(负胶体)的聚沉能力,$AlCl_3 > CaCl_2 > NaCl$,而 KCl、K_2SO_4 对硫化砷胶体的聚沉能力几乎相等。对 $Fe(OH)_3$ 胶体(正胶体)的聚沉能力: $K_3[Fe(CN)_6] > K_2SO_4 > KCl$。

江河入海口三角洲的形成,主要是由于河水中泥沙带的负电荷被海水中电解质中和而沉淀堆积而成的。在豆浆中加入少量石膏($CaSO_4 \cdot 2H_2O$)溶液制成豆腐,也是由于电解质中和了豆浆胶粒电荷的结果。

B. 加入亲水性强的有机溶剂,破坏水化膜

亲水性强的有机溶剂(如乙醇)加入溶胶中能夺取胶粒外面的水化膜,使胶粒稳定性降低。另外,乙醇还能使蛋白质变性,使蛋白质溶解度降低,从而发生沉淀。

C. 加入带相反电荷的胶体溶液

当带有相反电荷的两种胶体溶液互相混合时,由于胶粒带的电荷相反,互相中和电荷,从而发生聚沉。两种不同的墨水,由于染料不同或生产工艺不同有可能带不同的电荷,因此也不能混合使用。

明矾的主要成分是硫酸铝,水解后生成带正电荷的氢氧化铝胶粒,遇到水中带负电荷的泥沙等杂质,互相中和电荷发生聚沉,从而达到净化水的目的。

D. 加热

许多胶体溶液在加热时都能发生聚沉,这是因为一方面温度升高,胶核吸附离子的能力降低,使胶粒电荷减少、水化程度降低。另一方面,升高温度,胶粒运动加快、碰撞机会增多。所以加热可以使胶体聚沉。

对蛋白质胶体溶液加热时,能使蛋白质变性凝固,溶解度降低,从而发生沉淀。

3. 高分子化合物溶液

(1) 高分子化合物的概念

高分子化合物是由几百个、几千个,甚至更多的原子所组成的具有巨大相对分子质量的物质,如淀粉、蛋白质、纤维素、阿拉伯胶和明胶等。

高分子化合物和低分子化合物比较起来有以下特点:

A. 相对分子质量大

一般在几万至几百万之间,如蛋白质的相对分子质量为 2 万~60 万,而低分子化合物的相对分子质量一般在 1000 以下,1000~2000 的很少。此外,同一种高分子化合物分子的大小也不一样。因此它们的相对分子质量是同一种化合物大小不同的相对分子质量的平均值。

B. 容易吸附

分子结构是链状的能卷曲的线形分子,容易被吸附在胶粒的表面。

C. 高分子化合物溶液属胶体分散系

高分子化合物溶液按分散相颗粒大小划分,属于胶体分散系,它具有胶体溶液的一些性质,如丁达尔效应、布朗运动、不能通过半透膜等;按分散相组成划分,高分子化合物溶液的分散相是单个分子或离子,属于分子或离子分散系。

(2) 高分子化合物溶液的特点

高分子化合物溶液与一般溶胶溶液比较有以下特点:

A. 稳定性大

高分子化合物溶液很稳定,稳定的主要因素是在溶液中溶剂化能力很强。高分子化合物分子结构中有很多亲水性很强的基团,如羟基(—OH)、羧基(—COOH)、氨基(—NH₂)等。以水作为分散剂时,高分子化合物能通过氢键与水形成一层很厚的水化膜。

B. 黏度大

高分子化合物溶液有很大的黏度,如蛋白质溶液。而溶胶的黏度一般来说几乎和纯溶剂没有区别,如氢氧化铁胶体的黏度和水几乎相同。

C. 溶解的可逆性

高分子化合物能自动溶解在溶剂里形成真溶液,而且溶解的过程是可逆的,它从溶剂中分离出来以后,

再加入原来的溶剂,又能得到原来状态的真溶液。胶体溶液一旦聚沉以后,再加入原来的分散剂不能再形成胶体溶液。

D. 盐析

电解质对胶体溶液和高分子化合物溶液都能起凝聚作用,但作用的机制和需要的量不同。

取两支试管,一支中加入 1 mL 氢氧化铁胶体,另一支加入 50 g/L 的明胶溶液 1 mL,逐滴加入饱和硫酸铵溶液于两支试管中,发现相同量的饱和硫酸铵溶液,能使氢氧化铁胶体聚沉,不能使明胶溶液聚沉。若欲使明胶聚沉,必须加入大量硫酸铵溶液。这种向高分子化合物溶液中加入大量电解质,使高分子化合物从溶液中析出的过程称盐析,又如肥皂厂制肥皂时,往往加入大量食盐晶体把肥皂从溶液中析出。

溶胶和高分子化合物溶液聚沉时所需要的电解质的量不同,是因为作用的机制不同。电解质使溶胶聚沉,主要是中和胶粒电荷,电解质溶液中离子很多,中和胶粒电荷能力很强,加入少量电解质就能使溶胶聚沉。高分子化合物溶液稳定的主要因素是在分子外面有很厚的水化膜。必须加入大量电解质才能把水化膜夺过来,从而使高分子化合物从溶液中析出。

电解质的种类和浓度不同,盐析的能力也不同。高分子化合物种类不同,盐析时,要求电解质的浓度也不同,这一点,可用于血浆中蛋白质的分离。在蛋白质溶液中,先加入盐析能力较小的电解质,可以使溶解度小的蛋白质先沉淀析出;再增大电解质的浓度或换成盐析能力强的电解质,可以使另一种溶解度较大的蛋白质析出。

(3) 高分子化合物对胶体的保护作用

在溶胶中加入一定量的高分子化合物溶液,可以大大增强溶胶的稳定性,这一种现象称高分子化合物对胶体的保护作用。如在加有明胶的硝酸银溶液中滴加氯化钠溶液时生成的氯化银不容易形成沉淀,而形成胶体溶液。这是由于明胶是高分子化合物,对氯化银胶体起了保护作用。

高分子化合物对溶胶的保护作用是由于这些高分子化合物都是链状且能卷曲的线形分子,很容易吸附在胶粒表面,给胶粒增加了一层保护膜,又由于高分子化合物水化能力很强,在高分子化合物保护膜外面又形成一层水化膜,这样就阻止了胶粒对溶液中带相反电荷离子的吸引,减少了胶粒之间互相碰撞的机会,从而大大增强了胶体的稳定性。

(4) 胶凝

在一定条件下,许多高分子化合物溶液和某些胶体溶液能全部凝聚成相当稠厚的物质,这种物质称为凝胶或胶冻,形成凝胶的过程称为胶凝。动物胶、明胶以及淀粉制成的浆糊等冷却后都能形成凝胶。

凝胶的形成是由于高分子化合物或胶粒在溶液浓度增大时能互相结合,使整个体系交织为松软的网状结构,并将介质(液体)固定在网眼中,这样介质就不能自由流动,因而形成了凝胶。

干燥的凝胶能吸收适当的液体而膨胀,这个过程称膨润。

在生理过程中膨润起着重要作用,有机体越年轻,膨润能力越强。随着有机体逐渐衰老,膨润能力逐渐减弱,老年的特殊标志——皱纹,就是有机体失去膨润能力的特征,血管硬化也是由于构成血管壁的凝胶失去膨润能力。

有些凝胶能自动分离出部分液体而使凝胶体积缩小,这种现象称为离浆。如淀粉糊搁久了就要析出水分,血块搁久了便有血清分出,都是离浆现象。

知识拓展

纳米材料在医学上的应用——靶向药物

纳米(nm)是一个长度计量单位,1 nm＝10^{-9} m。纳米材料是在纳米量级(1～100 nm)范围内调控物质结构研制而成的具有优异理化性能的新材料,纳米材料在医学领域中的应用范围广泛,如基因治疗、细胞移植、人造皮肤和血管,以及人工移植动物器官。

在超临界高压下细胞会"变软",而纳米生化材料微小易渗透,医药学家可以利用纳米生化材料改变细胞基因,因而纳米生化材料最有前景的应用是基因药物的开发。德国柏林医疗中心将铁氧体纳米粒子用葡萄糖分子包裹,在水中溶解后注入肿瘤部位,使癌细胞部位完全被磁场封闭,通电加热时温度达到 47 ℃,慢慢杀死癌细胞。这种方法已在老鼠身上进行实验并获得初步的成功。美国密歇根大学正在研制一种 20 nm 的微型智能炸弹,能够识别癌细胞的化学特性进而攻击癌细胞,甚至可钻入单个细胞内将它炸毁。

目标测试

1. 怎样用实验的方法鉴别溶液和溶胶?

2. 胶体溶液有哪些性质? 这些性质与胶体的结构有何关系?

3. 高分子化合物溶液的稳定因素与溶胶的稳定因素有何区别? 高分子化合物溶液为什么对胶体有保护作用?

4. 影响胶体溶液的稳定因素是什么? 破坏胶体有哪些方法?

5. 什么是盐析? 它与电解质对胶体的聚沉有何不同?

6. 把 $AlCl_3$、$MgSO_4$、Na_3PO_4 按照对 $Fe(OH)_3$ 胶体(正胶体)的聚沉能力,由大到小排列出来。

 # 单元 4　稀溶液的依数性

```
单 元 目 标
```

※ 掌握渗透的基本概念、渗透产生的条件。

※ 掌握渗透浓度的计算及渗透压、渗透浓度在医学上的意义。

※ 熟悉稀溶液依数性的概念。

溶液的性质既不同于纯溶质,又不同于纯溶剂。其性质可分为两类:一类是由溶质的本性所引起的,例如溶液的颜色、导电性、密度等;另一类是由溶液的组成引起的,而与溶质的本性几乎无关。后一类性质通常称为稀溶液的通性,又称依数性。稀溶液的依数性包括溶液的蒸气压下降、溶液的沸点升高、溶液的冰点降低和溶液的渗透压等。至于在浓溶液中,溶液的依数性会受到溶质的影响,因此情况也就比较复杂。本单元重点学习溶液的渗透压。

1. 溶液的渗透压

假如在很浓的蔗糖溶液的液面上加一层清水,则蔗糖分子从下层进入上层,水分子从上层进入下层,直到浓度一致为止,这个现象称为扩散。

如果将蔗糖溶液装在玻璃管中,与水之间隔一层半透膜,如图 6-3 所示。半透膜是可以允许某些物质(较小分子)透过而不允许另一些物质(较大分子)透过的多孔性薄膜,动物的肠衣、膀胱膜、人工制得的羊皮纸都是半透膜。半透膜可以让水分子通过,但蔗糖分子不能通过。虽然水分子可以向两个方向透过半透膜,但因半透膜内外水的浓度不同(单位体积内水分子的个数不同),蔗糖溶液中水分子个数比同体积的纯水少,因此,单位时间内,纯水透过半透膜进入蔗糖溶液的水分子数比从蔗糖溶液透过半透膜进入纯水的水分子数多。宏观上看,只是水分子透过半透膜进入蔗糖溶液,玻璃管内的液面升高。这种溶剂(水)透过半透膜进入溶液的现象称为渗透现象,简称渗透(osmosis)。产生渗透的条件是半透膜的存在;半透膜两边存在浓度差。

由于渗透作用,玻璃管内的液面上升,静水压随之增加,单位时间内水

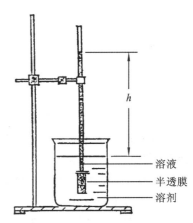

图 6-3　溶液的渗透压

分子从溶液进入纯水的数目也就增多。当玻璃管内、外的液面差达到一定高度时,水分子向两个方向渗透的速率趋于相等,渗透作用达到平衡,玻璃管内的液面停止上升。此时玻璃管内液面高度所产生的压力,称为该溶液的渗透压。阻止渗透现象继续发生,而达到动态平衡的压力称为渗透压(osmotic pressure)。渗透压用符号 Π 表示,其单位为帕斯卡(Pa)或千帕(kPa),医学上常用 kPa。如果玻璃管外不是纯溶剂,而是浓度比管内还小的溶液,同样也会产生渗透。

日常生活中的许多现象,如人们吃太咸的食物或运动时出汗过多会感到口渴;海水鱼和淡水鱼不能互换生活环境;人在淡水中游泳较长时间后会感到眼球发胀、有疼痛感等均与渗透现象有关。

2. 渗透压公式与渗透浓度

(1)渗透压公式

实验证明:当温度不变时,渗透压与稀溶液的物质的量浓度成正比;当浓度不变时,渗透压与溶液的绝对温度成正比。由此可得出稀溶液渗透压的公式:

$$\Pi V = n_B RT \quad\quad 或 \quad\quad \Pi = \frac{n_B}{V}RT = c_B RT \tag{6-9}$$

式中:Π 表示溶液的渗透压,单位是千帕(kPa);

$\quad$ V 表示溶液的体积,单位是升(L);

$\quad$ n_B 对于非电解质溶液,表示溶质分子的物质的量,对于电解质溶液近似为溶质离子的物质的量总数;

$\quad$ c_B 对于非电解质溶液,表示物质的量浓度,对于电解质溶液近似为各离子的物质的量浓度总和;

$\quad$ R 表示摩尔气体常数,$R = 8.314$ J/(mol·K);

$\quad$ T 表示溶液的绝对温度($T = 273 + t$),t 的单位为℃,T 的单位是 K。

由此可见,一定温度下渗透压的大小由稀溶液的物质的量浓度来决定,而与溶质、溶剂的性质无关。对于非电解质溶液或电解质稀溶液来说,当温度一定时,只要物质的量浓度(分子或离子的个数)相同,渗透压就近似相等。

(2)渗透浓度

为了计算和比较非电解质和电解质溶液的渗透压,实际工作中,常用渗透浓度(osmotic concentration)来表示溶液的浓度。

所谓渗透浓度,就是溶液中能产生渗透现象(渗透效应)的各种溶质质点(分子或离子)的总浓度,用符号 c_{OS} 表示,其常用单位为 mmol/L。对于非电解质溶液其渗透浓度等于该溶液的物质的量浓度(单位:mmol/L)即 $c_{OS} = c_B$;对于强电解质溶液,其渗透浓度等于该溶液中的离子总浓度,即 $c_{OS} = ic_B$。如葡萄糖溶液的物质的量浓度为 c_B 时,其渗透浓度也为 c_B。NaCl 溶液的物质的量浓度为 c_B 时,其渗透浓度为 $2c_B(i=2)$。CaCl₂ 溶液的物质的量浓度为 c_B 时,其渗透浓度为 $3c_B(i=3)$。

例 6-12 $\rho_B = 50$ g/L 的葡萄糖溶液的渗透浓度是多少?($M_B = 180$ g/mol)

解 $$c_B = \frac{\rho_B}{M_B} = \frac{50 \text{ g/L}}{180 \text{ g/mol}} = 0.278 \text{ mol/L} = 278 \text{ mmol/L}$$

因为葡萄糖是非电解质,所以 $\quad\quad c_{OS} = c_B = 278$ mmol/L

例 6-13 $\rho_B = 9$ g/L 氯化钠溶液的渗透浓度是多少?($M_B = 58.44$ g/mol)

解 $$c_B = \frac{\rho_B}{M_B} = \frac{9 \text{ g/L}}{58.44 \text{ g/mol}} = 0.154 \text{ mol/L} = 154 \text{ mmol/L}$$

因为 NaCl 是电解质,在水溶液中全部电离成 Na⁺ 和 Cl⁻。

所以 $\quad\quad c_{OS} = c_B \times 2 = 154 \text{ mmol/L} \times 2 = 308 \text{ mmol/L}$

(3)等渗、低渗和高渗溶液

在相同温度下具有相同渗透压的溶液称等渗溶液。渗透压不等的两种溶液,渗透压高的称高渗溶液,渗透压低的称低渗溶液。

临床上,37 ℃时正常人体血浆渗透压为 770.1 kPa,一般在 719.4～820.7 kPa 范围。因此,某溶液 37 ℃时,若渗透压在 719.4～820.7 kPa(渗透浓度 280～320 mmol/L)范围,此溶液就与人体血浆等渗,称等渗溶液。低于 719.4 kPa(渗透浓度小于 280 mmol/L)的溶液称低渗溶液。高于 820.7 kPa(渗透浓度大于 320 mmol/L)的溶液称高渗溶液。

临床上常见的等渗溶液有 0.154 mol/L（9 g/L）NaCl 溶液（生理盐水）、0.278 mol/L（50 g/L）葡萄糖溶液、0.149 mol/L（12.5 g/L）NaHCO$_3$ 溶液、0.167 mol/L（18.7 g/L）乳酸钠（NaC$_3$H$_5$O$_3$）溶液、复方氯化钠溶液（含 8.29 g NaCl、0.3 g KCl、0.3 g CaCl$_2$）。

临床上常见的高渗溶液有 2.78 mol/L（500 g/L）葡萄糖溶液、0.56 mol/L（100 g/L）葡萄糖溶液、0.60 mol/L（50 g/L）NaHCO$_3$ 溶液、1.10 mol/L（200 g/L）甘露醇溶液、0.21 mol/L（50 g/L）葡萄糖氯化钠溶液（生理盐水中含有 50 g/L 葡萄糖）。

临床上给患者大量输液时必须使用等渗溶液，以维持正常的血浆渗透压，使红细胞维持其正常的形态和生理活性（图 6-4（a））。若输入大量的低渗溶液（图 6-4（c）），会降低血浆渗透压，水分子通过细胞膜向细胞内渗透，导致红细胞膨胀甚至破裂而出现溶血现象；若输入大量的高渗溶液（15 g/L NaCl），又会使血浆渗透压过高，红细胞内的水分子向外渗透，使红细胞皱缩而出现胞浆分离的现象（图 6-4（b））。皱缩的红细胞易粘在一起形成团块，堵塞小血管而形成血栓。特殊情况下为了治疗的需要，可输入少量高渗溶液，但高渗溶液的用量和输液速度必须严格控制。

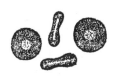
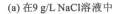

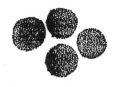

(a) 在9 g/L NaCl溶液中　　　　(b) 在15 g/L NaCl溶液中　　　　(c) 在5 g/L NaCl溶液中

图 6-4　红细胞在不同浓度的 NaCl 溶液中的形态示意图

知识拓展

甘露醇治疗脑水肿

脑水肿属于继发性病理过程，在神经外科方面，脑部疾病如颅脑损伤、颅内占位性病变、炎症、脑血管病、脑寄生虫病、脑先天性疾病等，经常继发脑水肿。目前治疗脑水肿，主要是甘露醇、白蛋白等一类的渗透性脱水。甘露醇的作用机制是通过渗透性脱水作用减少脑组织含水量，用药后使血浆渗透压升高，能把细胞间液中的水分迅速移入血管内，使组织脱水。由于形成了血-脑脊液间的渗透压差，水分从脑组织及脑脊液中移向血液循环，由肾脏排出，使细胞内外液量减少，从而达到减轻脑水肿、降低颅内压的目的。

目标测试

1. 名词解释：
(1) 渗透　　(2) 渗透压　　(3) 渗透浓度　　(4) 等渗溶液
2. 渗透的产生需要满足什么条件？
3. 医学上常见的等渗溶液有哪些？一般输液为何要输等渗溶液？
4. 临床上如何判断等渗溶液？
5. 现有葡萄糖（C$_6$H$_{12}$O$_6$）、蔗糖（C$_{12}$H$_{22}$O$_{11}$）和氯化钠三种溶液，它们的浓度（ρ_B）都是 10 g/L，
(1) 分别计算上述三种溶液的渗透浓度。
(2) 试比较三种溶液在相同温度下渗透压的大小。

单元 5 电解质溶液

单元目标

※ 掌握弱电解质的电离平衡及弱电解质电离程度的判断。
※ 掌握水的电离及有关溶液 pH 值的计算。
※ 掌握缓冲溶液的概念、缓冲溶液的配制及缓冲溶液在医学上的意义。
※ 熟悉酸碱指示剂的变色原理及用酸碱指示剂判断溶液的酸碱性。
※ 熟悉盐类水解的概念及盐水解判断、盐溶液酸碱性判断。
※ 了解缓冲溶液 pH 值的计算。

溶液是由溶质和溶剂组成的。溶质分为电解质和非电解质。无机化学反应大多数是在水溶液中进行的，参加反应的主要是电解质，而电解质在溶液中是全部或部分以离子形式存在，电解质之间的反应实质上是离子反应。离子反应可以分为酸碱反应、沉淀反应、氧化还原反应和配合反应四大类。本单元着重学习前两类反应，应用化学平衡原理讨论弱电解质（如弱酸、弱碱等）在水溶液中的电离平衡，盐的水解平衡及难溶电解质的沉淀溶解平衡。

1. 弱电解质的电离平衡

（1）强电解质和弱电解质

电解质分为强电解质和弱电解质两类。在水溶液中能全部电离成阴、阳离子的电解质称为强电解质。强电解质在水溶液中全部以离子形式存在，导电能力很强。实验证明强酸如硫酸、盐酸、硝酸、高氯酸，强碱如氢氧化钠、氢氧化钾、氢氧化钡和绝大多数盐都是强电解质。

在水溶液中只有小部分能电离成阴、阳离子的化合物称为弱电解质。弱电解质在水溶液中只有一部分以离子形式存在，其余都是以分子形式存在的，因此，弱电解质的水溶液导电能力弱。实验证明，弱酸如醋酸、碳酸、硼酸，弱碱如氨水和少数盐类如氯化汞、醋酸铅是弱电解质。

（2）弱电解质的电离度和电离平衡

A. 电离度

弱电解质的电离是可逆过程，例如 HAc 的电离过程是

$$HAc \rightleftharpoons H^+ + Ac^-$$

当正、逆两个过程速率相等时，分子、离子之间就达到了动态平衡，这种平衡称为电离平衡。电离平衡是化学平衡的一种，服从化学平衡规律。在平衡状态下，弱电解质的电离程度可用电离度来表示。

电离度就是电离平衡时，已电离的弱电解质分子数和电离前溶液中它的分子总数的百分比。电离度通常用 α 表示。

$$\alpha = \frac{\text{已电离的分子数}}{\text{电离前分子总数}} \times 100\% \tag{6-10}$$

例 6-14 在 18 ℃时 0.1 mol/L 醋酸中，每 10000 个醋酸分子中有 134 个电离成氢离子和醋酸根离子，求醋酸的电离度。

解
$$\alpha = \frac{134}{10000} \times 100\% = 1.34\%$$

电离度的大小可以相对地表示电解质的强弱。几种常见酸碱盐的电离度见表 6-4。

强电解质在水溶液中完全电离，其电离度应该是 100%，但是表 6-4 上物质为什么电离度都不到 100%呢?

这是因为电离度是通过实验测定出来的，在测定电解质溶液的导电能力时，由于强电解质完全电离，在溶液中离子浓度很大，不同离子由于静电作用相互吸引，使离子不能完全自由运动，因此从溶液的表观性质

来看,测出强电解质溶液所含离子数就小于完全电离的 100%。但它们仅仅反映强电解质溶液中离子间相互吸引和影响的程度,称为表观电离度,不代表强电解质在溶液中真正电离的百分数。

根据电离度大小,把电解质分为三类:

电离度大于 30% 的电解质称为强电解质;

电离度小于 5% 的电解质称为弱电解质;

电离度介于 5% 和 30% 的电解质称为中强电解质。

电解质强弱之分并无严格的界限,上面的划分只是相对的。

表 6-4　几种 $0.1\ mol/L$ 酸、碱、盐的电离度($18\ ℃$)

电　解　质	分　子　式	电离度 $\alpha/(\%)$		电　解　质	分　子　式	电离度 $\alpha/(\%)$
盐酸	HCl	92		氢氧化钠	NaOH	91
硝酸	HNO_3	92	碱	氢氧化钾	KOH	91
硫酸	H_2SO_4	61		氢氧化钡	$Ba(OH)_2$	81
磷酸	H_3PO_4	27		氨水	$NH_3 \cdot H_2O$	1.3
亚硫酸	H_2SO_3	34		氯化钠	NaCl	84
醋酸	HAc	1.34		硝酸银	$AgNO_3$	81
碳酸	H_2CO_3	0.17	盐	硫酸钠	Na_2SO_4	69
氢硫酸	H_2S	0.07		硫酸铜	$CuSO_4$	40
硼酸	H_3BO_3	0.01		醋酸钠	NaAc	79
氢氰酸	HCN	0.01				

注:表中多元酸的电离度是指它们的一级电离。

电解质电离度的大小与下列各因素有关:

a.电解质的性质

不同的电解质由于分子结构不同,有不同的电离度。离子化合物和强极性共价化合物在水溶液中受到水分子的较大吸引力,能完全电离。弱极性共价化合物,由于极性小,水分子对它的吸引力较小,不容易电离,所以电离度小。极性越小的化合物电离度越小。

b.溶液的浓度

电解质溶液的电离度和浓度密切相关,溶液浓度越小,电解质的电离度越大。这是因为浓度越小,离子间相互碰撞重新结合变成分子的机会越小,电离度较大。相反,增大溶液浓度,电离度会减小(表 6-5)。因此,讨论电解质的电离度时必须指明溶液的浓度。

表 6-5　不同浓度醋酸的电离度

浓度/(mol/L)	0.2	0.1	0.02	0.01	0.001
电离度 $\alpha/(\%)$	0.934	1.33	2.96	4.20	12.40

c.溶剂的性质

在电离过程中,溶剂起着很大的作用,同一种电解质在不同种溶剂中的电离度不一样。例如氯化氢在水溶液中电离度很大,因为水是极性分子,但氯化氢在有机溶剂苯中就几乎不电离、因为苯是非极性分子。所以溶剂的极性越大,电解质的电离度也越大。

d.温度

温度一般对电解质的电离度影响不大,但对水的电离度影响较大,随着温度升高,水的电离度增大。

e.同离子效应

B. 弱电解质的电离平衡和电离常数

弱电解质在水溶液中存在着分子与离子之间的电离平衡,下面以醋酸的电离过程为例进行讨论。

$$HAc \underset{逆反应}{\overset{正反应}{\rightleftharpoons}} H^+ + Ac^-$$

正反应是醋酸分子电离成氢离子和醋酸根离子,逆反应是氢离子和醋酸根离子碰撞结合成醋酸分子。

在一定温度下,正反应和逆反应很快达到动态平衡,这个平衡称为电离平衡。它符合一般化学平衡原理。

$$K_i = \frac{[\text{H}^+][\text{Ac}^-]}{[\text{HAc}]}$$

K_i称为电离平衡常数,简称电离常数。式中[HAc]表示平衡时未电离的醋酸分子浓度,[H$^+$]、[Ac$^-$]则表示氢离子和醋酸根离子的平衡浓度。

一元弱碱的电离情况也是这样,例如氨水的电离过程是

$$\text{NH}_3 + \text{H}_2\text{O} \Longrightarrow \text{NH}_4^+ + \text{OH}^-$$

电离常数是

$$K_i = \frac{[\text{NH}_4^+][\text{OH}^-]}{[\text{NH}_3 \cdot \text{H}_2\text{O}]}$$

一般用K_a表示弱酸的电离常数,用K_b表示弱碱的电离常数。不同的弱电解质有不同的电离常数。电离常数反映了弱电解质电离程度的相对强弱。电离常数越大,说明弱电解质比较容易电离,电离常数越小,说明弱电解质越难电离,几种弱电解质的电离常数见表6-6。

表 6-6　几种弱电解质的电离常数(25 ℃)

电 解 质		电离方程式	电离常数 K_i
酸	醋酸	$\text{HAc} \Longrightarrow \text{H}^+ + \text{Ac}^-$	1.76×10^{-5}
	氢氰酸	$\text{HCN} \Longrightarrow \text{H}^+ + \text{CN}^-$	4.93×10^{-10}
	碳酸	$\text{H}_2\text{CO}_3 \Longrightarrow \text{H}^+ + \text{HCO}_3^-$	$K_1 = 4.30 \times 10^{-7}$
		$\text{HCO}_3^- \Longrightarrow \text{H}^+ + \text{CO}_3^{2-}$	$K_2 = 5.61 \times 10^{-11}$
	亚硫酸	$\text{H}_2\text{SO}_3 \Longrightarrow \text{H}^+ + \text{HSO}_3^-$	$K_1 = 1.3 \times 10^{-2}$
		$\text{HSO}_3^- \Longrightarrow \text{H}^+ + \text{SO}_3^{2-}$	$K_2 = 6.3 \times 10^{-8}$
	氢硫酸	$\text{H}_2\text{S} \Longrightarrow \text{H}^+ + \text{HS}^-$	$K_1 = 9.5 \times 10^{-8}$
		$\text{HS}^- \Longrightarrow \text{H}^+ + \text{S}^{2-}$	$K_2 = 1.3 \times 10^{-14}$
	磷酸	$\text{H}_3\text{PO}_4 \Longrightarrow \text{H}^+ + \text{H}_2\text{PO}_4^-$	$K_1 = 7.52 \times 10^{-3}$
		$\text{H}_2\text{PO}_4^- \Longrightarrow \text{H}^+ + \text{HPO}_4^{2-}$	$K_2 = 6.23 \times 10^{-8}$
		$\text{HPO}_4^{2-} \Longrightarrow \text{H}^+ + \text{PO}_4^{3-}$	$K_3 = 2.2 \times 10^{-13}$
	硼酸	$\text{H}_3\text{BO}_3 + \text{H}_2\text{O} \Longrightarrow \text{B(OH)}_4^- + \text{H}^+$	7.3×10^{-10}
碱	氨水	$\text{NH}_3 + \text{H}_2\text{O} \Longrightarrow \text{NH}_4^+ + \text{OH}^-$	1.76×10^{-5}

对于判断同类型的弱酸、弱碱的相对强弱程度,也可以通过比较它们的K_a(或K_b)大小来决定。例如:$K_{a(\text{HAc})} = 1.76 \times 10^{-5}$,$K_{a(\text{HCN})} = 4.93 \times 10^{-10}$,虽然HAc和HCN都是弱酸,但后者的电离常数远小于前者,故HCN是比HAc更弱的酸。

电离常数与温度有关,与浓度无关。

C. 电离常数和电离度的关系

电离常数和电离度都可以用来比较弱电解质的相对强弱,两者既有区别又有联系。

以醋酸电离平衡为例,设醋酸浓度为c_B,电离度为α,则

$$\text{HAc} \Longrightarrow \text{H}^+ + \text{Ac}^-$$

开始浓度(mol/L)：　　　　　c_B　　　0　　0

平衡浓度(mol/L)：　　　$c_\text{B} - c_\text{B}\alpha$　　$c_\text{B}\alpha$　　$c_\text{B}\alpha$

$$K_i = \frac{[\text{H}^+][\text{Ac}^-]}{[\text{HAc}]} = \frac{(c_\text{B}\alpha)^2}{c_\text{B}(1-\alpha)} = \frac{c_\text{B}\alpha^2}{1-\alpha}$$

写成K_i与α的一般关系式:

$$K_i = \frac{c_\text{B}\alpha^2}{1-\alpha} \tag{6-11}$$

当K_i很小时,α很小,$1-\alpha \approx 1$,所以

$$K_i = c_\text{B}\alpha^2 \quad \text{或} \quad \alpha = \sqrt{\frac{K_i}{c_\text{B}}} \tag{6-12}$$

由公式(6-12)可知：同一弱电解质的电离度与其浓度的平方根成反比，溶液浓度越稀，电离度越大；相同浓度的不同弱电解质的电离度与电离常数的平方根成正比，电离常数越大，电离度也越大。

D. 关于电离平衡的计算

电离常数的计算与化学平衡常数的计算方法相似，溶液中离子浓度的计算与化学平衡时平衡浓度的计算方法相似，电离度的计算与化学平衡体系中反应物的转化率的计算方法相似。

例 6-15 已知 0.1 mol/L 的醋酸电离度 $\alpha=1.34\%$，计算醋酸的电离常数。

解 已知醋酸的浓度 $c_{HAc}=0.1$ mol/L，电离度 $\alpha=1.34\%$，则

$$[H^+]=[Ac^-]=c\alpha=0.1\times1.34\% \text{ mol/L}=1.34\times10^{-3} \text{ mol/L}$$

$$[HAc]=c-c\alpha=(0.1-0.1\times1.34\%) \text{ mol/L}=0.09866 \text{ mol/L}$$

$$K_a=\frac{[H^+][Ac^-]}{[HAc]}=\frac{(0.0134)^2}{0.09866}=1.82\times10^{-5}$$

或直接用上述公式，近似计算：

$$K_a=c\alpha^2=0.1\times(0.00134)^2=1.80\times10^{-5}$$

例 6-16 计算 0.1 mol/L 醋酸溶液中氢离子浓度及电离度。（$K_a=1.76\times10^{-5}$）

解 已知醋酸的开始浓度为 $c_{始}=0.1$ mol/L

设电离平衡时，已电离的醋酸浓度为 x，则醋酸的平衡浓度为

$$[HAc]=c_{始}-x=0.1-x$$

$$HAc \Longleftrightarrow H^++Ac^-$$

开始浓度：$c_{始}$　　　　　　0.1　　　 0　　 0

平衡浓度：$c_{平}$　　　　　　0.1-x　　 x　　 x

$$K_a=\frac{[H^+][Ac^-]}{[HAc]}=\frac{x^2}{0.1-x}=1.76\times10^{-5}$$

解此一元二次方程得：$x=[H^+]=1.32\times10^{-3}$ mol/L

由于醋酸是一个弱酸，它的电离度相当小，平衡时未电离的醋酸浓度近似等于醋酸的起始浓度，即 $[HAc]=c_{始}-x \approx c_{始}$。这样上述计算式可简化为

$$K_a=\frac{x^2}{0.1}=1.76\times10^{-5}$$

$$[H^+]=x=\sqrt{1.76\times10^{-5}\times0.1} \text{ mol/L}=1.33\times10^{-3} \text{ mol/L}$$

$$\alpha=\frac{x}{c_{始}}\times100\%=\frac{1.33\times10^{-3}}{0.1} \text{ mol/L}\times100\%=1.33\%$$

把上式计算推广到一般，则浓度为 $c_{酸}$ 的一元弱酸溶液中，计算 $[H^+]$ 的近似公式：

$$[H^+]=\sqrt{K_a c_{酸}} \tag{6-13}$$

可用同样的方法计算弱碱溶液中的 $[OH^-]$，并导出计算弱碱溶液中 $[OH^-]$ 的近似公式：

$$[OH^-]=\sqrt{K_b c_{碱}} \tag{6-14}$$

一般情况下，$c/K_i \geqslant 500$ 时，就可以用近似方法计算。

（3）多元弱酸的分步电离

碳酸、氢硫酸和磷酸等分子中都有两个或三个可以电离的氢原子，是多元弱酸，多元弱酸的电离是分步进行的。例如磷酸分三步电离。

第一步电离：　　　　　　　$H_3PO_4 \Longleftrightarrow H^++H_2PO_4^-$

$$K_1=\frac{[H^+][H_2PO_4^-]}{[H_3PO_4]}$$

第二步电离：　　　　　　　$H_2PO_4^- \Longleftrightarrow H^++HPO_4^{2-}$

$$K_2=\frac{[H^+][HPO_4^{2-}]}{[H_2PO_4^-]}$$

第三步电离：　　　　　　　$H_2PO_4^{2-} \Longleftrightarrow H^++PO_4^{3-}$

$$K_3=\frac{[H^+][PO_4^{3-}]}{[HPO_4^{2-}]}$$

K_1、K_2、K_3 分别表示第一、第二、第三步电离常数。多元弱酸的第一步电离比较容易,第二步电离比较困难,第三步电离就更困难。因此多元弱酸溶液中的氢离子主要来自第一步电离,计算多元弱酸溶液中氢离子浓度的近似值,可用第一步电离的 K_1 值进行计算。比较多元酸的相对强弱,也可用第一步电离的 K_1 值来进行比较。

2. 水的电离和溶液的 pH 值

溶液的酸碱性对物质的性质,如药物的稳定性和生理作用等具有重大影响,药物的合成、含量测定及临床检验工作中许多操作都需要控制一定的酸碱条件,而溶液的酸碱性与溶剂(水)的关系很密切。

(1) 水的电离

水是极弱的电解质,它的电离方程式是

$$H_2O \Longrightarrow H^+ + OH^-$$

水在电离平衡时,平衡常数为

$$K_i = \frac{[H^+][OH^-]}{[H_2O]}$$

则 $$[H^+][OH^-] = [H_2O]K_i$$

一定温度下,K_i 是常数,$[H_2O]$ 也可看成常数,则 $[H_2O]K_i$ 仍为常数,用 K_w 表示。K_w 称为水的离子积常数,简称水的离子积。

根据实验精密测定,25 ℃达到电离平衡时 1 L 纯水仅有 10^{-7} mol 水分子电离,因此纯水中 $[H^+]$ 和 $[OH^-]$ 都等于 10^{-7} mol/L。

$$K_w = K_i[H_2O] = [H^+][OH^-] = 10^{-7} \times 10^{-7} = 10^{-14}$$

由于水的电离平衡的存在,$[H^+]$ 或 $[OH^-]$ 两者中若有一种增大,则另一种一定减少。所以不仅在纯水中,就是在任何酸性或碱性的水溶液中,$[H^-]$ 和 $[OH^-]$ 的乘积也是个常数。

由于水的电离是吸热反应,温度升高,水的电离度增大,水的离子积也随温度的升高而增大。例如,100 ℃时,水的离子积 K_w 为 1×10^{-12}。

(2) 溶液的 pH 值

A. 溶液的酸碱性和 pH 值

在纯水中 $[H^+]$ 和 $[OH^-]$ 相等,都是 1×10^{-7} mol/L,所以纯水是中性的。如果在纯水中加入酸,$[H^+]$ 增大,水的电离平衡向左移动,当达到新的平衡时,$[OH^-]$ 减少,溶液呈酸性。如果在纯水中加入碱,$[OH^-]$ 增大,水的电离平衡向左移动,当达到新的平衡时,$[H^+]$ 减少,溶液呈碱性。因此,溶液的酸碱性取决于 $[H^+]$ 和 $[OH^-]$ 的相对大小。

溶液的酸碱性与 $[H^+]$ 和 $[OH^-]$ 的关系可表示为

中性溶液 $[H^+] = [OH^-] = 10^{-7}$ mol/L

酸性溶液 $[H^+] > 10^{-7}$ mol/L $> [OH^-]$

碱性溶液 $[H^+] < 10^{-7}$ mol/L $< [OH^-]$

$[H^+]$ 越大,溶液的酸性越强;$[H^+]$ 越小,溶液的酸性越弱。在酸性溶液里不是没有 OH^-,在碱性溶液里也不是没有 H^+,只是两种离子浓度不同而已。

当溶液里的 $[H^+]$ 很小时,用 $[H^+]$ 表示溶液的酸碱性就很不方便。因此常用 pH 值来表示溶液的酸碱性。所谓 pH 值就是氢离子浓度的负对数,即

$$pH = -\lg[H^+]$$

溶液的酸碱性和 pH 值关系是

中性溶液   pH $= 7$

酸性溶液   pH < 7

碱性溶液   pH > 7

溶液的酸碱性也可用 pOH 值来表示,pOH 值就是氢氧根离子浓度的负对数,即

$$pOH = -\lg[OH^-]$$

因为 25 ℃时,$[H^+][OH^-] = 1 \times 10^{-14}$,若两边取负对数,则

$$-\lg([H^+][OH^-]) = -\lg(1 \times 10^{-14})$$

$$-\lg[H^+]+(-\lg[OH^-])=-\lg(1\times10^{-14})$$
$$pH+pOH=14$$

pH 值通常适用于 $[H^+]$ 在 $10^{-14}\sim1$ mol/L 范围内,取值在 $0\sim14$ 之间。当超过此范围,用 pH 值表示溶液酸碱性反而不方便了,可直接用物质的量浓度来表示。$[H^+]$、pH 值和溶液酸碱性的关系可见图 6-5。可以看出:$[H^+]$ 越大,pH 值就越小,溶液的酸性越强;$[H^+]$ 越小,pH 值就越大,溶液的碱性越强。必须注意,溶液的 pH 值相差一个单位,$[H^+]$ 相差 10 倍。

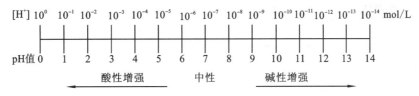

图 6-5 $[H^+]$、pH 值和溶液酸碱性的关系

正常人体血液的 pH 值总是维持在 $7.35\sim7.45$ 之间。临床上把血液的 pH 值小于 7.35 称为酸中毒,pH 值大于 7.45 时称为碱中毒。无论是酸中毒还是碱中毒,都会引起严重的后果,pH 值偏离正常范围 0.4 个单位以上就有危险,必须采取适当的措施加以纠正。人体各种体液的 pH 值见表 6-7。

表 6-7 人体常见体液的 pH 值

体 液	pH 值	体 液	pH 值
血清	$7.35\sim7.45$	成人胃液	$0.9\sim1.5$
唾液	$6.35\sim6.85$	婴儿胃液	5.0
胰液	$7.5\sim8.0$	乳汁	$8.3\sim8.4$
小肠液	7.6	泪液	$6.5\sim7.5$
大肠液	$8.3\sim8.4$	尿液	7.4
脑脊液	$4.8\sim7.5$		

另外,当强酸或强碱的浓度极稀时,一般小于 10^{-6} mol/L 时,计算溶液中的 $[H^+]$ 或 $[OH^-]$,除需考虑酸或碱本身电离出的 H^+ 或 OH^- 之外,还要考虑水电离出的 H^+ 和 OH^-,即水的电离不能忽略。

B. 溶液的 pH 值计算

利用公式 $pH=-\lg[H^+]$ 可计算各类溶液的 pH 值。强酸强碱溶液计算时较简单。弱酸弱碱溶液计算时,可利用电离平衡公式先计算出溶液的 $[H^+]$ 或 $[OH^-]$,然后求溶液的 pH 值。

例 6-17 分别计算 0.1 mol/L 盐酸溶液,0.1 mol/L 氢氧化钠溶液,0.1 mol/L 醋酸溶液和 0.1 mol/L 氨水溶液的 pH 值。

解 ①0.1 mol/L 盐酸溶液的

$$[H^+]=0.1 \text{ mol/L}, \quad pH=-\lg[H^+]=-\lg0.1=1$$

②0.1 mol/L 氢氧化钠溶液的

$$[OH^-]=0.1 \text{ mol/L}$$

$$[H^+]=\frac{K_w}{[OH^-]}=\frac{1\times10^{-14}}{0.1} \text{ mol/L}=1\times10^{-13} \text{ mol/L}, \quad pH=-\lg(1\times10^{-13})=13$$

③0.1 mol/L 醋酸溶液

$$[H^+]=\sqrt{K_a c_a}=\sqrt{1.76\times10^{-5}\times0.1} \text{ mol/L}=1.33\times10^{-3} \text{ mol/L}$$

$$pH=-\lg(1.33\times10^{-3})=2.88$$

④0.1 mol/L 氨水溶液

$$[OH^-]=\sqrt{K_b c_b}=\sqrt{1.76\times10^{-5}\times0.1} \text{ mol/L}=1.33\times10^{-3} \text{ mol/L}$$

$$pOH=-\lg(1.33\times10^{-3})=2.88, \quad pH=14-pOH=14-2.88=11.12$$

若已知溶液的 pH 值也很容易算出相应的 $[H^+]$。

例 6-18 已知某溶液的 pH 值为 8.8,求算该溶液的 $[H^+]$。

解 $\quad pH=-\lg[H^+]=8.8, \quad [H^+]=10^{-pH}=10^{-8.8} \text{ mol/L}=1.58\times10^{-9} \text{ mol/L}$

3．离子反应和盐类的水解

（1）离子反应

A．离子反应和离子方程式

电解质溶于水后电离成离子，电解质在溶液里相互之间的反应实质上是离子之间的反应。例如：盐酸或氯化钠溶液与硝酸银溶液反应，就是电解质在溶液里的离子反应。

$$NaCl + AgNO_3 = NaNO_3 + AgCl$$

把易溶的、易电离的物质用离子表示，把难溶、难电离的物质或气体用分子式表示，可写成如下形式：

$$Na^+ + Cl^- + Ag^+ + NO_3^- = Na^+ + NO_3^- + AgCl\downarrow$$

在溶液里开始时存在着四种离子，由于 Ag^+ 与 Cl^- 结合生成难溶于水的 AgCl 沉淀，这样，溶液里的 Ag^+ 和 Cl^- 迅速减少，使反应向右进行。

从上式可以看出，反应前后 Na^+ 和 NO_3^- 没有变化，可以把它们从式子中删去，则写成：

$$Ag^+ + Cl^- = AgCl\downarrow$$

上式表明，氯化钠溶液与硝酸银溶液起反应，实际参加反应的离子是 Ag^+ 和 Cl^-。这种用实际参加反应的离子符号来表示离子反应的式子称为离子方程式。

综上所述，可溶性的银盐与盐酸或可溶性盐酸盐之间的反应，都可以用上述这个离子方程式来表示。因为在这种情况下，都会发生同样的化学反应：Ag^+ 与 Cl^- 结合生成沉淀的反应。由此可见，离子方程式跟一般的化学方程式不同。化学方程式表示一定物质间的某个反应，而离子方程式则表示所有同一类的离子反应。以硝酸银与碘化钾溶液反应为例，说明离子方程式的步骤。

第一步，根据实验事实，写出反应的化学方程式：

$$AgNO_3 + KI = KNO_3 + AgI\downarrow$$

第二步，把易溶的、易电离的物质写成离子形式，难溶的、难电离的物质（如水）或气体等仍以分子式表示：

$$Ag^+ + NO_3^- + K^+ + I^- = K^+ + NO_3^- + AgI\downarrow$$

第三步，删去式子两边不参加反应的离子：

$$Ag^+ + I^- = AgI\downarrow$$

第四步，检查式子两边各元素的原子个数和电荷数是否相等。

B．离子反应发生的条件

复分解反应，实质上是两种电解质在溶液中相互交换离子的反应。这类离子反应发生的条件如下。

a．生成难溶于水的物质

例如硝酸银溶液与溴化钠溶液反应，就是 Ag^+ 与 Br^- 结合而生成 AgBr 沉淀，溶液里的 Ag^+ 和 Br^- 迅速减少，使反应向右进行。

离子方程式： $$Ag^+ + Br^- = AgBr\downarrow$$

b．生成难电离的物质

例如盐酸与氢氧化钠溶液反应，就是酸的 H^+ 与碱的 OH^- 的结合而生成难电离的水，溶液里的 H^+ 和 OH^- 迅速减少，使反应向右进行。

离子方程式： $$H^+ + OH^- = H_2O$$

这个离子方程式说明了酸碱中和反应的实质，是 H^+ 跟 OH^- 结合生成 H_2O 的反应。

c．生成挥发性的物质

例如碳酸钠溶液与硫酸反应时，与 H^+ 结合而生成 H_2CO_3，H_2CO_3 不稳定，分解成水和二氧化碳气体，溶液里的 CO_3^{2-} 和 H^+ 迅速减少，使反应向右进行。

离子方程式： $$CO_3^{2-} + 2H^+ = H_2O + CO_2\uparrow$$

凡具备上述条件之一，这类离子反应就能发生。如果把氯化钾溶液与硝酸钡溶液混合，它们之间是否发生离子反应？

$$2KCl + Ba(NO_3)_2 = 2KNO_3 + BaCl_2$$

$$2K^+ + 2Cl^- + Ba^{2+} + 2NO_3^- = 2K^+ + 2NO_3^- + Ba^{2+} + 2Cl^-$$

从上式可以看出，等号左右两边的四种离子是完全一样的，这四种离子混合后没有生成沉淀、气体或难电离的物质,因此没有发生离子反应。

（2）盐类的水解

盐类的水溶液不一定都是呈中性的,如醋酸钠的水溶液呈碱性,氯化铵水溶液呈酸性。这些正盐的分子里既不含 H^+,也不含 OH^-,为什么会显示酸性或碱性呢? 因为这些盐大多是强电解质,在溶液中能完全电离,盐中的阳离子或阴离子与水中的 OH^- 或 H^+ 反应,生成弱电解质,破坏了水的电离平衡,改变了溶液中的 $[H^+]$ 和 $[OH^-]$,所以盐溶液显示酸性或碱性。

盐类在水溶液中电离出的离子和水中的氢离子或氢氧根离子作用生成弱电解质（弱酸或弱碱）的反应,称为盐类的水解(hydrolysis of salts)。由于生成盐的酸或碱强弱不同,因此盐类的水解的情况也各不相同。

A. 不同类型盐的水解

a. 强碱弱酸生成的盐的水解

例如,醋酸钠的水解:

$$
\begin{array}{c}
CH_3COONa \Longrightarrow CH_3COO^- + Na^+ \\
+ \\
H_2O \Longrightarrow H^+ + OH^- \\
\big\Updownarrow \\
CH_3COOH
\end{array}
$$

醋酸钠在水中全部电离成钠离子和醋酸根离子,同时水分子也电离出较少的氢离子和氢氧根离子。氢离子和醋酸根离子结合生成较难电离的醋酸分子,致使水的电离平衡向右移动,而钠离子和氢氧根离子在溶液中并不结合成氢氧化钠分子,因此溶液中有较多的氢氧根离子,使醋酸钠溶液显碱性。醋酸钠水解的离子方程式是

$$Ac^- + H_2O \Longrightarrow OH^- + HAc$$

强碱弱酸盐能水解,其水溶液显碱性,水解作用的实质是弱酸根离子和水中氢离子结合,生成弱酸的反应。

b. 弱碱强酸生成的盐的水解

例如,氯化铵的水解:

$$
\begin{array}{c}
NH_4Cl \Longrightarrow NH_4^+ + Cl^- \\
+ \\
H_2O \Longrightarrow OH^- + H^+ \\
\big\Updownarrow \\
NH_3 \cdot H_2O
\end{array}
$$

氯化铵在水溶液中全部电离成铵离子和氯离子,同时水分子也电离出极少数的氢离子和氢氧根离子,铵离子和氢氧根离子结合生成难电离的一水合氨分子($NH_3 \cdot H_2O$)致使水的电离平衡向右移动,而氢离子和氯离子在溶液中不能结合生成氯化氢分子,因此,溶液中有较多的氢离子,使氯化铵水溶液显酸性。氯化铵水解的离子方程式是

$$NH_4^+ + H_2O \Longrightarrow NH_3 \cdot H_2O + H^+$$

弱碱强酸生成的盐能水解,其水溶液显酸性。水解作用的实质是弱碱离子和水中氢氧根离子结合,生成弱碱的反应。

c. 弱酸弱碱生成的盐的水解

例如,醋酸铵的水解:

$$
\begin{array}{ccc}
CH_3COONH_4 & \Longrightarrow NH_4^+ & + \quad CH_3COO^- \\
& + & + \\
H_2O \Longrightarrow & OH^- & + \quad\quad H^+ \\
& \big\Updownarrow & \big\Updownarrow \\
& NH_3 \cdot H_2O & CH_3COOH
\end{array}
$$

醋酸铵在水中全部电离成铵离子和醋酸根离子,同时水也电离出极少数的氢离子和氢氧根离子,铵离子和氢氧根离子结合生成难电离的一水合氨分子,氢离子和醋酸根离子结合生成难电离的醋酸分子,因此水的电离平衡向右移动。

弱酸弱碱生成的盐的水解要比前两种盐的水解程度大,溶液的酸碱性取决于生成盐的弱酸和弱碱的相对强弱。若 $K_a > K_b$,其水溶液显酸性;若 $K_a < K_b$,其水溶液显碱性。由于醋酸和氨水的酸、碱性大致相等(即 $K_a = K_b$),所以醋酸铵溶液显中性。醋酸铵水解的离子方程式是

$$CH_3COONH_4 + H_2O \rightleftharpoons NH_3 \cdot H_2O + CH_3COOH$$

而硫化铵的水溶液由于氨水的碱性较氢硫酸的酸性强(即 $K_a < K_b$),故显弱碱性。

d. 强酸强碱生成的盐不水解

强酸强碱生成的盐不水解,其水溶液显中性。例如盐酸和氢氧化钠生成的氯化钠,溶解于水,电离出的钠离子和氯离子,都不能和水电离的氢离子和氢氧根离子结合生成弱电解质,水的电离平衡不发生移动。氯化钠在水中不发生水解,溶液中氢离子和氢氧根离子浓度和纯水相同,所以溶液显中性。

B. 影响盐类水解的因素及其应用

盐类水解反应的实质是盐的离子与水中的氢离子或氢氧根离子结合,盐的水解反应是酸、碱中和反应的逆反应。

$$酸 + 碱 \underset{水解}{\overset{中和}{\rightleftharpoons}} 盐 + 水 + Q$$

但是,盐类水解反应生成的弱酸和弱碱,其电离度都比水的电离度大,因此上述可逆反应总是偏向于生成水的一方,只有少数盐类分子进行了水解。同一种盐在不同温度、浓度及酸度条件下,水解的情况也不一样。

a. 温度

由于中和反应是放热反应,所以水解反应是吸热反应。升高温度有利于水解反应进行。例如,$FeCl_3$ 稀溶液加热时析出红棕色的 $Fe(OH)_3$ 沉淀。所以,在配制容易水解的盐溶液时,一般不宜加热溶解。

b. 溶液浓度

稀释可促进水解。例如:

$$Ac^- + H_2O \rightleftharpoons OH^- + HAc$$

稀释时,生成物 $[HAc]$、$[OH^-]$ 都减小,反应物只有 $[Ac^-]$ 减小,故平衡向右移动。又如硝酸铋的水解:

$$Bi(NO_3)_3 + H_2O \rightleftharpoons (BiO)NO_3 \downarrow + 2HNO_3$$

c. 溶液酸度

由于盐类水解能改变溶液的酸度,反之,可以用调节溶液酸度来控制水解。例如:

$$FeCl_3 + 3H_2O \rightleftharpoons Fe(OH)_3 + 3HCl$$

加入盐酸可以抑制水解。因此,在配制 $FeCl_3$、$Bi(NO_3)_3$、$SnCl_2$ 等盐溶液时,通常是溶于较浓的酸中,然后加水到所需的体积。注意,不可先加水后加酸,否则水解产物很难溶解。

盐的水解在日常生活和医药卫生方面都具有重要意义。如明矾净水,就是利用它水解生成的氢氧化铝胶体能吸附杂质这一作用;临床上治疗胃酸过多或酸中毒时常用碳酸氢钠,就是利用它水解后呈弱碱性的性质;治疗碱中毒时使用氯化铵,就是利用它水解后呈弱酸性的性质。

但是盐的水解也会带来不利的影响。例如某些药物容易因水解而变质,对这些药物应密闭保存在干燥处,以防止水解变质。

4. 同离子效应

取两支试管,分别加入 1 mol/L 氨水和 1 滴酚酞试液,振荡混匀,向其中一支试管中加入少量氯化铵晶体,振荡后与另一支试管比较颜色的变化。

实验结果表明,氨水中滴加酚酞溶液显红色,是由于氨水电离出 OH^-;加入氯化铵后溶液颜色变浅,是由于氯化铵是强电解质,能完全电离出 NH_4^+,溶液中 $[NH_4^+]$ 增大,使氨水电离平衡向左移动,从而降低了氨水的电离度,使溶液中 $[OH^-]$ 减小。即

$$\overset{\longleftarrow}{NH_3 \cdot H_2O \rightleftharpoons OH^- + NH_4^+}$$
$$NH_4Cl = Cl^- + NH_4^+$$

同理,往醋酸溶液中加入醋酸钠也会使电离平衡向左移动,电离度降低。它们的共同点是加入的物质(强电解质)与原弱电解质含有相同的离子成分。这种在弱电解质溶液中加入与该弱电解质具有相同离子的强电解质,使弱电解质电离度降低的现象称为同离子效应(common ion effect)。

同离子效应在药物分析中可用来控制溶液中某种离子的浓度,也可用于缓冲溶液的配制。

5. 缓冲溶液

(1) 缓冲溶液的概念

能抵抗外来少量酸或碱而保持 pH 值几乎不变的溶液称为缓冲溶液。如醋酸和醋酸钠组成的混合溶液:取三支试管,各加入 0.5 mol/L 醋酸和 0.5 mol/L 醋酸钠的混合溶液 2 mL,再各加入甲基橙指示剂 2 滴,摇匀,三支试管溶液均呈橙色。第一支试管留作对照,在第二支试管中逐滴加入 0.5 mol/L 盐酸共约 1 滴,摇匀,在第三支试管中逐滴加入 0.5 mol/L 氢氧化钠溶液共约 1 滴,摇匀,分别与第一支试管溶液的颜色进行比较。

结论:可观察到实验的三支试管中溶液颜色没有很大的差别,即溶液的 pH 值没有发生显著变化。实验证明,由醋酸和醋酸钠组成的混合溶液具有抵抗酸和碱的能力。

(2) 缓冲溶液的组成

溶液要具有缓冲作用,其组成中必须具有抗酸和抗碱成分,两种成分之间必须存在着化学平衡。通常把具有缓冲作用的两种物质称为缓冲对或缓冲系。根据酸碱质子理论,缓冲溶液实质上是一个共轭酸碱体系,缓冲对为一对共轭酸碱对,其抗酸成分为共轭碱,抗碱成分为共轭酸。根据缓冲对组成不同,可分为三种类型:

A. 弱酸及其对应的盐

例如,HAc-$NaAc$、H_2CO_3-$NaHCO_3$、H_2CO_3-$KHCO_3$、H_3PO_4-NaH_2PO_4、H_3PO_4-KH_2PO_4 及其他有机酸-有机酸盐等。

B. 弱碱及其对应的盐

例如,$NH_3 \cdot H_2O$-NH_4Cl 等。

C. 多元酸的酸式盐及其对应的次级盐

例如,$NaHCO_3$-Na_2CO_3、$KHCO_3$-K_2CO_3、NaH_2PO_4-Na_2HPO_4 等。

(3) 缓冲作用的原理

缓冲溶液之所以具有缓冲作用,是因为溶液中含有抗酸成分和抗碱成分,能抵抗外来的少量酸或碱,保持溶液的 pH 值几乎不变。下面以三种不同类型缓冲溶液为例讨论缓冲作用的原理。

A. 弱酸及其对应盐的缓冲作用原理

在含有 HAc-$NaAc$ 的溶液中,HAc 是弱电解质,仅有小部分电离成 H^+ 和 Ac^-,绝大部分仍以 HAc 分子存在,而 $NaAc$ 是强电解质,几乎全部电离成 Na^+ 和 Ac^-,它们的电离方程式如下:

$$
\begin{array}{ccccc}
 & \xleftarrow{\hspace{2cm}} & & & \\
HAc & \rightleftharpoons & H^+ & + & Ac^- \\
NaAc & = & Na^+ & + & Ac^-
\end{array}
$$

由于同离子效应,抑制了 HAc 的电离。这时,缓冲溶液中[HAc]、[Ac^-]较大,而[H^+]较小。弱酸和弱酸根离子浓度较大,这是弱酸及其对应盐组成的缓冲溶液的特点。其中弱酸根离子是抗酸成分,弱酸是抗碱成分。

若向此溶液中加入少量酸(等于加入 H^+)时,Ac^- 和外来的 H^+ 结合生成 HAc,使电离平衡向左移动,在建立新的平衡时,溶液里[HAc]略有增大,[Ac^-]略有减小,而[H^+]几乎没有增大,故溶液的 pH 值几乎不变。抗酸的离子方程式是

$$Ac^- + H^+ \rightleftharpoons HAc$$

Ac^- 起了抵抗[H^+]增大的作用,故 Ac^-(主要来自 $NaAc$)是抗酸成分。

若向此溶液中加入少量碱(等于加入 OH^-)时,溶液中的 HAc 电离出的 H^+ 和外来的 OH^- 结合生成水,使 HAc 的电离平衡向右移动。由于溶液中 HAc 的浓度较大,足够补充因中和 OH^- 所消耗的 H^+,在 HAc 建立新的电离平衡时,溶液里的[HAc]略有减小,[Ac^-]略有增加,而[H^+]几乎没有降低,故溶液的 pH 值几乎不变。抗碱的离子方程式是

$$HAc+OH^- \Longrightarrow Ac^- + H_2O$$

HAc 分子起了抵抗[OH^-]增大的作用,故 HAc 是抗碱成分。

B. 弱碱及其对应盐的缓冲作用原理

在含有 $NH_3 \cdot H_2O$-NH_4Cl 的溶液中,$NH_3 \cdot H_2O$ 是弱电解质,仅有小部分电离成 NH_4^+ 和 OH^-,绝大部分仍以 $NH_3 \cdot H_2O$ 分子存在,而 NH_4Cl 是强电解质,几乎全部电离成 NH_4^+ 和 Cl^-,它们的电离方程式如下:

$$\begin{array}{l} NH_3 \cdot H_2O \xLongrightarrow{\longleftarrow} OH^- + \quad NH_4^+ \\ NH_4Cl \Longrightarrow Cl^- + \quad NH_4^+ \end{array}$$

从电离方程式可以看出,在 $NH_3 \cdot H_2O$-NH_4Cl 缓冲溶液中,由于同离子效应,抑制了氨水的电离。这时,缓冲溶液中[$NH_3 \cdot H_2O$]、[NH_4^+]较大,而[OH^-]较小。弱碱和 NH_4^+ 浓度都较大,是弱碱及其对应盐组成的缓冲溶液的特点。其中弱碱是抗酸成分,对应的盐是抗碱成分。

若向此溶液中加入少量酸(等于加入 H^+ 时,$NH_3 \cdot H_2O$ 电离出来的 OH^- 和 H^+ 结合生成水,电离平衡向右移动,当建立新的平衡时,溶液里[$NH_3 \cdot H_2O$]略有减小,[NH_4^+]略有增大,而[OH^-]几乎没有减小。故溶液的 pH 值几乎不变。抗酸的离子方程式是

$$NH_3 \cdot H_2O + H^+ \Longrightarrow NH_4^+ + H_2O$$

在这里 $NH_3 \cdot H_2O$ 起了抵抗[H^+]增大的作用,故 $NH_3 \cdot H_2O$ 是抗酸成分。

若向此溶液中加入少量碱(等于加入 OH^-)时,溶液中的 NH_4^+ 和 OH^- 结合生成 $NH_3 \cdot H_2O$,使电离平衡向左移动,当建立新的平衡时,溶液里[$NH_3 \cdot H_2O$]略有增大,[NH_4^+]略有减小,而[OH^-]几乎没有增大,故溶液的 pH 值几乎不变。抗碱的离子方程式是

$$NH_4^+ + OH^- \Longrightarrow NH_3 \cdot H_2O$$

NH_4^+ 起了抵抗[OH^-]增大的作用,故 NH_4^+(主要来自 NH_4Cl)是抗碱成分。

C. 多元弱酸的酸式盐及其对应的次级盐的缓冲作用原理

在含有 $NaHCO_3$-Na_2CO_3 的缓冲溶液中,存在着下列电离平衡:

$$NaHCO_3 \Longrightarrow Na^+ + HCO_3^-$$

$$\begin{array}{l} HCO_3^- \xLongrightarrow{\longleftarrow} H^+ + \quad CO_3^{2-} \\ Na_2CO_3 \Longrightarrow 2Na^+ + \quad CO_3^{2-} \end{array}$$

从电离方程式可以看出,溶液中存在着大量的 HCO_3^- 和 CO_3^{2-}。

若向此溶液中加入少量酸时,CO_3^{2-} 和 H^+ 结合生成 HCO_3^-,使 HCO_3^- 的电离平衡向左移动,直至建立新的电离平衡;若向此溶液中加入少量碱时,HCO_3^- 电离出来的 H^+ 和 OH^- 结合生成 H_2O,使 HCO_3^- 的电离平衡向右移动,直至建立新的电离平衡。

抗酸离子方程式:

$$CO_3^{2-} + H^+ \Longrightarrow HCO_3^-$$

抗碱离子方程式:

$$HCO_3^- + OH^- \Longrightarrow CO_3^{2-} + H_2O$$

CO_3^{2-}(主要来自 Na_2CO_3)是抗酸成分,HCO_3^-(主要来自 $NaHCO_3$)是抗碱成分。

必须指出,缓冲溶液的缓冲作用是有一定限度的。如果在缓冲溶液中加入过多的酸或碱时,缓冲溶液就会失去缓冲作用,即溶液的 pH 值也将会发生明显的变化。不同浓度的缓冲溶液的缓冲作用能力大小也不同。一般地说,浓度较大的缓冲溶液,抵抗外加酸或碱的能力也较强。

(4)缓冲溶液 pH 值的计算

缓冲溶液具有保持溶液 pH 值相对稳定的性能,常常需要比较准确地计算缓冲溶液。现以弱酸(用 HA 表示)其对应的盐(用 MA 表示)所组成的缓冲溶液为例,推导其 pH 值的计算公式。

在弱酸及其对应盐所组成的缓冲溶液中,有以下电离过程:

$$HA \Longrightarrow H^+ + A^-$$

$$MA \Longrightarrow M^+ + A^-$$

而

$$[H^+] = K_a \frac{[酸]}{[盐]}$$

则

$$[H^+] = K_a \frac{[HA]}{[A^-]}$$

由于 HA 的电离度很小,加上 A⁻ 的同离子效应,使 HA 的电离度更小,故上式中的[HA]可以看作是等于弱酸原来的浓度;同时,在溶液中 MA 几乎全部电离,因此溶液中的[A⁻]可以认为就等于 MA 的原来浓度。即[HA]=[酸],[MA]=[盐]代入上式得

$$[H^+] = K_a \frac{[酸]}{[盐]}$$

两边取负对数:

$$-\lg[H^+] = -\lg\left(K_a \frac{[酸]}{[盐]}\right) = -\lg K_a - \lg \frac{[酸]}{[盐]}$$

$$pH = pK_a - \lg \frac{[酸]}{[盐]} = pK_a + \lg \frac{[盐]}{[酸]} \tag{6-15}$$

公式(6-15)既适用于弱酸及其对应盐组成的缓冲溶液,也适用于多元弱酸的酸式盐及其对应的次级盐组成的缓冲溶液的 pH 值计算。缓冲溶液的 pH 值取决于弱酸的电离常数 pK_a 和[盐]/[酸]的值,当[盐]=[酸]时,$pH = pK_a$。

当缓冲溶液稀释时,盐浓度和酸浓度以相同比例稀释,[盐]/[酸]的值不变,因此缓冲溶液的 pH 值不因稀释而改变。

同理可推导得弱碱及其对应盐组成的缓冲溶液 pOH 计算公式为

$$pOH = pK_b + \lg \frac{[盐]}{[碱]}$$

$$pH = 14 - pK_b - \lg \frac{[盐]}{[碱]} = 14 - pK_b + \lg \frac{[碱]}{[盐]} \tag{6-16}$$

缓冲溶液的抗酸、抗碱的能力可以通过计算实例进一步加以说明。

例 6-19　若在 50 mL 0.1 mol/L HAc-NaAc 缓冲溶液中,加入 1 mol/L HCl 溶液 0.05 mL,pH 值如何改变？已知 $K_{a(HAc)} = 1.76 \times 10^{-5}$。

解　(1) 加 HCl 之前,pH 值的计算:

$$[HAc] = [NaAc] = 0.1 \text{ mol/L}, \quad K_{a(HAc)} = 1.76 \times 10^{-5}$$

代入式(6-15)得

$$pH = pK_{a(HAc)} + \lg \frac{[盐]}{[酸]} = -\lg(1.76 \times 10^{-5}) + \lg \frac{[0.1]}{[0.1]} = 4.75$$

加入 HCl 溶液后 pH 值的计算:

$$NaAc + HCl \Longrightarrow NaCl + HAc$$

$$[NaAc] = \frac{0.1 \times 50 - 1 \times 0.05}{50 + 0.05} \text{ mol/L} = 0.099 \text{ mol/L}$$

$$[HAc] = \frac{0.1 \times 50 + 1 \times 0.05}{50 + 0.05} \text{ mol/L} = 0.101 \text{ mol/L}$$

代入式(6-15)得

$$pH = 4.75 + \lg \frac{0.099}{0.101} = 4.75 - 0.01 = 4.74$$

由此可见,在 HAc-NaAc 组成的缓冲溶液中,加入少量 HCl 溶液后,溶液的 pH 值从 4.75 变为 4.74,pH 值仅改变 0.01 个单位,几乎没变化。而在 50 mL 纯水中加入同量(0.05 mL)的 HCl 溶液后,[H⁺]由 10^{-7} mol/L 升至 10^{-3} mol/L,pH 值由 7 变为 3,改变 4 个单位,变化很大。

例 6-20　若在 50 mL 0.1 mol/L HAc 和 0.1 mol/L NaAc 缓冲溶液中,加入 0.05 mL 1 mol/L NaOH 溶液,pH 值又如何改变？

解　在加入 NaOH 溶液后,缓冲溶液 pH 值的计算:

$$HAc + NaOH \Longrightarrow NaAc + H_2O$$

$$[NaAc] = \frac{0.1 \times 50 + 1 \times 0.05}{50 + 0.05} \text{ mol/L} = 0.101 \text{ mol/L}$$

$$[HAc] = \frac{0.1 \times 50 - 1 \times 0.05}{50 + 0.05} \text{ mol/L} = 0.099 \text{ mol/L}$$

代入式(6-15)得

$$pH = 4.75 + lg \frac{0.101}{0.099} = 4.75 + 0.01 = 4.76$$

在 HAc-NaAc 的缓冲溶液中,加入少量 NaOH 溶液后,溶液的 pH 值从 4.75 变为 4.76,pH 值同样仅改变 0.01 个单位,几乎没变化。而在 50 mL 纯水中若加入同量(0.05 mL)的 NaOH 溶液后,$[H^+]$ 即由 10^{-7} mol/L 下降至 10^{-11} mol/L,pH 值由 7 变为 11,改变 4 个单位,变化很大。

例 6-21 在 25 ℃时取 0.08 mol/L HAc 溶液与 0.2 mol/L NaAc 溶液以等体积混合,计算该缓冲溶液的 pH 值。已知 $K_{a(HAc)} = 1.76 \times 10^{-5}$。

解 混合后,溶液中

$$[HAc] = \frac{0.08}{2} \text{ mol/L} = 0.04 \text{ mol/L}, \quad [NaAc] = \frac{0.2}{2} \text{ mol/L} = 0.1 \text{ mol/L}$$

代入式(6-15)得

$$pH = -lg(1.76 \times 10^{-5}) + lg \frac{0.1}{0.04} = 4.75 + 0.4 = 5.15$$

例 6-22 求在 90 mL 含 $NH_3 \cdot H_2O$ 和 NH_4Cl 各为 0.1 mol/L 的缓冲溶液的 pH 值。已知:$NH_3 \cdot H_2O$ 的 $K_b = 1.76 \times 10^{-5}$。

解 代入式(6-16)得

$$pH = 14 - 4.75 + lg \frac{0.1}{0.1} = 14 - 4.75 = 9.25$$

例 6-23 在上述缓冲溶液中若分别加入 10 mL 0.01 mol/L HCl 溶液和 0.01 mol/L NaOH 溶液,溶液的 pH 值各为多少?

解 加入 10 mL HCl 溶液或 NaOH 溶液的总体积为 90 mL + 10 mL = 100 mL(设溶液混合时体积有加和性)。

加入 10 mL 0.01 mol/L HCl 溶液后,缓冲溶液 pH 值的计算:

$$NH_3 \cdot H_2O + HCl = NH_4Cl + H_2O$$

$$[NH_3 \cdot H_2O] = \frac{0.1 \times 90 - 0.01 \times 10}{90 + 10} \text{ mol/L} = 0.089 \text{ mol/L}$$

$$[NH_4Cl] = \frac{0.1 \times 90 + 0.01 \times 10}{90 + 10} \text{ mol/L} = 0.091 \text{ mol/L}$$

代入式(6-15)得

$$pH = 14 - 4.75 + lg \frac{0.089}{0.091} = 14 - 4.75 - 0.01 = 9.24$$

加入 10 mL 0.01 mol/L NaOH 溶液后,缓冲溶液 pH 值的计算:

$$NH_4Cl + NaOH = NH_3 \cdot H_2O + NaCl$$

$$[NH_3 \cdot H_2O] = \frac{0.1 \times 90 + 0.01 \times 10}{90 + 10} \text{ mol/L} = 0.091 \text{ mol/L}$$

$$[NH_4Cl] = \frac{0.1 \times 90 - 0.01 \times 10}{90 + 10} \text{ mol/L} = 0.089 \text{ mol/L}$$

代入式(6-16)得

$$pH = 14 - 4.75 + lg \frac{0.091}{0.089} = 14 - 4.75 + 0.01 = 9.26$$

大多数弱酸和弱碱的电离常数随温度的变化而改变很小,所以从式(6-15)可以知道:弱酸及弱酸强碱盐所组成的缓冲溶液的 pH 值可以认为不受温度的影响。但在弱碱及弱碱强酸盐所组成的缓冲溶液的 pH 值计算式(6-16)中包含着 K_w 项,因 K_w 项随温度的上升有较大的升高。那么,pK_w 随温度的上升则有较大的下降,因此弱碱及弱碱强酸盐所组成的缓冲溶液的 pH 值随温度的上升而下降。在医药上,常用弱酸及弱酸强碱盐或多元弱酸的两种盐来配制缓冲溶液。

（5）缓冲溶液的配制

在实际工作中需要配制某一 pH 值的缓冲溶液时,可按以下步骤设计。

A. 选择一个缓冲对

使其中弱酸(或弱碱)的 pK_a(或 pK_w-pK_b)与所需求的 pH 值相等或在缓冲溶液的缓冲范围内。例如,由表 6-8 可知,HAc-NaAc 缓冲对,作为弱酸 HAc 的 pK_a=4.75,因此它就只能配制从 3.7 到 5.6 间的缓冲溶液。

表 6-8　几种常用缓冲溶液中弱酸的 pK_a 及缓冲溶液的缓冲范围

缓冲溶液的组成	作为弱酸的 pK_a	缓 冲 范 围
HAc-NaAc	4.75	3.7～5.6
NaH_2PO_4-Na_2HPO_4	7.2	5.8～8.0
$NaHCO_3$-Na_2CO_3	10.3(pK_{a_2})	9.2～11.0
$NH_3 \cdot H_2O$-NH_4Cl	9.25(14−pK_b)	8.4～10.3

B. 计算浓度比或体积比

pK_a 与配制的 pH 值不相等,则按所要求的 pH 值,利用缓冲溶液的 pH 值计算式(6-17)算出所需盐和弱酸(或弱碱)的浓度比或体积比。

根据式(6-15),若调节[盐]/[酸]的值,就可以配制不同 pH 值的缓冲溶液。实际上为了方便起见,常配等浓度的酸及盐的溶液,以不同的体积比例混合,配成不同 pH 值的缓冲溶液。

设：c_a 为酸溶液的浓度,c_s 为盐溶液的浓度,V_a 为酸溶液的体积,V_s 为盐溶液的体积。

当 $c_a = c_s$ 时,代入式(6-17)：

$$pH = pK_a + \lg \frac{c_s V_s/(V_a+V_s)}{c_a V_a/(V_a+V_s)} = pK_a + \lg \frac{V_s}{V_a} \tag{6-17}$$

由式(6-17)可见,等浓度的缓冲对所组成的缓冲溶液,它的 pH 值随着 V_s/V_a 的值的变化而变化。

根据公式(6-17),算出[盐]=[酸](或[碱])时所需盐和弱酸(或弱碱)的体积比。

C. 按相应体积比混匀

D. 适当的浓度,获得适宜的缓冲范围

考虑配制时所用的盐和弱酸(或弱碱)的浓度,使获得适宜的缓冲范围。一般所需的浓度范围为 0.05 mol/L 到 0.5 mol/L 。

例 6-24　如何配制 pH=5.0,且具有中等缓冲能力的缓冲溶液 1000 mL?

解　①选择缓冲对：根据 HAc 的 pK_a=4.75 接近 5.0,故可选择 HAc-NaAc 缓冲对配制 pH=5.0 的缓冲溶液。

②根据要求具有中等缓冲能力,并考虑计算和配制方便,选用 0.1 mol/L HAc 溶液和 0.1 mol/L NaAc 溶液来配制,并运用公式(6-17)计算 V_s 和 V_a：

$$pH = pK_a + \lg \frac{V_s}{V_a}$$

$$\lg \frac{V_s}{V_a} = pH - pK_a = 5.0 - 4.75 = 0.25, \quad \frac{V_s}{V_a} = 1.78$$

即　　　　　　　　　　　　$V_{NaAc} = 1.78 V_{HAc}$

因为　　　　　　　　　$V_总 = V_{NaAc} + V_{HAc} = 1000$ mL

所以　　　　　　　　　$1.78 V_{HAc} + V_{HAc} = 1000$ mL

可求得　　　　$V_{HAc} = 360$ mL,　$V_{NaAc} = (1000-360)$ mL = 640 mL

将两者按此体积混合,即得 pH=5.0 的缓冲溶液。

在配制一定 pH 值的弱酸及弱酸强碱盐的缓冲溶液时,也常在一定量的弱酸溶液中,加入一定量的强碱,中和部分弱酸(即生成弱酸强碱盐),以得到要求配制的缓冲溶液。

例 6-25　现欲配制 pH=5.10 的缓冲溶液,试计算在 50 mL 的 0.1 mol/L HAc 溶液中加入 0.1 mol/L NaOH 溶液多少毫升?

解
$$HAc+OH^-\rightleftharpoons Ac^-+H_2O$$

按上述反应:被中和的 HAc 物质的量等于生成的 Ac^- 物质的量,也等于加入的 NaOH 物质的量。

设:需加的 NaOH 溶液为 x(mL),则加入 NaOH 的物质的量为 $0.1x$(mmol);V 为配成的缓冲溶液的总体积($V=50+x$),则

$$[Ac^-]=0.1\times\frac{x}{V},\quad [HAc]=\frac{0.1\times50-0.1x}{V}$$

因为
$$pH=pK_a+\lg\frac{[盐]}{[酸]}$$

所以
$$5.10=4.75+\lg\frac{0.1\times\dfrac{x}{V}}{\dfrac{0.1\times50-0.1x}{V}}$$

解方程得
$$x=34.6$$

计算表明,在 50 mL 0.1 mol/L HAc 溶液中加入 34.6 mL 0.1 mol/L NaOH 溶液,即可得到 pH=5.10 的缓冲溶液。

应该指出,用缓冲溶液 pH 值计算公式计算得到的 pH 值与实验测得的 pH 值是稍有差异的,这是由计算公式忽略了溶液中各离子、分子间的相互影响所致。在需要比较准确 pH 值的缓冲溶液时,按上述方法配制后,应用 pH 计或精密 pH 试纸加以校准,或者可以按照前人所研究拟定的缓冲溶液配方配制。各种经验配方在有关的化学手册中均可查到。

(6) 缓冲溶液在医药上的意义

缓冲溶液在医药上有很重要的意义。例如,测量体液的 pH 值时,需用一定 pH 值的缓冲溶液做比较来加以测定;微生物的培养,组织切片和细菌的染色都需要一定 pH 值的缓冲溶液;研究生物体内的催化剂——酶的催化作用,也需要在一定 pH 值的缓冲溶液中进行;许多药物也常需要在一定 pH 值的介质中才能稳定。

缓冲对的缓冲作用,在人体内也很重要。人体的血液或其他体液中的化学反应,都必须在一定的 pH 值条件下进行,所以要依靠存在于体液中的各种缓冲对来使它们的 pH 值保持恒定。例如血液的 pH 值总是维持在 7.35~7.45 的狭小范围内,主要因为在血液中存在下列缓冲对。

血浆:H_2CO_3-$NaHCO_3$,H-蛋白质-Na-蛋白质,NaH_2PO_4-Na_2HPO_4。

红细胞:H_2CO_3-$KHCO_3$,H-血红蛋白-K-血红蛋白,KH_2PO_4-K_2HPO_4,H-氧合血红蛋白-K-氧合血红蛋白。

在这些缓冲对中,碳酸氢盐缓冲对在血液中浓度最高,缓冲能力最大,维持血液正常的 pH 值的作用也最重要。当某酸或由代谢产生的酸进入血液时,碳酸氢盐电离出的 HCO_3^- 和 H^+ 结合成 H_2CO_3,H_2CO_3 立即分解成 H_2O 与 CO_2,CO_2 经肺排出体外。

$$H^++HCO_3^-\rightleftharpoons H_2CO_3\rightleftharpoons H_2O+CO_2\uparrow$$

其他缓冲对当然也有类似的调节作用。当碱性物质进入血液时,就可以引起如下的调节反应:

$$OH^-+H_2PO_4^-\rightleftharpoons H_2O+HPO_4^{2-}$$

反应中生成的 HPO_4^{2-} 由尿排出体外,因此,血液 pH 值仍能维持恒定。

知识链接 ----------------------

缓冲溶液在药物生产和保护过程的作用

在药物生产和保护过程中,根据人的生理特征结合药物的性质来选择适当的缓冲溶液是非常重要的。例如人的泪液 pH 值在 6.5~7.5 之间,若滴眼剂的 pH 值控制不当将会刺激眼黏膜;维生素 C 溶液的 pH 值为 3.0,为了增加它的稳定性和减轻患者注射时的痛苦,常用碳酸氢钠调节 pH 值在 5.5~6.0 之间;又如有些注射剂经灭菌后 pH 值可能发生改变,常用盐酸、枸橼酸、酒石酸、枸橼酸钠、硫酸氢二钠等物质的稀溶液调节 pH 值,使注射剂在加热灭菌过程中 pH 值保持相对稳定。

目标测试

1. 计算下列溶液中各种离子的浓度：

(1) 0.1 mol/L HNO_3 溶液　　(2) 0.4 mol/L NaOH 溶液　　(3) 0.5 mol/L $CaCl_2$ 溶液

(4) 0.2 mol/L HAc 溶液　　(5) 0.2 mol/L $NH_3 \cdot H_2O$ 溶液

2. 在纯水中加入少量酸或碱，K_w 是否变化？水溶液的 pH 值是否发生变化？

3. 把 pH＝5 的强电解质溶液加水稀释 1000 倍以后，pH 值是多少？

4. 写出下列盐水解的离子方程式：

醋酸钾、碳酸铵、硝酸铵

5. 按溶液呈酸性、中性、碱性，将下列盐分类：

KCN、$NaNO_3$、$FeCl_3$、NH_4NO_3、$Al_2(SO_4)_3$、$CuSO_4$、NH_4Ac、Na_2CO_3、$NaHCO_3$

6. 什么是同离子效应？在氨水中加入①氯化铵晶体；②盐酸；③氢氧化钠时，氨水的电离平衡是否发生移动？移动方向如何？

7. 什么是缓冲溶液和缓冲对？以 NaH_2PO_4-Na_2HPO_4 缓冲对为例说明缓冲溶液中缓冲对的作用原理。

8. 配制缓冲溶液常用什么方法？简述配制缓冲溶液的一般步骤。

9. 欲配制 250 mL pH＝5 的缓冲溶液，应在 125 mL 1 mol/L NaAc 溶液中加入 6 mol/L HAc 溶液和 H_2O 各多少毫升？

10. 判断下列混合溶液是不是缓冲溶液？如果是，则计算其 pH 值。

(1) 100 mL 0.1 mol/L HAc 溶液中加入 50 mL 0.1 mol/L NaOH 溶液；

(2) 500 mL 0.5 mol/L 氨水溶液中加入 100 mL 1 mol/L HCl 溶液；

(3) 100 mL 1 mol/L HCl 溶液中加入 50 mL 2 mol/L NaOH 溶液；

(4) 50 mL 0.1 mol/L HAc 溶液中加入 100 mL 0.1 mol/L NaOH 溶液。

模块 7　化学反应速率和化学平衡

研究任何化学反应都应涉及两个方面问题:一是化学反应能否发生,进行的程度如何,它属于化学平衡的范畴;二是化学反应的快慢如何,即化学反应速率。若要掌握医学的基础理论,认识体内的生理变化、生化反应及药物在体内代谢等,都必须懂得化学反应速率和化学平衡的基本理论。

 ## 单元 1　化学反应速率

单 元 目 标

※ 熟悉化学反应速率的概念及其表示方法。
※ 掌握影响化学反应速率的因素及规律。
※ 熟悉有效碰撞理论及有关概念。

1. 化学反应速率的概念及表示方法

各种化学反应,有些进行得快,例如炸药爆炸、照相底片感光、酸碱中和反应等瞬时就能完成;有些反应却进行得很慢,例如铁的生锈、塑料的老化、药品和食品的变质等需要较长时间才能完成。化学上常用化学反应速率(chemical reaction rate)来衡量化学反应的快慢。

表示化学反应速率的方法,是用单位时间内反应物浓度的减少或生成物浓度的增加来表示。物质浓度的单位用 mol/L 表示,时间单位是根据具体反应进行的快慢,用秒(s)、分(min)或小时(h)表示。假定某一瞬间(t_1)某一反应物的浓度是 $c_1 = 2.0$ mol/L,经过 2 min 后,即 $(t_2 - t_1) = 2$ min 测得反应物浓度 $c_2 = 1.6$ mol/L,所以在这 2 min 内反应物有 0.4 mol/L 起了变化。这 2 min 内该反应的平均速率是 0.2 mol/(L·min)。

计算过程:

$$\bar{v} = -\frac{c_2 - c_1}{t_2 - t_1} = -\frac{1.6 - 2.0}{2} \text{ mol/(L·min)} = 0.2 \text{ mol/(L·min)}$$

由于当其他条件不变时,随着反应的不断进行,反应物的浓度不断减少,对于反应物间的反应速率每一瞬间都在减小,所以求得的是 t_1 到 t_2 一段时间内的平均速率。另外,对反应物来说,浓度不断减少($c_1 > c_2$),为了使反应速率为正值,所以公式中加"一"号。若用生成物的浓度增加($c_1 < c_2$)来表示反应速率,则不加"一"号。必须注意,若一个反应中有几种反应物参加反应,生成几种生成物,此时以不同的物质变化进行计算所得速率的数值可能不同,但实质是一样的,都能表示该反应的速率,只是必须指明对什么物质而言。

例 7-1　对于合成氨的反应,在某一条件下,若在时间 t_1 时测得$[N_2] = c_1 = 5$ mol/L,$[H_2] = c_1 = 10$ mol/L,$[NH_3] = c_1 = 3$ mol/L;2 min 后,t_2 时即$(t_2 - t_1) = 2$ min 测得$[N_2] = c_2 = 4$ mol/L,$[H_2] = c_2 = 7$ mol/L,$[NH_3] = c_2 = 5$ mol/L,此反应在该条件下反应速率是多少?

解

	$N_2 + 3H_2 \rightleftharpoons 2NH_3$			
t_1 时 c_1(mol/L)	5	10	3	$t_1 = 0$ min
t_2 时 c_2(mol/L)	4	7	5	$t_2 = 2$ min

此反应在该条件下的反应速率可以从下列几种物质浓度的变化来表示。

若以 N_2 的变化来计算：

$$\overline{v}_{N_2} = -\frac{c_2 - c_1}{t_2 - t_1} = -\frac{4 - 5}{2}\ \text{mol/(L} \cdot \text{min)} = 0.5\ \text{mol/(L} \cdot \text{min)}$$

若以 H_2 的变化进行计算：

$$\overline{v}_{H_2} = -\frac{c_2 - c_1}{t_2 - t_1} = -\frac{7 - 10}{2}\ \text{mol/(L} \cdot \text{min)} = 1.5\ \text{mol/(L} \cdot \text{min)}$$

若以 NH_3 的变化进行计算：

$$\overline{v}_{NH_3} = \frac{c_2 - c_1}{t_2 - t_1} = \frac{5 - 3}{2}\ \text{mol/(L} \cdot \text{min)} = 1.0\ \text{mol/(L} \cdot \text{min)}$$

由上可知，对某一个化学反应，如果用不同物质的变化进行计算，所得反应的速率数值可能不同，但一定与反应式中系数成比例。

以上所讨论的反应速率都是某一段时间内的平均反应速率。某一时刻的化学反应速率称为瞬时速率，即我们让 Δt 无限趋近于零，则求出来的是瞬时速率，所以更好的写法为 $v = \dfrac{\text{d}s}{\text{d}t}$ ，或写为 $v = \lim \dfrac{\Delta c}{\Delta t}$（$\Delta t$ 趋于 0）。

2. 影响化学反应速率的因素

影响化学反应速率的因素分为内因和外因。内因是决定化学反应速率的主要因素，例如氢气与氟气在低温、黑暗处就能迅速化合，发生猛烈爆炸。而在同样条件下，氢气与氯气反应就非常缓慢，这种反应速率的差别，是由反应物本身结构和性质即内因的不同所造成的。化学反应速率还受外界条件的影响，例如氢气与氯气，用强光照射或点燃时，就能迅速反应。影响化学反应速率的外因很多，对均相体系来说，主要有浓度、温度、压力和催化剂。

（1）浓度对化学反应速率的影响

浓度对反应速率的影响通过下列实验可知。

在 $Na_2S_2O_3$ 溶液中加入 H_2SO_4 稀溶液，发生如下反应：

$$Na_2S_2O_3 + H_2SO_4 =\!\!=\!\!= Na_2SO_4 + SO_2\uparrow + S\downarrow + H_2O$$

在一支试管里加入 0.1 mol/L $Na_2S_2O_3$ 溶液 4 mL，在另一支试管中加入 0.1 mol/L $Na_2S_2O_3$ 溶液和蒸馏水各 2 mL。另取两支试管，向每支试管里加入 0.1 mol/L H_2SO_4 溶液各 4 mL。然后，同时将 H_2SO_4 溶液分别倒入两支盛有 $Na_2S_2O_3$ 溶液的试管里，两支试管里先后出现混浊。

溶液变混浊的原因是生成了不溶于水的硫。当用不同浓度的 $Na_2S_2O_2$ 溶液与 H_2SO_4 溶液反应时，出现混浊现象的快慢会不同。第一支试管里 $Na_2S_2O_3$ 溶液的浓度比第二支试管里的大，反应进行得快，先出现混浊，第二支试管后出现混浊。

实验证明：当其他条件不变时，增大反应物的浓度，反应速率加快；减小反应物的浓度，反应速率减慢。

人们在长期的生产和科学实验中发现，对于一步完成的简单反应，有如下规律：在一定条件下，化学反应速率同反应物浓度方次的乘积成正比。这个规律称为质量作用定律（mass action law）。

对于一步完成的简单反应：

$$mA + nB =\!\!=\!\!= C$$

质量作用定律的数学表达式为

$$v = k c_A^m c_B^n$$

其中，v 为反应速率；c_A、c_B 分别表示反应物 A 和 B 的浓度（mol/L）；k 是反应速率常数，在给定条件下，当反应物浓度都是 1 mol/L 时，$v = k$，即反应速率常数在数值上等于单位浓度时的反应速率。k 与温度有关，但不随浓度而变化。对于同一反应，在一定条件（如温度、催化剂）下，k 是一个定值。不同的反应，k 值不同，k 值越大，反应速率越快，反之，则越慢。

在质量作用定律数学表达式中，不包括固态和纯液态反应物。例如：

$$C(S) + O_2 =\!\!=\!\!= CO_2$$
$$v = k[O_2]$$

对于一步完成的简单反应，质量作用定律表达式中浓度的方次，等于反应式中各反应物的系数。对于分几步完成的总反应，质量作用定律只适用于其中每一步反应，不适用于总反应。

（2）压力对化学反应速率的影响

对于气体来说，当温度一定时，一定量气体的体积与其所受的压力成反比。当气体的压力增大到原来的 2 倍，气体的体积就缩小到原来的 1/2，单位体积内的分子数就增加到原来的 2 倍，如图 7-1 所示。所以，对于有气体参加的反应，增大压力，气体的体积缩小，就是增加了单位体积里反应物的物质的量，即反应物浓度增大；减小压力，气体的体积扩大，反应物浓度减小。因而，对于气体反应，增大压力可以增大反应速率；反之，减小压力可以减小反应速率。

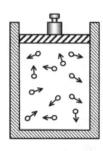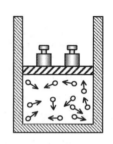

图 7-1　压力与一定量气体所占的体积示意图

压力仅对有气体参加的反应速率产生影响。如果参加反应的物质是固体、液体或者是在溶液中进行的反应，由于改变压力对它们的体积影响极小，它们的浓度几乎不发生改变，因此，固体或液体物质间的反应速率与压力几乎无关。

（3）温度对化学反应速率的影响

温度对化学反应速率的影响比较显著，许多化学反应是在加热的条件下进行的。例如氢气和氧气发生化合反应生成水（$2H_2+O_2 \xlongequal{\quad} 2H_2O$），常温下几乎不反应，当加热到 600 ℃，就会立即反应，发生猛烈爆炸。

在两支试管中各加入 0.1 mol/L $Na_2S_2O_3$ 溶液 2 mL，分别放入盛有热水和冷水的两个烧杯中。另取两支试管，各加入 0.1 mol/L H_2SO_4 溶液 2 mL。稍待片刻，同时将两支试管里的 H_2SO_4 溶液分别倒入盛有 $Na_2S_2O_3$ 溶液的试管里。实验结果：放入热水中的试管（温度高），先出现混浊，反应快；放入冷水中的试管（温度低），后出现混浊，反应慢。

由此可见：升高温度，反应速率加快；降低温度，反应速率减慢。荷兰科学家范特霍夫（Van't Hoff）通过大量实验还得出了一个近似规律：当其他条件不变时，温度每升高 10 ℃，反应速率增大到原来的 2～4 倍。

温度能显著改变化学反应速率，因此在实践中人们经常通过改变温度来控制反应速率。例如，化学实验室和化工生产中，经常采取加热的方法来加快化学反应；为了防止某些药物特别是生物制剂受热变质，通常把它们存放在阴凉、低温处或置于冰箱内保存。

（4）催化剂对化学反应速率的影响

取两支试管，各盛质量分数为 0.03％ 的 H_2O_2 溶液 2 mL，其中一支加少量 MnO_2 粉末。请同学们观察两支试管中产生气体的快慢。

反应方程式：
$$2H_2O_2 \xrightarrow{MnO_2} 2H_2O+O_2 \uparrow$$

实验结果：加入 MnO_2 粉末的试管过氧化氢的分解速率明显加快，产生的氧气也多。MnO_2 在这里是一种催化剂，在反应中能改变反应速率而本身的化学组成和质量在反应前后没有发生变化的物质称为催化剂（catalyst）。因催化剂的存在而使反应速率发生变化的现象称为催化作用（catalysis）。MnO_2 能加快过氧化氢的分解，起催化作用。

催化剂能显著地改变化学反应速率，加快反应速率的称为正催化剂，减慢反应速率的称为负催化剂，如无特别说明，一般指正催化剂。

催化剂在现代化学和化工生产中极为重要。例如硫酸工业中，由二氧化硫制取三氧化硫的反应常用五氧化二钒（V_2O_5）作催化剂加快反应速率；合成氨工业中，氢气和氮气的反应，则用以铁为主体的多成分催化剂来催化。据统计，约有 85％ 的化学反应需用催化剂。生物体内的许多生化反应，也与催化剂有关。生物体内的各种酶，具有催化活性，称为生物催化剂。它对于生物体内的消化、吸收、代谢等过程起着非常重要的催化作用。

知识拓展

生物催化剂——酶

在生物学中,有一类很重要的催化剂称为酶(enzymes)。酶是催化特定化学反应的蛋白质、RNA或其复合体,能通过降低反应的活化能加快反应速率,但不改变反应的平衡点。绝大多数酶的化学本质是蛋白质,具有催化效率高、专一性强、作用条件温和等特点。酶参与人体所有的生命活动,如思考、运动、睡眠、呼吸、愤怒、喜悦或分泌荷尔蒙等都是以酶为中心的活动结果。酶的催化作用推动着机体充满活力的生化反应,推动着生命现象不断健康地运行。国内外权威医学证明,酶是人体内新陈代谢的催化剂,只有酶存在,人体内才能进行各项生化反应。人体内酶越多、越完整,生命就越健康,而都市人普遍存在缺酶的现象。在人体中,各种酶的催化非常专一:唾液酶(saliva)使淀粉转化为糖,酵母酶使糖转化为醇和 CO_2。人体中还有脂酶、麦芽糖酶、胃肽酶、胰肽酶、蛋白酶、乳糖酶等一系列催化剂。

1969 年科学家第一次在实验室合成了一种酶——核糖核酸酶。由于此工作,Stein、Moore 和 Anfinsen 获得了 1972 年诺贝尔化学奖。

3. 有效碰撞理论

(1) 有效碰撞

反应物分子间的相互碰撞是发生化学反应的先决条件。但并非每一次碰撞都能发生反应。在 0 ℃ 及 101.3 kPa 条件下,气体分子的平均速度约为 10^5 cm/s。运动速度非常快,分子间的碰撞机会很多。如果每一次碰撞都能发生化学反应,那么气体间的化学反应必定很快,然而,事实并非如此。氢气和氧气、氢气和氮气之间的反应在常温下就进行得非常慢,其反应速率几乎为零。因此,并不是每一次碰撞都能发生化学反应,能发生化学反应的碰撞称有效碰撞(effective collision)。

(2) 活化分子

能够发生有效碰撞的分子称为活化分子。它具有的能量高于一般分子。

(3) 活化能

物质分子具有一定的能量,能量有高有低。在某一温度下,设分子的平均能量为 $\overline{E}$,活化分子的最低能量为 E_1。则活化分子的最低能量(E_1)与分子平均能量($\overline{E}$)之差($E_1-\overline{E}$)称为活化能(activation energy,E_a)。换句话说,把具有平均能量的分子变成活化分子所需要的最低能量称为活化能。

对于某一个化学反应,在确定的条件下,E_1 和 $\overline{E}$ 都是一定的,即 $E_a=E_1-\overline{E}$ 也是一定的。如果改变反应条件,使 E_1 减小(或使 $\overline{E}$ 增大),则 E_a 就减小,反应速率就加快;反之,使 E_1 增大(或使 $\overline{E}$ 减小),E_a 就增大,反应速率就减慢。

(4) 活化分子百分数

一定条件下,设单位体积内反应物分子总数为 n,单位体积活化分子的总数为 n^*,则活化分子百分数 $A=\dfrac{n^*}{n}\times100\%$。活化分子百分数($A$)越大,则活化分子总数就越大,有效碰撞次数越多,反应速率越快。

(5) 用有效碰撞理论解释影响化学反应速率的诸因素

A. 反应物浓度增加

单位体积内反应物分子总数(n)增加,活化分子的总数(n^*)也增加,有效碰撞次数增多,反应速率加快。

B. 对于气体反应

当其他条件不变时,压力增大,则体积缩小,相当于反应物浓度增大,反应速率加快。

C. 温度升高

分子的平均能量增加,单位体积内活化分子百分数(A)增加,活化分子总数(n^*)增加,有效碰撞次数增多,反应速率加快。

D. 加入正催化剂

改变了反应历程,降低了反应活化能,从而单位体积内活化分子百分数(A)明显增加,活化分子的总数(n^*)大大增加,有效碰撞次数增多,反应速率加快。

对于非均相体系,除上述因素外,反应物质之间的接触面积和扩散作用等因素对反应速率也有影响。

目标测试

1. 浓度、压强、温度和催化剂为什么会影响化学反应速率? 试结合活化分子的概念加以解释。

2. 影响化学平衡的因素有哪些? 它们是如何影响的?

3. 20 ℃时,将 1.0 mL 0.1 mol/L $Na_2S_2O_3$ 溶液和 10 mL 0.1 mol/L H_2SO_4 溶液混合,2 min 后溶液中明显出现混浊。已知温度每升高 10 ℃,化学反应速率增大到原来的 2 倍,那么 50 ℃时,同样的反应要看到同样的混浊,需要的时间是多少?

单元 2 化学平衡

 单元目标

※ 熟悉可逆反应、化学平衡的概念及特点。
※ 掌握浓度、压强、温度对化学平衡的影响。
※ 熟悉化学平衡移动原理及其应用。
※ 了解化学平衡常数的物理意义。

1. 化学平衡的概念

(1) 不可逆反应和可逆反应

在一定条件下,有些化学反应一旦发生,就能不断反应直到由反应物完全变成生成物。例如,氯酸钾在二氧化锰催化下的分解反应,氯酸钾能全部分解生成氯化钾和氧气:

$$2KClO_3 \xrightarrow{MnO_2} 2KCl + 3O_2 \uparrow$$

但在相同条件下,用氯化钾和氧气反应来制取氯酸钾是不可能的。这种只能向一个方向进行的反应称为不可逆反应(irreversible reaction)。不可逆反应的特点是反应能进行到底。

大多数化学反应和上述反应不同。在同一反应条件下,不但反应物可以变成生成物,而且生成物也可以变成反应物,即两个相反方向的反应同时进行。例如,在一定条件下,氮气和氢气合成氨,同时,又有一部分氨分解为氮气和氢气。

$$N_2 + 3H_2 \longrightarrow 2NH_3$$
$$2NH_3 \longrightarrow N_2 + 3H_2$$

在同一反应条件下,同时向两个相反方向进行的化学反应,称为可逆反应(reversible reaction)。为了表示反应的可逆性,在化学方程式中常用可逆符号"$\rightleftharpoons$"代替等号。上述反应可以写成:

$$N_2 + 3H_2 \underset{逆反应}{\overset{正反应}{\rightleftharpoons}} 2NH_3$$

在可逆反应方程式中,通常把从左向右进行的反应称为正反应,从右向左进行的反应称为逆反应。

可逆反应的特点是在封闭的反应体系中反应不能进行到底。

(2) 化学平衡

在一定温度和压力下,将一定量的 N_2 和 H_2 混合气体充入一密闭容器中。当反应开始时,容器中只有 N_2 和 H_2,而且浓度最大,因而正反应速率也最大,逆反应速率为零。随着反应的进行,N_2 和 H_2 不断消耗,因而浓度逐渐减小,正反应速率也相应地逐渐减小;另一方面,反应一旦发生,由于 NH_3 的生成,逆反应便开始进行,一部分 NH_3 开始分解为 N_2 和 H_2。开始时,由于 NH_3 的浓度很小,逆反应速率很小,随着反应的进行,NH_3 的浓度逐渐增大,逆反应速率逐渐增大。当反应进行到一定程度时,逆反应速率等于正反应速率,即 NH_3 的分解速率等于 N_2 和 H_2 合成 NH_3 的速率(图 7-2)。此时,在单位时间内,N_2 和 H_2 反应减少的分子数,

恰好等于 NH_3 分解生成的分子数。容器中反应物 N_2、H_2 和生成物 NH_3 的浓度不再随时间而改变，无论经过多长时间，N_2 和 H_2 也不可能全部转化为 NH_3。

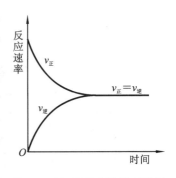

图 7-2　正、逆反应速率示意图

在一定条件下，可逆反应中正反应速率等于逆反应速率的状态称为"化学平衡"（chemical equilibrium）。在平衡状态下，反应物和生成物的浓度称为平衡浓度。只要条件不变，体系中反应物和生成物的浓度保持不变，但这并不意味着反应已停止，此时反应仍在继续进行。只是正、逆反应速率相等，各物质浓度保持不变，所以化学平衡是一种动态平衡。

应该注意的是，当可逆反应达到平衡时，其特征是正反应与逆反应的速率相等，平衡混合物中各物质浓度保持不变，而不是各个物质的浓度一定相等，也不一定是生成物浓度的乘积与反应物浓度的乘积相等。

2. 化学平衡常数

（1）平衡常数表达式

下列可逆反应：

$$CO + H_2O(g) \rightleftharpoons CO_2 + H_2$$

正反应速率：

$$v_{正} = k_{正}[CO][H_2O]$$

逆反应速率：

$$v_{逆} = k_{逆}[CO_2][H_2]$$

平衡时：

$$v_{正} = v_{逆}$$

即得

$$k_{正}[CO][H_2O] = k_{逆}[CO_2][H_2]$$

$$\frac{[CO_2][H_2]}{[CO][H_2O]} = \frac{k_{正}}{k_{逆}} = K_c$$

在一定温度下 $k_{正}$ 和 $k_{逆}$ 都是常数，因此它们的比值 K_c 也是常数。这个常数称"平衡常数"（chemical equilibrium constant）。它表示在一定温度下某一个可逆反应在达到平衡时生成物浓度的幂次方乘积与反应物浓度的幂次方乘积之比是一个常数。

平衡常数的大小表示平衡体系中正反应进行的程度。K_c 值越大，表示正反应进行得越完全，平衡混合物中生成物的相对浓度就越大；K_c 值越小，表示正反应进行得越不完全，平衡混合物中生成物的相对浓度就越小。

对于同一可逆反应，平衡常数 K_c 与浓度的变化无关，与温度的变化有关。

化学反应方程式书写不同，平衡常数 K_c 的表达式也不同。例如，氮气和氢气合成氨的反应，

化学反应方程式写成：

$$N_2 + 3H_2 \rightleftharpoons 2NH_3$$

则

$$K_c = \frac{[NH_3]^2}{[N_2][H_2]^3}$$

化学反应方程式写成：

$$2NH_3 \rightleftharpoons N_2 + 3H_2$$

则

$$K_c' = \frac{[N_2][H_2]^3}{[NH_3]^2}$$

显然，$K_c = \dfrac{1}{K_c'}$，$K_c \neq K_c'$。所以，使用 K_c 进行计算时，K_c 表达式要与所列的化学反应方程式相对应，需注意以下几点：

①平衡常数（K_c）适用于复杂反应的总反应，不必考虑该化学反应是分几步完成的。

②固态物质和液态物质不代入平衡常数表达式。

③在稀溶液中进行的反应，如果有水参加，水的浓度也不必写在平衡常数表达式中。

（2）有关化学平衡的计算

A. 已知平衡浓度求平衡常数

例 7-2　在某温度下，反应 $H_2 + Br_2 \rightleftharpoons 2HBr$ 在下列浓度时建立平衡：$[H_2] = 0.5 \ mol/L$，$[Br_2] = 0.1 \ mol/L$，$[HBr] = 1.6 \ mol/L$，求平衡常数 K_c。

解

$$H_2 + Br_2 \rightleftharpoons 2HBr$$

平衡浓度 $c(mol/L)$　　　　　　　0.5　0.1　　1.6

$$K_c = \frac{[HBr]^2}{[H_2][Br_2]} = \frac{1.6^2}{0.5 \times 0.1} = 51.2$$

故平衡常数 K_c 等于 51.2。

B. 已知平衡浓度求开始浓度

例 7-3 氨的合成反应 $N_2 + 3H_2 \rightleftharpoons 2NH_3$，某温度下达到平衡时，平衡浓度为 $[H_2] = 3$ mol/L，$[H_2] = 8$ mol/L，$[NH_3] = 4$ mol/L，求开始时 N_2 和 H_2 的浓度。

解 设开始时 $[NH_3] = 0$ mol/L，$[N_2] = x$ mol/L，$[H_2] = y$ mol/L。达到平衡时，生成 4 mol/L 氨，由反应式中系数关系可知：

	N_2	$+3H_2$	$\rightleftharpoons 2NH_3$
起始浓度 $c_{始}$(mol/L)	x	y	0
转化浓度 $c_{消}$(mol/L)	2	6	4
平衡浓度 $c_{平}$(mol/L)	3	8	4

所以开始时：

$$c_{N_2} = x = (3+2) \text{ mol/L} = 5 \text{ mol/L}$$

$$c_{H_2} = y = (8+6) \text{ mol/L} = 14 \text{ mol/L}$$

C. 已知平衡常数、开始浓度求平衡浓度及反应物转化为生成物的转化率

例 7-4 在密闭容器中，将一氧化碳和水蒸气的混合物加热，达到下列平衡：

$$CO + H_2O(g) \rightleftharpoons CO_2 + H_2$$

在 800 ℃时平衡常数等于 1，反应开始时 CO 的浓度是 2 mol/L，水蒸气的浓度是 3 mol/L，求平衡时各物质的浓度和一氧化碳转化为二氧化碳的转化率。

解 设在平衡时，单位体积中有 x 的 CO 转化为 CO_2，即 $[CO_2] = x$。

	CO	$+ H_2O(g)$	$\rightleftharpoons CO_2$	$+ H_2$
起始浓度 $c_{始}$(mol/L)	2	3	0	0
转化浓度 $c_{消}$(mol/L)	x	x	x	x
平衡浓度 $c_{平}$(mol/L)	$2-x$	$3-x$	x	x

将平衡浓度代入平衡常数表达式，则得

$$K_c = \frac{[CO_2][H_2]}{[CO][H_2O]} = \frac{x^2}{(2-x)(3-x)} = 1$$

解方程得 $\qquad x = 1.2$

平衡时各物质浓度为

$$[CO] = (2-1.2) \text{ mol/L} = 0.8 \text{ mol/L}$$

$$[H_2O] = (3-1.2) \text{ mol/L} = 1.8 \text{ mol/L}$$

$$[CO_2] = [H_2] = 1.2 \text{ mol/L}$$

一氧化碳的转化率：

$$\alpha_{CO} = \frac{1.2}{2} \times 100\% = 60\%$$

3. 化学平衡的移动

一切动态平衡都具有相对性和暂时性。化学平衡也具有相对性和暂时性，只是在一定条件下才能保持平衡状态。如果外界条件(浓度、压力、温度等)发生改变，原来的平衡就会被破坏，反应体系中各物质的浓度将发生改变，可逆反应就从暂时的平衡变为不平衡，直至在新的条件下建立新的平衡。在新的平衡状态下，各物质的浓度都已不是原来平衡时的浓度。

因反应条件的改变，使可逆反应从一种平衡状态向另一种平衡状态转变的过程，称为化学平衡的移动。在新的平衡状态下，如果生成物的浓度比原来平衡时的浓度大，就称平衡向正反应的方向(向右)移动；如果反应物的浓度比原来平衡时的浓度大，就称平衡向逆反应方向(向左)移动。

影响化学平衡移动的外部因素主要有浓度、压力、温度等。

(1)浓度对化学平衡移动的影响

一个达到化学平衡状态的可逆反应，如果改变平衡体系中的任何一种反应物或生成物的浓度，都会改

变正反应速率或逆反应速率,使它们不再相等,从而引起化学平衡的移动。移动的结果使反应物和生成物的浓度都发生改变,并在新的条件下建立新的平衡。

三氯化铁和硫氰化钾反应,生成血红色的六氰合铁(Ⅲ)酸钾和氯化钾。

$$FeCl_3 + 6KSCN \rightleftharpoons K_3[Fe(SCN)_6] + 3KCl$$

在一个小烧杯里加入 15 mL 蒸馏水,然后滴入 1 mol/L $FeCl_3$ 溶液和 1 mol/L KSCN 溶液各 3 滴,溶液立即变成红色。将烧杯里溶液分装在 3 支试管里,在第 1 支试管里加入少量 0.1 mol/L $FeCl_3$ 溶液,在第 2 支试管里加入少量 0.1 mol/L KSCN 溶液,第 3 支留作比较。

实验结果:在平衡混合物里加入 $FeCl_3$ 溶液或 KSCN 溶液后,溶液的红色都变深了,由于增大任何一种反应物的浓度,都会加快正反应速率,使得正反应速率大于逆反应速率,于是平衡被破坏,反应向加快生成 $K_3[Fe(SCN)_6]$ 的方向进行。随着反应的进行,$FeCl_3$ 和 KSCN 的浓度逐渐降低,正反应速率逐渐减小。同时,由于生成物的浓度逐渐增大,逆反应速率也相应加快,直至正、逆反应速率又重新相等,反应达到了新的平衡。在新的平衡状态下,各物质的浓度都发生了改变,生成物 $K_3[Fe(SCN)_6]$ 的浓度比原来平衡时增大了(溶液的红色变深),表明平衡向着正反应的方向(向右)移动。不仅增加反应物的浓度可使平衡向右移动,而且降低生成物的浓度,会使得正反应速率大于逆反应速率,结果也会使平衡向右移动。相反,增加生成物的浓度,会加快逆反应速率,使得逆反应速率大于正反应速率,平衡向着逆反应的方向(向左)移动。

由此可得出浓度对化学平衡移动影响的结论:在其他条件不变时,增大反应物的浓度或减小生成物的浓度,平衡向右(正反应方向)移动;增加生成物的浓度或减小反应物的浓度,平衡向左(逆反应方向)移动。

浓度对化学平衡移动的影响在医学上有着重要的应用。例如,在肺泡中,红细胞中的血红蛋白(Hb)与氧气结合成为氧合血红蛋白(HbO_2),由血液运输到全身各组织后,氧合血红蛋白就分解释放氧气提供给组织细胞利用,其化学过程为

$$Hb + O_2 \rightleftharpoons HbO_2$$

当患者因心肺功能不全、肺活量减少或因其他原因引起呼吸困难,甚至出现昏迷等缺氧症状时,往往采用吸(输)氧来增加氧气浓度,促使上述平衡向右移动,增加氧合血红蛋白的量,从而改善全身组织的缺氧情况。

(2)压力对化学平衡移动的影响

对于反应物或生成物中有气态物质的化学平衡体系,如果反应前后气体分子数不相等,增大或者降低总压力,反应物和生成物的浓度都会发生改变,使得正反应速率和逆反应速率不再相等。所以改变反应的总压力(恒温条件),就会使化学平衡发生移动。平衡移动的方向与反应前后气体分子数有关。

如图 7-3 所示,用注射器吸入一定量二氧化氮和四氧化二氮的混合气体,使注射器活塞到达Ⅰ处,用橡皮塞将细端管口封闭。二氧化氮(红棕色气体)和四氧化二氮(无色气体)在一定条件下达到化学平衡:

$$2NO_2(g) \rightleftharpoons N_2O_4(g)$$

（红棕色） （无色）

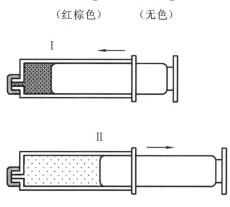

图 7-3 压力对化学平衡的影响

将注射器活塞向外拉至Ⅱ处,混合气体的颜色变浅,稍待片刻后管内气体颜色又逐渐变深。将注射器活塞向里又推至Ⅰ处,管内气体颜色先变深又逐渐变浅。

由上述化学方程式可知,每消耗 2 mol NO_2 就增加 1 mol N_2O_4,反应前后气体分子数不相等:正反应是气体分子数减少(体积减小)的反应,逆反应是气体分子数增加(体积增大)的反应。当注射器活塞向外拉至

Ⅱ处时,管内体积增大,气体的总压力减小,浓度减小,混合气体的颜色先变浅;稍待片刻后,由于平衡发生了移动,混合气体的颜色又逐渐变深,表明平衡向生成 NO_2 的方向,即气体分子数增加的方向移动。当将注射器活塞向里又推至Ⅰ处时,管内体积缩小,气体的总压力增大,浓度增大,混合气体的颜色先变深又逐渐变浅,表明平衡向生成 N_2O_4(即向气体分子数减少)的方向移动。

由此可以得出压力对化学平衡移动的影响结论:对于气体反应物和气体生成物分子数不等的可逆反应来说,当其他条件不变时,增大总压力,平衡向气体分子数减少(气体体积缩小)的方向移动;减小总压力,平衡向气体分子数增加(气体体积增大)的方向移动。

压力对于固态或液态物质的体积影响很小,因此只有固态或液态物质参加的化学平衡体系,压力的影响可以忽略。既有气体又有固态或液态物质参加的化学平衡体系,压力的改变只需考虑反应体系中气态物质分子数的变化。例如,用炽热的碳将二氧化碳还原成一氧化碳的反应:

$$C(s) + CO_2 \rightleftharpoons 2CO$$

由于正反应是气体分子数增加的反应,所以,在一定温度下增大总压力,平衡向气体分子数减少的方向,即向左移动;减小总压力,平衡向气体分子数增加的方向,即向右移动。

压力对化学平衡的影响,可以用质量作用定律来解释,其实质还是浓度对化学平衡的影响。

(3) 温度对化学平衡移动的影响

化学反应总是伴随着放热或吸热现象的发生。放出热量的反应称为放热反应(exothermic reaction),放出的热量用"+"号表示在化学方程式的右边;吸收热量的反应称为吸热反应(endothermic reaction),吸收的热量用"-"号表示在化学方程式的右边。对于可逆反应,如果正反应是放热反应,逆反应就一定是吸热反应,而且,放出的热量和吸收的热量相等。在伴随放热或吸热现象的可逆反应中当反应达到平衡后,改变温度,也会使化学平衡移动。例如:二氧化氮生成四氧化二氮的反应:

$$2NO_2(g) \rightleftharpoons N_2O_4(g) + 56.9 \text{ kJ}$$
（红棕色）　　　（无色）

在这个反应中,正反应为放热反应,逆反应则为吸热反应。温度对其平衡的影响可由以下实验得到证明。

如图 7-4 所示,在两个连通的烧瓶里充满 NO_2 和 N_2O_4 的混合气体,用夹子夹住橡皮管,然后把一个烧瓶浸入热水中,另一个浸入冰水中。请同学们观察:热水和冰水中烧瓶内混合气体的颜色变化。

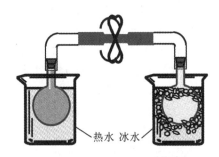

热水　冰水

图 7-4　温度对化学平衡的影响

从实验看到,热水中瓶内气体的颜色变深,表明 NO_2 浓度增大;冰水中瓶内气体的颜色变浅,表明 NO_2 浓度减小。

由此可以得出温度对化学平衡移动的影响结论,当可逆反应达到平衡后,升高温度,有利于吸热反应,平衡向吸热反应的方向即生成 NO_2 的方向移动;降低温度,有利于放热反应,平衡向放热反应的方向即生成 N_2O_4 的方向移动。

知识拓展

温度与平衡常数的定量关系

温度对化学平衡的影响与浓度和压力不同,改变浓度或压力只能使平衡点改变,而温度的变化,却导致了平衡常数数值的改变。

平衡常数和温度之间存在下列定量关系：

$$\ln \frac{K_2}{K_1} = \frac{\Delta_r H_m^{\ominus}}{R}\left(\frac{1}{T_1} - \frac{1}{T_2}\right)$$

式中：$\Delta_r H_m^{\ominus}$ 代表恒压下反应的热效应，热量的符号采用热力学中的规定，K_1、K_2 分别代表温度 T_1、T_2 时的平衡常数，R 是摩尔气体常数（$R=8.314\ \text{J}/(\text{mol}\cdot\text{K})$）。

上式清楚地表明了温度对平衡常数的影响：如果是放热反应（$\Delta_r H_m^{\ominus}$ 为负值），温度升高时，$K_2<K_1$，即平衡常数随温度的升高而减小；如果是吸热反应（$\Delta_r H_m^{\ominus}$ 为正值），温度升高，$K_2>K_1$，即平衡常数随温度升高而增大。

（4）催化剂不能影响化学平衡的移动

对于可逆反应，催化剂能够以同等程度同时改变正反应速率和逆反应速率，因此催化剂不能使化学平衡移动，但是，催化剂能够改变化学反应速率，缩短反应达到平衡所需的时间。因此，在化工生产中往往使用催化剂来加快反应速率、缩短生产周期，提高生产效率。

（5）吕·查德里原理

从以上讨论可知，如果在平衡体系内增加反应物浓度，平衡就向着由反应物转变为生成物（即减小反应物浓度）的方向移动；有气体存在的反应，如果增大平衡体系的总压力，平衡就向着气体分子数减小（即气体总压力减小）的方向移动；如果升高温度，平衡就向着吸热反应（即降低温度）的方向移动。

法国化学家吕·查德里（Le Chatelier）根据以上结论，概括成一条普遍的规律：任何已经达到平衡的体系，如果改变影响平衡的一个条件，如浓度、压力或温度，平衡就向着削弱或解除这些改变的方向移动。这个规律称为吕·查德里原理，又称为平衡移动原理。

平衡移动原理只适用于已经达到平衡的体系。没有达到平衡的体系，其反应的方向只有一个，即达到平衡的方向。

目标测试

1. 什么是化学平衡？它的特点是什么？

2. 在下列化学平衡中，如果①降低温度，②增加压力，则平衡分别向哪一方向移动？

（1）$2H_2O(g) \rightleftharpoons 2H_2 + O_2 - Q$

（2）$N_2 + O_2 \rightleftharpoons 2NO - Q$

（3）$2SO_2 + O_2 \rightleftharpoons 2SO_3 + Q$

（4）$C(s) + CO_2 \rightleftharpoons 2CO - Q$

3. 某温度下，在体积为 1 L 的密闭容器中，将 5 mol 二氧化硫和 2.5 mol 氧气化合，得到 3 mol 三氧化硫，反应式为 $2SO_2 + O_2 \rightleftharpoons 2SO_3$，计算这个反应的平衡常数。

4. 800 ℃ 时，在一密闭系统，一氧化碳转化为二氧化碳的反应中，开始时各物质的浓度为 $[CO]=2\ \text{mol/L}$，$[H_2O]=6\ \text{mol/L}$，$[CO_2]=0$，$[H_2]=0$，$K_c=1$，求平衡时各物质浓度及一氧化碳转化为二氧化碳的转化率。（反应式：$CO + H_2O(g) \rightleftharpoons CO_2 + H_2$）

5. 某温度下，$H_2 + I_2 \rightleftharpoons 2HI$ 的平衡常数是 50，在同一温度下使一定量的氢气与 1 mol/L 碘蒸气混合后发生反应，当达到平衡时，有 0.9 mol/L 碘化氢生成。反应开始时，氢气的浓度为多少？

模块 8　定量分析化学基础

定量分析的任务是准确测定试样中组分的相对含量,因此要求分析结果必须具有一定的准确度。在进行定量分析时,分析结果的准确度不仅与实验过程中的准确操作有关,而且与实验数据的准确处理关系密切。因此,必须学会分析天平的使用,必须了解分析过程中误差的来源及采取相应的措施减小误差,必须学会分析数据的处理及分析结果的准确评价。

 ## 单元 1　分析化学概述

单 元 目 标

※ 掌握分析化学的任务及作用。

※ 熟悉分析方法的分类。

※ 了解分析化学的发展趋势。

1. 分析化学的任务和作用

分析化学(analytical chemistry)是研究物质化学组成的分析方法、有关理论和技术的一门学科。分析化学的内容包括:定性分析、定量分析和结构分析三个方面。定性分析(qualitative analysis)的任务是鉴定物质由哪些元素、离子、原子团、官能团或化合物组成;定量分析(quantitative analysis)的任务是测定试样中各组分的相对含量;结构分析(structural analysis)的任务是确定物质的分子结构。

分析化学是一门重要的学科,它对于化学的发展起着重要的作用,并且在科学研究、经济建设、医药卫生及学校教育等方面都起着十分重要的作用。

在科学研究方面,分析化学的作用已经超出化学领域,在生命科学、材料科学、能源科学、环境科学、物理学等许多领域,都需要知道物质的组成、含量、结构等各种信息。在当今以生物科学技术和生物工程为基础的绿色革命中,分析化学在细胞工程、基因工程、发酵工程及纳米技术的研究方面也发挥着重要的作用。因此,分析化学的发展水平也是衡量国家科学技术发展水平的一个重要标志。

在经济建设方面,分析化学具有重要的实际意义。如在自然资源开发中,矿样的分析;在农业生产中,土壤的成分和性质的测定,化肥、农药和粮食的分析及作物生长过程的研究;在工业生产中的原料、中间体和成品的分析,以及原子能材料、半导体材料、超纯物质中微量杂质的分析等,都需要分析化学的理论、知识和技术。因此,分析化学是工农业生产的"眼睛",经济建设的"参谋"和产品质量的保证。

在医药卫生方面,临床检验、疾病的诊断、病因的调查、新药的研制、药品的质量控制、环境分析及三废处理等都离不开分析化学。例如,通过定量测定血清中游离钙离子的浓度可以对甲亢进行诊断。

在学校教育方面,通过分析化学的学习,学生能掌握分析方法的有关理论、知识和技术,同时还可提高观察和判断问题的能力,建立"量"的概念,并能增强实验的操作技能。在医药卫生教育中,分析化学是一门重要的专业必修课,其理论知识和实验技能在药物化学、药物分析、药剂学、生物化学、卫生理化检验、临床检验等各个学科中都有广泛应用。

2. 分析方法的分类

分析方法的种类较多,可根据分析任务、分析对象、测定原理、试样用量、被测组分含量的不同,分为许多不同的类型。

（1）定性分析、定量分析和结构分析

按照分析的任务分类。定性分析的任务是鉴定试样由哪些元素、离子、基团或化合物组成；定量分析的任务是测定试样中某一或某些组分的含量；结构分析的任务是研究物质的分子结构或晶体结构。

在试样的成分已知时，可以直接进行定量分析，否则需先进行定性分析，弄清试样是什么，而后进行定量分析。对于新发现的化合物，需首先进行结构分析，以确定分子结构。

（2）无机分析和有机分析

按照分析的对象分类。无机分析（inorganic analysis）的对象是无机物，由于组成无机物的元素多种多样，因此在无机分析中要求鉴定试样是由哪些元素、离子、原子团或化合物组成，以及各组分的相对含量。

有机分析（organic analysis）的对象是有机物，虽然组成有机物的元素种类不多，主要是碳、氢、氧、氮、硫和卤素等，但有机物的化学结构却很复杂，化合物的种类有数百万之多，因此，有机分析不仅需要元素分析，更重要的是进行官能团分析及结构分析。

（3）化学分析和仪器分析

按照分析方法的测定原理分类。化学分析（chemical analysis）是以被测物质与某种试剂发生化学反应为基础的分析方法。化学分析包括定性分析和定量分析。

在定性分析中，被测组分在化学反应中产生的现象和特征，可作为鉴定物质化学组成的依据。在定量分析中，根据样品和试剂的用量测定样品中各组分的相对含量。采用的测量方法不同，定量分析又分为滴定分析和重量分析。滴定分析是将样品制成溶液后，滴加已知准确浓度的试剂溶液，当反应完全时，根据试剂的浓度和消耗的体积，计算出被测组分的含量。重量分析是通过物质在化学反应前后的重量来测定被测组分含量的方法。

化学分析所用仪器简单，结果准确，因而应用范围广泛。但对试样中微量组分的定性或定量分析往往不够灵敏，也常常不能满足快速分析的要求。

仪器分析（instrumental analysis）是以物质的物理性质或化学性质为基础的分析方法。根据物质的某种物理性质（如密度、折光率、沸点、熔点、颜色等）与组分的关系，不经化学反应直接进行定性或定量分析的方法，称为物理分析（physical analysis）。根据被测物质在化学反应中的某种物理性质与组分之间的关系而进行定性或定量分析的方法，称为物理化学分析（physicochemical analysis）。物理分析和物理化学分析大多需要较精密的仪器，故又称为仪器分析。仪器分析主要包括：电化学分析、光学分析、色谱分析等。

仪器分析常常是在化学分析的基础上进行的，如试样的预处理和溶解、干扰物质的分离与掩蔽等。此外，仪器分析大多需要化学纯品作标准，而这些化学纯品的成分，大多需要化学分析来确定。所以化学分析和仪器分析是相辅相成、互相配合的。

（4）常量分析、半微量分析、微量分析和超微量分析

根据试样用量的多少分类。各种分析方法的试样用量见表 8-1。化学定性分析一般为半微量分析，化学定量分析一般为常量分析，进行微量分析及超微量分析时，常常需要采用仪器分析法。

表 8-1 各种分析方法的试样用量

分析方法	试样质量	试液体积
常量分析	＞0.1 g	＞10 mL
半微量分析	0.01～0.1 g	1～10 mL
微量分析	0.1～10 mg	0.01～1 mL
超微量分析	＜0.1 mg	＜0.01 mL

此外，还可根据被测组分含量的高低粗略地分为常量组分（＞1%）分析、微量组分（0.01%～1%）分析及痕量组分（＜0.01%）分析。

知识拓展

例行分析和仲裁分析

根据分析方法所起的作用分类分为例行分析和仲裁分析。例行分析（routine analysis）是指一般实

验室日常生产或工作中的分析,又称为常规分析。例如药厂质检室的日常分析工作即是例行分析。仲裁分析(arbitral analysis)是指不同单位对分析结果有争议时,要求某仲裁单位(如一定级别的药检所、法定检验单位等)用法定方法,进行裁判的分析。

3. 分析化学的发展趋势

分析化学是一门古老的科学,它的起源可以追溯到古代炼金术。16 世纪出现了第一个使用天平的试金实验室,那时的实验开始具有分析化学的内涵。但是,直到 19 世纪末,分析化学尚无成熟的理论体系,还只能算一门技术。20 世纪以来,由于现代科学技术的发展,相邻学科间的相互渗透,使分析化学迅速发展起来,其发展经历了三次巨大变革。

第一次变革在 20 世纪初到 20 世纪 30 年代。物理化学中溶液理论的发展,为分析化学提供了理论基础,建立了溶液四大平衡理论(酸碱平衡、沉淀溶解平衡、氧化还原平衡、配位平衡),对分析反应过程中各种平衡的状态、各成分的浓度变化和反应的完全程度有较高的预见性,使分析化学由一门技术发展成为一门科学。

第二次变革在 20 世纪 40 年代到 20 世纪 60 年代,物理学与电子学的发展,促进了分析化学中物理分析和物理化学分析方法的发展。出现了以光谱分析、极谱分析为代表的简便、快速的仪器分析方法,同时丰富了这些分析方法的理论体系,分析化学从以化学分析为主的经典分析化学,发展到以仪器分析为主的现代分析化学。

第三次变革从 20 世纪 70 年代末至今,以计算机应用为主要标志的信息时代的来临,给科学技术的发展带来巨大的活力。第三次变革要求不仅能确定分析对象中的元素、基团和含量,而且能回答原子的价态、分子的结构和聚集态、固体的结晶形态、短寿命反应中间产物的状态。不但能提供空间分析的数据而且可作表面、内层和微区分析,甚至三维空间的扫描分析,尽可能快速、全面和准确地提供丰富的信息和有用的数据。分析化学的发展方向是高灵敏度(达到原子级、分子级水平)、高选择性(复杂体系)、快速、自动、简便、经济、分析仪器自动化、数字化、分析方法的联用和计算机化,并向智能化、信息化纵向发展。

现代分析化学已经远远超出化学学科的领域,它正把化学与数学、物理学、计算机科学、生物学及精密仪器制造科学等结合起来,发展成为一门多学科性的综合性科学。

目标测试

1. 什么是分析化学? 分析化学的任务是什么?
2. 简述分析方法的分类依据及分类情况。
3. 随着时代的发展,仪器分析是否可以完全取代化学分析? 为什么?
4. 分析化学的发展经历了哪三次变革?

单元 2　分析天平与称量方法

单 元 目 标

※ 掌握用直接称量法与减重称量法称量样品。
※ 熟悉分析天平的称量原理、方法及使用。
※ 了解分析天平的分类。

分析天平(analytical balance)是各类分析测定中一种基本的计量工具。试样、基准物质等称量结果的准确度,直接影响到各种类型定量分析的结果。因此必须熟悉分析天平的称量原理、结构和性能,学会正确使用分析天平。

1. 分析天平的分类

（1）按天平的结构分类

分析天平依据结构特点,可分为①等臂天平;②不等臂天平。目前常用的几种分析天平的型号和主要规格如表 8-2 所示。

表 8-2　常用的几种分析天平的型号和主要规格

分　类	名　　称	型　号	主　要　规　格	
			最大载荷/g	分度值/mg
等臂天平	半机械加码电光天平	TG-328B	200	0.1
	全机械加码电光天平	TG-328A	200	0.1
不等臂天平	单盘减码式不等臂电光天平	TG-729B	100	1 游标分度值:0.05
	电子分析天平	AEG-220	220	0.1

半机械加码电光天平的结构如图 8-1 所示,电子分析天平的结构如图 8-2 所示。

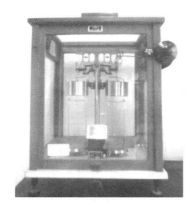

图 8-1　半机械加码电光天平

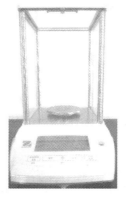

图 8-2　电子分析天平

（2）按天平精度分类

按天平名义分度值与最大载荷之比将天平分为 10 级,如表 8-3 所示。

表 8-3　分析天平的分级

精 度 级 别	分度值与最大载荷之比	精 度 级 别	分度值与最大载荷之比
1	1×10^{-7}	6	5×10^{-6}
2	2×10^{-7}	7	1×10^{-5}
3	5×10^{-7}	8	2×10^{-5}
4	1×10^{-6}	9	5×10^{-5}
5	2×10^{-6}	10	1×10^{-4}

1 级天平精度最好,10 级天平精度最差。在常量分析中使用最多的是国家规定的 3~4 级天平,最大载荷为 100~200 g。在微量分析中使用的是 1~3 级天平,最大载荷为 20~30 g。

2. 分析天平的称量原理

（1）机械分析天平

机械分析天平的结构如图 8-1 所示,它是根据杠杆原理设计的(图 8-3)。图中 ABC 为杠杆,B 为支点,L_1、L_2 分别为天平的臂长,A 与 C 上分别载有质量为 m_1 的被称物及质量为 m_2 的砝码,平衡时两侧力矩相等,即

$$F_1 L_1 = F_2 L_2$$

式中:F_1、F_2 分别为被称物和砝码的重量,由于等臂分析天平的

$$L_1 = L_2$$

则

$$F_1 = F_2$$

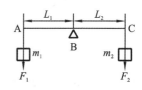

图 8-3　等臂天平的原理图

$$F_1 = m_1 g$$
$$F_2 = m_2 g$$
$$m_1 g = m_2 g$$
$$m_1 = m_2$$

因此,可由砝码的质量 m_2 求得被称物的质量 m_1。对于不等臂天平,$L_1 \neq L_2$,m_1 与 m_2 成比例关系。

（2）电子分析天平

电子分析天平是根据电磁力补偿平衡原理设计的（图 8-4），它是利用电子装置完成电磁力补偿的调节,或通过电磁力的力矩调节,使物体在重力场中实现力的平衡。

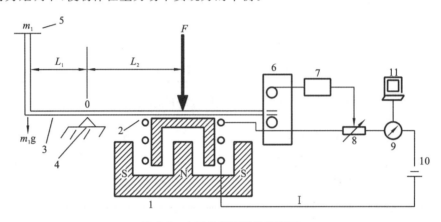

图 8-4 电子分析天平的原理图

1.永久磁铁;2.电磁力补偿线圈;3.杠杆;4.弹性簧片;5.秤盘;6.零位指示器;7.放大器;

8.模拟电流开关调节器;9.电流检测器;10.控制电路电源;11.显示器、打印机

把通电导线放在磁场中时,导线将产生电磁力,力的方向可以用左手定则来判定。当磁场强度不变时,力的大小与流过线圈的电流成正比。如果使电磁力的方向向上,并与物体的重力相平衡,则通过导线的电流与被称物体的质量成正比。

秤盘通过支架与线圈相连,线圈置于磁场中,秤盘与被称物体的磁力通过连杆支梁作用于线圈上,方向向下。线圈内电流通过时,产生一个向上作用的电磁力,与秤盘重力方向相反,大小相等。位移传感器处于预定的中心位置,当秤盘上的物体质量发生变化时,位移传感器检出位移信号,经调节器和放大器改变线圈的电流大小直至线圈回到中心位置为止。最后,通过数字显示出物体质量。

3．分析天平的称量方法

分析天平常用的称量方法有直接称量法、减重称量法和固定质量称量法。以电子天平为例讨论。

（1）直接称量法

直接称量法是将物品直接放在天平秤盘上称出其质量,一般适合性质稳定的块状固体。

A.调整水平调节脚,使水平仪内气泡位于圆环中央。

B.接通电源,轻按"除皮"键,当显示器显示"0.0000 g"时,电子称量系统自检过程结束。

C.将被称物放于秤盘中央,并关闭天平侧门,待显示器显示稳定的数值,即为被称物的质量。

D.称量完毕,按"开关"键,关闭显示器,此时天平处于待机状态。

（2）减重称量法

这种方法称取试样的质量是由两次称量之差而求得的。此法比较常用于称量粉末状固体,称出试样的质量不要求是固定的数值,只需在要求的范围内即可。

A.将适量试样置于称量瓶中,盖上瓶盖。准确称出称量瓶加试样的总质量。

B.待读数稳定,不需记录称量数据,按"除皮"键,待显示器显示"0.0000 g"。

C.将称量瓶取出,在接收器上方,倾斜瓶身,用称量瓶盖轻敲瓶口上部,使试样缓缓落于容器中。

D.当敲出的试样已接近所需要的质量时,一边继续用瓶盖轻敲瓶口,一边逐渐将瓶身竖直,使黏附在瓶口的试样落下。

E.然后盖好瓶盖,将称量瓶放回秤盘后,天平显示出的数值即为已敲出的样品的质量。若一次未达到所需样品的质量,可重复上述操作,此时不需再按任何键。

F.关闭天平侧门,待显示数值稳定后读数,即为差减所得样品的实际质量。

（3）固定质量称量法

这种方法是为了称取指定质量的试样。在分析化学实验中,需要用直接法配制指定浓度的滴定液时,常用此法来称取基准物质。该法只能用来称取在空气中性质稳定、不易吸湿的粉末状试样,不适用于块状物质的称量。

A.在分析天平上准确称出接收称量物的器皿(洁净、干燥的表面皿或小烧杯)的质量。

B.待读数稳定,不需记录称量数据,按"除皮"键,待显示器显示"0.0000 g"。

C.用角匙将试样缓缓加到接收容器的中央,直到天平读数与所需样品的质量要求基本一致(误差范围≤0.2 mg)。

D.关闭天平侧门,待显示数值稳定后读数,即为称得样品的实际质量。

目标测试

1. 分析天平按结构不同分有哪些类型?
2. 简述分析天平的称量原理。
3. 直接称量法、减重称量法及固定质量称量法的操作方法有何异同点?

单元 3　定量分析的一般步骤与误差

单元目标

※ 掌握误差、偏差的相关计算。

※ 掌握减少误差的方法。

※ 熟悉定量分析的一般步骤。

※ 熟悉误差产生的原因、分类及表示方法。

1. 定量分析的一般步骤

定量分析一般要经过取样、试样分解、消除干扰、测定和分析结果计算及评价五个步骤,具体如下。

（1）取样

样品或试样是指在分析工作中被用来进行分析的物质体系,它可以是固体、液体或气体。分析化学要求被分析试样在组成和含量上具有一定的代表性,能代表被分析的总体。否则分析工作将毫无意义,甚至可能导致错误结论,给生产或科研带来很大的损失。

采样的通常方法是从大批物料的不同部分、深度中选取多个取样点进行采样,然后将各取样点取得的样品粉碎、混合均匀,常采用四分法从混合均匀的样品中取少量物质作为分析试样进行分析。

（2）试样分解

定量分析中,除使用特殊的分析方法可以不需要破坏试样外,大多数分析方法需要将干燥好的试样分解后转入溶液中,然后进行测定。分解试样的方法很多,主要有溶解法和熔融法。实际工作中,应根据试样性质和分析要求选用适当的分解方法。如测定补钙药物中钙含量,试样需要先用酸将其溶解转变成溶液后再进行测定;沙子中硅含量的测定,试样则需要先进行碱熔,然后将其转变成可溶解产物,溶解后进行测定。

（3）消除干扰

复杂物质中常含有多种组分,在测定其中某一组分时,若共存的其他组分对待测组分的测定有干扰,则应设法消除。采用加入试剂(掩蔽剂)的方法来消除干扰在操作上简便易行。但在多数情况下合适的掩蔽方法不易寻找,此时需要将被测组分与干扰组分进行分离。目前常用的分离方法有沉淀分离、萃取分离、离子交换和色谱法分离等。

（4）测定

各种测定方法在灵敏度、选择性和适用范围等方面有较大的差别，因此应根据被测组分的性质、含量和对分析结果的准确度要求，选择合适的分析方法进行测定。如常量组分通常采用化学分析法，而微量组分需要采用仪器分析法进行测定。

（5）分析结果计算及评价

根据分析过程中有关反应的计量关系及分析测量所得数据，计算试样中有关组分的含量。应用统计学方法对测定结果及其误差分布情况进行评价。

应该指出的是，分析是一个复杂的过程，是从未知、无序走向确定、有序的过程，试样的多样性也使分析过程不可能一成不变，上述的基本步骤，只是各种定量分析过程中的共性部分，只能作为一般性指导。

2. 误差及其类型

定量分析中将测得值与真实值之差称为误差。根据误差产生的原因和性质，可将误差分为系统误差和偶然误差。

（1）系统误差

系统误差（systematic error）也称可定误差（determinate error），是由分析过程中某些确定的原因造成的误差。系统误差对分析结果的影响比较固定，在同一条件下重复测定时，会重复出现，使测定结果偏高或偏低。系统误差是可以测定的，并且可以设法减小或加以校正。产生系统误差的原因主要有以下几种。

A. 方法误差

由于分析方法本身的某些不足所引起的误差。例如，在滴定分析法中，由于指示剂选择不当，使滴定终点不在滴定突跃范围内；由于反应条件不完善而导致化学反应进行不完全等。

B. 仪器及试剂误差

由于仪器不够精确或所用的天平、砝码、容量器皿等未经校正，所使用的化学试剂和蒸馏水不纯，滴定液浓度不准等，均能产生这种误差。

C. 操作误差

主要指在正常操作情况下，由于操作者掌握的基本操作规程与正规要求稍有出入所造成的误差。例如，滴定管读数偏高或偏低，对终点颜色的确定偏深或偏浅，对某种颜色的辨别不够敏锐等所造成的误差。

（2）偶然误差

偶然误差（accidental error）又称随机误差（random error）或不可定误差（indeterminate error），是由某些难以控制或无法避免的偶然因素造成的误差。如测量时温度、湿度、电压及气压的偶然变化，以及分析人员对平行试样处理的微小差异等，均可引起偶然误差。偶然误差的大小、正负都不固定，是较难预测和控制的。但是，如果在相同条件下对同一试样进行多次测定，并将测定数据进行统计处理，则可发现，偶然误差的分布规律可用图 8-5 所示的正态分布曲线表示。

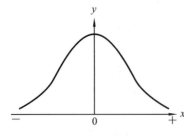

图 8-5　标准正态分布曲线

图中横坐标 x 表示偶然误差，纵坐标 y 表示偶然误差出现的概率。从图形上可以看出其规律性：①小误差出现的概率大，大误差出现的概率小，特别大的误差出现的概率极小；②绝对值相同的正负误差出现的概率大体相等，它们之间常能完全或部分抵消。所以在消除系统误差的前提下，随着测定次数的增加，偶然误差的算术平均值将趋于零，即测量值的算术平均值越接近于真实值 μ。所以，在分析工作中常用"适当增加平行测定次数，取平均值表示分析结果"的方法来减免偶然误差。

此外，由于分析人员粗心大意或工作过失所产生的差错，例如：溶液溅失、加错试剂、读错刻度、记录和计算差错等，不属于误差范畴。

3. 误差的表示方法

（1）准确度与误差

准确度（accuracy）是指测量值与真实值接近的程度。准确度通常用误差（error）来表示。误差越小，表示测量值与真实值越接近，准确度越高。误差有绝对误差（absolute error）和相对误差（relative error）两种表示方法。

$$绝对误差(E) = 测量值(X) - 真实值(\mu)\tag{8-1}$$

$$相对误差(\text{RE}) = \frac{绝对误差(E)}{真实值(\mu)} \times 100\% \tag{8-2}$$

例 8-1 用万分之一分析天平称量某样品两份,其质量分别为 2.1751 g 和 0.2176 g。假定两份试样的真实质量分别为 2.1750 g 和 0.2175 g,分别计算两份试样称量的绝对误差和相对误差。

解 称量的绝对误差分别为

$$E_1 = (2.1751 - 2.1750)\text{ g} = 0.0001\text{ g}, \quad E_2 = (0.2176 - 0.2175)\text{ g} = 0.0001\text{ g}$$

称量的相对误差分别为

$$\text{RE}_1 = \frac{0.0001}{2.1750} \times 100\% = 0.005\%, \quad \text{RE}_2 = \frac{0.0001}{0.2175} \times 100\% = 0.05\%$$

由此可见,两份试样称量的绝对误差相等,但相对误差不相等。第一份称量结果的相对误差是第二份称量结果的相对误差的十分之一,即第一份称量结果的准确度比第二份称量的准确度高 10 倍。因此当绝对误差一定时,称量的质量越大,相对误差越小,准确度越高。所以在定量分析中常用相对误差来表示测量结果的准确度。

绝对误差和相对误差都有正、负值,正值表示分析结果偏高,负值表示分析结果偏低。

(2) 精密度与偏差

精密度(precision)是指平行测量的各测量值之间相互接近的程度。精密度的高低常用偏差表示,偏差(deviation)越小,表示各测定结果之间越接近,测定结果的精密度越高。因此,偏差的大小是衡量测定结果精密度高低的尺度,精密度反映了测定结果的重现性。偏差又分为绝对偏差(absolute deviation)、平均偏差(average deviation)、相对平均偏差(relation average deviation)、标准偏差(standard deviation)和相对标准偏差(relative standard deviation)。

A. 绝对偏差(d) 表示各单个测量值(X_i)与平均值($\overline{X}$)之差。绝对偏差有正、负值。

$$d = X_i - \overline{X} \tag{8-3}$$

B. 平均偏差($\overline{d}$) 表示各单个偏差绝对值的平均值。

$$\overline{d} = \frac{\sum_{i=1}^{n} |X_i - \overline{X}|}{n} \tag{8-4}$$

式中,n 表示测量次数。平均偏差均为正值。

C. 相对平均偏差($R\overline{d}$) 表示平均偏差占测量平均值的百分率。

$$R\overline{d} = \frac{\overline{d}}{\overline{X}} \times 100\% \tag{8-5}$$

在滴定分析中,分析结果的相对平均偏差一般应≤0.2%。使用相对平均偏差表示精密度比较简单、方便,但不能反映一组数据的分散程度。对要求较高的分析结果常采用标准偏差来表示精密度。

D. 标准偏差(S) 当测定次数不多($n<20$)时,测量样本的标准偏差是指各单个绝对偏差的平方和除以测定次数减 1 的平方根。

$$S = \sqrt{\frac{\sum_{i=1}^{n} (X_i - \overline{X})^2}{n-1}} \tag{8-6}$$

例如,有两批数据,各次测量的绝对偏差分别是

第一批 +0.3,−0.2,−0.4,+0.2,+0.1,+0.4,0.0,−0.3,+0.2,−0.3。

第二批 0.0,+0.1,−0.7,+0.1,−0.1,−0.2,+0.9,0.0,+0.1,−0.2。

两批数据平均偏差相同,都是 0.24,但明显可以看出,第二批数据较第一批分散,精密度差一些,因为其中有两个较大的偏差,此时只有用标准偏差才能分辨出这两批数据精密程度,它们的标准偏差分别为 $S_1 = 0.28$,$S_2 = 0.40$,可见第一批数据精密度较第二批好。

E. 相对标准偏差(RSD) 表示标准偏差占测量平均值的百分率。

$$\text{RSD} = \frac{S}{\overline{X}} \times 100\% \tag{8-7}$$

例 8-2 四次标定 NaOH 溶液的浓度,结果为 0.2041 mol/L、0.2049 mol/L、0.2039 mol/L 和

0.2043 mol/L,试计算平均值、平均偏差、相对平均偏差、标准偏差和相对标准偏差。

解

$$\overline{X}=\frac{0.2041+0.2049+0.2039+0.2043}{4}\text{ mol/L}=0.2043\text{ mol/L}$$

$$\overline{d}=\frac{|-0.0002|+|+0.0006|+|-0.0004|+|0.0000|}{4}=0.0003$$

$$R\overline{d}=\frac{\overline{d}}{\overline{X}}\times100\%=\frac{0.0003}{0.2043}\times100\%=0.15\%$$

$$S=\sqrt{\frac{\sum_{i=1}^{n}(X_i-\overline{X})^2}{n-1}}=\sqrt{\frac{(-0.0002)^2+(+0.0006)^2+(-0.0004)^2+(0.0000)^2}{4-1}}=0.0004$$

$$\text{RSD}=\frac{S}{\overline{X}}\times100\%=\frac{0.0004}{0.2043}\times100\%=0.2\%$$

（3）准确度与精密度的关系

准确度与精密度的概念不同,准确度表示测量结果的准确性,精密度表示分析结果的重现性。系统误差是定量分析中误差的主要来源,它影响分析结果的准确度,偶然误差影响分析结果的精密度。测定结果的好坏应从精密度和准确度两个方面衡量。

图8-6表示采用四种不同的方法测定同一试样中某组分含量时所得的结果,每种方法均测定6次,试样的真实含量为10.00%。

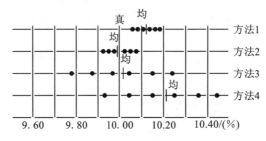

图8-6 准确度与精密度的关系

由图可看出,方法1的精密度高,说明偶然误差小,但平均值与真实值之间相差较大,说明它的准确度不高,存在较大的系统误差;方法2的精密度、准确度都高,说明它的系统误差和偶然误差都很小;测量结果准确可靠;方法3的精密度很差,说明偶然误差大,其平均值虽然接近真实值,但这是由于大的正负误差相互抵消的结果,纯属偶然,测量结果并不可取;方法4的准确度、精密度都不高,说明系统误差和偶然误差都大,测量结果更不可取。

由此可见:

①准确度高一定需要精密度好,但精密度好不一定准确度高;

②在消除系统误差的前提下,精密度高,准确度也会高;

③精密度是保证准确度的先决条件。精密度差,所测得结果不可靠,失去了衡量准确度的前提。

4. 提高分析结果准确度的方法

要想得到准确的分析结果,必须设法减免在分析过程中带来的各种误差。下面介绍一些减免分析误差的主要方法。

（1）选择适当的分析方法

不同分析方法的灵敏度和准确度不同。化学分析法的灵敏度虽然不高,但对常量组分的测定,能获得比较准确的分析结果(相对误差≤0.2%),而对微量或痕量组分则无法准确测定。仪器分析法灵敏度高、绝对误差小,虽然其相对误差较大,不适合常量组分的测定,但能满足微量或痕量组分测定准确度的要求。另外,选择分析方法时还应考虑共存物质的干扰。总之,应根据分析对象、试样情况及对分析结果的要求,选择恰当的分析方法。

（2）减小测量误差

为了获得分析结果的准确度,必须尽量减免各步测量误差。例如,一般分析天平称量的绝对误差为（±0.0001）g,用减重称量法称量一份试样,要称量两次,可能引起的最大误差是（±0.0002）g,为了使称量的相对误差小于 0.1%,取样量就不能小于 0.2 g;在滴定分析中,一般滴定管读数的绝对误差为(±0.01) mL,一次滴定需两次读数,因此可能产生的最大误差是(±0.02) mL,为了使滴定读数的相对误差小于 0.1%,消耗滴定液的体积就不能少于 20 mL。

(3) 减小偶然误差

根据偶然误差的分布规律,在消除系统误差的前提下,平行测定次数越多,其平均值越接近于真实值。因此,增加平行测定次数,可以减小偶然误差对分析结果的影响。在实际工作中,一般对同一试样平行测定 3～4 次,其精密度即可符合要求。

(4) 减小测量中的系统误差

A. 对照试验

常用的对照试验分为标准方法对照法和标准品对照法。

标准方法对照法:用可靠(法定)分析方法与被检验的方法,对同一试样进行对照分析。两种测量方法的测定结果越接近,则说明被检验的方法越可靠。

标准品对照法:用已知准确含量的标准试样或纯物质代替待测试样,在完全相同的条件下进行定量分析,得出与待测试样测量结果的差值,求出分析结果的系统误差,用此误差对测量值进行校正,便可减免系统误差。

对照试验是检查系统误差的有效方法,对照试验可检查试剂是否失效、反应条件是否正常、测量方法是否可靠。

B. 空白试验

在不加样品的情况下,按照与分析试样相同的方法、条件、步骤进行定量分析,所得结果称为空白值。从试样的分析结果中减掉空白值,就可以消除由于试剂、蒸馏水、实验器皿和环境带入的杂质所引起的系统误差,使实验的测量值更接近于真实值。

空白试验值的大小及重复性如何,在相当大的程度上,较全面地反映了实验室及其工作人员的水平与技术状态。

C. 校正仪器

系统误差中的仪器误差可以用校准仪器来消除。例如在精密分析中,砝码、移液管、滴定管、容量瓶等必须进行校准,并在计算结果时采用其校正值。一般情况下,简单而有效的方法是在一系列操作过程中使用相同的仪器,这样可以抵消部分仪器误差。

D. 回收试验

如果无标准试样做对照试验,或对试样的组成不太清楚,可做回收试验。这种方法是向试样中加入已知量的待测物质,然后用与待测试样相同的方法进行分析。根据分析结果中待测组分的增大值与加入量之差,便能计算出分析结果的系统误差,并对分析结果进行校正。

目标测试

1. 简述定量分析的一般步骤。

2. 指出下列各种误差是系统误差还是偶然误差?

(1) 砝码被腐蚀。

(2) 天平的两臂不等长。

(3) 容量瓶和移液管未经校准。

(4) 试样在称量过程中吸湿。

(5) 试剂中含有微量被测组分。

(6) 读取滴定管数值时,最后一位数字估计不准。

(7) 天平的零点突然有变动。

3. 说明准确度与精密度的区别和联系。

4. 提高分析结果准确度的方法有哪些?所采取的方法中哪些能消除系统误差?哪些能消除偶然误差?

5. 测定某试样中 K^+ 的含量,得到下列结果:20.38%、20.37%、20.50%、20.43%、20.41%,计算测定的

平均值、平均偏差、相对平均偏差、标准偏差和相对标准偏差。

 单元4 分析数据的处理与分析结果的表示方法

1. 有效数字及其应用

(1) 有效数字的定义及记录、修约、运算规则

在定量分析工作中,能测量到的并有实际意义的数字称为有效数字(significant figure)。有效数字是由准确数字和最后一位可疑数字组成。在记录测量数据的位数(有效数字的位数)时,必须与所使用的测量仪器和分析方法的准确程度相适应。例如,用万分之一的分析天平称量某试样的质量为 1.3548 g,是五位有效数字,这一数值中,1.354 是准确的,最后一位数字"8"存在误差,是可疑数字,根据所用分析天平的准确程度,该试样的实际质量应为(1.3548±0.0001) g;又如,记录滴定管读数为 24.42 mL,是四位有效数字,这一数值中,24.4 是准确的,最后一位数字"2"存在误差,是可疑数字,根据滴定管的准确程度,该溶液的体积应为(24.42±0.01) mL。

在确定有效数字位数时,数字中的"0"有双重意义。若作为普通数字使用,它就是有效数字,若作为定位用,则不是有效数字。例如在数据 0.06060 g 中,6 后面的两个 0 都是有效数字,而 6 前面的两个 0 只起定位作用,都不是有效数字,因此该数据为四位有效数字。

再如:3.0007、20.105　　　　　　　　　　五位有效数字

　　　0.6000、$5.028×10^{12}$　　　　　　　　四位有效数字

　　　0.0580、$1.86×10^{9}$　　　　　　　　　三位有效数字

　　　0.062、0.30%　　　　　　　　　　　两位有效数字

　　　0.5、0.04%　　　　　　　　　　　　一位有效数字

分析化学中还经常遇到 pH 值、pK 等对数值,它们的有效数字位数仅取决于小数部分数字的位数,因为其整数部分的数字只代表原值的幂次。例如,pH=12.68,即$[H^+]=2.1×10^{-13}$ mol/L,其有效数字只有两位,而不是四位。

变换单位时,有效数字的位数必须保持不变。例如,10.00 mL 应写成 0.01000 L;0.1200 g 应写成 120.0 mg。首位为 8 或 9 的数字,其有效数字的位数在运算过程中可多算一位。例如,9.46 实际上只有三位有效数字,但它已接近 10.00,故在运算过程中可以认为它是四位有效数字。

在计算分析结果时,经常会遇到一些准确程度不相同的测量数据间的相互运算。为了不影响分析结果准确度的正确表示,必须按一定规则进行记录、修约及运算,一方面可以节省时间,另一方面又可避免得出不合理的结论。具体规则如下。

A. 记录规则

在确定数据的有效数字位数时,应根据所选用的方法和仪器的准确度要求确定位数,但只能保留一位可疑数字。例如用量筒和移液管各取 20 mL 盐酸,其有效数字的位数表示不同,前者记录为 20 mL,两位有效数字;后者记录为 20.00 mL,四位有效数字,其最后一位都是可疑数字。

B. 数字的修约规则

在处理数据时,应合理保留有效数字的位数,按要求舍入多余的尾数,称为数字的修约。数字的修约规

则如下：

a. 采取"四舍六入五留双"的原则

① 被修约的数字小于或等于 4 时，则舍去该数字；被修约的数字大于或等于 6 时，则进位。

② 被修约的数字等于 5 时（5 后无数字或为 0），若 5 前一位为偶数（包括 0），则舍弃；若 5 前一位为奇数，则进位；若 5 的后面还有不为 0 的数字时，则进位。

例如，将下列测量值修约为四位数：

3.4864	3.486
0.37426	0.3743
6.38450	6.384
4.3835	4.384
2.38451	2.385

b. 修约方法

修约数字时，只允许对原测量值一次修约到所需位数，不能分次修约。如将 4.54918 修约为两位数，不应 4.54918→4.5492→4.549→4.55→4.6，而应一次修约为 4.5。

c. 可多保留一位有效数字参加计算

运算过程中对参加运算的数字可多保留一位有效数字，在算出结果后，再将结果的位数修约成与误差最大的数据位数一致。

C. 有效数字运算规则

a. 加减法

几个数据相加或相减时，它们的和或差的有效数字的保留位数，应以小数点后位数最少（绝对误差最大）的数据为依据。

例如，0.0121＋25.64＋1.05782，确定这三个数之和的有效数字的位数应以绝对误差最大的数据 25.64 为依据，其计算结果应保留两位小数。将三个数据修约成 0.01＋25.64＋1.06，相加得 26.71。

b. 乘除法

几个数相乘除时，积或商的有效数字位数的保留，应以有效数字位数最少（相对误差最大）的数据为依据。

例如，0.0121×25.64×1.05782，其积有效数字位数的保留应以 0.0121 为依据，确定其他数据的位数，将三个数据修约成 0.0121×25.6×1.06，相乘得 0.328。

(2) 有效数字在定量分析中的应用

A. 正确记录测量数据

记录测量数据时，应保留几位数字，必须根据测定方法和测量仪器的准确程度来确定。如用万分之一的分析天平进行称量时，称量结果必须记录到小数点后四位。例如，1.2500 g 不能写成 1.25 g，也不能写成 1.250 g。记录滴定管数据时，必须记录到小数点后两位，例如，消耗滴定液体积为 22 mL 时，要写成 22.00 mL。

B. 正确选择适当的测量仪器和试剂的用量

例如，万分之一的分析天平的绝对误差为（±0.0001）g，为了使称量的相对误差在 0.1% 以下，试样称取量应为多少克才能达到上述要求？计算如下：

$$RE = \frac{E}{m} \times 100\%$$

$$m = \frac{0.0001\ g}{0.1\%} \times 100\% = 0.1\ g$$

由此可见，试样称取的质量不能低于 0.1 g，如果称取试样质量在 1 g 以上时，选用千分之一分析天平进行称量，准确度也可达到 0.1% 的要求。计算如下：

$$RE = \frac{0.001}{1} \times 100\% = 0.1\%$$

C. 正确表示分析结果

如分析某试样中氯的含量时，用万分之一的分析天平称取试样 0.5000 g。测定结果：甲报告含量为

30.00%,乙报告含量为 30.001%。应采用哪种结果?

甲的准确度:$\dfrac{0.01}{30.00} \times 100\% = 0.03\%$

乙的准确度:$\dfrac{0.001}{30.001} \times 100\% = 0.003\%$

称样准确度:$\dfrac{0.0001}{0.5000} \times 100\% = 0.02\%$

可以看出,甲的准确度和称样准确度一致,而乙的准确度超过了称样准确度,是没有意义的,因此应采用甲的结果。

定量分析的结果,一般要求准确到四位有效数字;在表示分析结果的准确度和精密度时,一般要求保留一到两位有效数字。使用计算器分析结果时,由于计算器上显示位数较多,特别要注意分析结果的有效数字的位数。

2. 可疑测量值的取舍

在所获得的一组平行测定的数据中,常有个别数据与其他数据偏离较远,这一数据称为可疑值或逸出值(outlier)。例如,分析某一含铜试样时,平行测定四次,其结果分别为 20.12%、20.36%、20.40% 和 20.38%,显然,第一个测量值可视为可疑值,如该数值确定是实验中的过失造成,则可舍去,否则就应按一定的统计学方法进行处理,决定其取舍。目前常用的方法是 Q 检验法和 G 检验法。

(1) Q 检验法

在测定次数较少($n=3\sim10$)时,用 Q 检验法决定可疑值的舍弃是比较合理的。其检验步骤如下:

① 将所有测量数据按大小顺序排列,算出测定值的极差(即最大值与最小值之差);

② 计算出可疑值与其邻近值之差;

③ 计算舍弃商:

$$Q_{计} = \frac{|X_{疑} - X_{邻}|}{X_{最大} - X_{最小}} \qquad (8\text{-}8)$$

④ 查 Q 值表(表 8-4),如果 $Q_{计} \geqslant Q_{表}$,将可疑值舍去,否则应当保留。

表 8-4 不同置信度下的 Q 值表

n	3	4	5	6	7	8	9	10
$Q_{90\%}$	0.94	0.76	0.64	0.56	0.51	0.47	0.44	0.41
$Q_{95\%}$	0.97	0.84	0.73	0.64	0.59	0.54	0.51	0.49
$Q_{99\%}$	0.99	0.93	0.82	0.74	0.68	0.63	0.60	0.57

例 8-3 标定某一滴定液时,测得以下 5 个数据:0.2014 mol/L、0.2012 mol/L、0.2019 mol/L、0.2026 mol/L 和 0.2016 mol/L,其中数据 0.2026 mol/L 可疑,试用 Q 检验法确定该数据是否应舍弃?(置信度为 90%)

解 按递增序列排序为 0.2012、0.2014、0.2016、0.2019、0.2026。可疑数据在序列的末尾。计算 Q 值:

$$Q_{计} = \frac{X_5 - X_4}{X_5 - X_1} = \frac{0.2026 - 0.2019}{0.2026 - 0.2012} = 0.50$$

查表 8-4 当测定次数 n 为 5 时,$Q_{90\%} = 0.64$。由于 $Q_{计} < Q_{90\%}$,所以数据 0.2026 mol/L 不应舍弃。

(2) G 检验法

G 检验法的适用范围较 Q 检验法广,效果也更好。其检验步骤如下:

① 计算包括可疑值在内的平均值 $\overline{X}$;

② 计算可疑值 X_q 与平均值 $\overline{X}$ 之差的绝对值;

③ 计算包括可疑值在内的标准偏差 S;

④ 按下式计算 G 值:

$$G_{计} = \frac{|X_q - \overline{X}|}{S} \qquad (8\text{-}9)$$

⑤ 查 G 值表(表 8-5),如果 $G_{计} \geqslant G_{表}$,将可疑值舍弃,否则应保留。

表 8-5　95％置信度的 G 值表

n	3	4	5	6	7	8	9	10
G	1.15	1.48	1.71	1.89	2.02	2.13	2.21	2.29

例 8-4　用气相色谱法测定一冰醋酸试样中的微量水分,测得值如下:0.747％、0.738％、0.747％、0.750％、0.745％、0.750％,其中数据 0.750％可疑,试用 G 检验法确定该数据是否应舍弃?

解
$$\overline{X}=0.746\%,\quad S=4.4\times10^{-5}$$
$$G_{计}=\frac{|0.750\%-0.746\%|}{4.4\times10^{-5}}=0.91$$

查表 8-5,当测定次数 n 为 6 时,$G_{表}=1.89$,$G_{计}<G_{表}$,故 0.750％应保留。

3. 分析结果的表示方法

(1) 一般分析结果的表示方法

在系统误差忽略的情况下,进行定量分析实验,一般是对每种试样平行测定 3～4 次。首先观察是否有可疑值,判断可疑值是否应舍去,然后计算测定结果的平均值 $\overline{x}$,再计算出结果的相对平均偏差 $R\overline{d}$。如果 $R\overline{d}$ 小于或等于 0.2％,可认为符合要求,取其平均值报告分析结果。否则,此次实验不符合要求,需重做。

但是对于要求非常准确的分析,如制定分析标准、涉及重大问题的试样分析、科研成果所需要的精确数据,就不能只做这样简单的处理,需要多次对试样进行平行测定,将取得的多次测量结果用统计学方法进行处理。

(2) 平均值的精密度

平均值的精密度可用平均值的标准偏差($S_{\overline{x}}$)表示,而平均值的标准偏差与测量次数 n 的平方根成反比:

$$S_{\overline{x}}=\frac{S}{\sqrt{n}}\tag{8-10}$$

该式说明,n 次测量平均值的标准偏差是 1 次测量标准偏差的 $\frac{1}{\sqrt{n}}$ 倍,即 n 次测量的可靠性是 1 次测量的 $\sqrt{n}$ 倍。由此推算,4 次测量的可靠性是 1 次测量的 2 倍,25 次测量的可靠性是 1 次测量的 5 倍,可见测量次数的增加与可靠性的增加不成正比。因此,过多增加测量次数并不能使精密度显著提高,反而费时费力。

(3) 测定平均值的置信区间

在准确度要求较高的分析工作中,提出分析报告时,需对测定平均值做出估计,即真实值 μ 所在的范围称为置信区间。在对 μ 的取值区间做出估计时,还应指明这种估计的可靠性或概率,将 μ 落在此范围内的概率称为置信概率或置信度,用 P 表示,借以说明测定平均值的可靠程度。

估计真实值 μ 的置信区间,实际上是对偶然误差进行统计处理,但这种统计处理必须要在消除或校正系统误差的前提下进行。

在实际分析工作中,通常对试样进行的是有限次数测定,其平均值的置信区间为

$$\mu=\overline{X}\pm t_{(P,f)}S_{\overline{X}}=\overline{X}\pm t_{(P,f)}\frac{S}{\sqrt{n}}\tag{8-11}$$

式中:$t_{(P,f)}$ 为统计量,与置信度 P、自由度 f 有关。

不同置信度 P 及自由度 f 所对应的值已计算出来,见表 8-6。

表 8-6　t 分布表

	P	90％	95％	99％
	3	2.35	3.18	5.84
	4	2.13	2.78	4.60
f	5	2.01	2.57	4.03
	6	1.94	2.45	3.71
	7	1.90	2.36	3.50

续表

P	90%	95%	99%
8	1.86	2.31	3.36
9	1.83	2.26	3.25
f 10	1.81	2.23	3.17
20	1.72	2.09	2.84
∞	1.64	1.96	2.58

注:表中 $f=n-1$。

例 8-5 用邻二氮菲测定某样品中铁的含量,10 次测定的 $S=0.04\%$,$\overline{X}=10.80\%$,估计在 95% 和 99% 的置信度时平均值的置信区间是多少?

解 查表 8-6 得

$$P=95\%,\quad f=10-1=9 \text{ 时}\quad t=2.26$$
$$P=99\%,\quad f=10-1=9 \text{ 时}\quad t=3.25$$

(1) 95% 置信度时,置信区间为

$$\mu = \overline{X} \pm t_{(P,f)} \frac{S}{\sqrt{n}} = 10.80\% \pm 2.26 \times \frac{0.04\%}{\sqrt{10}} = (10.80 \pm 0.029)\%$$

(2) 99% 置信度时,置信区间为

$$\mu = \overline{X} \pm t_{(P,f)} \frac{S}{\sqrt{n}} = 10.80\% \pm 3.25 \times \frac{0.04\%}{\sqrt{10}} = (10.80 \pm 0.041)\%$$

通过计算表明,上例总体平均值(真实值)在 10.77%~10.83% 间的概率为 95%;在 10.76%~10.84% 间的概率为 99%,即真实值在上述两个区间分别有 95% 及 99% 的可能。由此可见,增加置信度需扩大置信区间。另一方面,在相同的置信度下,增加 n 可缩小置信区间。

4. 显著性检验

在定量分析中,常常需要对两份试样或两种分析方法的分析结果的平均值与精密度,是否存在显著性差别做出判断,这些问题都属于统计检验的内容,称为显著性检验或差别检验。统计检验的方法很多,在定量分析中最常用的是 t 检验法与 F 检验法,分别主要用于检验两个分析结果是否存在显著的系统误差与偶然误差等。

(1) F 检验法

F 检验法是比较两组数据的方差 S^2(标准偏差的平方),以确定它们的精密度是否有显著性差异,即偶然误差是否有显著性差异。具体做法如下:

① 根据两组实验的测量数据,计算两个样本的标准偏差 S_1 和 S_2 的方差 S_1^2 和 S_2^2;

② 按下式计算 F 值:

$$F_{\text{计}} = \frac{S_1^2}{S_2^2}(S_1 > S_2) \tag{8-12}$$

查表 8-7,若 $F_{\text{计}} < F_{\text{表}}$,则表示两组数据的精密度无显著性差异;反之,则有显著性差异。

表 8-7 95% 置信度时的 F 分布值表

f_2 \ f_1	2	3	4	5	6	7	8	9	10	∞
2	19.00	19.16	19.25	19.30	19.33	19.35	19.37	19.38	19.39	19.50
3	9.55	9.28	9.12	9.01	8.94	8.89	8.85	8.81	8.87	8.53
4	6.94	6.59	6.39	6.26	6.16	6.09	6.04	6.00	5.96	5.63
5	5.79	5.41	5.19	5.05	4.95	4.88	4.82	4.77	4.74	4.36
6	5.14	4.76	4.53	4.39	4.28	4.21	4.15	4.10	4.06	3.67
7	4.74	4.35	4.12	3.97	3.87	3.79	3.37	3.68	3.64	3.23

续表

f_2 \ f_1	2	3	4	5	6	7	8	9	10	∞
8	4.46	4.07	3.84	3.69	3.58	3.50	3.44	3.39	3.35	2.93
9	4.26	3.86	3.63	3.48	3.37	3.29	3.23	3.18	3.15	2.71
10	4.10	3.71	3.48	3.33	3.22	3.14	3.07	3.02	2.98	2.54
∞	3.00	2.60	2.37	2.21	2.10	2.01	1.94	1.88	1.83	1.00

注：f_1，S大的自由度；f_2，S小的自由度。

例 8-6 某分析人员用两种方法测定试样中某组分的含量，第一种方法共测定 6 次，$S_1 = 5.5 \times 10^{-4}$；第二种方法共测定 4 次，$S_2 = 2.2 \times 10^{-4}$。两种方法测定结果的精密度有无显著性差异？

解 $$f_1 = 6 - 1 = 5 \quad f_2 = 4 - 1 = 3$$

查表 8-7 得 $$F_表 = 9.01$$

则

$$F_计 = \frac{S_1^2}{S_2^2} = \frac{(5.5 \times 10^{-4})^2}{(2.2 \times 10^{-4})^2} = 6.25$$

因为 $F_计 < F_表$，故 S_1 和 S_2 无显著性差异，即两种方法的精密度相当。

（2）t 检验法

A. 平均值与标准值的比较

在实际工作中，为检验某一分析方法或某操作过程是否存在较大的系统误差，可对标准试样进行若干次平行测定，并计算出平均值 $\overline{x}$ 与标准试样的标准值 μ 之间是否存在显著性差异。检验步骤如下。

① 按下式计算 $t_计$ 值：

$$t_计 = \frac{|\overline{x} - \mu|}{S} \sqrt{n} \tag{8-13}$$

② 查表 8-6 的 t 分布表，得 $t_表$ 值。

③ 若 $t_计 \geq t_表$，则 $\overline{x}$ 与 μ 间存在显著性差异，表示该方法有系统误差；若 $t_计 < t_表$，则无显著性差异，虽然 $\overline{x}$ 与 μ 不完全一致，但这种差异不是由于系统误差引起的，而是由偶然误差造成的。

例 8-7 某化验室测定某药物的含量，结果如下（%）：20.60，20.50，20.70，20.60，20.80，21.00，已知该药物的真实含量为 20.10%，则该测定是否存在系统误差（$P = 95\%$）？

解 $$\overline{x} = 20.70\%, \quad S = 0.18\%, \quad n = 6$$

$$t_计 = \frac{|\overline{x} - \mu|}{S} \sqrt{n} = \frac{|20.70\% - 20.10\%|}{0.18\%} \times \sqrt{6} = 8.16$$

查表 8-6 得 $t_表 = 2.57$。因 $t_计 > t_表$，说明该测定存在系统误差。

B. 两组平均值的比较

不同分析人员或同一分析人员采用不同方法分析同一试样，所得到的平均值，一般是不相等的。要判断这两组数据之间是否存在系统误差；或者两个试样，用同一方法测得两组数据的平均值，要解决两个样本平均值之间是否有显著性差异的问题，也可用 t 检验法。检验步骤如下。

① 计算合并标准偏差（或组合标准偏差）S_R：

$$S_R = \sqrt{\frac{S_1^2 (n_1 - 1) + S_2^2 (n_2 - 1)}{(n_1 - 1) + (n_2 - 1)}} \tag{8-14}$$

② 若已知 S_1 和 S_2 之间无显著性差异，可按下式计算 $t_计$：

$$t_计 = \frac{|\overline{x}_1 - \overline{x}_2|}{S_R} \sqrt{\frac{n_1 n_2}{n_1 + n_2}} \tag{8-15}$$

③ 查表 8-6，若 $t_计 \geq t_表$，则 $\overline{x}$ 与 μ 间存在显著性差异，表示该方法有系统误差；若 $t_计 < t_表$，则无显著性差异。

例 8-8 用两种方法分析某试样中碳酸钠的含量，所得分析结果为

方法一 $$n_1 = 5, \quad \overline{x}_1 = 23.35\%, \quad S_1 = 6.1 \times 10^{-4}$$

方法二 $n_2 = 4$， $\overline{x_2} = 23.40\%$， $S_2 = 3.8 \times 10^{-4}$

试用 t 检验法检验这两种方法之间是否存在显著性差异(置信度为 95%)?

解   ① F 检验法

$$F_{\text{计}} = \frac{S_1^2}{S_2^2} = \frac{(6.1 \times 10^{-4})^2}{(3.8 \times 10^{-4})^2} = 2.58$$

查表 8-7，$P = 95\%$，$f_1 = 5 - 1$，$f_2 = 4 - 1$ 时，$F_{\text{表}} = 9.12$，故 $F_{\text{计}} < F_{\text{表}}$，两种方法精密度之间无显著性差异。可以求合并标准偏差，运用 t 检验法。

② t 检验法

$$S_R = \sqrt{\frac{S_1^2(n_1 - 1) + S_2^2(n_2 - 1)}{(n_1 - 1) + (n_2 - 1)}} = \sqrt{\frac{(6.1 \times 10^{-4})^2 \times (5 - 1) + (3.8 \times 10^{-4})^2 \times (4 - 1)}{(5 - 1) + (4 - 1)}} = 0.05\%$$

$$t_{\text{计}} = \frac{|\overline{x_1} - \overline{x_2}|}{S_R} \sqrt{\frac{n_1 n_2}{n_1 + n_2}} = \frac{|23.35\% - 23.40\%|}{0.05\%} \sqrt{\frac{5 \times 4}{5 + 4}} = 1.49$$

$$F = 5 + 4 - 2 = 7$$

由表 8-6 查得 $t_{\text{表}} = 2.36$，因 $t_{\text{计}} < t_{\text{表}}$，所以上述两种分析方法无显著性差异。

知识拓展

《中国药典》中含量测定的有效数字，见表 8-8。

表 8-8   《中国药典》中含量测定的有效数字

方　　法	有 效 数 字
滴定法	4
重量法	4
电化学分析法	3
分光光度法	3
气相色谱法	3～4
液相色谱法	3～4

目标测试

1. 下列数据包括几位有效数字?

(1) 1.052   (2) 0.0234   (3) 0.00330

(4) 10.030   (5) 8.7×10^{-3} (6) $pK_a = 4.74$

(7) 1.02×10^{-3} (8) 40.02%   (9) 0.50%

(10) 0.0003%

2. 将下列数据处理成四位有效数字。

(1) 28.475   (2) 26.635   (3) 10.0654

(4) 0.386550   (5) 2.3451×10^{-3} (6) 108.445

(7) 328.45   (8) 9.9864

3. 根据有效数字保留规则,计算下列结果。

(1) $213.64 + 4.4 + 0.3244$

(2) $0.0325 \times 5.103 \times 60.06 \div 139.8$

(3) $7.9936 \div 0.9967 - 5.02$

4. 对某铁矿的含铁量进行 10 次测定,得到下列结果:15.48%、15.51%、15.52%、15.52%、15.53%、

15.53%、15.54%、15.56%、15.56%、15.68%，试用 Q 检验法判断数据 15.68% 是否应弃去（置信度为 90%）？

5. 分析某试样中铝的含量时，得到以下结果：33.73%、33.73%、33.74%、33.77%、33.79%、33.81%、33.81%、33.82%、33.86%，试用 G 检验法确定，当置信度为 95% 时，数据 33.86% 是否应弃去？

6. 对某未知试样中 Cl^- 的含量进行测定，得到 4 次测定结果：47.64%、47.69%、47.52%、47.55%。分别计算在 95% 和 99% 的置信度时，平均值的置信区间。

7. 用 $Na_2C_2O_4$ 作基准物质，对 $KMnO_4$ 溶液的浓度进行标定，共做了六次，测得其浓度：0.1029 mol/L、0.1060 mol/L、0.1036 mol/L、0.1032 mol/L、0.1018 mol/L 和 0.1034 mol/L。问上述六次测定值中，是否有可疑值（用 G 检验法）？它们的平均值、标准偏差和置信度为 95% 时平均值的置信区间各为多少？

模块 9　化学分析法

化学分析法(chemical method of analysis),是根据特定的化学反应及其计量关系来对物质进行分析的方法。化学分析法历史悠久,是分析化学的基础,又称为经典分析法,主要包括重量分析法和滴定分析法,以及试样的处理和分离、富集、掩蔽等化学手段。在当今生产生活的许多领域,化学分析法作为常规的分析方法,发挥着重要作用。其中滴定分析法操作简便快速,具有很大的使用价值。

化学分析法通常用于测定相对含量在 1% 以上的常量组分,准确度相当高(一般情况下相对误差为 $0.1\%\sim0.2\%$),所用天平、滴定管等仪器设备又很简单,是解决常量分析问题的有效手段。

 ## 单元 1　滴定分析法概论

　单 元 目 标　

※ 掌握滴定分析计算。
※ 掌握滴定分析常用仪器的洗涤和使用。
※ 熟悉滴定液的配制与标定过程。
※ 熟悉滴定操作过程。
※ 了解滴定分析法的特点、分类及基本条件。

1. 滴定分析法及其对化学反应的要求

(1)滴定分析法的基本概念

滴定分析法(titrimetric analysis)是将一种已知准确浓度的试剂溶液,滴加到待测物质溶液中,直到所滴加的试剂溶液与待测组分按化学计量关系定量反应完全时,根据试剂溶液的浓度和消耗的体积,计算被测物质的含量。

在滴定分析法中,已知准确浓度的试剂溶液称为滴定液(titrant),又称为标准溶液。将滴定液由滴定管滴加到被测物质溶液中的操作过程称为滴定(titration)。当加入的滴定液的物质的量与被测组分物质的量按化学计量关系定量反应完全时,称为反应达到了化学计量点(stoichiometric point)。

许多滴定反应在达到化学计量点时,外观上没有明显的变化,常在被测物质的溶液中加入一种辅助试剂,由它的颜色变化,作为化学计量点到达的信号而终止滴定,这种辅助试剂称为指示剂(indicator)。在滴定过程中,指示剂发生颜色变化的转变点称为滴定终点(end point of the titration)。化学计量点是根据化学反应的计量关系求得的理论值,而滴定终点是滴定时的实际测得值。往往指示剂不一定正好在化学计量点时变色,滴定终点与化学计量点不一定恰好吻合,由此所造成的误差称为终点误差(end point error)。为了减小终点误差,应选择适当的指示剂,使滴定终点尽可能接近化学计量点。

滴定分析法具有仪器简单、操作方便、测定快速、准确度高、应用广泛等特点。一般情况下相对误差在 0.2% 以下,适用于常量分析。

(2)滴定分析法对化学反应的要求

滴定分析法是以化学反应为基础的分析方法,但并不是所有的反应都能用于滴定分析,适用于滴定分析的化学反应必须具备下列条件:①反应必须能定量完成,即滴定液与被测物质之间的反应要严格按一定的化学反应式进行,无副反应发生,反应完全程度要求达到 99.9% 以上,这是定量计算的基础;②反应速率要快,即滴定反应要求在瞬间完成,对于速率较慢的反应可通过加热或加催化剂来加快反应速率;③要有适当、简便的方法确定滴定终点。

2. 滴定分析法的分类及滴定方式

(1) 滴定分析法的分类

根据滴定液与被测物质所发生的化学反应类型的不同,滴定分析法可分为以下几种。

A. 酸碱滴定法

酸碱滴定法是以酸碱中和反应为基础的滴定分析方法,反应实质可表示为

$$H^+ + OH^- \longrightarrow H_2O$$

酸碱滴定法可用酸为滴定液测定碱或碱性物质,也可用碱为滴定液测定酸或酸性物质。

B. 沉淀滴定法

沉淀滴定法是以沉淀反应为基础的滴定分析方法。沉淀滴定法中应用最广泛的是银量法,常用于测定卤化物、硫氰酸盐、银盐等物质的含量,其反应式为

$$Ag^+ + X^- \longrightarrow AgX\downarrow$$

式中:X^- 代表 Cl^-、Br^-、I^- 及 SCN^- 等离子。

C. 配位滴定法

配位滴定法是以配位反应为基础的滴定分析方法。应用较为广泛的是以氨羧配位剂作为滴定液测定金属离子,反应式为

$$M + Y \longrightarrow MY$$

式中:M 代表金属离子,Y 代表配位剂。目前最常用的配位剂是 EDTA。

D. 氧化还原滴定法

氧化还原滴定法是以氧化还原反应为基础的滴定分析方法。可用氧化剂为滴定液测定还原性物质,也可用还原剂为滴定液测定氧化性物质。根据所用滴定液的不同,氧化还原滴定法又可分为碘量法、高锰酸钾法、重铬酸钾法、亚硝酸钠法等。例如,用高锰酸钾滴定液滴定亚铁离子,其反应式为

$$MnO_4^- + 5Fe^{2+} + 8H^+ \longrightarrow Mn^{2+} + 5Fe^{3+} + 4H_2O$$

多数滴定分析在水溶液中进行,若被测物质在水中的溶解度小或由于其他原因不能以水为溶剂时,可采用水以外的溶剂为滴定介质进行滴定,此方法称为非水滴定法。非水滴定法包括非水酸碱滴定法、沉淀滴定法、配位滴定法及氧化还原滴定法等。

(2) 滴定分析的方式

A. 直接滴定法

用滴定液直接滴定被测物质,这种滴定方式称为直接滴定法(direct titration)。例如,用盐酸滴定液滴定 NaOH 溶液;用 $KMnO_4$ 滴定液滴定 Fe^{2+}。直接滴定法具有简便、快速、引入误差因素较少的特点,是滴定分析法中最常用和最基本的滴定方式,凡是能满足上述三个条件的反应,都可采用这种滴定方式。

B. 返滴定法

用于反应较慢或反应物难溶于水,加入滴定液反应不能立即定量完成或没有适当指示剂的化学反应。此时可先在待测物质溶液中加入准确过量的滴定液,待反应定量完成后再用另一种滴定液滴定剩余的滴定液,这种滴定方式称为返滴定法(back titration),又称为剩余滴定法。例如,固体碳酸钙的测定,可先加入准确过量的盐酸滴定液,加热使试样完全溶解。冷却后,再用氢氧化钠滴定液返滴定剩余的盐酸。反应式为

$$CaCO_3 + 2HCl(过量) \longrightarrow CaCl_2 + CO_2\uparrow + H_2O$$
$$HCl(剩余) + NaOH \longrightarrow NaCl + H_2O$$

C. 置换滴定法

当待测组分不能与滴定液直接反应或不按确定的反应式进行(伴有副反应)时,可以不直接滴定待测物质,而先用适当试剂与待测物质反应,使之置换出一种能被直接滴定的物质,然后用适当的滴定液滴定此生成物,这种滴定方式称为置换滴定法(replacement titration)。例如,$Na_2S_2O_3$ 与 $K_2Cr_2O_7$ 反应时,一部分被氧化成 SO_4^{2-},另一部分则被氧化生成 $S_4O_6^{2-}$,反应无确定的计量关系。但在酸性条件下,$K_2Cr_2O_7$ 可以氧化

KI定量生成I_2,此时再用$Na_2S_2O_3$滴定液滴定生成的I_2,其反应式为

$$Cr_2O_7^{2-}+6I^-+14H^+=\!=\!=2Cr^{3+}+3I_2+7H_2O$$

$$I_2+2S_2O_3^{2-}=\!=\!=2I^-+S_4O_6^{2-}$$

D. 间接滴定法

当被测物质不能与滴定液直接反应时,可将试样通过一定的化学反应后制得新的产物,再用适当的滴定液滴定,这种滴定方式称为间接滴定法(indirect titration)。例如,测定试样中Ca^{2+}的含量时,可通过生成CaC_2O_4沉淀的反应,将沉淀过滤洗净后溶于酸,再用$KMnO_4$滴定液滴定草酸而间接测定Ca^{2+}的含量。其反应式为

$$Ca^{2+}+C_2O_4^{2-}=\!=\!=CaC_2O_4\downarrow$$

$$CaC_2O_4+2H^+=\!=\!=H_2C_2O_4+Ca^{2+}$$

$$2MnO_4^-+5H_2C_2O_4+6H^+=\!=\!=2Mn^{2+}+10CO_2\uparrow+8H_2O$$

返滴定法、置换滴定法、间接滴定法都广泛地称为间接滴定方式,由于在滴定分析中广泛采用了间接滴定方式,因而扩大了滴定分析法的应用范围。

3. 基准物质和滴定液浓度的表示方法及配制

(1) 基准物质

只有具备下列条件的化学试剂才是基准物质(standard substance)。

A. 性质要稳定

物质在加热烘干时不分解,称量时不风化、不潮解,不吸收空气中的二氧化碳,不被空气氧化等。

B. 纯度要高

物质含量不低于99.9%。

C. 物质的组成应与化学式完全符合

物质若含结晶水,其含量也应与化学式符合,如$Na_2B_4O_7\cdot 10H_2O$等。

另外,基准物质最好具有较大的摩尔质量,因为称量时物质的摩尔质量越大,称取的量越多,称量的相对误差就可相应减小。

(2) 滴定液浓度的表示方法

滴定液浓度常用物质的量浓度和滴定度表示。

A. 物质的量浓度

溶液中所含物质B的物质的量n除以溶液的体积V即为物质B的物质的量浓度(molarity),简称浓度,以符号c_B表示,即

$$c_B=\frac{n_B}{V} \tag{9-1}$$

式中:B代表溶质的化学式;c_B为物质的量浓度,单位为mol/L或mmol/L;n_B为物质B的物质的量,单位为mol或mmol;V为溶液的体积,单位为L。

计算物质的量浓度,需要知道物质的量,物质的量是质量(m_B)除以摩尔质量(M_B),即

$$n_B=\frac{m_B}{M_B} \tag{9-2}$$

例如,500.0 mL NaOH溶液中含有NaOH 10.00 g,则该NaOH溶液的浓度为

$$c_{NaOH}=\frac{n_{NaOH}}{V_{NaOH}}=\frac{m_{NaOH}/M_{NaOH}}{V_{NaOH}}=\frac{10.00/40.00}{0.5000}\ mol/L=0.5000\ mol/L$$

B. 滴定度

滴定度有两种表示方法:一种是指每毫升滴定液中所含溶质的质量(g/mL),以T_B表示。例如$T_{HCl}=0.003646$ g/mL时,表示1 mL HCl溶液中含有0.003646 g HCl;另一种指每毫升滴定液相当于被测物质的质量(g/mL),以$T_{B/A}$表示。式中B表示滴定液的化学式,A表示被测物质的化学式。例如,$T_{HCl/NaOH}=0.004000$ g/mL时,表示用HCl滴定液滴定NaOH试样,每1 mL HCl溶液恰能与0.004000 g NaOH完全反应。若已知滴定度,再乘以滴定中所消耗滴定液的体积,就可以计算出被测物质的质量。用公式表示为

$$m_A=T_{B/A}V_B \tag{9-3}$$

例如,若用 $T_{HCl/NaOH}=0.004000$ g/mL 的滴定液滴定 NaOH 试样,用去该 HCl 滴定液 20.00 mL,则被测溶液中 NaOH 的质量为

$$m_{NaOH}=T_{HCl/NaOH}V_{HCl}=0.004000\times20.00 \text{ g}=0.08000 \text{ g}$$

（3）滴定液的配制

滴定液的配制方法有两种,即直接配制法和间接配制法（标定法）。

A. 直接配制法

只有基准物质才能用直接配制法配制。准确称取一定质量的纯物质,溶解后,定量转移到容量瓶中,加水稀释到标线,根据称取物质的质量和容量瓶的容积,即可算出溶液的浓度。直接配制法简单、方便,但许多化学试剂由于不纯和不易提纯,或在空气中不稳定等原因,不能用直接配制法配制滴定液。

B. 间接配制法

有很多物质不符合基准物质的条件而不能直接配制成滴定液,可将其先配制成一种近似于所需浓度的溶液,再用基准物质或其他滴定液来测定它的准确浓度。这种利用基准物质或已知准确浓度的溶液,来确定滴定液浓度的操作过程称为标定（standardization）。

间接配制又可分为基准物质标定法或滴定液比较法。基准物质标定法可采用以下两种方法:

a. 多次称量法

用减重称量法精密称取基准物质 2～3 份,分别溶于适量的蒸馏水中,然后用待标定的溶液滴定,根据基准物质的质量和待标定溶液所消耗的体积,即可计算出该溶液的准确浓度。将几次滴定计算结果取平均值作为滴定液的浓度。

b. 移液管法

精密称取一份基准物质,溶解后定量转移到容量瓶中,稀释至一定体积,摇匀。用移液管取出几份该溶液,用待标定的滴定液滴定,最后取其平均值,作为滴定液的浓度。

滴定液比较法是准确吸取一定体积的待标定溶液,用已知准确浓度的滴定液滴定,或准确吸取一定体积的某滴定液,用待标定的溶液进行滴定,根据两种溶液消耗的体积及滴定液的浓度,计算出待标定溶液的准确浓度。

标定完毕,盖紧瓶塞,贴好标签备用。基准物质标定法准确度较高,引入误差的可能性较小,但操作稍复杂。滴定液比较法操作简便、快速,但不如基准物质标定法精确。

4. 滴定分析计算

在滴定分析中,用滴定液（B）滴定待测物质（A）时,反应物之间是按照化学反应计量关系相互作用的,在化学计量点,待测物质与滴定液的物质的量必定相当。例如,对任一滴定反应:

$$b\ \text{B}\ +a\ \text{A}\ \longrightarrow\ \text{P}$$

$$\text{滴定液（B）}\qquad\text{待测溶液（A）}\qquad\text{生成物}$$

当滴定到达化学计量点时,恰好完全反应,即

$$n_B:n_A=b:a$$

$$n_B=\frac{b}{a}n_A \quad \text{或} \quad n_A=\frac{a}{b}n_B \tag{9-4}$$

式中:b/a 或 a/b 为反应方程式中两物质计量数之比,称为换算因数;n_A、n_B 分别表示 A、B 的物质的量。

（1）滴定分析计算的基本公式和计算实例

A. 待测物质是溶液

若待测物质是溶液,其浓度为 c_A,滴定液的浓度为 c_B,到达化学计量点时,两种溶液消耗的体积分别为 V_A 和 V_B。根据滴定分析计算依据可得

$$c_AV_A=\frac{a}{b}c_BV_B \tag{9-5}$$

此式可用于被测溶液浓度的计算,还可用于溶液稀释和浓度增加的计算。

例 9-1 用 0.1010 mol/L 的 $Na_2S_2O_3$ 滴定液滴定 20.00 mL 碘溶液,终点时消耗滴定液 21.04 mL,计算碘溶液的浓度。

解
$$2Na_2S_2O_3+I_2=\!=\!=Na_2S_4O_6+2NaI$$

$$c_{I_2} = \frac{\frac{1}{2}c_{Na_2S_2O_3}V_{Na_2S_2O_3}}{V_{I_2}}$$

$$= \frac{1}{2} \times \frac{0.1010 \times 21.04}{20.00} \text{ mol/L} = 0.05313 \text{ mol/L}$$

故碘溶液的浓度为 0.05313 mol/L。

例 9-2 现有 NaOH 溶液(浓度为 0.1008 mol/L)500.0 mL,欲将其稀释成 0.1000 mol/L,应向溶液中加多少毫升水?

解 设应加水 $V(\text{mL})$,根据溶液稀释前后溶质物质的量相等的原则,得

$$0.1008 \times 500.0 = 0.1000(500.0 + V)$$

$$V = 4.00 \text{ mL}$$

故应向溶液中加 4.00 mL 水。

例 9-3 现有 HCl 溶液(浓度为 0.0976 mol/L)480.0 mL,欲使其浓度为 0.1000 mol/L,应加入 HCl 溶液(浓度为 0.5000 mol/L)多少毫升?

解 设应加入 HCl 溶液 $V(\text{mL})$,根据溶液增浓前后溶质的物质的量应相等,则

$$0.5000V + 0.0976 \times 480.0 = 0.1000 \times (480.0 + V)$$

$$V = 2.88 \text{ mL}$$

故应加入 HCl 溶液(浓度为 0.5000 mol/L)2.88 mL。

B. 待测物质是固体

若待测物质是固体,配制成溶液被滴定至化学计量点时,消耗滴定液的体积为 V_B,则

$$\frac{m_A}{M_A} = \frac{a}{b}c_B V_B$$

式中 M_A 的单位采用 g/mol 时,m_A 的单位是 g,V 的单位采用 L,但在定量分析中体积常以 mL 作单位,则上式可表达为

$$\frac{m_A}{M_A} = \frac{a}{b}c_B V_B \times 10^{-3} \quad \text{或} \quad m_A = \frac{a}{b}c_B V_B M_A \times 10^{-3} \qquad (9-6)$$

a. 计算配制一定浓度溶液所需基准物质的质量

例 9-4 用容量瓶配制 0.02000 mol/L $K_2Cr_2O_7$ 滴定液 500.0 mL,需称取基准物质 $K_2Cr_2O_7$ 多少克?

解
$$m_{K_2Cr_2O_7} = c_{K_2Cr_2O_7}V_{K_2Cr_2O_7}M_{K_2Cr_2O_7} \times 10^{-3}$$
$$= 0.02000 \times 500.0 \times 294.2 \times 10^{-3} \text{ g} = 2.942 \text{ g}$$

故需称取基准物质 $K_2Cr_2O_7$ 2.942 g。

b. 标定滴定液的浓度

例 9-5 标定 HCl 溶液的浓度,称取硼砂($Na_2B_4O_7 \cdot 10H_2O$)基准物质 0.4709 g,用 HCl 溶液滴定至终点时,消耗了 25.20 mL HCl 溶液,试计算 HCl 溶液的浓度?

解
$$Na_2B_4O_7 + 2HCl + 5H_2O \Longrightarrow 4H_3BO_3 + 2NaCl$$

$$c_{HCl}V_{HCl} = \frac{2}{1} \times \frac{m_{Na_2B_4O_7 \cdot 10H_2O}}{M_{Na_2B_4O_7 \cdot 10H_2O}} \times 1000$$

$$c_{HCl} = \frac{2}{1} \times \frac{0.4709}{25.20 \times 381.4} \times 1000 \text{ mol/L} = 0.09800 \text{ mol/L}$$

故该 HCl 溶液的浓度为 0.09800 mol/L。

c. 估算应称取基准物质(或待测物质)的质量

例 9-6 标定 NaOH 滴定液时,希望滴定时用去 0.1 mol/L NaOH 滴定液 20~25 mL,应称取邻苯二甲酸氢钾基准物质多少克?

解

$$m_{KHC_8H_4O_4}=\frac{a}{b}c_{NaOH}V_{NaOH}M_{KHC_8H_4O_4}\times10^{-3}$$

$$=0.1\times20\times204.2\times10^{-3}\ g=0.41\ g$$

$$m'_{KHC_8H_4O_4}=\frac{a}{b}c_{NaOH}V'_{NaOH}M_{KHC_8H_4O_4}\times10^{-3}$$

$$=0.1\times25\times204.2\times10^{-3}\ g=0.51\ g$$

故应称取邻苯二甲酸氢钾 0.41～0.51 g。

d. 估算消耗滴定液的体积

例 9-7 称取 0.3000 g 草酸($H_2C_2O_4\cdot2H_2O$)溶于适量水后,用 0.2 mol/L KOH 滴定液滴定至终点,大约消耗此溶液多少毫升?

解 $$H_2C_2O_4+2KOH=\!=\!=K_2C_2O_4+2H_2O$$

$$V_{KOH}=\frac{b}{a}\times\frac{m_{H_2C_2O_4\cdot2H_2O}\times1000}{c_{KOH}M_{H_2C_2O_4\cdot2H_2O}}$$

$$=\frac{2}{1}\times\frac{0.3000\times1000}{0.2\times126.1}\ mL\approx24\ mL$$

故大约消耗 0.2 mol/L KOH 滴定液 24 mL。

(2) 物质的量浓度与滴定度的换算

滴定度 T_B 是指 1 mL 滴定液所含溶质的质量,因此,$T_B\times10^3$ 为 1 L 滴定液所含溶质的质量,则物质的量浓度

$$c_B=\frac{T_B\times10^3}{M_B}\tag{9-7}$$

滴定度 $T_{B/A}$ 是指 1 mL 滴定液相当于待测物质的质量,根据公式

$$m_A=\frac{a}{b}c_BV_BM_A\times10^{-3}$$

又 $$m_A=T_{B/A}V_B$$

当 $V_B=1$ mL 时,$T_{B/A}=m_A$,则

$$T_{B/A}=\frac{a}{b}c_BM_A\times10^{-3}\tag{9-8}$$

例 9-8 已知 NaOH 的浓度为 0.1000 mol/L,试计算(1)T_{NaOH};(2)T_{NaOH/H_2SO_4}。

解 ① $$T_{NaOH}=\frac{c_{NaOH}M_{NaOH}}{1000}=\frac{0.1000\times40.00}{1000}\ g/mL=4.000\times10^{-3}\ g/mL$$

② $$H_2SO_4+2NaOH=\!=\!=Na_2SO_4+2H_2O$$

$$T_{NaOH/H_2SO_4}=\frac{a}{b}c_{NaOH}M_{H_2SO_4}\times10^{-3}=\frac{1}{2}\times0.1000\times98.07\times10^{-3}\ g/mL=4.904\times10^{-3}\ g/mL$$

③ 待测物质含量的计算

设称取试样的质量为 m_s,被测物质的质量为 m_A,则被测物质在试样中的含量为

$$w_A=\frac{m_A}{m_s}\times100\%=\frac{\frac{a}{b}c_BV_BM_A\times10^{-3}}{m_s}\times100\%\tag{9-9}$$

若滴定液的浓度用滴定度 $T_{T/A}$ 表示时,则

$$w_A=\frac{T_{B/A}V_B}{m_s}\times100\%\tag{9-10}$$

在实际滴定时,若滴定液的实际浓度与规定浓度不一致时,可用校正因素 F 进行校正。

$$F=\frac{实际浓度}{规定浓度}$$

$$w_A=\frac{T_{B/A}V_BF}{m_s}\times100\%\tag{9-11}$$

例 9-9 用 0.1011 mol/L $AgNO_3$ 滴定液滴定 0.1250 g 含 NaCl 的试样,终点时消耗 $AgNO_3$ 滴定液 21.02 mL,计算试样中 NaCl 的含量。1 mL $AgNO_3$ 滴定液(0.1000 mol/L)相当于 0.005844 g 的 NaCl。

解

解法一：
$$AgNO_3 + NaCl =\!=\!= AgCl\downarrow + NaNO_3$$

$$w_{NaCl} = \frac{\frac{a}{b}c_{AgNO_3}V_{AgNO_3}M_{NaCl}\times 10^{-3}}{m_s}\times 100\%$$

$$= \frac{0.1011\times 21.02\times 58.44\times 10^{-3}}{0.1250}\times 100\% = 99.35\%$$

解法二：
$$w_{NaCl} = \frac{T_{AgNO_3/NaCl}V_{AgNO_3}F}{m_s}\times 100\%$$

$$= \frac{0.005844\times 21.02\times \frac{0.1011}{0.1000}}{0.1250}\times 100\% = 99.35\%$$

故试样中 NaCl 含量为 99.35%。

例 9-10 用 0.1000 mol/L H_2SO_4 滴定液滴定 0.2200 g 药用 Na_2CO_3，用去 H_2SO_4 滴定液 20.60 mL，试计算 H_2SO_4 滴定液对 Na_2CO_3 的滴定度及 Na_2CO_3 的含量。

解
$$H_2SO_4 + Na_2CO_3 =\!=\!= Na_2SO_4 + CO_2\uparrow + H_2O$$

$$T_{H_2SO_4/Na_2CO_3} = \frac{c_{H_2SO_4}M_{Na_2CO_3}}{1000} = \frac{0.1000\times 105.99}{1000}\ g/mL = 0.01060\ g/mL$$

$$w_{Na_2CO_3} = \frac{T_{H_2SO_4/Na_2CO_3}V_{H_2SO_4}}{m_s}\times 100\% = \frac{0.01060\times 20.60}{0.2200}\times 100\% = 99.25\%$$

5. 滴定分析常用仪器

滴定分析不仅要有已知准确浓度的滴定液，还必须能准确测量滴定液和待测溶液的体积，这就要用到容量仪器。常用的容量仪器有滴定管、容量瓶和移液管等。由于这些容量仪器与定量分析的结果密切相关，所以必须学会正确的使用和准确的测量。

（1）滴定管

滴定管为细长具有精密刻度的玻璃管，用来盛放和测量滴定液的体积。它是细长、具有精密刻度的玻璃管，管的下端有尖嘴。

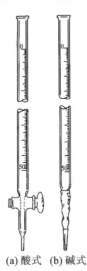

(a) 酸式　(b) 碱式

图 9-1 酸、碱式 滴定管

A. 滴定管的种类

按容量大小可分为常量、半微量和微量滴定管，按构造和用途可分为酸式滴定管和碱式滴定管（图9-1）。常量滴定管有 25 mL、50 mL 和 100 mL 三种规格，通常实验室中所用的是 25～50 mL 的滴定管，最小刻度为 0.1 mL，读数估计到 0.01 mL；半微量滴定管总容量为 10 mL，最小刻度为 0.05 mL；微量滴定管有 1 mL、2 mL 和 5 mL 三种规格，最小刻度为 0.005 mL 或 0.01 mL。

酸式滴定管带有磨口玻璃塞，可盛装酸性、中性和氧化性溶液，不能盛放碱性溶液，否则将腐蚀玻璃塞导致难以转动。碱式滴定管用带有玻璃珠的橡皮管，可盛放碱性溶液和非氧化性溶液，不能将氧化性溶液加入碱式滴定管中，因为氧化性溶液能与橡皮管作用影响其准确浓度。

B. 滴定管的准备

a. 涂凡士林

滴定管在使用前要检查是否漏水。对于酸式滴定管，关闭活塞后将滴定管用自来水充满，直立几分钟，如不漏水再将活塞旋转 180°观察，仍不漏水则可以使用。如果漏水或活塞转动不灵活则要在活塞上涂抹凡士林。其方法（图 9-2）是先取下活塞，用滤纸擦干活塞和塞套中的水分，再在塞孔的两边各涂一层薄薄的凡士林，注意不要把塞孔堵住，然后将活塞重新安装好，压紧并缓慢旋转使凡士林分布均匀，最后用橡皮圈套住活塞防止脱落。碱式滴定管如果漏水，需检查橡皮管是否老化破裂或玻璃珠大小是否合适。

b. 装滴定液

洗涤干净的滴定管在装滴定液之前，还必须用待装溶液淋洗 2～3 次，每次约为滴定管容量的五分之一，

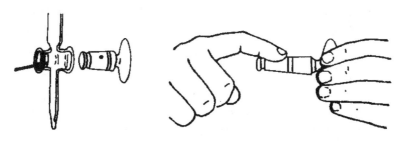

图 9-2 活塞涂凡士林

以免滴定管内残留的水分对配制好的溶液浓度产生影响。淋洗时应倾斜并转动滴定管,淋洗液最后从管口或活塞下端排出,静置几分钟后待淋洗液流尽,关闭滴定管下端,直接从贮液瓶向滴定管内加入配制好的滴定液至"0"刻度以上。

c. 排气泡

滴定管下端玻璃管内有气泡时必须排出,否则将影响溶液的体积。酸式滴定管迅速打开活塞使气泡从管尖排出。碱式滴定管可将橡皮管向上弯曲后挤压玻璃珠,利用液体压力差可排出气泡(图9-3)。

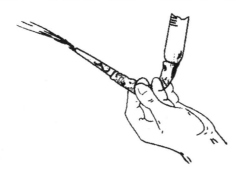

图 9-3 碱式滴定管排气方法

C. 滴定操作

酸式滴定管可用左手拇指在活塞前,食指和中指在后握住塞柄,注意手心不能抵住活塞尾部,以免将活塞顶出造成漏液。转动活塞时,手指稍弯轻轻向里扣住。使用碱式滴定管时,可用左手捏挤橡皮管内的玻璃珠,溶液即可流出,见图 9-4。

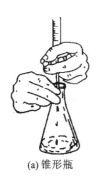 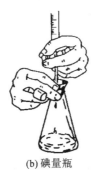 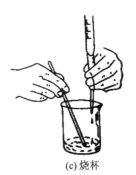

(a) 锥形瓶　　　　(b) 碘量瓶　　　　(c) 烧杯

图 9-4 滴定管操作手法

滴定时,右手拇指、食指和中指夹住锥形瓶颈部,同时注意观察瓶底部的变化。将滴定管管口插入锥形瓶内少许,不能使管尖和锥形瓶口相碰。滴定时,将锥形瓶朝一个方向做圆周运动,使滴定液和待测溶液尽快混合均匀。滴定速率先快后慢,近终点时要一滴一滴甚至半滴半滴地进行。

D. 滴定管的读数

滴定管的读数不准是造成滴定误差的主要原因之一。读数时滴定管应保持垂直,视线要与液面平行,以液面最底处和刻度线相切为准,见图 9-5。深色溶液读取液面的最上缘。初读数应控制在 0.00 mL 或 0.00 mL 附近。

(2)容量瓶

容量瓶为一细长颈、梨形平底玻璃瓶,用来准确配制一定体积的溶液或稀释溶液。常用的有 1000 mL、

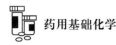

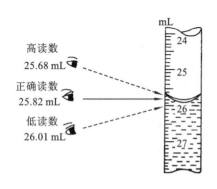

图9-5 滴定管读数

高读数
25.68 mL

正确读数
25.82 mL

低读数
26.01 mL

500 mL、250 mL、100 mL、50 mL 等多种型号。瓶上注明了体积(mL)和使用温度(一般为 20 ℃),瓶口带有磨口玻璃塞或塑料塞,瓶颈刻有标线标明容量。磨口玻璃塞必须用线系在瓶颈上以免丢失或沾污。使用时用手夹住向外,不能攥在手中。

容量瓶在使用前要检查是否漏水。将容量瓶盛满水后盖紧瓶塞,用手按住并倒置 1～2 min,观察瓶口是否有水渗出,如不漏水,将瓶塞转动 180°后,再倒置 1～2 min,仍不漏水,即可使用。

配制溶液时,先将容量瓶洗净。如果用固体为溶质配制溶液时,先将准确称量好的固体物质放在烧杯中,溶解后再将溶液转移至容量瓶中。转移时用一干净的玻璃棒插入容量瓶,玻璃棒下端接触瓶颈内壁,使溶液沿玻璃棒流下,见图9-6。溶液全部流完后,将玻璃棒与烧杯同时直立,使附在玻璃棒与烧杯嘴之间的溶液流回烧杯中,再用蒸馏水冲洗烧杯,洗液一并转入容量瓶中,重复冲洗三次。当加入蒸馏水至容量瓶的三分之二时,振荡容量瓶,使溶液混匀,接近标线时要逐滴加入蒸馏水,直至溶液弯月面下缘与标线相切为止。盖紧瓶塞,将容量瓶反复倒转 10～20 次,使溶液充分混匀,见图9-7。

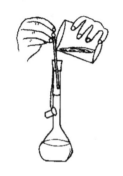

图9-6 溶液转入容量瓶

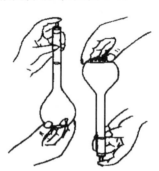

图9-7 检漏及混匀

（3）移液管

移液管又称吸量管,是用于准确移取一定体积溶液的量器。通常有两种形状,见图9-8。一种是中间膨胀并且仅有一个刻度的玻璃管,称为腹式吸管,只适用于对固定体积溶液的移取,有 10 mL、20 mL、25 mL 和 50 mL 等几种规格;另一种为直形的,管上有很多精细刻度,称为吸量管或刻度吸管,可用来移取所需体积的溶液,常用的有 1 mL、2 mL、5 mL、10 mL 等多种规格。

使用时,将已经洗净的移液管用待吸溶液润洗三次,避免残留在管内的水分对溶液浓度的影响,见图9-9。

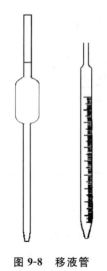

图9-8 移液管

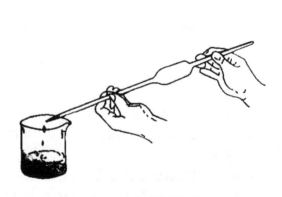

图9-9 移液管的润洗

吸取溶液时,左手拿吸耳球,右手将移液管插入溶液中吸取,见图9-10(a)。当溶液吸至标线以上时,立即用食指按紧上端管口,同时拿起贮液瓶,管尖靠近瓶口内壁,稍松食指,使液面平稳下降,至弯月面最底处与标线相切,立即按紧管口,见图9-10(b)。将移液管竖直放入稍微倾斜的容器中,并使管尖与容器内壁接触,松开食指,使溶液全部流出,等待15 s后,取出移液管,见图9-10(c)。

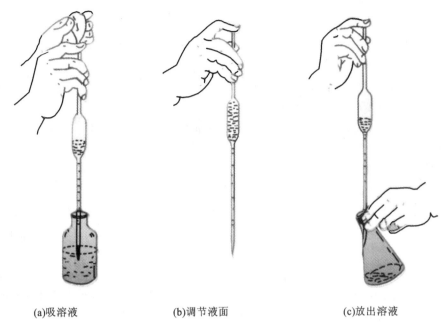

(a)吸溶液   (b)调节液面   (c)放出溶液

图9-10 用移液管转移溶液

知识拓展

常用试剂规格缩写、中文与英文名称、适用范围,见表9-1。

表9-1 常用试剂规格缩写、中文与英文名称、适用范围

常用试剂规格缩写	中 文	英 文	适 用 范 围
LR	实验试剂	laboratorial reagent	一般化学制备
CR	化学纯	chemical pure	一般定性和化学制备
AR	分析纯	analytical reagent	一般分析和科学研究
GR	优级纯	guaranteed reagent	精密分析和科学研究
SP	光谱纯	spectrum pure	仪器分析
PT	基准试剂	primary reagent	直接配制或标定标准溶液

目标测试

1. 解释下列名词:

(1)滴定液

(2)化学计量点

(3)滴定终点

(4)滴定

(5)标定

(6)滴定度

2. 能用于滴定分析的化学反应必须具备哪些条件?

3. 基准物质应具备什么条件? 用基准物质怎么配制溶液?

4. 滴定分析的主要类型及滴定方式各有哪些?

5. 用非基准物质怎么配制溶液? 如何知道其准确浓度?

6. 如何检验滴定管已洗净? 既然已洗净为什么在装滴定液前,还需以该滴定液荡洗 2~3 次? 滴定用的锥形瓶是否也要用该溶液荡洗或烘干?

7. 配制浓度为 2.0 mol/L 下列物质溶液各 500 mL,应各取其浓溶液多少毫升?

(1) 氨水(密度 0.89 g/cm^3,含 NH_3 29%);

(2) 冰醋酸(密度 1.05 g/cm^3,含 HAc 99.80%);

(3) 浓硫酸(密度 1.84 g/cm^3,含 H_2SO_4 96%)。

8. 应在 500.0 mL 0.08000 mol/L 的 NaOH 溶液中加入多少毫升 0.5000 mol/L 的 NaOH 溶液,才能使最后得到的溶液浓度为 0.2000 mol/L?

9. 滴定 0.2500 g 不纯的 Na_2CO_3,用去 $T_{HCl}=0.007640$ g/mL 的 HCl 溶液 22.50 mL,求 Na_2CO_3 的质量分数。

10. 0.2500 g 不纯的 $CaCO_3$ 试样中不含干扰测定的组分。加入 25.00 mL 0.2600 mol/L HCl 溶液溶解,煮沸除去 CO_2,用 0.2450 mol/L NaOH 溶液返滴定过量的酸,消耗 6.50 mL。计算试样中 $CaCO_3$ 的质量分数。

11. 用硼砂($Na_2B_4O_7 \cdot 10H_2O$)作基准物质标定 HCl 滴定液的浓度,在分析天平上准确称取 0.4357 g 硼砂,用待标定的 HCl 滴定液进行滴定,终点时消耗 HCl 滴定液 21.12 mL,计算 HCl 滴定液的浓度。

12. 欲使滴定时消耗 0.10 mol/L HCl 溶液 20~25 mL,应取基准物质 Na_2CO_3 多少克?

 # 单元 2 酸碱理论与酸碱平衡

 单 元 目 标

※ 掌握酸碱电离理论、酸碱质子理论和酸碱反应的实质。

※ 掌握强碱强酸的滴定、强碱弱酸的滴定。

※ 掌握硼砂含量的测定方法。

※ 熟悉常见酸碱指示剂及变色原理。

※ 熟悉滴定曲线的意义及选择指示剂的原则。

※ 熟悉 NaOH 和 HCl 滴定液的配制与标定方法。

※ 了解酸碱电子理论的概念。

溶液的酸碱性对物质的性质,如对药物的稳定性和生理作用都具有重大作用。药物的合成、含量测定及临床检验工作中许多操作都需要控制一定的酸碱条件,对酸碱理论的学习就显得非常重要。

1. 酸碱理论

(1) 酸碱电离理论

酸碱电离理论认为:在电离时所产生的阳离子全部是 H^+ 的化合物称为酸;电离时所产生的阴离子全部是 OH^- 的化合物称为碱。H^+ 是酸的特征,OH^- 是碱的特征。酸碱反应的实质就是 H^+ 和 OH^- 反应生成 H_2O。水可以电离出 H^+ 和 OH^-,但其电离度很小,而且电离出的 $[OH^-]=[H^+]$,所以水既不显酸性,也不显碱性。习惯上称酸碱反应为酸碱中和反应。例如氢氧化钠和盐酸反应的离子方程式为

$$OH^- + H^+ \rightleftharpoons H_2O$$

所以,盐酸和氢氧化钠反应的实质是 HCl 电离出的 H^+ 与 NaOH 电离出的 OH^- 作用生成难电离的 H_2O 的反应。

酸碱电离理论从物质的化学组成上揭示了酸碱的本质。但是,它把酸碱反应只限于在水溶液中进行,按

电离理论,离开了水溶液就没有酸碱反应。事实上,有许多酸碱反应是在非水溶液或无溶剂条件下进行的。因此,酸碱电离理论有很大的局限性。

（2）酸碱质子理论

质子理论认为:凡能给出质子（H^+）的物质都是酸,凡能接受质子的物质都是碱。例如:HCl、NH_4^+、HSO_4^-、$H_2PO_4^-$ 都是酸,Cl^-、NH_3、HSO_4^-、SO_4^{2-}、OH^- 都是碱。

根据酸碱质子理论,酸给出质子以后变成碱,碱接受质子以后变成酸。酸和碱的这种相互关系称为共轭关系。例如:

$$酸 \rightleftharpoons 质子 + 碱$$
$$HCl \rightleftharpoons H^+ + Cl^-$$
$$NH_4^+ \rightleftharpoons H^+ + NH_3$$
$$H_2PO_4^- \rightleftharpoons H^+ + HPO_4^{2-}$$
$$H_2SO_4 \rightleftharpoons H^+ + HSO_4^-$$
$$HSO_4^- \rightleftharpoons H^+ + SO_4^{2-}$$

以上这些方程式中,右边的碱是左边酸的共轭碱,左边的酸是右边碱的共轭酸,如 NH_4^+ 与 NH_3、H_2SO_4 与 HSO_4^-、HSO_4^- 与 SO_4^{2-} 都是共轭酸碱。它们在化学组成上仅相差一个质子。

根据酸碱质子理论,酸碱反应的实质就是两对共轭酸碱之间质子的传递过程。酸碱中和反应不一定生成水。例如:HCl 和 NH_3 的反应

$$HCl + NH_3 \xrightarrow{H^+} NH_4^+ + Cl^-$$
$$酸_1 \quad 碱_1 \quad 酸_2 \quad 碱_2$$

HCl 供给质子的能力比 NH_4^+ 供给质子的能力强,即酸性为酸$_1$>酸$_2$。NH_3 接受质子的能力比 Cl^- 强,即碱性为碱$_1$>碱$_2$。酸碱中和反应总是强酸与强碱反应生成弱酸与弱碱,所以上述反应从左向右正向进行。质子传递的方向是 HCl 中质子传递给 NH_3,而不是 NH_4^+ 中质子传递给 Cl^-。若共轭酸是较强的酸,则共轭碱一定是较弱的碱。例如:

$$HCl \rightleftharpoons H^+ + Cl^-$$
$$HAc \rightleftharpoons H^+ + Ac^-$$

这两对共轭酸碱对中,HCl 的酸性大于 HAc 的酸性,则 Cl^- 的碱性也一定小于 Ac^- 的碱性。

另外,一种物质显示酸碱性的强弱,不仅和它的本性有关,也和溶剂的性质有关。例如 NH_3 以水作溶剂时是弱碱,以冰醋酸作溶剂时,NH_3 的碱性大大增强。这是因为冰醋酸供给质子的能力大于 H_2O,即 NH_3 在冰醋酸中容易接受质子。

酸碱质子理论扩大了酸碱的含义及范围,摆脱了酸碱反应必须在水中进行的局限性。但是,质子理论只限于质子的给出和接受,所以必须含有氢。这就不能解释不含氢的一类化合物的反应。

（3）酸碱电子理论

酸碱电子理论认为:凡是可以接受电子对的物质都是酸,凡是可以给出电子对的物质都是碱。因此,具有电子层结构不饱和的任何分子、原子或离子都可以接受外来电子对,都可以作为酸,任何可以给出电子对的分子、原子或离子都可以作为碱。酸碱电子理论认为中和反应是酸和碱以配位键结合生成配位化合物的反应（酸+碱══酸碱配合物）。例如:

$$H^+ + OH^- ══ H \leftarrow OH$$

由于化合物中配位键普遍存在,因此酸碱电子理论碱的范围极其广泛,但难以掌握酸碱的特征。

2. 酸碱指示剂

酸碱滴定法（acid-base titrations）是以水溶液中的质子转移反应为基础的滴定分析方法。一般的酸、碱以及能与酸、碱直接或间接发生质子转移反应的物质,几乎都可以用酸碱滴定法测定。因此,酸碱滴定法是分析化学的基础内容之一。

通常酸碱反应在计量点时无外观变化,需要用适当的指示剂或仪器指示滴定终点,如何选择一个尽量接近计量点变色的指示剂,正确指示滴定终点的到达是本方法的关键。因此,讨论酸碱滴定时,必须了解滴定

过程中溶液 pH 值的变化规律,了解指示剂的变色原理、变色范围及选择原则。

(1) 指示剂的变色原理

用于酸碱滴定的指示剂,称为酸碱指示剂(acid-base indicator)。一般是有机弱酸或有机弱碱,它们的共轭酸碱对具有不同的结构,而且具有不同的颜色。当溶液的 pH 值发生变化时,因结构发生变化,因而呈现不同的颜色。

例如,酚酞指示剂为有机弱酸,$pK_a=9.1$,在溶液中存在着无色的内酯式结构和红色的醌式结构:

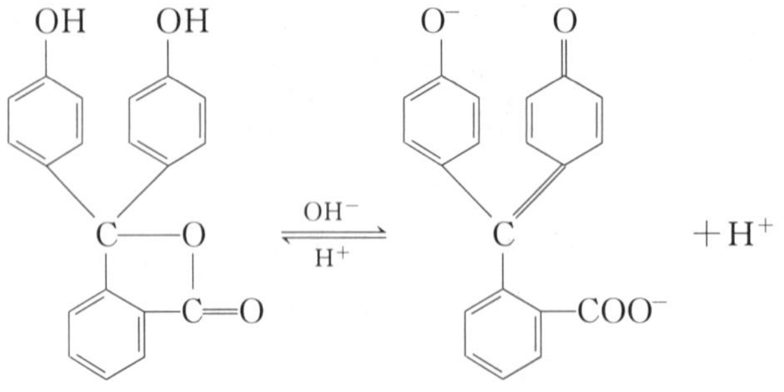

如用 HIn 代表指示剂的酸色成分,In^- 代表指示剂的碱色成分,上式可简化为

$$HIn \rightleftharpoons H^+ + In^-$$
$$\text{酸式} \qquad \text{碱式}$$
$$\text{(无色)} \qquad \text{(红色)}$$

如果溶液的 pH 值降低,平衡向左移动,酚酞主要以内酯式结构存在,溶液为无色;若溶液的 pH 值增大,平衡向右移动,酚酞主要以醌式结构存在,溶液为红色。由此可见,酸碱指示剂的变色与溶液的 pH 值有关。即溶液的 pH 值改变,指示剂的结构改变,从而导致指示剂的颜色变化,这就是酸碱指示剂的变色原理。

(2) 指示剂的变色范围

从上可知,酸碱指示剂的颜色随溶液的 pH 值变化而改变,但并不是溶液的 pH 值稍有变化或任意改变,都能引起指示剂的颜色改变。指示剂在什么 pH 值条件下才发生颜色改变呢? 为此,必须知道酸碱指示剂的变色与溶液 pH 值之间的数量关系。

现以弱酸指示剂 HIn 为例讨论。HIn 在溶液中存在下列平衡:

$$HIn \rightleftharpoons H^+ + In^-$$

平衡时:

$$K_{HIn} = \frac{[H^+][In^-]}{[HIn]}$$

$$[H^+] = K_{HIn} \frac{[HIn]}{[In^-]}$$

K_{HIn} 为指示剂的解离平衡常数,又称为指示剂常数(indicator constant),在一定温度下是一个常数。两边取负对数,则得

$$pH = pK_{HIn} - \lg \frac{[HIn]}{[In^-]}$$

在溶液中,指示剂的两种颜色同时存在,人的肉眼只有在一种颜色的浓度是另一种颜色浓度的 10 倍或 10 倍以上时,才能观察出其中浓度较大的那种颜色。因此,我们只能在一定浓度比范围内看到指示剂的颜色变化,这一范围是

$$\frac{[HIn]}{[In^-]} = 10 \quad \text{至} \quad \frac{[HIn]}{[In^-]} = \frac{1}{10}$$

此时,溶液的 pH 值分别为

$$pH = pK_{HIn} - \lg 10 = pK_{HIn} - 1$$
$$pH = pK_{HIn} - \lg 10^{-1} = pK_{HIn} + 1$$

指示剂变色时的 pH 值范围为 $pH = pK_{HIn} \pm 1$。由于不同指示剂 pK_{HIn} 不同,所以它们的变色范围也不同,如表 9-2 所示。

表 9-2 常用的酸碱指示剂

指 示 剂	变色范围的 pH 值	颜 色		pK$_{HIn}$	浓 度	用量 （滴/10 mL 溶液）
		酸色	碱色			
百里酚蓝	1.2~2.8	红色	黄色	1.65	0.1%的20%乙醇溶液	1~2
甲基黄	2.9~4.0	红色	黄色	3.25	0.1%的90%乙醇溶液	1
甲基橙	3.1~4.4	红色	黄色	3.45	0.05%的水溶液	1
溴酚蓝	3.0~4.6	黄色	紫色	4.10	0.1%的20%乙醇溶液	1
溴甲酚绿	3.8~5.4	黄色	蓝色	4.90	0.1%的乙醇溶液	1
甲基红	4.4~6.2	红色	黄色	5.10	0.1%的60%乙醇溶液	1
溴百里酚蓝	6.2~7.6	黄色	蓝色	7.30	0.1%的20%乙醇溶液	1
中性红	6.8~8.0	红色	黄色	7.40	0.1%的60%乙醇溶液	1
酚红	6.7~8.4	黄色	红色	8.00	0.1%的60%乙醇溶液	1
酚酞	8.0~10.0	无色	红色	9.10	0.5%的90%乙醇溶液	1~3
百里酚酞	9.4~10.6	无色	蓝色	10.0	0.1%的90%乙醇溶液	1~2

当[HIn]＝[In$^-$]时,[H$^+$]＝K_{HIn},pH＝pK_{HIn},观察到的是指示剂的中间色,即两种颜色的混合色。pH＝pK_{HIn}称为指示剂的理论变色点。

指示剂的理论变色范围在pK_{HIn}上下2个pH单位内,而实际的变色范围是根据实验测得的,并不都是2个pH单位,而是略有上下,这是眼睛对混合色调中两种颜色的敏感程度不同造成的。例如甲基红pK_{HIn}＝5.1,理论变色范围应为4.1~6.1,实际测得为4.4~6.2,这是人的肉眼辨别红色比黄色更敏感的缘故。

（3）指示剂变色范围的影响因素

A. 温度

指示剂变色范围与K_{HIn}有关,而K_{HIn}与温度有关,所以指示剂变色范围与温度有关。一般滴定均在常温下进行。

B. 溶剂

指示剂在不同溶剂中K_{HIn}不同,故变色范围不同。

C. 指示剂的用量

指示剂用量不宜过多,否则溶液颜色较深,变色不敏锐;指示剂本身是弱酸或弱碱,如果用量过多,消耗滴定液增多,带来较大误差。但指示剂用量太少,不易观察颜色的变化。

D. 滴定程序

由于浅色转变为深色变化明显,易被肉眼辨认,所以指示剂变色最好由浅色到深色。例如,用NaOH溶液滴定HCl溶液时,常以酚酞作指示剂,终点时由无色变为红色比较敏锐;用HCl溶液滴定NaOH溶液时,以甲基橙作指示剂,终点时由黄色变为橙色,颜色变化较明显。

（4）混合指示剂

混合指示剂(mixed indicator)具有变色范围窄,变色敏锐的特点。混合指示剂通常使用两种方法配制,一种是在某种指示剂中加入一种惰性染料。例如,甲基橙中加入靛蓝,组成的混合指示剂,在滴定过程中靛蓝不变色,只作甲基橙的蓝色背景,该混合指示剂随H$^+$浓度变化而发生如下的颜色变化(表9-3)。

表 9-3 甲基橙-靛蓝混合指示剂颜色变化

溶液的酸度	甲基橙的颜色	甲基橙＋靛蓝的颜色
pH≥4.4	黄色	绿色
pH＝4.0	橙色	浅灰色
pH≤3.1	红色	紫色

可见甲基橙由黄色变到红色,中间有一过渡的橙色,较难辨别;而混合指示剂由绿色变到紫色,不仅中间是几乎无色的浅灰色,而且绿色与紫色明显不同,所以变色非常敏锐。

另一种是用两种或两种以上的指示剂按一定比例混合而成,例如,溴甲酚绿与甲基红按一定比例混合后,在pH＝5.1时,由酒红色变为绿色,颜色变化非常敏锐。常用的混合指示剂见表9-4。

表 9-4　常用的混合指示剂

混合指示剂的组成	变色点 pH 值	变色情况		备　　注
		酸色	碱色	
一份 0.1％甲基黄乙醇溶液 一份 0.1％次甲基蓝乙醇溶液	3.25	蓝紫色	绿色	pH 值为 3.4 绿色,pH 值为 3.2 蓝紫色
一份 0.1％甲基橙水溶液 一份 0.1％靛蓝二磺酸水溶液	4.10	紫色	黄绿色	
三份 0.1％溴甲酚绿乙醇溶液 一份 0.2％甲基红乙醇溶液	5.10	酒红色	绿色	
一份 0.1％溴甲酚绿钠盐水溶液 一份 0.1％氯酚红钠盐水溶液	6.10	黄绿色	蓝紫色	pH 值为 5.4 蓝绿色,pH 值为 5.8 蓝色, pH 值为 6.0 蓝带紫,pH 值为 6.2 蓝紫色
一份 0.1％中性红乙醇溶液 一份 0.1％次甲基蓝乙醇溶液	7.00	蓝紫色	绿色	pH 值为 7.0 蓝紫色
一份 0.1％甲酚红钠盐水溶液 三份 0.1％百里酚蓝钠盐溶液	8.30	黄色	紫色	pH 值为 8.2 玫瑰色,pH 值为 8.4 清晰的紫色
一份 0.1％百里酚蓝 50％乙醇溶液 三份 0.1％酚酞 50％乙醇溶液	9.00	黄色	紫色	从黄色到绿色再到紫色
两份 0.1％百里酚酞乙醇溶液 一份 0.1％茜素黄乙醇溶液	10.2	黄色	紫色	

3. 酸碱滴定类型及指示剂的选择

在酸碱滴定中,最重要的是要判断被测物质能否被准确滴定(即滴定的可行性);若能滴定,如何选择一合适的指示剂来确定滴定终点,而这些都与滴定过程中溶液 pH 值的变化情况,尤其是计量点附近的 pH 值变化有关。为了解决酸碱滴定的这两个基本问题,我们首先讨论各种类型的酸、碱在滴定过程中溶液 pH 值随滴定液加入的变化情况(即滴定曲线),然后根据滴定曲线来讨论指示剂的选择原则。

(1) 强酸(强碱)的滴定

强酸、强碱在溶液中完全解离,其滴定的基本反应为

$$H^+ + OH^- \rightleftharpoons H_2O$$

现以浓度为 c_B(0.1000 mol/L)的 NaOH 滴定液滴定浓度为 c_A(0.1000 mol/L)的 HCl 溶液为例来说明。设滴定时加入 NaOH 滴定液的体积为 V_B(mL),HCl 溶液的体积(V_A)为 20.00 mL。

A. 滴定曲线

a. 滴定前

由于 HCl 溶液是强酸,完全解离,故溶液的[H$^+$]等于 HCl 的初始浓度。

$$[H^+] = 0.1000 \text{ mol/L}, \quad pH = 1.00$$

b. 滴定开始至计量点前

随着 NaOH 滴定液不断滴入,溶液中[H$^+$]逐渐减小,溶液的 pH 值大小取决于剩余 HCl 溶液的量和溶液的体积,即

$$[H^+] = \frac{V_A - V_B}{V_A + V_B} c_A$$

例如,当滴入 19.98 mL NaOH 滴定液(计量点前 0.1％)时,

$$[H^+] = \frac{20.00 - 19.98}{20.00 + 19.98} \times 0.1000 \text{ mol/L} = 5.00 \times 10^{-5} \text{ mol/L}$$

$$pH = 4.30$$

c. 计量点时

NaOH 滴定液与 HCl 溶液恰好反应完全,溶液中[H$^+$]由溶剂 H$_2$O 的解离决定。

$$[H^+]=[OH^-]=\sqrt{K_w}=1.0\times10^{-7}\ \text{mol/L}$$

$$pH=7.00$$

d. 计量点后

溶液的 pH 值由过量的 NaOH 滴定液的量和溶液的总体积来决定,即

$$[OH^-]=\frac{V_B-V_A}{V_B+V_A}c_B$$

例如,当滴入 20.02 mL NaOH 滴定液(计量点后 0.1%)时,有

$$[OH^-]=\frac{20.02-20.00}{20.02+20.00}\times0.1000\ \text{mol/L}=5.00\times10^{-5}\ \text{mol/L}$$

$$pOH=4.30$$

$$pH=9.70$$

如此逐一计算,可算出滴定过程中各点的 pH 值,其数据列于表 9-5 中。若以 NaOH 滴定液的加入量为横坐标,以溶液的 pH 值为纵坐标作图,所得 pH-V 曲线见图 9-11,即为强碱滴定强酸的滴定曲线。

表 9-5 用 NaOH 滴定液(0.1000 mol/L)滴定 20 mL HCl 溶液(0.1000 mol/L)的 pH 值变化(25 ℃)

加入的 NaOH 滴定液		剩余的 HCl 溶液		$[H^+]$	pH 值
/(%)	/mL	/(%)	/mL		
0	0	100	20.0	1.0×10^{-1}	1.00
90.0	18.00	10.0	2.00	5.0×10^{-3}	2.30
99.0	19.80	1.00	0.20	5.0×10^{-4}	3.30
99.9	19.98	0.10	0.02	5.0×10^{-5}	4.30
100.0	20.00	0	0	1.0×10^{-7}	7.00（化学计量点）
过量的 NaOH 滴定液	多余的 NaOH 溶液			$[OH^-]$	
100.1	20.02	0.1	0.02	5.0×10^{-5}	9.70
101	20.20	1.0	0.2	5.0×10^{-4}	10.70

从表 9-5 和图 9-11 可以看出,从滴定开始到加入 19.98 mL NaOH 滴定液,溶液的 pH 值改变很小,只改变了 3.3 个 pH 单位,而在计量点附近,当加入的 NaOH 滴定液从 19.98 mL 增加到 20.02 mL(计量点前后各 0.1%),仅加入 0.04 mL,溶液的 pH 值却从 4.3 变化到 9.7,增加了 5.4 个 pH 单位,溶液由酸性突变为碱性。此后,再继续加入 NaOH 滴定液,溶液 pH 值的变化又逐渐减小,曲线变化较为平坦。

这种滴定过程中计量点前后 pH 值的突变称为滴定突跃;突跃所在的 pH 值范围称为滴定突跃范围。即计量点前后(±0.1%)相对误差范围内溶液 pH 值的变化。上述滴定的 pH 值突跃范围为 4.3～9.7。滴定突跃是选择指示剂的重要依据。

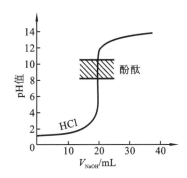

图 9-11 NaOH 滴定液(0.1000 mol/L)滴定 20 mL HCl 溶液(0.1000 mol/L)的滴定曲线

B. 指示剂的选择

最理想的指示剂应是恰好在计量点变色的指示剂,但实际上这样的指示剂几乎是没有的。从滴定曲线可见,凡是在滴定突跃范围内变色的指示剂,滴定误差均小于±0.1%,都可保证测定有足够的准确度。因此,凡是指示剂的变色范围在滴定突跃范围内或占滴定突跃范围一部分,都可用来指示滴定终点。本类型的滴定突跃范围在 4.3～9.7,故酚酞、溴百里酚蓝、甲基红、甲基橙等都可作为指示剂。

C. 突跃范围与浓度的关系

滴定突跃范围的大小与溶液浓度有关。如分别用 1.000 mol/L、0.1000 mol/L、0.01000 mol/L 三种浓度的 NaOH 滴定液滴定相同浓度的 HCl 溶液时,它们的 pH 值突跃范围分别为 3.30～10.70、4.30～9.70、5.30～8.70,见图 9-12。当用前两种浓度的溶液滴定时,可用甲基橙作指示剂,而用后一种浓度滴定时,甲

基橙就不能用了。

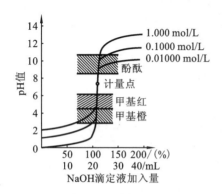

图 9-12 不同浓度强碱滴定强酸的滴定曲线

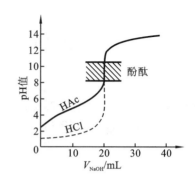

图 9-13 NaOH 滴定液(0.1000 mol/L)滴定 20.00 mL HAc 溶液(0.1000 mol/L)的滴定曲线

可见,溶液越浓,突跃范围越大,可供选择的指示剂越多;溶液越稀,突跃范围越小,可供选择的指示剂越少。一般选用滴定液的浓度在 0.1～0.5 mol/L 之间,浓度大则取样量多,并且在计量点附近多加或少加半滴滴定液都可引起较大的误差;浓度低则滴定突跃不明显。

(2) 强碱滴定一元弱酸

A. 滴定曲线

以 0.1000 mol/L NaOH 滴定液滴定 0.1000 mol/L HAc 溶液(20.00 mL)为例讨论这类酸碱滴定中的 pH 值变化。滴定反应为

$$OH^- + HAc \Longrightarrow H_2O + Ac^-$$

滴定过程中溶液 pH 值的变化情况可用表 9-6 和图 9-13 表示。

表 9-6 NaOH 滴定液(0.1000 mol/L)滴定 20.00 mL HAc 溶液(0.1000 mol/L)的 pH 值变化(25 ℃)

NaOH 滴定液加入量		剩余的 HAc 溶液		算 式	pH 值
/(%)	/mL	/(%)	/mL		
0	0	100	20.00	$[H^+] = \sqrt{K_a c_a}$	2.87
50	10.00	50	10.00		4.75
90	18.00	10	2.00	$[H^+] = K_a \dfrac{[HAc]}{[Ac^-]}$	5.71
99.0	19.80	1	0.20		6.75
99.9	19.98	0.1	0.02		7.74
100	20.00	0	0	$[OH^-] = \sqrt{\dfrac{K_w}{K_a} c_b}$	8.73 (化学计量点)
过量的 NaOH 滴定液	多余的 NaOH 溶液				
100.1	20.02	0.1	0.02	$[OH^-] = 10^{-4.3}$ $[H^+] = 10^{-9.7}$	9.70
101.0	20.20	1	0.20	$[OH^-] = 10^{-3.3}$ $[H^+] = 10^{-10.7}$	10.70

B. 滴定曲线的特点和指示剂的选择

由表 9-6 和图 9-13 可以看出,强碱滴定一元弱酸有如下特点。

a. 曲线的起点不同

因醋酸是弱酸,电离度小,溶液中的[H^+]低于醋酸的原始浓度,因此曲线的起点不在 pH=1 处,而在 pH=2.87 处。

b. 滴定曲线的形状不同

开始时溶液 pH 值变化较快,其后变化稍慢,接近化学计量点时又逐渐加快。这是由在滴定的不同阶段的反应特点决定的,滴定一开始 pH 值迅速升高是由于生成的 Ac^- 较少,溶液的缓冲容量小,pH 值增加就快。随着滴定的继续进行,HAc 浓度相应减小,NaAc 的浓度相应增大,此时缓冲容量也加大,使溶液 pH 值增加的速率减慢。在接近化学计量点时,HAc 浓度已经很低,缓冲容量减小,碱性增加,pH 值又增加较快了。

c. 突跃范围小

在计量点前后出现一较窄的突跃,由于生成的 NaAc 水解显碱性的缘故,计量点的 pH>7(pH=8.73),滴定突跃范围为 7.74~9.70,也在碱性区域。

由于滴定突跃范围处于碱性区域,因此,对于 NaOH-HAc 滴定,应该选择在碱性区域内变色的指示剂,如酚酞、百里酚酞来指示滴定终点。

d. 滴定突跃与弱酸强度的关系

图 9-14 为 NaOH 滴定液滴定不同强度的一元弱酸的滴定曲线。从图中可以看出,被滴定的酸越弱(K_a 值越小),突跃范围越小,当 $K_a \leqslant 10^{-9}$ 时,已经没有明显突跃,因此无法选择指示剂确定滴定终点。

突跃范围的大小,不仅取决于弱酸的强度,还和其浓度有关。只有当弱酸的 $cK_a \geqslant 10^{-8}$ 时,才有明显的滴定突跃,才能用指示剂指示滴定终点。

(3)强酸滴定弱碱

以 0.1000 mol/L HCl 滴定液滴定 0.1000 mol/L $NH_3 \cdot H_2O$ 溶液(20.00 mL)为例讨论这类酸碱滴定中的 pH 值变化。其滴定反应为

$$H^+ + NH_3 \cdot H_2O \Longrightarrow NH_4^+ + H_2O$$

滴定过程中溶液 pH 值的变化情况见表 9-7。

表 9-7 HCl 滴定液(0.1000 mol/L)滴定 20.00 mL $NH_3 \cdot H_2O$ 溶液(0.1000 mol/L)的 pH 值变化(25 ℃)

加入的 HCl 滴定液		剩余的 $NH_3 \cdot H_2O$ 溶液		算　　式	pH 值
/(%)	/mL	/(%)	/mL		
0	0	100	20.00	$[OH^-] = \sqrt{K_b c_b}$	11.1
50	10.00	50	10.00		9.24
90	18.00	10	2.00	$[OH^-] = K_b \dfrac{[NH_3 \cdot H_2O]}{[NH_4^+]}$	8.29
99	19.80	1	0.20		7.25
99.9	19.98	0.1	0.02		6.34
100	20.00	0	0	$[H^+] = \sqrt{\dfrac{K_w}{K_b} c_a}$	5.28（计量点）
过量的 HCl 滴定液	多余的 HCl 溶液				
100.1	20.02	0.1	0.02	$[H^+] = 10^{-4.3}$	4.30
101	20.20	1	0.20	$[H^+] = 10^{-3.3}$	2.30

将结果绘制滴定曲线,见图 9-15。

由图 9-15 可见,这种类型的滴定曲线和强碱滴定弱酸的曲线相似,所不同的是溶液的 pH 值由大到小变化方向相反,计量点的 pH 值为 5.28,突跃范围的 pH 值为 4.30~6.34,应选择酸性区域变色的指示剂确定滴定终点,如甲基红等。

同理,要求弱碱的 $cK_b \geqslant 10^{-8}$,才能被强酸准确滴定。

(4)多元酸(碱)的滴定

A. 多元酸的滴定

用强碱滴定多元酸,情况比较复杂。例如用 NaOH 滴定液(0.1000 mol/L)滴定 20.00 mL H_3PO_4 溶液(0.1000 mol/L)。由于 H_3PO_4 是三元酸,分三步解离如下:

$$H_3PO_4 \Longrightarrow H^+ + H_2PO_4^-$$

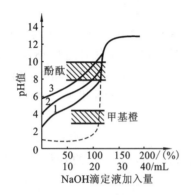

图 9-14 NaOH 滴定液(0.1000 mol/L)滴定不同强度
的酸(0.1000 mol/L)的滴定曲线图

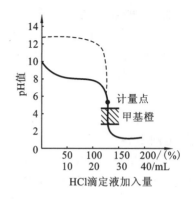

图 9-15 HCl 滴定液(0.1000 mol/L)滴定 NH₃·H₂O
溶液(0.1000 mol/L)的滴定曲线

$$H_2PO_4^- \rightleftharpoons H^+ + HPO_4^{2-}$$
$$HPO_4^{2-} \rightleftharpoons H^+ + PO_4^{3-}$$

用 NaOH 滴定液滴定 H₃PO₄ 溶液时,酸碱反应也是分步进行的:

$$H_3PO_4 + NaOH = NaH_2PO_4 + H_2O$$
$$NaH_2PO_4 + NaOH = Na_2HPO_4 + H_2O$$

由于 HPO_4^{2-} 的 K_{a_3} 太小,$cK_{a_3} < 10^{-8}$ 不能直接滴定。因此,在滴定曲线上只有两个突跃,见图 9-16。

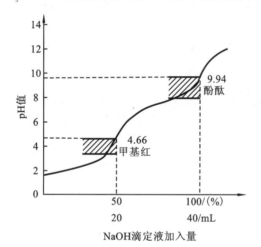

图 9-16 用 NaOH 滴定液滴定 H₃PO₄ 溶液的滴定曲线

多元酸的滴定曲线计算比较困难,在实际工作中,为了选择指示剂,通常只需计算化学计量点时的 pH 值。然后选择在此 pH 值附近变色的指示剂指示滴定终点。

上例中,第一计量点时,滴定产物是 $H_2PO_4^-$,其 pH 值可用下式近似计算:

$$[H^+] = \sqrt{K_{a_1} K_{a_2}}$$
$$pH = \frac{1}{2}(pK_{a_1} + pK_{a_2}) = \frac{1}{2}(2.12 + 7.21) = 4.66$$

可选甲基红作指示剂。

第二计量点时,滴定产物是 HPO_4^{2-}。

$$[H^+] = \sqrt{K_{a_2} K_{a_3}}$$
$$pH = \frac{1}{2}(pK_{a_2} + pK_{a_3}) = \frac{1}{2}(7.21 + 12.66) = 9.94$$

可选用酚酞作指示剂。

上述两个计量点由于突跃范围比较小,如果分别用溴甲酚绿和甲基橙(变色点 pH 值为 4.3),酚酞和百里酚酞(变色点 pH 值为 9.94)混合指示剂,则终点变色比单一指示剂更好些。

判断多元酸有几个突跃,是否能准确分步滴定,通常根据以下两个原则来确定:

① $cK_{a_n} \geqslant 10^{-8}$ 判断某个 H^+ 能否准确滴定。

② $K_{a_n}/K_{a_{n+1}} \geqslant 10^4$，判断相邻两个氢离子能否分步滴定。

例如，草酸 $K_{a_1} = 5.6 \times 10^{-2}$，$K_{a_2} = 1.5 \times 10^{-4}$，两个 H^+ 都可被滴定，但其 $K_{a_1}/K_{a_2} \approx 10^2$，故不能进行分步滴定。由于 K_{a_1}、K_{a_2} 均较大，可按二元酸一次被滴定，化学计量点附近有 1 个突跃。

B. 多元碱的滴定

多元碱能否被准确滴定或分步滴定的判断原则与多元酸相似：

① $cK_b \geqslant 10^{-8}$ 能准确滴定。

② $K_{b_1}/K_{b_2} \geqslant 10^4$ 能分步滴定。

例：Na_2CO_3 是二元弱碱，其解离常数为

$$K_{b_1} = \frac{K_w}{K_{a_2}} = 1.79 \times 10^{-4}, \quad K_{b_2} = \frac{K_w}{K_{a_1}} = 2.38 \times 10^{-8}$$

由于 K_{b_1} 和 K_{b_2} 都大于 10^{-8}，且 $K_{b_1}/K_{b_2} \approx 10^4$，因此 Na_2CO_3 可用强酸分步滴定，滴定曲线上有两个滴定突跃。

$$HCl + Na_2CO_3 =\!=\!= NaHCO_3 + NaCl$$

$$HCl + NaHCO_3 =\!=\!= NaCl + CO_2 \uparrow + H_2O$$

第一计量点滴定产物为 $NaHCO_3$（两性物质），其 pH 值为

$$[H^+] = \sqrt{K_{a_1}K_{a_2}} = \sqrt{5.6 \times 10^{-11} \times 4.2 \times 10^{-7}} \text{ mol/L} = 4.8 \times 10^{-9} \text{ mol/L}$$

$$pH = 8.32$$

可选用酚酞作指示剂，为了更准确判定第一计量点，还可选用酚红和百里酚蓝混合指示剂。

第二计量点生成 H_2CO_3，因为 $K_{a_1} \gg K_{a_2}$，所以只需考虑 H_2CO_3 的一级解离。H_2CO_3 饱和溶液的浓度约为 0.04 mol/L，其 pH 值为

$$[H^+] = \sqrt{K_a c} = \sqrt{4.3 \times 10^{-7} \times 0.04} \text{ mol/L} = 1.3 \times 10^{-4} \text{ mol/L}$$

$$pH = 3.89$$

可选用甲基橙作指示剂，滴定曲线如图 9-17 所示。

4. 酸碱滴定液的配制和标定

酸碱滴定中最常用的滴定液是 HCl 溶液和 NaOH 溶液。其浓度一般在 0.01~1 mol/L 之间，最常用的浓度是 0.1 mol/L，通常采用间接法配制。

(1) 0.1 mol/L NaOH 滴定液的配制和标定

NaOH 易吸收空气中的水分，并与 CO_2 反应生成 Na_2CO_3，因 Na_2CO_3 在饱和 NaOH 溶液中不溶解，故在实际应用中先配制 NaOH 饱和溶液，再取适量饱和溶液稀释到所需浓度和体积。

A. 配制

取氢氧化钠适量，加水振摇使溶解成饱和溶液，冷却后，置聚乙烯塑料瓶中，静置数日澄清后备用。NaOH 饱和溶液的相对密度为 1.56 g/mL，质量分数为 0.52%，物质的量浓度为 20 mol/L。

取 5.6 mL 澄清 NaOH 饱和溶液，加新煮沸过的冷蒸馏水配制成 1000 mL，摇匀待标定。

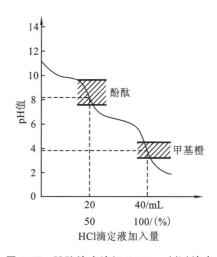

图 9-17 HCl 滴定液(0.1000 mol/L)滴定 Na_2CO_3 溶液(0.1000 mol/L)的滴定曲线

B. 标定

标定 NaOH 溶液常用的基准物质为邻苯二甲酸氢钾（或草酸）。标定反应如下：

$$\text{（邻苯二甲酸氢钾）} + NaOH =\!=\!= \text{（邻苯二甲酸钾钠）} + H_2O$$

取在 105 ℃ 干燥至恒重的基准物质邻苯二甲酸氢钾约 0.6 g，精密称定，加新煮沸过的冷蒸馏水 50 mL 振摇，使其溶解。加酚酞指示剂 2 滴，用待标定溶液滴定至溶液显粉红色。根据 NaOH 滴定液的消耗量与邻苯二甲酸氢钾的取用量，计算 NaOH 滴定液的浓度。

（2）0.1 mol/L HCl 滴定液的配制和标定

A. 配制

市售浓 HCl 溶液的密度为 1.19 g/mL，质量分数为 37％，物质的量浓度为 12 mol/L。取市售浓 HCl 溶液 9.0 mL，加蒸馏水至 1000 mL，摇匀即得。

B. 标定

标定 HCl 溶液常用的基准物质是无水碳酸钠或硼砂，标定反应如下：

$$Na_2CO_3 + 2HCl = 2NaCl + CO_2\uparrow + H_2O$$

精密称取在 270～300 ℃干燥至恒重的基准物质无水 Na_2CO_3 0.12～0.15 g，分别置于 250 mL 锥形瓶中，加 50 mL 蒸馏水，加甲基红-溴甲酚绿混合指示剂 10 滴，用待标定的 HCl 滴定液滴定至溶液由绿色变成紫红色。根据消耗 HCl 滴定液的体积和无水碳酸钠的取用量，计算 HCl 滴定液的浓度。

5. 应用实例

酸碱滴定法应用范围广泛，能测定酸、碱以及能与酸、碱起反应的各种物质。许多药品如阿司匹林、药用硼砂、药用 NaOH 及铵盐和血浆中的 CO_2 等，都可用酸碱滴定法测定。

（1）直接滴定法

凡 $cK_a \geqslant 10^{-8}$ 的酸性物质和 $cK_b \geqslant 10^{-8}$ 的碱性物质都可用碱和酸滴定液直接滴定。

例 9-11 乙酰水杨酸的含量测定。

解 乙酰水杨酸（阿司匹林）是常用的解热镇痛药，分子结构中含有羧基（$K_a = 3.24 \times 10^{-4}$），故可用碱滴定液直接滴定。

操作步骤：精密称取样品约 0.4 g，加 20 mL 中性乙醇，溶解后，加酚酞指示剂 3 滴，用 NaOH 滴定液（0.1000 mol/L）滴定，滴定至溶液显粉红色。1 mL NaOH 滴定液（0.1000 mol/L）相当于 18.02 mg 乙酰水杨酸。基本反应为

$$w_{C_9H_8O_4} = \frac{c_{NaOH}V_{NaOH}\dfrac{M_{C_9H_8O_4}}{1000}}{m_s} \times 100\% \quad 或 \quad w_{C_9H_8O_4} = \frac{T_{NaOH/C_9H_8O_4}V_{NaOH}}{m_s} \times 100\%$$

例 9-12 药用氢氧化钠的含量测定。

解 NaOH 易吸收空气中的 CO_2，形成 NaOH 和 Na_2CO_3 的混合物。可采用双指示剂法（double indicator titration）分别测定各自的含量。

测量过程：

$$混合试样 \begin{cases} NaOH \\ Na_2CO_3 \end{cases} \xrightarrow[酚酞]{HCl(V_1)} \begin{matrix} NaCl \\ NaHCO_3 \end{matrix} \xrightarrow[甲基橙]{HCl(V_2)} NaCl + CO_2 + H_2O$$

酚酞变无色 pH=8.3 　　甲基橙变橙色 pH=3.9

在溶液中先加入酚酞指示剂，然后用 HCl 滴定液滴定，当滴定到酚酞变色时 NaOH 溶液全部被 HCl 滴定液中和，生成 NaCl，而 Na_2CO_3 只被 HCl 中和生成 $NaHCO_3$，设酚酞指示剂变色时共用去 HCl 滴定液体积为 V_1。此时再向溶液中加入甲基橙作指示剂，继续用 HCl 滴定液滴定，当甲基橙变色时，$NaHCO_3$ 被中和成 CO_2 和 H_2O，设此时用去 HCl 滴定液体积为 V_2。根据测量过程，可得出 Na_2CO_3 消耗 HCl 滴定液体积为 $2V_2$，NaOH 消耗 HCl 滴定液体积为 $(V_1 - V_2)$。试样中各组分的质量分数为

$$w_{NaOH} = \frac{c_{HCl}(V_1 - V_2)M_{NaOH} \times 10^{-3}}{m_s} \times 100\%$$

$$w_{Na_2CO_3} = \frac{\dfrac{1}{2}c_{HCl} \times 2V_2 M_{Na_2CO_3} \times 10^{-3}}{m_s} \times 100\%$$

（2）间接滴定法

有些物质酸碱性很弱，不能直接滴定，可通过反应增强其酸碱性后予以滴定，或者采用间接滴定法来测定。

例 9-13 硼酸的含量测定。

解 H_3BO_3 是一种很弱的酸，$K_a = 7.3 \times 10^{-10}$，因此不能用 NaOH 滴定液直接滴定；但 H_3BO_3 与丙三醇作用生成的配合酸的 $K_a = 3 \times 10^{-7}$，可用 NaOH 滴定液滴定。

$$2\ \begin{matrix} CH_2—OH \\ | \\ CH—OH \\ | \\ CH_2—OH \end{matrix} + H_3BO_3 \rightleftharpoons \left[\begin{matrix} CH_2—O \quad\quad O—CH_2 \\ | \quad\quad\quad B \quad\quad | \\ CH\ —O \quad\quad O—CH \\ | \quad\quad\quad\quad\quad\quad | \\ CH_2OH \quad\quad\quad CH_2OH \end{matrix} \right]^- H^+ + 3H_2O$$

操作步骤：精密称取硼酸约 0.2 g，加水与丙三醇的混合液 30 mL，微热使溶解，迅速放冷至室温，加酚酞指示剂 3 滴，用 NaOH 滴定液（0.1 mol/L）滴定至溶液显粉红色。H_3BO_3 的质量分数为

$$w_{H_3BO_3} = \frac{c_{NaOH} V_{NaOH} M_{H_3BO_3} \times 10^{-3}}{m_s} \times 100\%$$

例 9-14 测定铵盐中氮的含量。

解 NH_4^+（$K_a = 5.7 \times 10^{-10}$）是极弱酸，不能直接用 NaOH 滴定液滴定，常用下述两种方法测定 NH_4Cl 或 $(NH_4)_2SO_4$ 中的含氮量。

a. 蒸馏法

在试样中加入过量的碱，加热把 NH_3 蒸馏出来：

$$NH_4^+ + OH^- \xrightarrow{\triangle} NH_3 + H_2O$$

蒸出的 NH_3 用一定量 HCl 溶液吸收，再以甲基橙或甲基红作指示剂，用 NaOH 滴定液回滴过量的酸；也可将 NH_3 用 2‰ H_3BO_3 溶液吸收，再用盐酸滴定液滴定，其反应过程为

$$NH_3 + H_3BO_3 =\!=\!= NH_4BO_2 + H_2O$$
$$NH_4BO_2 + HCl + H_2O =\!=\!= NH_4Cl + H_3BO_3$$

H_3BO_3 起固定氮的作用，由于 H_3BO_3 是极弱酸，它的存在不干扰滴定。氮的质量分数为

$$w_N = \frac{c_{HCl} V_{HCl} M_N \times 10^{-3}}{m_s} \times 100\%$$

用 H_3BO_3 吸收只需准备一种滴定液，测定准确，缺点是较为烦琐、费时。

b. 甲醛法

铵盐与甲醛作用，生成定量的酸和质子化六次甲基四胺：

$$4NH_4^+ + 6HCHO \longrightarrow (CH_2)_6N_4H^+ + 3H^+ + 6H_2O$$

以酚酞为指示剂，用 NaOH 滴定液滴至溶液显微红色。氮的质量分数为

$$w_N = \frac{c_{NaOH} V_{NaOH} M_N \times 10^{-3}}{m_s} \times 100\%$$

6. 非水溶液的酸碱滴定法

非水滴定法（nonaqueous titration）是在非水溶剂中进行的滴定分析方法。非水溶剂是指有机溶剂和不含水的无机溶剂。以非水溶剂为介质，不仅能增大有机化合物的溶解度，增强溶液的酸碱性，而且能使在水中进行不完全的反应能够进行完全，从而扩大了滴定分析的应用范围。

非水滴定法除溶剂较为特殊以外，具有一般滴定分析所具有的优点，如准确、快速、无需特殊设备等。非水滴定法可用于酸碱滴定、氧化还原滴定、配位滴定及沉淀滴定等，而在药物分析中，以非水溶液酸碱滴定法应用最为广泛，本章重点讨论非水溶液酸碱滴定法（nonaqueous acid-base titration）。

（1）非水溶液酸碱滴定法基本原理

A. 溶剂的分类

按酸碱质子理论，非水溶剂可分为质子溶剂和无质子溶剂两大类。

a. 质子溶剂

能给出或接受质子的溶剂称为质子溶剂(protonic solvent)。其特点是在溶剂分子间有质子的转移。根据其给出或接受质子的能力大小,可分为三类。

① 酸性溶剂

酸性溶剂是指给出质子能力较强的溶剂,与水相比,具有较强的酸性。如甲酸、醋酸、丙酸、硫酸等,其中常用的是冰醋酸。酸性溶剂可作为滴定弱碱性物质的溶剂。

② 碱性溶剂

碱性溶剂是指接受质子能力较强的溶剂,与水相比,具有较强的碱性。如乙二胺、丁胺等。碱性溶剂可作为滴定弱酸性物质的溶剂。

③ 两性溶剂

两性溶剂是指既易接受质子又易给出质子的溶剂,其酸碱性与水相似。如甲醇、乙醇、异丙醇等。两性溶剂主要作为滴定较强酸或碱的溶剂。

b. 无质子溶剂

分子间不能发生质子转移的溶剂称为无质子溶剂(aprotic solvent),可分为两类。

① 偶极亲质子溶剂

这类溶剂与水比较几乎无酸性且无两性的特征,但却有较弱的接受质子倾向和程度不同的形成氢键能力,如吡啶类、酰胺类、酮类等。这类溶剂适合于作弱酸或某些混合物的滴定介质。

② 惰性溶剂

惰性溶剂是指既不能给出质子又不能接受质子,也不能形成氢键的溶剂。溶剂分子在滴定过程中不参与酸碱反应,如苯、氯仿和硝基苯等。

在实际工作中为了增大试样的溶解度和滴定突跃范围,使终点变色敏锐,还可将质子溶剂和惰性溶剂混合使用,称为混合溶剂。常用的混合溶剂有由二醇类与烃类或卤烃类组成的混合溶剂,用于溶解有机酸盐、生物碱和高分子化合物;冰醋酸-醋酐、冰醋酸-苯混合溶剂,适于弱碱性物质的滴定;苯-甲醇混合溶剂,适于羧酸类物质的滴定。

B. 溶剂的性质

a. 溶剂的解离性

除惰性溶剂外,非水溶剂均有不同程度的解离,与水一样,能发生同分子间的质子转移反应,称为质子自递反应。其解离平衡如下:

$$SH \rightleftharpoons H^+ + S^- \quad K_a^{SH} = \frac{[H^+][S^-]}{[SH]}$$

$$SH + H^+ \rightleftharpoons SH_2^+ \quad K_b^{SH} = \frac{[SH_2^+]}{[H^+][SH]}$$

式中:K_a^{SH} 为溶剂的固有酸常数,反映溶剂给出质子的能力;K_b^{SH} 为固有碱常数,反映溶剂接受质子的能力。

溶剂自身质子自递反应为

$$2SH \rightleftharpoons SH_2^+ + S^-$$

可见在解离性溶剂的质子自递反应中,其中一分子起酸的作用,另一分子起碱的作用。SH_2^+ 为溶剂合质子,S^- 为溶剂合阴离子。质子自递反应平衡常数为

$$K = \frac{[SH_2^+][S^-]}{[SH]^2} = K_a^{SH} K_b^{SH}$$

由于溶剂的自身解离很小,且溶剂是大量的,故未解离的 SH 可看作一个定值,用下式表示,式中的 K_s 称为溶剂的质子自身解离常数。

$$[SH_2^+][S^-] = K_a^{SH} K_b^{SH} [SH]^2 = K_s$$

如乙醇的质子自递反应为

$$2C_2H_5OH \rightleftharpoons C_2H_5OH_2^+ + C_2H_5O^-$$

乙醇的自身解离常数为

$$K_s = [C_2H_5OH_2^+][C_2H_5O^-] = 7.9 \times 10^{-20}$$

冰醋酸的质子自递反应为

$$HAc + HAc \Longrightarrow H_2Ac^+ + Ac^-$$

冰醋酸的自身解离常数为

$$K_s = [H_2Ac^+][Ac^-] = 3.6 \times 10^{-15}$$

水的自身解离常数就是水的离子积常数,25 ℃时,$K_s = K_w = 1.0 \times 10^{-14}$。

几种常见溶剂的 K_s 值列于表 9-8 中。溶剂的 K_s 值的大小对酸碱滴定突跃范围的改变有一定影响。现以水和乙醇两种溶剂进行比较,说明溶剂的 K_s 值对酸碱滴定突跃范围的影响,如表 9-9 所示。

表 9-8　常用溶剂的自身解离常数及介电常数(25 ℃)

溶　剂	pK_s	ε_r	溶　剂	pK_s	ε_r
水	14.00	78.5	乙腈	28.5	36.6
甲醇	16.7	31.5	甲基异丁酮	>30	13.1
乙醇	19.1	24.0	二甲基乙酰胺	—	36.7
甲酸	6.22	58.5(16℃)	吡啶	—	12.3
冰醋酸	14.45	6.13	二氧六环	—	2.21
醋酐	14.5	20.5	苯	—	2.3
乙二胺	15.3	14.2	三氯甲烷	—	4.81

表 9-9　弱酸在水和乙醇溶剂中的滴定突跃变化

项　目	用 0.1 mol/L NaOH 滴定液滴定 HAc 溶液(水作溶剂:pK_w=14.00)计量点前、后酸(碱)		用 0.1 mol/L C_2H_5OH 滴定液滴定 HAc 溶液(乙醇作溶剂:pK_s=19.1)计量点前、后酸(碱)	
	浓度	pH 值	浓度	pH* 值
计量点前	[H^+]		[$C_2H_5OH_2^+$]	
(−0.1%时)	1.0×10^{-4} mol/L	4.00	1.0×10^{-4} mol/L	4.00
计量点后	[OH^-]		[$C_2H_5O^-$]	
(+0.1%时)	1.0×10^{-4} mol/L	10.00	1.0×10^{-4} mol/L	15.10
滴定突跃 pH 值范围	4.00～10.00		4.00～15.10	
滴定突跃 pH(pH*)值变化	6 个 pH 单位		11.1 个 pH* 单位	

从表 9-9 可知,同一弱酸在以水为介质的溶液中滴定,其滴定突跃的改变有 6 个 pH 单位的变化;在以乙醇为介质的溶液中滴定,其滴定突跃的改变有 11.1 个 pH* 单位的变化,比以水为介质的滴定突跃变化多 5.1 个 pH 单位。由此可见,溶剂的自身解离常数 K_s 越小,pK_s 越大,滴定突跃范围越大,滴定终点越敏锐。因此,在水中不能滴定的弱酸、弱碱,在 K_s 小的溶剂中有可能被滴定。

b. 溶剂的酸碱性

根据酸碱质子理论,一种酸(碱)在溶液中的酸(碱)性强弱,不仅与酸(碱)的本性有关,还与溶剂的碱(酸)性有关。

例如,硝酸在水溶液中给出质子能力较强,表现出强酸性;醋酸在水溶液中给出质子能力较弱,表现出弱酸性,这是由硝酸和醋酸的本性所决定的。若将硝酸溶于冰醋酸中,由于冰醋酸的酸性比水强,接收质子能力比水弱,硝酸在醋酸溶液中给出质子的能力相应减弱而显弱酸性。但是,若将醋酸溶于液氨中,其酸性就比在水中的强。其反应式如下:

$$HNO_3 + H_2O \Longrightarrow H_3O^+ + NO_3^-$$

硝酸在水中显强酸性。

$$HNO_3 + HAc \Longrightarrow H_2Ac^+ + NO_3^-$$

硝酸在冰醋酸中显弱酸性。

$$HAc + NH_3(l) \Longrightarrow NH_4^+ + Ac^-$$

醋酸在液氨中显强酸性。

由此可见,物质的酸、碱性强弱具有相对性。弱酸溶于碱性溶剂中,可增强其酸性;弱碱溶于酸性溶剂中,可增强其碱性。非水溶液酸碱滴定法就是利用此原理,通过选择不同酸碱性的溶剂,达到增强物质酸碱性目的的。例如,碱性很弱的胺类,在水中难以进行滴定,若改用冰醋酸作溶剂,由于冰醋酸给出质子能力较强,因此可增强胺的碱性,则可用高氯酸滴定液滴定。反应式如下:

滴定液: $\quad HClO_4 + HAc \Longrightarrow H_2Ac^+ + ClO_4^-$

待测溶液: $\quad RNH_2 + HAc \Longrightarrow RNH_3^+ + Ac^-$

滴定反应: $\quad H_2Ac^+ + Ac^- \Longrightarrow 2HAc$

总反应式: $\quad HClO_4 + RNH_2 \Longrightarrow RNH_3^+ + ClO_4^-$

c. 溶剂的极性

溶剂的极性与其介电常数(ε)有关。介电常数是溶剂极性强弱的量度。ε 值大的溶剂其极性强,ε 值小的溶剂其极性弱。溶质在 ε 值大的溶剂中较易解离,而在 ε 值小的溶剂中较难解离。溶质在不同溶剂中的解离难易程度不同,因而表现出不同的酸(碱)度。例如,将冰醋酸溶解在水和乙醇两个碱度相近而极性不同的溶剂中,所表现出的解离度是不同的,在极性较大的水中,有较多的醋酸分子发生解离,形成水合质子(H_3O^+)和醋酸根离子(Ac^-);而在极性较小的乙醇中,只有很少的醋酸分子解离成离子,故醋酸在水中的酸度比在乙醇中的大。

d. 均化效应与区分效应

在水溶液中高氯酸、硫酸、盐酸和硝酸等的强度几乎相等,均属强酸。因为它们溶于水后,几乎全部解离生成水合质子 H_2O^+。其反应式为

$$HClO_4 + H_2O \Longrightarrow H_3O^+ + ClO_4^-$$
$$H_2SO_4 + H_2O \Longrightarrow H_3O^+ + HSO_4^-$$
$$HCl + H_2O \Longrightarrow H_3O^+ + Cl^-$$
$$HNO_3 + H_2O \Longrightarrow H_3O^+ + NO_3^-$$

H_3O^+ 是水溶液中酸的最强形式。以上几种酸在水中都被均化到 H_3O^+ 水平。这种把各种不同强度的酸均化到溶剂合质子水平的效应称为均化效应,具有均化效应的溶剂称为均化性溶剂。水是这四种酸的均化性溶剂。

如果将这四种酸溶解在冰醋酸中,由于醋酸的碱性比水弱,这四种酸将质子转移给醋酸而生成醋酸合质子(H_2Ac^+)的程度就有所差异,从它们在冰醋酸中的解离常数可说明,这四种酸的酸性强弱是从上到下不断减弱。

$$HClO_4 + HAc \Longrightarrow H_2Ac^+ + ClO_4^- \quad K_a = 2.0 \times 10^7$$
$$H_2SO_4 + HAc \Longrightarrow H_2Ac^+ + HSO_4^- \quad K_a = 1.3 \times 10^6$$
$$HCl + HAc \Longrightarrow H_2Ac^+ + Cl^- \quad K_a = 1.0 \times 10^3$$
$$HNO_3 + HAc \Longrightarrow H_2Ac^+ + NO_3^- \quad K_a = 29$$

这四种酸在冰醋酸溶剂中所表现出的酸性强度是不同的,这种能区分酸(碱)强弱的效应称为区分效应,具有区分效应的溶剂称为区分性溶剂。冰醋酸是这四种酸的区分性溶剂。

溶剂的均化效应和区分效应与溶质和溶剂的酸碱强弱有关。例如水是盐酸和高氯酸的均化性溶剂,同时又是盐酸和醋酸的区分性溶剂。这是由于盐酸和高氯酸的酸性较强,在水中质子的转移反应均能进行完全,而醋酸的酸性较弱,在水中质子的转移反应不能进行完全。但若将醋酸溶解在碱性的液氨中,由于液氨的碱性比水强得多,因此醋酸在液氨中的质子转移反应能进行完全,即醋酸在液氨中表现为强酸,所以液氨是盐酸和醋酸的均化性溶剂,在液氨溶剂中,它们的酸的强度都被均化到氨合质子(NH_4^+)的水平,从而使这两种酸的强度差异消失。

一般来说,酸性溶剂是碱的均化性溶剂,是酸的区分性溶剂;碱性溶剂是酸的均化性溶剂,是碱的区分性溶剂。在非水溶液滴定中,往往利用均化效应测定混合酸(碱)的总量,利用区分效应测定混合酸(碱)中各组分的含量。

惰性溶剂没有明显的酸碱性,因而没有均化效应,但它是一种良好的区分性溶剂。

C. 溶剂的选择

利用非水溶剂提高弱酸、弱碱的强度是非水溶液酸碱滴定法的最基本原理。因此,在选择溶剂时应遵循

下列原则：

① 溶剂能完全溶解样品及滴定产物。根据相似相溶原则，极性物质易溶于质子性溶剂，非极性物质易溶于惰性溶剂，必要时也可用混合溶剂。

② 溶剂能增强样品的酸碱性。弱碱性样品应选择酸性溶剂，弱酸性样品应选择碱性溶剂。

③ 溶剂不能引起副反应。某些伯胺或仲胺的化合物能与醋酐起乙酰化反应，影响滴定，所以滴定伯胺和仲胺时不能用醋酐作溶剂。

④ 溶剂的纯度要高。存在于非水溶剂中的水分，既是酸性杂质又是碱性杂质，应将其除去。

⑤ 溶剂的黏度、挥发性和毒性要小，并易于回收。

（2）非水溶液中酸和碱的滴定

A. 碱的滴定

当试样的 $c_b K_b < 10^{-8}$ 时，不能在水溶液中用酸滴定液直接滴定，但可在非水溶液中直接进行滴定。

a. 溶剂

滴定弱碱，通常应选用对碱有均化效应的酸性溶剂，如冰醋酸、无水甲酸及丙酸、硝基甲烷、硝基乙烷等，对一些难溶试样或者终点不太明显的滴定，常选用混合溶剂。

冰醋酸是滴定弱碱最常用的酸性溶剂。市售冰醋酸含有少量水分，为避免水分的存在对滴定的影响，一般需加入一定量的醋酐，使其与水反应转变成醋酸，反应式如下：

$$(CH_3CO)_2O + H_2O \Longrightarrow 2CH_3COOH$$

从反应式可知，醋酐与水的反应是等物质的量反应，可根据物质的量相等的原则，计算加入醋酐的量。

假设用 $\rho_{醋酐}$ 表示醋酐的密度，$w_{醋酐}$ 表示醋酐的质量分数，$V_{醋酐}$ 表示醋酐的体积；$\rho_{醋酸}$ 表示醋酸的密度，$w_水$ 表示醋酸中水的质量分数，$V_{醋酸}$ 表示冰醋酸的体积，可得出：

$$\frac{\rho_{醋酐} V_{醋酐} w_{醋酐}}{M_{醋酐}} = \frac{\rho_{醋酸} V_{醋酸} w_水}{M_水}$$

$$V_{醋酐} = \frac{\rho_{醋酸} V_{醋酸} w_水 M_{醋酐}}{\rho_{醋酐} w_{醋酐} M_水}$$

如果要除去 1000 mL 密度为 1.05 g/mL、含水量为 0.2% 的冰醋酸中的水，需加入密度为 1.08 g/mL、质量分数为 97% 的醋酐的体积为

$$V_{醋酐} = \frac{1.05 \times 1000 \times 0.002 \times 102.1}{1.08 \times 0.97 \times 18.02} \text{ mL} = 11.36 \text{ mL}$$

b. 滴定液

由于高氯酸在冰醋酸溶剂中的酸性最强，所以常用高氯酸的冰醋酸溶液作为滴定弱碱的滴定液。

市售高氯酸为含 $HClO_4$ 70%～72% 的水溶液，其密度为 1.75 g/mL。如用间接法配制 0.1 mol/L 高氯酸滴定液 1000 mL，需市售高氯酸的体积为

$$V_{高氯酸(稀释前)} = \frac{c_{高氯酸(稀释后)} V_{高氯酸(稀释后)} M_{高氯酸}}{\rho_{高氯酸} w_{高氯酸}}$$

$$= \frac{0.1 \times 1.000 \times 100.5}{1.75 \times 0.70} \text{ mL} = 8.2 \text{ mL}$$

配制中为使高氯酸的浓度达到 0.1 mol/L，常取 8.5 mL。

除去 8.5 mL 高氯酸中的水分，需加醋酐的体积为

$$V_{醋酐} = \frac{102.1 \times 8.5 \times 1.75 \times 0.30}{1.08 \times 0.97 \times 18.02} \text{ mL} = 24.14 \text{ mL}$$

配制方法：取无水冰醋酸 750 mL，加入市售高氯酸 8.5 mL，摇匀，在室温下缓缓滴加醋酐 24 mL，边加边摇，加完后再振摇均匀，放冷，加无水冰醋酸适量使溶液至 1000 mL，摇匀，放置 24 h。

注意：

① 高氯酸与有机物接触、遇热，极易引起爆炸。高氯酸和醋酐混合时易发生剧烈反应放出大量的热，因此，在配制时应先用冰醋酸将高氯酸稀释后再在不断搅拌下滴加适量醋酐。

② 测定易乙酰化的样品，如芳香族伯胺和芳香族仲胺时，所加醋酐不宜过量，否则过量的醋酐将使测定结果偏低。测定一般样品时，醋酐的量多于计算量也不会影响测定结果。

③ 高氯酸的冰醋酸溶液在低于 16 ℃时会结冰,使滴定难以进行,通常用冰醋酸-醋酐(9∶1)的混合溶剂配制高氯酸滴定液,不仅不会结冰,且吸湿性小,使用一年后浓度的变化也很小。

标定高氯酸滴定液,常用邻苯二甲酸氢钾为基准物质,甲基紫为指示剂。标定反应为

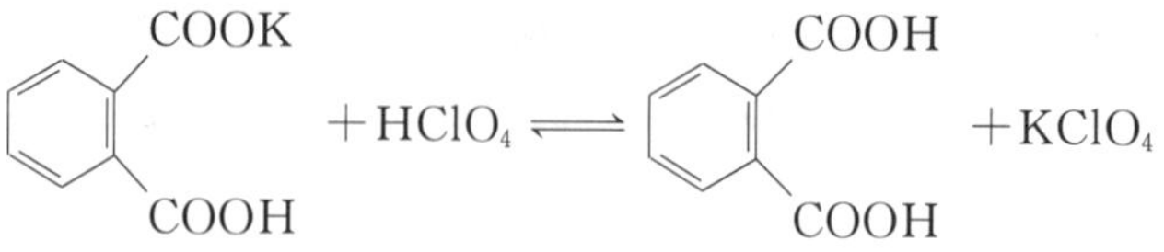

$$\text{COOK} / \text{COOH} + HClO_4 \Longleftrightarrow \text{COOH} / \text{COOH} + KClO_4$$

高氯酸滴定液的浓度为

$$c_{HClO_4} = \frac{m_{C_8H_5O_4K} \times 10^3}{(V - V_{空白})M_{C_8H_5O_4K}}$$

注意:

① 溶剂和指示剂要消耗一定量的滴定液,需做空白试验。

② 水的膨胀系数较小,而多数有机溶剂的膨胀系数较大,其体积随温度改变较大。因此,若测定试样时与标定高氯酸滴定液时的温度差超过 10 ℃,应重新标定;若未超过 10 ℃,则可根据下式将高氯酸滴定液的浓度加以校正:

$$c_1 = \frac{c_0}{1 + 0.0011(t_1 - t_0)}$$

式中:0.0011 为冰醋酸的膨胀系数;c_0 为标定时的浓度;c_1 为测定样品时的浓度;t_0 为标定时的温度;t_1 为测定时的温度。

c. 指示剂

用非水溶液酸碱滴定法滴定弱碱性物质时,可用的指示剂有结晶紫、喹哪啶红及 α-萘酚苯甲醇。其中最常用的是结晶紫,其酸式色为黄色,碱式色为紫色,在不同的酸度下变色较为复杂,由碱区到酸区的颜色变化为:紫色、蓝色、蓝绿色、黄绿色、黄色。滴定不同强度的碱时终点颜色变化不同,滴定较强的碱,以蓝色或蓝绿色为终点;滴定较弱的碱,以蓝绿色或绿色为终点。

在非水溶液酸碱滴定中,除用指示剂确定终点外,还可用电位法确定终点。在非水滴定中,有许多物质的滴定,目前尚未找到合适的指示剂,在确定终点颜色时,常需要用电位滴定法作对照。

d. 应用实例

具有碱性基团的化合物,如胺类、氨基酸类、含氮杂环化合物、生物碱、有机碱以及它们的盐等,常用高氯酸滴定液测定其含量。举例如下:

有机弱碱类　只要在水溶液中 $K_b > 10^{-10}$ 的有机弱碱,如胺类、生物碱类都能被冰醋酸溶剂均化到溶剂阴离子水平,选择适当指示剂,即可用高氯酸滴定液滴定。对在水溶液中 $K_b < 10^{-12}$ 的极弱碱,需选择一定比例的冰醋酸-醋酐的混合溶液为介质,加入适宜的指示剂,用高氯酸滴定液滴定,如咖啡因($K_b = 4.0 \times 10^{-14}$)在冰醋酸-醋酐的混合溶液中有明显的滴定突跃。

有机酸的碱金属盐　由于有机酸的酸性较弱,其共轭碱有机酸根在冰醋酸中显较强的碱性,故可用高氯酸的冰醋酸溶液滴定,如邻苯二甲酸氢钾、苯甲酸钠、水杨酸钠、乳酸钠及枸橼酸钠等。现以枸橼酸钠为例说明有机酸的碱金属盐的测定方法:

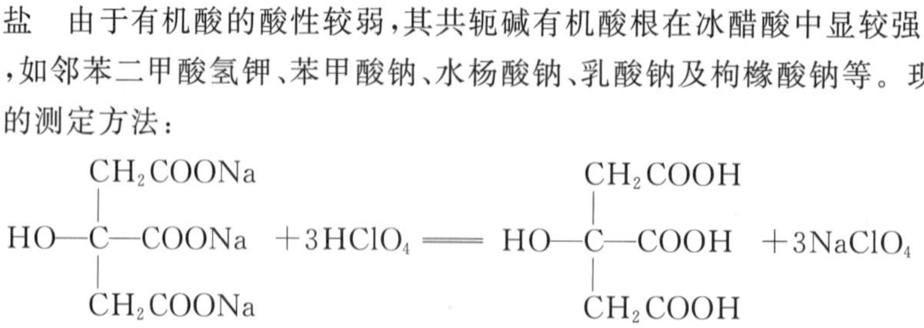

$$\begin{array}{c} CH_2COONa \\ | \\ HO-C-COONa \\ | \\ CH_2COONa \end{array} + 3HClO_4 = \begin{array}{c} CH_2COOH \\ | \\ HO-C-COOH \\ | \\ CH_2COOH \end{array} + 3NaClO_4$$

操作方法:精密称取枸橼酸钠试样 80 mg,加冰醋酸 5 mL,加热使之溶解,放冷,加醋酐 10 mL 和结晶紫指示剂 1 滴,用 0.1000 mol/L 高氯酸滴定液滴定至溶液显蓝绿色为终点,并做空白试验校正。1 mL 高氯酸滴定液相当于 8.602 mg 的枸橼酸钠。枸橼酸钠的质量分数为

$$w_{C_6H_5O_7Na_3} = \frac{(V_样 - V_空)F \times 8.602 \times 10^{-3}}{m_s} \times 100\%$$

有机碱的氢卤酸盐　因生物碱类药物难溶于水,且不稳定,常以氢卤酸盐的形式存在,而氢卤酸在冰醋酸的溶液中呈较强的酸性,使反应不能进行完全,需加 $Hg(Ac)_2$ 使之生成 HgX_2,此时生物碱以醋酸盐的形

式存在,便可用高氯酸滴定液滴定。例如,盐酸麻黄碱的含量测定,反应式为

$$2B \cdot HX + Hg(Ac)_2 == 2B \cdot HAc + HgX_2$$

$$B \cdot HAc + HClO_4 == B \cdot HClO_4 + HAc$$

操作方法:精密称取盐酸麻黄碱 0.15 g,加冰醋酸 10 mL,加热使溶解,加醋酸汞的冰醋酸溶液 4 mL 和结晶紫指示剂 1 滴,用 0.1000 mol/L 高氯酸滴定液滴定至溶液显翠绿色,并做空白试验校正。1 mL 高氯酸滴定液(0.1000 mol/L)相当于 20.17 mg 的盐酸麻黄碱。盐酸麻黄碱的质量分数为

$$w_{C_{10}H_{15}ON \cdot HCl} = \frac{(V_样 - V_空)F \times 20.17 \times 10^{-3}}{m_s} \times 100\%$$

B. 酸的滴定

a. 溶剂

在水中,$cK_a < 10^{-8}$ 的弱酸不能用碱滴定液直接滴定。若选用碱性比水更强的非水溶剂,则能增强弱酸的酸性,增大滴定突跃范围。因此,滴定不太弱的羧酸类,常以醇类作溶剂,如甲醇、乙醇等;滴定弱酸或极弱酸时,用碱性溶剂,如乙二胺、二甲基甲酰胺等。滴定混合酸的各组分时,则用区分性溶剂如甲基异丁酮,有时也用甲醇-苯、甲醇-丙酮等混合溶剂。

b. 滴定液

常用于滴定酸的滴定液为甲醇钠的苯-甲醇溶液。甲醇钠由甲醇与金属钠反应制得,反应式如下:

$$2CH_3OH + 2Na == 2CH_3ONa + H_2$$

有时也用碱金属氢氧化物的醇溶液或氨基乙醇钠以及氢氧化四丁基铵的甲醇-甲苯溶液作为滴定酸的滴定液。

配制　取无水甲醇 150 mL,置于冰水冷却的容器中,分次加入新切的金属钠 2.5 g,完全溶解后,加无水苯适量,使成 1000 mL,摇匀即得。

标定　标定碱滴定液常用的基准物质为苯甲酸。取在五氧化二磷干燥器中减压干燥至恒重的基准物质苯甲酸约 0.4 g,精密称定,加无水甲醇 15 mL 使溶解,加无水苯 5 mL 和 1% 的麝香草酚蓝的无水甲醇指示剂 1 滴,用待标定的滴定液滴定至蓝色,并做空白试验进行校正。1 mL 甲醇钠滴定液相当于 12.2 mL 的苯甲酸。根据甲醇钠滴定液的体积和苯甲酸的用量,计算出甲醇钠滴定液的浓度。

c. 指示剂

在非水滴定中用碱滴定液滴定酸时常用百里酚蓝、偶氮紫和溴酚蓝等作指示剂。

d. 应用实例

非水溶液中酸的滴定主要用于含有酸性基团的有机化合物的测定,如羧酸类、酚类、磺酰胺类、巴比妥类药物等。

目标测试

1. 解释下列名词:

(1) 理论变色点

(2) 非水滴定法

(3) 质子性溶剂

(4) 酸(质子理论)

2. 根据质子理论,下列分子或离子,哪些是酸? 哪些是碱? 哪些既是酸又是碱?

$$HS^-、CO_3^{2-}、H_2PO_4^-、NH_3、H_2S、NO_3^-、HCl、Ac^-、OH^-、H_2O$$

3. 什么是指示剂的变色范围? 变色范围的大小受哪些因素的影响? 某指示剂 HIn 的 $pK_{HIn} = 4.8$,其理论变色范围的 pH 值为多少?

4. 什么是滴定突跃? 影响滴定突跃大小的因素有哪些?

5. 常用的盐酸和氢氧化钠滴定液用什么方法配制? 为什么?

6. 标定 HCl 滴定液的浓度,若采用未在 270 ℃ 烘过的 Na_2CO_3 来标定,所得出的浓度是偏高、偏低,还是准确?

7. 下列各化合物能否用 NaOH 滴定液(0.1000 mol/L)滴定? 若能滴定,应选择何种指示剂?

(1) 0.10 mol/L NH$_4$Cl(K_a=5.6×10^{-4});

(2) 0.10 mol/L C$_6$H$_5$COOH(K_a=6.5×10^{-5});

(3) 0.10 mol/L C$_6$H$_5$OH(K_a=1.3×10^{-10})。

8. 用无水 Na$_2$CO$_3$ 作基准物质,标定近似浓度为 0.1 mol/L 的 HCl 溶液,计算:

(1) 若消耗 HCl 溶液 20~25 mL,求需称取基准物质无水 Na$_2$CO$_3$ 的质量。

(2) 若称取无水 Na$_2$CO$_3$ 0.1250 g,消耗 HCl 溶液 24.74 mL,求 HCl 溶液的浓度。

(3) 计算 T_{HCl/Na_2CO_3}

(4) 若用此 HCl 溶液测定药用硼砂(Na$_2$B$_4$O$_7$·10H$_2$O)0.5324 g 中硼砂的质量分数,消耗 HCl 溶液的体积为 21.38 mL,求硼砂的质量分数。

9. 称取含有 Na$_2$CO$_3$ 和 NaOH 的试样 0.5895 g,溶解后用 0.3014 mol/L 的 HCl 滴定液滴定至酚酞褪色时,用去 24.08 mL。继续用甲基橙作指示剂,用 HCl 滴定液滴定至终点,又用去 HCl 滴定液 12.02 mL,计算试样中 Na$_2$CO$_3$ 和 NaOH 的质量分数。

10. 准确移取食醋 5.00 mL,加水稀释后以酚酞为指示剂,用 0.1080 mol/L NaOH 滴定液滴定至淡红色,消耗 NaOH 滴定液体积为 24.60 mL。求食醋中醋酸的百分含量。

11. 精密称取苯甲酸 C$_7$H$_6$O$_2$ 0.2598 g,加中性乙醇 25 mL 溶解后,加酚酞指示剂 3 滴,用 0.1023 mol/L NaOH 滴定液滴定,终点时消耗 NaOH 滴定液 20.67 mL。1 mL 0.1023 mol/L NaOH 滴定液相当于 12.48 mg 的苯甲酸。试计算苯甲酸的质量分数。

12. 什么是均化效应和区分效应? 这两种效应在非水溶液酸碱滴定中有什么作用?

13. 进行非水溶液酸碱滴定前,仪器应如何处理?

14. 现有 98% 的冰醋酸(相对密度 1.06 g/mL,含水量 2%)1000 mL,需加醋酐(相对密度 1.087 g/mL,含量 98%)多少毫升才能除去其中的水?

15. 精密称取枸橼酸钠样品 0.08202 g,置于锥形瓶中,溶解后加指示剂 1 滴,用 0.1010 mol/L HClO$_4$ 滴定液滴定至终点,消耗 HClO$_4$ 滴定液 7.20 mL,空白试验消耗 HClO$_4$ 滴定液的体积为 0.03 mL。计算枸橼酸钠样品的含量。

单元 3　沉淀溶解平衡和沉淀滴定法

 单 元 目 标

※ 掌握溶度积的概念、溶度积规则及沉淀生成、转化的条件和方法。

※ 掌握金属卤化物含量的测定方法及计算。

※ 熟悉 AgNO$_3$ 和 NH$_4$SCN 滴定液的配制与标定过程。

※ 了解沉淀滴定法的类型。

在分析药物含量时,经常把药物配成溶液,再加入适当的试剂和被测药物中某种离子生成沉淀,分离沉淀,称重,通过一定的方法换算,就可以知道药物的含量,其操作原理和注意事项都与溶度积规则、沉淀溶解平衡等有关。

1. 难溶电解质的沉淀溶解平衡

(1) 沉淀溶解平衡和溶度积

A. 溶度积常数

在一定温度下,用难溶的电解质氯化银配成饱和溶液时,溶液中未溶解的固态氯化银和溶液中的银离子和氯离子存在一个溶解与沉淀的平衡,简称"沉淀平衡"。

$$AgCl(s) \underset{\text{沉淀}}{\overset{\text{溶解}}{\rightleftharpoons}} Ag^+ + Cl^-$$

未溶解的固体   溶液中的离子

这是一个动态平衡,平衡时的溶液是饱和溶液。与电离平衡一样,达到溶解沉淀平衡时,也服从化学平衡原理:

$$K_i = \frac{[Ag^+][Cl^-]}{[AgCl(s)]}$$

一定温度之下,K_i 是常数,AgCl 是固体,也可以看成常数,所以,$K_i[AgCl(s)]$ 的乘积也为常数,用 K_{sp} 表示。

$$K_{sp} = [Ag^+][Cl^-]$$

K_{sp} 表示难溶电解质饱和溶液中,有关离子浓度的乘积,在一定温度下是个常数。它的大小与物质溶解度有关,因而称为难溶电解质的溶度积常数,简称溶度积。

对于电离出两个或多个相同离子的难溶电解质,如 $PbCl_2$、$Fe(OH)_3$ 的 K_{sp} 关系式中,各离子的浓度应取其电离方程式中该离子的系数为指数。例如:

$$PbCl_2(s) \rightleftharpoons Pb^{2+} + 2Cl^-, \quad K_{sp(PbCl_2)} = [Pb^{2+}][Cl^-]^2$$

$$Fe(OH)_3(s) \rightleftharpoons Fe^{3+} + 3OH^-, \quad K_{sp(Fe(OH)_3)} = [Fe^{3+}][OH^-]^3$$

几种难溶电解质的溶度积见附录 E。

B. 溶度积和溶解度的相互换算

溶度积和溶解度都可以表示物质的溶解能力。它们之间可以互相换算。

例 9-15 已知碳酸钙($CaCO_3$)的溶解度在 25 ℃时是 9.327×10^{-5} mol/L,求 $CaCO_3$ 的溶度积。

解 溶解的 $CaCO_3$ 完全电离,设 $CaCO_3$ 的溶解度 S,则 $CaCO_3$ 饱和溶液中:

$$CaCO_3(s) \rightleftharpoons Ca^{2+} + CO_3^{2-}$$

溶解度   S   S   S

则

$$K_{sp(CaCO_3)} = [Ca^{2+}][CO_3^{2-}] = S^2 = (9.327 \times 10^{-5})^2 = 8.7 \times 10^{-9}$$

故 25 ℃时,$CaCO_3$ 的溶度积为 8.7×10^{-9}。

例 9-16 铬酸银(Ag_2CrO_4)在 25 ℃时的溶解度为 1.34×10^{-4} mol/L,试计算其溶度积。

解 设 Ag_2CrO_4 在 25 ℃时溶解度为 S,则

$$Ag_2CrO_4(s) \rightleftharpoons 2Ag^+ + CrO_4^{2-}$$

溶解度   S   2S   S

$$K_{sp(Ag_2CrO_4)} = [Ag^+]^2[CrO_4^{2-}] = (2S)^2 S = 4S^3 = 4 \times (1.34 \times 10^{-4})^3 = 9.6 \times 10^{-12}$$

故 Ag_2CrO_4 在 25 ℃时的溶度积为 9.6×10^{-12}。

根据以上计算,可得出以下换算公式。

AB 型难溶电解质的溶度积和溶解度(mol/L)之间的换算公式:

$$K_{sp} = S^2 \quad \text{或} \quad S = \sqrt{K_{sp}}$$

AB_2(A_2B)型难溶电解质的溶度积和溶解度(mol/L)之间的换算公式:

$$K_{sp} = 4S^3 \quad \text{或} \quad S = \sqrt[3]{\frac{K_{sp}}{4}}$$

例 9-17 氢氧化镁($Mg(OH)_2$)的 $K_{sp} = 1.2 \times 10^{-11}$(18 ℃),求 18 ℃时 $Mg(OH)_2$ 的溶解度。

解 $Mg(OH)_2$ 属 AB_2 型难溶电解质,根据公式,$Mg(OH)_2$ 的溶解度:

$$S = \sqrt[3]{\frac{K_{sp}}{4}} = \sqrt[3]{\frac{1.2 \times 10^{-11}}{4}} \text{ mol/L} = 1.44 \times 10^{-4} \text{ mol/L}$$

故 18 ℃时 $Mg(OH)_2$ 的溶解度为 1.44×10^{-4} mol/L。

对于两个同一类型的电解质来说,K_{sp} 大的,其溶解度也大;对于两个不同类型的电解质来说,则不能简单根据 K_{sp} 的大小来比较它们的溶解度的大小。

另外,一般来说,溶解度随温度升高而增大,其 K_{sp} 也增大。

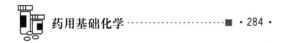

C. 溶度积规则

某难溶电解质在一定条件下,沉淀能否生成或溶解,可以根据 K_{sp} 的概念来判断。在某难溶电解质溶液中,离子浓度的乘积称为离子积,用符号 IP 表示。IP 的表达式和 K_{sp} 相同,例如 $Mg(OH)_2$ 溶液的离子积 IP $=[Mg^{2+}][OH^-]^2$。但两者的概念是有区别的,K_{sp} 是难溶电解质沉淀溶解平衡时,即饱和溶液中离子浓度的乘积。对某一难溶电解质,在一定温度下,K_{sp} 为一常数。而 IP 表示任何情况下离子浓度的乘积,其数值不定。K_{sp} 是 IP 的一个特例,有以下三种情况:

IP$=K_{sp}$,是饱和溶液,沉淀溶解达动态平衡;

IP$<K_{sp}$,是不饱和溶液,无沉淀析出,可继续溶解电解质,直至饱和为止;

IP$>K_{sp}$,是过饱和溶液,不稳定,有沉淀析出,直至饱和。

以上规则称溶度积规则。必须注意,有时根据计算结果 IP$>K_{sp}$,应有沉淀析出,但做实验时,往往因为有过饱和现象或沉淀少,肉眼观察不出沉淀。另外,加入过量沉淀剂时,由于生成配合物而不能生成沉淀。如:

$$CuSO_4+4NH_3 \cdot H_2O =\!=\![Cu(NH_3)_4]SO_4+4H_2O$$

(2) 沉淀的生成和溶解

A. 沉淀的生成

根据溶度积规则,欲使某物质析出沉淀,必须使 IP$>K_{sp}$,使反应向生成沉淀的方向转化。

例 9-18 将等体积的 0.004 mol/L $AgNO_3$ 溶液和 0.004 mol/L K_2CrO_4 溶液混合,判断有无砖红色 Ag_2CrO_4 沉淀析出。

解 两溶液等体积混合,体积增加一倍,浓度各减小一半。

$$[Ag^+]=0.002 \text{ mol/L} \quad [CrO_4^{2-}]=0.002 \text{ mol/L}$$

$$IP_{Ag_2CrO_4}=[Ag^+]^2[CrO_4^{2-}]=(0.002)^2 \times 0.002=8 \times 10^{-9}$$

查表得:$K_{sp(Ag_2CrO_4)}=9.6 \times 10^{-12}$,因为 IP$>K_{sp}$,所以有 Ag_2CrO_4 沉淀析出。

以上是溶液中只有一种离子能和试剂生成沉淀的情况,若溶液中有两种或两种以上离子能和某一种试剂生成沉淀,在这种情况下是同时生成沉淀还是按一定顺序先后生成沉淀呢?

例 9-19 在含有 0.1 mol/L 的 Cl^-、Br^-、I^- 的混合溶液中,逐滴加入 $AgNO_3$ 溶液,能分别生成 AgCl、AgBr、AgI 沉淀,问沉淀的顺序如何。

解 AgCl 开始沉淀 $\quad [Ag^+]=\dfrac{K_{sp(AgCl)}}{[Cl^-]}=\dfrac{1.56 \times 10^{-10}}{0.1} \text{ mol/L}=1.56 \times 10^{-9} \text{ mol/L}$

AgBr 开始沉淀 $\quad [Ag^+]=\dfrac{K_{sp(AgBr)}}{[Br^-]}=\dfrac{7.7 \times 10^{-13}}{0.1} \text{ mol/L}=7.7 \times 10^{-12} \text{ mol/L}$

AgI 开始沉淀 $\quad [Ag^+]=\dfrac{K_{sp(AgI)}}{[I^-]}=\dfrac{1.5 \times 10^{-16}}{0.1} \text{ mol/L}=1.5 \times 10^{-15} \text{ mol/L}$

由此可见,逐滴加入 $AgNO_3$ 溶液时,生成 AgI 沉淀所需要的$[Ag^+]$最少,故 AgI 先沉淀,其次是 AgBr,最后是 AgCl,这种先后沉淀的作用称为分步沉淀。

B. 沉淀的溶解

根据溶度积规则,要使沉淀溶解,必须减小难溶电解质饱和溶液中离子浓度,使 IP$<K_{sp}$。一般可在饱和溶液中加入某种离子或分子,使其与溶液中某种离子能生成弱电解质、生成配合物或发生氧化还原反应,从而降低饱和溶液中这种离子的浓度,使沉淀溶解。

a. 利用生成弱电解质使沉淀溶解

加入适当的离子,与溶液中某一种离子结合生成水、弱酸和弱碱等弱电解质。例如 $Mg(OH)_2$ 能溶于盐酸及铵盐,反应如下:

$$Mg(OH)_2 =\!=\! Mg^{2+}+2OH^- \qquad Mg(OH)_2 =\!=\! Mg^{2+}+2OH^-$$
$$+ \qquad\qquad\qquad +$$
$$2HCl =\!=\! 2Cl^-+2H^+ \qquad 2NH_4Cl =\!=\! 2Cl^-+2NH_4^+$$
$$\Updownarrow \qquad\qquad\qquad \Updownarrow$$
$$2H_2O \qquad\qquad\qquad 2NH_3+2H_2O$$

由于溶液中生成了弱电解质 H_2O 和 NH_3，$[OH^-]$减少，因而 $IP < K_{sp}$，平衡向 $Mg(OH)_2$ 溶解方向移动；若加入的酸或铵盐足够多，则沉淀将不断溶解，直到完全溶解。

同理，难溶的弱酸盐可溶于较强的酸。例如，加入盐酸能使碳酸钙溶解，反应如下：

$$CaCO_3 \rightleftharpoons Ca^{2+} + CO_3^{2-}$$
$$+$$
$$2HCl == 2Cl^- + 2H^+$$
$$\Updownarrow$$
$$H_2O + CO_2\uparrow$$

由于酸中的 H^+ 和 CO_3^{2-} 结合生成 CO_2 气体逸出，$[CO_3^{2-}]$减少，$IP < K_{sp}$，平衡向 $CaCO_3$ 溶解方向移动；若加入的酸足够多，可使 $CaCO_3$ 完全溶解。

b. 利用氧化还原反应使沉淀溶解

例如，向 CuS 沉淀中加入稀 HNO_3 溶液，因为 S^{2-} 被氧化为 S，从而使溶液中的 $[S^{2-}]$降低，$[Cu^{2+}][S^{2-}] < K_{sp(CuS)}$，使沉淀溶解。反应如下：

$$3CuS + 8HNO_3 == 3Cu(NO_3)_2 + 3S\downarrow + 2NO\uparrow + 4H_2O$$

c. 利用生成配合物使沉淀溶解

例如，AgCl 能溶于氨水中，其反应如下：

$$AgCl(s) \rightleftharpoons Ag^+ + Cl^-$$
$$+$$
$$2NH_3$$
$$\Updownarrow$$
$$[Ag(NH_3)_2]^+$$

由于生成了稳定的$[Ag(NH_3)_2]^+$，大大降低了 Ag^+ 浓度，所以使 AgCl 沉淀溶解。

（3）溶度积规则的应用

溶度积规则在物质分离、药物含量分析等方面有着广泛的应用。

在分析药物含量时，经常把药物配成溶液，再加入适当的试剂和被测药物中某种离子生成沉淀，分离沉淀，称重，通过一定的方法换算，就可以知道药物的含量。其操作原理和注意事项都与溶度积有关。

又如，检查蒸馏水中氯离子允许限量时，取水样 50 mL，加稀硝酸 5 滴及 0.1 mol/L $AgNO_3$ 溶液 1 mL，放置半分钟，溶液如不发生混浊为合格，求蒸馏水中氯离子的允许限量。

分析方法的原理：$\qquad Ag^+ + Cl^- == AgCl\downarrow$

加入稀硝酸是防止蒸馏水中 CO_3^{2-}、OH^- 等杂质和 Ag^+ 产生碳酸银和氢氧化银沉淀而对检查产生干扰。根据溶度积规则、检查时的取样量及加入 $AgNO_3$ 溶液的量，计算如下：

$$[Ag^+] = \frac{0.1 \times 1}{50 + 1} \text{ mol/L} = 2 \times 10^{-3} \text{ mol/L}$$

$$[Cl^-] = \frac{K_{sp(AgCl)}}{[Ag^+]} = \frac{1.56 \times 10^{-10}}{2 \times 10^{-3}} \text{ mol/L} = 7.8 \times 10^{-8} \text{ mol/L}$$

若蒸馏水中$[Cl^-] > 7.8 \times 10^{-8}$ mol/L，则检查时会出现混浊，所以合格蒸馏水中$[Cl^-] < 7.8 \times 10^{-8}$ mol/L。

2. 银量法

沉淀滴定法（precipitation titration method）是以沉淀反应为基础的滴定分析方法。虽然能生成沉淀的反应很多，但是能用于沉淀滴定的反应并不多，因为沉淀滴定法的反应必须满足以下几点要求：

① 沉淀的溶解度（solubility）必须很小（$\leqslant 10^{-6}$），才能有敏锐的终点和准确的结果。

② 沉淀反应必须具有确定的计量关系，能迅速、定量进行。

③ 沉淀的吸附作用应不影响滴定结果及终点判断。

④ 必须有适当的方法指示化学计量点的到达。

由于以上条件限制，故能用于沉淀滴定法的，主要是能生成难溶性银盐的反应。例如：

$$Ag^+ + Cl^- == AgCl\downarrow \qquad (K_{sp} = 1.56 \times 10^{-10})$$

$$Ag^+ + SCN^- \Longrightarrow AgSCN \downarrow \qquad (K_{sp} = 1.0 \times 10^{-12})$$

利用生成难溶性银盐的沉淀滴定法称为银量法(argentimetry)。银量法可用来测定 Cl^-、Br^-、I^-、SCN^- 及 Ag^+ 等离子。除了银量法外,还有一些沉淀反应,例如,某些汞盐、铅盐、钡盐等,也可用于沉淀滴定法,但都不如银量法使用广泛。本章主要讨论银量法。

根据确定终点所用的指示剂不同,银量法可分为以下三种:铬酸钾指示剂法、铁铵矾指示剂法和吸附指示剂法。

(1) 铬酸钾指示剂法

A. 基本原理

铬酸钾指示剂法又称莫尔法(Mohr method),是以铬酸钾为指示剂,$AgNO_3$ 溶液作滴定液,在中性或弱碱性溶液中直接测定氯化物和溴化物的银量法。以滴定氯化物为例,其基本反应为

终点前 $\qquad\qquad\qquad Ag^+ + Cl^- \Longrightarrow AgCl \downarrow$(白色)

终点时 $\qquad\qquad 2Ag^+ + CrO_4^{2-} \Longrightarrow Ag_2CrO_4 \downarrow$(砖红色)

因为 AgCl 的溶解度(1.2×10^{-5} mol/L)小于 Ag_2CrO_4 的溶解度(1.3×10^{-4} mol/L),在滴定过程中,Ag^+ 和 Cl^- 先生成 AgCl 沉淀,而 $[Ag^+]^2[CrO_4^{2-}] < K_{sp}$,$Ag_2CrO_4$ 不能形成沉淀。随着滴定的进行,Cl^- 浓度不断降低,待 AgCl 定量沉淀后,稍过量的 Ag^+ 立即同指示剂反应生成 Ag_2CrO_4 砖红色沉淀,指示滴定终点。

B. 滴定条件

a. 指示剂的用量

铬酸钾指示剂法的准确度取决于 Ag_2CrO_4 砖红色沉淀出现的时机,在化学计量点前变色(终点提前)或化学计量点后变色(终点推迟)都会给滴定带来一定的误差,Ag_2CrO_4 沉淀出现的时机主要与指示剂的用量有关。

达到化学计量点时,溶液中维持 AgCl 沉淀溶解平衡所需游离的 Ag^+ 浓度,可由 $K_{sp(AgCl)}$ 计算出:

$$[Ag^+][Cl^-] = K_{sp(AgCl)} = 1.56 \times 10^{-10}$$
$$[Ag^+] = [Cl^-]$$
$$[Ag^+] = \sqrt{K_{sp(AgCl)}} = \sqrt{1.56 \times 10^{-10}} \text{ mol/L} = 1.25 \times 10^{-5} \text{ mol/L}$$

若此时 Ag^+ 浓度同时要满足 $K_{sp(Ag_2CrO_4)}$ 的要求,产生 Ag_2CrO_4 砖红色沉淀,所需要的 CrO_4^{2-} 浓度可由 Ag_2CrO_4 溶度积计算得出:

$$[Ag^+]^2[CrO_4^{2-}] = K_{sp(Ag_2CrO_4)} = 9.0 \times 10^{-12}$$
$$[CrO_4^{2-}] = \frac{K_{sp(Ag_2CrO_4)}}{[Ag^+]^2} = \frac{9.0 \times 10^{-12}}{(1.25 \times 10^{-5})^2} \text{ mol/L} = 5.8 \times 10^{-2} \text{ mol/L}$$

由于 CrO_4^{2-} 在水溶液中呈黄色,若按理论计算量 5.8×10^{-2} mol/L 加入 K_2CrO_4 指示剂,溶液呈现较深的黄色,会掩盖生成的 Ag_2CrO_4 的砖红色,导致终点推迟而产生误差。

实验证明,终点时 $[CrO_4^{2-}]$ 为 5.8×10^{-2} mol/L,辨色较清楚,所产生的误差也小于理论加入量。因此,在实际滴定时,通常在反应液总体积为 50~100 mL 的溶液中,加入 5% K_2CrO_4 指示剂 1 mL 为宜。

b. 溶液的酸度

滴定应在中性或弱碱性(pH 值为 6.5~10.5)溶液中进行。因 K_2CrO_4 是弱酸盐,在酸性溶液中 CrO_4^{2-} 与 H^+ 结合,使 CrO_4^{2-} 浓度降低过多而在化学计量点附近不能形成 Ag_2CrO_4 沉淀。

$$2CrO_4^{2-} + 2H^+ \longrightarrow 2HCrO_4^- \longrightarrow Cr_2O_7^{2-} + H_2O$$

也不能在碱性强的溶液中进行,因为 Ag^+ 将形成 Ag_2O 沉淀。

$$2Ag^+ + 2OH^- \Longrightarrow 2AgOH$$
$$\downarrow$$
$$Ag_2O \downarrow + H_2O$$

滴定还不能在氨碱性溶液中进行,因为 AgCl 和 Ag_2CrO_4 皆可生成 $[Ag(NH_3)_2]^+$ 而溶解。

c. 滴定注意事项

滴定时应充分振摇,因 AgCl 沉淀能吸附 Cl^-,AgBr 沉淀能吸附 Br^-,使溶液中的 Cl^-、Br^- 浓度降低,以致终点提前而引入误差。因此,滴定时必须充分振摇,使被吸附的 Cl^- 或 Br^- 释放出来。

d. 预先分离干扰离子

凡是溶液中含有能与 Ag^+ 生成沉淀的阴离子,如 PO_4^{3-}、AsO_4^{3-}、S^{2-}、SO_4^{2-}、CO_3^{2-} 等,能与 CrO_4^{2-} 生成沉淀的阳离子,如 Ba^{2+}、Pb^{2+}、Bi^{3+} 等,或大量有色离子,如 Cu^{2+}、Co^{2+}、Ni^{2+} 等,以及在中性、弱碱性溶液中易发生水解的离子,如 Fe^{3+}、Al^{3+} 等,均干扰测定,应预先分离除去,否则不能用本法测定。

C. 应用范围

铬酸钾指示剂法主要用于 Cl^-、Br^- 的测定,在弱碱性溶液中也可测定 CN^-;不宜测定 I^- 和 SCN^-,因为 AgI 和 AgSCN 沉淀有较强的吸附作用,致使终点颜色变化不明显。

(2)铁铵矾指示剂法

A. 基本原理

铁铵矾指示剂法又称佛尔哈德法(Volhard method),是以铁铵矾($NH_4Fe(SO_4)_2 \cdot 12H_2O$)为指示剂,用 NH_4SCN 或 KSCN 为滴定液,在酸性溶液中测定银盐和卤素化合物的银量法。根据测定对象不同,分为直接滴定法和返滴定法。

a. 直接滴定法

在酸性溶液中,以 NH_4SCN 或 KSCN 为滴定液,铁铵矾作指示剂直接测定 Ag^+ 的含量。滴定过程中 SCN^- 首先与 Ag^+ 生成 AgSCN 白色沉淀,而生成的 $[FeSCN]^{2+}$ 量很少,肉眼观察不出配离子的红色。滴定至终点时,由于 Ag^+ 浓度已很小,滴入稍微过量的 SCN^- 就与指示剂中的 Fe^{3+} 生成红色的配合物,以此来指示终点。反应式为

终点前: $$Ag^+ + SCN^- \rightleftharpoons AgSCN \downarrow (白色)$$

终点时: $$Fe^{3+} + SCN^- \rightleftharpoons [FeSCN]^{2+} (红色)$$

b. 返滴定法

先向样品溶液中加入准确过量的 $AgNO_3$ 滴定液,使卤素离子生成银盐沉淀,然后以铁铵矾作指示剂,用 NH_4SCN 滴定液滴定剩余的 $AgNO_3$,反应式为

滴定前: $$Ag^+ + Cl^- \rightleftharpoons AgCl \downarrow (白色)$$

终点前: $$Ag^+ + SCN^- \rightleftharpoons AgSCN \downarrow (白色)$$

终点时: $$Fe^{3+} + SCN^- \rightleftharpoons [FeSCN]^{2+} (红色)$$

B. 滴定条件

① 滴定应在酸性溶液(稀硝酸)中进行,这样可以防止 Fe^{3+} 的水解,同时也可避免 S^{2-}、PO_4^{3-}、AsO_4^{3-}、CrO_4^{2-} 等弱酸根离子的干扰。

② 直接滴定 Ag^+ 时要充分振摇溶液,使被沉淀吸附的 Ag^+ 及时释放出来。因为在滴定过程中,会有部分 Ag^+ 被吸附于 AgSCN 表面上,以致未到化学计量点时指示剂就显色,终点提前出现,造成滴定结果偏低。

③ 用返滴定法测定 Cl^- 时,由于 AgCl 的溶解度大于 AgSCN 的溶解度,当剩余的 Ag^+ 被滴定完后,过量的 SCN^- 将与 AgCl 发生沉淀的转化反应:

$$AgCl + SCN^- \rightleftharpoons AgSCN \downarrow + Cl^-$$

$$[FeSCN]^{2+} \rightleftharpoons SCN^- + Fe^{3+}$$

沉淀的转化过程是缓慢的,所以当溶液出现了红色之后,如果不断地摇动溶液,上述反应便不断向生成 AgSCN 的方向进行,使溶液的 SCN^- 浓度降低,$[FeSCN]^{2+}$ 分解,红色会逐渐消失,要想得到持久的红色,需继续滴入 NH_4SCN 滴定液,直至达到平衡。这个过程无疑多消耗了 SCN^-,必然引起一定的误差。

为了避免上述转化反应的产生,通常采用以下两种措施:①先将生成的 AgCl 沉淀滤去,再用 NH_4SCN 滴定液滴定滤液;②回滴前向待测试液中先加入一定量的有机溶剂如硝基苯或异戊醇,剧烈振摇,使 AgCl 沉淀表面被有机物所覆盖,避免与溶液接触,阻止了沉淀的转化。注意,滴定近终点时,不应剧烈振摇滴定液,以免沉淀转化。

④ 返滴定法测定 I^- 时,铁铵矾指示剂必须在 I^- 完全沉淀后才能加入,否则 I^- 会被 Fe^{3+} 氧化为 I_2,影响分析结果的准确度。

$$2Fe^{3+} + 2I^- \rightleftharpoons 2Fe^{2+} + I_2$$

C. 应用范围

直接法可测定 Ag^+ 等阳离子,返滴定法可测定 Cl^-、Br^-、I^-、SCN^-、PO_4^{3-} 等阴离子。

（3）吸附指示剂法

A. 基本原理

吸附指示剂法又称法扬司法（Fajans method），是用 $AgNO_3$ 为滴定液，以吸附指示剂确定滴定终点测定卤化物含量的银量法。

指示剂是一类有机染料，这些染料被吸附在沉淀表面后其分子结构发生变化而变色。下面以荧光黄为指示剂，用 $AgNO_3$ 滴定液滴定 NaCl 溶液为例，说明吸附指示剂的变色原理。

荧光黄是一种有机弱酸，用 HFIn 表示，在溶液中能部分解离出带负电荷的黄绿色荧光黄离子：

$$HFIn \Longrightarrow FIn^-（黄绿色）+H^+ \quad pK_a=7$$

根据沉淀吸附原理，在多种离子共存的条件下，沉淀对与自身组成相同的离子的吸附能力较强。在滴定终点前，生成的 AgCl 沉淀对被测 Cl^- 的吸附能力要大于对指示剂阴离子 FIn^- 的吸附能力，使 AgCl 形成带负电荷的 $AgCl \cdot Cl^-$ 胶粒，此时，FIn^- 不能被吸附，溶液仍呈现着指示剂阴离子 FIn^- 的黄绿色。在终点时，加入微过量的 $AgNO_3$ 滴定液使 AgCl 沉淀吸附 Ag^+ 而形成带正电荷的 $AgCl \cdot Ag^+$ 胶粒，从而吸附 FIn^-。FIn^- 被吸附后，结构发生变化而呈现粉红色，从而指示滴定终点到达。此过程反应为

滴定前： $$Ag^+ + Cl^- \Longrightarrow AgCl \downarrow$$
终点前： $$AgCl + Cl^- + FIn^- \Longrightarrow AgCl \cdot Cl^- + FIn^-（黄绿色）$$
终点时： $$AgCl \cdot Ag^+ + FIn^- \Longrightarrow AgCl \cdot Ag^+ \cdot FIn^-（粉红色）$$

B. 滴定条件

a. 溶液的酸度

吸附指示剂是有机弱酸，而起指示剂作用的是其阴离子形式，因此必须控制适宜的酸度，使指示剂在溶液中保持足够的阴离子浓度。不同指示剂适宜的酸度与指示剂酸性的强弱即解离常数 K_a 的大小有关，K_a 越大，允许的酸度越高。例如，荧光黄的 $pK_a=7$，适用于 pH 值为 7～10 范围的滴定，pH>10.5 时，Ag^+ 将沉淀为 Ag_2O；曙红适用于 pH 值为 2～10 范围的滴定，所以在 pH 值为 2 时还可以滴定。常用的吸附指示剂见表 9-10。

表 9-10　常用的吸附指示剂

指示剂名称	适用的 pH 值范围	可测离子
荧光黄	7～10	Cl^-
二氯荧光黄	4～10	Cl^-
曙红	2～10	Br^-、I^-、SCN^-
二甲基二碘荧光黄	中性	I^-
溴酚蓝	2～3	Cl^-、Br^-、I^-、SCN^-
罗丹明 6G	稀硝酸	Ag^+

b. 加入胶体保护剂

由于吸附指示剂是因被吸附在沉淀表面而变色，为了使终点的颜色变化更为明显，应尽可能使沉淀保持胶体状态，以便于吸附指示剂阴离子。为此，在滴定时常加入糊精或淀粉等胶体保护剂，以防止卤化银沉淀凝聚。

c. 选择适当吸附力的指示剂

吸附指示剂法要求沉淀对指示剂的吸附能力应略小于对被测离子的吸附能力。反之，在终点前指示剂离子就会被吸附，使溶液变色，终点提前。但沉淀对指示剂的吸附能力也不能太弱，否则将导致终点滞后且变色不敏锐。卤化银对卤离子和几种常用吸附指示剂吸附能力的次序如下：

$$I^- > 二甲基二碘荧光黄 > SCN^- > Br^- > 曙红 > Cl^- > 荧光黄$$

因此，用 $AgNO_3$ 滴定 Cl^- 时应选荧光黄为指示剂而不选曙红，滴定 Br^-、SCN^- 时应选曙红，而滴定 I^- 时，则应选二甲基二碘荧光黄。

d. 避免在强光照射下

卤化银易感光变灰，影响对终点的观察，如：

$$2AgCl \xrightarrow{光照} 2Ag + Cl_2 \uparrow$$

C. 应用范围

吸附指示剂法可在 pH 值为 2～10 的范围内,用于 Cl^-、Br^-、I^-、SCN^- 和 Ag^+ 等离子的测定。

3. 滴定液

(1) 0.1 mol/L $AgNO_3$ 滴定液的配制与标定

A. 配制

取分析纯 $AgNO_3$ 17.5 g,加蒸馏水使溶解成 1000 mL,摇匀,置于具塞棕色瓶中,密闭保存。

B. 标定

精密称取在 270 ℃ 干燥至恒重的基准物质 NaCl 0.2 g,置于 250 mL 锥形瓶中,加蒸馏水 50 mL 使溶解,再加入糊精溶液 5 mL 与荧光黄指示剂 5 滴,用待标定的 $AgNO_3$ 溶液滴定至混浊液由黄绿色转变为微红色即为终点。

(2) 0.1 mol/L NH_4SCN 滴定液的配制与标定

A. 配制

取 NH_4SCN 8 g,加蒸馏水使溶解成 1000 mL,摇匀。

B. 标定

精密量取 0.1000 mol/L $AgNO_3$ 溶液 25.00 mL,置于锥形瓶中,加蒸馏水 50 mL、稀 HNO_3 溶液 2 mL,加 0.015 mol/L 铁铵矾指示剂 1 mL,用待标定 NH_4SCN 溶液滴定至溶液呈红色,剧烈振摇后仍不褪色,即为终点。

4. 应用实例

(1) 可溶性卤化物含量的测定

可溶性卤化物是指试样中含有的无机卤化物,如 NaCl、NaBr、NaI、KCl、KBr、KI、$CaCl_2$、$MgCl_2$ 等,以及能与 $AgNO_3$ 反应生成卤化银沉淀的有机卤化物。测定时,应根据具体试样的要求(如酸度、待测离子、干扰离子等情况)选择合适的银量法。例如 KI 含量的测定,可选用铁铵矾指示剂法,而不能用铬酸钾指示剂法,当然也可采用吸附指示剂法,以二甲基二碘荧光黄为指示剂进行测定。又如,天然水中 Cl^- 的含量随水源不同而不同,河水中 Cl^- 的含量较低,海水、某些地下水及湖水中则含量较高。天然水中的 Cl^- 含量较多时,用铬酸钾指示剂法测定比较方便,但当含有 PO_4^{3-}、SO_4^{2-}、S^{2-} 等离子时,则应采用铁铵矾指示剂法。

A. 氯化钠的含量测定

精密称取试样约 0.16 g,置于锥形瓶中,加蒸馏水 50 mL,振摇使其溶解。加入 5‰ K_2CrO_4 指示剂 1 mL。在充分振摇下用 0.1000 mol/L $AgNO_3$ 滴定液滴定至刚好能辨认出砖红色即为终点。试样中 NaCl 的质量分数:

$$w_{NaCl} = \frac{c_{AgNO_3} V_{AgNO_3} M_{NaCl}}{m_s \times 1000} \times 100\%$$

B. 溴化钾的含量测定

取样品约 0.2 g,精密称定,用 50 mL 新煮沸放冷的蒸馏水使之溶解,然后加入 HNO_3 2 mL,再加入 0.1000 mol/L $AgNO_3$ 滴定液 25.00 mL,充分振摇,加 0.015 mol/L 铁铵矾指示剂 1 mL。最后用 0.1000 mol/L NH_4SCN 滴定液返滴过量的 Ag^+,至溶液刚呈红色,振摇,半分钟不褪色即为终点。试样中 KBr 的质量分数:

$$w_{KBr} = \frac{(c_{AgNO_3} V_{AgNO_3} - c_{NH_4SCN} V_{NH_4SCN}) M_{KBr}}{m_s \times 1000} \times 100\%$$

(2) 药物的测定

中国药典中规定,一些药物的分析测定必须采用银量法。这些药品中有些可以直接用银量法测定,还有一些能与卤化物或 $AgNO_3$ 发生反应,利用这一性质也可测定其含量。

例如,盐酸麻黄碱的含量测定,盐酸麻黄碱的结构式如下:

$$\left[\text{〇}-\underset{OH}{\underset{|}{CH}}-\underset{CH_3}{\underset{|}{CH}}-\underset{H}{\underset{|}{N}}-CH_3 \right] \cdot HCl$$

取本品 25 片(每片 15 mg),精密称定,研细,精密称出适量(约相当于盐酸麻黄碱 0.15 g),置于锥形瓶中,加水 15 mL,振摇,使盐酸麻黄碱溶解,加溴酚蓝(HBs)指示剂 2 滴,滴加醋酸使溶液由紫色变成黄绿色,再加溴酚蓝指示剂 10 滴与 2% 糊精溶液 5 mL,用 0.1000 mol/L AgNO₃ 滴定液滴定至氯化银沉淀的乳状液呈灰紫色即达终点。

$$含量占标示量的百分数(\%)=\frac{平均每片被测成分实测重量}{每片被测成分标示量}\times100\%$$

$$=\frac{c_{AgNO_3}V_{AgNO_3}\times\dfrac{M}{1000}\times平均片重}{每片被测成分标示量}\times100\%$$

目标测试

1. 解释下列名词:

(1) 溶度积

(2) 莫尔法

(3) 佛尔哈德法

2. 10 mL 0.1 mol/L 的氯化镁溶液和 10 mL 0.1 mol/L 的氨水相混合时,是否有 Mg(OH)₂ 沉淀生成?

3. 什么是银量法?银量法可分为哪几种具体的方法?分类的依据是什么?

4. 说出硝酸银、硫氰酸铵两种滴定液的配制方法。标定它们的基准物质是什么?

5. 为什么铬酸钾指示剂法和吸附指示剂法都不能在强酸性条件下进行?

6. 用吸附指示剂法测定 Cl⁻ 时,荧光黄作吸附指示剂的变色原理如何?为什么要加糊精保护胶体?为什么要避免强光直接照射?

7. 称取基准物质 AgNO₃ 2.3180 g 溶解后,在 100 mL 容量瓶中稀释至刻度,混匀。用移液管吸取上述溶液 20.00 mL,置于 250 mL 容量瓶中,稀释至刻度,混匀。求该溶液的浓度及每毫升溶液中含银多少克。

8. 如果将 30.00 mL AgNO₃ 溶液与 0.1173 g NaCl 混合,过量的 AgNO₃ 需用 3.20 mL NH₄SCN 溶液滴定至终点。已知 20.00 mL AgNO₃ 溶液与 21.00 mL NH₄SCN 溶液相当。计算:(1)AgNO₃ 溶液的浓度;(2)NH₄SCN 溶液的浓度。

9. 称取食盐 0.2000 g 溶于水后,以 5% K₂CrO₄ 作指示剂,滴定至终点消耗 0.1500 mol/L AgNO₃ 滴定液 22.50 mL,计算 NaCl 的含量。

10. 有纯 NaCl 和 NaBr 的混合物 0.3096 g,溶解后以 K₂CrO₄ 作指示剂,用 0.1137 mol/L AgNO₃ 滴定液滴定至终点,用去 30.78 mL,计算样品中 NaCl 和 NaBr 的含量。

单元4　配位平衡和配位滴定法

单元目标

※ 掌握 EDTA 滴定液的配制和标定。

※ 掌握水的硬度的概念、测定过程及计算。

※ 熟悉配位化合物的概念、组成和价键理论。

※ 熟悉螯合物的概念、形成条件和医学上常见的螯合剂。

※ 熟悉配合物的性质和配位平衡的概念。

※ 熟悉配位滴定法的概念、条件及 EDTA 与金属配位的特点。

※ 了解酸度、其他配位剂等对配位平衡的影响。

配位化合物(简称配合物)是一类组成较为复杂而又普遍存在的化合物,它不仅在稀有元素的提取、冶金、染料等工业上有着广泛的应用,而且在生物体内也有重要的作用。如人体内输送氧气的亚铁血红蛋白是一种含铁的配合物;植物进行光合作用所依赖的叶绿素是含镁的配合物;人体内各种酶的分子几乎都是金属的配合物。配合物与医药的关系也极为密切。如锌胰岛素是含锌的配合物;维生素 B_{12} 是含钴的配合物;柠檬酸铁铵和酒石酸锑钾本身就是配合物。在医疗上,常利用某些配合物能与重金属离子形成配离子的性质而把它们用作解毒剂。此外,在生化检验、环境监测、药物分析等方面,配合物的应用也很广泛。

1. 配合物

(1) 配合物的概念、组成和命名

A. 配合物的概念

为了阐明配合物的概念,先做两个实验:

取三支试管,分别加入硫酸铜溶液 1 mL。

在第一支试管中,加入少量氢氧化钠溶液,即出现蓝色氢氧化铜沉淀,这表明溶液中有铜离子存在。

$$CuSO_4 + 2NaOH =\!=\!= Cu(OH)_2\downarrow + Na_2SO_4$$

在第二支试管中加入少量氯化钡溶液,即出现白色硫酸钡沉淀,表明溶液中有硫酸根离子存在。

$$CuSO_4 + BaCl_2 =\!=\!= BaSO_4\downarrow + CuCl_2$$

在第三支试管中先加入适量的氨水,开始出现浅蓝色碱式硫酸铜($Cu_2(OH)_2SO_4$)沉淀,继续加入氨水,至沉淀刚好消失,变成深蓝色的溶液。

把上述的深蓝色溶液分装在两支试管里,在一支试管中加入少量氯化钡溶液,即生成白色硫酸钡沉淀,表明溶液中仍含有硫酸根离子。在另一支试管中加入少量氢氧化钠溶液,并无氢氧化铜沉淀和氨气产生。经分析证实,在这种深蓝色的溶液中,生成了一种复杂的四氨合铜(Ⅱ)配离子($[Cu(NH_3)_4]^{2+}$)。

$$CuSO_4 + 4NH_3 =\!=\!= [Cu(NH_3)_4]SO_4$$

上述实验表明,配离子是一种复杂的离子,它是由一个金属阳离子和一定数目的中性分子或阴离子结合而成。配离子和带相反电荷的其他简单离子所组成的化合物称为配合物。

此外,配合物也是由简单的金属离子与一定数目的阴离子和中性分子所组成的中性配合分子,如二氯二氨合铂(Ⅱ)($Pt(NH_3)_2Cl_2$)。还有一些配合物是由金属原子和中性分子组成的加成物,如五羰基合铁($Fe(CO)_5$)。

尚需指出,配合物和复盐虽分子式非常相似,但在水溶液中,复盐能完全电离成组成它的简单离子,而配合物在水溶液中只能电离出配离子和外界离子,而不能完全电离成组成它的简单离子,因此复盐不是配合物。如复盐水合硫酸铝钾 $KAl(SO_4)_2 \cdot 12H_2O$ 和配合物硫酸四氨合铜(Ⅱ)($[Cu(NH_3)_4]SO_4$),在水溶液中的电离方程式分别为

$$KAl(SO_4)_2 \cdot 12H_2O =\!=\!= K^+ + Al^{3+} + 2SO_4^{2-} + 12H_2O$$
$$[Cu(NH_3)_4]SO_4 \rightleftharpoons [Cu(NH_3)_4]^{2+} + SO_4^{2-}$$

B. 配合物的组成

通常配合物是由配离子和带相反电荷的其他离子所组成的化合物。在配离子中,含有一个中心离子,在中心离子的周围结合着几个中性分子或阴离子,称为配位体。中心离子和配位体构成了配离子(书写化学式时用方括弧表示),由于两者相距较近,常称为配合物的内界。配合物中,除配离子外的其他离子,距中心离子较远,常称为配合物的外界。

a. 中心离子

中心离子位于配合物的中心,是配合物形成体,一般是带正电荷的金属离子,如 Ag^+、Cu^{2+}、Hg^{2+}、Fe^{3+} 等,也有的是金属原子,如 Fe、Co 等。

b. 配位体

配合物中以配位键与中心离子直接相连接的中性分子或离子称为配位体。常见配位体有 NH_3、H_2O、I^-、CN^-、SCN^- 等。配位体中提供孤对电子并能与中心离子直接结合的原子称为配位原子,常见的配位原子有 N、C、O、S、X 等。

c. 配位数

配位数是指中心离子(或原子)所接受的配位原子的数目。如 $[Cu(NH_3)_4]^{2+}$ 中,Cu^{2+} 的配位数是 4,

$[Fe(CN)_6]^{3-}$中，Fe^{3+}的配位数是6。通常每种金属离子有它特征的配位数。一些离子的常见配位数见表9-11。

表 9-11　一些金属阳离子的常见配位数

配 位 数	金属阳离子
2	Ag^+、Cu^+、Au^+
4	Cu^{2+}、Zn^{2+}、Hg^{2+}、Ni^{2+}、Co^{2+}、Pt^{2+}
6	Fe^{2+}、Fe^{3+}、Co^{2+}、Co^{3+}、Cr^{3+}、Al^{3+}、Ca^{2+}

d. 外界离子

配合物中距离中心离子较远的简单离子或原子团，与配离子以离子键相结合，它构成了配合物的外界。

e. 配离子的电荷数

配离子带有电荷，配离子的电荷数是中心离子的电荷数和配位体电荷数的代数和。如$[Fe(CN)_6]^{3-}$中，中心离子铁带3个单位正电荷，而配位体6个氰根各带1个单位负电荷，$[Fe(CN)_6]^{3-}$的电荷数：$+3+(-1)\times6=-3$。又如在$[Cu(NH_3)_4]^{2+}$中，中心离子铜带2个单位正电荷，配位体氨分子不带电，$[Cu(NH_3)_4]^{2+}$的电荷数：$+2+0\times4=+2$。

由于配合物是中性的，因此，也可以从外界离子的电荷数来决定配离子的电荷数。如$Na_2[Cu(CN)_3]$配合物中，它的外界有2个Na^+，所以$[Cu(CN)_3]^{2-}$的电荷数为-2，从而可推知中心离子是Cu^+而不是Cu^{2+}。

常见配合物的分子组成见表9-12。

表 9-12　常见配合物的分子组成

配 合 物	中心离子	配离子 配位体	配离子 配位数	外 界 离 子
$[Cu(NH_3)_4]SO_4$	Cu^{2+}	NH_3	4	SO_4^{2-}
$[Ag(NH_3)_2]Cl$	Ag^+	NH_3	2	Cl^-
$K_2[HgI_4]$	Hg^{2+}	I^-	4	K^+
$K_3[Fe(CN)_6]$	Fe^{3+}	CN^-	6	K^+

C. 配合物的命名

配合物的命名服从一般无机化合物的命名原则，即阴离子在前，阳离子在后，分别称为某化某、某酸某和氢氧化某等。配合物的命名比一般无机化合物命名更复杂的地方在于配离子。处于配合物内界的配离子，其命名方法一般依照如下顺序：配位体数目（中文数字表示）和名称-合-中心离子名称和价数（以罗马数字表示）。若有多种配位体，一般先无机配位体后有机配位体，先阴离子配位体后中性分子配位体。

命名实例：

$[Ag(NH_3)_2]^+$　二氨合银（Ⅰ）配离子

$[Fe(CN)_6]^{3-}$　六氰合铁（Ⅲ）配离子

$[Ag(NH_3)_2]Cl$　氯化二氨合银（Ⅰ）

$[Cu(NH_3)_4]SO_4$　硫酸四氨合铜（Ⅱ）

$K_4[Fe(CN)_6]$　六氰合铁（Ⅱ）酸钾

$K_3[Fe(SCN)_6]$　六硫氰合铁（Ⅲ）酸钾

$[Co(NH_3)_4Cl_2]Cl$　氯化二氯四氨合钴（Ⅲ）

$[Pt(NH_3)_2Cl_2]$　二氯二氨合铂（Ⅱ）

$[Co(H_2N-CH_2-CH_2-NH_2)_2Cl_2]Cl$　氯化二氯二乙二胺合钴（Ⅲ）

对于一些常见的配合物，通常还用习惯名称。如$[Ag(NH_3)_2]^+$称银氨配离子，$[Cu(NH_3)_4]^{2+}$称铜氨配离子，$K_3[Fe(CN)_6]$称铁氰化钾（赤血盐），$K_4[Fe(CN)_6]$称亚铁氰化钾（黄血盐）等。

D. 配合物的价键理论

在配合物中，配离子和外界离子之间是以离子键相结合的。配合物结构的特点主要是配离子中的中心离子和配位体之间的特殊结合形式。在这方面目前已提出了不少的理论，这里主要介绍配合物的价键结构理论。

在配离子中,中心离子和配位体间通常是以配位键相结合的。如铜氨配离子中,配位体氨分子中氮原子的最外层有 5 个价电子,其中 3 个电子分别和 3 个氢原子的 1 s 电子配对,以共价键相结合,剩下一对未共用的电子对可以单独提供出来和中心离子共用形成配位键。中心离子铜的原子序数为 29,当失去 2 个电子成为铜离子时,它的电子排布式为 $1s^2 2s^2 2p^6 3s^2 3p^6 3d^9$。价电子层还有空轨道。当铜离子和配位体氨分子接近时,铜离子空的价电子轨道就可容纳 4 个氨分子提供的 4 对孤电子,两者以配位键的形式结合。

由此可见,在配合物中,作为电子接受体的中心离子,必须具有空的能成键的价电子轨道,而配位体必须有未共用的电子对。

通常周期表中 d 区元素的离子大多具有空的价电子轨道,形成配合物的倾向比较大,是最常见的中心离子,如 Ag^+、Cu^{2+}、Fe^{2+}、Fe^{3+}、Hg^{2+}、Pt^{2+} 等。而某些负离子如 X^-、NO_3^-、CN^- 和中性分子 NH_3、H_2O 等都有未共用的电子对,可以作为配位体,它们与中心离子结合而生成配离子。

E. 配合物的性质

配合物和一般无机物、有机物在性质上有很大的差异。这与配离子的特殊结构有着密切的关系。在溶液中,形成配合物时,常常出现颜色、溶解度改变等现象。

a. 颜色的改变

通常有色金属离子与配位体形成配离子时,离子颜色改变,常见离子颜色改变如表 9-13 所示。

表 9-13 常见离子颜色改变

金属离子/配离子	$Ni^{2+}/[NiY]^{2-}$	$Cu^{2+}/[CuY]^{2-}$	$Co^{3+}/[CoY]^-$	$Mn^{2+}/[MnY]^{2-}$	$Fe^{3+}/[FeY]^-$
金属离子的颜色	绿色	蓝色	红色	肉色	淡黄色
配离子颜色	蓝绿色	深蓝色	紫红色	紫红色	黄色

根据颜色的变化,可以判断配离子生成。在分析化学中,常利用某些配合物和金属离子的特殊显色反应来鉴定金属离子。在染料工业上,也常利用这一特点,获得所需要的颜色。

b. 溶解度的改变

一些难溶于水的金属氯化物、溴化物、碘化物、氰化物可以分别溶于过量的 Cl^-、Br^-、I^-、CN^- 等离子溶液和氨水中,形成可溶性的配合物。难溶的 AgCl 可溶于过量的浓盐酸及氨水中,形成配合物,反应分别为

$$AgCl + HCl \longrightarrow [AgCl_2]^- + H^+$$
$$AgCl + 2NH_3 \longrightarrow [Ag(NH_3)_2]Cl$$

在照相底片定影时,用硫代硫酸钠洗去难溶的 AgBr,其原理就是形成了可溶性配合物,反应方程式为

$$AgBr + 2Na_2S_2O_3 \longrightarrow Na_3[Ag(S_2O_3)_2] + NaBr$$

(2) 配合物的稳定性和配位平衡

在配合物中,配离子和外界离子之间是以离子键的形式相结合的,在溶液中能完全解离。而在配离子中,中心离子和配位体都以配位键的形式相结合,比较稳定。那么在溶液中,配离子能否再解离?以下通过实验来认识这个问题。

取试管 2 支,分别加入 1 mL 硫酸铜氨溶液。在一支试管中,滴入氢氧化钠溶液,没有氢氧化铜沉淀生成,说明溶液中可能没有或含极少量的铜离子。在另一支试管中,滴入硫化钠溶液,即有黑色的硫化铜沉淀生成,说明溶液中有少量的铜离子存在。以上实验说明,在溶液中铜氨配离子可以微弱地解离为中心离子和配位体。

$$[Cu(NH_3)_4]^{2+} \rightleftharpoons Cu^{2+} + 4NH_3$$

配离子在溶液中的解离平衡与弱电解质的电离平衡相似,因此配离子的解离平衡常数表达式:

$$K_{不稳}=\frac{[Cu^{2+}][NH_3]^4}{[[Cu(NH_3)_4]^{2+}]}$$

这个常数越大,表示铜氨配离子越易解离,即配离子越不稳定。所以,这个常数称为铜氨配离子的不稳定常数,用 $K_{不稳}$ 来表示。

在实际工作中,除了用 $K_{不稳}$ 外,也常用稳定常数表示配离子的稳定性。其含义是当铜氨配离子形成时,存在着下列配位平衡,反应式为

$$Cu^{2+}+4NH_3 \rightleftharpoons [Cu(NH_3)_4]^{2+}$$

其平衡常数表达式为

$$K_{稳}=\frac{[[Cu(NH_3)_4]^{2+}]}{[Cu^{2+}][NH_3]^4}$$

这个常数越大,说明生成配离子的倾向越大,而解离的程度越小,即配离子越稳定。所以,这个常数称为铜氨配离子(或配合物)的稳定常数,用 $K_{稳}$ 来表示。显然稳定常数和不稳定常数互为倒数。

稳定常数和不稳定常数在应用上十分重要,使用时应注意不可混淆。通常配合物的稳定常数都比较大,为了书写方便,常用它的对数值 $\lg K_{稳}$ 来表示。一些常见配离子的 $\lg K_{稳}$ 值见表9-14。螯合物和一般配合物相比,其最大的特点之一就是稳定常数更大,因而它更稳定。

表9-14 一些常见配离子 $\lg K_{稳}$ 值

配 离 子	$[FeF_6]^{3-}$	$[Fe(SCN)_6]^{3-}$	$[Ag(NH_3)_2]^+$	$[Zn(NH_3)_4]^{2+}$	$[Cu(NH_3)_4]^{2+}$
$\lg K_{稳}$	12.06	3.36	7.05	9.46	13.32

(3) 螯合物

A. 螯合物的概念

随着科学的发展,人们认识到不仅无机化合物可以作为配位体,而且有机化合物也可以作为配位体,从而形成更复杂的配合物。例如乙二胺就是一种有机配位体,分子中有两个氨基,其结构式为 $H_2N—CH_2—CH_2—NH_2$。

当乙二胺和铜离子配合时,乙二胺的氨基的两个氮原子,可各提供一对未共用的电子对和中心离子配位,也就是说每分子乙二胺上有两个配位原子,可以形成两个配位键。由于两个配位原子在分子中相隔两个其他原子,因此一个乙二胺分子和铜离子配合形成了一个由五个原子组成的环状结构,称五元环。当有两个乙二胺分子和铜离子配合时,就形成了具有两个五元环结构的稳定的配离子,它像螃蟹的两个螯钳,从两边紧紧地把金属离子钳在中间。其反应方程式如下:

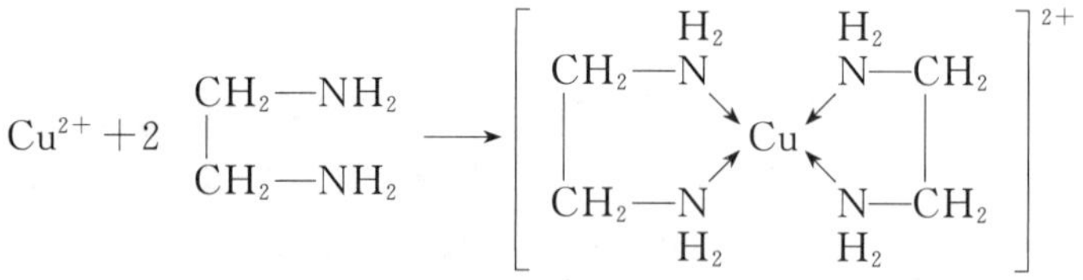

这种具有环状结构的配合物称为螯合物(或内配合物)。形成螯合物的配位体称为螯合剂。

B. 螯合物的形成条件

螯合物的形成条件是中心离子必须具有空轨道,能接受配位体提供的孤对电子。螯合剂必须含有两个或两个以上都能给出孤对电子的原子,这样才能与中心离子配合成环状结构。这两个能给出电子对的原子应该在它们之间相互隔着两个或三个其他原子,以便形成稳定的五元环或六元环。

C. 医学上常见的螯合剂

常见螯合剂除乙二胺外,还有氨基乙酸、乙二胺四乙酸等。

在氨基乙酸分子中,有一个氨基和一个有机酸特有的羧基(—COOH),有机酸电离后,羧基上的氧原子也具有未共用的电子对。氨基乙酸根离子的结构可写成:

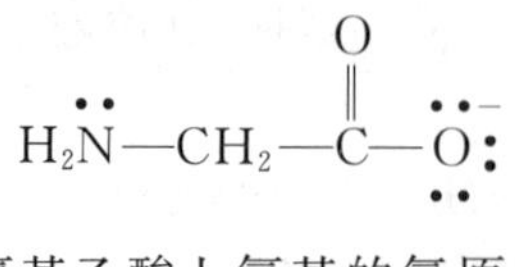

当氨基乙酸和铜离子配合时,每分子氨基乙酸上氨基的氮原子和羧基的氧原子都可提供一对未共用的

电子和中心离子配位,从而形成环状的螯合物。由于铜离子的特征配位数是 4,一个铜离子可以和两个氨基乙酸分子螯合,这样铜离子所带的正电荷和两个氨基乙酸根离子羧基上的负电荷中和,所以形成的是中性配合分子,而不是配离子,如下:

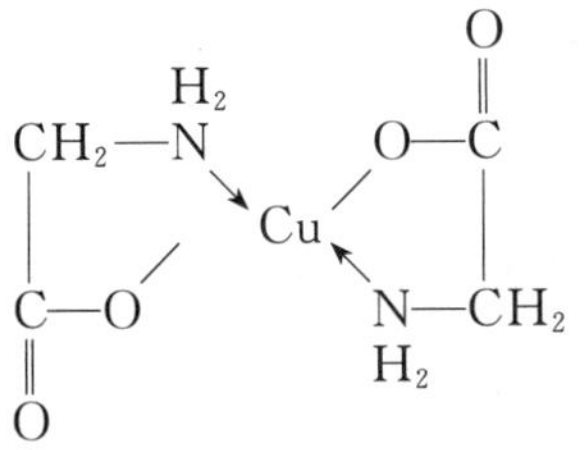

事实上,生物体内的许多金属离子也都是以螯合物的形式存在的,而且在临床诊断和治疗上也越来越多地应用配合反应和螯合物药剂。因此,螯合物和医学的关系极为密切。

2. 乙二胺四乙酸及其配合物

乙二胺四乙酸(ethylenediamine tetraacetic acid,缩写成 EDTA)是一种有机四元酸,每分子上有两个氨基和四个羧基。这类分子中既有氨基、又有羧基的配合剂称氨羧螯合剂。

(1) EDTA 的结构与性质

EDTA 的结构式如下:

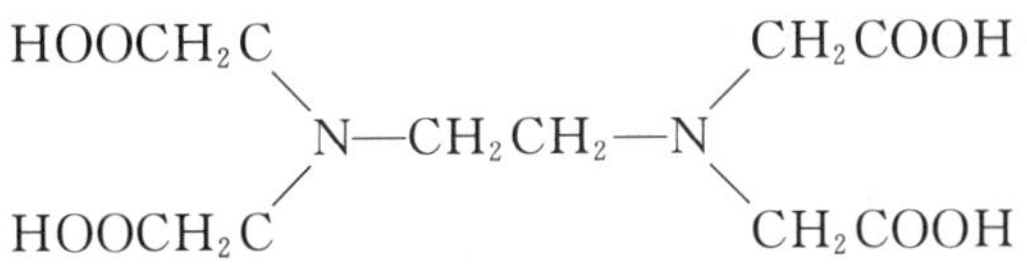

EDTA 是一种白色粉末状晶体,无臭、无毒,相对分子质量为 292.1,微溶于水,22 ℃时 100 mL 水中可溶 0.02 g,水溶液呈酸性,pH 值约为 2.3,难溶于酸和有机溶剂,易溶于碱。从结构上看它是四元酸,常用结构简式 H_4Y 表示。在水溶液中两个羧基上的氢结合到氮原子上,形成了双偶极离子,由于 H_4Y 在冷水中的溶解度较小,不适于用作配制滴定液,通常用其二钠盐($Na_2H_2Y \cdot 2H_2O$,通常也称之为 EDTA),它为白色粉末状晶体,无臭、无毒,在水中的溶解度较大,并可以发生电离:$Na_2H_2Y \Longrightarrow 2Na^+ + H_2Y^{2-}$。当用 EDTA 的二钠盐和一些金属离子(如 M^{2+})螯合时,其反应方程式可简写如下:

$$M^{2+} + H_2Y^{2-} \Longrightarrow MY^{2-} + 2H^+$$

当 EDTA 和钙离子螯合时,每分子 EDTA 上两个氨基的氮原子和羧基上的氧原子都可以提供一对未共用的电子和中心离子配位,因此形成了由五个五元环组成的更复杂的螯合物,结构式如下:

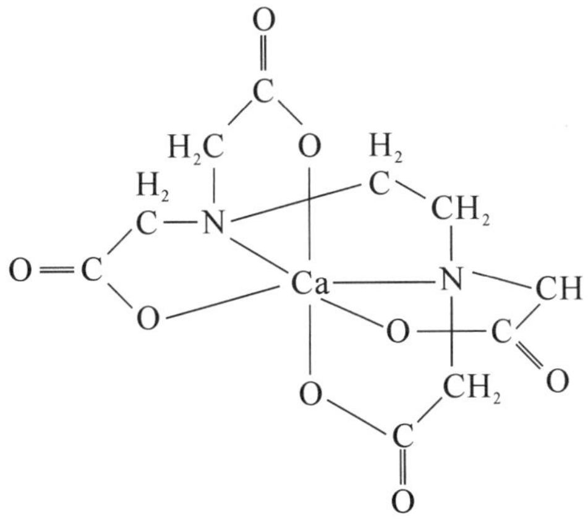

由于 EDTA 和金属离子的螯合反应进行迅速,生成的螯合物性质又较稳定,易溶于水,因此医疗上用 EDTA 作为重金属铅中毒的解毒剂。分析化学上,利用 EDTA 进行配合滴定来测定某些药物中金属离子的含量。在药物的制剂工作中,常利用 EDTA 能和药物中某些微量金属离子杂质生成稳定的螯合物,从而消除这些金属离子催化药物氧化的作用,EDTA 在医药上有着广泛的用途。

(2) EDTA 在溶液中的解离平衡

在酸度较高的溶液中,EDTA 的两个羧酸根可以再接受两个 H^+,形成 H_6Y^{2+},因此 EDTA 就相当于六元酸,在溶液中有六级解离平衡:

$$H_6Y^{2+} \rightleftharpoons H^+ + H_5Y^+ \qquad K_{a_1} = \frac{[H^+][H_5Y^+]}{[H_6Y^{2+}]} = 10^{-0.9}$$

$$H_5Y^+ \rightleftharpoons H^+ + H_4Y \qquad K_{a_2} = \frac{[H^+][H_4Y]}{[H_5Y^+]} = 10^{-1.6}$$

$$H_4Y \rightleftharpoons H^+ + H_3Y^- \qquad K_{a_3} = \frac{[H^+][H_3Y^-]}{[H_4Y]} = 10^{-2.0}$$

$$H_3Y^- \rightleftharpoons H^+ + H_2Y^{2-} \qquad K_{a_4} = \frac{[H^+][H_2Y^{2-}]}{[H_3Y^-]} = 10^{-2.67}$$

$$H_2Y^{2-} \rightleftharpoons H^+ + HY^{3-} \qquad K_{a_5} = \frac{[H^+][HY^{3-}]}{[H_2Y^{2-}]} = 10^{-6.16}$$

$$HY^{3-} \rightleftharpoons H^+ + Y^{4-} \qquad K_{a_6} = \frac{[H^+][Y^{4-}]}{[HY^{3-}]} = 10^{-10.26}$$

这六级分步解离关系,可用下列简式表示:

$$H_6Y^{2+} \underset{+H^+}{\overset{-H^+}{\rightleftharpoons}} H_5Y^+ \underset{+H^+}{\overset{-H^+}{\rightleftharpoons}} H_4Y \underset{+H^+}{\overset{-H^+}{\rightleftharpoons}} H_3Y^- \underset{+H^+}{\overset{-H^+}{\rightleftharpoons}} H_2Y^{2-} \underset{+H^+}{\overset{-H^+}{\rightleftharpoons}} HY^{3-} \underset{+H^+}{\overset{-H^+}{\rightleftharpoons}} Y^{4-}$$

在水溶液中,EDTA 以 H_6Y^{2+}、H_5Y^+、H_4Y、H_3Y^-、H_2Y^{2-}、HY^{3-} 和 Y^{4-} 七种型体存在,溶液总浓度为

$$c_{EDTA} = [H_6Y^{2+}] + [H_5Y^+] + [H_4Y] + [H_3Y^-] + [H_2Y^{2-}] + [HY^{3-}] + [Y^{4-}]$$

其中,只有 Y^{4-} 型体可以直接与金属离子配合,因此,称 $[Y^{4-}]$ 为 EDTA 有效浓度。在不同的 pH 值范围,EDTA 在溶液中的主要存在型体不同,如表 9-15 所示。

表 9-15 不同 pH 值范围下 EDTA 在溶液中的主要存在型体

pH 值	<1	1~1.6	1.6~2.0	2.0~2.67	2.67~6.16	6.16~10.26	>10.26
主要型体	H_6Y^{2+}	H_5Y^+	H_4Y	H_3Y^-	H_2Y^{2-}	HY^{3-}	Y^{4-}

(3) EDTA 与金属离子形成配合物的特点

A. EDTA 与金属离子按 1:1 配位

一般情况下 EDTA 与大多数金属离子反应的配位比为 1:1,与金属离子的价态无关,即 $n_{EDTA} = n_M$,这是配位滴定计算的依据。反应式可简写成通式:$M + Y \rightleftharpoons MY$。

B. EDTA 与金属离子形成的配合物稳定

EDTA 与金属离子形成三个或五个五元环螯合物,五元环螯合物是最稳定的结构。

C. EDTA 与金属离子形成的配合物的颜色

EDTA 与无色金属离子配位,形成的配合物也无色;与有色金属离子配位,形成的配合物颜色更深。几种有色 EDTA 配合物列于表 9-16。

表 9-16 几种有色 EDTA 配合物

金属离子	Co^{2+}	Mn^{2+}	Ni^{2+}	Cu^{2+}	Cr^{3+}	Fe^{3+}
金属离子颜色	粉红色	肉色	绿色	浅蓝色	亮绿色	浅黄色
配合物	$[CoY]^{2-}$	$[MnY]^{2-}$	$[NiY]^{2-}$	$[CuY]^{2-}$	$[CrY]^-$	$[FeY]^-$
配合物颜色	玫瑰红色	紫红色	蓝绿色	深蓝色	蓝紫色	黄色

D. 应用范围广泛

EDTA 能与大多数金属离子形成稳定的配合物,元素周期表中的绝大多数元素都可以用配位滴定法进行直接或间接滴定,且大多数配合物带有电荷,水溶性好。

知识拓展

配合物与抗癌药物

恶性肿瘤是一种严重威胁人类健康的疾病,它的死亡率极高,到目前为止人类仍然缺乏有效的药物来对其加以控制和治疗,癌症一般到了晚期才能确诊,治疗效果极差。很长一段时间,抗癌药物的研制和筛选都局限于有机化合物和生化试剂。1969 年美国首次报道合成了强烈抑制细胞分裂、具有光谱性的无机抗癌药顺二氯二氨合铂(Ⅱ)(简称顺铂),开辟了一条寻找抗癌新药物的新途径。顺铂具有水溶性小、对肾脏毒性大和缓解期短等缺点。自 20 世纪 70 年代以来,对顺铂及有关铂(Ⅳ)类似物的研究有了极大的发展,相继开发

了卡铂等第二代铂(Ⅱ)系抗癌药物及活性更高的铂系金属(Pd、Ru、Rh)配合物抗癌药。第三代铂(Ⅱ)系抗癌药物已进入临床试验阶段。(1R,2R)-环己二胺草酸合铂(Ⅱ)是目前临床上常用的、疗效较好的治疗癌症的药物,与顺铂相比较,它的显著优点是对肾脏无毒性,水溶性增大,是一种广谱抗癌药物。

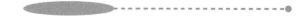

3. 配位平衡

(1) 配合物的稳定常数

金属离子与 EDTA 的反应通式:

$$M + Y \rightleftharpoons MY$$

$$K_{MY} = \frac{[MY]}{[M][Y]} \tag{9-12}$$

K_{MY} 为在一定温度时,金属离子与 EDTA 配合物的稳定常数。此值越大,配合物越稳定。通常 K_{MY} 用其对数表示,即 $\lg K_{稳}$。在一定条件下,每一配合物都有其特有的稳定常数。一些常见金属离子与 EDTA 配合物的稳定常数值见表 9-17。

表 9-17　EDTA 与金属离子的配合物稳定常数

金属离子	$\lg K_{稳}$	金属离子	$\lg K_{稳}$	金属离子	$\lg K_{稳}$
Na^+	1.66	Fe^{2+}	14.33	Ni^{2+}	18.56
Li^+	2.79	Ce^{3+}	15.98	Cu^{2+}	18.70
Ag^+	7.32	Al^{3+}	16.11	Hg^{2+}	21.80
Ba^{2+}	7.86	Co^{3+}	16.31	Sn^{2+}	22.11
Mg^{2+}	8.64	Pt^{3+}	16.40	Cr^{3+}	23.40
Be^{2+}	9.20	Cd^{2+}	16.46	Fe^{3+}	25.10
Ca^{2+}	10.69	Zn^{2+}	16.50	Bi^{3+}	27.94
Mn^{2+}	13.87	Pb^{2+}	18.30	Co^{3+}	36.00

由上表可见,一般三价金属离子和 Hg^{2+}、Sn^{2+} 的 EDTA 配合物的 $\lg K_{稳} > 20$;二价过渡金属离子和 Al^{3+} 的配合物的 $\lg K_{稳}$ 在 14~19 之间;碱土金属离子的配合物的 $\lg K_{稳}$ 在 8~11 之间;碱金属离子的配合物最不稳定。在通常条件下,$\lg K_{稳} \geqslant 8$ 就可以准确滴定。

(2) 配位滴定中的副反应及副反应系数

在 EDTA 滴定中,除 M 与 Y 之间的主反应外,往往存在 H^+、掩蔽剂、干扰离子等所引起的副反应,这些副反应能影响主反应中的反应物或生成物的平衡浓度,其影响程度可用副反应系数(side reaction coefficient)的大小来表示。反应过程中,M 与 Y 的主反应及其副反应的平衡关系表示如下:

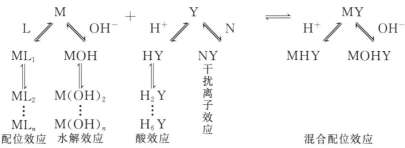

反应物 M 和 Y 的各种副反应不利于主反应的进行,而生成物 MY 的各种副反应则有利于主反应的进行。下面主要讨论由 H^+ 和其他辅助配位剂 L 的存在产生的副反应及其对 EDTA 配合物稳定性的影响。

A. 酸效应

当 M 与 Y 反应时,如果溶液的酸度升高,Y 会与 H^+ 结合,使主反应受到影响,导致平衡向左移动,使 MY 的稳定性降低。

$$M + Y \rightleftharpoons MY \qquad 主反应$$

$$H^+ \Big\Updownarrow$$

$$HY \xrightarrow{H^+} H_2Y \xrightarrow{H^+} \cdots \xrightarrow{H^+} H_6Y \qquad 副反应$$

这种由于 H^+ 存在使配位体参加主反应能力降低的现象称为酸效应(acid effect),其影响程度用酸效应系数(acid effect coefficient)$\alpha_{Y(H)}$ 来表示。它等于未参加配位反应的 EDTA 各种型体总浓度与游离配位剂 Y 的平衡浓度之比,其数学表达式为

$$\alpha_{Y(H)} = \frac{[Y]_总}{[Y]} \tag{9-13}$$

$$[Y]_总 = [Y] + [HY] + [H_1Y] + \cdots + [H_6Y]$$

若 $\alpha_{Y(H)} > 1$,即 $[Y]_总 > [Y]$,说明有酸效应。$\alpha_{Y(H)}$ 值越大,酸效应对主反应进行的影响程度也越大。若 $\alpha_{Y(H)} = 1$,即 $[Y]_总 = [Y]$,说明 EDTA 只以 Y 型体存在,没有酸效应。不同 pH 值时 EDTA 的 $\lg\alpha_{Y(H)}$ 值见表 9-18。

表 9-18　EDTA 在各种 pH 值时的酸效应系数

pH 值	$\lg\alpha_{Y(H)}$	pH 值	$\lg\alpha_{Y(H)}$	pH 值	$\lg\alpha_{Y(H)}$
0.0	23.64	4.5	7.50	8.5	1.77
0.4	21.32	5.0	6.45	9.0	1.29
1.0	17.51	5.4	5.69	9.5	0.83
1.5	15.55	5.8	4.98	10.0	0.45
2.0	13.79	6.0	4.65	10.5	0.20
2.8	11.09	6.5	3.92	11.0	0.07
3.0	10.60	7.0	3.32	11.5	0.02
3.4	9.70	7.5	2.78	12.0	0.01
4.0	8.44	8.0	2.27	13.0	0.00

B. 配位效应

如果溶液中存在其他配位剂 L 时,L 会与金属离子 M 发生副反应,影响主反应进行。

$$M + Y \rightleftharpoons MY \qquad 主反应$$
$$L \Updownarrow$$
$$ML \rightleftharpoons ML_2 \rightleftharpoons \cdots \qquad 副反应$$

由于其他配位剂的存在,金属离子与 EDTA 发生主反应的能力降低的现象称配位效应,其影响程度的大小用金属离子的配位效应系数 $\alpha_{M(L)}$ 表示。它等于未参加配位反应的金属离子各种型体总浓度与游离的金属离子平衡浓度之比,其数学表达式为

$$\alpha_{M(L)} = \frac{[M]_总}{[M]} \tag{9-14}$$

$$[M]_总 = [M] + [ML_1] + [ML_2] + \cdots + [ML_n]$$

$\alpha_{M(L)}$ 值越大,表明其他配位剂 L 对主反应的影响越大。当 $\alpha_{M(L)} = 1$ 时,$[M]_总 = [M]$,即表示该金属离子不存在配位效应。

C. 条件稳定常数

在没有副反应时,金属离子 M 与配位剂 EDTA 的反应进行程度可用稳定常数 K_{MY} 表示,K_{MY} 值越大,配合物越稳定。但在实际滴定条件下,由于受到副反应的影响,K_{MY} 值已不能反映主反应进行的真实程度。因为这时未参与主反应的金属离子不仅有 M,还有 ML,ML_1,ML_2,$\cdots$,ML_n 等。因此,应当用这些形式的浓度的总和 $[M]_总$ 表示金属离子的浓度;同样,未参加主反应的配位剂的浓度也应用其总浓度 $[Y]_总$ 表示。这样,在有副反应发生的情况下,平衡常数 K_{MY} 就变为 K'_{MY}。即

$$K'_{MY} = \frac{[MY']}{[M'][Y']} \tag{9-15}$$

K'_{MY} 表示在一定条件下,有副反应发生时主反应进行的程度。因此,K'_{MY} 称为条件稳定常数,也称作表观稳定常数。由于 MY 发生的副反应对主反应有利,在此不做考虑,仅讨论 Y 和 M 的副反应对主反应的影响。由式(9-13)和式(9-14)可知

$$[M]_总 = \alpha_{M(L)}[M], \quad [Y]_总 = \alpha_{Y(H)}[Y]$$

代入式(9-15),则得

$$K'_{MY} = \frac{[MY]}{\alpha_{M(L)}[M]\alpha_{Y(H)}[Y]} \tag{9-16}$$

$$= \frac{K_{MY}}{\alpha_{M(L)}\alpha_{Y(H)}}$$

将上式取对数,可得

$$\lg K'_{MY} = \lg K_{MY} - \lg\alpha_{Y(H)} - \lg\alpha_{M(L)} \tag{9-17}$$

例 9-20 计算 pH=2 和 5 时的 $\lg K'_{ZnY}$ 值。

解 从表 9-17 查到 $\lg K_{ZnY} = 16.50$

从表 9-18 查到:pH=2 时,$\lg\alpha_{Y(H)} = 13.79$;pH=5 时,$\lg\alpha_{Y(H)} = 6.45$。

所以

pH=2 时

$$\lg K'_{ZnY} = \lg K_{ZnY} - \lg\alpha_{Y(H)} - \lg\alpha_{M(L)} = 16.50 - 13.79 - 0 = 2.71$$

pH=5 时

$$\lg K'_{ZnY} = \lg K_{ZnY} - \lg\alpha_{Y(H)} - \lg\alpha_{M(L)} = 16.50 - 6.45 - 0 = 10.05$$

计算结果表明,尽管 K_{ZnY} 高达 16.50,Zn^{2+} 和 EDTA 的配合物非常稳定。但在 pH=2 时,由于 EDTA 的酸效应系数很大,实际上 $\lg K'_{ZnY}$ 只有 2.71,说明 Zn^{2+} 和 EDTA 的配合物极不稳定,不能用于配位滴定。而 pH=5 时,$\lg K'_{ZnY}$ 为 10.05,可以滴定。这说明在配位滴定中,选择和控制酸度有着重要的意义。

例 9-21 计算 pH=11,$[NH_3]=0.1$ mol/L 时的 $\lg K'_{ZnY}$ 值(已知 $\lg\alpha_{Zn(NH_3)} = 5.60$)。

解 已知:pH=11,$\lg\alpha_{Y(H)} = 0.07$;$[NH_3] = 0.1$ mol/L 时,$\lg\alpha_{Zn(NH_3)} = 5.60$。

根据式(9-17),得

$$\lg K'_{ZnY} = \lg K_{ZnY} - \lg\alpha_{Y(H)} - \lg\alpha_{Zn(NH_3)} = 16.50 - 0.07 - 5.60 = 10.83$$

计算结果表明,在 pH=11 时,尽管 Zn^{2+} 与 OH^- 及 NH_3 的副反应很强,但 $\lg K'_{ZnY}$ 仍为 10.83,故在强碱性条件下仍能用 EDTA 滴定 Zn^{2+}。

4. 配位滴定法

配位滴定法(coordinate titration)是以生成配位化合物反应为基础的滴定分析方法。能够生成配位化合物的反应很多,但能用于配位滴定的却很少,应用于配位滴定的反应必须具备下述条件:

① 配位反应要进行完全,形成的配合物要稳定。

② 配位反应要按一定化学反应式定量地进行。

③ 反应必须迅速。

④ 要有适当的方法确定滴定终点。

金属离子 M 能被 EDTA 准确滴定的主要条件是 $\lg c_M K'_{MY} \geq 6$。若 $c_M = 1.0 \times 10^{-2}$ mol/L,则 $\lg K'_{MY} \geq 8$ 时,才能被准确滴定。由于 K'_{MY} 受酸效应、配位效应等多种因素影响,因此,要用 EDTA 对 M 进行准确滴定,就必须选择合适的配位滴定条件。

(1) 酸度的选择

不同的金属离子在滴定时允许的最高酸度不同。如果溶液中同时存在两种或两种以上的离子时,它们与 EDTA 配合物的稳定常数差别足够大,则可通过控制溶液酸度,使得只有欲滴定的离子可形成稳定的配合物,从而达到选择性滴定的目的。

A. 配位滴定的最高酸度(即最低 pH 值)

假设配位滴定除 EDTA 的酸效应外,没有其他副反应,则

$$\lg K'_{MY} = \lg K_{MY} - \lg\alpha_{Y(H)} \geq 8$$

可见,溶液的酸度必须有一个最高限度,否则超过这一酸度就使 $\lg K'_{MY}$ 小于 8,从而不能准确滴定。这一限度就是配位滴定允许的最高酸度(即最低 pH 值)。

滴定任一金属离子 M 时,允许的最低 pH 值可按下式计算:

$$\lg\alpha_{Y(H)} = \lg K_{MY} - 8 \tag{9-18}$$

先求出 $\lg\alpha_{Y(H)}$ 值,然后查表 9-18,找出与此 $\lg\alpha_{Y(H)}$ 值对应的 pH 值,即为该滴定允许的最低 pH 值。

例 9-22 用 0.01000 mol/L EDTA 滴定 0.01000 mol/L Zn^{2+} 溶液。计算允许的最高酸度。已知 $\lg K_{ZnY}=16.50$。

解 由式(9-18)知 $\qquad \lg\alpha_{Y(H)}=\lg K_{ZnY}-8=16.50-8=8.50$

查表 9-18 知:当 $\qquad\qquad \lg\alpha_{Y(H)}=8.50$ 时,pH 值约为 4.0

故测定 Zn^{2+} 允许的最低 pH 值为 4.0。

用上述方法,可计算出用 EDTA 滴定各种金属离子时的最高酸度,如表 9-19 所示。

表 9-19 EDTA 滴定一些金属离子的最低 pH 值

金 属 离 子	pH 值	金 属 离 子	pH 值	金 属 离 子	pH 值
Mg^{2+}	9.8	Co^{2+}	4.0	Cu^{2+}	2.9
Ca^{2+}	7.5	Cd^{2+}	3.9	Hg^{2+}	1.9
Mn^{2+}	5.2	Zn^{2+}	3.9	Sn^{2+}	1.7
Fe^{2+}	5.0	Pb^{2+}	3.2	Fe^{3+}	1.0
Al^{3+}	4.2	Ni^{2+}	3.0	Bi^{3+}	0.6

由表 9-19 可知,不同金属离子的 K_{MY} 不同,则滴定时最低 pH 值不同。当溶液中有几种金属离子共存时,若它们的最低 pH 值相差较大,则有可能通过控制溶液的酸度进行选择滴定或分别滴定。例如,当 Bi^{3+} 和 Pb^{2+} 共存时,可以先调节溶液的 pH 值约为 11,用 EDTA 滴定 Bi^{3+},不会发生 Pb^{2+} 干扰;当 Bi^{3+} 定量滴定后,调节溶液的 pH 值至 5~6,可继续用 EDTA 滴定 Pb^{2+},从而可实现在混合离子体系中分别进行滴定。

B. 配位滴定的最低酸度(即最高 pH 值)

如果滴定时酸度太低(pH 值太高),酸效应减小,但金属离子易水解,因此,配位滴定不能低于酸度的某一限度,即不能低于最低酸度,否则金属离子水解形成羟基配合物,甚至析出 $M(OH)_n$ 沉淀而影响配位滴定。配位滴定的最高 pH 值可从 $M(OH)_n$ 对应的 K_{sp} 计算出来。

(2)掩蔽与解蔽

在配位滴定中,如果金属离子 M 和 N 的稳定常数比较接近,就不能用控制酸度的方法进行分别滴定。此时可加入适当的掩蔽剂,使它与干扰离子 N 形成稳定的配合物,降低溶液中游离的干扰离子浓度,从而消除干扰。常用的掩蔽方法有配位掩蔽法、沉淀掩蔽法和氧化还原掩蔽法。

A. 配位掩蔽法

配位掩蔽法就是利用配位反应降低或消除干扰离子的方法,是最常用的掩蔽法。例如,测定水的硬度,用 EDTA 滴定 Ca^{2+}、Mg^{2+} 时,水中的 Fe^{3+}、Al^{3+} 对测定有干扰。常加入三乙醇胺与 Fe^{3+}、Al^{3+} 生成更稳定的配合物,使之不干扰 Ca^{2+}、Mg^{2+} 的测定。配位滴定中常用的掩蔽剂见表 9-20。

表 9-20 常用的掩蔽剂及使用范围

掩 蔽 剂	pH 值使用范围	被掩蔽的离子	备 注
KCN	>8	Co^{2+}、Ni^{2+}、Cu^{2+}、Zn^{2+}、Hg^{2+}、Ag^+、Ti^{3+}、铂族元素	剧毒,须在碱性溶液中使用
NH_4F	4~6	Al^{3+}、Ti^{3+}、Sn^{4+}、Zr^{4+}、W^{6+} 等	用 NH_4F 比 NaF 好,
	10	Mg^{2+}、Ca^{2+}、Sr^{2+}、Ba^{2+}、稀土元素	因 NH_4F 加入 pH 值变化不大
三乙醇胺	碱性溶液	Al^{3+}、Sn^{4+}、Ti^{4+}、Fe^{3+} 及少量 Mn^{2+}	与 KCN 作用可提高掩蔽效果
邻二氮菲	5~6	Cu^{2+}、Ni^{2+}、Zn^{2+}、Cd^{2+}、Hg^{2+}、Co^{2+}、Mn^{2+}	
酒石酸	1.5~2	Sn^{4+}、Fe^{3+}、Mn^{2+}	
	5.5	Fe^{3+}、Al^{3+}、Sn^{4+}	
	6~7.5	Mg^{2+}、Cu^{2+}、Fe^{3+}、Al^{3+}、Mo^{4+}	
	10	Al^{3+}、Sn^{4+}	

B. 沉淀掩蔽法

沉淀掩蔽法是在溶液中加入沉淀剂,使干扰离子与掩蔽剂反应生成沉淀的方法。例如,在 Ca^{2+}、Mg^{2+} 共存的溶液中,加入 NaOH 溶液,使 pH>12,此时 Mg^{2+} 生成 $Mg(OH)_2$ 沉淀,可用 EDTA 滴定 Ca^{2+}。

C. 氧化还原掩蔽法

氧化还原掩蔽法是利用氧化还原反应改变干扰离子的价态,以消除干扰的方法。例如,用 EDTA 滴定 Bi^{3+}、Zr^{4+}、Tb^{4+} 等离子时,溶液中的 Fe^{3+} 会产生干扰,此时可加入抗坏血酸或羟胺,将 Fe^{3+} 还原为 Fe^{2+}。因为 Fe^{2+} 的 $\lg K'_{FeY}=14.33$ 比 Fe^{3+} 的 $\lg K'_{FeY}=25.1$ 要小得多,故能减少干扰。

采用掩蔽法对某一离子进行滴定后,再加入一种试剂,将已被掩蔽的离子释放出来,这种方法称为解蔽。具有解蔽作用的试剂称为解蔽剂。将掩蔽-解蔽方法联合使用,混合物不需分离便可分别连续进行滴定。如测定铜合金中的铅、锌时,可在氨性溶液中用 KCN 掩蔽 Cu^{2+}、Zn^{2+} 两种离子,而 Pb^{2+} 不被掩蔽,则可用 EDTA 滴定 Pb^{2+}。在滴定 Pb^{2+} 后的溶液中加入甲醛,则 $[Zn(CN)_4]^{2-}$ 被解蔽而释放出 Zn^{2+},再用 EDTA 继续滴定 Zn^{2+}。

5. 金属指示剂

在配位滴定中,通常利用一种能与金属离子生成有色配合物的有机染料作显色剂,来指示滴定过程中金属离子浓度的变化,这种显色剂称为金属离子指示剂(metal ion indicator),简称金属指示剂。

(1)金属指示剂的变色原理

金属指示剂是一种有机染料,它与被滴定金属离子反应,形成一种与指示剂本身颜色不同的配合物:

$$M + In \Longrightarrow MIn$$
$$\quad\text{颜色Ⅰ} \qquad\qquad\qquad \text{颜色Ⅱ}$$

滴定时,溶液中游离的金属离子逐渐减少,当达到化学计量点时,EDTA 夺取 MIn 配合物中的 M,生成更稳定的 MY,同时释放出指示剂,引起溶液颜色的改变,从而指示滴定终点:

$$MIn + Y \Longrightarrow MY + In$$
$$\text{颜色Ⅱ} \qquad\qquad\qquad\qquad \text{颜色Ⅰ}$$

(2)金属指示剂应具备的条件

许多有机染料都能与金属离子形成有色配位物,但可以作为金属指示剂的比较少,作为金属指示剂必须具备下列条件:

金属指示剂与金属离子生成的配合物颜色应与指示剂本身的颜色有明显区别,终点颜色变化才明显。

金属指示剂大多是有机弱酸,颜色随 pH 值变化而变化,因此必须控制适当的 pH 值范围。以铬黑 T 为例,它在溶液中有以下平衡:

$$[H_2In]^- \xrightarrow{pK_{a_1}=6.3} [HIn]^{2-} \xrightarrow{pK_{a_2}=11.6} In^{3-}$$
$$\text{紫红色} \qquad\qquad\qquad \text{蓝色} \qquad\qquad\qquad \text{橙色}$$
$$\text{pH}<6.3 \qquad\qquad \text{pH}8\sim11 \qquad\qquad \text{pH}>11.6$$

当 pH<6.3 时,显 $[H_2In]^-$ 的紫红色;当 pH>11.6 时,显 In^{3-} 的橙色,均与铬黑 T 金属配位物的红色相近。为使终点变化明显,铬黑 T 最佳使用范围为 pH8.0～10.0。

A. 金属指示剂配合物 MIn 有一定的稳定性。

B. 要求 $K'_{MIn} \geqslant 10^4$,但其稳定性又要小于 MY 配合物的稳定性,一般要求 $K'_{MY}/K'_{MIn} \geqslant 10^2$。这样,终点既不会提前,也不会推迟。

C. 显色反应快、灵敏,具有良好的可逆性。

D. 金属指示剂与金属离子生成的配合物应易溶于水。

E. 金属指示剂稳定性较好,便于贮存与使用。

(3)金属指示剂的封闭现象

有的金属指示剂与某些金属离子形成配合物的稳定性大于 EDTA 与金属离子形成配合物的稳定性,即 $K'_{MIn}>K'_{MY}$,当游离的金属离子 M 被 EDTA 配位后,MIn 中的金属离子 M 无法及时地被 EDTA 置换出来,到达化学计量点时不发生颜色变化,即无终点或终点不敏锐,或严重拖后,这种现象称为金属指示剂的封闭现象。

例如,铬黑 T 与 Fe^{3+}、Al^{3+}、Cu^{2+}、Co^{2+}、Ni^{2+} 等形成的配合物非常稳定,其 $K'_{MIn}>K'_{MY}$,用 EDTA 滴定

这些离子时,就不能用铬黑 T 作指示剂,否则会产生指示剂的封闭现象。

封闭现象若是由干扰离子本身引起的,可以采用返滴定法避免;如果是因为其他金属离子引起的,这就需要根据不同情况,加入适当的掩蔽剂,掩蔽干扰离子,以消除对指示剂的封闭现象。常用的金属指示剂见表 9-21。

表 9-21 常用的金属指示剂

指 示 剂	使用范围	颜色变化		直接滴定离子	封闭离子	掩 蔽 剂
		In	MIn			
铬黑 T (EBT)	pH8～10	蓝色	红色	Mg^{2+}、Zn^{2+}、Cd^{2+}、Pb^{2+}、Mn^{2+}、稀土	Al^{3+}、Fe^{3+}、Cu^{2+}、Co^{2+}、Ni^{2+}	三乙醇胺 NH_4F
二甲酚橙 (XO)	pH<6	亮黄色	紫红色	pH<1:ZrO^{2+} pH1～3:Bi^{3+}、Th^{4+} pH5～6:Zn^{2+}、Pb^{2+}、Cd^{2+}、Hg^{2+}、稀土	Fe^{3+}、Al^{3+}、Cu^{2+}、Co^{2+}、Ni^{2+}	NH_4F 返滴定法 邻二氮菲
钙指示剂 (NN)	pH10～13	纯蓝色	酒红色	Ca^{2+}	与 EBT 相似	

6. 滴定液

在 EDTA 滴定中,常用的滴定液有 EDTA 滴定液和锌滴定液。

(1) 0.05 mol/L EDTA 滴定液的配制和标定

A. 配制

EDTA 在水中溶解度小,不能直接使用,所以常用其二钠盐配制滴定液。配制浓度约 0.05 mol/L 的溶液,取 $Na_2H_2Y \cdot 2H_2O$ 19 g,溶于 300 mL 的温蒸馏水中,冷却后用水稀释至 1 L,摇匀,贮存于聚乙烯瓶或硬质玻璃瓶中,待标定。

B. 标定

标定 EDTA 溶液的基准物质很多,如 Zn、Ca 及纯 $CaCO_3$、ZnO 和 $MgSO_4 \cdot 7H_2O$ 等。这里介绍用 ZnO 作基准物质进行标定的方法。

精密称取于 800 ℃灼烧至恒重的基准物质 ZnO 约 0.12 g,加稀盐酸 3 mL 使溶解,加蒸馏水 25 mL 与 pH=10 的氨-氯化铵缓冲溶液 10 mL,再加少量铬黑 T 指示剂,用 EDTA 滴定至溶液由紫红色变为纯蓝色即为终点。用下式计算 EDTA 滴定液的浓度:

$$c_{EDTA} = \frac{m_{ZnO} \times 10^3}{V_{EDTA} M_{ZnO}}$$

(2) 0.05 mol/L 锌滴定液的配制和标定

A. 配制

取硫酸锌 15 g,加稀盐酸 10 mL 与水适量,使溶解,加水至 1000 mL,摇匀即得浓度约为 0.05 mol/L 的锌溶液,待标定。

B. 标定

精密移取待标定锌溶液 25.00 mL,加甲基红指示剂 1 滴,滴加氨试液至溶液呈微黄色,再加蒸馏水 25 mL、氨-氯化铵缓冲溶液 10 mL 与铬黑 T 指示剂数滴,然后用 EDTA 滴定液滴定至溶液由紫红色恰好变为蓝色即为终点。按下式计算锌滴定液的浓度:

$$c_{Zn^{2+}} = \frac{c_{EDTA} V_{EDTA}}{V_{Zn^{2+}}}$$

7. 应用实例

配位滴定法广泛应用于冶金、地质、环境卫生、医药检验和药物分析。在医学检验中如血清钙、胸水、腹水中钙、镁离子的含量测定,在药物分析中如氢氧化铝、明矾、硫酸锌、葡萄糖酸钙、磺胺嘧啶锌等药物含量的测定及水的总硬度测定,均可采用配位滴定法。

（1）水的总硬度测定

水的硬度是指溶解于水中的钙盐和镁盐的含量，含量越高即表示水的硬度越大。测定水的总硬度就是测定水中钙、镁离子的总量。

水的硬度的表示方法为：将水中所含 Ca^{2+}、Mg^{2+} 的总量，折算成 $CaCO_3$ 的质量，以每升水中含有多少毫克 $CaCO_3$ 表示硬度，单位为 mg/L。

操作过程：精密吸取一定量（50 mL 或 100 mL）的水样，用氨-氯化铵缓冲溶液调节 pH 值约为 10，加铬黑 T 指示剂少量，用 EDTA 滴定液滴定至溶液由酒红色变为纯蓝色即为终点。

滴定过程的反应式为

滴定前：$\qquad Mg+In \Longrightarrow MgIn$

终点前：$\qquad Ca+Y \Longrightarrow CaY$

$\qquad Mg+Y \Longrightarrow MgY$

终点时：$\qquad MgIn+Y \Longrightarrow MgY+ \quad In$

终点颜色：$\qquad$ 红色 $\qquad$ 纯蓝色

可按下式计算水的硬度：

$$硬度（mg/L，以 CaCO_3 表示）=\frac{c_Y V_Y M_{CaCO_3} \times 10^3}{V_样}$$

（2）血清钙的测定

用配位滴定法测定血清钙时，在 pH12～13 的碱性溶液中，加入钙指示剂，血清中的部分 Ca^{2+} 先与钙指示剂形成酒红色配合物，然后用 EDTA 滴定液滴定，EDTA 与 Ca^{2+} 形成更稳定的配合物，到达化学计量点时，滴加的 EDTA 夺取钙指示剂配合物中的 Ca^{2+}，使指示剂游离出来，溶液从酒红色变为蓝色，即到达滴定终点。

临床检验的操作过程：在 30 mL 锥形瓶中加 0.50 mL 血清，再加入 5 mL 0.2 mol/L NaOH 溶液和 2 滴钙指示剂的甲醇溶液，混匀，用 1 mL 相当于 0.10 mg 钙的 EDTA 滴定液滴定，至溶液由红色变为蓝色，即到达滴定终点。按下式计算血清钙的含量：

$$血清钙（mg/mL）=\frac{V_{EDTA} \times 0.10}{0.5}$$

（3）铝盐的测定

用 EDTA 法测定铝盐，只能用返滴定法而不能用直接滴定法，因为 Al^{3+} 与 EDTA 反应太慢，并且 Al^{3+} 对二甲酚橙指示剂有封闭作用。滴定前在铝盐溶液中先加入准确过量的 EDTA，加热煮沸促进反应进行完全，再加入二甲酚橙指示剂，用锌滴定液滴定剩余的 EDTA。

操作过程：取明矾约 2 g，精密称定，加适量蒸馏水使其溶解，定量转移至 250 mL 容量瓶中，用蒸馏水稀释至刻度，摇匀。用移液管精密移取此溶液 25.00 mL。置于锥形瓶中，调节溶液的 pH 值为 3.5，精密加入 0.05000 mol/L EDTA 滴定液 25.00 mL，煮沸，取下冷却后，加适量水及 HAc-NaAc 缓冲溶液，调 pH 值为 5，以二甲酚橙为指示剂，用锌滴定液滴定至溶液由黄色恰好变为紫红色即为终点。

滴定过程的反应如下：

滴定前：$\qquad Al+Y（过量）\Longrightarrow AlY+Y（剩余）$

终点前：$\qquad Y（剩余）+Zn \Longrightarrow ZnY$

终点时：$\qquad Zn+In \Longrightarrow ZnIn$

按下式计算明矾样品中铝的含量：

$$w_{Al}=\frac{(c_{EDTA}V_{EDTA}-c_{Zn}V_{Zn})M_{Al} \times 10^{-3}}{m_s \times 25.00/250.0} \times 100\%$$

目标测试

1. 解释下列名词：

（1）中心离子

（2）配离子

（3）金属指示剂

（4）配位滴定法

2. 指出下列各配合物中的内界、外界、配位体、配位数和中心离子。

$K_2[PtCl_6]$；$K_3[FeF_6]$；$(NH_4)_2[Hg(SCN)_4]$；$[Co(NH_3)_6]Cl_3$。

3. 什么是螯合物、螯合剂？螯合物形成的条件是什么？

4. 按系统命名法写出下列各配合物的名称。

$[Co(NH_3)_6]Cl_3$；$K_4[Co(CN)_6]$；$Na_3[Co(NO_2)_6]$；$[Ni(NH_3)_6]SO_4$；$K_2[PtCl_4]$；$(NH_4)_2[Hg(SCN)_4]$。

5. 根据下列配合物的名称，写出配合物的化学式。

（1）六氯合锑（Ⅴ）酸铵 （2）四碘合汞（Ⅱ）酸钾 （3）硫酸四氨合锌（Ⅱ） （4）六氰合铁（Ⅲ）酸钾

6. EDTA 与金属离子形成配合物有什么特点？

7. 在配位滴定中，影响滴定突跃范围大小的因素是什么？

8. 什么是指示剂的封闭现象？如何消除？

9. 若配制 EDTA 溶液的水中含有 Ca^{2+}，判断下列情况对测定结果的影响：

（1）以 $CaCO_3$ 为基准物质标定 EDTA，并用 EDTA 滴定试液中的 Zn^{2+}，二甲酚橙为指示剂；

（2）以锌为基准物质、二甲酚橙为指示剂标定 EDTA，用 EDTA 测定试液中的钙、镁离子总量；

（3）以 $CaCO_3$ 为基准物质、铬黑 T 为指示剂，标定 EDTA，用以测定试液中钙、镁离子总量。

10. 精密称取氧化锌 0.4328 g，置于烧杯中，加盐酸使其溶解后，定量转入 100.0 mL 容量瓶中，稀释至标线后混匀，精密量取 20.00 mL 此溶液，加氨-氯化铵缓冲溶液 10 mL 及少量铬黑 T 指示剂，用待标定的 EDTA 滴定至终点，消耗 EDTA 21.36 mL，计算 EDTA 滴定液的浓度。

11. 测定水的总硬度时，吸取水样 100.0 mL，加氨性缓冲溶液 10 mL 至溶液 pH 值为 10，用 0.05000 mol/L EDTA 滴定液滴定，终点时用去 10.25 mL，计算水的硬度（mg/L，以 $CaCO_3$ 表示）。

12. 称取葡萄糖酸钙 $C_{12}H_{22}O_{14}Ca \cdot H_2O$ 试样 0.5500 g，溶解后以 EBT 为指示剂，在 pH＝10 的氨性缓冲溶液中用 0.04985 mol/L EDTA 滴定液滴定，消耗 EDTA 滴定液的体积 24.50 mL，试计算葡萄糖酸钙的含量。（葡萄糖酸钙的相对分子质量为 448.4）

单元 5 氧化还原反应与氧化还原滴定法

 单 元 目 标

※ 掌握氧化还原反应的基本概念。

※ 掌握高锰酸钾法和碘量法的原理及应用。

※ 熟悉碘量法的主要误差来源及减免误差采取的措施。

※ 熟悉电极电位和标准电极电位的概念、影响电极电位的因素及电极电位的应用。

※ 了解原电池的工作原理、组成及氧化还原滴定法中的常用指示剂。

※ 了解用外指示剂判断终点的方法。

氧化还原反应（oxidation reduction）是溶液中氧化剂和还原剂之间发生电子转移的反应，与医学卫生、科学研究和日常生活都有密切的关系。它是药物生产、卫生监测等方面经常遇到的一类化学反应。氧化还原滴定法（oxidation reduction titration）是以氧化还原反应为基础的滴定分析法，氧化还原滴定法在分析化学、药物生产方面以及药物检验等领域广泛使用，通过氧化还原滴定可以测定氧化性物质、还原性物质，甚至非氧化还原性物质的含量。

1．氧化还原反应的基本概念

（1）氧化还原反应

A．氧化数的概念和计算

a．氧化数的概念

在氧化还原反应中，原子或离子之间存在着电子的得失（或偏移）。电子的得失（或偏移）表现了该原子或离子所带电荷的改变。我们把这种元素的原子形式上所带的电荷数称氧化数（oxidation number）。氧化数是人为规定，通过计算而求得的数值。这个数值可以是正数、负数、零，可以是整数或分数，它表示原子在化合物中形式上所带的电荷数。

b．元素氧化数的计算

在计算元素氧化数时，有如下规定：

① 在单质分子中，元素的氧化数定为零。因为在 H_2、O_2、N_2 等分子中，原子间共用电子对无偏移。

② 在离子化合物中，离子所带的电荷数是原子得失电子的结果，所以，元素的氧化数等于离子所带的电荷数，有正、负之别。如在 $MgCl_2$ 中，镁离子带两个单位正电荷，镁元素的氧化数为 $+2$，氯离子带一个单位负电荷，氯元素的氧化数为 -1。

③ 在共价化合物中，元素的氧化数是从两原子间共用电子对的偏移来考虑的，将电子的偏移看成是电子的得失。通常共用电子对偏向电负性大的原子，该原子的氧化数为负数；共用电子对偏离电负性小的原子，该原子的氧化数为正数。如在 HCl 分子中，氢原子和氯原子共用一对电子，由于氯原子的电负性较大，共用电子对就偏向氯原子而偏离氢原子。所以，氯元素的氧化数为 -1，氢元素的氧化数为 $+1$。

④ 一般规律：氧元素的氧化数总是 -2，氢元素的氧化数总是 $+1$。

特例：在氧与氟化合时，如 OF_2 中，氟元素的氧化数为 -1，氧元素的氧化数为 $+2$，这是因为氟原子的电负性比氧原子大；在具有过氧键的化合物中，如过氧化氢（H_2O_2）中、氧元素的氧化数为 -1，这是因为在两个氧原子间共用电子对无偏移；在金属氢化物中，由于氢的电负性比金属大，所以氢元素的氧化数为 -1。如氢化钠（NaH）中，氢元素的氧化数为 -1。

因为分子呈电中性，所以每一个化合物中，所有元素的氧化数的代数和等于零。在多原子离子中，各元素氧化数的代数和等于该多原子离子的电荷数。

根据以上规定，可以计算任何单质或化合物中任一元素的氧化数。

例 9-23 试求重铬酸根离子（$Cr_2O_7^{2-}$）中，铬元素的氧化数。

解 设铬元素的氧化数为 X，已知氧元素的氧化数为 -2，根据上述第 4 点规定，可得：

$$X \times 2 + (-2) \times 7 = -2$$

即

$$X = +6$$

故重铬酸根离子中，铬元素的氧化数为 $+6$。

例 9-24 试求连四硫酸钠分子（$Na_2S_4O_6$）中，硫元素的氧化数。

解 设硫元素的氧化数为 X，已知氧元素的氧化数为 -2、钠元素的氧化数为 $+1$，可得，

$$(+1) \times 2 + X \times 4 + (-2) \times 6 = 0$$

$$X = +\frac{5}{2}$$

故连四硫酸钠分子中，硫元素的氧化数为 $+\dfrac{5}{2}$。

B．氧化还原反应

对氧化还原反应的认识，科学上也是经历了一个由浅入深、由现象到本质的过程。最初从得氧失氧的角度来分析氧化还原反应，氧化反应是指物质与氧结合的反应，还原反应是指物质失去氧的反应。例如，在氢气与氧化铜的反应中，氧化铜失去氧发生还原反应，氢气得到氧发生氧化反应。像这样一种物质被氧化，另一种物质被还原的反应，称为氧化还原反应。

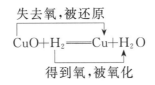

在有机化学和生物化学中,氧化还原反应常常表现为失氢和加氢的反应。凡发生失氢的反应,即是氧化反应;凡发生加氢的反应,即是还原反应。

现在,再从元素氧化数升降的角度分析这个反应。

$$\text{CuO}+\text{H}_2 =\!\!=\!\!= \text{Cu}+\text{H}_2\text{O}$$

（上方箭头：氧化数降低,被还原；下方箭头：氧化数升高,被氧化）

用氧化数升降的观点来分析大量的氧化还原反应,可以得出以下的认识:

物质所含元素氧化数升高的反应,就是氧化反应;物质所含元素氧化数降低的反应,就是还原反应;凡有元素氧化数升降的化学反应,就是氧化还原反应。用氧化数升降的观点不仅能分析像氧化铜跟氢气这类有失氧和得氧关系的反应,还能分析一些没有失氧和得氧关系而发生元素氧化数升降的反应。例如钠跟氯气的反应。

$$\overset{0}{2\text{Na}}+\overset{0}{\text{Cl}_2} =\!\!=\!\!= \overset{+1\ -1}{2\text{NaCl}}$$

（上方箭头：氧化数升高,被氧化；下方箭头：氧化数降低,被还原）

这个反应尽管没有失氧和得氧关系,但发生了元素氧化数的升降,因此也是氧化还原反应。

为了进一步认识氧化还原反应的本质,再从电子得失的角度来分析钠跟氯气的反应。钠原子的最外层有1个电子,氯原子的最外层有7个电子,当钠与氯反应时,钠原子失去1个电子,成为钠离子。氯原子得到1个电子,成为氯离子。在这个反应中,发生了电子转移。

$$\overset{0}{2\text{Na}}+\overset{0}{\text{Cl}_2} =\!\!=\!\!= \overset{+1\ -1}{2\text{NaCl}}$$

（上方：得到2e；下方：失去2e）

此外,在化学反应方程式中,也可以用箭头表示不同种元素的原子间的电子得失情况。

$$\underset{失电子}{2\ \overset{0}{\text{N}}\text{a}}+\underset{得电子}{\overset{0}{\text{C}}\text{l}_2} =\!\!=\!\!= \overset{+1\ -1}{2\text{NaCl}}$$

（上方：2e）

在上述反应中,一个钠原子失去一个电子,钠的氧化数从0升高到+1;一个氯原子得到一个电子,氯的氧化数从0降到-1。氧化数的升高是由于失去电子,升高的数值就是失去的电子数。氧化数降低是由于得到电子,降低的数值也就是得到的电子数。在这类反应中,元素氧化数的升高或降低是由于它们的原子失去或得到电子。这样,从电子得失的观点来分析氧化还原反应,揭示了氧化还原反应的本质。

物质失去电子(氧化数升高)的反应就是氧化反应;物质得到电子(氧化数降低)的反应就是还原反应。凡是有电子得失的化学反应就是氧化还原反应。

还有一些生成共价化合物的反应,虽然没有电子的得失,但由于共用电子对发生了偏移,从原子所带电性来看,类似于电子发生了转移,如氯气和氢气生成氯化氢的反应($\overset{0}{\text{H}_2}+\overset{0}{\text{Cl}_2} =\!\!=\!\!= \overset{+1\ -1}{2\text{HCl}}$),这类反应也属氧化还原反应。

氧化还原反应中,电子转移(得失或偏移)和氧化数升降的关系如下:

（上方箭头向右：氧化,失去电子,氧化数升高）

$$-4\ -3\ -2\ -1\ 0\ +1\ +2\ +3\ +4\ +5\ +6\ +7$$

（下方箭头向左：还原,得到电子,氧化数降低）

由于电子的得失(或偏移),直接影响着元素氧化数的变化,因此反应前、后元素氧化数的改变是氧化还原反应的标志。

（2）氧化剂和还原剂

A. 氧化剂和还原剂的概念

在氧化还原反应中,凡得到电子,氧化数降低的物质,称为氧化剂。凡失去电子,氧化数升高的物质,称为还原剂。氧化剂能使其他物质氧化,而本身被还原,还原剂能使其他物质还原,而本身被氧化。在氧化还原反应中,电子从还原剂转移到氧化剂。在还原剂被氧化的同时,氧化剂被还原。

$$\overset{+2}{Cu}O + \overset{0}{H_2} =\!=\!= \overset{0}{Cu} + \overset{+1}{H_2}O \quad (1e \times 2)$$

在上述反应中,H_2 中的 H 失去电子,被氧化,H_2 是还原剂。CuO 中的 Cu 得电子被还原,CuO 是氧化剂。

在判断氧化剂和还原剂时,应注意以下几点:

a. 同一种物质在不同反应中,有时作氧化剂,有时作还原剂。一般具有可变氧化数的元素,当处于中间氧化态时,具有这种性质。如 S 既可作氧化剂又可作还原剂。

$$\overset{0}{S} + \overset{0}{H_2} =\!=\!= \overset{+1}{H_2}\overset{-2}{S} \quad (2e)$$

氧化剂　还原剂

在上述反应中,硫的氧化数从 0 降为 −2,硫为氧化剂。而在下面的反应中,硫的氧化数从 0 升为 +4,是还原剂。

$$\overset{0}{S} + \overset{0}{O_2} =\!=\!= \overset{+4\ -2}{SO_2} \quad (4e)$$

还原剂　氧化剂

b. 有些物质在同一反应中,既是氧化剂,又是还原剂。例如:在下面的反应中,一个氯原子的氧化数升高,另一个氯原子的氧化数降低,氯既是氧化剂,又是还原剂。

$$\overset{0}{Cl_2} + H_2O =\!=\!= \overset{+1}{H}ClO + \overset{-1}{H}Cl$$

c. 氧化剂、还原剂的氧化还原产物与反应条件有密切的关系,反应条件不同,氧化还原的产物也不同。例如强氧化剂高锰酸钾在酸性、中性、碱性溶液中,其还原产物分别是 Mn^{2+}、MnO_2、MnO_4^{2-},反应式如下:

在酸性溶液中:
$$2KMnO_4 + 5K_2SO_3 + 3H_2SO_4 =\!=\!= 2MnSO_4（肉色）+ 6K_2SO_4 + 3H_2O$$

在中性或弱碱性溶液中:
$$2KMnO_4 + 3K_2SO_3 + H_2O =\!=\!= 2MnO_2（棕褐色）\downarrow + 3K_2SO_4 + 2KOH$$

在强碱性溶液中:
$$2KMnO_4 + K_2SO_3 + 2KOH =\!=\!= 2K_2MnO_4（绿色）+ K_2SO_4 + H_2O$$

硝酸等氧化剂同高锰酸钾一样,被还原时,反应条件不同,还原产物也不同。

由于得失电子的能力不同,所以氧化剂和还原剂也有强弱之分。获得电子能力强的氧化剂,称强氧化剂;容易失去电子的还原剂,称强还原剂。

B. 常见的氧化剂和还原剂

a. 常见的氧化剂

常见的氧化剂是氧化数易降低的物质:

活泼的非金属:O_2、Cl_2、Br_2、I_2 等。

具有高氧化数的含氧化合物:$KMnO_4$、$HClO$、$HClO_3$、HNO_3、H_2SO_4（浓）等。

某些氧化物和过氧化物:MnO_2、PbO_2、H_2O_2 等。

高价金属离子:Fe^{3+}、Cu^{2+} 等。

b. 常见的还原剂

常见的还原剂是氧化数容易升高的物质:

活泼金属和较活泼金属及某些非金属的单质:Na、Mg、Zn、Fe、Al、H_2、C 等。

具有低或较低氧化数的化合物:HCl、H_2S、CO、H_2SO_3、H_2O_2、$H_2C_2O_4$（草酸）、H_3AsO_3、$Na_2S_2O_3$、$NaNO_2$、KI。

低价金属离子:Fe^{2+}、Sn^{2+}、Cu^+。

不难理解,处于最高氧化数的元素的化合物,只能作氧化剂;处于最低氧化数的元素的化合物,只能作还原剂;处于中间氧化数的元素的化合物,既可以作氧化剂,又可以作还原剂。

2. 原电池和电极电位

（1）原电池

A. 原电池的概念

如图 9-18 所示的装置里,在装有 1 mol/L $CuSO_4$ 溶液的烧杯中插入铜片,另一盛有 1 mol/L $ZnSO_4$ 溶液的烧杯中插入锌片。两种溶液之间用盐桥（一个装满饱和 KCl 溶液与琼脂凝胶的 U 形管）连接起来。这时,由于 Zn 和 Cu 互不接触,不会发生反应。当用导线将锌片和铜片相连接,并在线路上串联检流计时,检流计的指针就立即偏向一方,表明导线里有电流通过,进一步的实验证明电子是从锌片移向铜片的。

分析产生电流的原因是锌片上 Zn 失去电子,发生氧化反应,形成 Zn^{2+} 进入溶液;锌片上过多的电子经过导线转移至铜片;溶液中 Cu^{2+} 从铜片上获得电子,发生还原反应变成金属铜析出。

$$Zn \longrightarrow Zn^{2+} + 2e^-, \quad Cu^{2+} + 2e^- \longrightarrow Cu$$

与此同时,盐桥中 Cl^- 和 K^+ 分别移向 $ZnSO_4$ 溶液和 $CuSO_4$ 溶液,以保持两溶液的电中性,从而使 Zn 的氧化和 Cu^{2+} 的还原可以继续进行,电流可以不断产生。上述装置中发生的总化学反应:

$$Zn + Cu^{2+} = Zn^{2+} + Cu$$

若把锌片直接插入 $CuSO_4$ 溶液,将发生同样的氧化还原反应。但是由于还原剂 Zn 与氧化剂 Cu^{2+} 直接接触,两者之间电子无序转移,就不能形成电流,化学能转变为热能放出。

在上述装置中,氧化反应和还原反应是被分隔在两处进行的,但又保持着联系。电子经外电路（导线）做有序的定向转移而形成电流。这种利用氧化还原反应产生电流,把化学能转变为电能的装置称为原电池。

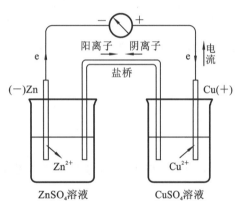

图 9-18　铜锌原电池装置图

B. 原电池的组成

在上述铜-锌原电池中,Zn-$ZnSO_4$ 组成锌电极,发生氧化;Cu-$CuSO_4$ 组成铜电极,发生还原。根据电子流向可知,锌电极是负极,铜电极是正极。

任一电极都是由两种物质构成的,它们是同一元素两种不同价态的物质形式。其中高价态的称为氧化型,低价态的称为还原型。两者不仅具有相互依存的关系,而且可以通过电子得失相互转化:

$$氧化型 + ne^- = 还原型$$

这种相互转化的过程即电极反应。氧化型及其对应的还原型相互依存,同时存在,故把这样一对物质称为氧化还原电对,简称电对,其符号记作氧化型/还原型(高价的氧化型写在分子处,低价的还原型写在分母处),如锌电极和铜电极,分别由 Zn^{2+}/Zn 电对和 Cu^{2+}/Cu 电对组成。由此可见,每个特定的电对构成特定的电极。

原电池由发生氧化的电极和发生还原的电极组成,为了正确地表示原电池的组成,一般规定:

① 负极写在左边,用符号"(−)"表示;正极写在右边,用符号"(＋)"表示。

② 竖线"∣"表示不同物相的界面;双竖线"‖"表示盐桥。

③ 各物质的浓度、压力需注明,未注明的一般认为处于各自的标准状态。

根据以上规则,铜锌原电池的表示式可写为:$(−)Zn|Zn^{2+}(c_1) \| Cu^{2+}(c_2)|Cu(＋)$。

C. 原电池的电动势

原电池中电子不断地由负极流向正极,说明正极的电势高于负极。两电极的电势差称为电池电动势。电池电动势取决于两电极的电极电位。若以 E 电池表示电池电动势,以 φ_+、φ_- 分别表示正极和负极的电极电位,则 $E_{电池}=\varphi_+-\varphi_-$。

电池电动势,无论计算值或测量值都应是正值,若出现负值,则表明原来认定的正、负极需要对调过来。

（2）电极电位

A. 标准氢电极与标准电极电位的测定

a. 标准氢电极

目前单个电极的电极电位的绝对值无法测定,只能选择某一个电极的电极电位作为比较标准,求得电极电位的相对数值。现在国际上采用标准氢电极作为比较标准。

标准氢电极的结构如图 9-19 所示,将镀铂黑的铂片浸在含有 H^+ 的溶液中,通入氢气使铂黑吸附氢气达到饱和。如果氢气压力为 101.3 kPa,温度为 298.15 K(25 ℃),溶液中 H^+ 浓度为 1 mol/L(严格说是活度为 1),氢电极就处于标准状态。可用下列符号表示标准氢电极:

$$Pt, H_2(p=101.3\ kPa)|H^+(1\ mol/L)$$

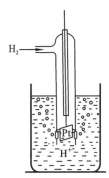

图 9-19　标准氢电极结构示意图

电极反应:

$$2H^+(aq)+2e^-\!\!=\!\!=\!\!H_2(g)$$

把标准氢电极的电极电位规定为零,即 $\varphi^{\ominus}(H^+/H_2)=0.00\ V$

b. 标准电极电位的测定

为了测定某电极的标准电极电位,可把该电极与标准氢电极组成原电池,测得电池电动势,即可推算该电极的标准电极电位。例如,为了测定锌电极的标准电极电位,将它与标准氢电极组成如下原电池:

$$Zn|Zn^{2+}(1\ mol/L)\parallel H^+(1\ mol/L)|Pt(+),H_2(101.3\ kPa)$$

测得此原电池的电动势为 0.763 V,则

因为 $E_{电池}^{\ominus}=\varphi^{\ominus}(H^+/H_2)-\varphi^{\ominus}(Zn^{2+}/Zn)$,又 $\varphi^{\ominus}(H^+/H_2)=0.00\ V$,所以

$$\varphi^{\ominus}(Zn^{2+}/Zn)=(0.00-0.763)\ V=-0.763\ V$$

规定温度为 25 ℃,凡是组成电极的有关离子浓度(严格说活度 α 为 1)为 1 mol/L,气体分压为 101.3 kPa 时测得的电极电位称为该电极的标准电极电位,符号为 $\varphi^{\ominus}$。

一些常用电对的 $\varphi^{\ominus}$ 值见附录 H。使用标准电极电位时应注意以下几点:

① $\varphi^{\ominus}$ 与物质的量的多少无关,即电极反应方程式中计量系数改变,对 $\varphi^{\ominus}$ 值不产生影响。如

$$Zn^{2+}+2e^-\!\!=\!\!=\!\!Zn \qquad\qquad \varphi^{\ominus}=-0.763\ V$$
$$2Zn^{2+}+4e^-\!\!=\!\!=\!\!2Zn \qquad\qquad \varphi^{\ominus}=-0.763\ V$$

② 无论电极反应写成氧化反应还是还原反应,$\varphi^{\ominus}$ 值不变。如

$$Zn^{2+}+2e^-\!\!=\!\!=\!\!Zn \qquad\qquad \varphi^{\ominus}=-0.763\ V$$
$$Zn\!\!=\!\!=\!\!Zn^{2+}+2e^- \qquad\qquad \varphi^{\ominus}=-0.763\ V$$

标准电极电位是电极处于平衡时表现出来的特征值,与达到平衡的快慢无关。

B. 能斯特(Nernst)方程

氧化还原电对电极电位的大小,主要取决于电对的本性,并受离子活度和温度等外界条件的影响。如果温度或活度改变,电极电位也随之改变,具体可用能斯特方程表示。例如,对下述氧化还原半反应,其能斯特方程表示如下:

$$Ox+ne^-\!\!\Longleftrightarrow\!Red$$

$$\varphi_{Ox/Red}=\varphi_{Ox/Red}^{\ominus}+\frac{RT}{nF}\ln\frac{a_{Ox}}{a_{Red}} \tag{9-19}$$

式中:$\varphi_{Ox/Red}$ 为 Ox/Red 电对的电极电位;$\varphi^{\ominus}$ 为 Ox/Red 电对的标准电极电位;R 为摩尔气体常数,8.314 J/(mol·K);T 为热力学温度;n 为半电池反应中转移的电子数;F 为法拉第常数,96484 C/mol;a_{Ox} 为氧化型的活度;a_{Red} 为还原型的活度。

25 ℃时,将各常数代入式(9-19),并将自然对数转换为常用对数,则上式可简化为

$$\varphi=\varphi^{\ominus}+\frac{0.0592}{n}\lg\frac{a_{Ox}}{a_{Red}} \tag{9-20}$$

实际工作中通常知道的是反应物的浓度而不是活度,用浓度代替活度,往往会引起较大的误差。此外,

酸度的影响、沉淀及配合物的形成等副反应，都将引起氧化型和还原型浓度的变化，从而使电对的电极电位发生改变。因此，若要以浓度代替活度，必须引入相应的活度系数和副反应系数。活度与活度系数及副反应系数的关系为

$$a_{Ox} = \gamma_{Ox}\frac{c_{Ox}}{\beta_{Ox}}, \quad a_{Red} = \gamma_{Red}\frac{c_{Red}}{\beta_{Red}}$$

式中：c 为浓度；γ 为活度系数；β 为副反应系数。

若再将以上关系式代入式(9-20)可得

$$\varphi = \varphi^{\ominus} + \frac{0.0592}{n}\lg\frac{\gamma_{Ox}c_{Ox}\beta_{Red}}{\gamma_{Red}c_{Red}\beta_{Ox}} = [\varphi^{\ominus} + \frac{0.0592}{n}\lg\frac{\gamma_{Ox}\beta_{Red}}{\gamma_{Red}\beta_{Ox}}] + \frac{0.0592}{n}\lg\frac{c_{Ox}}{c_{Red}}$$

令 $\varphi' = \varphi^{\ominus} + \frac{0.0592}{n}\lg\frac{\gamma_{Ox}\beta_{Red}}{\gamma_{Red}\beta_{Ox}}$，则

$$\varphi = \varphi' + \frac{0.0592}{n}\lg\frac{c_{Ox}}{c_{Red}} \tag{9-21}$$

式(9-21)中 φ' 称为条件电极电位。若没有相同条件下的条件电极电位，可采用该电对在相同介质、相近浓度下的条件电极电位数据，对于尚无条件电极电位的电对，只好采用它的标准电极电位。

例如，对于电极反应：

$$a\text{A(氧化型)} + ne^- \Longrightarrow b\text{B(还原型)}$$

25 ℃时，电极反应的电极电位 φ 常用下式计算：

$$\varphi = \varphi^{\ominus} + \frac{0.0592}{n}\lg\frac{[\text{氧化型}]^a}{[\text{还原型}]^b} \tag{9-22}$$

式中：$\varphi^{\ominus}$ 为标准电极电位；n 为电极反应得失电子数；[氧化型]和[还原型]分别表示电极反应式中氧化型和还原型的物质的量浓度；a 和 b 分别是各物质的化学计量数。

应用能斯特方程时必须注意：

a. 若组成电极的物质为纯固体或纯液体，不写入方程；若为气体物质，可在方程式中代入其分压（分压以 101.3 kPa 的倍数值表示）。

b. 电极反应中若有 H^+、OH^- 存在，则应把这些物质的浓度在方程式中列出，H_2O 不列入方程。

例 9-25 已知 $\varphi^{\ominus}_{Zn^{2+}/Zn} = -0.763$ V，将锌片浸入 Zn^{2+} 浓度分别为 0.010 mol/L 和 2.0 mol/L 的溶液中，计算 25 ℃时这两种锌电极的电极电位。

解 电极反应：

$$Zn^{2+} + 2e^- \Longrightarrow Zn$$

当 $[Zn^{2+}] = 0.010$ mol/L 时，有

$$\varphi_{Zn^{2+}/Zn} = \varphi^{\ominus}_{Zn^{2+}/Zn} + \frac{0.0592}{2}\lg[Zn^{2+}] = \left(-0.763 + \frac{0.0592}{2}\lg 0.010\right) \text{V} = -0.822 \text{ V}$$

当 $[Zn^{2+}] = 2.0$ mol/L 时，有

$$\varphi_{Zn^{2+}/Zn} = \varphi^{\ominus}_{Zn^{2+}/Zn} + \frac{0.0592}{2}\lg[Zn^{2+}] = \left(-0.763 + \frac{0.0592}{2}\lg 2.0\right) \text{V} = -0.754 \text{ V}$$

例 9-26 已知电极反应：$MnO_4^- + 8H^+ + 5e^- \Longrightarrow Mn^{2+} + 4H_2O$。在 pH = 5 时，求 25 ℃时的 $\varphi_{MnO_4^-/Mn^{2+}}$。假设 $[MnO_4^-] = [Mn^{2+}] = 1.00$ mol/L，$\varphi^{\ominus}_{MnO_4^-/Mn^{2+}} = +1.507$ V。

解 电极反应：$\quad MnO_4^- + 8H^+ + 5e^- \Longrightarrow Mn^{2+} + 4H_2O$

$$\varphi_{MnO_4^-/Mn^{2+}} = \varphi^{\ominus}_{MnO_4^-/Mn^{2+}} + \frac{0.0592}{5}\lg\frac{[MnO_4^-][H^+]^8}{[Mn^{2+}]}$$

$$= \left[+1.507 + \frac{0.0592}{5}\lg\frac{1.00 \times (10^{-5})^8}{1.00}\right] \text{V} = 1.033 \text{ V}$$

例 9-27 求下面电池的电动势(25 ℃)，写出电极反应式以及电池反应式，并标明正负极。

$$Zn \mid Zn^{2+}(0.1 \text{ mol/L}) \parallel Cu^{2+}(0.001 \text{ mol/L}) \mid Cu$$

解 查附录 H 得 $\varphi^{\ominus}_{Cu^{2+}/Cu} = +0.340$ V，$\varphi^{\ominus}_{Zn^{2+}/Zn} = -0.763$ V，根据能斯特方程得

$$\varphi_{Cu^{2+}/Cu} = \varphi^{\ominus}_{Cu^{2+}/Cu} + \frac{0.0592}{2}\lg[Cu^{2+}] = \left(+0.340 + \frac{0.0592}{2}\lg 0.001\right) \text{V} = +0.251 \text{ V}$$

$$\varphi_{Zn^{2+}/Zn}=\varphi_{Zn^{2+}/Zn}^{\ominus}+\frac{0.0592}{2}\lg[Zn^{2+}]=\left(-0.763+\frac{0.0592}{2}\lg0.1\right)V=-0.793\ V$$

$\varphi_{Cu^{2+}/Cu}>\varphi_{Zn^{2+}/Zn}$，故铜电极为正极，锌电极为负极。

原电池电动势为　　　$E_{电池}=\varphi_+-\varphi_-=[+0.251-(-0.793)]V=+1.044\ V$

电极反应为

负极　　　　　　　　　　　　　　　　$Zn-2e^-\longrightarrow Zn^{2+}$

正极　　　　　　　　　　　　　　　　$Cu^{2+}+2e^-\longrightarrow Cu$

电池反应为　　　　　　　　　　　　$Zn+Cu^{2+}\longrightarrow Zn^{2+}+Cu$

从上面的计算可以看出，物质本身的浓度对电极电位的影响很小，如例 9-25。但是如果有 H^+ 参加的电极反应，则酸度对电极电位的影响就比较明显，如例 9-27。

（3）电极电位的应用

A. 比较氧化剂和还原剂的强弱

电极电位的大小，反映了电对中氧化态物质和还原态物质氧化还原能力的相对强弱，φ 值越大，则电对中氧化态物质的氧化能力越强，相对应的还原态物质的还原能力越弱，反之亦然。

例 9-28　已知：

$$Sn^{4+}+2e^-\longrightarrow Sn^{2+}\qquad\qquad\qquad\varphi^{\ominus}=+0.151\ V$$

$$Fe^{3+}+e^-\longrightarrow Fe^{2+}\qquad\qquad\qquad\varphi^{\ominus}=+0.771\ V$$

$$MnO_4^-+8H^++5e^-\longrightarrow Mn^{2+}+4H_2O\qquad\qquad\varphi^{\ominus}=+1.507\ V$$

按照氧化能力由强到弱的顺序排列氧化剂。

解　因为 $\varphi^{\ominus}(MnO_4^-/Mn^{2+})>\varphi^{\ominus}(Fe^{3+}/Fe^{2+})>\varphi^{\ominus}(Sn^{4+}/Sn^{2+})$，所以氧化剂氧化能力由强到弱的顺序为

$$MnO_4^->Fe^{3+}>Sn^{4+}$$

B. 选择氧化剂和还原剂

例 9-29　溶液中含有 Cl^-、Br^-、I^- 三种离子，要使 I^- 氧化而又不使 Cl^-、Br^- 氧化，请问应采用的氧化剂是 $Fe_2(SO_4)_3$ 还是 $KMnO_4$。

解　已知

$$I_2+2e^-\longrightarrow 2I^-\qquad\qquad\qquad\varphi^{\ominus}=+0.535\ V$$

$$Br_2+2e^-\longrightarrow 2Br^-\qquad\qquad\qquad\varphi^{\ominus}=+1.065\ V$$

$$Cl_2+2e^-\longrightarrow 2Cl^-\qquad\qquad\qquad\varphi^{\ominus}=+1.358\ V$$

$$Fe^{3+}+e^-\longrightarrow Fe^{2+}\qquad\qquad\qquad\varphi^{\ominus}=+0.771\ V$$

$$MnO_4^-+8H^++5e^-\Longrightarrow Mn^{2+}+4H_2O\qquad\qquad\varphi^{\ominus}=+1.507\ V$$

由上述数据可见，$\varphi_{MnO_4^-/Mn^{2+}}^{\ominus}$ 比其他 $\varphi^{\ominus}$ 都大。所以如果用 $KMnO_4$ 作氧化剂，能使 Cl^-、Br^-、I^- 都被氧化。而 $\varphi_{Fe^{3+}/Fe^{2+}}^{\ominus}$ 仅比 $\varphi_{I_2/I^-}^{\ominus}$ 大，比 $\varphi_{Br_2/Br^-}^{\ominus}$ 和 $\varphi_{Cl_2/Cl^-}^{\ominus}$ 小，因此应选择 $Fe_2(SO_4)_3$ 作氧化剂，它只能氧化 I^-，而不会氧化 Cl^-、Br^-。

C. 判断氧化还原反应进行的方向

例 9-30　判断反应 $2Fe^{3+}+Cu\Longrightarrow 2Fe^{2+}+Cu^{2+}$ 在标准状态下的反应方向。

解　查附录 H 得　　　$\varphi_{Cu^{2+}/Cu}^{\ominus}=+0.340\ V$，　$\varphi_{Fe^{3+}/Fe^{2+}}^{\ominus}=+0.771\ V$

由于氧化还原反应自发进行的方向是由较强的氧化剂与较强的还原剂生成较弱的还原剂与较强的氧化剂，在本题中从 $\varphi^{\ominus}$ 数据可知，Fe^{3+}、Cu 分别是较强的氧化剂和较强的还原剂，而 Cu^{2+}、Fe^{2+} 分别是较弱的氧化剂和较弱的还原剂，因此该氧化还原反应可以自发进行。

这一例题的另一种解法如下。

上述反应中，Fe^{3+} 是氧化剂，为正极，Cu 是还原剂，为负极。则

$$E=\varphi_+-\varphi_-=\varphi_{Fe^{3+}/Fe^{2+}}^{\ominus}-\varphi_{Cu^{2+}/Cu}^{\ominus}=[+0.771-(+0.340)]V=+0.431\ V>0$$

说明反应正向进行。

一般用电极电位来判断氧化还原反应进行的方向，有两种方法：

a. 较强氧化剂 1＋较强还原剂 2 $\longrightarrow$ 较弱还原剂 1＋较弱氧化剂 2

b. 通过电池电动势 $E_{电池}$（对于标准状态）来判断，即

若 $E_{电池}>0$，则正反应方向自发进行；若 $E_{电池}<0$，则逆反应方向自发进行；

如果是非标准状态，则需要计算 E 值后进行判断。

D. 判断氧化还原反应进行的顺序

当溶液中同时存在几种氧化剂或还原剂时，若加入某种还原剂或氧化剂，氧化还原反应是分步进行的。

例 9-31 在含有 Fe^{2+}、Sn^{2+} 两种离子的溶液中，用 $KMnO_4$ 作为氧化剂，问反应发生的顺序如何。

解 查附表得 $\varphi^{\ominus}_{Sn^{4+}/Sn^{2+}}=+0.151\text{ V}$，$\varphi^{\ominus}_{Fe^{3+}/Fe^{2+}}=+0.771\text{ V}$，$\varphi^{\ominus}_{MnO_4^-/Mn^{2+}}=+1.507\text{ V}$

则

$$E_1^{\ominus}=\varphi^{\ominus}_{MnO_4^-/Mn^{2+}}-\varphi^{\ominus}_{Sn^{4+}/Sn^{2+}}=+1.356\text{ V}$$

$$E_2^{\ominus}=\varphi^{\ominus}_{MnO_4^-/Mn^{2+}}-\varphi^{\ominus}_{Fe^{3+}/Fe^{2+}}=+0.736\text{ V}$$

在不考虑反应速率的情况下，根据"$E^{\ominus}$ 大先反应"的原则，可以得出 $KMnO_4$ 先氧化 Sn^{2+}，然后氧化 Fe^{2+}。

E. 判断氧化还原反应进行的程度

氧化还原反应属于可逆反应，反应进行的程度可以通过反应的平衡常数来判断，而平衡常数可以由电极电位计算。对于任一氧化还原反应：设反应的电子转移数为 n，则利用标准电极电位来计算标准平衡常数 K 的公式为

$$\lg K=n\frac{\varphi^{\ominus}_+-\varphi^{\ominus}_-}{0.0592}$$

例 9-32 判断在标准状态下 $Zn+Cu^{2+}=\!=\!=Zn^{2+}+Cu$ 反应进行的程度。

解 $\lg K=2\times\dfrac{0.340+0.763}{0.0592}=37$，$K=10^{37}$，平衡常数数值很大，说明此反应进行得很完全。

例 9-33 判断在标准状态下 $Sn+Pb^{2+}=\!=\!=Sn^{2+}+Pb$ 反应进行的程度。

解 查附录 H 得 $\varphi^{\ominus}_{Pb^{2+}/Pb}=-0.126\text{ V}$，$\varphi^{\ominus}_{Sn^{2+}/Sn}=-0.137\text{ V}$

$$\lg K=2\times\frac{-0.126+0.137}{0.0592}=0.37,\quad K=2.34$$

此平衡常数很小，所以反应进行得很不完全。

由此可见，两电对的 $\varphi^{\ominus}$ 值相差越大，平衡常数 K 值也越大，反应进行得越完全。一般来说，反应的 $K>10^6$，就认为反应进行得相当完全了。即

当 $n=1$ 时 $\varphi^{\ominus}_+-\varphi^{\ominus}_-=0.36\text{ V}$

当 $n=2$ 时 $\varphi^{\ominus}_+-\varphi^{\ominus}_-=0.18\text{ V}$

当 $n=3$ 时 $\varphi^{\ominus}_+-\varphi^{\ominus}_-=0.12\text{ V}$

所以，可利用两电对的 $E^{\ominus}$ 值之差来判断反应进行的程度。满足上述条件的可认为反应进行得完全，不满足上述条件的可认为反应进行得不完全或不很完全。

3. 氧化还原滴定法概述

（1）氧化还原滴定法的特点

氧化还原滴定法（oxidation-reduction titration）是以氧化还原反应为基础的滴定分析法。酸碱、沉淀、配位反应都是基于离子或分子相互结合的反应，反应比较简单，一般瞬间即可完成。而氧化还原反应是溶液中氧化剂和还原剂之间发生电子转移的反应，反应过程比较复杂，主要特点如下：

a. 反应较慢，且不易进行完全。

b. 除主反应外，常伴有副反应发生。

（2）氧化还原滴定法对氧化还原反应的要求

A. 氧化还原滴定法对氧化还原反应的要求

氧化还原滴定法和其他滴定方法一样，氧化还原反应必须符合滴定分析所要求的条件。

a. 反应要按方程式中的系数关系定量地进行完全。

b. 无副反应发生。

c. 反应要快。

d. 要有简便的方法确定滴定终点。

B. 提高氧化还原反应速率的方法

从氧化还原滴定对氧化还原反应的要求来看,有一部分氧化还原反应不能直接用于滴定分析。要使氧化还原反应符合滴定分析要求,就必须创造适当的条件,加快反应速率,防止副反应发生,通常采用的措施如下。

a. 升高溶液温度

升高溶液温度可以加快反应速率,一般来说,温度每升高 10 ℃,反应速率可增加 2～3 倍。例如用 MnO_4^- 氧化 $C_2O_4^{2-}$ 时,在室温下反应不易进行,若将温度升高到 75～85 ℃,反应便能加快到符合滴定的要求。

$$2MnO_4^- + 5H_2C_2O_4 + 6H^+ \rightleftharpoons 2Mn^{2+} + 10CO_2\uparrow + 8H_2O$$

b. 增加反应物的浓度或减小生成物的浓度

根据化学平衡移动的原理,增加反应物的浓度不仅能促使反应进行完全,而且还能加快反应速率。例如:

$$Cr_2O_7^{2-} + 6I^- + 14H^+ \rightleftharpoons 2Cr^{3+} + 3I_2 + 7H_2O$$

该反应速率不够快,通过增加反应物 I^- 和 H^+ 的浓度可以大大加快反应速率。

c. 抑制副反应的发生

在用 $Na_2C_2O_4$ 标定 $KMnO_4$ 溶液的反应中,调节酸度时常用硫酸,而不能用盐酸和硝酸,就是为了抑制副反应的发生。因为硝酸有较强的氧化性,会氧化 $Na_2C_2O_4$ 而发生副反应。使用盐酸尤其是当 $[Cl^-]$ 较大时,下列副反应会比较明显地进行:

$$2MnO_4^- + 10Cl^- + 16H^+ \rightleftharpoons 2Mn^{2+} + 5Cl_2 + 8H_2O$$

d. 加入催化剂

催化剂可以加快化学反应速率,如在用 $Na_2C_2O_4$ 标定 $KMnO_4$ 溶液的反应中,可用 Mn^{2+} 作为催化剂加快反应速率。但在实际操作中一般不用另加 Mn^{2+},可利用反应中生成的 Mn^{2+} 作催化剂。这种催化现象是由反应过程中产生的催化剂所引起的,称为自动催化现象。

在实际应用中,选用哪些方法加快反应速率,应根据具体情况决定。

（3）氧化还原滴定法的分类

氧化还原滴定法以氧化剂或还原剂作为滴定液,习惯上根据配制滴定液所用的氧化剂名称的不同,将氧化还原滴定法分为高锰酸钾法、碘量法、亚硝酸盐法、重铬酸钾法、硫酸铈法、溴酸钾法和碘酸钾法等。本章主要介绍高锰酸钾法、碘量法和亚硝酸钠法。

（4）指示剂

A. 自身指示剂

在氧化还原滴定中,有的滴定液本身具有较深的颜色,而滴定产物无色或颜色很浅,这时无需另加指示剂,只要滴定液稍微过量一点,根据滴定液本身颜色的出现（或消失）,即可显示滴定终点的到达,这类物质称为自身指示剂(self indicator)。例如,在酸性溶液中用高锰酸钾溶液滴定无色或浅色的样品溶液时,只要过量的 $KMnO_4$ 浓度达到 2×10^{-6} mol/L,就能显示粉红色。又如,I_3^- 呈深棕色,只要过量的 I_3^- 浓度达到 2.5×10^{-5} mol/L 时,就能显出浅黄色,在有机溶剂中呈紫红色,可指示终点。

B. 特殊指示剂

有些指示剂本身不具有氧化还原性,但能与氧化剂或还原剂作用产生特殊的颜色,从而可指示终点,这类指示剂称为特殊指示剂(specific indicator)。淀粉即属于这类指示剂。淀粉溶液遇 I_3^- 产生深蓝色,反应极为灵敏,即使在 5.0×10^{-6} mol/L I_3^- 溶液中亦呈显著的蓝色,反应具有可逆性。

C. 氧化还原指示剂

有些物质本身是弱氧化剂或弱还原剂,并且它的氧化型和还原型有明显不同的颜色,在滴定过程中能因其被氧化或还原而发生颜色变化以指示终点,这类物质称为氧化还原指示剂(oxidation-reduction indicator)。例如,二苯胺磺酸钠,其氧化型呈紫红色,还原型无色。用 $KMnO_4$ 溶液滴定 Fe^{2+} 至化学计量点时,稍过量的 $KMnO_4$ 将二苯胺磺酸钠由无色的还原型氧化成紫红色的氧化型,指示滴定终点。

指示剂的半电池反应和电位表达式可表示如下:

$$In(Ox) + ne^- \rightleftharpoons In(Red)$$

$$\varphi = \varphi' + \frac{0.0592}{n}\lg\frac{c_{In(Ox)}}{c_{In(Red)}}$$

与酸碱指示剂一样，氧化还原指示剂从还原型颜色变到氧化型颜色，应是 $c_{In(Ox)}/c_{In(Red)}$ 从 $1/10\sim10/1$ 时引起的电极电位变化值，即指示剂变色时电极电位范围为

$$\left(\varphi' - \frac{0.0592}{n}\right) \sim \left(\varphi' + \frac{0.0592}{n}\right)$$

例如，二苯胺磺酸钠变色时电极电位变化范围为

$$\left(0.84 - \frac{0.0592}{2}\right) \sim \left(0.84 + \frac{0.0592}{2}\right) \quad 即 \quad 0.81\sim0.87$$

由于此变化范围很小，一般只用变色点电极电位(φ')。氧化还原指示剂的选择原则：指示剂的变色电位范围在滴定的电位突跃范围内，并尽量使指示剂的条件电位与滴定反应的化学计量点电位一致。常用的氧化还原指示剂见表 9-22。

表 9-22　常用的氧化还原指示剂

指 示 剂	φ'/V(pH=0)	还原型颜色	氧化型颜色
亚甲基蓝	0.36	无色	蓝绿色
次甲基蓝	0.53	无色	蓝色
二苯胺	0.76	无色	紫色
二苯胺磺酸钠	0.84	无色	紫红色
邻苯氨基苯磺酸	0.89	无色	紫红色
邻二氮菲亚铁	1.06	红色	淡蓝色
硝基邻二氮菲亚铁	1.25	红色	淡蓝色

氧化还原指示剂本身会消耗滴定液而引入误差，因此，必要时应做指示剂的空白校正。

4. 碘量法

(1) 基本原理

碘量法(iodimetry)是利用 I_2 的氧化性或 I^- 的还原性进行氧化还原滴定的方法。其半电池反应为

$$I_2(s) + 2e^- \rightleftharpoons 2I^- \qquad\qquad \varphi^{\ominus}_{I_2/I^-} = 0.535 \text{ V}$$

由 $\varphi^{\ominus}$ 可知，I_2 是一较弱的氧化剂，只能与较强的还原剂作用；而 I^- 是中等强度的还原剂，可与多种氧化剂作用。因此，碘量法的测定对象既可为还原剂，也可为氧化剂，可用直接滴定法或间接滴定法进行。

A. 直接碘量法

凡标准电极电位低于 $\varphi^{\ominus}_{I_2/I^-}$ 的电对，其还原态可用碘滴定液直接滴定，此方法称为直接碘量法，又称为碘滴定法。直接碘量法只能在酸性、中性或弱碱性溶液中进行，如果溶液的 pH>9 则会发生如下副反应：

$$3I_2 + 6OH^- \rightleftharpoons IO_3^- + 5I^- + 3H_2O$$

B. 间接碘量法

凡标准电极电位高于 $\varphi^{\ominus}_{I_2/I^-}$ 的电对，其氧化态可用 I^- 还原，定量置换出碘，再用硫代硫酸钠滴定液滴定置换出来的碘，这种滴定方式称为置换碘量法；有些还原性物质可与过量的碘滴定液反应，待反应完全后，用硫代硫酸钠滴定液滴定剩余的碘，这种滴定方式称为剩余碘量法。习惯上将这两种滴定方式统称为间接碘量法。

间接碘量法的滴定反应为

$$I_2 + 2S_2O_3^{2-} \rightleftharpoons 2I^- + S_4O_6^{2-}$$

此反应要求在中性或弱酸性溶液中进行。若在强酸性溶液中，不仅 $S_2O_3^{2-}$ 易分解，而且 I^- 也极易被空气中的 O_2 缓慢氧化：

$$S_2O_3^{2-} + 2H^+ \rightleftharpoons S\downarrow + SO_2\downarrow + H_2O$$

$$4I^- + O_2 + 4H^+ \rightleftharpoons 2I_2 + 2H_2O$$

若在碱性溶液中，则有如下副反应发生：

$$3I_2 + 6OH^- \rightleftharpoons IO_3^- + 5I^- + 3H_2O$$

$$S_2O_3^{2-} + 4I_2 + 10OH^- \rightleftharpoons 2SO_4^{2-} + 8I^- + 5H_2O$$

间接碘量法的误差主要来源于两个方面，一个是 I_2 的挥发，另一个是 I^- 在酸性溶液中被空气中的 O_2 氧化，通常可采取以下措施予以减免。

防止 I_2 挥发的方法如下：

① 加入过量的 KI（一般比理论量大 2～3 倍，使 I_2 生成 I_3^- 而不易挥发）；

② 在室温中进行；

③ 使用碘量瓶，快滴慢摇。

防止 I^- 被氧化的方法如下：

① 溶液的酸度不宜过高，以降低 I^- 被 O_2 氧化的速率；

② 除去溶液中可加速 O_2 对 I^- 氧化的速率的 Cu^{2+}、NO_3^- 等催化剂；

③ 密塞避光放置，滴定前反应完全后，立即滴定，快滴慢摇。

C. 指示剂

碘量法中应用最广泛的是淀粉指示剂。I_2 与淀粉作用能生成一种蓝色可溶性的吸附化合物，反应非常灵敏。当溶液中 I_2 的浓度为 10^{-5} mol/L 时，I_2 和淀粉仍可显色。

使用淀粉指示剂时，直接碘量法可根据蓝色的出现确定滴定终点；间接碘量法则根据蓝色的消失确定滴定终点。但注意应用间接碘量法测定氧化性物质时，淀粉指示剂应近终点时加入，以防大量的 I_2 被淀粉表面吸附使蓝色消失变得迟钝而产生误差。

淀粉指示剂对 I_2 的吸附作用随温度升高而下降，温度越高，颜色变化越不明显。当溶液 pH $>$ 9 时，因 I_2 会生成 IO^- 和 I^- 而不与淀粉显蓝色。

淀粉指示剂一般在使用前临时配制，因为淀粉溶液能缓慢水解，长时间放置的淀粉溶液不能与 I_2 生成蓝色的吸附化合物。此外，配制时加热时间不宜过长。

(2) 滴定液的配制

A. 碘滴定液的配制与标定

a. 配制

虽可用升华法制得纯碘，但因其易挥发，腐蚀性强，不宜用分析天平准确称量，通常仍需配成近似浓度的溶液后再标定。

配制碘溶液时应注意：

① 加入适量的 KI，使 I_2 生成 I_3^-，这样既可增加 I_2 的溶解度，还能降低其挥发性；

② 加入少许盐酸，以除去碘中微量碘酸盐杂质，并可在滴定时和配制 $Na_2S_2O_3$ 滴定液时加入少量稳定剂 Na_2CO_3；

③ 为防止少量未溶解的碘影响浓度，需用垂熔玻璃漏斗过滤后再标定；

④ 贮存于棕色瓶中，密塞，于阴凉处保存，以避免 KI 的氧化。

b. 标定

标定碘滴定液常用的基准物质是 As_2O_3。As_2O_3 难溶于水，可加 NaOH 溶液使其生成亚砷酸盐而溶解。过量的碱用稀 HCl 中和，滴定前加入 $NaHCO_3$ 使溶液呈弱碱性（pH8～9）。标定反应为

$$As_2O_3 + 6NaOH \Longrightarrow 2Na_3AsO_3 + 3H_2O$$

$$Na_3AsO_3 + I_2 + 2NaHCO_3 \Longrightarrow Na_3AsO_4 + 2NaI + 2CO_2\uparrow + H_2O$$

碘滴定液的浓度也可与已知准确浓度的 $Na_2S_2O_3$ 溶液比较求得。

B. 硫代硫酸钠滴定液的配制与标定

a. 配制

市售的 $Na_2S_2O_3 \cdot 5H_2O$ 一般都含有少量 S、S^{2-}、SO_3^{2-}、CO_3^{2-}、Cl^- 等杂质，且容易风化。此外 $Na_2S_2O_3$ 溶液不稳定，易分解，其原理是

嗜硫菌等微生物的作用　　　　$Na_2S_2O_3 \Longrightarrow Na_2SO_3 + S\downarrow$

溶解于水中的 CO_2 的作用　　　$S_2O_3^{2-} + CO_2 + H_2O \Longrightarrow HSO_3^- + HCO_3^- + S\downarrow$

空气中 O_2 的作用

$$2Na_2S_2O_3 + O_2 \Longrightarrow 2Na_2SO_4 + 2S\downarrow$$

由于以上原因，$Na_2S_2O_3$ 滴定液不能用直接法配制，只能先配成近似浓度的溶液，然后标定。配制 $Na_2S_2O_3$ 溶液时，必须注意以下几点：

① 使用新煮沸放冷的蒸馏水，以除去水中的 O_2、CO_2 并杀死嗜硫菌等微生物。

② 加入少量的 Na_2CO_3 使溶液呈弱碱性（$pH\approx 9$），既可抑制细菌的生长，又可防止 $Na_2S_2O_3$ 的分解。

③ 溶液贮存于棕色瓶中，在暗处放置 1～2 周后再进行标定。

b. 标定

标定 $Na_2S_2O_3$ 溶液的基准物质很多，如重铬酸钾、碘酸钾、溴酸钾、铜盐等，其中以重铬酸钾最常用。先准确称取一定量的 $K_2Cr_2O_7$，再加入过量的 KI，置换出来的 I_2 用 $Na_2S_2O_3$ 滴定液来滴定，反应式为

$$Cr_2O_7^{2-} + 6I^- + 14H^+ \Longrightarrow 2Cr^{3+} + 3I_2 + 7H_2O$$

$$I_2 + 2S_2O_3^{2-} \Longrightarrow 2I^- + S_4O_6^{2-}$$

$$6n_{K_2Cr_2O_7} = n_{Na_2S_2O_3}$$

可根据下式计算 $Na_2S_2O_3$ 滴定液的浓度：

$$c_{Na_2S_2O_3} = \frac{6}{1} \times \frac{m_{K_2Cr_2O_7}}{V_{Na_2S_2O_3} M_{K_2Cr_2O_7}} \times 1000$$

标定时应注意以下几点：

① 控制溶液的酸度：提高溶液的酸度可使 $Cr_2O_7^{2-}$ 与 I^- 的反应加快，然而，酸度过高又会加速 O_2 氧化 I^-。因此，$K_2Cr_2O_7$ 与 KI 反应时，酸度一般控制在 $0.8\sim 1\ mol/L$。

② 加入过量的 KI 并置于碘量瓶中放置一段时间：加入过量的 KI 可提高 $Cr_2O_7^{2-}$ 与 I^- 的反应速率，但反应仍不够快，应将其置于碘量瓶中，水封，暗处放置 10 min，使置换反应完全。

③ 滴定前须将溶液稀释：这样既可降低溶液酸度，减慢 I^- 被 O_2 氧化的速率，减少硫代硫酸钠的分解，还可降低 Cr^{3+} 的浓度，使其亮绿色变浅，便于终点的观察。

④ 近终点时加入指示剂：滴定至溶液呈浅黄绿色时才能加入淀粉指示剂，不能过早加入。

⑤ 正确判断滴定终点：加入淀粉指示剂后，继续用 $Na_2S_2O_3$ 滴定至溶液由蓝色消失而呈亮绿色，即为终点。若溶液迅速回蓝，表明 $Cr_2O_7^{2-}$ 与 I^- 的反应不完全，应重新标定。约 5 min 后溶液慢慢回蓝则是空气中的 O_2 氧化 I^- 所引起的，不影响标定结果。

（3）应用实例

碘量法的应用范围广泛，用直接碘量法可测定许多强还原性物质，如硫化物、亚硫酸盐、硫代硫酸盐、亚砷酸盐、乙酰半胱氨酸、酒石酸锑钾和维生素 C 等的含量；用剩余碘量法可以测定焦亚硫酸钠、咖啡因和葡萄糖等还原性物质的含量；用置换碘量法可以测定漂白粉、枸橼酸铁铵、葡萄糖酸锑钠等的含量。

例 9-34 维生素 C 的含量测定。

维生素 C 又称抗坏血酸，其分子中的烯二醇基具有较强的还原性，在醋酸中，能被碘氧化成二酮基。

操作步骤：精密称取维生素 C 试样约 0.2 g，加放冷的新煮沸过的蒸馏水 100 mL 和稀醋酸 10 mL，在锥形瓶中溶解后，加淀粉指示剂 1 mL，用碘滴定液滴定至溶液显蓝色并在 30 s 内不褪色即为终点。根据下式计算维生素 C 的含量（质量分数）：

$$w_{Vc} = \frac{c_{I_2} V_{I_2} M_{C_6H_8O_6} \times 10^{-3}}{m_s} \times 100\%$$

例 9-35 焦亚硫酸钠的含量测定。

焦亚硫酸钠（$Na_2S_2O_5$）具有较强的还原性，常用作药物制剂的抗氧剂。可用剩余滴定方式测定其含量。先加入准确过量的碘滴定液，然后用硫代硫酸钠滴定液回滴剩余的碘，同时进行空白试验，这样既可消除一些仪器误差，又可根据空白值与回滴值的差值求出焦亚硫酸钠的含量，而无需知道碘液的浓度。反应式为

$$Na_2S_2O_5 + 2I_2（过量）+ 3H_2O \Longrightarrow Na_2SO_4 + H_2SO_4 + 4HI$$

$$2Na_2S_2O_3 + I_2(剩余) \Longrightarrow Na_2S_4O_6 + 2NaI$$

$$n_{Na_2S_2O_5} = 4n_{Na_2S_2O_3}$$

根据下式计算焦亚硫酸钠的含量(质量分数):

$$w_{Na_2S_2O_5} = \frac{\frac{1}{4}c_{Na_2S_2O_3}(V_{空白Na_2S_2O_3} - V_{回滴Na_2S_2O_3})M_{Na_2S_2O_5} \times 10^{-3}}{m_s} \times 100\%$$

5. 高锰酸钾法

(1) 基本原理

高锰酸钾法(permanganate titration)是以高锰酸钾为滴定液的氧化还原滴定法。$KMnO_4$ 是强氧化剂,其氧化作用与溶液的酸度有关。为了充分发挥其氧化能力,通常在强酸性溶液中进行滴定:

$$MnO_4^- + 8H^+ + 5e^- \Longrightarrow Mn^{2+} + 4H_2O \qquad\qquad \varphi^\ominus = +1.507 \text{ V}$$

酸度一般控制在 0.5~1 mol/L,酸度过高,会导致 $KMnO_4$ 分解,酸度过低,不但反应速率慢,而且容易生成 MnO_2 沉淀。调节酸度以硫酸为宜。因为硝酸具有氧化性,盐酸具有还原性,容易发生副反应,都不宜使用。

$KMnO_4$ 滴定液本身为紫红色,其还原产物 Mn^{2+} 几乎接近无色。因此,用它滴定无色或浅色溶液时,一般不需另加指示剂,可用 $KMnO_4$ 作自身指示剂,化学计量点后,只需过量半滴 $KMnO_4$ 溶液就能使整个溶液变成淡红色而指示出滴定终点。若浓度较低,终点不明显,也可选用氧化还原指示剂。

$KMnO_4$ 与还原性物质在常温下反应速率通常较慢,可加热溶液或加入 Mn^{2+} 作催化剂,加快反应速率。但若测定的物质在空气中易氧化或加热易分解,如亚铁盐、过氧化氢等,则不能加热。

(2) 滴定液的配制与标定

A. 配制

市售高锰酸钾试剂中含有少量的二氧化锰等杂质,蒸馏水中也常含有微量的还原性物质,能缓慢地与高锰酸钾发生反应,使高锰酸钾滴定液的浓度在配制初期很不稳定。因此,高锰酸钾滴定液不能用直接法配制,而是先配成近似浓度的溶液,放置一段时间,待浓度稳定后再进行标定。配制时应注意以下几点。

a. 称取高锰酸钾的质量应多于理论计算量。

b. 将配制好的高锰酸钾溶液加热至沸,加速与还原性杂质的反应,以免贮存过程中浓度改变。静置 2 天后标定。

c. 用垂熔玻璃滤器过滤,以除去析出的沉淀。

d. 为了避免光对高锰酸钾溶液的分解,将过滤后的高锰酸钾溶液贮存于带玻璃塞的棕色瓶中,密闭保存。

B. 标定

标定高锰酸钾滴定液的基准物质有许多,如草酸、草酸钠、三氧化二砷和铁等。其中最常用的是草酸钠,因其易于提纯,不含结晶水,热稳定性好。标定反应为

$$2MnO_4^- + 5C_2O_4^{2-} + 16H^+ \Longrightarrow 2Mn^{2+} + 10CO_2\uparrow + 8H_2O$$

标定时应注意以下几个问题。

a. 标定时酸度要适宜,过高会使 $H_2C_2O_4$ 发生分解,过低会使部分 $KMnO_4$ 还原为二氧化锰。反应一般在硫酸溶液中进行,应保证其酸度为 0.5~1 mol/L。

b. 标定:反应开始时速率较慢,须先将溶液加热至 70~80 ℃,并在滴定过程中保持溶液的温度不低于 55 ℃。温度不宜过高,超过 90 ℃时,会有部分 $H_2C_2O_4$ 发生分解而引起误差。

因为标定反应开始时速率较慢,所以滴定刚开始时,滴定速率也要慢。随着滴定的进行,Mn^{2+} 的浓度逐渐增大,因此滴定速率可适当加快,但也不宜过快。

c. 高锰酸钾自身可作为指示剂,当滴定至终点时,稍过量的高锰酸钾可使溶液显微红色。所以,滴定至溶液显微红色并保持 30 s 不褪色即为终点。

(3) 应用实例

$KMnO_4$ 具有强氧化性,在酸性溶液中可直接测定许多还原性物质,如亚铁盐、亚砷酸盐、草酸盐和过氧化氢等;还可与另一还原剂相配合,用剩余滴定方式测定许多氧化性物质,如高锰酸钾、二氧化锰、亚硝酸盐

等;此外,还可用间接滴定法测定许多金属离子,如 Ca^{2+}、Zn^{2+}、Ba^{2+} 等。

例 9-36 过氧化氢的含量测定。

在酸性溶液中,H_2O_2 能还原 MnO_4^-,其反应式为

$$2MnO_4^- + 5H_2O_2 + 6H^+ = 2Mn^{2+} + 5O_2\uparrow + 8H_2O$$

因此,过氧化氢可用高锰酸钾滴定液直接滴定。在室温和硫酸溶液中,此反应能顺利进行,但开始时反应速率较慢,随着 Mn^{2+} 的不断生成,反应速率逐渐加快。

根据下式计算过氧化氢的含量:

$$\rho_{H_2O_2} = \frac{\frac{5}{2}c_{KMnO_4}V_{KMnO_4}M_{H_2O_2}\times 10^{-3}}{V_{试样}}\times 100\%$$

例 9-37 血清钙的测定。

血清中加入 $(NH_4)_2C_2O_4$ 时,生成草酸钙沉淀,过滤后用稀氨水洗去剩余的 $(NH_4)_2C_2O_4$,再加入稀硫酸使沉淀溶解,然后用高锰酸钾滴定液滴定置换出的 $H_2C_2O_4$,从而求出血清钙的含量。有关的反应式为

$$Ca^{2+} + C_2O_4^{2-} = CaC_2O_4\downarrow$$

$$CaC_2O_4 + 2H^+ = H_2C_2O_4 + Ca^{2+}$$

$$2MnO_4^- + 5H_2C_2O_4 + 6H^+ = 2Mn^{2+} + 10CO_2\uparrow + 8H_2O$$

根据下式计算血清中钙的含量:

$$\rho_{Ca} = \frac{\frac{5}{2}c_{KMnO_4}V_{KMnO_4}M_{Ca}\times 10^{-3}}{V_{试样}}\times 100\%$$

6. 亚硝酸钠法

(1) 基本原理

亚硝酸钠法(sodium nitrite method)是以亚硝酸为滴定液,在酸性溶液中测定芳香族伯胺(芳伯胺)和芳香族仲胺类(芳仲胺)化合物的氧化还原滴定法。

芳香族伯胺类化合物在酸性介质中,与亚硝酸钠发生重氮化反应,生成芳香族伯胺的重氮盐。用亚硝酸钠滴定液滴定芳香族伯胺类化合物的方法称为重氮化滴定法。

$$ArNH_2 + NaNO_2 + 2HCl \Longrightarrow [Ar-N_2^+]Cl^- + NaCl + 2H_2O$$

芳香族仲胺类化合物在酸性介质中,与亚硝酸钠发生亚硝基化反应。用亚硝酸钠滴定液滴定芳香族仲胺类化合物的方法称为亚硝基化滴定法。

$$ArNHR + NaNO_2 + HCl \Longrightarrow Ar-\underset{\underset{NO}{|}}{N}-R + NaCl + H_2O$$

其中以重氮化滴定法最为常用。重氮化滴定法应注意以下反应条件。

A. 酸的种类和酸度

重氮化滴定法的滴定速率与酸的种类有关。在 HBr 中反应最快,在 HCl 中次之,在 H_2SO_4 和 HNO_3 中反应较慢。但因 HBr 价格较贵,故常用 HCl。芳香族伯胺盐酸盐的溶解度也较大,便于观察终点。酸度一般控制在 1 mol/L 左右,酸度过高会阻碍芳香族伯胺的游离;若酸度不足,不但生成的重氮盐容易分解,而且容易与未反应的芳香族伯胺发生偶联反应,使测定结果偏低。

B. 反应温度和滴定速度

重氮化滴定法的反应速率随温度的升高而加快,但温度升高会使亚硝酸分解逸失,故一般规定在 15 ℃以下进行滴定。中国药典规定采用快速滴定法,可在 30 ℃以下进行。快速滴定法是将滴定管尖插入液面约 2/3 处,将大部分 $NaNO_2$ 液在不断搅拌的情况下一次滴入,近终点时,将管尖提出液面,继续缓慢滴至终点。这样,开始在液面下生成的 HNO_2 迅速扩散并立即与芳香族伯胺作用,来不及分解与逸失即可作用完全。不仅缩短滴定时间,又可得到满意的结果。

C. 苯环上取代基团的影响

芳香族伯胺对位有其他取代基团存在时,会影响重氮化反应的速率。一般说来,吸电子基团,如 $-NO_2$、$-SO_3H$、$-COOH$、$-X$ 等,可使反应减慢。对于反应较慢的药物,常在滴定时加入适量的 KBr 作催化剂,以提高反应速率。

（2）指示剂

A. 外指示剂

外指示剂（external indicator）多用 KI-淀粉指示剂，使用时不能直接加到被测物质的溶液中，只能在接近化学计量点时，用玻璃棒蘸取少许溶液在外面与 KI-淀粉指示剂迅速接触，若立即出现蓝色，则可确定到达终点。外指示剂法操作麻烦，终点不易掌握，若滴定液蘸取次数过多，容易造成损失，影响测定结果的准确度。

B. 内指示剂

内指示剂（internal indicator）以橙黄Ⅳ-亚甲蓝用得较多，中性红、二苯胺及亮甲酚蓝也有应用。使用内指示剂操作简便，但变色不够敏锐，尤其重氮盐有色时更难观察。鉴于内、外指示剂法均不理想，中国药典多采用永停滴定法确定终点，可得到准确的分析结果。

（3）滴定液的配制与标定

A. 配制

亚硝酸钠滴定液用间接法配制，其水溶液不稳定，放置后浓度显著下降，配制时需加入少许碳酸钠作稳定剂，使溶液呈弱碱性（pH≈10），三个月内浓度基本不变。

B. 标定

标定 $NaNO_2$ 滴定液常用对氨基苯磺酸作基准物质。对氨基苯磺酸为内盐，在水中溶解缓慢，须先用氨水溶解，再加盐酸，使其成为对氨基苯磺酸盐酸盐。标定反应式为

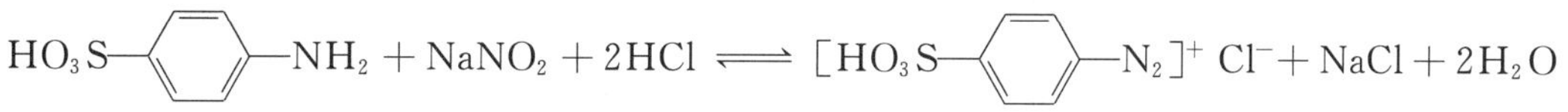

$$HO_3S\text{—}\underset{}{\bigcirc}\text{—}NH_2 + NaNO_2 + 2HCl \rightleftharpoons [HO_3S\text{—}\underset{}{\bigcirc}\text{—}N_2]^+Cl^- + NaCl + 2H_2O$$

可根据下式计算 $NaNO_2$ 滴定液的浓度：

$$c_{NaNO_2} = \frac{m_{C_6H_7O_3NS} \times 10^3}{V_{NaNO_2} M_{C_6H_7O_3NS}}$$

（4）应用实例

重氮化法主要用于芳香族伯胺类药物的测定，如磺胺类药物、盐酸普鲁卡因等，还可测定经适当处理能转变为芳香族伯胺结构的药物，如扑热息痛、非那西丁等。亚硝基化滴定可测定芳香族仲胺类药物，如盐酸丁卡因、磷酸伯氨喹等。

例 9-38 盐酸普鲁卡因的含量测定。

盐酸普鲁卡因具有芳香族伯胺结构，在酸性条件下与亚硝酸钠发生重氮化反应，滴定前加入适量 KBr 作催化剂，以促使重氮化反应迅速进行。用中性红为指示剂，终点时溶液由紫红色转变为纯蓝色。滴定反应式为

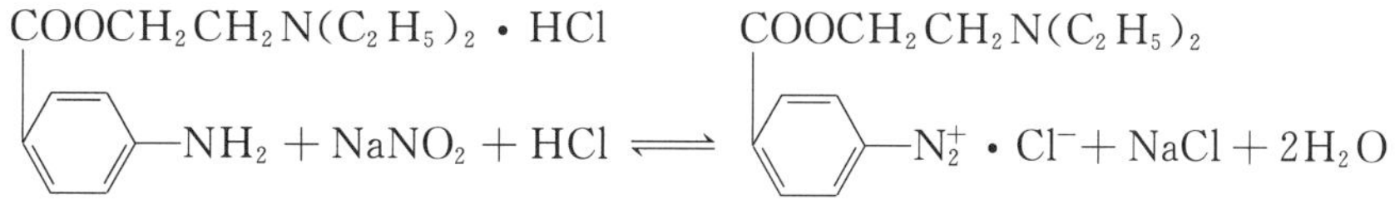

$$\underset{}{\overset{COOCH_2CH_2N(C_2H_5)_2 \cdot HCl}{\bigcirc}}\text{—}NH_2 + NaNO_2 + HCl \rightleftharpoons \underset{}{\overset{COOCH_2CH_2N(C_2H_5)_2}{\bigcirc}}\text{—}N_2^+ \cdot Cl^- + NaCl + 2H_2O$$

根据下式计算盐酸普鲁卡因的含量：

$$w_{C_{13}H_{20}O_2N_2 \cdot HCl} = \frac{c_{NaNO_2} V_{NaNO_2} M_{C_{13}H_{20}O_2N_2 \cdot HCl} \times 10^{-3}}{m_s} \times 100\%$$

目标测试

1. 解释下列名词：

（1）氧化反应

（2）氧化剂

（3）氧化还原滴定

（4）原电池

（5）自身催化剂

（6）特殊指示剂

2. 下列反应中,哪些是氧化还原反应? 在氧化还原反应中,哪个被氧化? 哪个被还原? 哪个是氧化剂? 哪个是还原剂?

(1) $CaCO_3 + 2HCl = CaCl_2 + CO_2\uparrow + H_2O$

(2) $2HgCl_2 + SnCl_2 = Hg_2Cl_2 + SnCl_4$

(3) $2KI + Br_2 = 2KBr + I_2$

3. 判断下列物质哪些可作氧化剂? 哪些可作还原剂? 哪些既可作氧化剂又能作还原剂?

$$Cl^-、H_2S、Cl_2、H_2SO_4(浓)、H_2SO_3、Al、H_2O_2、Fe、K_2Cr_2O_7、KMnO_4$$

4. 什么是电极电位? 电极电位的大小与氧化剂、还原剂的强弱有什么关系?

5. 在 298.15 K 是时,把金属 Cu 插入 Cu^{2+} 浓度为 0.01 mol/L 或 5 mol/L 的溶液中,计算铜电极的电极电位。

6. 对于下列反应:$4Cr^{2+} + O_2 + 4H^+ = 4Cr^{3+} + 2H_2O$,已知 $\varphi^{\ominus}_{Cr^{3+}/Cr^{2+}} = -0.41$ V,$\varphi^{\ominus}_{O_2/H_2O} = 1.23$ V。

(1) 计算电池的电动势 $E^{\ominus}$。

(2) 判断 Cr^{2+} 在酸性空气中是否稳定?

7. 简述一般氧化还原反应的特点。采取什么措施加以改进?

8. $KMnO_4$ 滴定液如何配制? 配制时应注意哪些问题?

9. 什么是碘量法? 直接碘量法和间接碘量法有何区别?

10. 用 24.15 mL $KMnO_4$ 溶液恰好完全氧化 0.1650 g 的 $Na_2C_2O_4$,试计算 $KMnO_4$ 溶液的浓度。

11. 精密称取 0.1136 g 基准 $K_2Cr_2O_7$ 溶于水,加酸酸化后加入足量 KI,于暗处放置 10 min 后用 $Na_2S_2O_3$ 滴定液滴定,消耗 24.61 mL,求 $Na_2S_2O_3$ 滴定液的浓度。

12. 测定血液中的钙时,常将钙以 CaC_2O_4 的形式完全沉淀,过滤洗涤,溶于硫酸中,然后用 0.002000 mol/L 的高锰酸钾滴定液滴定。现将 2.00 mL 血液稀释至 50.00 mL,取此溶液 20.00 mL,进行上述处理,用高锰酸钾滴定液滴定至终点时用去 2.45 mL,求血液中钙的浓度(mol/L)。

模块 10　仪器分析法

在 20 世纪 30 年代后期,分析化学的第二次变革出现,分析化学突破了以经典化学分析为主的局面,开创了仪器分析的新时代。仪器分析是根据被测物质的某些物理或物理化学性质与组分的关系进行定性定量分析的方法,通常分为物理分析(physical analysis)和物理化学分析(physicochemical analysis),大多需要精密仪器,故这类方法又称为仪器分析法(instrumental analysis)。根据分析方法进行分类,有电化学分析法、光谱分析法、色谱分析法、质谱法及热分析等。

仪器分析在药物研究与应用领域,有着广泛的应用:如新药的研发(确定化学结构,质量研究及稳定性试验等)、中草药成分分析(多组分分析)、药物质量的判定、原料及制剂的鉴别和检查等。因此,仪器分析是药学类专业的重要专业必修课程,是从事药物研究和应用的重要工具和手段。

单元 1　电位分析法

 单元目标

※ 掌握参比电极和指示电极的作用。

※ 掌握电位法测溶液 pH 值的原理和方法。

※ 熟悉电位法的基本概念及其分类。

※ 了解玻璃电极的构造和原理。

电化学分析(electrochemical analysis)法是根据物质在溶液中的电化学性质及其变化来进行分析的方法。在进行电化学分析时,通常是将被测物质制成溶液,根据它的电化学性质,选择适当电极组成化学电池,通过测定电池某种电信号(电压、电流、电阻、电量等)的变化,对被测组分进行定性、定量分析。电化学分析法具有设备简单、操作方便、应用范围广、便于自动化等优点,同时也有较高的准确度、灵敏度与重现性。因此,在药学分析领域有着广泛的应用。

1. 概述

根据测定的电化学参数不同,电化学分析方法的种类很多,一般可分为以下四类,如表 10-1 所示。

表 10-1　电化学分析法的分类

电　导　法	电　位　法	电　解　法	伏　安　法
电导分析法	直接电位法	电重量法	极谱法
电导滴定法	电位滴定法	库仑法	溶出法
		库仑滴定法	电流滴定法

A. 电导法(conductometry)

通过测量待测溶液的导电性,来确定待测物质含量的分析方法,称为电导法。直接根据测量的电导数据确定待测物质含量的分析方法,称为电导分析法(conductometric analysis)。根据测量滴定中溶液的电导变化来确定化学计量点的方法,称为电导滴定法(conductometric titration)。

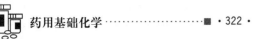

B. 电位法(potentiometry)

根据测定原电池的电动势,以确定待测物质含量的分析方法,称为电位法。其中根据电动势的测量值,直接确定待测物质含量的方法,称为直接电位法(direct potentiometry);根据滴定过程中电动势发生突变来确定化学计量点的方法,称为电位滴定法(potentiometric titration)。

C. 电解法(electrolytic analysis method)

根据通电时待测物质在电极上发生定量沉积或定量作用的性质,来确定待测物质含量的分析方法,称为电解法。其中用待测物质在电极上发生定量沉积后的电极的增重量来确定待测物质含量的方法,称为电重量法(electrogravimetry)。以待测物质在电解过程中通过的电量,来确定待测物质含量的方法,称为库仑法(coulometry);用电极反应的生成物作为滴定剂与待测物质反应,当达到化学计量点时,根据消耗的电量来确定待测物质含量的方法,称为库仑滴定法(coulometric titration)。

D. 伏安法(voltammetry)

伏安法是以电解过程中得到的电流-电位曲线为基础演变出来的各种分析方法的总称。它包括极谱法(polarography)、溶出法(stripping method)和电流滴定法(amperometric titration)。永停滴定法(dead-stop titration)属于电流滴定法中的一种分析方法,它是通过观察滴定过程中电流计的指针变化,以确定滴定终点的分析方法。

本单元着重介绍直接电位法。

2. 参比电极和指示电极

组成原电池(galvanic cell)的必要条件之一是具有两个性能不同的电极。电位分析法中,电位值不随被测离子浓度的变化而发生变化,具有恒定电位的电极,称为参比电极(reference electrode);电位值随被测离子浓度的变化而变化的电极,称为指示电极(indicator electrode)。

(1) 参比电极

标准氢电极(standard hydrogen electrode,SHE)是作为比较其他电极的基准参比电极,因其制作麻烦,使用不方便,一般只作校准时用。常用的参比电极有甘汞电极和银-氯化银电极。

A. 甘汞电极(calomel electrode)

甘汞电极是由汞、甘汞(Hg_2Cl_2)和氯化钾溶液组成的电极。饱和甘汞电极的构造如图 10-1 所示。

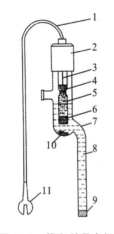

图 10-1 饱和甘汞电极

1. 导线;2. 电极帽;3. 铂丝;4. 汞;5. 汞与甘汞糊;
6. 棉絮塞;7. 外玻璃管;8. KCl 饱和液;
9. 石棉丝或素烧瓷芯等;10. KCl 结晶;11. 接头

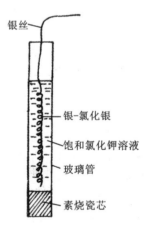

图 10-2 银-氯化银电极

电极反应为 $$Hg_2Cl_2 + 2e^- \rightleftharpoons 2Hg + 2Cl^-$$

298.15 K 时电极电位为 $$\varphi = \varphi^\ominus - 0.0592 \lg[Cl^-] \tag{10-1}$$

由上式可以看出,甘汞电极的电极电位取决于氯离子浓度,当氯离子的浓度一定时,则甘汞电极的电位也是一个定值。在 298.15 K 时,三种不同浓度的氯化钾溶液的甘汞电极的电极电位分别为

KCl 溶液的浓度	0.1 mol/L	1 mol/L	饱和
电极电位 φ/V	0.3337	0.2801	0.2412

最常用的是饱和甘汞电极(saturated calomel electrode,SCE),其电位稳定,构造简单,保存和使用都很方便。

B. 银-氯化银电极(silver-silver chloride electrode)

银-氯化银电极是由银丝镀上一薄层氯化银,浸入氯化钾溶液中组成的电极,其构造如图 10-2 所示。

电极反应为 $\qquad$ $AgCl + e^- \rightleftharpoons Ag + Cl^-$

298.15 K 时电极电位为 $\qquad$ $\varphi = \varphi^{\ominus} - 0.0592 \lg[Cl^-]$ $\qquad$ (10-2)

同样可以看出,银-氯化银电极的电极电位也取决于氯离子浓度,当氯离子的浓度一定时,则银-氯化银电极的电位也是一个定值。在 298.15 K 时,三种不同浓度的氯化钾溶液的银-氯化银电极的电极电位分别如下。

KCl 溶液的浓度	0.1 mol/L	1 mol/L	饱和
电极电位 φ/V	0.2880	0.2223	0.2000

银-氯化银电极结构较简单,体积小,常用作内参比电极。

(2)指示电极

指示电极的类型有很多种,根据指示电极指示物质的原理不同,常用指示电极分为以下两种。

A. 金属基电极

金属基电极是以金属为基体的电极,这类电极的共同特点是电极电位建立在电子转移的基础上,有以下几种类型。

a. 金属-金属离子电极

由能发生氧化还原反应的金属和该金属离子的溶液组成的电极称为金属-金属离子电极,简称为金属基电极或第一电极。其电极电位由溶液中金属离子的浓度来决定,故可用于测定金属离子的含量,如银电极 Ag/Ag^+。电极反应和电极电位为

$$Ag^+ + e^- \rightleftharpoons Ag$$
$$\varphi = \varphi^{\ominus} - 0.0592 \lg[Ag^+] \qquad (10-3)$$

b. 金属-金属难溶盐电极

金属表面覆盖其难溶盐,并与此难溶盐具有相同阴离子的可溶性盐组成的电极称为金属-金属难溶盐电极,简称第二电极。如银-氯化银电极,$Ag/AgCl,Cl^-$。电极反应和电极电位为

$$AgCl + e^- \rightleftharpoons Ag + Cl^-$$
$$\varphi = \varphi^{\ominus} - 0.0592 \lg[Cl^-] \qquad (10-4)$$

c. 惰性金属电极

将惰性金属(铂或金)插入含有某氧化态和还原态电对的溶液中组成的电极称为惰性金属电极,又称零电极。它能指示同时存在于溶液中的氧化态和还原态物质的比值,惰性金属不参与电极反应,仅起传递电子的作用。如 $Pt/Fe^{3+},Fe^{2+}$。电极反应和电极电位为

$$Fe^{3+} + e^- \rightleftharpoons Fe^{2+}$$
$$\varphi = \varphi^{\ominus} - 0.0592 \lg \frac{[Fe^{3+}]}{[Fe^{2+}]} \qquad (10-5)$$

B. 离子选择性电极

离子选择性电极(ion selective electrode,ISE)也称膜电极,它是一种利用选择性电极膜对溶液中特定离子产生选择性效应,从而指示该离子浓度的电极。这类电极的共同特点:电极电位的形成是基于离子的扩散和交换,而无电子的转移。到目前为止,该类电极已测定 30 余种离子。

指示电极的种类很多,本节主要介绍的指示电极是测定溶液 pH 值的玻璃电极,它也是使用最早的一种离子选择性电极。

(3)玻璃电极的构造和原理

A. 玻璃电极的构造

玻璃电极的构造如图 10-3 所示。

玻璃电极的下端接有一种特殊材料的玻璃球形薄膜,膜厚 0.05～0.1 mm,这是电极的关键部位。膜内盛有一定浓度的 KCl 的 pH 缓冲溶液,作为参比溶液,溶液中插入一支银-氯化银电极作为内参比电极。因

玻璃电极的内阻很高(为 50~100 MΩ),故导线及电极引线都要高度绝缘,并装有屏蔽罩,以免漏电和静电干扰。

B. 玻璃电极的原理

玻璃电极能指示 H^+ 浓度的大小,是因为 H^+ 在膜上进行交换和扩散的结果。当玻璃电极的玻璃膜内、外表面与溶液接触时,能吸收水分,在膜表面形成很薄的水化凝胶层,其厚度为 10^{-5}~10^{-4} mm。水化凝胶层中的 Na^+ 与溶液中的 H^+ 发生如下交换反应:

$$H^+ + Na^+ GI^- \rightleftharpoons Na^+ + H^+ GI^-$$

交换达到平衡后,玻璃表面几乎全由($H^+ GI^-$)组成,从表面到胶层内部,H^+ 的数目逐渐减少,Na^+ 的数目逐渐增多。玻璃膜内表面与内充液也发生上述作用形成同样的水合硅胶层,如图 10-4 所示。当浸泡好的玻璃电极浸入待测溶液时,水合硅胶层与溶液接触,由于胶层表面和溶液中的 H^+ 浓度不同,H^+ 便从浓度大的一侧向浓度小的一侧迁移,并建立平衡。

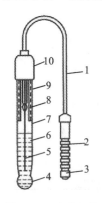

图 10-3 玻璃电极

1. 绝缘屏蔽电缆;2. 高绝缘电极插头;

3. 金属接头;4. 玻璃球膜;

5. 内参比电极;6. 内参比溶液;

7. 外管;8. 支管圈;

9. 屏蔽层;10. 塑料电极帽

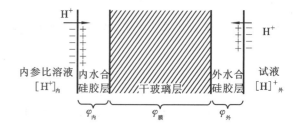

图 10-4 水化玻璃电极剖面示意图

在玻璃外胶层与溶液两相间形成双电层,产生了一定的相界电位 $\varphi_{外}$。同样,在玻璃内表面的胶层与溶液两相间也存在相界电位 $\varphi_{内}$。由于膜内外溶液中的 H^+ 浓度不等,与硅胶层间发生离子扩散也不同,于是玻璃内外的电位差(称膜电位 $\varphi_{膜}$)为

$$\varphi_{膜} = \varphi_{外} - \varphi_{内}$$

$$\varphi_{外} = K_{外} + 0.0592 \lg \frac{[H^+]_{外}}{[H^+]'_{外}} \tag{10-6}$$

$$\varphi_{内} = K_{内} + 0.0592 \lg \frac{[H^+]_{内}}{[H^+]'_{内}} \tag{10-7}$$

式中:$K_{内}$、$K_{外}$ 分别为由玻璃外膜、玻璃内膜表面性质决定的常数;

$[H^+]_{外}$、$[H^+]_{内}$ 分别为外部待测溶液中和内部缓冲溶液中 H^+ 的浓度;

$[H^+]'_{外}$、$[H^+]'_{内}$ 分别为玻璃电极外水合硅胶层表面和电极内水合硅胶层表面的 H^+ 浓度。

由于玻璃外膜和内膜表面性质基本相同,故可认为 $K_{内} = K_{外}$,又因为水合硅胶层表面 Na^+ 全部被 H^+ 所代替,故 $[H^+]'_{外} = [H^+]'_{内}$,因此

$$\varphi_{膜} = \varphi_{外} - \varphi_{内} = 0.0592 \lg \frac{[H^+]_{外}}{[H^+]_{内}} \tag{10-8}$$

由于内参比溶液中 H^+ 的浓度为一定值,故上式可写为

$$\varphi_{膜} = K + 0.0592 \lg[H^+]_{外} = K - 0.0592 pH \tag{10-9}$$

玻璃电极内有一个 Ag/AgCl 内参比电极,故整个玻璃电极的电极电位为

$$\varphi_{玻璃} = \varphi_{Ag/AgCl} + \varphi_{膜} = \varphi_{Ag/AgCl} + K - 0.0592 pH \tag{10-10}$$

式中:$\varphi_{Ag/AgCl}$ 为常数,与 K 合并为 $K_{玻璃}$,$K_{玻璃}$ 由玻璃电极本身的性能决定。

故 298.15 K 时,玻璃电极的电极电位为

$$\varphi_{玻璃} = K_{玻璃} - 0.0592\text{pH} \tag{10-11}$$

可以看出,玻璃电极的电极电位 $\varphi_{玻璃}$ 与溶液的 pH 值呈线性关系。只要测出 $\varphi_{玻璃}$,便可求出溶液的 pH 值,这就是玻璃电极测定溶液 pH 值的理论依据。

由公式 $\varphi_{膜} = \varphi_{外} - \varphi_{内} = 0.0592\lg\dfrac{[H^+]_{外}}{[H^+]_{内}}$ 可知,当 $[H^+]_{外} = [H^+]_{内}$ 时,即玻璃膜两侧溶液中的 H^+ 浓度相等时,膜电位应该等于零,但实际上在膜两侧仍有一个小的电位差,通常称这种电位差为不对称电位。它是由于制造工艺等原因,使玻璃膜内外两个表面的性能不完全一样造成的。玻璃电极经浸泡一段时间后,不对称电位可以达到最小,且为一定值(1～30 mV)。

C. 玻璃电极使用时的注意事项

a. 使用玻璃电极要注意型号。

如 221 型钠玻璃电极,适用于测定的溶液 pH 值范围是 1～9;231 型锂玻璃电极,适用于测定的溶液 pH 值范围是 1～14。

b. 玻璃电极在使用前应在蒸馏水中浸泡 24 h 以上。

浸泡的目的主要是形成性质比较稳定的水合硅胶层,降低和稳定不对称电位,使电极对 $[H^+]$ 有稳定的对应关系。

c. 玻璃电极一般在 5～60 ℃ 范围内使用。

因温度过高或过低,电极的寿命下降。在测定标准溶液和待测溶液时要求温度必须相同。

d. 玻璃电极浸入溶液后应轻轻摇动溶液,促使电极反应尽快达到平衡。

e. 玻璃电极膜很薄,使用时要格外小心,以免碰碎。

f. 玻璃电极的内阻较大,所以必须使用高阻抗的测量仪器测定。

g. 玻璃电极的清洗。一般使用后立刻用水清洗,或根据具体情况清洗,如:沾有油污,可用 5%～10% 的氨水或丙酮清洗;沾有无机盐,可用 0.1 mol/L HCl 溶液清洗;有 Ca^{2+}、Mg^{2+} 等积垢,可用 EDTA 溶液溶解;在含蛋白质溶液或胶质溶液中测定后,可用 1 mol/L HCl 溶液清洗。清洗电极时不可用脱水溶剂(如铬酸洗液、无水乙醇、浓硫酸等),以免破坏电极的功能。

h. 玻璃电极不能用于含氟离子溶液的测定。

3. 直接电位法

直接电位法(direct potentiometry)是根据电池电动势与待测组分的浓度之间的函数关系,通过测定电池电动势而直接求得试样中待测组分的浓度的电位法。通常用于溶液的 pH 值测定和其他离子浓度的测定。

(1) 溶液 pH 值测定的原理

直接电位法测定溶液的 pH 值时,常用玻璃电极作为指示电极,用饱和甘汞电极作为参比电极,将两个电极插入待测溶液中组成原电池,即

(—)玻璃电极|待测 pH 溶液|饱和甘汞电极(+)

298.15 K 时该电池的电动势为

$$E_{电池} = \varphi_{甘汞} - \varphi_{玻璃} = 0.2412 - (K_{玻璃} - 0.0592\text{pH}) \tag{10-12}$$

由于,$K_{玻璃}$ 为玻璃电极的性质常数,因而将 $K_{玻璃}$ 和 0.2412 合并得一新的常数 K,即

$$E_{电池} = K + 0.0592\text{pH} \tag{10-13}$$

由上式可知,电池的电动势和溶液的 pH 值呈线性关系。在 298.15 K 时,溶液的 pH 值改变一个单位,电池的电动势随之改变 59 mV,所以通过测量电池的电动势可求得溶液的 pH 值。但是,公式中的常数 K 很难确定,常随不同的玻璃电极和组成不同的溶液而发生变化,甚至随电极使用时间长短而发生微小的变动,并且每一个玻璃电极的不对称电位也不相同。在具体测定时常用两次测定法,以消除玻璃电极的不对称电位和公式中的常数。具体方法如下。

先测定一已知 pH_s 的标准缓冲溶液的电动势 E_s,则

$$E_s = K + 0.0592\text{pH}_s \tag{10-14}$$

再测定未知 pH 值的待测溶液的电动势 E_x,则

$$E_x = K + 0.0592\text{pH}_x \tag{10-15}$$

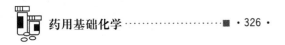

将两式相减并整理得

$$pH_x = pH_s + \frac{E_x - E_s}{0.0592} \tag{10-16}$$

注意:测量时选用的标准缓冲溶液的 pH_s 应尽可能与待测溶液的 pH_x 相接近($\Delta pH < 2$)。

表 10-2 列出了不同温度下常用的标准缓冲溶液的 pH 值,供选用时参考。

表 10-2 不同温度下常用的标准缓冲溶液的 pH 值

温度/℃	草酸三氢钾 (0.05 mol/L)	酒石酸氢钾 (25 ℃饱和)	邻苯二甲酸氢钾(0.05 mol/L)	混合磷酸盐 (0.025 mol/L)	硼砂 (0.01 mol/L)
10	1.670		3.998	6.923	9.332
15	1.672		3.999	6.900	9.276
20	1.675		4.002	6.881	9.225
25	1.679	3.557	4.008	6.865	9.180
30	1.683	3.552	4.015	6.853	9.139
35	1.688	3.549	4.024	6.844	9.102
40	1.694	3.547	4.035	6.838	9.068

(2)应用

用 pH 计测定溶液的 pH 值不受氧化剂、还原剂或其他活性物质存在的影响,可用于有色物质、胶体溶液或混浊溶液,并且测定前无需对待测溶液作预处理,测定后不破坏、不污染溶液,因此应用极为广泛。在药物分析中广泛应用于注射剂、滴眼液等制剂及原料药物的酸碱度检查。

知识拓展

离子选择性电极

离子选择性电极利用选择性电极膜(敏感膜)对溶液中特定离子产生选择性响应,一般作为指示电极,主要由内参比电极、内参比溶液和电极膜组成。1975 年,国际纯粹与应用化学联合会(IUPAC)按敏感膜的组成和结构,推荐离子选择性电极分类如下:

离子选择性电极
- 基本电极
  - 晶体膜电极
    - 均相膜电极:氟电极
    - 非均相膜电极:Ag_2S-CuS 粉末掺入聚乙烯制成的铜电极
  - 非晶体膜电极
    - 刚性基质电极:pH 玻璃电极(H^+、Li^+)
    - 流动载体电极:液膜电极
- 敏化电极
  - 气敏电极:氨气敏电极、二氧化碳气敏电极
  - 酶电极:酶敏电极、组织电极

目标测试

1. 解释下列名词:
(1)电位法
(2)离子选择性电极
(3)金属基电极

2. 什么是电化学分析法?有哪些常见类型?

3. 何为参比电极和指示电极?分别举例说明。

4. 叙述玻璃电极测溶液 pH 值的原理。在测定时为何要用两次测定法?

5. 何为玻璃电极的膜电位和不对称电位?不对称电位通过什么方法可以减小?不对称电位通过什么方法可以消除?

6. 用 pH 玻璃电极为指示电极、饱和甘汞电极为参比电极测溶液的 pH 值。在 25 ℃时,测得 pH＝4.00 的标准缓冲溶液的电动势为 0.203 V,在相同条件下,测得两个未知溶液的电动势分别为 0.670 V 和 0.451 V,试计算 2 个未知溶液的 pH 值。再根据计算结果判断 pH＝4.00 的标准缓冲溶液的选择是否恰当。

 # 单元 2　紫外-可见分光光度法

单 元 目 标

※ 掌握朗伯-比尔定律的意义及应用条件。
※ 掌握紫外分光光度计的构造。
※ 熟悉摩尔吸光系数与比吸光系数的区别。
※ 会用紫外-可见分光光度计测绘吸收光谱曲线和工作曲线并进行定量分析。
※ 了解光的性质、光的基本知识和概念、定性分析方法。

分光光度法是利用物质在特定波长或一定波长范围内,对光的选择性吸收建立起来的分析方法。其中,200～760 nm 波长范围内的电磁辐射(吸收光谱)称为紫外-可见光。研究物质在紫外-可见光区分子吸收光谱的分析方法称为紫外-可见分光光度法(ultraviolet and visible spectrophotometry,UV-vis)。紫外-可见吸收光谱属于电子光谱,可用于药物、生物材料等样品的分析。

1. 概述

光谱分析法是以原子和分子的光谱学为基础的一大类分析方法。光谱学研究物质与不同形式辐射间的相互作用。所研究的辐射形式已从电磁辐射拓宽到其他能量形式。目前应用最广泛的光谱法,是那些以电磁辐射为基础,容易被人们认识的各种能量形式的光和辐射热。

(1)电磁辐射

电磁辐射又称电磁波,是一种空间不需要任何物质作为传播媒介的高速传播的粒子流。实验证明,光是一种电磁波,它既具有波动性,又具有粒子性,即具有波粒二象性。

A. 光的波动性

光在传播时产生反射、折射、衍射、干涉等现象,证明了光具有波动性,光在真空中的传播速度 c 约为 3×10^8 m/s,不同的电磁波有不同的波长 λ 或频率 ν,两者关系如下:

$$c＝\lambda\nu \tag{10-17}$$

一定频率(单位常有 Hz)的电磁波通过不同的介质时,其频率不变,波长会发生改变,因而,频率是电磁波的基本参数。空气和真空中的电磁波的传播速度相差不大,也常用上式来表示空气中波长和频率的关系。

B. 光的粒子性

发射或吸收电磁辐射时,在发射体和吸收介质间产生了能量的交换。这说明光具有粒子性,是由光子构成的。光子的能量 E 与光波的频率 ν 之间的关系如下:

$$E＝h\nu＝\frac{hc}{\lambda} \tag{10-18}$$

式中:h 表示普朗克常量,其值为 6.626×10^{-34} J·s。从公式(10-18)可知,波长越长,光子的能量越小,反之则能量越大。

(2)光谱分析法分类

根据物质与电磁辐射相互作用过程中是否有能量的变化,光学分析法可分为光谱分析法和非光谱分析法。当电磁辐射作用于待测物质,使待测物质内部发生能级跃迁,而引起的能量随电磁辐射波长变化的分析方法称为光谱分析法。光谱分析法测量的信号是物质内部能级跃迁所产生的发射、吸收和散射光谱的波长和强度。当电磁辐射作用于被测物质时,利用其传播方向、速度等物理性质发生改变所建立起来的分析方法称为非光谱分析法。非光谱分析法测量的信号不包含能级的跃迁,而是电磁辐射的基本性质(反射、干涉、偏振等)的变化。

A. 原子光谱和分子光谱

根据电磁辐射的对象,光谱分析法分为原子光谱和分子光谱。由气态原子和离子外层电子在不同能级间跃迁而产生的光谱称为原子光谱(atomic spectrum),它包括原子吸收光谱、原子发射光谱、原子荧光光谱等,由于原子外层电子的能级能量差较大,原子吸收光谱为一条条的彼此分开的线状光谱。在辐射能作用下,分子内能级间的跃迁产生的光谱称为分子光谱(molecular spectrum),它包括分子吸收光谱、分子荧光光谱等。分子光谱是带状光谱。

B. 吸收光谱、发射光谱和散射光谱

根据测量信号的特征性质(发射、吸收和散射),光谱分析法常分为以下几种,如表 10-3 所示。

表 10-3　光谱分析法及信号的特征性质

信号的特征性质	仪 器 方 法
辐射的发射	原子发射光谱法、原子荧光光谱法、X 荧光光谱法、化学发光法、电子能谱等
辐射的吸收	原子吸收分光光度法(原子吸收光谱法)、紫外-可见分光光度法、红外光谱法、X 射线吸收光谱法、核磁共振波谱法等
辐射的衍射	拉曼光谱法

本单元主要介绍紫外-可见分光光度法的原理及仪器使用。

(3) 物质对光的选择性吸收

如果将具有不同颜色的物质放置在黑暗处,则什么颜色也看不见。可见,物质呈现的颜色与光有密切关系。一种物质呈现何种颜色,与光的组成和物质本身的结构有关。人眼能感觉到的光称为可见光,其波长范围为 $400 \sim 760$ nm,实验证明,白光(日光、白炽电灯光等)是由各种颜色的光按照一定强度比例混合而成的。如果让一束白光通过棱镜,能色散出红、橙、黄、绿、青、蓝、紫等各种颜色的光。每种颜色的光具有不同的波长范围,如表 10-4 所示。由不同波长的光混合而成的光称为复合光,白光就是一种复合光;只具有单一波长的光称为单色光。

表 10-4　各种色光的波长范围

色 光 名 称	波长/nm	色 光 名 称	波长/nm
红色	$760 \sim 650$	青色	$500 \sim 480$
橙色	$650 \sim 610$	蓝色	$480 \sim 450$
黄色	$610 \sim 560$	紫色	$450 \sim 400$
绿色	$560 \sim 500$		

在可见光中,紫色光的波长最短,红色光的波长最长。另外,波长在 $200 \sim 400$ nm 的光称为紫外光,波长大于 760 nm 的光称为红外光。

实验证明,如果适当选配两种颜色的光按一定的强度比例混合,也可以获得白光,则这两种色光称为互补色光。如图 10-5 所示,直线相连的两种色光为互补色光,如绿色光与紫色光互补,蓝色光与黄色光互补等等。

溶液呈现不同的颜色,是因为溶液的质点(分子或离子)选择性吸收白光中的某种颜色的光引起的。如果各种颜色的光透过程度相同,则这种溶液是透明的;如果只让某种波长的光透过,其余波长的光被吸收,则溶液就呈现出透过光的颜色。可见,溶液呈现的颜色是它所吸收光颜色的互补色。如当一束白光通过高锰酸钾溶液时,绿色光被吸收,其他色光则透过溶液,从互补规律可知,透过的光中,除紫红色光外,其他颜色的光两两互补而成白光,所以高锰酸钾溶液呈紫红色。

(4) 紫外-可见分光光度法的特点

紫外-可见分光光度法是一种历史悠久、应用范围广泛的分析方法。它的主要特点如下。

A. 灵敏度高

一般可以测到每毫升溶液中含有 10^{-7} g 的物质,适用于微量组分的分析。如果将待测组分预先进行分离或富集,则灵敏度还可以提高。

B. 准确性好

一般相对误差为 1%～5%,这对微量组分的分析已能满足要求。在仪器设备及测量条件较好的情况下,其相对误差可减小到 1%～2%。

C. 选择性较好

一般在有多组分共存的溶液中,无需分离,就可对某一物质进行测定。

D. 仪器不太贵,操作简便、快速

相对于其他仪器分析来说,其仪器设备并不算贵,所需费用少;操作也比较简单,分析测试速度快,有的只需数分钟就可得出结果。

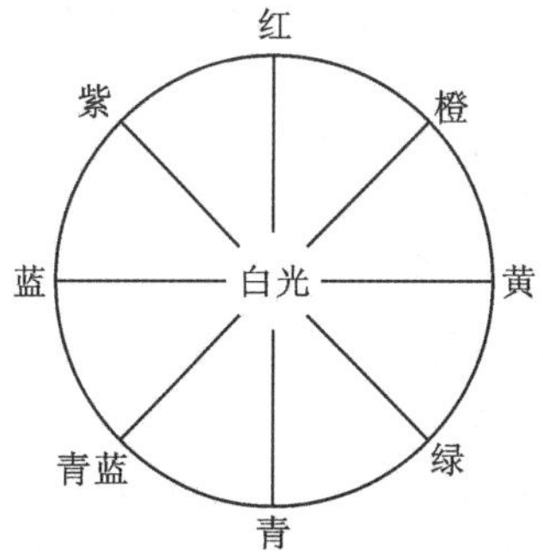

图 10-5 光的互补色示意图

E. 应用范围广

绝大多数无机离子和许多有机化合物都可直接或间接地测定。不但可以进行定量分析,还可以对待测物质进行定性分析和对某些有机官能团进行鉴定。广泛应用于生产、科研、医药、化工、环保等领域。

2. 紫外-可见分光光度法的基本原理

(1) 光的吸收定律

A. 透光率 T 和吸光度 A

当一束平行的单色光垂直照射均匀溶液时,一部分光被溶液吸收,剩余部分透过溶液。若入射光强度为 I_0,透射光强度为 I_t,透射光强度与入射光强度之比称为透光率,用符号 T 表示,其数值可用小数或百分数表示:

$$T = \frac{I_t}{I_0} \times 100\% \tag{10-19}$$

透光度 T 的倒数反映了物质对光的吸收程度,应用时取它的对数为吸光度,用 A 表示:

$$A = \lg \frac{1}{T} = -\lg T = \lg \frac{I_0}{I_t} \tag{10-20}$$

由公式(10-20)可知,吸光度 A 越大,表示透光率 T 越小,溶液对光的吸收程度越强。

B. 光的吸收定律

实验证明,有色溶液对光的吸收程度与该溶液的浓度、液层的厚度及入射光的强度等因素有关。如果保持入射光的强度不变,则吸收程度与溶液的浓度和液层的厚度有关。朗伯和比尔分别于 1768 年和 1859 年研究了光的吸收与有色溶液的液层厚度及溶液浓度的定量关系,奠定了分光光度法的理论基础。

在一定温度下,一束平行单色光通过均匀无散射的某溶液时,溶液的吸光度与溶液的浓度和液层厚度的乘积成正比。这就是光的吸收定律,又称朗伯-比尔定律(Lambert-Beer's Law)。用数学式表示为

$$A = KcL \tag{10-21}$$

式中:A 为吸光度;c 为溶液的浓度;K 为比例系数;L 为液层的厚度。

必须注意:光的吸收定律不仅适用于可见光,也适用于红外和紫外光;不仅适用于溶液,也适用于其他均匀、非散射的吸光物质(包括气体和固体),它是各类分光光度法的定量依据。

C. 吸光系数

光的吸收定律中的比例常数 K 称为吸光系数,溶液的浓度 c 的单位不同,吸光系数 K 的意义和表示方法也不同,通常用摩尔吸光系数和比吸光系数来表示。

a. 摩尔吸光系数

摩尔吸光系数是指在波长一定时,溶液的浓度为 1 mol/L,液层厚度为 1 cm 时的吸光度,用 ε 表示。

$$\varepsilon = \frac{A}{cL} \tag{10-22}$$

b. 比吸光系数

比吸光系数又称百分吸光系数,它是指在波长一定时,溶液浓度为 1%,液层厚度为 1 cm 时的吸光度,用 $E_{1\,cm}^{1\%}$ 表示。

$$E_{1\,cm}^{1\%} = \frac{A}{cL} \tag{10-23}$$

ε 与 $E_{1\,cm}^{1\%}$ 可以通过下式换算:

$$\varepsilon = E_{1\,cm}^{1\%} \times \frac{M}{10} \tag{10-24}$$

式中:M 为被测物质的摩尔质量。

摩尔吸光系数 ε 和比吸光系数 $E_{1\,cm}^{1\%}$ 是吸光物质在一定条件下、一定波长和溶剂情况下的特征常数。ε 值越大,表示该吸光物质对入射光的吸收能力越强,测定的灵敏度越高。一般 ε 值在 10^3 以上即可进行分光光度测定。

通常 ε 和 $E_{1\,cm}^{1\%}$ 不能用规定的浓度直接测得,而需用已知准确浓度的稀溶液测得吸光度再换算得到。

例 10-1 用双硫腙法测定 Cd^{2+} 溶液的吸光度。当 Cd^{2+} 溶液的浓度为 14 $\mu g/100$ mL,在最大吸收波长 $\lambda_{max} = 520$ nm 处测得吸光度为 0.44,吸收池厚度为 2 cm,求其比吸光系数和摩尔吸光系数。

解 $c = 14\ \mu g/100$ mL $= 14 \times 10^{-6}$ g$/100$ mL

$$E_{1\,cm}^{1\%} = \frac{A}{cL} = \frac{0.44}{14 \times 10^{-6} \times 2}\ L/(g \cdot cm) = 1.57 \times 10^4\ L/(g \cdot cm)$$

已知 Cd 的摩尔质量为 112.41 g/mol,则

$$\varepsilon = E_{1\,cm}^{1\%} \times \frac{M}{10} = 1.57 \times 10^4 \times \frac{112.41}{10}\ L/(mol \cdot cm) = 1.76 \times 10^5\ L/(mol \cdot cm)$$

(2)吸收光谱

吸收光谱又称吸收光谱曲线,它是以波长 λ(nm)为横坐标,以吸光度 A 为纵坐标所描绘的曲线,如图 10-6 所示。

A. 吸收光谱的术语

不同物质的吸收光谱,一般都有其自身的一些特征,常用描述吸收光谱的术语如下:

a. 吸收峰

曲线上吸收最大且比相邻都高之处称为吸收峰,它对应的波长称为最大吸收波长 λ_{max}。

b. 谷

峰与峰之间且比相邻都低之处称为谷,它对应的波长称为最小吸收波长 λ_{min}。

c. 肩峰

在吸收峰旁形状像肩的小曲折处称为肩峰(shoulder peak),其对应的波长用 λ_{sh} 表示。

d. 末端吸收

吸收光谱曲线波长最短的一端,呈现强吸收,吸光度相当大但不成峰形的部分,称为末端吸收(end absorption)。

e. 强带和弱带(strong band and weak band)

化合物的紫外-可见吸收光谱中,凡摩尔吸光系数 ε_{max} 值大于 10^4 的吸收峰称为强带,凡摩尔吸光系数 ε_{max} 值小于 10^3 的吸收峰称为弱带。

有的物质在吸收光谱上,可出现几个峰;不同的物质有不同的吸收峰。

B. 高锰酸钾溶液的吸收光谱曲线

比较图 10-7 中三种不同浓度的高锰酸钾溶液的吸收光谱曲线可知:

高锰酸钾溶液对不同波长的光吸收程度不同,最大吸收波长 $\lambda_{max} = 525$ nm,对绿色光有较大吸收。

相同条件下,不同浓度的高锰酸钾溶液产生的吸收光谱曲线相似,即 λ_{max} 不变。不同的物质有不同的吸收光谱曲线,吸收光谱曲线是用分光光度法对物质进行定性分析的依据。

吸收光谱曲线中吸光度与浓度成正比,常在最大吸收波长 λ_{max} 处进行定量分析。

(3)偏离光的吸收定律的原因

根据光的吸收定律,在定量分析时,如果吸收池的厚度保持不变,以吸光度对浓度作图时,应得到一条通过原点的直线。但在实际工作中,吸光度与浓度的线性关系往往会发生偏离而带来误差。偏离光的吸收定律的原因很多,主要有化学因素和光学因素两个方面。

A. 光学因素

a. 非单色光的影响

严格地说,光的吸收定律只适用于单色光,但实际上,一般的单色光器所提供的入射光并不是纯的单色

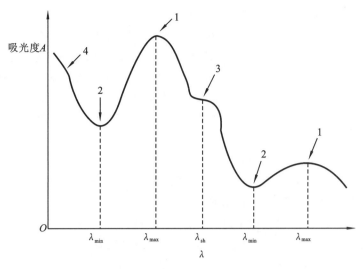

图 10-6 吸收光谱示意图

1. 吸收峰；2. 谷；3. 肩峰；4. 末端吸收

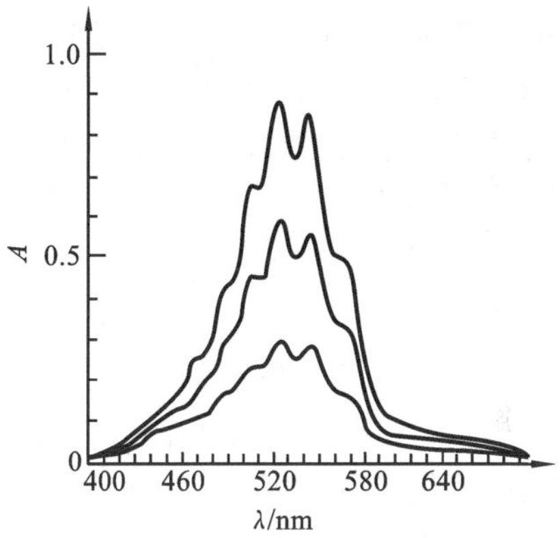

图 10-7 高锰酸钾溶液的吸收光谱曲线

光,而是波长范围较窄的复合光。同一物质对不同波长光的吸收程度不同,导致对光的吸收定律产生一定的偏离。

b. 杂散光

从单色光器得到的不是很纯的单色光,还混杂有一些不在谱带宽度范围内、与所需的波长不符的光,称为杂散光。

c. 反射

入射光通过折射率不同的两种介质的界面时,有一部分被反射而损失。两种介质的折射率相差越大,反射光越多,损失的光能越多。

d. 散射

入射光通过溶液时,溶液中的质点对其有散射作用,造成光的部分损失而使透过光减弱。

e. 非平行光

在实际测定中,通过吸收池的光,并非真正的平行光,而是略有倾斜的光束,倾斜光通过吸收池的实际光程比垂直照射的平行光的光程长,从而影响 A 的测量值。

B. 化学因素

光的吸收定律只适用于较稀的溶液。一是在较高浓度(通常大于 0.01 mol/L)时,由于溶液中的吸光粒子距离较小,以致每个粒子都可影响其相近粒子的电荷分布。这种相互作用使每个粒子独立吸收光波的能力发生改变,从而可使吸光度和浓度之间的线性关系发生偏离。二是浓度较大时,溶液对光折射率的显著改变而使观测到的吸光度发生显著的变化,导致偏离该定律。

另外,溶液中的吸光物质可因浓度或其他因素改变发生解离、缔合、形成新的化合物或互变异构等化学变化,导致明显偏离定律的现象。

3. 紫外-可见分光光度计

紫外-可见分光光度计(ultraviolet-visible spectrophotometer),是指能在紫外-可见光区域内,可任意选择不同波长的光测定待测物质的吸光度(或透光率)的仪器,广泛应用于无机物和有机物的定性和定量分析。该类仪器设备较为简单,价格低廉,一般具有相当好的灵敏度和选择性,分析方法便于推广,操作易于掌握。

(1) 主要部件

紫外-可见分光光度计类型很多,质量差别很大,但基本原理相似。一般结构(图 10-8)如下。

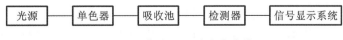

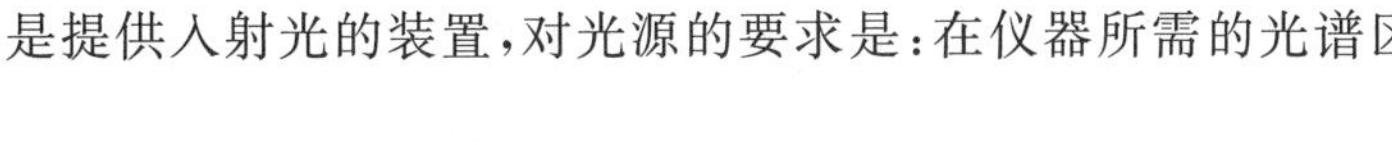

光源 — 单色器 — 吸收池 — 检测器 — 信号显示系统

图 10-8 紫外-可见分光光度计

A. 光源

光源(light source)是提供入射光的装置,对光源的要求是:在仪器所需的光谱区域内,能发射连续的具有足够强度和稳定性的辐射;辐射能量随波长的变化尽可能小;光源使用寿命长等。

紫外-可见光区常用的光源有热辐射光源和气体放电光源两类。在可见光区常用的热辐射光源有钨灯和碘钨灯,气体放电光源一般用于紫外光区,如氢灯和氘灯等。钨灯能发射波长覆盖较宽的连续光谱,适用的波长范围是 350～1000 nm,它的发光强度与供电电压的 3～4 次方成正比,使用时必须严格控制电压,使光源稳定。氢灯和氘灯发射 150～400 nm 的紫外连续光谱,因普通玻璃吸收紫外线,所以灯泡应用石英窗或石英灯管制成,氢灯和氘灯的特性相似,但氘灯的辐射强度比氢灯高 2～3 倍,寿命长,所以现在的仪器都用氘灯。

B. 单色器

单色器(monochrometer)的作用是将来自光源的复合光,按波长顺序色散分离出所需波长的单色光。单色器一般由进光狭缝、出光狭缝、准直镜和色散元件等部分组成,其原理如图 10-9 所示。

由图 10-9 可知:来自光源并聚焦于狭缝的光,经准直镜变成平行光,投射于色散元件。色散元件使各种波长的平行光有不同的投射方向(或偏转角度),形成按波长顺序排列的光谱。再经过准直镜将色散后的平行光聚焦于出光狭缝上。转动色散元件的方位,可使所需波长的单色光从出光狭缝分出。

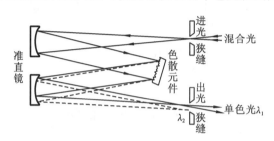

图 10-9　单色器光路示意图

单色器的核心部分是色散元件,主要有棱镜和光栅。棱镜的色散作用是由于棱镜材料对不同波长的光具有不同的折射率,可以把复合光中包含的各个波长从长波长到短波长分散成一个连续光谱。棱镜材料有普通玻璃和石英玻璃两类,普通玻璃棱镜适用于可见光区,石英玻璃棱镜适用于紫外光区。因为普通玻璃对可见光的色散作用比石英玻璃好,但不能透过紫外线;石英玻璃对紫外线有很好的色散作用,但在可见光区不如普通玻璃。

光栅是一种在高度抛光的玻璃表面上刻有大量等宽、等间距的平行条痕的色散元件,它是利用复合光通过条痕狭缝反射后,产生光的衍射和干涉作用来对光进行色散的。光栅的分辨率比棱镜高,使用波长范围宽,而且均匀色散。近年来,应用激光全息技术生产的全息光栅,质量更高,已被普遍采用。

C. 吸收池

吸收池(absorption cell)也称为比色皿或比色杯,在分光光度法中,是用来盛放样品溶液的器皿。其制作材料可为无色、耐腐蚀的普通玻璃或石英玻璃。可见光区用普通玻璃吸收池,紫外光区用石英玻璃吸收池。用来盛放参比溶液与样品溶液的吸收池应相互匹配,在盛同一溶液时 ΔT 应小于 0.2%～0.5%。

D. 检测器

检测器(detector)的作用是检测光信号,并将光信号转换成电信号。常用的有光电管、光电倍增管、阵列型光电检测器。

光电管是由一个阳极和一个光敏阴极组成的真空(或充少量的惰性气体)二极管,如图 10-10 所示。阳极为金属电极,通常用镍制成;阴极的凹面镀有一层碱金属或碱金属氧化物等光敏材料,当光照射时能够发射电子,电子受到高电位的阳极的吸引,产生电流。光愈强,产生的电子愈多,电流就愈大。产生的电流通过负载电阻 R,转变成电压信号,输入指示仪表(或记录仪),即可指示出电压信号。目前国产的光电管有两种,即紫敏光电管,适合波长为 200～625 nm;红敏光电管,适合波长为 625～1000 nm。

当光照射很弱时,光电管产生的电流很小,不易探测,故常用光电倍增管。光电倍增管的原理和光电管相似,结构上的差别是在光敏阴极和阳极之间还有几个倍增极(一般是九个),各倍增管的电压依次增高 90 V。光电倍增管响应时间短,能检测弱光,灵敏度比光电管要高很多,但光电管倍增管不能用来测定强光。

近年来光学多道检测器如光二极管阵列检测器已经装配到紫外-可见分光光度计上。光二极管阵列是在晶体硅上紧密排列一系列二极管,每个二极管相当于一个单色器的出口狭缝。两个二极管中心距离的波

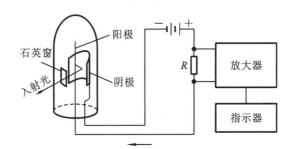

图 10-10 光电管线路示意图

长单位为采样间隔,因此在二极管阵列分光光度计中,二极管数目越多,分辨率越高。有的阵列型光电检测器由 1024 个二极管组成阵列,在极短的时间可在 190~820 nm 范围内获得全光光谱。

E. 信号显示系统

显示系统(display system)将检测器输出的信号经处理转换成透光率和吸光度显示出来。显示方式有表头显示、数字显示等。有些仪器可直接读取浓度,配有计算器的可进行条件设置、数字处理、结果显示及打印。

(2) 仪器类型

分光光度计的分类方法很多,按波长类别分有单波长分光光度计和双波长分光光度计;按光束类别分有单光束分光光度计和双光束分光光度计;按工作波长范围分有可见分光光度计、紫外-可见分光光度计、红外分光光度计。

A. 单波长单光束分光光度计

此种光度计从单色器出来的一束单色光进入吸收池后,投射出来的光进入检测器检测,所得的电信号经放大后由指示器指示出来。

常用的 721 型分光光度计属于此类型,其光学系统示意图如图 10-11 所示。

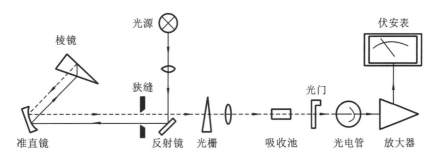

图 10-11 721 型分光光度计光学系统示意图

751 型分光光度计是紫外-可见分光光度计,其光学系统示意图如图 10-12 所示。

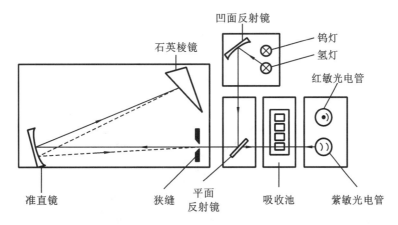

图 10-12 751 型分光光度计光学系统示意图

单光束分光光度计结构简单、操作方便、维修容易,适用于常规分析,特别适用于只有在一个波长处做吸收测定的定量分析。缺点是测定结果受电源波动影响较大,容易造成较大的误差。

B. 单波长双光束分光光度计

由图 10-13 可知,从单色器出来的一束单色光,通过切光器分解为两束相等强度的光束,一束通过参比池,一束通过样品池,光度计可以自动记录两束光的强度,其比值即为样品溶液的透射比,可以换算成吸光度并作为波长的函数记录下来。

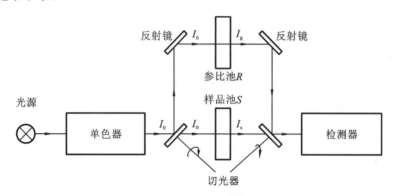

图 10-13　单波长双光束分光光度计光学系统示意图

双光束分光光度计比单光束分光光度计结构复杂,可实现吸收光谱的自动扫描,扩大波长的应用范围;由于是两束光同时分别通过参比池和样品池(测量池),它能消除光源强度波动所带来的影响,具有较高的测量精密度和准确度,而且测量方便、快捷,特别适合进行结构分析。

C. 双波长分光光度计

双波长分光光度计光学系统示意图如图 10-14 所示。

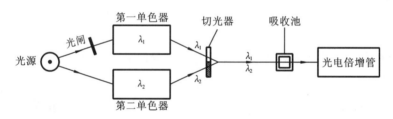

图 10-14　双波长分光光度计光学系统示意图

由同一光源发出的光被分成两束,分别经过两个单色器,得到两束不同波长(λ_1 和 λ_2)的单色光;利用切光器使两束光以一定的频率交替照射同一吸收池,然后经过光电倍增管和电子控制系统,最后由显示器显示出两个波长处的吸光度差值 ΔA。

对于多组分混合物、混浊试样(如生物组织液)分析,以及存在背景干扰或共存组分吸收干扰的情况下,利用双波长分光光度法,往往能提高方法的灵敏度和选择性。与单波长分光光度法相比,双波长分光光度法可以消除因吸收池参数、位置不同,以及参比溶液等带来的误差,提高测定的准确性。

D. 多道分光光度计

多道分光光度计是在单光束的基础上,采用了多道光子检测器,具有快速扫描的特点,为追踪化学反应过程及快速反应的研究提供了便捷的手段。它可以直接对经典的液相色谱法和毛细管电泳柱分离的样品溶液进行定性和定量的测定。其分辨率可达 $1\sim2$ nm,但价格较贵,其光学系统示意图如图 10-15 所示。

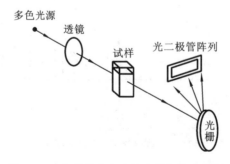

图 10-15　多道分光光度计光学系统示意图

4. 分析条件的选择

进行可见分光光度法测定时，由于大多数物质的吸光系数较小，难以直接测定，必须选用适当的试剂与试样的待测组分反应，把它转换成吸光系数较大的有色物质，然后进行测定。这种使待测组分转换成有色物质的反应，称为显色反应，所用的试剂称为显色剂。另外，为了得到较好的测量灵敏度和准确度，还必须注意选择适宜的测量条件。

（1）显色反应条件的选择

A. 显色反应及要求

显色反应类型常见的有配位反应、氧化还原反应等，其中配位反应应用最广泛。对显色反应的要求如下：

a. 待测组分应定量转变成有色物质，两者有确定的化学计量关系。

b. 反应生成的有色物质的组成恒定、稳定，符合一定的化学式，且摩尔吸光系数要大（应在 10^4 L/(mol·cm) 以上），以使测量的灵敏度高、重现性好、误差小。

c. 最好显色剂在测定波长处无吸收，若有吸收，一般要求有色物质与显色剂的最大吸收波长之差大于 60 nm。

d. 反应选择性好，干扰少或干扰易消除。

B. 显色反应条件的选择

影响显色反应的因素较多，如显色剂的用量、溶液的酸度、显色温度、显色时间、共存离子的干扰（干扰的消除）等，在选择好反应体系后，要对影响因素进行试验，然后确定显色反应条件。

a. 显示剂的用量

待测组分与显色剂作用的显色反应通常是可逆的，为了使显色反应尽可能地进行完全，一般需要加入过量的显色剂。但显色剂的用量并不是越多越好，有时由于加入过多显色剂，而生成另一种化合物，偏离了光的吸收定律，从而影响了测定结果的准确性。

在实际工作中，显色剂的用量是通过实验来确定的。实验方法是：固定待测组分的浓度且保持其他条件不变，加入不同量的显色剂，测定其吸光度 A 并作图。显色剂的用量对显色反应的影响一般有三种情况，如图 10-16 所示。其中图 10-16(a) 的曲线比较常见，开始随着显示剂用量的增加，吸光度不断增加，当增加到一定值时，吸光度不再增加，出现 ab 平坦部分，这意味着显色剂的用量已足够，可以在 ab 之间选择合适的显色剂用量。图 10-16(b) 表明，曲线平坦部分很窄，当显色剂用量增加时，吸光度将降低，因此必须严格控制显色剂的用量。图 10-16(c) 与前两种情况完全不同，当显色剂用量不断增加时，吸光度不断增大，对于这种情况，必须严格控制显色剂的用量，才能得到良好的结果，这种情况一般只用于定性而不用于定量。

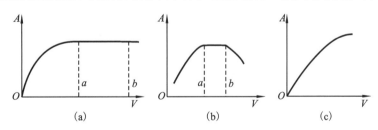

图 10-16　吸光度与显色剂加入量曲线

b. 溶液的酸度

溶液的酸度对显色剂的影响是多方面的，如影响显色剂的平衡浓度和颜色变化、有机弱酸的配位反应及形成配合物的存在形式等。显色反应的最适宜 pH 值范围（酸度），通常也是通过实验作 A-pH 关系曲线图来确定的。

c. 显色温度

一般显色反应在室温下能迅速进行完全，而有些显色反应需要加热至一定的温度才能完全反应。合适的显色温度必须通过实验确定，绘制 A-t 曲线，选择 A 较大的温度显色。

d. 显色时间

各种显色反应速率不同，各种有色化合物的稳定性也不同，显色溶液达到色调稳定、吸光度最大的时间有长有短，因此，一般通过绘制 A-t 曲线，即从加入显色剂开始计时，每隔几分钟测定一次吸光度，绘图后，应

在 A 保持较大的时间内完成测定。

e. 干扰的消除

分光光度法测定的组分一般较复杂，样品溶液中的共存离子若本身有颜色，或它能与显色剂生成有色物质等都对测定带来干扰，一般通过加入掩蔽剂、氧化剂或还原剂，以及通过选择适宜的显色条件等消除干扰。

（2）测定条件的选择

A. 测量波长的选择

一般根据待测组分的吸收光谱，选择最大吸收波长 λ_{max} 作为测量波长。因为在 λ_{max} 处，待测组分每单位浓度产生的吸光度最大，灵敏度最高，而且在该入射光所包含的波长范围内，吸光物质的吸光系数随波长的变化最小，这样对光的吸收定律的偏离不大，可以得到最佳的测量精度。但这只有在待测组分的 λ_{max} 处没有其他组分吸收的情况下才适宜，否则就不宜选择 λ_{max} 作为测量波长。此时应根据"吸收大、干扰小"的原则选择测量波长。

B. 吸光度读数范围的选择

在分光光度法中，仪器误差主要是透光率测量误差。通过实验证明，透光率太大或太小，测得浓度的相对误差均较大。一般精度的分光光度计透光率 T 在 $15\%\sim65\%$（吸光度 A 在 $0.2\sim0.8$）范围内，测得浓度的相对误差较小，是测量的最适宜区域。当 $T=36.8\%$，即 A 为 0.434 时，测量误差最小。在实际分析时，可通过控制溶液的浓度及选择适当厚度的吸收池使 A 在 $0.2\sim0.8$ 范围内。对于精度高的分光光度计，透光率读数误差将小于 0.01，此时，吸光度误差变小，吸光度读数范围可以比 $0.2\sim0.8$ 宽。

C. 参比溶液的选择

参比溶液也称空白溶液。测量待测溶液的吸光度时，先用参比溶液调节透光度为 100%，以消除溶液中其他成分以及吸收池和溶剂对光的反射和吸收所带来的误差。参比溶液的组成根据试样溶液的性质而定，合理选择参比溶液对提高准确度起着重要的作用。

a. 溶剂参比溶液

当溶液中只有待测组分在测定波长处有吸收，而其他组分均无吸收时，可用纯溶剂作参比溶液。它可消除溶剂、吸收池等因素的影响。

b. 试剂参比溶液

如果除待测组分外，显色剂和其他试剂在测量条件下也有吸收，可按显色反应相同的条件，不加试样，但同样加入试剂和溶液作为参比溶液。它可消除试剂中有组分产生吸收的影响。

c. 试样参比溶液

如果只是试样基体有色，而显色剂无色，并且也不与试样基体显色，则用不加显色剂的试样溶液作为参比溶液。它适用于试样中有较多的共存成分，加入的显色剂的量不多，且显色剂在测定波长处无吸收的情况。

d. 平行操作参比溶液

用不含待测组分的试样，在完全相同条件下与待测试样同时进行处理，由此得到平行操作参比溶液。它可抵消在分析过程中引入的干扰物质的影响。

5. 紫外-可见分光光度法的应用

紫外-可见分光光度法主要用于有机化合物的分析。有机化合物分子中由于含有在紫外-可见光区能产生吸收的基团，因而能显示吸收光谱。不同物质的吸收光谱不同，比较吸收光谱特征可以对纯物质进行鉴定及杂质的检查，有时也用于解析一些有机化合物的分子结构。利用光的吸收定律可以对物质进行定量分析。

（1）定性分析

A. 比较吸收光谱的一致性

将待测试样和标准品用相同的溶剂配成浓度相近的溶液，以相同的条件分别绘制它们的吸收光谱图，比较两者吸收光谱图的一些特征，如吸收峰数目和形状、最大吸收波长、摩尔吸光系数等，若两者完全一致，可初步判断是同一物质。结构完全相同的物质，其吸收光谱应完全相同，但吸收光谱完全相同的物质不一定是同一物质。因为吸收光谱是有机物官能团对紫外光的吸收，不是整个分子或离子的特征，主要官能团相同的物质可以产生相似的吸收光谱，需要借助其他方法进一步鉴定证实。若两者吸收光谱不同可以肯定不是同一物质。

如无标准品,也可以与文献上的标准图谱进行对照、比较,但要注意其测定条件必须一致。

B. 对比吸光度(或吸光系数)的比值

如果化合物有几个吸收峰,可用在不同吸收峰处(或峰与谷)测得吸光度比值作为鉴定依据。同一浓度的溶液和同一厚度的吸收池,其吸光度比值等于吸收系数的比值。

如维生素 B_{12} 的吸收光谱有三个吸收峰,分别为 278 nm、361 nm、550 nm,它们的吸光度比值 $A_{361\,nm}/A_{278\,nm}$ 在 1.70~1.88 之间,$A_{361\,nm}/A_{550\,nm}$ 在 3.15~3.45 之间。

(2)纯度检测

根据吸收曲线的特征可检查样品中有无杂质。如果待测物质在紫外-可见光区没有明显的吸收,而杂质有吸收,那么根据吸收曲线可以检查出杂质。例如:在乙醇或环己烷中含有杂质苯,苯在 256 nm 处有吸收峰,而乙醇或环己烷无吸收,因此,若样品在 256 nm 处有吸收峰则说明样品中含有杂质苯。

另外,根据摩尔吸光系数也可检查有无杂质。若待测物质有较强的吸收而所含杂质在此波长处基本无吸收,杂质的存在将使待测物质的摩尔吸光系数降低。

(3)定量分析

紫外-可见分光光度法是进行定量分析的常用方法之一。它不仅可以对紫外-可见光区有吸收的化合物进行定量分析,而且可以利用"显色反应"使紫外-可见光区的非吸收物质与试剂反应生成有强烈吸收的产物,实现对非吸收物质的定量测定。

定量分析的依据是光的吸收定律,通常选择在最大吸收波长处测定溶液的吸光度,吸光度与浓度呈线性关系,即可求出溶液的浓度。

A. 单组分的定量分析法

a. 标准曲线法

配制一系列(5~7 个)不同浓度的标准品溶液,在待测物质的最大吸收波长处,以适当的空白溶液作参比溶液,逐一测定各溶液的吸光度 A,以溶液的浓度 c 为横坐标,吸光度 A 为纵坐标,绘制 A-c 曲线,将得到一条通过原点的直线,也可以用直线回归的方法,求出回归直线方程。再在相同条件下,测定未知试样的吸光度,在标准曲线上找到与之相对应的未知试样的浓度。

此法对仪器的要求不高,简便易行,尤其适合于大批量样品或常规分析,但操作烦琐。

b. 标准对照法

在相同条件下,配制标准溶液和试样溶液,在最大吸收波长处,分别测定两者的吸光度。根据光的吸收定律:

$$A_{标} = Kc_{标}L$$
$$A_{样} = Kc_{样}L$$

标准品与试样是同一物质,在相同条件下并用同一规格的吸收池,则 L 和 K 的数值相等。因此:

$$\frac{A_{样}}{A_{标}} = \frac{c_{样}}{c_{标}} \tag{10-25}$$

$$c_{样} = \frac{A_{样}}{A_{标}}c_{标} \tag{10-26}$$

即得

$$c_{原样} = c_{样} \times 稀释倍数 \tag{10-27}$$

该法操作简便,但误差较大。

标准对照法也可用于测定不纯试样的含量,将试样溶液和标准溶液配制成相同浓度,则 $c_{样} = c_{标}$,在最大吸收波长处分别测定吸光度 A,计算出试样中待测组分的含量。

$$w_x = \frac{c_x}{c_{样}} \times 100\% = \frac{c_{标}\dfrac{A_{样}}{A_{标}}}{c_{样}} \times 100\% = \frac{A_{样}}{A_{标}} \times 100\% \tag{10-28}$$

式中:w_x 为待测组分的含量;c_x 为不纯试样中待测组分的浓度;$c_{样}$ 为不纯试样的总浓度。

例 10-2 不纯的高锰酸钾试样与标准品高锰酸钾各取 0.1000 g,分别用 1000 mL 容量瓶定容。各取 10.00 mL 稀释至 50.00 mL,在最大吸收波长 525 nm 处,测得 $A_{样} = 0.220$、$A_{标} = 0.260$,求试样中高锰酸钾的含量。

解 根据已知条件 $c_{样} = c_{标}$,有

$$w_{MnO_4} = \frac{A_{样}}{A_{标}} \times 100\% = \frac{0.220}{0.260} \times 100\% = 84.62\%$$

c. 吸光系数法

吸光系数法又称绝对法,是直接利用光的吸收定律 $A = KcL$,在手册或文献中查得 $E_{1\,cm}^{1\%}$ 或 ε,在最大吸收波长处测得某浓度下该物质的吸光度 A,从而求得该溶液的浓度的。

例 10-3 维生素 B_{12} 的水溶液,在最大吸收波长 361 nm 处,$E_{1\,cm}^{1\%} = 207$,若测得溶液的吸光度 $A = 0.621$,吸收池厚度为 1 cm,求该溶液的浓度。

解 直接利用光的吸收定律 $A = E_{1\,cm}^{1\%} cL$,可求得

$$c = \frac{A}{E_{1\,cm}^{1\%} L} = \frac{0.621}{207 \times 1} \text{ g/100 mL} = 0.00300 \text{ g/100 mL}$$

例 10-4 已知苯胺的 $\lambda_{max} = 280$ nm,$\varepsilon = 1430$ L/(mol·cm),将含有苯胺的化合物配制成 5.59×10^{-4} mol/L 的溶液,用 1 cm 的比色皿测得 A 为 0.500,求试样中苯胺的含量。

解 根据公式 $A = \varepsilon cL$,可求得

$$A_{标} = \varepsilon c_{标} L = 1430 \times 5.59 \times 10^{-4} \times 1 = 0.799$$

$$w_{苯胺} = \frac{A_{样}}{A_{标}} \times 100\% = \frac{0.500}{0.799} \times 100\% = 62.6\%$$

B. 多组分的定量分析法

对于多组分混合物的定量分析,若组分的吸收峰相互重叠,采用单波长单光束或单波长双光束分光光度法测定时,处理结果时必须解方程式,比较麻烦,且误差大。对于成分复杂、背景吸收较大的试样溶液,单波长分光光度法则无法测定。而双波长分光光度法可以同时测定多组分混合物,不需解方程式,也可以测定背景吸收较大的溶液。

双波长分光光度法的理论依据是:开始时,使交替照射到吸收池的两束波长分别为 λ_1 和 λ_2 的单色光的强度相等,都等于 I_0,通过吸收池后,两束光的强度分别为 I_1 和 I_2。设待测组分对 λ_1 和 λ_2 的吸光度分别为 A_1 和 A_2,背景吸收与光散射为 A_s(因 λ_1 和 λ_2 接近,两波长下的 A_s 可视为相等),则有

$$A_1 = \varepsilon_1 cL + A_s$$
$$A_2 = \varepsilon_2 cL + A_s$$
$$\Delta A = A_1 - A_2 = (\varepsilon_1 - \varepsilon_2)cL \tag{10-29}$$

式中:ε_1 及 ε_2 分别为待测组分在 λ_1 和 λ_2 处的摩尔吸光系数。

由式(10-29)表明,ΔA 与溶液中待测组分的浓度 c 成正比。只要 λ_1 和 λ_2 选择适当,就能消除干扰组分的吸收,而不必预先分离或采用掩蔽手段,就可以对化合物进行定量分析。

用双波长分光光度法对两组分混合物中某个组分的测定,常采用等吸收点法消除干扰。等吸收点法是指在干扰组分的吸收光谱上,选两个适当的波长 λ_1 和 λ_2,干扰组分在这两个波长处具有相等的吸光度。选择 λ_1 和 λ_2 时要注意两点:一是干扰组分在 λ_1 和 λ_2 处应具有相等的吸光度,这样,干扰组分的浓度即使发生较大的变化,也不会影响组分的测定值;二是待测组分对选定波长的吸光度差值应足够大,以便有足够的灵敏度。

以测定阿司匹林中水杨酸的含量为例。先分别测定阿司匹林(曲线 d)和水杨酸(曲线 e)在纯品状态时的吸收光谱,如图 10-17 所示。

曲线 S 表示混合物的吸收光谱。以曲线 S 上的峰值(280 nm)作为测定波长 λ_2,在选定的 λ_2 位置作横坐标的垂线与曲线 d 相交一点 P,再从 P 点作平行于横坐标的直线与曲线 d 相交于另一点 Q,选择与 Q 点相对应的波长(260 nm)作为参比波长 λ_1。根据图 10-17 可求出:

混合物在 λ_2 处的吸光度 A_2 为

$$A_2 = A_2^d + A_2^e$$

混合物在 λ_1 处的吸光度 A_1 为

$$A_1 = A_1^d + A_1^e$$
$$\Delta A = A_2 - A_1 = A_2^d + A_2^e - A_1^d - A_1^e$$
$$\Delta A = A_2 - A_1 = (\varepsilon_2 - \varepsilon_1)c_{水杨酸} L \quad (A_2^d = A_1^d) \tag{10-30}$$

公式(10-30)说明,水杨酸在 λ_1 和 λ_2 处吸光度差值 ΔA 与水杨酸的浓度成正比,而与干扰组分阿司匹林

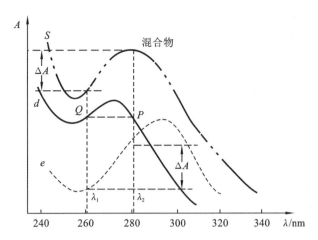

图 10-17　两组分混合物吸收光谱用作图法选择 λ_1 和 λ_2（双波长分光光度法）

的含量无关。

知识拓展

示差分析法

分光光度法主要用于微量组分的含量测定,当待测组分浓度过高或过低,就会使测得的吸光度太大或太小。由测量条件的选择可知,当测得的吸光度值太大或太小时,即使没有偏离光的吸收定律的现象,也会产生很大的测量误差,使准确度大为降低。采用示差分析法可以克服这一缺点。

示差分析法有高浓度示差法、稀溶液示差法和使用两个参比溶液的精密示差法。其中以高浓度示差法应用最多,下面重点介绍。

示差分光光度法与一般分光光度法不同之处在于,示差法不是以空白溶液(不含待测组分的溶液)作为参比溶液,而是采用比待测溶液浓度略低的标准溶液(标准溶液与待测溶液是同一物质的溶液)作参比溶液,然后测定待测溶液的吸光度,再从测得的吸光度求出它的浓度。

假设参比标准溶液的浓度为 $c_{标}$,待测溶液的浓度为 $c_{样}$,且 $c_{样} > c_{标}$,根据光的吸收定律得到:

$$A_{样} = E c_{样} L$$
$$A_{标} = E c_{标} L$$

两式相减:

$$\Delta A = A_{样} - A_{标} = E c_{样} L - E c_{标} L = E L \Delta c$$

在实际操作时,用已知浓度的标准溶液作参比溶液,调节吸光度为零(或透光率为 100%),然后测量待测溶液的吸光度。这时测得的吸光度实际上是这两种溶液吸光度的差值。根据上式可知,测得的吸光度差值与这两种溶液的浓度差成正比。通过作 ΔA 对应 Δc 的工作曲线图,再根据 ΔA 在图上可找到 Δc 值,从 $c_{样} = c_{标} + \Delta c$,便可求得待测溶液的浓度。示差分光光度法在药物分析中有较广泛的应用。

（4）实例

A. 原料药地高辛的含量测定

取在 105 ℃ 经减压干燥 1 h 的地高辛原料药和标准试样,各精确称取相同质量,用体积分数为 70% 的乙醇溶液溶解并定容。再各精确量取相同体积,分别加入相同量的新配制的碱性三硝基苯试剂,在 484 nm 处测定各自的吸光度,求出地高辛含量。

B. 全血中铁含量的测定

成年人体内铁的总含量为 4~5 g,其中 70%~75% 存在于血红蛋白、肌红蛋白及多种酶中,具有生理活性。还有 25%~30% 的铁以铁蛋白的形式存在。因此,全血中铁的测定需要先将各种形式的铁转化为游离的铁离子。通常用消化法,得到游离 Fe^{3+},蛋白质用钨酸沉淀除去,取无蛋白的滤液,在一定条件下加 KSCN 显色剂,生成血红色配合物,反应式为

$$Fe^{3+} + 2SCN^- \rightleftharpoons [Fe(SCN)_2]^+$$

在520 nm波长处测定吸光度,与标准溶液比较,求出含量。

C. 槐花(米)中芦丁含量的测定

对照品溶液的制备:精密称取在120 ℃减压干燥至恒重的芦丁对照品50 mg,置于25 mL容量瓶中,加甲醇适量,置于水浴上微热使之溶解,放冷,加甲醇至刻度,摇匀。精密吸取10 mL,置于100 mL容量瓶中,加水至刻度,摇匀,即得(每1 mL中含无水芦丁0.2 mg)。

标准曲线的制备:精密量取对照品溶液(1 mL/0.2 mg)0.0 mL、1.0 mL、2.0 mL、3.0 mL、4.0 mL、5.0 mL、6.0 mL,分别置于25 mL容量瓶中,各加水至成6.0 mL,加5%亚硝酸钠溶液1 mL,充分摇匀,放置6 min。加入10%硝酸铝溶液1 mL,充分摇匀,放置6 min。加1 mol/L氢氧化钠溶液1 mL,再加水至刻度,充分摇匀,放置15 min,于分光光度计上,以第一份溶液为空白,在510 nm波长下测定标准溶液的吸光度。以吸光度为纵坐标,浓度为横坐标,绘制标准曲线。

测定方法:取本品粗粉约1 g,精密称定,置于索氏提取器中,加乙醚适量,加热回流至提取液无色,放冷,弃去乙醚液。再加甲醇90 mL,加热回流至提取液为无色,移置于100 mL容量瓶中,用甲醇少量洗涤容器,洗液并入容量瓶中,加甲醇至刻度,摇匀。精密量取10 mL,置于100 mL容量瓶中,加水至刻度,摇匀。精密量取上述样品液3 mL,置于25 mL容量瓶中,与标准溶液的处理方法相同(加水至6.0 mL,加5%亚硝酸钠溶液1 mL,充分摇匀,放置6 min。加入10%硝酸铝溶液1 mL,充分摇匀,放置6 min。加1 mol/L氢氧化钠溶液1 mL,再加入至刻度,充分摇匀,放置15 min),从标准曲线上读出或由回归方程计算出样品溶液中芦丁的重量(μg),即得。

本品按干燥计,含总黄酮以无水芦丁计,槐花不少于8.0%,槐米不少于20.0%。

知识拓展

紫外-可见分光光度法测定青霉素钠中杂质限量

青霉素钠又称青霉素,是临床治疗中常用的抗生素药物。青霉素钠在生产过程中可能引入过敏性杂质,如果不进行检查控制。在治疗使用时,若未对患者做过敏试验,就有可能导致患者过敏性休克,甚至造成心力衰竭而死亡。因此,在生产青霉素钠的过程中,必须对其杂质做限量和纯度检查。

《中国药典》(2010年)二版规定,用紫外-可见分光光度法测定青霉素钠中杂质限量。该方法具有准确、灵敏、操作简便等优点。取样品,加水制成1 mL中约含1.80 mg的溶液,照紫外-可见分光光度法规定,在280 nm与325 nm波长处,其吸光度均不得大于0.10,在264 nm最大吸收波长处测定,其吸光度应为0.80～0.88。(在264 nm处规定吸光度值是控制青霉素钠的含量,在280 nm和325 nm处规定吸光度值是控制降解产物杂质限量)

目标测试

1. 解释下列名词:
(1) 电磁辐射
(2) 最大吸收波长
(3) 光的吸收定律

2. 什么是单色光和复合光?为什么不同的物质会呈现不同的颜色?物质显示什么颜色?

3. 何为透光率、吸光度?两者的关系怎样?

4. 什么是吸收光谱图?作该图的目的是什么?

5. 何为标准曲线?作该曲线的目的是什么?它与吸收光谱图有何异同点。

6. 偏离光的吸收定律的主要原因是什么?在定量分析中如何来控制测量条件?

7. 简述紫外-可见分光光度计的主要部件及各部件的作用。

8. 紫外-可见分光光度法定性和定量分析的依据是什么?各有何具体的方法。

9. 将精制的纯品氯霉素(相对分子质量为323.2)配制成0.0200 mmol/L的溶液,用1 cm的吸收池,在最大吸收波长 278 nm 处测得溶液的透光率为 24.3%,求出氯霉素的比吸光系数和摩尔吸光系数。

10. 有一浓度为 2.00×10^{-5} mol/L 的有色溶液,在一定吸收波长处,于 0.5 cm 的吸收池中测得其吸光度为 0.300,如在同一波长,用同一吸收池测得该物质的另一溶液的透光率为 20.0%,则此溶液的浓度为多少?

单元 3 原子吸收分光光度法

单元目标

※ 掌握原子吸收光谱的产生及其定量分析的依据和方法。

※ 熟悉原子吸收光谱仪的基本结构、主要部件和使用方法。

※ 了解原子吸收分光光度法的基本原理。

原子吸收分光光度法又称原子吸收光谱法(atomic absorption spectrometry,AAS),该方法在 20 世纪 60 年代以后得到迅速发展,由于其具有准确度高、灵敏度高、选择性好、适用范围广等优点,已广泛应用于地质、冶金、化工、环保、卫生检验、食品分析、临床检验及药物分析等领域中。原子吸收分光光度法被列为金属元素测定的首选方法和国家标准方法。

1. 原子吸收分光光度法的原理

原子吸收分光光度法(atomic absorption spectrophotometry,AAS),它是基于被测元素的气态基态原子对其共振线的吸收进行的元素定量分析方法。该方法与分光光度法同属于吸收光谱法的范畴,两者在形式上并无差异,但就吸收机制而言,这两种吸收具有本质区别。分光光度法研究溶液中化合物的分子吸收,除分子外层电子能级跃迁外,同时还有振动能级和转动能级的跃迁,所以是一种宽带吸收,可以使用连续光源,而原子吸收分光光度法研究的是元素的原子吸收,只有原子外层的电子的跃迁,是一种窄带吸收,又称谱线吸收,通常只使用锐线光源。

(1) 原子吸收分光光度法的特点

A. 灵敏度高

采用火焰原子吸收法,检测限可达 10^{-6} g 数量级,应用石墨炉原子吸收法可达到 $10^{-14} \sim 10^{-10}$ g。

B. 准确度高

测定的相对误差一般在 1%～3%之间。

C. 选择性好

每种元素都有其特定的吸收谱线,大多数情况下共存元素对被测元素不产生干扰,有干扰的也容易克服。

D. 分析速度快

试样经过简单处理便可进行测定,操作简便、快捷。

E. 仪器简单、价格低廉

一般实验室都能配备。

F. 应用范围广

能够测定的元素达 70 多种,常用于微量试样的分析,被广泛地应用于各个方面,是微量和痕量元素分析的首选方法。

由于原子吸收分光光度法具有上述优点,因此被广泛应用于生产、科研、环境保护和医药等各个领域。原子吸收分光光度法的局限性在于,测定难熔元素如 W、Ta、Zr、Hf、稀土等以及非金属元素的结果还不能令人满意,不能完成多个元素的同时分析,每测定不同的元素必须要换对应元素的空心阴极灯。

（2）原子吸收分光光度法的基本原理

A. 原子吸收光谱的产生

元素外层电子在稳定状态时所具有的能量称为能级。未受激发的电子所处能级的能量状态称为基态，高于基态的所有能量状态称为激发态。原子吸收外界能量后，其最外层电子可跃迁到不同能级（激发态）。电子从基态跃迁到能量最低的激发态时，要吸收一定频率的辐射，称为共振吸收；它再跃回基态时，则发射出同样频率的辐射称为共振发射。电子的跃迁可以在基态和不同能级间进行，就会对应产生许多的吸收线和发射线，跃迁所需的能量越低，跃迁越易发生，相对应的吸收线和发射线就越强。原子吸收分光光度法中广义地把由基态向高能级的跃迁或高能级直接向基态的跃迁称为共振跃迁。

原子吸收光谱是由基态原子吸收其共振辐射，外层电子由基态跃迁到激发态所产生的。原子吸收光谱位于紫外光区和可见光区。每种元素原子特有的吸收线或发射线就称为该元素的特征谱线。特征谱线的波长是定性分析的基础，特征谱线的强度是定量分析的依据。

B. 原子吸收线轮廓与谱线变宽

a. 原子吸收线轮廓

以一束不同频率、强度的平行光通过原子蒸气，一部分光被吸收，不同元素的原子吸收不同频率的光。从原子吸收实验中观察到，原子对光的吸收不是绝对单色光（单一频率波长），而是有一定的频率和宽度。对于不同波长的光，原子蒸气吸收的程度不同，故吸收强度（I_ν）随频率（ν）的变化而变化。吸收强度随 ν 或吸收系数随 ν 变化的曲线（图 10-18、图 10-19），称为原子吸收线轮廓或谱线轮廓。

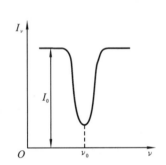
图 10-18 吸收强度与频率的关系图

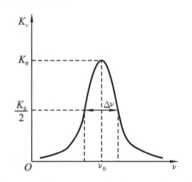
图 10-19 吸收系数与频率的关系

图中：ν_0 为中心频率；K_0 为峰值吸收系数；$\Delta\nu$ 为半峰宽。

原子吸收的特征物理量是中心频率 ν_0 和半峰宽度 $\Delta\nu$。中心频率是指吸收和发射最大强度辐射所对应的光的频率，由原子的能级决定，是原子定性的依据。半峰宽是指吸收系数极大值一半处（$K_0/2$），吸收曲线上对应的频率范围为 $\Delta\nu$，原子吸收线的半峰宽度为 0.001～0.01 nm。

b. 谱线变宽

原子吸收线理论上是线状的，但实际往往有一定的轮廓，引起谱线变宽的原因主要有两类：一类是由原子本身性质决定的，例如自然变宽；另一类是由外界条件影响引起的，如热变宽（多普勒（Doppler）变宽）和压力变宽（洛伦兹（Lorentz）变宽）。谱线变宽对测量的影响：导致原子吸收分析灵敏度下降。

（3）原子吸收值与原子浓度的关系

A. 基态原子数与激发态原子数

在原子吸收测定时，试样在高温下挥发并解离成基态原子蒸气，其中一部分基态原子进一步激发成激发态原子，激发态原子总数与基态原子总数之比取决于温度，温度越高，比值越大，在一定温度下，当处于热力学平衡时，两者之比遵循玻尔兹曼分布定律。但在常用的温度下（一般低于 3000 K），两者的比值小于 10^{-3}，即蒸气中的激发态原子总数远远小于基态原子总数，也就是说，激发态原子可以忽略不计。因此，基态原子总数可代表吸收辐射的原子总数。

B. 原子吸收与原子浓度的关系

当一定频率的光通过原子蒸气时，其入射光强度为 I_0，有一部分电磁辐射被吸收，其透射光强度为 I_ν，I_0 与入射光通过原子蒸气的厚度 L 的关系，遵循朗伯-比尔定律，即

$$I_\nu = I_0 e^{-K_\nu L} \tag{10-31}$$

式中：K_v 表示原子蒸气的吸收系数。

实践证明，在火焰温度低于 3000 K 的恒定温度下，峰值吸光系数 K_0 与单位体积原子蒸气中被测元素吸收辐射的原子数 N 成正比。在使用锐线光源的情况下，对于待测元素来说，吸收频率是一定的，因此可用 K_0 代替式中的 K_v，即

$$I_v = I_0 e^{-K_0 L} \tag{10-32}$$

即

$$A = \lg \frac{I_0}{I_v} = 0.4343 K_0 L \tag{10-33}$$

式中：A 为吸光度。如果将 N_0 从 K_0 中提出来，并近似地看作原子总数 N，令 K_0 的余项与 0.4343 的乘积为 K，则有

$$A = KNL \tag{10-34}$$

式中：K 为常数。该式表示吸光度与待测元素吸收辐射的原子总数成正比，与火焰宽度成正比。在一定浓度范围内，待测元素的原子总数与其溶液的浓度成正比，当原子化器厚度（L）一定时，式(10-34)可写成

$$A = K'c \tag{10-35}$$

上式说明，在一定的实验条件下，通过测定基态原子的吸光度，即可求出样品中待测元素的含量。这是原子吸收分光光度法的定量基础。

2. 原子吸收分光光度计

原子吸收分光光度计由光源、原子化器、单色器、监测系统等四个部分组成，如图 10-20 所示。

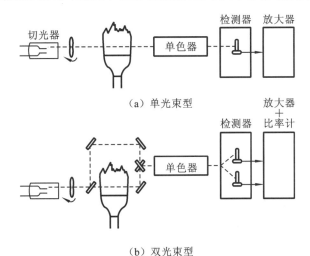

（a）单光束型

（b）双光束型

图 10-20 原子吸收分光光度计示意图

仪器构造与紫外-可见分光光度计相似，不同之处在于用空心阴极灯作锐线光源代替了连续光源，用原子化器代替了吸收池。其中，图 10-20(a)为单光束型仪器，图 10-20(b)为双光束型仪器。单光束型仪器结构简单但光源不稳定，会引起基线漂移；双光束光源被分为两束，一束为测量光，一束为参比光，克服了光源不稳定造成的漂移影响。

（1）光源

原子吸收分光光度法中，光源的作用是发射待测元素的特征谱线。为保证测定的灵敏度和高选择性必须使用待测元素制成的谱带窄、强度、纯度与稳定性均高的锐线光源，符合条件的锐线光源（narrow-line source）主要是空心阴极灯（hollow cathode lamp，HCL），另外还有蒸气放电灯和无极放电灯等。空心阴极灯是一种低压气体放电管，其结构如图 10-21 所示。

空心阴极灯是一种气体放电管，它包括一个阳极（钨棒）和一个空心圆筒的阴极，阴极由待测元素的纯金属或合金制成。阴极和阳极被密封在带有光学窗口的酒瓶状玻璃管内，其内充几百帕的低压惰性气体（氖气或氩气）。

空心阴极灯的工作原理：在两级间施加一定电压（300～500 V）时，电子从空心阴极内壁高速射向阳极，惰性气体分子因受到碰撞而发生电离，带正电的惰性气体离子在电场作用下，猛烈轰击阴极，致使阴极表面的金属原子溅射出来，与电子、惰性气体原子碰撞时受到激发，当其由激发态返回基态时就辐射出待测元素

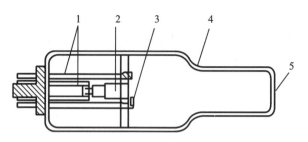

图 10-21 空心阴极灯示意图
1. 电极支架；2. 空心阴极；3. 阳极；4. 玻璃管；5. 石英窗

的共振线。不同元素的空心阴极灯都有适合的工作电流范围，该电流影响灯的发射强度。

空心阴极灯发射的光谱，主要是阴极元素的光谱，用不同的被测元素作阴极材料，可制成各种被测元素的空心阴极灯。空心阴极灯的主要优点是发射谱线强度高、稳定性好、谱线宽度窄。缺点是在测定不同的元素时，都要更换各自的空心阴极灯，且灯的寿命也比较短。

在测定金属性较弱、熔点较低的元素，如 As、Se、Te、Ge、Hg 时，常采用无极放电灯和高强度的空心阴极灯作光源。

（2）原子化器

原子化器的作用是将样品中的待测元素转变为原子蒸气，并使其进入光源的辐射过程。对原子化器的基本要求：必须具有足够高的原子化效率；必须具有良好的稳定性和重现性；操作简单及很低的干扰水平等。常用的原子化器有火焰原子化器和非火焰原子化器。

A. 火焰原子化器

a. 雾化器（喷雾器）

喷雾器是火焰原子化器中的重要部件。它的作用是将试液变成细雾。雾粒越细、越多，在火焰中生成的基态自由原子就越多。目前，应用最广的是气动同心型喷雾器。喷雾器喷出的雾滴碰到玻璃球上，可产生进一步的细化作用。生成的雾滴粒度和试液的吸入率，影响测定的精密度和化学干扰的大小。目前，喷雾器多采用不锈钢、聚四氟乙烯或玻璃等制成。

b. 雾化室

雾化室的作用主要是将气溶胶的雾粒进一步雾化，使雾粒更小、更均匀，并使燃气和助燃气充分混合后进入燃烧器，以便在燃烧时得到稳定的火焰。其中的扰流器可使雾滴变细，同时可以阻挡大的雾滴进入火焰。一般的喷雾装置的雾化效率为 5%～15%。

c. 燃烧器

试液的细雾滴进入燃烧器，在火焰中经过干燥、熔化、蒸发和解离等过程后，产生大量的基态自由原子及少量的激发态原子、离子和分子。通常要求燃烧器的原子化程度高、火焰稳定、吸收光程长、噪声小等。燃烧器有单缝和三缝两种。燃烧器的缝长和缝宽，应根据所用燃料确定。目前，单缝燃烧器应用最广。

单缝燃烧器产生的火焰较窄，使部分光束在火焰周围通过而未能被吸收，从而使测量灵敏度降低。采用三缝燃烧器，由于缝宽较大，产生的原子蒸气能将光源发出的光束完全包围，外侧缝隙还可以起到屏蔽火焰的作用，并避免来自大气的污染物。因此，三缝燃烧器比单缝燃烧器稳定。燃烧器多为不锈钢制造。燃烧器的高度应能上下调节，以便选取适宜的火焰部位测量。为了改变吸收光程，扩大测量浓度的范围，燃烧器可旋转一定角度。

B. 非火焰原子化器

非火焰原子化器中，应用最广泛的是高温石墨炉原子化器。图 10-22 为其结构示意图。

将样品置于石墨管中，通电，使石墨管受热升温，待测组分被原子化。为防止石墨管氧化，原子化过程中必须不断通入惰性气体（氮气或氩气），石墨炉原子化器最大的优点是原子化效率高，对一些易形成耐熔氧化物的元素，能得到较高的原子化效率。

（3）单色器

单色器的作用是将原子吸收所需的共振吸收线分离出来。单色器由入射狭缝和出射狭缝、反射镜和色散元件组成，色散元件为衍射光栅。由于原子吸收分光光度计采用锐线光源，吸收测量值采用峰值吸收测定法,吸收光谱本身也比较简单,因而对单色器的分辨率要求不是很高。为防止原子化时产生的辐射不加选择地都进入检测器以及避免光电倍增管的疲劳,单色器通常设置在原子化器后。

（4）检测系统

检测系统主要由检测器、放大器、对视变换器和显示装置组成。原子吸收分光光度计广泛使用光电倍增管作检测器。一些高级仪器还设有标度扩展、背景自动校正、自动取样等装置,并用计算机控制。

3. 原子吸收分光光度法的应用

（1）定量分析方法

原子吸收分光光度法主要用于定量分析,其方法有工作曲线法、标准加入法和内标法等。

A. 工作曲线法

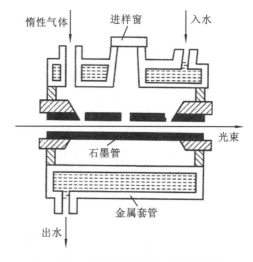

图 10-22　高温石墨炉原子化器示意图

原子吸收分光光度法与紫外-可见分光光度法都属于吸收光谱法,都遵循光的吸收定律,有类似的工作曲线。配制一组含有不同浓度的被测元素的标准溶液,以空白溶液调节零点,将所配制的溶液由低浓度向高浓度依次喷入火焰,分别测出各溶液的吸光度 A。以吸光度 A 为纵坐标,标准溶液浓度 c 为横坐标,绘制 A-c 工作曲线。在完全相同的实验条件下,喷入待测试样溶液,测出吸光度。从工作曲线上查出该吸光度对应的浓度,以此进行计算,可得出试样中被测元素的含量。

工作曲线法仅适用于试样组成简单或共存组分无干扰的情况,在同类试样大批量分析时,具有简单、快速的特点。应用此方法时应该注意以下几点。

a. 标准系列溶液的浓度

要求在吸光度与浓度呈直线关系的范围内,吸光度为 0.2～0.8,以减小读数误差。

b. 标准系列溶液的配制

所用试剂和溶液条件应与待测溶液一致,消除基体干扰,减小误差。

c. 测量条件选择一致

选定好的实验条件如气体流量、缝宽度、燃烧器高度、空心阴极灯的工作电流以及波长等,应保持不变。

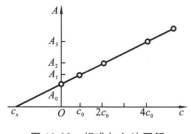

图 10-23　标准加入法图解

B. 标准加入法

当样品基体影响较大,又没有纯净的基体空白,或测定物体纯物质中极微量元素时,可以采用标准加入法。具体做法如下:取几份相同体积的被测溶液,分别加入浓度为 0、c_0、$2c_0$、$4c_0$ 的标准溶液,然后稀释至相同体积。在相同的实验条件下分别测定它们的吸光度,绘制 A-c 曲线,如图 10-23 所示。

如果样品中不含被测元素,则在正确扣除背景后,标准曲线应通过原点。若标准曲线不通过原点,说明样品中含有被测元素。标准曲线在纵坐标轴上的截距所对应的吸光度显然是由样品中被测元素产生的,所以如果外延标准曲线与横坐标相交,则原点至此交点的距离相当的浓度,即为样品中被测元素的浓度。

标准加入法的特点是能消除分析中的基体干扰,不能消除背景干扰,这是因为相同的信号,既加在试样测定值上,也加在增量后的试样测定值上,另外,标准加入法每测定一个样品需要制作一条工作曲线,不适合大批量样品的测定,适合于基体复杂的少量样品的测定。

C. 内标法

内标法是在标准溶液和样品溶液中分别加入一定量的内标元素,测定被测元素与内标元素的吸光度比值,并以吸光度之比值对被测元素浓度绘制校正曲线,根据试液测得的吸光度比值由校正曲线上求得被测元素的含量。内标法是一种精密度和准确度较高的分析方法,在一定程度上还可以消除火焰、喷雾状况以及样品溶液的物理、物理化学特性不同而带来的干扰。但内标法的应用需要使用双波道型原子吸收分光光度计。

所选的内标元素应与被测元素在原子化过程中具有相似的特性。例如测定 Ca 时采用 Sr 作内标元素,测定 Mg 时,采用 Cr 或 Mn 作内标元素。

(2)应用与示例

原子吸收分光光度法具有测定灵敏度高、检出限低、干扰少、操作简单、快速等优点,已广泛应用于地质、冶金、化工、环保、卫生检验、食品分析、临床检验及药物分析等领域中。原子吸收分光光度法被列为金属元素测定的首选方法和国家标准方法,目前,大约有 70 种元素可用原子吸收分光光度法直接或间接地进行测定。

A. 直接测定法

用原子吸收分光光度法直接测定的元素,要求有较高的灵敏度,含量不低于检出限范围,目前,经常采用此方法分析的元素和化合物可分为三大类:碱金属,碱金属易解离,碱金属盐沸点低,通过火焰即可汽化,适合采用低温贫燃火焰;碱土金属,碱土金属在火焰中易生成氧化物和极小的 $MeOH$、$MeOH^+$,宜采用高温富燃火焰,并加入少量的碱金属来抑制离子干扰,提高原子化效率;测含金属原子的有机药物,人体中的痕量元素与人体健康关系密切,为了对这些元素的生理功能进行研究,必须要测定人体内各种元素的含量及其变化,人体里能检测出的金属元素有 K、Na、Ca、Cr、Mo、Fe、Pb、Co、Ni、Cu、Zn 等三十多种,可以采用直接测定法,例如测定维生素 B_{12},因其是含有钴原子的有机药物,可通过测定钴的含量再换算成维生素 B_{12} 的含量。

例 10-5 发锌的火焰原子化法测定。

取枕部发根 1 cm 发样 1 g,用洗涤剂水溶液浸泡半小时后,先用自来水洗净后,用蒸馏水冲洗干净,再用去离子水冲洗,抽滤后烘干,存于洁净的密闭容器中备用。精确称其处理好的发样 20 mg 放入石英消化管中,加入 $HClO_4$ 与 HNO_3 体积比为 1:5 的混酸 1 mL,湿法消化至白色残渣,然后用 0.5% HNO_3 定容至 10 mL。在 213.9 nm 下,直接喷入空气乙炔火焰中进行测定。相同条件下测定标准系列,绘制工作曲线,从工作曲线中查出样品含量。

例 10-6 石墨炉原子化法测定血中铅、镉。

取血样 0.2 mL 注入 1.5 mL 带塞聚乙烯锥形管中,加入 0.8 mol/L HNO_3 溶液 0.6 mL,静置片刻,离心分离,吸出上层清液,用 0.5% HNO_3 溶液稀释 10 倍,进样 20 μL,按表 10-5 工作条件测定上清液中铅和镉的吸光度,相同条件下测定标准系列,绘制工作曲线,从工作曲线上查出样品含量。

表 10-5 测量铅、镉的仪器工作条件

元素	波长/nm	狭缝/nm	干 燥		灰 化		原 子 化		烧残(净化)	
			温度/℃	时间/s	温度/℃	时间/s	温度/℃	时间/s	温度/℃	时间/s
铅	283.3	0.5	100	40	380	12	1900	2	2100	2
镉	228.8	0.5	100	40	460	16	2100	2	2300	2

例 10-7 怀药中 Cu、Zn、Fe 等微量元素的测定。

取足量的怀药试样,粉碎、研磨、过 200 目筛。准确称取约 0.5000 g 试样于小烧杯中,先加适量 0.15% 琼脂溶液,然后加热溶解,定容于 25 mL 比色管中,振荡 2 min,此悬浮液可稳定 100 min,超过稳定时间取样,需适当振动。取怀药悬浮液 1.00~2.00 mL 6 等份于 25 mL 容量瓶中,各加入 0.15% 琼脂溶液 3.0~5.5 mL,再依次加入 Zn^{2+} 5.0~30.0 mg 或 Cu^{2+} 5.0~30.0 mg 或 Fe^{3+} 25.0~150.0 mg,用去离子水定容,振动 2 min,同时做空白校正(含 0.15% 琼脂溶液 5.0 mL)。将各溶液倒入干燥小烧杯中,在不断搅拌下喷入火焰,进行测定。仪器测定条件如表 10-6 所示。

表 10-6 Cu、Fe、Zn 火焰原子吸收光谱仪

元 素	灯电流/mA	工作波长/nm	狭缝宽度/nm	火 焰 种 类	燃气流速/(L/min)
Cu	3.8	424.8	0.5	空气-乙炔	0.9
Fe	6.0	213.8	0.5	空气-乙炔	1.2
Zn	7.5	248.3	0.2	空气-乙炔	0.9

B. 间接测定法

间接测定法是指利用被测组分与可测定金属或非金属,依据反应的化学计量关系,由此计算被测组分含量的方法。此方法适合于那些不能直接测定的组分。例如测定有机药物,可利用有机药物与金属生成配合物,然后间接测定有机物。

知识拓展

电感耦合等离子体原子发射光谱法

20 世纪 70 年代以来迅速发展的电感耦合等离子体原子发射光谱法(ICP-AES)是试样中不同元素的原子或离子在光、热或电激发下,由基态跃迁到激发态,当从较高激发态返回到较低激发态或基态时,产生发射光谱,依据特征谱线和谱线强度进行定性和定量分析的方法。该法主要用于元素分析,可对 70 种元素(金属元素及磷、硅、砷、碳、硼等非金属)进行分析,具有灵敏、快速和选择性好等优点,可对一份试样进行多元素分析和多个试样连续分析,具有其他方法不可比拟的优势。

目标测试

1. 名词解释:
(1) 原子吸收分光光度法
(2) 谱线吸收
(3) 原子吸收线轮廓
2. 简述原子吸收分光光度法的基本原理。
3. 何为锐线光源? 原子吸收分光光度法为什么用锐线光源?
4. 简述原子吸收分光光度法中试样的原子化过程。为何可用基态原子数来表示参加吸收辐射的原子总数?
5. 何为共振吸收线和共振发射线? 在原子吸收分光光度法中为何常常选择共振线作为分析线?
6. 简述原子吸收分光光度计的主要构造及其作用。
7. 紫外-可见分光光度法的分光系统放在吸收池的前面,而原子吸收分光光度法的分光系统放在原子化器(吸光系统)的后面,为什么?
8. 标准曲线法和标准加入法有何异同点? 各有什么优缺点?

 # 单元 4   经典色谱法简介

 单 元 目 标

※ 掌握色谱法的原理,吸附色谱法、分配色谱法、离子交换色谱法和分子排阻色谱法的分离机制。
※ 掌握平面色谱的基本原理、操作方法和应用。
※ 熟悉色谱法的分类及分类依据。
※ 熟悉柱色谱法和平面色谱法常用固定性、流动相及选择原则。
※ 了解色谱法发展概况。

色谱法(chromatography)又称层析法,是一种依据物质的物理化学性质的不同(如溶解性、极性、离子交换能力、分子大小等)而进行的分离分析方法。由于色谱法具有很强的分离能力,再加上现代的色谱检测器具有很高的灵敏度,色谱法已成为分离分析复杂混合物的最重要手段,广泛用于医药卫生、食品、环境、材料、化工、农业及生命科学等领域。本章在介绍色谱法基本概念和方法的基础上,重点介绍经典液相色谱。

1. 色谱法概述

(1) 色谱法的起源和发展

色谱法创办于 20 世纪初。1906 年,俄国植物学家茨维特(Tswett)首先发现液-固洗脱技术能分离植物色素中的各种有色成分。其方法是将植物色素的石油醚提取液倒入装有碳酸钙的玻璃管内,再用石油醚淋洗,发现在管柱上形成了不同颜色的色带。管内填充物称为固定相(stationary phase),淋洗液称为流动相(mobile phase),填充固定相的管柱称为色谱柱(chromatographic column)。分段收集从管柱中洗脱出的各色带的洗脱液,便可分离得到石油醚提取液中的叶绿素、叶黄素、胡萝卜素等各种色素。现在,色谱法不仅可用于有色物质的分离,而且还大量用于无色物质的分离,但色谱这一名词仍沿用下来。

自从 Tswett 建立以吸附剂为固定相的吸附柱色谱以来,色谱法至今已有一个世纪的历史。在 20 世纪 30 年代与 20 世纪 40 年代相继出现了薄层色谱法与纸色谱法,这些方法以液体作为流动相,被称为经典的液相色谱法。20 世纪 50 年代 Martin 等人以气体作为流动相,建立了气相色谱法,并奠定了色谱法的理论基础,这一年 Martin 因在色谱领域所做出的杰出贡献而获得诺贝尔化学奖。随后,又诞生了毛细管色谱分析法,20 世纪 60 年代气相色谱达到鼎盛期。进入 20 世纪 70 年代,高效液相色谱法问世,弥补了气相色谱法不能直接用于分析难挥发、对热不稳定及高分子试样等的弱点,扩大了色谱法的应用范围。同期还出现了薄层扫描仪,使色谱法的应用大为拓宽。20 世纪 80 年代初出现了超临界流体色谱法,20 世纪 80 年代末毛细管电泳法出现。当前,色谱法正朝着色谱-光谱(或质谱)联用,向多谱色谱和智能色谱方向发展。

(2) 色谱法的分类

色谱法有多种类型,通常可按以下三种依据加以分类。

A. 按流动相和固定相所处的状态不同分类

a. 流动相为液体的称为液相色谱法(liquid chromatography,LC):按固定相的状态不同,又分为液-固色谱法(LSC)与液-液色谱法(LLC)。

b. 流动相为气体的称为气相色谱法(gas chromatography,GC):按固定相的状态不同,又分为气-固色谱法(GSC)与气-液色谱法(GLC)。

B. 按色谱过程的分离原理不同分类

a. 吸附色谱法(absorption chromatography,AC)

吸附色谱法是指用吸附剂作固定相,利用吸附剂表面对不同组分吸附能力的差异来进行分离分析的方法。

b. 分配色谱法(partition chromatography,PC):

分配色谱法是指用液体作固定相,利用不同组分在互不相溶的两相溶剂中的分配系数(或溶解度)的差异而进行分离分析的方法。

c. 离子交换色谱法(ion exchange chromatography,IEC):

离子交换色谱法是指用离子交换剂作固定相,利用离子交换剂对不同离子的交换能力的差异进行分离分析的方法。

d. 分子排阻色谱法(molecular exclusion chromatography,MEC):

分子排阻色谱法又称凝胶色谱法或空间排阻色谱法,是指用凝胶作固定相,利用凝胶对大小不同组分分子有不同的阻滞差异而进行分离分析的方法。

另外,还有亲和色谱法(根据不同组分与固定相的高专属亲和力不同进行分离分析的方法)和生物色谱法(利用各种具有生物活性的材料如酶、载体蛋白、细胞膜、活细胞等作固定相,利用固定相与各种生物活性物质的选择性而进行分离的色谱法)。

C. 按操作形式不同分类

a. 柱色谱法(column chromatography,CC)

将固定相装于柱管(如玻璃柱或不锈钢柱等)内,构成色谱柱分离混合物的分离分析方法称为柱色谱法。

b. 纸色谱法(paper chromatography,PC)

用滤纸作为载体,以其上吸附的水为固定相,点样后,用流动相(又称展开剂)展开的分离分析方法称为纸色谱法。

c. 薄层色谱法(thin layer chromatography,TLC)

将固定相涂铺在平板(如玻璃板)上,形成薄层,点样后,用流动相展开的分离分析方法称为薄层色谱法。

(3) 色谱法的基本原理

A. 色谱过程

色谱法是一种分离技术,它是被分离物质分子在两相间分配平衡的过程。现以吸附色谱法分离顺式偶氮苯和反式偶氮苯(图 10-24)为例来说明色谱过程。由于它们的性质相近,用沉淀、萃取等方法无法分离,而采用吸附色谱法可以将两者较好的分离。

首先在一根下端垫有玻璃棉的玻璃柱中装入吸附剂氧化铝(固定相),将反式和顺式偶氮苯混合物用少量石油醚溶解后加到氧化铝柱的顶端,如图 10-25 所示,两组分被吸附,然后用含 20% 乙醚的石油醚为流动相连续不断地冲洗色谱柱,样品在两相间不断进行吸附,解吸附,再吸附,再解吸附……由于两组分的性质存在微小差异,因而吸附剂对它们的吸附能力略有不同。经一段时间后,两组分的微小差异逐渐变大,最后彼此分离,而先后流出色谱柱。

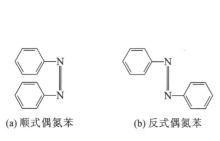

(a) 顺式偶氮苯 (b) 反式偶氮苯

图 10-24 顺反式偶氮苯

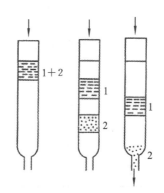

图 10-25 柱色谱分离顺反式偶氮苯色谱过程示意图

B. 分配系数

色谱过程实质是混合物中各组分在固定相和流动相间分配的过程。分配达到平衡时,各组分被分离的程度,用分配系数 K 来表示。

$$K = \frac{\text{组分在固定相中的浓度}(c_s)}{\text{组分在流动相中的浓度}(c_m)} \tag{10-36}$$

分配系数 K 是指在一定温度和压力下,某组分在两相间的分配达到平衡时浓度(或溶解度)的比值。分配系数与温度、压力、被分离组分、固定相和流动相有关。一般来说分配系数在低浓度下是一个常数。

当色谱的原理不同时,分配系数的含义也不相同。在吸附色谱中,K 为吸附平衡常数;在分配色谱中,K 为分配平衡常数;在离子交换色谱中,K 为交换系数;在凝胶色谱中,K 为渗透系数。

C. 保留值

某组分从开始洗脱到从柱中被洗脱下来所需要的时间称为保留时间(retention time),通常用 t_R 表示。某组分从开始洗脱到从柱中被洗脱下来所需要的流动相的体积称为保留体积(retention volume),通常用 V_R 表示。保留值是色谱法定性分析的基本参数。

D. 分配系数与保留值的关系

不同的物质有着不同的分配系数 K。K 值越大,该组分在固定相中的浓度越大,移动速度越慢,即保留时间越长,则后出柱;反之,K 值越小,该组分在流动相中的浓度越大,移动速度越快,即保留时间越短,则先出柱。K 值相差越大,各组分越易分离。

由色谱分离过程可知,色谱法是利用混合物中各组分在两相中吸附、分配、离子交换、分子大小等差异,产生差速迁移而进行分离的方法。

色谱法具有取样量少、灵敏度高、效能高、分析速度快及应用范围广等优点。

本章主要介绍柱色谱法、薄层色谱法和纸色谱法。

2. 柱色谱法

柱色谱法是各种色谱法中最早建立起来的方法。按分离原理不同,可分为吸附柱色谱法、分配柱色谱法、离子交换柱色谱法和凝胶柱色谱法。

(1) 液-固吸附柱色谱法

A. 原理

液-固吸附柱色谱法是以吸附剂为固定相,以液体为流动相,利用吸附剂对不同组分的吸附能力的差异进行分离的一种色谱法。

a. 吸附作用

固体吸附剂是一些多孔性微粒状物质,其表面有许多活性吸附中心。吸附剂之所以具有吸附作用,主要靠表面的吸附中心起作用。例如,硅胶就是利用其表面上的吸附中心即硅醇基起吸附作用。

b. 吸附平衡

用吸附色谱分离试样时,试样中组分分子占据吸附中心,即被吸附,当流动相(洗脱剂)分子从吸附中心置换出被吸附的组分分子时,即为解吸。吸附过程就是样品中的溶质分子与流动相分子竞争性占据吸附剂表面活性中心的过程,即称为竞争吸附过程。在一定的条件下,当这种竞争吸附达到平衡时,可用吸附平衡常数 K 表示。

$$K = \frac{\text{组分在固定相中的浓度}(c_s)}{\text{组分在流动相中的浓度}(c_m)} \qquad (10-37)$$

吸附平衡常数 K 与吸附剂的活性(吸附能力)、组分的性质及流动相的性质有关。组分的 K 越大,保留时间越长,流出色谱柱就越慢。反之就越快。

B. 吸附剂

对吸附剂的基本要求如下。

a. 具有较大的表面积和足够的吸附能力。

b. 在所用的溶剂和洗脱剂中不溶解;不与试样各组分、溶剂和洗脱剂发生化学反应。

c. 颗粒较均匀,有一定的细度,在使用过程中不易破碎。

d. 具有较为可逆的吸附性,既能吸附试样组分,又易于解吸。

常用的吸附剂分为极性和非极性两大类。极性吸附剂有硅胶、氧化铝、氧化镁、硅酸镁及分子筛等。非极性吸附剂最常见的是活性炭。

① 硅胶

硅胶具有微酸性,适用于分离酸性或中性物质,如有机酸、萜类、甾体等。硅胶具有多孔性的硅氧交联(—Si—O—Si—)结构,其骨架表面有许多硅醇基(—Si—OH)。由于这些硅醇基能与极性化合物或不饱和化合物形成氢键,才使得硅胶具有吸附能力。硅胶的吸附能力比氧化铝稍弱,是最常见的吸附剂。硅胶表面能吸附大量的水,而使硅胶失去活性,吸附在硅胶表面的水称为自由水,加热到 100 ℃ 左右就能可逆地被除去。利用这一原理可以对吸附剂进行活化(去水)和脱活化(加水)处理。硅胶的活性与含水量有关,如表 10-7 所示。

表 10-7 硅胶、氧化铝的含水量与活性级别

硅胶含水量/(%)	活性级别	氧化铝含水量/(%)
0	I	0
5	II	3
15	III	6
25	IV	10
38	V	15

由表 10-7 可知,含水量增加,活性级别增大,吸附性减弱。一般硅胶在 105～110 ℃ 加热活化后即可使用。当硅胶表面自由水的含量大于 17% 时,其吸附能力极弱,此时硅胶上吸附大量的水可以作为液-液分配色谱的固定相来看待。当硅胶加热到 500 ℃ 时,由于硅醇结构变为硅氧烷结构,其结构中的水不可逆地失去,而使硅胶的吸附能力显著下降。

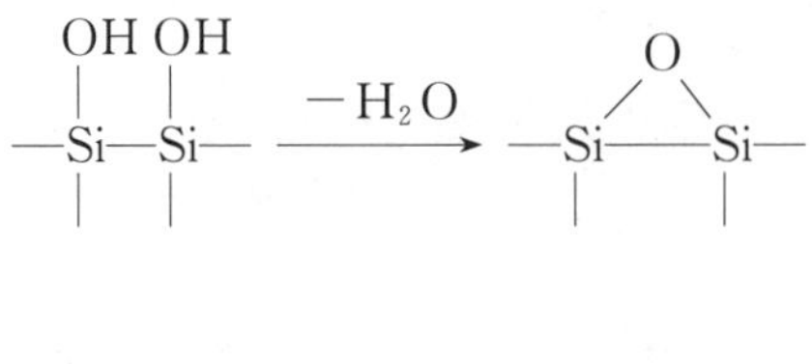

② 氧化铝

氧化铝是一种吸附能力较强的吸附剂。色谱用氧化铝根据制备方法不同可以分为碱性($pH9\sim10$),中性($pH\approx7.5$)和酸性($pH4\sim5$)三种,其中中性氧化铝使用最多。酸性氧化铝适用于酸性色素、羧酸、氨基酸等酸性化合物和对酸稳定的中性化合物的分离。碱性氧化铝适用于生物碱、胺类等碱性化合物和对碱稳定的中性化合物的分离。中性氧化铝适用于烃、生物碱、萜类、甾族、苷类、酯、醛、酮、醌等化合物的分离。

氧化铝颗粒表面的吸附活性与含水量的关系见表 10-7。

③ 聚酰胺

聚酰胺是一类由酰胺聚合而成的高分子化合物,其分子中存在很多酚羟基,能与酚类、羧酸类、硝基化合物、醌类等形成氢键。由于聚酰胺与这些化合物形成氢键的能力不同,吸附能力也就不同,从而使这些化合物得到分离。

④ 活性炭

活性炭属于非极性吸附剂,有着较强的吸附能力,特别适用于水溶性物质的分离。目前用于色谱分离的活性炭可分为粉末状活性炭、颗粒状活性炭。

⑤ 大孔吸附树脂

大孔吸附树脂是一种不含交换基团具有大孔网状结构的高分子吸附剂,主要用于水溶性化合物的分离纯化,近年来多用于皂苷及其他苷类化合物的分离,对脂溶性化合物如果改变条件使其溶解在水中,依据吸附规律,灵活掌握分离条件,也可达到满意的效果。

除此之外,大孔吸附树脂也可以间接用于水溶液的浓缩,从水溶液中吸附有效成分。大孔吸附树脂具有吸附容量大、选择性好、成本低、收率较高、再生容易等优点,所以越来越受到重视。

C. 流动相(洗脱剂)

洗脱剂的基本要求如下。

a. 对试样组分的溶解度要足够大。

b. 不与试样组分和吸附剂发生化学反应。

c. 黏度小,易流动。

d. 有足够的纯度。

被分离物质的结构、极性与吸附力的关系:

被分离物质的结构不同,其极性不同,在吸附剂表面的被吸附能力也不同。极性大的物质易被吸附剂较强地吸附,需要极性较大的流动相才能洗脱。

被测物质的极性取决于它的结构。一般规律如下。

a. 烷烃系非极性化合物,一般不被吸附或吸附得不牢固。其结构中有官能团取代后,则物质极性发生变化。

b. 不饱和烃分子中双键越多或共轭双键越长,其极性越强,被吸附力也越强。

c. 基本母核相同的化合物,其分子中官能团的极性越大或极性官能团越多,则整个分子的极性越大,被吸附力越强。

d. 分子中取代基的空间排列对被吸附性也有影响:当形成分子内氢键时,被吸附力减弱。

e. 在同系物中:相对分子质量越大,极性越小,被吸附力越弱。

常见官能团的极性由小到大的顺序如下:

烷烃<烯烃<醚类<硝基化合物<脂类<酮类<醛类<硫醇<胺类<醇类<酚类<羧酸类

流动相的极性:

一般依据相似相溶的原则,即极性物质易溶于极性溶剂,非极性物质易溶于非极性溶剂。因此,当分离极性较大的物质时,易选用极性较大的溶剂作流动相;分离极性较小的物质,则宜选用极性较小的溶剂作流动相。

常用流动相的极性递增顺序:

石油醚<环己烷<四氯化碳<苯<甲苯<乙醚<氯仿

<乙酸乙酯<正丁醇<丙酮<乙醇<甲醇<水<醋酸

总之,在选择分离条件时必须从被分离物质、吸附剂和流动相三方面综合考虑。

一般原则：被分离组分的极性较小，应选用吸附活性较大的吸附剂和极性较小的洗脱剂；被分离组分的极性较大，应选用吸附活性较小的吸附剂和极性较大的洗脱剂。

D. 操作方法

液-固吸附色谱法的一般程序可分为装柱、加样、洗脱三大步骤。具体操作见实验内容。

E. 应用

a. 秋水仙碱的测定

色谱柱柱长 22 cm，内径 2.0 cm，以丙酮为溶剂湿法装入 3 g 硅胶，再装入 3 g 氧化铝。

b. 总生物碱的提取

将秋水仙碱粉末用碱水湿润，使生物碱游离，再用三氯甲烷、二氯甲烷等有机溶剂提取，定量转入容量瓶中。

测定：准确量取 5.00 mL 秋水仙碱的提取液，置于蒸发皿中，在水浴上与 2 g 氧化铝搅拌并蒸干，定量地将混合物加入色谱柱上端，用 200 mL 丙酮洗脱，洗脱液蒸干后，残渣在 80 ℃烘干半小时后，称重，计算总生物碱的含量。

(2) 分配柱色谱法

在色谱分离中，有些极性强的化合物，如有机酸或多元醇等能被吸附剂强烈吸附，很难洗脱，不适合使用吸附色谱法，采用液-液分配柱色谱法进行分离可获得良好的分离效果。

A. 原理

液-液分配柱色谱法的流动相是液体，固定相也是液体。其分离原理是利用混合物中不同组分在两个互不相溶的溶剂中溶解性不同，当流动相携带样品流经固定相时，各组分在两相间不断进行溶解、萃取，再溶解、再萃取，即连续萃取，当样品在色谱柱内经过无数次分配之后，而使分配系数稍有差异的组分得到分离。分配系数 K 是指在低浓度和一定温度下，各组分以一定规律分溶于互不相溶的两相中，当达到平衡状态时，组分在固定相和流动相中的浓度比。

根据固定相和流动相的相对强弱，分配柱色谱法又分为正相柱色谱法和反相柱色谱法两大类。其中流动相的极性比固定相的极性弱时，称为正相柱色谱法，反之称为反相柱色谱法。

B. 载体、固定相

载体又称担体，它是惰性物质，在分配柱色谱法中仅起负载固定相的作用。因为固定液不能单独存在，需涂布在惰性物质的表面上。载体应不具吸附作用，且必须纯净，颗粒大小适宜。在分配柱色谱法中常用的载体有吸水硅胶、多孔硅藻土及微孔聚乙烯小球。

正相柱色谱法中固定相为水以及各种水溶液（酸、碱以及缓冲溶液）或甲酰胺、低级醇等强极性溶剂；反相柱色谱法中固定相为石蜡油等非极性或弱极性溶剂。

C. 流动相（洗脱剂）

在分配柱色谱法中，流动相和固定相应互不相溶，否则，色谱平衡难以建立。选择流动相时一般是根据色谱方法、组分性质和固定液的极性，首先选用对各组分溶解度大的单一溶剂作流动相，如分离效果不理想，再改变流动相的组成，即用混合溶剂作流动相，以改善分离效果。

正相柱色谱法中常用的流动相有石油醚、醇类、酮类、卤代烃及苯或它们的混合物；反相柱色谱法中常用的流动相有水、醇等。

D. 操作方法

液-液分配柱色谱法的操作方法与液-固吸附柱色谱法基本相似，不同点在于分配色谱在装柱前流动相必须事先用固定液饱和，否则在洗脱时，当流动相不断经过固定液时就会将载体上的固定液逐步溶解，而使分离失败。

固定液与载体充分混合，使载体将固定液固定在它的表面。

E. 应用

纤维素柱进行糖及其衍生物的制备分离。

方法：将干纤维素粉直接干法装柱，或将纤维素粉悬浮于有机溶剂中湿法装柱，便获得填装均匀的色谱柱。

分离单糖：可选用的溶剂系统有正丁醇的饱和水溶液（含少量氨）；正丁醇-乙醇（19：1）的饱和水溶液或

苯酚-水系统。

分离低聚糖:可用异丙醇-正丁醇-水(7:1:2)溶剂系统。

分离甲基苷:可用正丁醇-水系统。

分离甲基化糖:需用石油醚(b. p. 100～120 ℃)和水饱和的正丁醇混合液梯度洗脱。洗脱起始时比例 7:3,后为 7:50,最后为水饱和的正丁醇溶液。糖类要在纤维素柱上获得比较好的分离,则宜在较高温度下(60 ℃)进行。

(3) 离子交换柱色谱法

离子交换柱色谱法是以离子交换树脂作为固定相,以水、酸或碱作为流动相,由流动相携带被分离的离子型化合物在离子交换树脂上进行离子交换而达到分离和提纯的色谱分析法。

当被分离的离子随流动相流经色谱柱时,便与离子交换树脂上可被交换的离子连续地进行竞争交换。由于不同的离子与交换树脂的竞争交换能力不同,因而在柱内的移动速度不同。交换能力强的离子在柱内移动速度慢,保留时间长,后出柱;交换能力弱的离子在柱内移动速度快,保留时间短,先出柱。

A. 离子交换树脂的分类

离子交换树脂是一类具有网状结构的高分子聚合物。性质一般很稳定,与酸、碱、某些有机溶剂和一般弱氧化物都不起作用,对热也比较稳定。离子交换树脂的种类较多,最常用的是聚苯乙烯型离子交换树脂,它是以苯乙烯为单体,二乙烯苯为交联剂聚合而成的球形网状结构。在其网状结构的骨架上引入不同的可以被交换的活性基团。根据活性基团的不同,离子交换树脂可分为阳离子交换树脂和阴离子交换树脂两大类。

a. 阳离子交换树脂

如果在树脂骨架上引入的是酸性基团,如磺酸基($-SO_3H$)、羧基($-COOH$)和酚羟基($-OH$)等。这些酸性基团上的 H^+ 可与溶液中阳离子发生交换,故称为阳离子交换树脂,根据酸性基团酸性的强弱,可将阳离子交换树脂分为强酸型和弱酸性。阳离子交换反应为

$$nR-SO_3^-H^+ + M^{n+} \rightleftharpoons (R-SO_3^-)_n M^{n+} + nH^+$$

反应式中,M^{n+} 为金属离子,当试样经过色谱柱时,试样中的阳离子便和氢离子发生交换,即阳离子被树脂吸附,氢离子进入溶液。由于交换反应是可逆的,因此,已经交换过的树脂可以用适当的酸溶液进行处理,反应逆向进行,树脂又恢复原状,这一过程称为再生或洗脱过程。再生后的树脂可重复使用。

b. 阴离子交换树脂

如果在离子交换树脂骨架上引入的是碱性基团,如季铵基($-N(CH_3)_3^+OH^-$)、伯胺基($-NH_2$)、仲胺基($-NHCH_3$)等,则这些碱性基团上的 OH^- 可以与溶液中的阴离子发生交换反应,故称为阴离子交换树脂,它也有强弱之分。阴离子交换反应为

$$RN(CH_3)_3^+OH^- + X^- \rightleftharpoons RN(CH_3)_3^+X^- + OH^-$$

B. 离子交换树脂的特性

a. 交联度(degree of cross linking)

交联度是指离子交换树脂中加入的交联剂的量,以质量分数来表示。交联度与树脂的网状结构上的网孔大小有关。若交联度大,形成的网状结构紧密,网孔就小,大分子不易进入树脂内部,离子交换速度就慢,选择性好,适用于分离相对分子质量较小的离子型化合物;反之,若交联度小,则树脂的网孔就大,离子交换速度就快,选择性差,适用于分离相对分子质量较大的离子型化合物。

b. 交换容量(exchange capacity)

交换容量是指每克干树脂真正参加交换的活性基团数,单位为 mmol/g。交换容量反映了树脂交换反应的能力,它的大小可通过酸碱滴定法测定。

C. 离子交换柱色谱法的操作方法

a. 树脂的预处理

商品树脂往往含有无机或有机杂质,使用前必须用酸、碱处理以除去杂质。处理方法:先将树脂在水中浸泡使其充分膨胀。市售阳离子交换树脂为 Na 型,一般用盐酸浸泡以除去杂质,然后用水洗至中性,这样可使 Na 型转化为 H 型。阴离子交换树脂可用氢氧化钠溶液浸泡冲洗转变为 OH 型。

b. 装柱

取色谱柱一支,底部铺玻璃棉,然后加入蒸馏水,将处理好的树脂连水一起加入柱中,装好的柱要均匀无裂痕。为防止气泡产生,在树脂上面覆盖一层玻璃棉,树脂必须浸泡在液面以下,否则气泡会进入交换层,使一部分树脂起不到交换作用。

c. 交换与洗脱

将待分离混合液加到离子交换树脂上,其中含有待分离离子的总量不要超过树脂交换容量的10%,以防止交换不完全,然后用洗脱剂将离子洗脱下来。

(4) 凝胶柱色谱法

凝胶柱色谱法设备简单、操作方便、结果准确,主要用于分离提纯蛋白质及其他大分子物质。它是以化学惰性的多孔性凝胶填料为固定相,按分子大小顺序分离试样中各组分的液相色谱法。对于水溶性试样采用水溶液为流动相,称为凝胶过滤色谱法;对于非水溶液试样采用有机溶剂为流动相,称为凝胶渗透色谱法。

A. 分离原理

凝胶柱色谱法的分离原理与吸附柱色谱法、分配柱色谱法和离子交换柱色谱法完全不同,它只取决于凝胶颗粒的孔径大小与被分离组分分子的大小之间的关系。当试样组分进入色谱柱时,体积大于凝胶孔穴的试样组分分子不能渗透到孔穴中,因此不被固定相保留,较早地随流动相流出色谱柱;体积小于凝胶孔穴的试样组分分子可渗透到孔穴的不同深度,并被固定相不同程度地保留,其中体积较大的组分分子在色谱柱中保留时间较短,而体积较小的组分分子在色谱柱中保留时间较长,从而使试样组分分子按其大小先后从柱中流出,得以分离。

B. 固定相和流动相

凝胶柱色谱法固定相的种类很多,葡萄糖凝胶是最常用的固定相,商品名为Sephadex,它由葡萄糖经稀盐酸降解后,用环氧丙烷交联制成。葡萄糖凝胶的交联度与其含水量和机械强度有关。凝胶的交联度越小,其网孔就越大,吸水膨胀的程度就越大,其机械强度就越小。通常将吸水量>7.5 g/g的凝胶归属为软质凝胶(软胶),如Sephadex G100、Sephadex G150、Sephadex G200,软胶适用于水溶液体系,只能在较低的流速和柱压下使用,主要用于分离生物高分子,如酶、蛋白质、核酸和多糖类;吸水量<7.5 g/g的凝胶归属为刚性凝胶(硬胶),如Sephadex G15、Sephadex G25、Sephadex G50等,硬胶适用于有机溶剂系统,适于较高压力下使用,常用于大分子物质中除去小分子杂质。

凝胶色谱法的流动相必须能溶解试样,黏度低,与凝胶的浸润性好。常用的流动相有四氢呋喃、甲苯、二氯乙烷、三氯甲烷、苯、二甲基酰胺和水等。

3. 平面色谱法

上一节介绍的液相色谱法,其固定相是填充在管柱中,固定相也可涂铺或结合在平面载体上,这类液相色谱法称为平面色谱法(planar chromatography)。平面色谱法包括薄层色谱法和纸色谱法。

(1) 薄层色谱法

薄层色谱法是将固定相(如吸附剂)均匀地涂铺在表面光洁的玻璃、塑料或金属板上形成薄层,铺好固定相的板称为薄层板,然后在薄层板上进行样品分离的方法。

A. 基本原理

a. 分离原理

薄层色谱法按原理不同可分为吸附色谱法、分配色谱法、离子交换色谱法和凝胶色谱法等,故又称为敞开的柱色谱法。但应用最多的还是吸附色谱法。

其原理简述如下:将吸附剂涂铺在薄层板上,风干、加热活化,然后将含有A、B两组分的试样点于离板一端2~3 cm处,在密闭色谱缸中用流动相展开。由于两组分的极性不同,吸附剂对它们的吸附能力不同,展开剂对它们的解吸能力不同。当展开剂携带样品经过吸附剂时,两组分在吸附剂和展开剂之间不断吸附、解吸、再吸附、再解吸……达到平衡时,由于两组分的$K_A \neq K_B$,因此产生差速迁移,K值大的组分随展开剂移动得慢,K值小的组分随展开剂移动得快,过一段时间后,A、B两组分的距离逐渐拉开,而被完全分离,即在薄层板上形成两个斑点。

b. 比移值和相对比移值

比移值

样品展开后各组分斑点在薄层板上的位置可用比移值 R_f 来表示,如图 10-26 所示。

$$R_f = \frac{原点到斑点中心的距离}{原点到溶剂前沿的距离} \quad (10\text{-}38)$$

试样中 A、B 两组分移动的距离分别为 a 和 b,则其 R_f 值分别为

$$R_{f(A)} = \frac{a}{c} \quad R_{f(B)} = \frac{b}{c}$$

比移值是薄层色谱法的基本定性参数,当色谱条件一定时,组分的 R_f 是一个常数,其值在 0~1 之间,物质不同,结构和极性各不相同,其比移值 R_f 也不相同。因此,利用比移值可对物质进行定性鉴别。

相对比移值

在色谱分析中,由于 R_f 的影响因素很多,很难得到重复的 R_f 值,如果采用相对比移值 R_s 代替比移值 R_f,则可消除一些实验中的系统误差,使定性结果更可靠。相对比移值是指试样中某组分移动的距离与参照物(对照品)移动的距离的比值,其计算公式为

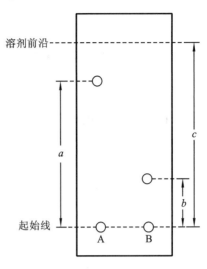

图 10-26 R_f 的测量示意图

$$R_s = \frac{原点到样品组分斑点中心的距离}{原点到对照品斑点中心的距离} \quad (10\text{-}39)$$

对照品可以加入,也可以用试样中的某一组分作为对照品。若 $R_s=1$,表示试样与对照品一致。

B. 吸附剂的选择

薄层色谱法所用的固定相与柱色谱法所用的固定相基本相同,选择原则基本一致。但薄层色谱法的固定相颗粒要求更细、更均匀,分离效果更好。常用的吸附剂有硅胶和氧化铝,颗粒在 200 目(颗粒直径在 10~40 μm)左右。

C. 展开剂的选择

薄层色谱法中展开剂的选择原则与柱色谱法中的洗脱剂的选择原则相似。分离极性强的组分,宜选用活性低的薄层板和极性大的展开剂。在薄层分离中一般各斑点的 R_f 在 0.2~0.8 之间,各组分 R_f 值之间应相差 0.05 以上,否则易造成斑点重叠。

在展开时,通常先根据试样组分的极性,用单一溶剂展开,分离的重现性好。但对于难分离的物质,常采用多元混合展开剂来调整展开剂的极性,以获得满意的效果。如某物质用单一溶剂苯展开时,R_f 太小,此时可在展开剂中加入适量极性大的溶剂,按一定比例混合进行试验,直到获得满意的比移值(0.2~0.8 之间)为止。如果用单一溶剂苯展开时,比移值太大,则可在展开剂中加入适量极性小的溶剂,以降低展开剂的极性,使比移值符合要求。

薄层色谱法中常用的溶剂,按极性由弱到强的顺序如下:

石油醚<环己烷<二硫化碳<四氯化碳<三氯乙烷<苯<甲苯<二氯甲烷<氯仿<乙醚<乙酸乙酯<丙酮<乙醇<甲醇<吡啶<水

若要改变比移值,除了改变展开剂的极性外,还可通过改变吸附剂的活性来调节。

D. 操作方法

薄层色谱法的一般操作程序可分为制板、点样、展开、斑点定位、定性、定量等 6 个步骤。具体操作见实验。

E. 定性与定量分析

a. 定性分析

定性分析的依据:在固定的色谱条件下,相同物质的比移值相同。薄层板上斑点位置确定后,便可计算比移值,然后将比移值与文献记载的比移值相比较来鉴定各组分。但由于比移值的影响因素较多,如吸附剂的种类和活度、表面积、颗粒大小及水分多少,展开剂的极性,蒸气的饱和程度,展开时的温度,展开方式,展开距离等都会给比移值带来影响。因此,要使测定条件与文献规定的完全一致比较困难。通常的方法是用对照法,进一步测定相对比移值,即相对比移值等于 1,则可认定该组分与对照品为同一物质。

b. 定量分析

①斑点洗脱法

试样斑点定位后,将试样斑点连同吸附剂定量取下(如硬板用刀片刮下,软板用捕集器收集),如图10-27所示,再用适当的溶剂将待测组分定量洗脱,然后按照比色法或分光光度法测定其含量。

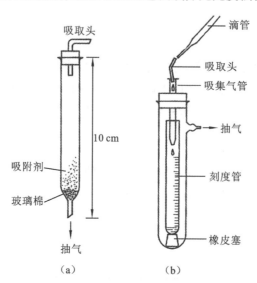

图 10-27 软板试样收集及洗脱

②薄层扫描法

薄层扫描法是应用专门的薄层扫描仪直接在薄层上测量斑点的颜色深浅和大小,从而进行定量分析的方法。薄层扫描是以一定波长和强度的光束照射薄层上的斑点,并用仪器测量照射前后光束强度的变化。由于光束强度的变化与薄层上的斑点深浅和大小有关,所以薄层扫描法能精确地求得物质的含量。此法测量的灵敏度和准确度都很高,但需要购置价格较昂贵的仪器。薄层扫描仪的类型和型号较多,目前应用较多、效果较好的是双波长双光束薄层扫描仪,它的原理和结构与双波长分光光度计相似。

F. 应用与示例

薄层色谱法的特点是:可以在一块薄层板上同时分离和测定一批试样和标准品,因此使用效率高;对于难分离的试样,可采用双向展开法进行分离,分离效果较好;另外,还具有样品用量少,分析速度快,所用设备和方法简单等优点。所以,应用非常广泛,在药物检验、法医检验、临床检验以及卫生检验等领域被列为一些物质的标准分析方法。

如:在卫生检验中,薄层色谱法用于食品中营养成分及有害物质黄曲霉素、残留农药等分析测定;在药物检验领域,薄层色谱法用于中国药典中的两百多种药品的分析测定。如洋金花注射液中,起麻醉作用的有效成分是东莨菪碱,但不同批号效果不同,经薄层鉴定,发现只有一个斑点的效果好,若有两个斑点,说明还有莨菪碱存在,其副作用大,效果也弱。

知识拓展

镇痛药加合百服宁成分分析

加合百服宁是由中美上海施贵宝生产的成人止痛药,本品适用于普通感冒或流行性感冒引起的发热、头痛及缓解轻中度偏头痛、牙痛、神经痛、肌肉痛、痛经及关节痛等,它的主要成分是对乙酰氨基酚和咖啡因。市售 600 mg 加合百服宁含片中含有乙酰氨基酚 500 mg 和咖啡因 65 mg,可采用薄层色谱法来分离和鉴定这两种组分。具体方法:取 1 片市售加合百服宁片,研成粉末状,加 30 mL 混合溶剂(无水乙醇、二氯甲烷的比例为 1:2)萃取出两种组分,以乙酸乙酯作展开剂,在硅胶板上展开,通过紫外灯确定斑点,计算比移值 R_f,并将试样与标准品对照确定其成分。

（2）纸色谱法

20 世纪 40 年代，纸色谱法就在生物化学和分析化学领域开始被普遍使用。由于纸色谱法设备简单、操作方便、需要样品的用量少，属于微量分析法，常用于初步的定性和半定量分析。

A. 基本原理

纸色谱法（paper chromatography，PC）是以滤纸作为载体的色谱法。它属于分配色谱法，也是利用试样中各组分在两个互不相溶的溶剂间分配系数不同而达到分离的方法。

纸色谱法的固定相一般是滤纸纤维上吸附的水，流动相为与水不相溶的有机溶剂。但在实际应用中也常选用与水相溶的溶剂作为流动相。因为滤纸纤维所吸附的水中约有 6% 能通过氢键与纤维上的羟基结合成复合物，所以这部分水及与水相混溶的溶剂如丙酮、乙醇、丙醇等仍能形成类似不相混溶的两相。除水之外，滤纸纤维还能吸附其他物质作固定相，如甲酰胺、各种缓冲溶液等。

对于非极性物质，如芳香油，可采用反相纸色谱法。反相纸色谱法固定相的极性很小（如石蜡油、硅油），用水或极性溶剂作为流动相。

B. 操作步骤

a. 滤纸的选择

对滤纸的一般要求如下。

① 质地和厚薄必须均匀，边缘整齐，平整无折痕，无污渍。

② 滤纸纤维疏松度适当。过于疏松易使斑点扩散，过于紧密则流速较慢。

③ 一定的强度，不易断裂。

④ 纯度高，不含填充剂，灰分在 0.01% 以下。否则金属离子杂质会与某些组分结合，影响分离效果。

⑤ 型号选择，结合分离对象、分离目的、展开剂的性质来考虑，一般若试样中各组分比移值差别较大或黏度大、展开速度慢，则采用中速或快速滤纸；若试样中各组分比移值相差较小或展开速度较快，则宜采用中速或慢速滤纸。

b. 色谱滤纸的预处理

为了适应某些需要，可将滤纸进行预处理，使滤纸具有新的性能。如将滤纸浸入一定 pH 值的缓冲溶液中处理，使滤纸保持恒定的酸碱度，用于分离酸性、碱性物质。用甲酰胺、二甲基甲酰胺等代替固定相，以增加物质在固定相中的溶解度，用于分离一些极性较小的物质，降低比移值，改善分离效果。

c. 操作步骤

纸色谱法的操作步骤与薄层色谱法基本相似。

① 点样

取滤纸一张，在距纸一端 2～3 cm 处画起始线，在线中心画一"×"，用内径 0.5 mm 的毛细管点样，点样斑点直径不宜超过 2 mm，斑点之间的间距为 2 cm。若试样浓度太稀，可反复点样，每次点样后用红外灯或电吹风迅速干燥。

② 展开

展开剂的选择

展开剂的选择原则与分配色谱法的选择原则相似，但一般根据分离的效果，选用混合溶剂。选择展开剂应注意：展开剂不与被测组分发生化学反应；被测组分被该展开剂展开后，比移值应在 0.05～0.85 之间，比移值的差值要大于 0.05；选用的展开剂易于获得边缘整齐的圆形斑点；尽可能不要选择高沸点的展开剂，便于滤纸干燥。在纸色谱法中常用的展开剂有用水饱和的正丁醇、正戊醇、酚等。展开剂预先用水饱和，否则在展开时会将固定相中的水带走。

展开方式

根据色谱纸的形状和大小，选用合适的密闭色谱缸。展开前先用展开剂蒸气饱和，然后将点好样的色谱滤纸一端浸入展开剂中进行展开。展开的方式有上行法、下行法、双向展开法、多次展开法和径向展开法等，其中上行展开法最常用，它是将展开剂借助滤纸的纤维毛细管效应向上扩展，此法适用于分离比移值相差较大的试样。

③ 显色

展开完毕后，取出滤纸，画前沿线，晾干后观察有无色斑，然后置于紫外灯下观察有无荧光斑点，并标出位置、大小,记录颜色和强度。若既无色斑又无荧光斑,则根据被分离物质的性质,选用合适的显色剂(表10-8),但必须注意,选用的显色剂不能具有腐蚀性,以免腐蚀色谱纸。

表 10-8 几类化合物纸色谱法的常用展开剂和显色剂

化合物类别	展 开 剂	显 色 剂
有机酸	1. 正丁醇、醋酸、水的比例为 4∶1∶5 2. 正丁醇、乙醇、水的比例为 4∶1∶5	溴甲酚绿(溶解 0.04 g 溴甲酚绿于 100 mL 乙醇中,加 0.01 mol/L NaOH 溶液直到刚出现蓝色为止),显黄色斑点
氨基酸	1. 正丁醇、醋酸、乙醇、水的比例为 4∶1∶1∶2 2. 戊醇、吡啶、水的比例为 35∶35∶30 3. 水饱和的酚	茚三酮(0.3 g 茚三酮溶于 100mL 醋酸中)于 80℃加热,呈红色斑点
酚类	1. 正丁醇、醋酸、水的比例为 4∶1∶5 2. 正丁醇、吡啶、水的比例为 2∶1∶5	三氯化铁(溶解 2 g 三氯化铁于 100 mL 0.5 mol/L盐酸溶液中),显蓝色或绿色斑点
糖类	1. 正丁醇、醋酸、水的比例为 4∶1∶5 2. 正丁醇、乙醇、水的比例为 4∶1∶5	邻苯二甲酸苯胺(0.93 g 苯胺、1.66 g 邻苯二甲酸溶于 100 mL 水饱和的正丁醇中),于 105 ℃加热,显红色或棕色斑点

④ 定性

纸色谱的定性分析可以参照薄层色谱法。对有色物质,可以直接观察色斑的颜色、位置(比移值),并与对照品比较。对于无色物质,可以显色后再鉴定。

⑤ 定量

纸色谱法定量测定,早期应用较多的是剪洗法,与薄层色谱法的洗脱法相似。先将确定部位的色谱斑点剪下,经溶液浸泡、洗脱,再用比色法或分光光度法定量。但纸色谱法定量已较少使用。

C. 应用

纸色谱法被广泛用于混合物的分离、鉴定、微量杂质的检查等方面。如对药物尤其是对中草药成分的研究,卫生检验及毒物分析,生化检验中氨基酸、蛋白质、酶等的分离鉴别等都可以采用纸色谱法。在分析水溶性成分如糖类、氨基酸类、无机离子等物质方面,其效果优于薄层色谱法。

例如,分离几种氨基酸的纸色谱法,详见实验。

目标测试

1. 解释下列名词:
(1) 吸附色谱法
(2) 分配色谱法
(3) 离子交换色谱法
(4) 载体
(5) 凝胶色谱法
(6) 相对比移值
(7) 分配系数
(8) 比移值

2. 简述色谱法的常见类型及分类依据。

3. 吸附剂的活性跟什么有关? 何为吸附剂的失活和活化?

4. 经典的色谱法有哪几种类型? 分别两两比较有何异同点?

5. 简述薄层吸附色谱法的原理、操作步骤及定性定量分析方法。

6. 纸色谱法如何选择色谱滤纸和展开剂?

7. 在同一薄层板上将某试样和标准品展开后,试样斑点中心距原点 9.8 cm,标准品斑点中心距原点

8.2 cm,溶剂前沿距原点 15.8 cm,试计算试样的比移值和相对比移值。

8. 今有两种相似的组分 A 和 B 的混合物溶液,用纸色谱法分离后,它们的比移值分别是 0.45 和 0.63,现欲使分离后两斑点中心间距离为 2 cm,则滤纸条至少应选用多长?

单元 5　气相色谱法

单 元 目 标

※ 掌握气相色谱仪的结构及其工作流程。
※ 掌握气相色谱法的定量分析依据、定量分析方法及其应用。
※ 熟悉常用固定液及选择依据。
※ 熟悉常用检测器的检测原理、特点及性能。
※ 了解气相色谱法分离条件的选择。

气相色谱法(gas chromatography,GC)是以气体为流动相的柱色谱法。它是 1952 年迅速发展起来的一种重要的分离分析方法,目前已广泛用于石油化工、有机合成、医药卫生、生物化学、生命科学、食品分析、环境监测、天体气象研究等领域。在药物分析中,气相色谱法已成为有关杂质检查、原料药和制剂的含量测定以及中草药成分分析、药物的提纯、制备等方面不可缺少的分离分析手段。

1. 气相色谱法的分类及其特点

(1)分类

A. 根据固定相的状态分类

可分为气-固色谱法和气-液色谱法。

B. 根据分离原理分类

可分为吸附色谱法和分配色谱法。气-固色谱法属于吸附色谱法;气-液色谱法属于分配色谱法,是常用的气相色谱法。

C. 根据柱内径粗细分类

可分为填充柱色谱法和毛细管柱色谱法。

(2)特点

气相色谱法具有"三高一快一广"的特点,即高效能(理论塔板数可达 $10^5 \sim 10^6$)、高选择性(可分析性质极为相似的物质,如异构体等)、高灵敏度(检出限为 $10^{-12} \sim 10^{-11}$ g)、分析速度快(几分钟或几十分钟即可,应用毛细管柱可更短)、应用范围广(分析、制备、临床、生产自动化控制等)。

在现有的约三百万种有机物中,据统计,能用气相色谱法直接进行分析的有机物大约占 20%。

但是,气相色谱法的应用有其局限性。它适用于分析具有一定蒸气压且稳定性好的样品,对难挥发、易分解样品的分离则受到一定限制;另外它只能测定单一物质的量,不能测定某些同类物质的总量;在进行定性和定量分析时,需要以被测物质的标准品作对照,而标准品往往不易获得,这给定性鉴定带来困难。

2. 气相色谱仪的基本组成和一般工作流程

(1)气相色谱仪的基本组成

尽管国内外各厂家生产的气相色谱仪型号很多,常见的有美国的安捷伦(Agilent GC6890 系列)、日本的 GC2010、北京的 GC4000 A 等,尽管型号各异,性能各异,但基本结构大致相同,一般有载气系统、进样系统、分离系统、检测系统及记录系统共 5 个主要组成部分。如图 10-28 所示。

A. 载气系统

气相色谱仪的载气系统是一个载气连续运行的密闭管路系统,它包括气源(高压钢瓶供给)、气体净化、

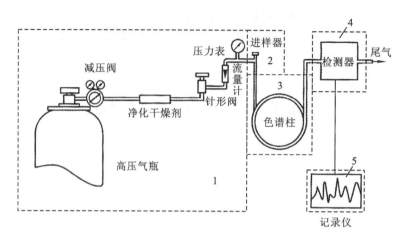

图 10-28 气相色谱仪示意图

气体流速控制和测量装置。常用的载气和辅助气有氮气、氢气、氦气和氩气等,选择什么样的气体作载气,这与所用的检测器有关,用热导池作检测器时一般选用氢气或氦气作载气,灵敏度高,热导系数大,用氢火焰离子化检测器时,选用氮气作载气灵敏度较高。

B. 进样系统

进样系统包括进样器、汽化室(将液体样品瞬间汽化为蒸气)和温控系统。样品进入汽化室瞬间汽化后被载气带入分离系统。气相色谱进样器的性能对色谱分离与测定有影响,必须满足如下要求:样品在一个小的空间挥发并瞬间进到柱子的起始点;进样时整个柱中的平衡状态不被扰动;多次进样时重复性好,进样量少,分离效能高。

C. 分离系统

分离系统包括色谱柱和柱室,它是气相色谱仪的心脏,各组分在其中进行分离。按柱的粗细可分为一般填充柱和毛细管柱两类。一般填充柱的柱管多用内径 $2 \sim 6$ mm 的不锈钢或硬质玻璃制成,呈螺旋管状,管内填充液态固定相(气-液色谱法)或吸附剂(气-固色谱法),常用柱长 $2 \sim 4$ m;毛细管柱常用内径 $0.1 \sim 0.5$ mm 的玻璃或石英毛细管,柱长几十米至几百米,按填充方式又分为开管毛细管和填充毛细管。

D. 检测系统

检测系统包括检测器和温控装置。检测器是将经色谱柱分离后的各组分的浓度(或质量)的变化转换为电信号(电压或电流)的装置。它是检知和测定样品的组成及各组分含量的部件,是气相色谱仪的主要组成部分。气相色谱仪的检测器目前已有 30 多种,根据检测器原理的不同,可分为两大类:浓度型检测器和质量型检测器。浓度型检测器的电信号大小与组分的浓度成正比,如热导池检测器和电子捕获检测器等。质量型检测器的电信号大小与单位时间内进入检测器的某组分的质量成正比,如氢火焰离子化检测器和火焰光度检测器等。

E. 记录系统

记录系统包括放大器、记录仪或数据处理装置。

(2)气相色谱法的一般流程

在气相色谱仪中,载气经高压钢瓶供给,经减压阀降压,进入净化器脱水及净化后,由针形阀调节载气的压力和流量。流量计和压力表用来表示载气的柱前流量和压力。然后,经过进样器,样品在进样器注入(如样品为液体,则经汽化室瞬间汽化为气体)。由载气携带样品进入色谱柱,将各组分分离,分离后的各组分依次进入检测器,检测器将各组分的浓度(或质量)的变化,经放大后,在记录仪上记录下来。

3. 基本概念

A. 色谱流出曲线

色谱流出曲线是经色谱柱分离后的样品组分通过检测器所产生的电信号强度随时间变化的曲线,又称色谱图。如图 10-29 所示。

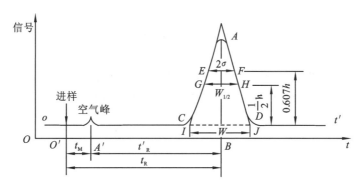

图 10-29　色谱流出曲线

a. 基线(baseline)

在操作条件下,仅有载气通过检测器系统时所产生的响应信号称为基线,是一条平行于横轴的直线。基线反映检测系统的噪声随时间变化的情况。

b. 色谱峰(chromatographic peak)

色谱流出曲线上突起的部分称为色谱峰。正常的色谱峰为对称型正态分布。不正常的色谱峰有拖尾峰和前沿峰两种。

c. 峰高(peak height,h)

色谱峰的峰顶与基线的垂直距离称为峰高。

d. 峰面积(peak area,A)

色谱峰与基线所包围的面积称为峰面积。

e. 标准差(standard deviation,σ)

标准差为正态分布曲线上两拐点间距离的一半,即 0.607 倍峰高处峰宽的一半。σ 越小,流出组分越集中,越有利于分离,效能越高。

f. 半峰宽(half band width,$W_{1/2}$)

峰高一半处的宽度称为半峰宽。

$$W_{1/2}=2.355\sigma \tag{10-40}$$

g. 峰宽(peak width,W)

通过色谱峰两侧拐点作切线,在基线上的截距称为峰宽。

$$W=4\sigma \tag{10-41}$$

B. 色谱流出曲线的意义

气相色谱流出曲线可提供很多重要的定性和定量信息,如:

根据色谱流出曲线上峰的个数,可给出该样品中至少含有的组分数;

根据组分峰在曲线上的位置(保留值),可以进行定性鉴定;

根据组分峰的面积或峰高,可以进行定量分析;

根据色谱峰的保留值和区域宽度,可对色谱柱的分离效能进行评价。

C. 保留值

保留值是表示样品中各组分在色谱柱中滞留时间的数值,它是定性分析的参数,一般用时间或体积表示。

a. 死时间(dead time,t_M 或 t_0)

不被固定相吸附或溶解的气体,从进样开始到柱后出现浓度最大值所需的时间称为死时间。气相色谱法中通常用空气或甲烷来测定死时间。

b. 保留时间(retention time,t_R)

被测组分从进样开始到某个组分的色谱峰顶点的时间间隔称为保留时间。

c. 调整保留时间(adjusted retention time,t_R')

调整保留时间是指保留时间与死时间的差值。

$$t'_R = t_R - t_M \tag{10-42}$$

在实验条件(温度、固定相)一定时,调整保留时间只取决于组分的性质,是色谱定性的基本参数之一。

a. 死体积(dead volume,V_M 或 V_0)

由进样开始至检测器的流路中,未被固定相占有的空间称为死体积。它是进样器至色谱柱间导管的容积、色谱柱中固定相颗粒间间隙、柱出口导管及检测器内腔容积的总和。

$$V_M = t_M F_c \tag{10-43}$$

式中:F_c 为载气的流速,mL/min。

死体积大,色谱峰扩张(展宽),柱效能降低。

b. 保留体积(retention volume,V_R) 从进样开始到某个组分的色谱峰峰顶的保留时间内通过色谱柱的载气体积称为保留体积。

$$V_R = t_R F_c \tag{10-44}$$

c. 调整保留体积(adjusted retention volume,V'_R) 由保留体积扣除死体积后的体积称为调整保留体积。

$$V'_R = V_R - V_M \tag{10-45}$$

调整保留体积与流速无关,它也是色谱定性的基本参数之一。

4. 定性与定量分析方法

(1) 定性分析方法

色谱定性分析就是鉴别每个色谱峰所代表的是何种组分。

A. 保留值定性法

在完全相同的色谱分析条件下,同一物质应具有相同的保留值。对比样品色谱峰和纯组分的保留值,或将纯组分加入样品后进行色谱分析,来观察色谱峰高度的变化,都可以直接对色谱峰进行定性判断。

B. 官能团分类定性法

将色谱柱分离后的组分依次分别加入官能团分类试剂,观察是否发生反应(显色或产生沉淀),从而判断相应组分具有什么官能团。例如,鉴别胺类,可将分离后的组分分别通入亚硝酰铁氰化钠试剂中,若呈红色,则为伯胺;若呈蓝色,则为仲胺。此方法是化学方法的一种,经典的微量化学反应可用于色谱峰的鉴别。

C. 联用仪器定性法

气相色谱法具有分离能力强、分析速度快的特点,但难以对复杂化合物进行最终判断,而质谱(MS)、红外光谱(IR)、核磁共振谱(NMR)对化合物结构具有很强的判断能力。若将气相色谱仪作为其他色谱仪的进样和分离装置,而将其他色谱仪作为气相色谱仪的检测器,则构成联用气相色谱仪。目前,气相色谱-质谱联用(GC-MS)和气相色谱-傅里叶变换红外光谱联用(GC-FTIR)最为成功。

(2) 定量分析方法

A. 定量分析的依据

定量分析的依据是在实验条件下恒定的峰面积与组分的量成正比。因此,峰面积测量的准确与否直接影响定量结果。

B. 峰面积的测量

a. 对称峰

峰面积的计算式:

$$A = 1.065 h W_{1/2} \tag{10-46}$$

式中:A 为峰面积;h 为峰高;$W_{1/2}$ 为半峰宽度;1.065 为常数。

b. 不对称峰

用平均峰宽代替半峰宽,其计算式为

$$A = 1.065 h \frac{(W_{0.15} + W_{0.85})}{2} \tag{10-47}$$

式中:$W_{0.15}$ 与 $W_{0.85}$ 分别为 $0.15h$ 及 $0.85h$ 处的峰宽度。

c. 自动积分法

自动积分仪能自动测出由曲线所包围的面积。自动积分仪有机械积分、电子模拟积分和数字积分等类型,是最方便的测量峰面积的工具。此法速度快,线性范围广。对不对称峰或较小的峰,也能得出较准确的结果。数字积分仪能自动打印出峰面积和保留时间值,使分析的自动化程度大大提高。

当各种操作条件(如色谱柱、温度和流速等)严格保持不变,同时在一定进样范围内半峰宽也不变时,可直接应用峰高来进行定量。用峰高定量快速、简便,尤其对狭窄对称峰的定量,比用面积定量结果更准确。

C. 定量校正因子

气相色谱法的定量依据是在一定的条件下,各组分的峰面积与其进样量成正比。但相同量的不同物质,在检测器中的响应信号大小却不同,即检测器对不同组分的灵敏度不相同,结果反映在色谱图上的峰面积也不同,这样就不能用峰面积来直接计算不同物质的含量。因此,必须对所测得的峰面积加以校正,为此引入了定量校正因子。

定量校正因子分为绝对校正因子和相对校正因子。

a. 绝对校正因子

绝对校正因子是指单位峰面积所代表的物质的量,即

$$f = \frac{m_i}{A_i} \tag{10-48}$$

b. 相对校正因子的测量

准确称取一定量的被测物质和基准物质,配成混合溶液,在样品实验条件下,取一定量混合溶液进行气相色谱分析,测得被测组分和基准物质的峰面积,按公式进行计算。

D. 定量分析方法

a. 外标法

外标法(external standard method)是用被测组分的纯物质来制作标准曲线的方法。具体方法是取被测组分的纯物质配成一系列不同浓度的标准溶液,分别取一定量进行色谱分析,得出相应的色谱峰。绘制峰面积(或峰高)对相应浓度的标准曲线。然后在同样操作条件下,分析同样量的未知样品,从色谱图上测出被测组分的峰面积(或峰高),再从标准曲线(工作曲线)上查出被测组分的浓度。

如果工作曲线通过原点,则可用外标一点法(单点校正法)定量。用一种浓度的组分标准溶液,通常测定多次,测出峰面积平均值。然后,取样品溶液在相同条件下操作,测得峰面积,按公式计算含量:

$$c_i = \frac{A_i c_s}{A_s} \tag{10-49}$$

式中:c_i、A_i 分别代表样品溶液中被测组分的浓度及峰面积;c_s、A_s 分别代表标准溶液中被测组分的浓度及峰面积。

外标法操作方便,计算简单,但要求分析组与其他组分完全分离,操作条件必须严格一致,且对标准品的纯度要求很高。

b. 归一化法

归一化法只适用于样品中所有组分全部流出色谱柱,并能被检测器检测,且都在线性范围内,同时又能测出或查到所有组分的相对校正因子的样品。

计算公式如下:

$$w = \frac{f_i A_i}{\sum\limits_{i=1}^{n} f_i A_i} \times 100\% \tag{10-50}$$

式中:f_i、A_i 分别表示样品溶液中被测组分的相对校正因子和峰面积。

若样品中各组分的 f_i 值很接近,如同系物中沸点相近的不同组分,则上式可简化成

$$w = \frac{A_i}{\sum\limits_{i=1}^{n} A_i} \times 100\% \tag{10-51}$$

归一化法的优点是简便、准确,操作条件或进样量的变动对结果的影响小,但样品组分必须全部出峰,否

则不能用此法。

c. 内标法

只需测定样品中某几个组分的含量或样品中的组分不能全部出峰时,可采用内标法(internal standard method)。测定原理是取一定量的纯物质作为内标物,加入到准确称取的样品中,然后测得色谱图。根据内标物和样品的质量及相应的峰面积来计算被测组分的含量。

$$w = \frac{f_i A_i}{f_s A_s} \frac{m_s}{m} \times 100\%$$ (10-52)

式中:m 表示样品的质量;m_s 表示加入内标物的质量;f_i、A_i 分别表示样品溶液中被测组分的相对校正因子及峰面积;f_s、A_s 分别表示加入的内标物的相对校正因子及峰面积。

由于本法通过测量内标物和被测组分的峰面积的相对值来进行计算,可以抵消由操作条件变化而引起的误差,所以可得到较准确的结果。但内标物的选择必须符合以下几个条件。

① 内标物应为样品中不存在的纯物质。

② 内标物的色谱峰应位于被测组分的色谱峰附近或几个被测组分色谱峰的中间。

③ 内标物的加入量,应接近被测组分的量。

5. 应用与示例

气相色谱分析法是一种高分辨率、高选择性、高灵敏度和快速的分析方法。它不仅可分析气态试样,也可分析沸点在 500 ℃以下的易挥发或容易转化为易挥发物的液体和固体的无机物或有机物。随着计算机的应用,色谱的操作及数据处理可实现自动化,大大地提高了分析的效率,尤其是近年来发展的高效毛细管色谱、裂解气相色谱、反应气相色谱以及气相色谱与其他分析方法的联用技术,使气相色谱分析法已成为分离分析复杂混合物的最有效的手段之一,也成为现代仪器分析方法中应用最广泛的一种分析方法。现举例介绍几方面的应用。

例 10-8 利用热导池检测器分析乙醇、庚烷、苯及醋酸乙酯的混合物。实验测得它们的色谱峰面积分别为 5.0 cm²、9.0 cm²、4.0 cm² 及 7.0 cm²。按归一化法,分别计算它们含量。已知它们的相对校正因子 f_g 分别为 0.64、0.70、0.78 及 0.79。

解 根据公式:

$$w = \frac{f_i A_i}{\sum\limits_{i=1}^{n} f_i A_i} \times 100\%$$

可得

$$w_{乙醇} = \frac{5.0 \times 0.64}{5.0 \times 0.64 + 9.0 \times 0.70 + 4.0 \times 0.78 + 7.0 \times 0.79} \times 100\% = 17.6\%$$

$$w_{庚烷} = \frac{9.0 \times 0.70}{5.0 \times 0.64 + 9.0 \times 0.70 + 4.0 \times 0.78 + 7.0 \times 0.79} \times 100\% = 34.7\%$$

$$w_{苯} = \frac{4.0 \times 0.78}{5.0 \times 0.64 + 9.0 \times 0.70 + 4.0 \times 0.78 + 7.0 \times 0.79} \times 100\% = 17.2\%$$

$$w_{醋酸乙酯} = \frac{7.0 \times 0.79}{5.0 \times 0.64 + 9.0 \times 0.70 + 4.0 \times 0.78 + 7.0 \times 0.79} \times 100\% = 30.5\%$$

例 10-9 无水乙醇中微量水分的测定(内标法)。

可按下法进行:

样品配制 准确量取被检无水乙醇 100 mL,称量为 79.37 g。用减重称量法加入内标物无水甲醇约 0.25 g,精确称量为 0.2572 g,混匀待用。

实验条件 色谱柱:上试 401 有机载体(或 GDX-203),柱长 2 m,柱温 120 ℃,汽化室温度 160 ℃,检测器为热导池。载气为氢气,流速 40~50 mL/min。实验所得见图 10-30。

测得数据:

水:$h = 4.60$ cm,$W_{1/2} = 0.130$ cm。

甲醇:$h = 4.30$ cm,$W_{1/2} = 0.187$ cm。

含量计算:

解
$$w = \frac{f_i A_i}{f_s A_s} \frac{m_s}{m} \times 100\%$$

用以峰面积表示的相对校正因子 $f_{水} = 0.55$、$f_{甲醇} = 0.58$ 计算:

$$w_{水} = \frac{0.55 \times 1.065 \times 4.60 \times 0.130}{0.58 \times 1.065 \times 4.30 \times 0.187} \times \frac{0.2572}{79.37} \times 100\% = 0.229\%$$

用以峰高表示的相对校正因子 $f_{水} = 0.224$、$f_{甲醇} = 0.340$ 计算:

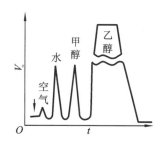

图 10-30 无水乙醇中微量水分测定

$$w_{水} = \frac{0.224 \times 4.60}{0.340 \times 4.30} \times \frac{0.2572}{79.37} \times 100\% = 0.228\%$$

例 10-10 归一化法在合成药物中的分析。

顶空固相微萃取-气相色谱法测定头孢匹胺钠中多种有机溶剂残留量。

头孢匹胺钠系第三代头孢类抗生素,由于其在生产精制过程中采用了甲醇、乙醇、丙酮、乙腈、N,N-二甲基乙酰胺(DMAC)等有机溶剂,故应对原料药中有机溶剂的残留量进行测定。

色谱条件:AT OV-1301 石英毛细管柱(30 m×0.32 mm×0.5 μm);程序升温:起始柱温 50 ℃ 维持 1 min。然后以 2.5 ℃/min 的速率升至 60 ℃,再以 30 ℃/min 的速率升至 250 ℃ 维持 10 min,FID 检测器,温度 250 ℃。分流/不分流进样器,温度 270 ℃,不分流时间为 1 min。氮气为载气,线速度为 20 cm/s。

顶空固相微萃取条件:平衡温度为 75 ℃,平衡时间为 10 min。95 μm 聚甲基苯基乙烯基硅氧烷/羟基硅油复合涂层固相微萃取器。

样品测定及结果:5 种有机溶剂完全分离,在所考察的浓度范围内具有良好的线性,r 为 0.9992~0.9999,平均回收率为 87.6%~101.8%,精密度,重复性 RSD 均小于 10%,检测限为 0.01~0.2 μg/mL。方法快速、灵敏、准确。

例 10-11 内标法在复方制剂分析中的应用。

4 种重要橡胶膏剂中樟脑、薄荷脑、冰片和水杨酸甲酯含量的气相色谱法测定。

用气相色谱法同时测定伤湿止痛膏、安阳精制膏、少林风湿跌打膏和风湿止痛膏中樟脑、薄荷脑、冰片和水杨酸甲酯的方法灵敏、准确、重现性好、通用性强。

色谱条件与系统适用性试验:玻璃柱(3 mm×3 m),固定相为聚乙二醇(PEG)-20 M(10%),氢火焰离子化检测器。载气 N_2 压力为 60 kPa,流速为 58 mL/min,H_2 压力为 70 kPa,空气压力为 15 kPa,柱温为 130 ℃,进样器/检测器温度为 170 ℃。

样品测定及结果:以萘为内标物,采用内标物预先加入法,用挥发油测定器蒸馏制备供试液。4 种制剂样品中的樟脑、薄荷脑、冰片(异龙脑和龙脑)、水杨酸甲酯及内标物萘均得到良好的分离。方法学研究表明,樟脑、薄荷脑、冰片和水杨酸甲酯的加样回收率都大于 95.54%(RSD≤2.8%)。

知识拓展

气相色谱-质谱联用

早在 20 世纪 60 年代人们就开始了气相色谱-质谱联用技术的研究,它是发展最早、最成熟的联用技术,灵敏度高。该法适合分析需具有一定挥发性,否则需要衍生化和裂解的试样;适合低相对分子质量(小于400)且具有热稳定性的化合物分析。

气相色谱-质谱联用(gas chromatography mass spectrometry,GC-MS)法利用气相色谱仪将试样分离为单一组分,组分的保留时间不同,与载气同时流出色谱柱,通过接口,除去载气,保留组分进入质谱仪离子源。各组分分子被离子化,使试样分子转变为离子,在这个过程中,新生的分子离子接受过多的能量,进一步裂解,生成各种碎片离子。经分析检测,记录为质谱图。

目标测试

1. 解释下列名词：

(1) 色谱流出曲线

(2) 保留值

(3) 容量因子

(4) 死体积

(5) 分离度

(6) 基线

2. 气相色谱法分为哪几类？简述气-液色谱法的分离原理。

3. 气相色谱仪主要有由哪几部分组成？简述各部分的作用。

4. 气相色谱法的定性分析依据是什么？主要有哪些定性分析方法？

5. 气相色谱法的定量分析依据是什么？主要有哪些定量分析方法？

6. 在色谱柱分离某试样，其中两组分的相对保留时间 $r_{21}=1.16$，若欲使两组分完全分离($R=1.5$)，所需有效塔板数和柱长各为多少？($H_{eff}=0.1$ cm)

7. 欲测某一酒样中有关组分的含量，由标准溶液色谱图测得各组分的校正因子，由酒样的色谱图测得各组分的峰面积分别如下：

色 谱 峰	甲 醇	乙 醇	异 丁 醇	异 戊 醇
峰面积	58	6556	458	328
校正因子 f	0.86	1.00	0.94	1.15

用归一化法计算各组分的含量。

8. 冰醋酸的含水量测定：内标物为甲醇，质量为 0.4896 g，冰醋酸质量为 52.16 g，水 $h=16.30$ cm，$W_{1/2}=0.159$ cm；甲醇 $h=14.40$ cm，$W_{1/2}=0.239$ cm。计算冰醋酸中的含水量。

面积校正因子 $f_{水}=0.55$，$f_{甲醇}=0.58$

 # 单元6 高效液相色谱法

单 元 目 标

※ 掌握化学键合相色谱法、高效液相色谱法的应用。

※ 掌握高效液相色谱法的洗脱方式及梯度洗脱的优点。

※ 熟悉高效液相色谱法与经典的液相色谱法和气相色谱法的异同点。

※ 熟悉高效液相色谱仪的构造。

※ 了解高效液相色谱法固定相和流动相的选择。

高效液相色谱法(high performance liquid chromatography，HPLC)是继气相色谱之后，20 世纪 70 年代初期发展起来的一种以液体作流动相的新色谱技术，它是以高压输出的液体为流动相的色谱技术。高效液相色谱法是在经典液相色谱法的基础上，引入气相色谱的理论，在技术上采用高压泵、高效固定相和高灵敏度检测器而发展起来的快速分离分析方法。高效液相色谱仪通过与多种检测器的连接，使其具有紫外检测法、荧光检测法、电化学检测法、化学发光检测法、傅里叶变换红外检测法和质谱检测法等功能，因此其与其他分析仪器相比具有下列优势：分析速度快、分离效率高、检测灵敏度高、操作自动化、流出组分易收集，样品适用范围广等。

高效液相色谱法在药学中的应用于：药物的质量控制（国内外药典广泛采用）、临床监测和药物代谢研究和药物研究。

1. 高效液相色谱法的主要类型

高效液相色谱法的分类与经典液相色谱法的分类相同。

按固定相的物理状态可分为液-液色谱法和液-固色谱法两大类。

按分离原理可分为吸附色谱法、分配色谱法、离子交换色谱法、尺寸排阻色谱法、亲和色谱法、化学键合相色谱法以及胶束色谱法（micellar chromatography，MC）等。

近年来，高效液相色谱法发展迅猛，许多新方法不断涌现，又出现了一些其他的分类方法。如果根据固定相和流动相相对极性的大小，液-液分配色谱法又可以分为正相液-液分配色谱法（normal-phase liquid-liquid partition chromatography，NLLC）和反相液-液分配色谱法（reversed-phase liquid-liquid partition chromatography，RLLC），而后者又可进一步分为普通反相液-液分配色谱法、离子对色谱法（ion pair chromatography，LPC）和离子抑制色谱法（ion suppression chromatography，ISC）。

本单元主要介绍常用的液-固吸附色谱法和化学键合相色谱法。

（1）液-固吸附色谱法

液-固吸附色谱法的固定相为固体吸附剂。其分离原理是根据样品中各组分与固体吸附剂表面活性的吸附能力不同，而进行的混合物分离。因为不同的化合物具有不同的吸附特性，所以液-固吸附色谱法适合分离不同类型的化合物和异构体。但由于它对相对分子质量的选择性较小，因而不适合分离同系物。

A．液-固吸附色谱法的固定相

吸附色谱法的固定相可分为极性和非极性两大类。极性固定相主要有硅胶、氧化镁和硅酸镁分子筛等。非极性固定相有高强度多孔微粒活性炭和 $5\sim10~\mu m$ 的多孔石墨化炭黑、高交联度苯乙烯-二乙烯基苯共聚物的多孔微球及碳多孔小球等，其中应用最广的是极性固定相硅胶，主要有表面多孔型硅胶、无定形全多孔硅胶、球形全多孔硅胶、堆积硅珠等类型，如图 10-31 所示。

(a) 表面多孔型硅胶　　(b) 无定形全多孔硅胶　　(c) 球形全多孔硅胶　　(d) 堆积硅珠

图 10-31　各种类型硅胶示意图

其中表面多孔型硅胶粒度为 $30\sim70~\mu m$，出峰快，适用于极性范围较宽的混合样品的分析，缺点是样品容量小，现已很少使用。无定形全多孔硅胶常用粒度为 $5\sim10~\mu m$，柱效高、样品容量大，但涡流扩散大、渗透性差。球形全多孔硅胶外形为球形，常用粒度为 $3\sim10~\mu m$，除具有无定形全多孔硅胶的优点外，还有涡流扩散小、渗透性好的优点，是化学键合相的理想载体。堆积硅珠与球形全多孔硅胶类似，常用粒度为 $3\sim5~\mu m$。

硅胶的主要性能参数：形状、粒度、粒度分布、比表面积、平均孔径等。

硅胶是应用范围较广的吸附色谱固定相，主要用于分离能溶于有机溶剂的极性与弱极性混合物及异构体。

B．液-固吸附色谱法的流动相

在高效液相色谱法中，在液-固吸附色谱法中，流动相的选择原则基本与经典的液相色谱法相同，其中应重点考虑溶剂的极性。溶剂的极性强弱可用 Snyder 提出的溶剂极性参数 $\varepsilon^{\ominus}$ 来表示。$\varepsilon^{\ominus}$ 为溶剂分子在单位吸附剂表面的吸附自由能。$\varepsilon^{\ominus}$ 越大，说明溶剂的极性越强，洗脱能力就越强。部分纯溶剂在硅胶上的 $\varepsilon^{\ominus}$ 值见表 10-9。

表 10-9　部分纯溶剂在硅胶上的 $\varepsilon^{\ominus}$ 值

溶　剂	$\varepsilon^{\ominus}$	溶　剂	$\varepsilon^{\ominus}$
正戊烷	0.00	乙酸乙酯	0.48

续表

溶　　剂	$\varepsilon^{\ominus}$	溶　　剂	$\varepsilon^{\ominus}$
正己烷	0.00	乙腈	0.52
氯仿	0.26	异丙醇	0.60
二氯甲烷	0.32	甲醇	0.73
二氯乙烷	0.40	水	20.73
乙醚	0.43		

在液-固吸附色谱法中,常常采用二元或二元以上的混合溶剂系统,例如,在低极性溶剂如烷烃中加入适量极性溶剂如氯仿、醇类以调节溶剂的极性,这样可以找到适合强度的溶剂系统,而且还可以保持溶剂的黏度以降低柱压和提高柱效,此外,还可以提高分离的选择性。

（2）化学键合相色谱法

化学键合相色谱法(chemically bonded phase chromatography)是由液-液分配色谱法发展而来的。液-液分配色谱法所用的固定相,最初是用机械涂渍或物理涂渍法将固定液涂在载体上,使用时易流失。近年来,使用化学键合相填料,克服了固定液易流失的缺点。现在是将固定液的官能团通过化学反应键合到载体表面,这样制得的固定相称为化学键合相,简称键合相。以键合相作为固定相的色谱法称为化学键合相色谱法。这类固定相的优点如下。

一是耐溶剂冲洗,化学性能稳定,热稳定性好,使用寿命长。

二是可以通过改变键合官能团的类型来改变分离的选择性。

三是传质速度快,柱效高。

四是适于梯度洗脱。

化学键合相的形成必须具备两个条件:一是载体表面应有某种活性基团(如硅胶表面的硅醇基);二是固定液应有能与载体表面发生化学反应的官能团。

根据键合相与流动相的相对极性强弱,可将化学键合相分为正相键合相色谱法(NBPC)和反相键合相色谱法(RBPC)。正相键合相色谱法固定相的极性比流动相的极性要强,适合于分离中等极性和极性强的化合物。反相键合相色谱法固定相的极性比流动相的极性弱,适用于分离非极性至中等极性的化合物,而有机酸、碱及盐等离子型化合物可采用离子抑制色谱法和反相离子对色谱法等。据统计,反相键合相色谱法占整个高效液相色谱法应用的80%左右。

A. 化学键合相色谱法的固定相

化学键合相是高效液相色谱法较为理想的固定相,在高效液相色谱法分析中占有极重要的地位。化学键合相按基团与载体(硅胶)相结合的化学键类型,分为酯化型(Si—O—C)和硅烷化型(Si—O—Si—C)等。酯化型键合相具有良好的传质特性,但易水解、醇解,热稳定性差,已被淘汰。

硅烷化型是利用氯硅烷与硅醇基进行硅烷化反应,生成具有(Si—O—Si—C)键的固定相,这类固定相具有热稳定性好,不易吸水,耐有机溶剂等优点。能在70 ℃以下、pH3～8 的范围内正常使用,应用范围广。化学键合相按基团的极性可将其分为非极性、中等极性和极性三类。

a. 非极性键合相(反相色谱键合相)

硅胶表面键合烃基硅烷,为非极性基团,其烃基配基可以是不同链长的正构烷烃,如十八烷基硅烷(octadecylsilane,ODS 或用 C_{18} 来表示)、辛烷基硅烷(用 C_8 来表示),又可以是带有苯基的碳链,其中以含十八个碳原子的烷基硅烷键合相应用最广泛。

b. 中等极性键合相

常见的有醚基键合相。这种键合相可作为正相或反相色谱的固定相,视流动相的极性而定。

c. 极性键合相

该键合相表面基团为极性较大的基团,如氨基或氰基等,分别将氨丙硅烷基[—Si(CH₂)₃NH₂]和氰乙硅烷基键合在硅胶表面制成。它们常作为正相色谱的固定相。

B. 化学键合相色谱法的流动相

在化学键合相色谱法中,溶剂的洗脱能力(溶剂的强度)直接与溶剂的极性有关。

C. 固定相和流动相的选择

a. 固定相的选择

分离中等极性和极性较强的化合物可选择极性键合相。其中氨基键合相是分离糖类最常用的固定相；氨基键合相对双键异构或含双键数不等的环状化合物的分离有较好的选择性。

分离非极性和极性较弱的化合物选择非极性键合相，在反相离子抑制色谱法和反相离子对色谱法中也常用非极性键合相。十八烷基硅烷(ODS)是应用最广泛的非极性键合相，对于各类化合物都有很强的适应能力，此外，苯基键合相适用于分离芳香化合物。

b. 流动相的选择

液相色谱法中，改变淋洗液组成、极性是改善分离的最直接因素。液相色谱法不可能通过增加柱温来改善传质。因此大多是恒温分析。流动相的选择在液相色谱法中显得特别重要，流动相可显著改变组分分离状况。亲水性固定液常采用疏水性流动相，即流动相的极性小于固定相的极性，称为正相液-液色谱法；若流动相的极性大于固定液的极性，则称为反相液-液色谱法。组分在正相液-液色谱法和反相液-液色谱法的分离柱上的出峰顺序相反。

（3）流动相的要求和洗脱方式

A. 流动相的要求

在气相色谱法中，由于流动相(载气)对组分和固定相的影响不大，以选择固定相为主。而在液相色谱法中，流动相对组分的溶解能力以及对固定相的作用都有很大的影响，且流动相的选择余地大，当固定相一定时，不同的固定相对分离效果影响很大。因此，在高效液相色谱法中，不仅对固定相的选择很关键，对流动相的要求也很高。

高效液相色谱法对流动相的要求如下。

a. 与固定相不互溶，也不发生化学反应。

b. 对被分离的样品有适宜的溶解性。

c. 溶剂的纯度高。

d. 溶剂应与检测器相匹配。如使用紫外检测器，流动相在检测波长下不能有吸收。

e. 黏度要小，有利于提高传质速率，提高柱效能，降低柱压。

B. 洗脱方式

a. 等度洗脱(isocratic elution)

等度洗脱又称恒定组成溶剂洗脱，它采用恒定组成及配比的溶剂系统洗脱，是最常用的色谱洗脱方法。其优点是操作简单、柱易再生。但对成分复杂的样品，往往难以取得理想的分离效果。

b. 梯度洗脱(gradient elution)

梯度洗脱又称梯度淋洗或程序洗脱。它是指在一定分析周期内，按一定程序不断改变流动相的组成配比或 pH 值等，通过流动相的极性变化来改变被分离组分的分离因素，从而提高分离效果。

在分离复杂样品中，常采用梯度洗脱。它的优点是能缩短分离周期、提高分离效能、改善色谱峰形、增加检测灵敏度。缺点是有时会引起基线漂移及重复性差。

2. 高效液相色谱仪

高效液相色谱仪由高压输液系统、进样系统、分离系统、检测系统和数据处理系统 5 部分组成。高档的高效液相色谱仪还配有梯度洗脱、柱温箱及自动进样器等辅助装置。高效液相色谱仪的结构示意图如图10-32 所示。

（1）高压输液系统

高压输液系统由溶剂贮存器、过滤和脱气装置、高压输液泵、梯度洗脱装置和压力脉动阻尼器等组成，其中高压输液泵是核心部件。

A. 溶剂贮存器

溶剂贮存器一般由玻璃、不锈钢或氟塑料制成，容量为1～2 L，用来贮存足够数量、符合要求的流动相。为防止长霉，溶剂贮存器中的流动相要经常更换，并经常清洗。

B. 过滤和脱气装置

流动相和样品溶液的过滤很重要，以免其中的细小颗粒堵塞色谱柱以及影响高压输液泵的正常工作。

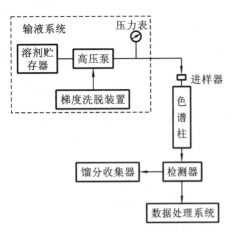

图 10-32　高效液相色谱仪结构示意图

流动相在使用前应根据其性质选用不同材料的滤膜过滤,一般选用市售0.45 μm的水性和油性滤膜进行过滤。水用水性滤膜过滤,甲醇等有机物用油性滤膜过滤,样品溶液一般用市售的 0.45 μm针形过滤器过滤。另外,在流动相入口、泵前、泵和色谱柱间有各种各样的滤柱和滤板。

流动相进入高压泵前必须进行脱气处理,以除去其中溶解的气体(如氧气),防止流动相由色谱柱进入检测器时因压力降低而产生气泡,增加基线的噪声,造成灵敏度降低,甚至无法分析。常用的脱气方法有低压脱气法、吹氦脱气法和在线脱气法。目前,许多高档的高效液相色谱仪都配有在线脱气装置。

C. 高压输液泵

高压输液泵是高效液相色谱仪中的关键部件之一,其功能是将溶剂贮存器中的流动相以高压形式连续不断地送入液路系统,使样品在色谱柱中完成分离过程。由于液相色谱仪所用色谱柱较细,所填固定相粒度很小,因此,对流动相的阻力较大,为了使流动相能较快地流过色谱柱,就需要高压泵注入流动相。对泵的要求:输出压力高、流量范围大、流量恒定、无脉动,流量精度和重复性为 0.5% 左右。此外,还应耐腐蚀,密封性好。高压输液泵,按其性质可分为恒压泵和恒流泵两大类。恒流泵是能给出恒定流量的泵,其流量与流动相黏度和柱渗透无关。恒压泵是保持输出压力恒定,而流量随外界阻力变化而变化,如果系统阻力不发生变化,恒压泵就能提供恒定的流量。

目前,高效液相色谱仪广泛采用的是柱塞往复泵,其结构如图 10-33 所示。这种泵的特点:流量恒定、易于控制、液缸容积小、容易清洗和更换流动相,很适合梯度洗脱;但输液脉动大,需加脉动阻尼器来克服。

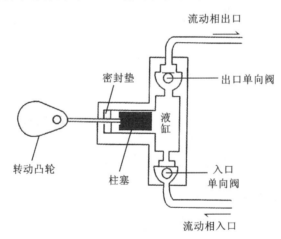

图 10-33　柱塞往复泵示意图

D. 梯度洗脱装置

梯度洗脱(gradient elution)就是在分离过程中使两种或两种以上不同极性的溶剂按一定程序连续改变它们之间的比例,从而使流动相的强度、极性、pH 值或离子强度相应地变化,达到提高分离效果,缩短分析时间的目的。

梯度洗脱装置分为两类:一类是外梯度(又称低压梯度)洗脱装置,流动相在常温常压下混合,用高压泵压至柱系统,仅需一台泵即可。另一类是内梯度(又称高压梯度)洗脱装置,将两种溶剂分别用泵增压后,按电器部件设置的程序,注入梯度混合室混合,再输至柱系统。

梯度洗脱的实质是通过不断地变化流动相的强度,来调整混合样品中各组分的容量因子 k 值,使所有谱带都以最佳平均 k 值通过色谱柱。它在液相色谱中所起的作用相当于气相色谱法中的程序升温,所不同的是,在梯度洗脱中溶质 k 值的变化是通过溶质的极性、pH 值和离子强度来实现的,而不是借改变温度(温度程序)来达到的。

（2）进样系统

进样系统是将样品溶液导入色谱柱的装置。在高效液相色谱法中,对进样装置的要求是具有良好的密闭性和重复性,死体积小。常用的进样方式有注射器进样和六通阀进样两种。前者与气相色谱法类似,进样时用微量注射器刺穿进样器的弹性隔膜将样品注入色谱柱,其优点是装置简单、价廉、死体积小,缺点是隔膜的穿刺部分在高压情况下容易漏液,而且进样量有限,重复性差,有时需停泵进样。目前普遍采用六通阀进样,如图 10-34 所示。

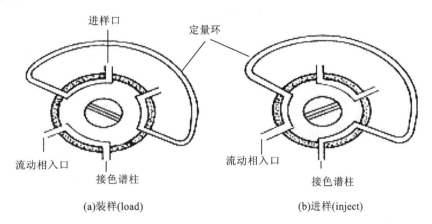

（a）装样(load)　　　　　　　　　　　　　（b）进样(inject)

图 10-34　六通阀进样示意图

在"装样"位置,用注射器将试样注入六通阀的样品定量管中,此时流动相不经过样品管。然后转动六通阀手柄至"进样"位置,试样随流动相进入色谱柱。此法的优点是进样时可保持系统的高压,进样方便、易操作,而且由于进样量是由定量管的体积严格控制,进样准确,重现性好,自动化程度高,适于做定量分析。

目前,许多高效液相色谱仪配有自动进样装置,自动进样装置是由计算机自动控制进样阀,取样、进样、复位、清洗和样品盘的转动全部按预定的程序自动进行。自动进样重现性好,适合大量样品分析,可实现自动化操作。目前比较典型的自动进样装置有圆盘式和链式两种。

（3）分离系统

分离系统包括色谱柱、恒温器和连接管等部件。色谱柱一般用内部抛光的不锈钢制成。其内径为 2～6 mm,柱长为 10～50 cm,柱形多为直形,内部充满微粒固定相。

操作技术对柱效及柱的使用寿命影响非常大,使用时必须注意:样品要用针形滤器过滤除去杂质;流动相的 pH 值应控制在色谱柱所允许的范围内;更换流动相时应根据流动相的性质选择合适的溶剂冲洗仪器及色谱柱;使用完毕应选用适当的溶剂冲洗柱子,尤其是流动相含有盐时,应用水冲洗,再用有机溶剂（甲醇或乙腈）冲洗。为了保持色谱柱的性能,通常在分析柱前要使用一个短的保护柱（又称预柱）。

高效液相色谱法一般在室温下进行,所以高档的仪器一般都配有柱恒温箱,保证分析时温度恒定。

（4）检测系统

检测系统是液相色谱仪的关键部件之一。检测器的作用是将样品的组成和含量的变化转变为可供检测的信号。对检测器的要求是灵敏度高、重复性好、线性范围宽、死体积小以及对温度和流量的变化不敏感等。在液相色谱法中,有两种类型的检测器:一类是专用型检测器,又称溶质性检测器,它仅对被分离组分的物理或物理化学性质有响应。属于此类检测器的有紫外检测器、荧光检测器、电化学检测器等;另一类是通用型检测器,又称总体性检测器,它对试样和洗脱液总的物理和物理化学性质有响应。属于此类检测器的有示差折光检测器等。

（5）数据处理系统

早期,高效液相色谱法是通过记录仪绘制图,人工计算峰高或峰面积获得分析结果,十分麻烦。后来,有了积分仪,可以自动打印峰高、峰面积、保留时间以及进行一些简单的计算,但不能进行数据和图谱的贮存及再处理。现在广泛使用色谱工作站记录和处理色谱分析数据。工作站的功能非常大,主要包括:自动诊断功能、智能控制功能、数据实时采集和图谱处理功能、进行计量认证功能和多台仪器控制功能等。色谱数据工作站的出现不仅大大提高了色谱分析工作的速度,同时也为色谱分析理论研究、新分析方法的建立创造了有利条件。

高效液相色谱法的工作流程:贮液器中的流动相在高压泵作用下由进样器进入色谱柱,然后从检测器流出。待分离试样由进样器注入,流过进样器的流动相将试样带入色谱柱中进行分离,分离后的各组分依次进入检测器,检测器将分离组分的浓度的变化转变为电信号,进而由数据处理系统将数据采集、记录下来,得到色谱图。

3. 定性定量分析

高效液相色谱法主要用于复杂成分混合物的分离、定性和定量分析。高效液相色谱法由于不受所分析样品挥发性的限制,其应用范围比气相色谱法广泛得多,可广泛应用于生命科学研究、食品分析、环境污染分析、生物化学、药物化学、临床医学等众多领域。

在大多数情况下,色谱分析法的目的不在于分离,而在于对分离后的物质进行定性和定量分析。高效液相色谱法也采用气相色谱法的常用技术,利用各种色谱过程中的各种特性进行定性和定量分析。

定性时,可采用色谱定性法,如标准对照法、保留值定性法、相对保留值定性法和文献值对照法等。也可收集分离馏分,用专属的化学反应或红外、荧光、质谱等非色谱法定性。

定量分析时,测定方式和计算方法与气相色谱法相同,可用归一化法、内标法、外标法等进行测定。

(1) 制备纯物质

高效液相色谱法除了定性定量分析外,还可用于制备纯物质。其方法:在色谱仪的出口处,安装一个馏分收集器,按色谱峰的出峰信号起落,逐一收集起来,除去流动相,即可得到物质的纯品,纯度可达 99.99% 以上。

(2) 分离

高效液相色谱法的分离效能和分离速率是经典的液相色谱、精密分馏及一般的化学方法难以比拟的。它不受样品挥发度和热稳定性的限制,非常适合于分离生物药品的大分子、离子型化合物、不稳定的天然产物以及其他高相对分子质量和挥发性差的混合物。因此,它可用于分离的样品范围很广。

在科学研究中,高效液相色谱法不仅分离了大量的无机物(如稀土及各种裂变产物等),同时还对大量的合成有机物、天然产物、核酸、核苷、核苷酸及有关的化合物进行了有效的分离,解决了许多生物学上的重要问题(如蛋白质的结构和氨基酸的快速分离等)。

(3) 应用

例 10-12 磺胺类药物分析。

色谱柱:Symmetry C8 3.9 mm×150 mm。

流动相:水-甲醇-冰醋酸(79:20:1)。

流速:1.0 mL/min。

检测波长:254 nm。

例 10-13 香连丸中生物碱的高效液相色谱法分析。

样品处理:将香连丸粉碎后,过 60 目筛,65 ℃烘干至恒重,精密称取一定量,置索氏提取器中,加 50 mL 甲醇 90 ℃提取至无色。回收甲醇,残留物用 95% 甲醇溶解,上 Al_2O_3 净化柱,用 95% 甲醇洗脱至无色。洗脱液用滤纸过滤,滤液定容于 50 mL 容量瓶中,进样 5 μL,进行色谱分析。

色谱条件:

色谱柱:μ-Bondapak C18,3.9 mm×300 mm。

流动相:0.02 mol/L 磷酸-乙腈(68:32)。

流速:1.0 mL/min。

检测波长:346 nm。

知识拓展

高效液相色谱法常用检测器的种类及分析

检测器的作用是将柱流出物中样品组成和含量的变化转化为可供检测的信号,常用检测器有紫外吸收检测器、示差折光检测器、荧光检测器等。

1. 紫外吸收检测器(ultraviolet absorption detector,UVD)

紫外吸收检测器是 HPLC 中应用最广泛的检测器之一,几乎所有的液相色谱仪都有这种检测器。其特点是灵敏度高,线性范围宽,噪声小,适用于梯度洗脱,对强吸收物质检出限可达 1 ng,测后不破坏样品,可用于制备。使用 UVD 要求被测组分必须有紫外吸收。UVD 的类型有固定波长型 UVD、可调波长型 UVD 和光电二极管阵列检测器,其中光电二极管阵列检测器可获得三维色谱图。

2. 示差折光检测器(refractive index detector,RID)

利用流动相中出现试样组分时所引起的折光率变化进行检测。RID 为通用型检测器,特别是尺寸排阻色谱法中应用较多,但其灵敏度低,不能用于梯度洗脱,对温度敏感,必须恒温。

3. 荧光检测器(fluorescence detector,FD)

利用某些试样的荧光特性来检测的,其灵敏度高,选择性好,样品用量少,非常适用于痕量分析。FD 分析的对象是一些能产生荧光的物质,如酶、激素、甾族化合物、维生素、氨基酸等一些生物试样和药物等。

目标测试

1. 高效液相色谱法有何特点?
2. 简述高效液相色谱仪的主要构造及其作用。
3. 何为化学键合固定相? 化学键合相色谱法与液-液分配色谱法有何区别?
4. 什么是梯度洗脱? 在高效液相色谱法中采用梯度洗脱有何作用?
5. 高效液相色谱法常用的定量方法有哪些?

实 验 部 分

 实验 1　乙酰苯胺的熔点测定

1.1　实验目的

（1）理解熔点测定的原理和影响因素。

（2）掌握熔点测定仪器的组装及使用。

（3）掌握毛细管法测定熔点的操作。

1.2　仪器与试剂

1. 仪器

熔点测定管、200 ℃温度计、软木塞、铁架台、铁夹、铁环、毛细管（长 7～8 cm，内径 1 mm）、酒精灯、表面皿、牛角匙、玻璃管（内径 5 mm 左右，长 50 cm）等。

2. 试剂

液体石蜡、乙酰苯胺等。

1.3　实验原理

将固体物质加热到一定的温度，当物质的固态和液态的蒸气压相等时，即从固态转变为液态。在大气压下，物质的固态和液态平衡时的温度称为该物质的熔点。纯净的固体有机化合物一般都有固定的熔点。纯净化合物从开始熔化（始熔）到全部熔化（全熔）的温度变化范围称为熔程，此温度范围很小，不超过 1 ℃。混有杂质时，熔点下降，熔程增长。因此，通过测定熔点，可以初步判断该化合物的纯度。也可以将两种物质混合后，看其熔点是否下降，以此来判断这两种熔点相似的化合物是否为同一物质。

影响熔点测定的因素如下。

（1）温度计的误差。

（2）读数的准确性。

（3）样品的干燥程度。

（4）毛细管的口径和均匀性。

（5）样品填入毛细管是否紧密均匀。

（6）传热液是否合理。

（7）加热的速度。

1.4　实验步骤

1. 样品的装填

将待测熔点的干燥样品研成细粉后，取少许（约 0.1 g）堆于干净的表面皿上，用一端熔封好的毛细管开口端向下插入粉末中。

取一根玻璃管垂直放于一干净的表面皿上,把装有样品的毛细管开口端向上,让其从玻璃管口上端自由落下。这样反复几次,使管内装入高 3 mm 左右的样品,样品紧密填装在毛细管熔封端。

2. 装置的组装

用铁夹夹紧熔点测定管管颈的上部,并固定在铁架台的铁架上。

传热液(本实验采用液体石蜡)加到液面刚能盖住测定管的上侧管口。

装有样品的毛细管用橡胶圈固定在温度计上,样品部分位于水银球中部。

熔点测定管管口配有一个带缺口的软木塞,温度计插在软木塞中,水银球位于测定管的两侧管口之间。

3. 加热

按上述装好仪器后,用酒精灯在熔点测定管的侧管末端缓缓加热。

开始时升温速度可以较快,5～6 ℃/min;到距熔点 10～15 ℃时控制在 1～2 ℃/min;越接近熔点,升温速度应越慢。

4. 测熔点

当毛细管内样品形状开始改变,或出现小滴液体时,记下此时的温度,为始熔温度。

样品熔化至完全透明时,记下此时的温度,为全熔温度。始熔到全熔之间的温度范围即为熔程。

本实验以乙酰苯胺为样品,平行测定两次。进行第二次测定时,须待传热温度降低到熔点以下 30 ℃左右,再取另一根装好样品的新毛细管,按同法加热测定,两次误差不应超过(±1) ℃。

实验 2　常压蒸馏及沸点测定

2.1　实验目的

(1) 了解常压蒸馏及沸点测定的原理及应用范围。
(2) 熟悉常压蒸馏装置,学会装配、拆卸仪器的方法及常压蒸馏的基本操作。
(3) 掌握用常压蒸馏测定沸点的方法。

2.2　仪器与试剂

1. 仪器

250 mL 磨口圆底烧瓶、直形冷凝管、蒸馏头、100 ℃温度计、接液管、接液瓶、500 mL 烧杯、铁架台(2个)、铁夹(2 个)、漏斗、量筒、橡皮管(2 根)、沸石、电炉等。

2. 试剂

乙醇溶液等。

2.3　实验原理

将液体加热至沸腾,使液体变为蒸气,再使气体冷凝为液体的过程称为蒸馏。在常压(101.3 kPa)下进行的蒸馏,称为常压蒸馏。

液体物质在一定温度有一定的蒸气压,液体的蒸气压随着温度的升高而增大。当液体的蒸气压等于大气压(外界施于液面的总压力)时,有大量气泡从液体内部逸出而沸腾,这时的温度称为液体的沸点。不同的物质在一定温度下蒸气压不同,沸点也不同。沸点是有机化合物的一个重要物理常数,在一定压力下,纯净液体的沸点是固定的,纯净的液态有机化合物蒸馏过程中温度变化范围(沸程)很小,一般不超过 1 ℃,而混合物没有固定的沸点,沸程较大。沸点的测定,对判定有机物的纯度具有一定的意义。

2.4　实验步骤

1. 常压蒸馏装置和装配方法

根据加热器具的高度,将圆底烧瓶固定在铁架台的铁架上,铁夹夹在圆底烧瓶的瓶颈处,接上蒸馏头、塞子,温度计通过塞子插入瓶颈,调整温度计的位置,使水银球的上端恰好与蒸馏头支管的下端在同一水平线上。

用另一铁架台固定冷凝管,铁夹夹在冷凝管的中部,调整冷凝管的位置,使冷凝管与圆底烧瓶紧密连接,冷凝管的中心线与蒸馏支管的中心线同轴。

冷凝管的尾部与接液管连接,接液管直接插入作为接收器的锥形瓶中。

冷凝管下端的进水口与自来水龙头连接,上端的出水口用胶管连接后导入水槽。

2. 蒸馏操作及沸点的测定

使用漏斗将待蒸馏的乙醇溶液小心转移到圆底烧瓶中,液体的量一般为烧瓶体积的 1/3～2/3,注意不要使液体从支管流出,加入 2～3 粒沸石。

安装好温度计,全面仔细检查整套装置,接通冷凝水后,开始加热。注意观察蒸馏瓶中的现象和温度计读数的变化。当液体逐渐沸腾,蒸气逐渐上升,蒸气的顶端到达温度计水银球时,温度急剧上升。水银球上出现液滴时,蒸馏头支管末端会出现第一滴馏出液,蒸馏开始,蒸馏速度宜缓慢而均匀,以 1～2 滴/秒为宜。在达到待蒸馏物沸点之前,常有少量低沸点液体先蒸出,称为前馏分,收集后应弃去。这部分蒸完后,温度趋于稳定,记录下此时的温度。更换一只洁净的、干燥的接收瓶,此时收集的就是较纯的物质。

若维持原来的水浴温度,温度计读数突然下降,即可停止加热,记录此时的温度。蒸出前馏分后,温度趋于稳定,馏出开始时温度计的读数到蒸出最后一滴馏分时温度计的读数,即为该馏分的沸点范围,即沸程。

移去热源,稍冷却后,关闭冷凝水,按与装配仪器相反的顺序拆卸仪器。根据所收集馏分的重量或体积,计算回收率。

3. 说明

组装仪器的顺序一般是热源→铁架台→圆底蒸馏烧瓶→蒸馏头→塞子→冷凝管→接液管→接收器。拆装置的顺序正好相反。

用冷凝管夹夹住瓶颈管体时,应有橡皮、纸片或布条等软性物质作为衬垫。要夹得松紧适宜,夹住后上下不能移动,稍用力尚可左右移动。

整套装置应力求端正、整齐,做到"正看一个面,侧看一条线"。

开始时应该先进水,后点火;结束时应该先停火,后停水。

4. 记录

开始馏出时温度计的读数_____;最后一滴馏分时温度计的读数_____。

沸程_____。

计算回收率:

$$回收率 = \frac{实际产率}{理论产率} \times 100\%$$

实验 3　减 压 蒸 馏

3.1　实验目的

(1) 了解减压蒸馏的原理及应用范围。
(2) 熟悉减压蒸馏装置,学会装配、拆卸仪器的方法。
(3) 掌握减压蒸馏的基本操作。

3.2　仪器与试剂

1. 仪器

磨口圆底烧瓶、克氏(Claisen)蒸馏头、直形冷凝管、真空接液管、水泵、100 ℃温度计、毛细管、电炉、橡皮塞、厚壁橡皮管、铁架台(2 个)、铁夹(2 个)、橡皮管(2 根)等。

2. 试剂

乙酰乙酸乙酯等。

3.3 实验原理

液体的沸点是指它的蒸气压等于外界大气压时的温度。所以液体沸腾的温度是随外界压力的降低而降低的。因而如用真空泵连接盛有液体的容器,使液体表面上的压力降低,即可降低液体的沸点,这种在较低压力下进行蒸馏的操作称为减压蒸馏。这样,高沸点的有机化合物在减压下,可在比常压低得多的温度下蒸馏出来,而避免分解破坏。

减压蒸馏是分离和提纯有机化合物的一种重要方法。它特别适用于那些在常压蒸馏时未达沸点,即已受热分解、氧化或聚合的物质。应用这一方法可将沸点高的物质以及在普通蒸馏时还没达到沸点就已分解、氧化或聚合的物质纯化。

3.4 实验步骤

1. 减压蒸馏装置和装配方法

常用的减压系统由蒸馏部分、抽气(减压)部分以及在它们之间的保护和测压装置部分组成。

1) 蒸馏部分

与常压蒸馏不同,减压蒸馏瓶又称克氏蒸馏瓶,用克氏蒸馏头配磨口圆底烧瓶代替。它有两个颈,其目的是为了避免减压蒸馏时瓶内液体由于沸腾而冲入冷凝管中。瓶的一颈中插入温度计,另一颈中插入一根毛细管,其长度恰好使其下端距瓶底 1~2 mm。毛细管上端连有一段带螺旋夹的橡皮管,螺旋夹用以调节进入空气的量,使极少量的空气进入液体,呈微小气泡冒出,作为液体沸腾的汽化中心,使蒸馏平稳进行。接收器可用蒸馏瓶(圆底烧瓶或抽滤瓶),切不可用平底烧瓶或锥形瓶(壁薄不耐压)。蒸馏时若要收集不同的馏分而又不中断蒸馏,则可用两尾或多尾接液管,就可使不同的馏分进入指定的接收器中。

根据蒸出液体的沸点不同,选用合适的热浴和冷凝管,如果蒸馏的液体量不多而且沸点甚高,或是低熔点的固体,也可不用冷凝管,而将克氏蒸馏瓶的支管通过接液管直接插入接收瓶的球形部分中。蒸馏沸点较高的物质时,最好用石棉绳或石棉布包裹蒸馏瓶的两颈,以减少散热。控制热浴的温度,使它比液体的沸点高 20~30 ℃。

2) 抽气部分

实验室通常用水泵、循环水泵或油泵进行减压。

水泵:常用玻璃水泵,其效能与其结构、水压及水温有关。水泵所能达到的最低压力为当时室温下的水蒸气压。例如水温为 6~8 ℃,水蒸气压为 0.93~1.07 kPa。在夏天,水温为 30 ℃,则水蒸气压为 4.2 kPa左右。本实验用循环水泵代替普通水泵,它还带测压装置。

油泵:油泵的效能取决于油泵的机械结构以及真空泵油的好坏(油的蒸气压必须很低)。好的油泵能抽至真空度为 13.3 Pa。油泵结构较精密。工作要求条件较严。如果有挥发性的有机溶剂、水或酸的蒸气,都会损坏油泵。一般使用油泵时,系统的压力控制在 0.67~1.33 kPa,因在沸腾液体表面要获得 0.67 kPa 以下的压力比较困难,这是由于蒸气从瓶内的蒸发面逸出而经过瓶颈和支管时,需要有 0.13~1.06 kPa 的压力差,如果要获得较低的压力,可选用短颈和支管粗的克氏蒸馏瓶。

3) 保护和测压装置部分

当用油泵进行减压时,为了防止易挥发的有机溶剂、酸性物质和水汽进入油泵,必须在蒸馏液接收器与油泵之间顺次安装冷却阱和几种吸收塔,以免污染油泵用油,腐蚀机件致使真空度降低。

实验室通常采用循环水泵来进行减压,其装置还自带测压表,不需要如油泵上述复杂装备。

在泵前还应接一个安全瓶,瓶上的两通活塞供调节系统压力及放气之用。减压蒸馏的整个系统必须保持密封不漏气,所以选用橡皮塞的大小及钻孔都要十分合适。最好用真空橡皮管。各磨口玻璃塞部分都应仔细涂好真空硅脂。当被蒸馏物中含有低沸点的物质时,应先进行普通蒸馏,然后用循环水泵减压蒸去低沸点物质,最后用油泵减压蒸馏。

2. 减压蒸馏操作

1) 检漏 在圆底烧瓶中放置 1/2 待蒸馏液体,装好仪器,旋紧毛细管夹,打开安全瓶上的活塞,然后开泵抽气。逐渐关闭活塞,观察真空表上真空度变化,是否漏气。如漏气,检查各部分塞子和橡皮管的连接是否紧密等。必要时可用熔融的固体蜡密封(密封时应解除真空后才能进行)。

2)抽气 旋转活塞,调节至所需的真空度。调节螺旋夹,使液体中有连续、平稳的小气泡通过。

3)加热 开启冷凝水,选用合适的热浴加热蒸馏(使热浴温度比液体的沸点高 20～30 ℃)。加热时,克氏蒸馏瓶的圆球部分至少有 2/3 浸入浴液中。蒸馏过程中,都要密切注意瓶颈上的温度计和压力的读数。注意记录压力、沸点等数据,纯物质的沸点范围,一般不超过 1 ℃。假如起始蒸出的蒸馏液比要收集的物质沸点低,则在蒸至接近预期的温度时需要调换接收器。此时,先移去热源,取下热浴,待稍冷后,渐渐打开活塞,使系统与大气相通,然后松开毛细管夹,切断循环水泵(或油泵),卸下接收瓶,装上另一接收瓶,再重复上述操作。

4)结束 蒸馏完毕后,灭去火源,撤去热浴,待稍冷后缓缓解除真空,使内外压力平衡后,方可关闭循环水泵(或油泵)。否则,由于系统中压力较低,循环水泵中的水有倒吸的可能(或油泵中油就有吸入干燥塔的可能)。

3. 减压蒸馏操作注意事项

1)用毛细管起汽化中心的作用,用沸石起不到什么作用。对于那些易氧化的物质,毛细管也可以通氮气、二氧化碳起保护作用。

2)毛细管易折断,装时要小心。

3)接收瓶不能用锥形瓶及平底烧瓶,以免由于瓶壁薄而破裂。

4)各接口要紧密不漏气。

4. 记录

压力计读数:

开始馏出时温度计的读数_____;最后一滴馏分时温度计的读数_____。

实验 4 葡萄糖溶液旋光度的测定

4.1 实验目的

(1)了解旋光仪的构造。
(2)掌握旋光仪的使用方法。
(3)会用比旋光度公式计算溶液浓度。

4.2 仪器与试剂

1. 仪器

全自动旋光仪等。

2. 试剂

10％葡萄糖溶液等。

4.3 实验原理

光线从光源射出,经过起偏镜成为偏振光,再通过盛有旋光性物质的测定管时,由于物质的旋光性,使偏振光的偏振面发生改变,不能通过第二个棱镜(检偏镜),必须扭转一定的角度才能通过,检偏镜旋转的角度为该物质在此条件时的旋光度。

物质的旋光度与溶液的浓度、溶剂、温度、旋光测定管长度及所用光源的波长等都有关系,所以常用比旋光度 $[\alpha]_D^t$ 来表示各物质的旋光性。通过对旋光度的测定计算旋光性物质的浓度。

旋光度与比旋光度的关系为

$$[\alpha]^t_\lambda = \frac{\alpha}{cl}$$

4.4 实验步骤

1. 装样

将蒸馏水、样品葡萄糖溶液分别装入 2 支测定管中。

2. 旋光度的测定

将仪器电源插头插入 220 V 交流电源,并将接地线可靠接地。

向上打开电源开关(右侧面),经 5 min 后,钠光灯发光稳定。

向上打开光源开关(右侧面),仪器预热 20 min。

按"测量"键,这时液晶屏应有数字显示。注意:开机后"测量"键只需按一次,如果误按该键,则仪器停止测量,液晶屏无显示。可再次按"测量"键,液晶屏重新显示,此时需重新校零。

将装有蒸馏水或其他空白溶剂的测定管放入样品室,盖上箱盖,待示数稳定后,按"清零"键;测定管中若有气泡,应先让气泡浮于凸颈处;通光面两端的雾状水滴,应用软布擦干;测定管螺帽不宜旋得过紧,以免影响读数。测定管安放时应注意标记的位置和方向。

取出空白溶液测定管,将装有待测样品的测定管,按相同的位置和方向放入样品室内,盖好箱盖,仪器将显示出该样品的旋光度,此时指示灯"1"点亮。

按"复测"键一次,指示灯"2"点亮,表示仪器显示第一次复测结果,再次按"复测"键,指示灯"3"点亮,表示仪器显示第二次复测结果。按"1""2""3"键,可切换显示各次测量的旋光度值。按"平均"键,显示平均值,指示灯"AV"点亮。

注意:如样品超过测量范围,仪器在[−450～+450]处来回振荡。此时,取出测定管,仪器即自动转回零位。此时可将试液稀释一倍再测。

仪器使用完毕后,应依次关闭光源、电源开关。

实验 5   乙酸乙酯的制备

5.1 实验目的

(1)掌握有机酸合成酯的原理及方法。
(2)学习分液漏斗的使用方法。
(3)掌握蒸馏、洗涤、干燥等基本操作。

5.2 仪器与试剂

1. 仪器

250 mL 磨口圆底烧瓶、250 mL 直形冷凝管、球形冷凝管、蒸馏头、100 ℃温度计、接液管、50 mL 锥形瓶、铁架台(2个)、铁夹(2个)、橡皮管(2根)、电炉、分液漏斗等。

2. 试剂

无水乙醇、冰乙酸、浓硫酸、饱和食盐水、无水硫酸镁、2 mol/L Na_2CO_3 溶液、4.5 mol/L $CaCl_2$ 溶液等。

5.3 实验原理

乙醇和乙酸在少量浓硫酸催化下发生酯化反应而生成酯。

$$CH_3COOH + CH_3CH_2OH \underset{}{\overset{浓硫酸}{\rightleftharpoons}} CH_3COOCH_2CH_3 + H_2O$$

生成的酯可以水解成为乙酸和乙醇,所以酯化反应是可逆反应。为了提高酯化产率,必须尽量使反应向有利于生成酯的方向进行。一般采用的措施如下。

(1) 增加乙醇的用量(或乙酸的用量)。

(2) 加浓硫酸把生成物之一的水吸收除去。

(3) 在反应时不断移去生成的酯。

在本实验中,乙醇比乙酸便宜,所以乙醇是过量的。消耗的乙酸的物质的量与生成的乙酸乙酯的物质的量相等,即

$$n_{乙酸}＝n_{乙酸乙酯}$$

实际产量 $\quad m_{实际}＝V_{乙酸乙酯}\rho_{乙酸乙酯}＝V_{乙酸乙酯}\times 0.9003$

理论产量 $\quad m_{理论}＝n_{乙酸乙酯}M_{乙酸乙酯}＝0.696\times 88.10\ g＝61.32\ g$

计算产率公式:

$$产率＝\frac{m_{实际}}{m_{理论}}\times 100\%$$

5.4 实验步骤

1. 回流

在 250 mL 圆底烧瓶中放入 60 mL 无水乙醇($n＝0.976$ mol)、40 mL 冰乙酸($n＝0.696$ mol)和 20 mL 浓硫酸,然后放入两小块沸石,将瓶中混合物摇匀后,在圆底烧瓶上装一球形冷凝管,用小火回流 1 h 以上(冷凝管下口滴出第一滴液体时开始计时)。停止加热,当冷却后,关闭冷凝水。

2. 蒸馏

蒸馏实验装置:与常压蒸馏相似。

将原装置改装成常压蒸馏装置,用 100 mL 烧杯作接收器,用常压蒸馏方法进行蒸馏。收集 70～80 ℃之间的馏分。

3. 洗涤

把收集到的馏出液放在分液漏斗中,用 10 mL 饱和食盐水洗涤,分离下面的水层后,上面的液体再用 20 mL 2 mol/L Na_2CO_3 溶液洗涤,一直洗到上层液体 pH 值在 7～8 为止,然后用 10 mL 水洗一次,用 10 mL 4.5 mol/L $CaCl_2$ 溶液洗两次,静置,弃去下面水层。上面酯层自分液漏斗上口倒入干燥的 50 mL 锥形瓶中,加适量(一小匙)无水硫酸镁(或无水硫酸钠)干燥,得到乙酸乙酯粗品。

4. 测量

用量筒量取乙酸乙酯体积。

5. 记录

乙酸乙酯体积_____mL。

$$产率＝\frac{m_{实际}}{m_{理论}}\times 100\%$$

实验 6　乙酰水杨酸的合成

6.1 实验目标

(1) 掌握乙酰化反应的原理和实验操作方法。

(2) 掌握减压过滤及混合溶剂重结晶操作。

6.2 仪器与试剂

1. 仪器

50 mL 锥形瓶、100 ℃温度计、25 mL 量筒、10 mL 量筒、500 mL 烧杯、50 mL 烧杯、抽滤瓶、布氏漏斗、

滤纸、玻璃棒、台秤、真空泵等。

2. 试剂

水杨酸、乙酸酐、浓硫酸、95%乙醇溶液、蒸馏水、0.1%三氯化铁溶液等。

6.3 实验原理

乙酰水杨酸又称阿司匹林,是常用的解热镇痛药。制备乙酰水杨酸最常用的方法是将水杨酸与乙酸酐作用,发生乙酰化反应,生成乙酰水杨酸。

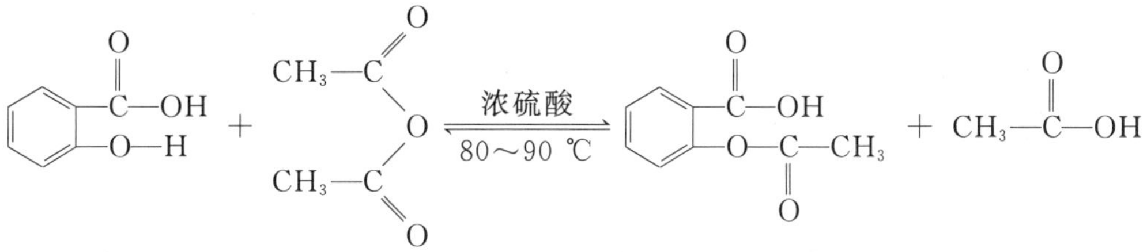

水杨酸分子内氢键使羟基的活性降低,故在乙酰化时加入浓硫酸使氢键破坏,从而促进乙酰化的进行。

由于水杨酸既有羟基又有羧基,致使反应复杂化。在乙酰化的同时发生一些副反应,生成少量副产物,成为杂质。在温度不高(低于 90 ℃)的情况下副反应程度较小,产物中的主要杂质是未作用完全的水杨酸、乙酸酐及生成的乙酸。乙酸酐水解生成乙酸,乙酸溶于水;而水杨酸和乙酰水杨酸不溶于水,据此可除去产物中的大部分乙酸酐及乙酸。在反应时酸酐是过量的,故乙酰化反应进行得比较完全,未作用完的水杨酸很少,可用乙醇-水混合溶剂重结晶的方法将其除去。重结晶时,残留的乙酸也同时除去。

水杨酸有一个酚羟基,可与三氯化铁形成深色配合物,乙酰水杨酸中的酚羟基已被乙酰化,不再发生颜色反应。故可用三氯化铁检验提纯效果。

6.4 实验步骤

1. 乙酰水杨酸的制备

在干燥的 50 mL 锥形瓶中加入 2.0 g 水杨酸,再缓缓加入 5.0 mL 乙酸酐,摇匀后滴加 5 滴浓硫酸,摇匀,置于 80~90 ℃ 的水浴中加热并振摇 10 min。缓慢加入 2.0 mL 水以分解过剩的乙酸酐。分解作用完成后(不再有气泡),再加 20.0 mL 水,摇匀后置于冷水浴中冷却至大量晶体析出。转移至布氏漏斗中抽滤,用滤液冲洗锥形瓶,将瓶中沉淀全部转移至布氏漏斗中,抽干。用 10 mL 冷蒸馏水分两次洗涤晶体,抽干得粗产品。

取豆粒大小粗产品溶于几滴乙醇中,加入 2 滴 0.1%三氯化铁溶液,检查水杨酸的存在。

在 100 mL 烧杯中将粗产品溶于 5.0 mL 95%乙醇溶液中,在 60 ℃ 水浴上加热溶解,加入 20 mL 水,静置冷却至大量晶体析出(约 60 min),抽滤,用滤液将烧杯中晶体全部转移至布氏漏斗中,抽干。用 10 mL 水-乙醇混合液($V_水 : V_{乙醇} = 4:1$)分两次润洗,抽干。称量并计算产率。

2. 纯度检查

用 0.1%三氯化铁溶液检查纯品中是否有水杨酸。

3. 注意事项

(1) 乙酰化时所用仪器必须干燥无水,刚加入原料和反应物时,勿将固体黏附在瓶颈上。

(2) 水浴加热时应避免水蒸气进入锥形瓶中,以防乙酸酐和生成的阿司匹林水解。同时反应温度不宜过高,否则会增加副产物(乙酰水杨酰水杨酸酯、水杨酰水杨酸酯等)的生成。

(3) 抽滤后得到的固体,在洗涤时,应先停止减压,用刮刀轻轻将固体拨松,用约 5 mL 水浸湿结晶,再打开减压阀抽滤。

(4) 乙酰水杨酸在水中能缓慢分解,应尽量减少与水的接触时间。若对产品纯度要求较高,可用乙醚-石油醚或苯作为溶剂重结晶。

4. 记录

乙酰水杨酸质量为_____g。

$$产率 = \frac{m_{实际}}{m_{理论}} \times 100\%$$

实验 7　从茶叶中提取咖啡因

7.1　实验目标

（1）学习从茶叶中提取咖啡因的实验室方法。

（2）巩固萃取、蒸馏、抽滤等基本操作。

7.2　仪器与试剂

1. 仪器

250 mL 磨口圆底烧瓶、直形冷凝管、球形冷凝管、蒸馏头、100 ℃温度计、接液管、接液瓶、500 mL 烧杯、铁架台（2 个）、铁夹（2 个）、玻璃漏斗、布氏漏斗、水浴锅、量筒、酒精灯、橡皮管（2 根）、沸石、电炉、玻璃棒、棉花、滤纸、沙子、蒸发皿等。

2. 试剂

茶叶、95％乙醇溶液、生石灰等。

7.3　实验原理

茶叶中含有多种生物碱，其中以咖啡因为主，占 1％～5％，另外还有 11％～12％的单宁酸以及色素、纤维素、蛋白质等。咖啡因是弱碱性化合物，为白色针状晶体，溶于水、乙醇、氯仿、丙酮等，微溶于石油醚。在 100 ℃时失去结晶水，开始升华，120 ℃时升华相当显著，170 ℃以上升华加快，咖啡因的熔点为 234.5 ℃。

利用咖啡因能溶于水和醇的性质，可用热水或醇从茶叶中提取咖啡因，然后蒸去溶剂，即得粗咖啡因，再利用升华将咖啡因和其他生物碱等杂质分离而提纯。

7.4　实验步骤

1. 提取

（1）称取茶叶末 10 g 放入 250 mL 圆底烧瓶中，加入 100 mL 95％乙醇溶液，并加入几粒沸石，装上回流装置，在水浴加热下回流 1 h，稍冷后抽滤。

（2）再将滤渣放入烧瓶，加 100 mL 95％乙醇溶液，水浴加热回流 1 h，稍冷后抽滤。

（3）合并两次滤液，蒸馏回收大部分乙醇。

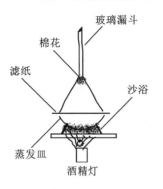

实验图 7-1　升华装置

（4）再把残液倾入蒸发皿中，拌入 3～4 g 生石灰，在蒸气浴上蒸干。冷却后，擦去沾在边上的粉末，以免在升华时污染产物。

（5）取一个合适的玻璃漏斗，倒罩在隔以刺有许多小孔的滤纸的蒸发皿上，用沙浴小心加热升华。当纸上出现白色针状结晶时，暂停加热，冷却至 100 ℃；再适当控制火焰，尽可能使升华速度放慢，提高结晶纯度。如发现有棕色烟雾时，即升华完毕，停止加热，冷却后，揭开漏斗和滤纸，仔细地把附在滤纸上及器皿周围的咖啡因结晶用小刀刮下。残渣经拌和后，用较大火焰再加热片刻，升华一次。见实验图 7-1。

（6）合并两次升华收集的咖啡因，测定熔点。

如产品中还有颜色和含有杂质，可用热水重结晶提纯一次。

称重，计算产率（产量 45～55 mg，产率 0.45％～0.55％）。

2. 注意事项

在萃取回流充分的情况下，升华操作的好坏是本实验成败的关键。在升华过程中要始终严格控制加热温度，始终都用小火间接加热。温度太高，会使被烘物炭化变黑，并将一些有色物质烘出来，使产品不纯。第二次升华时，加热温度也应严格控制，否则使被烘物大量冒烟，导致产物不纯和损失。

3. 记录

咖啡因质量为＿＿＿＿＿g。

产率＝＿＿＿＿＿＿＿＿＿＿。

咖啡因的熔点＿＿＿＿＿。

 # 实验 8　常见有机官能团性质验证实验

8.1　实验目的

(1) 掌握几种常见官能团及特定结构的特性反应。

(2) 学会用化学方法鉴别不同类型的化合物。

8.2　仪器与试剂

1. 仪器

试管、试管架、试管夹、酒精灯等。

2. 试剂

甲醛、乙醛、丙酮、苯乙酮、2,4-二硝基苯肼、盐酸羟胺甲醇溶液、乙酸酐、10％NaOH 溶液、稀盐酸、$FeCl_3$ 溶液、尿素、$CuSO_4$ 溶液、亚硝酰铁氰化钠溶液、苯胺、6 mol/L 盐酸、亚硝酸钠溶液、碱性 β-萘酚、苯酚溶液、间苯二酚溶液、甘氨酸溶液、蛋白质溶液、茚三酮溶液、胆甾醇氯仿溶液、浓硫酸等。

8.3　实验原理

$$R(H)R{-}C{=}O+H_2N{-}HN{-}C_6H_3(NO_2)_2 \longrightarrow (H)R{-}C{=}N{-}HN{-}C_6H_3(NO_2)_2 +H_2O$$

$$(CH_3CO)_2O+H_2N{-}OH \longrightarrow CH_3CONH{-}OH+CH_3COOH$$

$$3CH_3CONH{-}OH+Fe^{3+} \longrightarrow (CH_3CONH{-}O)_3Fe+3H^+$$

分子中含两个或两个以上肽键的物质与 Cu^{2+} 生成紫色配合物。

分子中含芳香族伯氨基的物质,与亚硝酸作用后生成重氮盐,再与碱性 β-萘酚生成有色偶氮化合物。

含酚羟基的物质与 Fe^{3+} 反应生成有色物质。

含 α-氨基酸结构的物质与茚三酮发生显色反应。

8.4　实验步骤

1. 羰基的反应

取 4 支洁净的试管,编号,分别加入甲醛、乙醛、丙酮和苯乙酮各 3 滴,再各加入 2,4-二硝基苯肼 3 滴,将试管振荡混匀,观察现象,记录并解释。

2. 异羟肟酸铁盐反应

取 1 支洁净的试管,加入盐酸羟胺甲醇溶液 10 滴,加 2 滴乙酸酐,加 10％NaOH 溶液至刚呈碱性,加热至沸。冷却后加稀盐酸至弱酸性。加 $FeCl_3$ 溶液 1 滴,振荡,观察溶液颜色变化,并解释其现象。

3. 缩二脲反应

加尿素晶体 1/3 角匙于干燥的试管中,用酒精灯加热至熔化后继续加热至变成白色固体。冷却后加 10％NaOH 溶液 10 滴,得澄清溶液,再加 $CuSO_4$ 溶液 1 滴,观察溶液的颜色变化。

4. 甲基酮的反应

取 2 支洁净的试管,分别加入丙酮和苯乙酮 5 滴,再各加亚硝酰铁氰化钠溶液 10 滴,加 10％NaOH 溶液 1 滴,振荡,观察现象并解释。

5. 芳香族伯胺中氨基的反应

取 1 支洁净的试管,加苯胺 5 滴,加 6 mol/L 盐酸 5 滴,再加亚硝酸钠溶液 10 滴,振荡,加碱性 β-萘酚,观察现象并解释。

6. 酚羟基的反应

取 2 支洁净的试管,编号,分别加苯酚溶液和间苯二酚溶液 5 滴,再各加 $FeCl_3$ 溶液 1 滴,观察现象并解释。

7. 茚三酮反应

取 2 支洁净的试管,编号,分别加甘氨酸溶液和蛋白质溶液 10 滴,再各加茚三酮溶液 2 滴,水浴加热,观察现象并解释。

8. 胆甾醇的颜色反应

取 1 支洁净的试管,加胆甾醇氯仿溶液 5 滴,加乙酸酐 15 滴,沿试管内壁慢慢加入浓硫酸 4 滴,观察溶液颜色变化,并加以解释。

实验 9　电解质溶液

9.1　实验目的

(1) 区分强电解质与弱电解质。
(2) 学会用酸碱指示剂及 pH 试纸测定溶液的酸碱性。
(3) 测试盐类水溶液的酸碱性。
(4) 观察难溶电解质沉淀的生成及溶解。

9.2　仪器与试剂

1. 仪器

试管、点滴板、滴管等。

2. 试剂

锌粒、乙酸钠、2 mol/L HCl 溶液、1 mol/L HCl 溶液、2 mol/L HAc 溶液、1 mol/L NaOH 溶液、浓氨水、0.01 mol/L $BaCl_2$ 溶液、0.01 mol/L Na_2SO_4 溶液、0.01 mol/L $Pb(NO_3)_2$ 溶液、6 mol/L HCl 溶液、0.1 mol/L下列溶液($NaOH$、HCl、Na_2CO_3、$NaCl$、NH_4Cl、$MgCl_2$、$FeCl_3$、Na_2S、KI、$NaHCO_3$、$AgNO_3$、HAc、$NH_3 \cdot H_2O$)、广泛 pH 试纸、红色和蓝色石蕊试纸、酚酞试液、甲基橙试液等。

9.3　实验原理

强电解质在水中完全电离,弱电解质在水中部分电离。

1. 指示剂显色原理

$$HIn \Longrightarrow H^+ + In^-$$
$$\text{（酸色）} \qquad\qquad \text{（碱色）}$$

$$[H^+] = K_a \frac{[HIn]}{[In^-]}$$

指示剂的颜色变化与溶液中[H^+]浓度即溶液的 pH 值有关。

2. 盐类水解的四种情况

强碱弱酸盐：$\qquad\qquad Ac^- + H_2O \Longrightarrow HAc + OH^- (pH > 7)$

强酸弱碱盐：$\qquad\qquad NH_4^+ + H_2O \Longrightarrow NH_3 \cdot H_2O + H^+ (pH < 7)$

弱酸弱碱盐：$\qquad\qquad NH_4^+ + Ac^- + H_2O \Longrightarrow NH_3 \cdot H_2O + HAc$

$$K_a > K_b, \text{pH} < 7; K_b > K_a, \text{pH} > 7$$

强酸强碱盐:不发生水解(pH=7)

3. 影响盐类水解的因素

(1) 温度升高,水解度 β 增大。

(2) 酸度增大,强碱弱酸盐 β 增大,强酸弱碱盐 β 减小。

4. 溶度积原理

IP$<K_{sp}$　　不饱和溶液,无沉淀析出,若有沉淀,则沉淀溶解。

IP$=K_{sp}$　　饱和溶液。

IP$>K_{sp}$　　过饱和溶液,有沉淀析出。

9.4　实验步骤

1. 区别强、弱电解质

取 2 支洁净的试管,编号,分别加入 2 mol/L HCl 溶液和 2 mol/L HAc 溶液各 1 mL,再各加入 Zn 粒 1 粒,观察比较实验现象并解释。

2. 溶液的酸碱性

1) 用酸碱指示剂指示溶液的酸碱性

取 3 支洁净的试管,编号,各加 1 mL 蒸馏水,再向第二、三支试管中分别加入 0.1 mol/L HCl 溶液 2 滴和 0.1 mol/L NaOH 溶液 2 滴,首先分别用红色和蓝色石蕊试纸测定,记录试纸颜色是否有变化;分别将上述三支试管溶液各分两份于点滴板上,分别用甲基橙和酚酞各 1 滴测其颜色变化,记录现象并解释。

2) 用 pH 试纸指示溶液的酸碱性

分别将 0.1 mol/L 的试液(水除外)HAc、HCl、纯水、$NH_3 \cdot H_2O$、NaOH、NaCl、NH_4Cl、Na_2CO_3 和 $NaHCO_3$ 置于点滴板上,用 pH 试纸测其 pH 值。

3. 盐类的水解

1) 盐溶液的酸碱性比较

分别将浓度均为 0.1 mol/L Na_2CO_3、NaCl 和 NH_4Cl 溶液置于点滴板上,分别用红色石蕊试纸、蓝色石蕊试纸和 pH 试纸测其溶液的酸碱性,解释现象。

2) 温度对盐的水解的影响

取 0.1 g 固体 NaAc、4 mL 水和 2 滴酚酞分装于两支试管,将其中一支加热至沸,观察两支试管中的现象有何区别,并加以解释说明。

3) 酸碱度对盐类水解的影响

取两支洁净的试管,编号,各加入 2 mL 0.1 mol/L $FeCl_3$ 溶液,再在第二支试管中加入 5 滴 1 mol/L HCl 溶液,将两支试管均加热至沸 1~2 min,观察两支试管中的颜色,并加以比较和解释。

取两支洁净的试管,编号,各加入 2 mL 0.1 mol/L Na_2S 溶液,再在第二支试管中加入 5 滴 1 mol/L NaOH 溶液,将两支试管均小火加热至沸,观察两支试管中的现象,并加以比较和解释。

4. 沉淀的生成和溶解

1) 沉淀的生成

取两支洁净的试管,编号,在第一支试管中加入 0.01 mol/L Na_2SO_4 溶液 1 mL 和 0.01 mol/L $BaCl_2$ 溶液 3 滴,在第二支试管中加入 0.01 mol/L $Pb(NO_3)_2$ 溶液 1 mL 和 0.1 mol/L KI 溶液 3 滴,观察现象并解释。

2) 沉淀的溶解

取两支洁净的试管,编号,在第一支试管中加入 0.1 mol/L $MgCl_2$ 溶液 5 滴和 0.1 mol/L NaOH 溶液 4 滴,再在沉淀中加入 6 mol/L HCl 溶液 2 滴;在第二支试管中加入 0.1 mol/L NaCl 溶液 5 滴和 0.1 mol/L $AgNO_3$ 溶液 1 滴,再在沉淀中加入浓氨水 3 滴。观察现象并解释。

实验 10　溶液的配制

10.1　实验目标

（1）学会配制各种浓度的溶液。

（2）练习托盘天平、量筒或量杯的使用方法。

（3）练习吸量管和容量瓶的使用方法。

10.2　仪器与试剂

1. 仪器

托盘天平、烧杯、玻璃棒、量筒或量杯（10 mL 和 50 mL 各一个）、滴管、表面皿、10 mL 吸量管、100 mL 容量瓶等。

2. 试剂

氯化钠固体、硫酸铜结晶（$CuSO_4 \cdot 5H_2O$）、95％乙醇溶液、1.000 mol/L HCl 溶液等。

10.3　实验原理

配制一定浓度的溶液，首先要了解所配制溶液的体积、浓度大小及单位、溶质的纯度（分析纯和优级纯试剂）和溶质的摩尔质量。然后通过计算得出所需溶质的量，再进行称量或量取，在相应的容器中，加水溶解稀释到一定体积，摇匀即可。常用的计算公式为

物质的量浓度　　　　　　　　　　　$c_B = \dfrac{n_B}{V}$

质量浓度　　　　　　　　　　　　　$\rho_B = \dfrac{m_B}{V}$

体积分数　　　　　　　　　　　　　$\varphi_B = \dfrac{V_B}{V}$

稀释公式　　　　　　　　　　　　　$c_1 V_1 = c_2 V_2$

10.4　实验步骤

1. 质量浓度溶液的配制

配制 $\rho_B = 9$ g/L 氯化钠溶液 100 mL

用托盘天平称取氯化钠固体_____g，在小烧杯中用少量蒸馏水溶解，再定量转移至 100 mL 容量瓶中，加水至 100 mL。混合均匀，回收。

2. 体积分数溶液的配制

由 $\varphi_B = 0.95$ 乙醇溶液配制 $\varphi_B = 0.75$ 乙醇溶液 50 mL。

用 100 mL 量筒量取 $\varphi_B = 0.95$ 乙醇溶液_____mL，加蒸馏水至 50 mL，混合均匀，回收。

3. 物质的量浓度溶液的配制

1）配制 100 mL、0.1 mol/L 硫酸铜溶液

用托盘天平称取硫酸铜结晶（$CuSO_4 \cdot 5H_2O$）_____g，在小烧杯中用少量蒸馏水溶解，再定量转移至 100 mL 容量瓶中，加水至 100 mL。混合均匀，回收。

2）配制 100 mL、0.1000 mol/L HCl 溶液

用吸量管量取 1.000 mol/L HCl 溶液_____mL，放到 100 mL 容量瓶中，加水到刻度，盖好塞子，混匀，回收。

实验 11　同离子效应和缓冲溶液

11.1　实验目的

（1）验证同离子效应。
（2）学会缓冲溶液的配制，试验缓冲溶液的性质。
（3）练习刻度吸量管的使用方法。

11.2　仪器与试剂

1. 仪器

试管、5 mL 和 10 mL 刻度吸量管、玻璃棒等。

2. 试剂

NH_4Cl 晶体、NaAc 晶体、2 mol/L $NH_3 \cdot H_2O$ 溶液、2 mol/L HAc 溶液、1/15 mol/L Na_2HPO_4 溶液、1/15 mol/L KH_2PO_4 溶液、0.1 mol/L HCl 溶液、0.1 mol/L NaOH 溶液、0.1 mol/L NaCl 溶液、蒸馏水、甲基橙、酚酞、万能指示剂等。

11.3　实验原理

1. 同离子效应

在弱电解质溶液中，加入含弱电解质阴离子或阳离子的强电解质，而使弱电解质电离度 α 减小的效应。

2. 缓冲作用

缓冲溶液能抵抗少量酸碱，保持溶液 pH 值基本不变。

缓冲溶液 pH 值计算公式：

$$pH = pK_a + lg \frac{[共轭碱]}{[共轭酸]}$$

$$pH = pK_a + lg \frac{n_B}{n_A}$$

$$pH = pK_a + lg \frac{V_b}{V_a}$$

3. 缓冲容量

缓冲溶液的总浓度越大，其缓冲容量越大；总浓度一定时，[共轭碱]＝[共轭酸]时，其缓冲容量最大。

11.4　实验步骤

1. 同离子效应

取两支试管，各加水 1 mL，2 mol/L $NH_3 \cdot H_2O$ 溶液 2 滴，酚酞 1 滴，摇匀。其中一支加入 NH_4Cl 晶体少许，振荡。将两者进行比较。

取两支试管，各加水 1 mL，2 mol/L HAc 溶液 2 滴，甲基橙 1 滴，摇匀。其中一支加入 NaAc 晶体少许，振荡。将两者进行比较。

2. 缓冲溶液的配制

取三支试管，编号，在第一支试管中加 1/15 mol/L Na_2HPO_4 溶液 9.5 mL 和 1/15 mol/L KH_2PO_4 溶液 0.5 mL，混匀，得缓冲溶液 1；在第二支试管中加 1/15 mol/L Na_2HPO_4 溶液 6.2 mL 和 1/15 mol/L KH_2PO_4 溶液 3.8 mL，混匀，得缓冲溶液 2；在第一支试管中加 1/15 mol/L Na_2HPO_4 溶液 1.2 mL 和 1/15 mol/L KH_2PO_4 溶液 8.8 mL，混匀，得缓冲溶液 3。用 pH 试纸分别测其 pH 值，并与理论 pH 值比较。

3. 缓冲溶液的缓冲作用

1）缓冲溶液的稀释

取 4 支试管,编号,在第一、二、三支试管中分别加入上述所配的缓冲溶液 22 mL、1 mL 和 0.5 mL;再分别在这 4 支试管中加蒸馏水 0 mL、1 mL、1.5 mL 和 2 mL,每支试管中再各加 1 滴万能指示剂,观察颜色,并得出结论。

2）缓冲溶液的抗酸、抗碱作用

取两支试管,每支试管各加入蒸馏水 2 mL、万能指示剂 1 滴,再分别加入 0.1 mol/L HCl 溶液 1 滴和 0.1 mol/L NaOH 溶液 1 滴,观察颜色,并得出结论。

取两支试管,每支试管各加入缓冲溶液 12 mL、万能指示剂 1 滴,再分别加入 0.1 mol/L HCl 溶液 1 滴和 0.1 mol/L NaOH 溶液 1 滴,观察颜色,并得出结论。

取两支试管,每支试管各加入缓冲溶液 22 mL、万能指示剂 1 滴,再分别加入 0.1 mol/L HCl 溶液 1 滴和 0.1 mol/L NaOH 溶液 1 滴,观察颜色,并得出结论。

取两支试管,每支试管各加入缓冲溶液 32 mL、万能指示剂 1 滴,再分别加入 0.1 mol/L HCl 溶液 1 滴和 0.1 mol/L NaOH 溶液 1 滴,观察颜色,并得出结论。

取两支试管,每支试管各加入 0.1 mol/L NaCl 溶液 2 mL、万能指示剂 1 滴,再分别加入 0.1 mol/L HCl 溶液 1 滴和 0.1 mol/L NaOH 溶液 1 滴,观察颜色,并得出结论。

附:万能指示剂(二甲氨基偶氮苯 0.6 g,甲基红 0.4 g,麝香草酚蓝 1.0 g,溴麝香草酚蓝 0.8 g,酚酞 0.2 g,乙醇 100 mL,0.01 mol/L NaOH 溶液数滴)在不同 pH 值时的颜色如实验表 11-1 所示。

实验表 11-1　不同 pH 值时万能指示剂的颜色

pH 值	4	5	6	7	8	9	10
颜色	红色	橙色	黄色	黄绿色	青绿色	蓝色	紫色

实验 12　电子分析天平称量练习

12.1　实验目的

（1）掌握电子分析天平的称量原理,熟悉主要部件的名称和作用。

（2）掌握检查天平和称量的方法(直接称量法和减重称量法),能熟练使用电子分析天平。

（3）了解电子分析天平的使用和保管规则。

12.2　仪器与试剂

1. 仪器

电子分析天平、称量瓶、锥形瓶、托盘天平等。

2. 试剂

无水碳酸钠等。

12.3　实验原理

电磁力补偿原理;支承点用弹性簧片取代机械天平的玛瑙刀口。压力变压器取代升降装置,数字显示代替指针刻度。具有性能稳定、操作方便等特点。

12.4　实验步骤

1. 天平构造的观察

在教师的指导下观察天平的结构,说出各部件的名称和作用。

2. 检查

取下天平罩,叠好,放于天平后。检查秤盘内是否干净,必要时予以清扫。检查天平是否水平,若不水平,调节底座螺丝,使气泡位于水平仪中心。检查硅胶是否变色失效,若是,应及时更换。

3. 开机

关好天平门,轻按"ON"键,指示灯全亮,松开手,天平先显示型号,稍后显示为 0.0000 g,即可开始使用。

4. 称量练习

1)直接称量法称量练习

在指示灯显示为 0.0000 g 时,打开天平侧门,将被测物质小心置于秤盘上,关闭天平侧门,待数字不再变动后即得被测物质的质量。打开天平侧门,取出被测物质,关闭天平侧门。

2)减重称量法称量练习

用减重称量法称取三份固体 Na_2CO_3 样品,每份 0.5 g 左右,称量准确至 0.0001 g。

先在托盘天平上称空称量瓶,再在右盘中加 1.5~1.7 g 砝码。用药匙将试样加入左盘称量至平衡。

将称量瓶置入已调好零的电子分析天平中,按"TAR"键清零。

用滤纸条取出称量瓶,在接收器的上方倾斜瓶身,用瓶盖轻击瓶口使试样缓缓落入接收器中。当估计试样接近所需量(0.5 g 或约 1/3)时,继续用瓶盖轻击瓶口,同时将瓶身缓缓竖直,用瓶盖向内轻刮瓶口使黏于瓶口的试样落入瓶中,盖好瓶盖。将称量瓶放入天平,显示的质量减少量即为试样质量。如果倾出的试样远不足 0.5 g 时,则需继续倾出。倾出量的允许误差为倾出量的 ±10%,即在 0.45~0.55 g 为宜。

用同样的方法称出第二份、第三份试样做好记录。

5. 结束

称量结束后,按"OFF"键关闭天平,将天平还原。

在天平的使用记录本上记下称量操作的时间和天平状态,并签名。

整理好台面之后方可离开。

6. 注意事项

(1)在开关天平侧门,放取称量物时,动作必须轻缓,以免造成天平损坏。

(2)对于过热或过冷的称量物,应使其回到室温后方可称量。

(3)称量物的总质量不能超过天平的称量范围。在固定质量称量时要特别注意。

(4)所有称量物都必须置于一定的洁净的干燥容器(如烧杯、表面皿、称量瓶等)中进行称量,以免沾染和腐蚀天平。

(5)为避免手上的油脂汗液污染,不能用手直接拿取容器。称取易挥发或易与空气作用的物质时,必须使用称量瓶以确保在称量的过程中物质质量不发生变化。

(6)天平状态稳定后不要随便变更设置。

(7)天平上门一般不使用,操作时开侧门。

(8)通常在天平中放置变色硅胶作干燥剂,若变色硅胶失效应及时更换。

(9)实验数据必须记录到称量表格上,不允许记录到其他地方。

(10)注意保持天平内、外的干净、卫生。

 # 实验 13　滴定分析仪器基本操作练习

13.1　实验目的

(1)熟悉滴定分析仪器的洗涤方法。

(2)掌握滴定分析仪器的正确使用方法。

13.2 仪器与试剂

1. 仪器

容量瓶(250 mL)、移液管(25 mL)、吸量管(10 mL)、吸耳球、酸式滴定管、碱式滴定管、锥形瓶(250 mL)、滴定台等。

2. 试剂

0.1000 mol/L HCl 溶液、0.1000 mol/L NaOH 溶液、甲基橙指示剂等。

13.3 实验步骤

1. 滴定分析仪器洗涤

滴定分析法中常用的滴定管、容量瓶、移液管、试剂瓶、烧杯等,在使用之前必须洗干净,洗涤时可根据情况选择不同的方法。

一般洗涤可先用自来水冲洗,必要时可用毛刷刷洗,然后用蒸馏水荡洗。对沾有油污等较脏的仪器,可用毛刷蘸些肥皂液或洗液刷洗,然后用自来水冲洗干净,最后用蒸馏水荡洗。

对一些用上述方法仍不能洗涤干净的容器,可用铬酸洗液。

2. 使用洗液的方法和注意事项

向滴定管中注入洗液的量约为仪器总量的 1/5,然后慢慢转动仪器使仪器内壁全部被洗液润湿,过几分钟再将洗液倒回原洗液瓶中,如仪器内部沾污严重,可将洗液充满仪器浸泡数分钟或数小时后,将洗液倒回原瓶,用自来水把残留在仪器上的洗液冲洗干净。如为碱式滴定管,要把橡皮管取下,换上旧橡皮头,再倒入洗液。

洗液有很强的腐蚀性,能灼伤皮肤和腐蚀衣物,使用时需格外小心,如不慎将洗液溅在皮肤、衣物上或洒在实验台上,应立即用水冲洗。

如果洗液已变为绿色,已不再具有去污能力,则不能继续使用。

洗涤干净的仪器应该均匀被水润湿而不挂水珠,然后用少量蒸馏水荡洗 2～3 次,已洗净的仪器不可再用布或纸擦拭,以免沾污仪器。

3. 滴定管的基本操作

(1)检漏:检查滴定管是否漏水。

(2)涂凡士林:将酸式滴定管玻璃活塞取下,用滤纸将活塞和活塞套的水吸干,练习并学会涂凡士林的方法。

(3)滴定管的洗涤:取酸式滴定管和碱式滴定管各一支,将其洗涤干净。

(4)装溶液:用蒸馏水荡洗 2～3 次,每次加入量约为 5 mL,然后,用试剂瓶直接倒入 HCl 滴定液,每次倒入 3～5 mL,荡洗 2～3 次,让部分溶液从下端尖嘴流出。

(5)调零:滴定管装满后,管内滴定液弯月面下缘最低点与"0"刻线相切。

用同样的方法,练习向碱式滴定管中加 NaOH 溶液。

(6)滴定操作练习:用移液管准确吸取 0.1000 mol/L NaOH 溶液 25.00 mL,置于锥形瓶中,加 2 滴甲基橙指示剂,溶液呈淡黄色,用 HCl 溶液滴定至溶液由黄色变为橙色即为终点。记录消耗 HCl 溶液的体积。重复滴定 2～3 次。计算 HCl 溶液的平均浓度和相对平均偏差。

滴定管的读数:在上面的滴定练习中,每次的初读数应为 0.00 mL 附近,终读数应读至小数点后面第二位,读数时眼睛要与弯月面下缘相切。

练习完毕将滴定管洗净,使尖嘴向上夹在滴定台上,将酸式滴定管活塞打开。

4. 容量瓶的基本操作

(1)检查容量瓶是否漏水。

(2)洗涤容量瓶。

(3)学习向容量瓶中转移溶液,可用自来水或蒸馏水代替溶液做练习。

(4)练习混匀溶液的操作。

5．移液管基本操作

（1）洗涤移液管，并练习荡洗移液管的操作方法。

（2）反复练习并学会用移液管移取溶液的操作。

 ## 实验 14　盐酸滴定液的配制和标定

14.1　实验目的

（1）掌握盐酸滴定液配制与标定的原理和方法。

（2）熟悉用甲基红-溴甲酚绿混合指示剂指示滴定终点。

14.2　仪器与试剂

1．仪器

分析天平、托盘天平、称量瓶、滴定管（50 mL）、玻璃棒、量筒（10 mL、50 mL）、锥形瓶（250 mL）、试剂瓶（1000 mL）、电炉等。

2．试剂

浓盐酸、基准无水碳酸钠、蒸馏水、甲基红-溴甲酚绿混合指示剂等。

14.3　实验原理

浓盐酸易挥发，不能直接配制，应采用间接法配制盐酸滴定液。

标定盐酸的基准物质有无水碳酸钠和硼砂等，本实验用基准无水碳酸钠进行标定，以甲基红-溴甲酚绿混合指示剂指示终点，到达终点时溶液颜色由绿色变为暗紫色。标定反应为

$$2HCl + Na_2CO_3 == 2NaCl + H_2O + CO_2\uparrow$$

按下式计算盐酸滴定液的浓度：

$$c_{HCl} = 2 \times \frac{m_{Na_2CO_3}}{V_{HCl}M_{Na_2CO_3}} \times 10^3$$

14.4　实验步骤

1．0.1 mol/L 盐酸滴定液的配制

用洁净小量筒量取 4.5 mL 浓盐酸，加蒸馏水稀释至 500 mL，摇匀即得。

2．0.1 mol/L 盐酸滴定液的标定

用减重称量法精密称取在 270～300 ℃干燥至恒重的基准无水 Na_2CO_3，每份 0.12～0.15 g，分别置于 250 mL 锥形瓶中，加 50 mL 蒸馏水溶解后，加甲基红-溴甲酚绿混合指示剂 10 滴，用待标定的滴定液滴定至溶液由绿色变为紫红色，记下所消耗的滴定液的体积。平行测定 3 次。计算盐酸滴定液的平均浓度和相对平均偏差。

 ## 实验 15　氢氧化钠滴定液的配制和标定

15.1　实验目的

（1）掌握氢氧化钠滴定液的配制和标定方法。

（2）巩固用减重称量法称量固体物质。

（3）熟悉滴定操作并掌握滴定终点的判断。

15.2 仪器与试剂

1. 仪器

分析天平、托盘天平、滴定管（50 mL）、玻璃棒、量筒、试剂瓶（1000 mL）、电炉、表面皿、称量瓶、锥形瓶等。

2. 试剂

氢氧化钠固体、基准邻苯二甲酸氢钾、纯化水、酚酞指示剂等。

15.3 实验原理

氢氧化钠易吸收空气中的 CO_2 而生成 Na_2CO_3，所以采用间接法配制滴定液。由于 Na_2CO_3 在饱和 NaOH 溶液中不溶解，因此将 NaOH 制成饱和溶液，其含量约为 52%（质量分数），相对密度约为 1.56。待 Na_2CO_3 沉淀后，量取一定量的上层清液，稀释至一定体积即可。

标定 NaOH 滴定液的基准物质有草酸、苯甲酸、邻苯二甲酸氢钾等。通常用邻苯二甲酸氢钾（$KHC_8H_4O_4$）标定 NaOH 滴定液，化学计量点时，生成的弱酸强碱盐水解，溶液为碱性，采用酚酞作指示剂。标定反应如下：

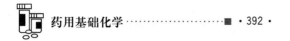

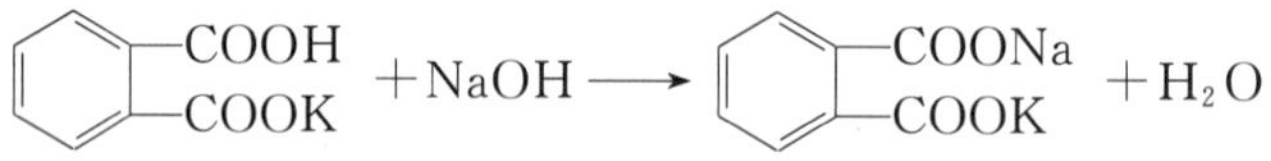

根据下式计算 NaOH 滴定液的浓度：

$$c_{NaOH} = \frac{m_{KHC_8H_4O_4}}{V_{NaOH} M_{KHC_8H_4O_4}} \times 10^3$$

15.4 实验步骤

1. 0.1 mol/L NaOH 滴定液的配制

（1）饱和 NaOH 溶液的配制：用托盘天平称取氢氧化钠固体约 120 g，倒入装有 100 mL 纯化水的烧杯中，搅拌使之溶解成饱和溶液。贮于塑料瓶中，静置数日，待澄清后备用。

（2）0.1 mol/L NaOH 滴定液的配制：取澄清的饱和 NaOH 溶液 2.8 mL，置于 1000 mL 试剂瓶中，加新煮沸的冷纯化水 500 mL，摇匀密塞，贴上标签备用。

2. 0.1 mol/L NaOH 滴定液的标定

用减重称量法精密称取在 105～110 ℃干燥至恒重的基准邻苯二甲酸氢钾约 0.5 g，置于 250 mL 锥形瓶中，各加纯化水 50 mL，使之完全溶解。加酚酞指示剂 2 滴，用待标定的 NaOH 溶液滴定至溶液呈淡红色，且30 s 不褪色，即可。平行测定 3 次。计算 NaOH 滴定液的平均浓度和相对平均偏差。

实验 16 药用硼砂含量的测定

16.1 实验目的

（1）掌握用酸碱滴定法直接测定硼砂的原理。
（2）掌握固体样品含量测定的方法。
（3）熟悉用甲基红指示剂指示滴定终点的方法。

16.2 仪器与试剂

1. 仪器

分析天平、托盘天平、称量瓶、滴定管（50 mL）、锥形瓶（250 mL）、量筒（50 mL）、烧杯等。

2. 试剂

0.1 mol/L HCl 溶液、固体市售硼砂、蒸馏水、甲基红指示剂等。

16.3　实验原理

硼砂属弱酸强碱生成的盐,很易用盐酸滴定液滴定。滴定反应为

$$Na_2B_4O_7 + 2HCl + 5H_2O \xlongequal{} 2NaCl + 4H_3BO_3$$

突跃范围:pH 4.4~6.2,以甲基红为指示剂,终点颜色由黄色到橙色,根据下列公式计算硼砂的含量(质量分数):

$$w_{硼砂} = \frac{\frac{1}{2}c_{HCl}V_{HCl}M_{Na_2B_4O_7 \cdot 10H_2O} \times 10^{-3}}{m_s} \times 100\%$$

16.4　实验步骤

精密称取市售硼砂 0.2 g,分别置于 250 mL 锥形瓶中,加蒸馏水 50 mL 使之溶解,加甲基红指示剂 2 滴,用 0.1 mol/L HCl 滴定液滴至溶液由黄色变为橙色,即为终点。平行测定 3 次。计算硼砂的平均含量和相对平均偏差。

实验 17　食醋中总酸度的测定

17.1　实验目标

(1) 了解强碱滴定弱酸的反应原理及指示剂的选择。
(2) 熟悉移液管和容量瓶的使用方法。
(3) 了解酸碱滴定法的实际应用。
(4) 学会食醋中总酸度的测定方法。

17.2　仪器与试剂

1. 仪器

碱式滴定管、移液管、锥形瓶、容量瓶、洗瓶等。

2. 试剂

0.1 mol/L 氢氧化钠滴定液、酚酞指示剂、食醋试液等。

17.3　实验原理

食醋的主要成分是乙酸,此外还含有少量其他弱酸如乳酸等。以酚酞为指示剂,用氢氧化钠滴定液滴定可测出酸的总含量,其反应为

$$HAc + NaOH \longrightarrow NaAc + H_2O$$

由于生成 NaAc 是强碱弱酸盐,水解后溶液呈碱性,化学计量点时的 pH 值约为 8.74,因此以酚酞为指示剂,滴至微红色。按下式计算食醋中的总酸度,以醋酸的质量浓度(g/mL)来表示。

$$\rho_{HAc} = \frac{c_{NaOH}V_{NaOH} \times 60.05/100.0}{10.00 \times \frac{25.00}{250.0}}$$

17.4　实验步骤

1. 试液的稀释

用移液管准确吸取 10.00 mL 食醋试液于 250 mL 容量瓶中,用新煮沸并冷却后的蒸馏水(不含 CO_2)稀

释至刻度,摇匀备用。

2. 食酸中总酸度的测定

用移液管准确吸取 25.00 mL 上述食醋稀释液于 250 mL 锥形瓶中,加入 2 滴酚酞指示剂,用 0.1 mol/L 氢氧化钠滴定液滴定至溶液由无色恰好转变成粉红色,半分钟不褪色为止。记录所用氢氧化钠滴定液的体积。平行测定三次。计算食醋中总酸度及相对平均偏差。

3. 注意事项

(1) 食醋中 HAc 浓度较大,且颜色较深,必须稀释后再滴定。

(2) 用白醋(食用,总酸量≥6.00 g/100 mL)作为试液进行测定,有利于终点的观察。若用红醋(食用),稀释后的食醋呈浅黄色且混浊,终点颜色略暗。若食醋的颜色较深时,经稀释或活性炭脱色后,颜色仍明显时,则终点无法判断。

(3) 稀释食醋的蒸馏水应经过煮沸,以除去 CO_2,否则 CO_2 溶于水生成碳酸,将同时被滴定。

 # 实验 18　氯化钠注射液中氯化钠的含量测定

18.1　实验目的

(1) 理解吸附指示剂法的原理。
(2) 掌握用吸附指示剂法测定样品含量的方法。
(3) 学会用吸附指示剂确定滴定终点。

18.2　仪器与试剂

1. 仪器

移液管(10 mL)、容量瓶(100 mL)、酸式滴定管(棕色、50 mL)、锥形瓶(250 mL)、量筒(50 mL、10 mL)等。

2. 试剂

0.1 mol/L $AgNO_3$ 溶液、10%浓氯化钠注射液、2%糊精溶液、纯化水、荧光黄指示剂等。

18.3　实验原理

本品为 NaCl 高渗灭菌水溶液,含 NaCl 应为 9.5%～10.5%。

用 $AgNO_3$ 滴定液测定 NaCl 注射液的含量,用荧光黄($K_a \approx 10^{-8}$)作指示剂,在化学计量点前,溶液中 Cl^- 过量,生成的 AgCl 胶状沉淀吸附 Cl^- 使沉淀表面带负电荷(($AgCl$)·Cl^-),由于同性相斥,故不吸附荧光黄指示剂的阴离子,这时溶液显示指示剂阴离子本身的颜色,即黄绿色。当滴定至化学计量点后,$AgNO_3$ 稍过量时(半滴),溶液中就有过量的 Ag^+,这时 AgCl 沉淀吸附 Ag^+ 而生成带正电荷的($AgCl$)·Ag^+ 胶粒,同时吸附荧光黄阴离子,引起荧光黄阴离子结构变化,颜色也由黄绿色转变为浅红色从而指示终点。终点前后的颜色变化过程如下:

滴定时:　　　　　　　　　　$Ag^+ + Cl^- \rightleftharpoons AgCl\downarrow$

终点前:　　　　$AgCl + Cl^- + FIn^- \rightleftharpoons AgCl \cdot Cl^- + \quad FIn^-$
　　　　　　　　　　　　　　　　　　　　　　　(黄绿色)

终点时:　　　$AgCl \cdot Ag^+ + FIn^- \rightleftharpoons AgCl \cdot \quad Ag^+ \quad \cdot FIn^-$
　　　　　　　　　　　　　　　　　　　　　　　(粉红色)

根据下式计算氯化钠的含量(g/mL)。

$$\rho_{NaCl} = \frac{c_{AgNO_3} V_{AgNO_3} M_{NaCl} \times 10^{-3}}{10.00 \times \frac{10.00}{100.0}}$$

18.4 实验步骤

1. 供试液的制备

精密吸取浓氯化钠注射液 10.00 mL,置于 100.0 mL 容量瓶中,加纯化水到刻度摇匀待测定。

2. 含量测定

精密吸取上述供试液 10.00 mL 置于锥形瓶中,加纯化水 40 mL,2 ％糊精溶液 5 mL,荧光黄指示剂 5～8 滴,用 0.1 mol/L AgNO₃ 滴定液滴定至淡红色即为终点,平行滴定 3 次。计算氯化钠的含量和相对平均偏差。

实验 19　EDTA 滴定液的配制、水的总硬度的测定

19.1　实验目的

(1) 掌握直接法配制滴定液的方法。
(2) 进一步巩固容量瓶的使用方法。
(3) 熟悉用 EDTA 滴定法测定水的硬度。
(4) 掌握水的硬度表示方法及计算方法。
(5) 熟悉掩蔽法及其应用。

19.2　仪器与试剂

1. 仪器

分析天平、托盘天平、烧杯(100 mL)、容量瓶(250 mL)、聚乙烯瓶、滴定管(50 mL)、移液管(100 mL)、锥形瓶(250 mL)、量筒(10 mL)、吸耳球等。

2. 试剂

$Na_2H_2Y \cdot 2H_2O$(A. R.)、pH＝10 氨-氯化铵缓冲溶液、NaOH 溶液、铬黑 T 指示剂、水试样(自来水)等。

19.3　实验原理

用 EDTA 滴定液测定水的总硬度时,一般用氨-氯化铵缓冲溶液将水样 pH 值调节为 10,以铬黑 T 作指示剂。化学计量点前,Ca^{2+}、Mg^{2+} 与铬黑 T 指示剂形成酒红色配合物,当用 EDTA 滴定液滴定至化学计量点时,EDTA 夺取酒红色配合物中的镁离子,游离出指示剂,使溶液呈现纯蓝色,即达到滴定终点。

滴定前　　　　　　　$Mg^{2+} + HIn^- \Longrightarrow MgIn + H^+$
　　　　　　　　　　　　　　　　(酒红色)

终点前　　　　　　　$Ca^{2+} + [H_2Y]^{2-} \Longrightarrow [CaY]^{2-} + 2H^+$

　　　　　　　　　　$Mg^{2+} + [H_2Y]^{2-} \Longrightarrow [MgY]^{2-} + 2H^+$

终点时　　　　　　$MgIn + [H_2Y]^{2-} \Longrightarrow [MgY]^{2-} + HIn^- + H^+$
　　　　　　　　(酒红色)　　　　　　　　　　(纯蓝色)

水的硬度计算公式如下:

$$总硬度(mg/L,以 CaCO_3 \; 计) = \frac{c_{EDTA} V_{EDTA} M_{CaCO_3} \times 10^3}{V_{水样}}$$

19.4　实验步骤

1. 直接法配制 0.01 mol/L EDTA 滴定液

配制 0.01 mol/L EDTA 滴定液:精密称取干燥至恒重的分析纯 EDTA 约 0.931 g,置于 100 mL 小烧杯中,加重蒸馏水溶解(溶解速度慢,可加热),定量转入 250 mL 的容量瓶中,加水至刻度,摇匀。将配好的

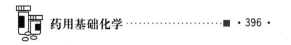

溶液放于聚乙烯瓶中保存备用。

$$c_{EDTA} = \dfrac{m_{EDTA}}{V \times \dfrac{M_{EDTA}}{1000}}$$

2. 水的硬度测定

精密量取水样 100.0 mL 置于 250 mL 锥形瓶中,加 pH 10 氨-氯化铵缓冲溶液 10 mL,铬黑 T 指示剂少量,用 0.01 mol/L EDTA 滴定液滴定至溶液由酒红色变为纯蓝色即为终点,记录所消耗 EDTA 滴定液的体积 V。平行测定 3 次,计算水的硬度和相对平均偏差。

 # 实验 20 硫代硫酸钠滴定液的配制与标定

20.1 实验目标

(1) 掌握硫代硫酸钠滴定液的配制方法。
(2) 掌握用间接碘量法标定硫代硫酸钠准确浓度的方法和正确使用碘量瓶的方法。
(3) 掌握淀粉指示剂终点颜色的判定。

20.2 仪器与试剂

1. 仪器

酸式滴定管(50 mL)、碘量瓶(250 mL)、托盘天平、量筒(50 mL)、称量瓶、分析天平、棕色瓶(500 mL)等。

2. 试剂

3 mol/L H_2SO_4 溶液、基准 $K_2Cr_2O_7$、KI 固体、$Na_2S_2O_3$ 晶体、淀粉指示剂等。

20.3 实验原理

因硫代硫酸钠晶体中一般含有少量 S、Na_2SO_4、Na_2SO_3 等杂质,因此常用间接配制法配制该溶液,并放置在暗处 8～14 天后标定。

通常用基准物质 $K_2Cr_2O_7$,首先在酸性溶液中让 $K_2Cr_2O_7$ 与 KI 作用生成定量的碘,再用待标定的 $Na_2S_2O_3$ 溶液滴定生成的碘。淀粉溶液作为指示剂指示终点。

$$K_2Cr_2O_7 + 6KI + 7H_2SO_4 = 4K_2SO_4 + Cr_2(SO_4)_3 + 3I_2 + 7H_2O$$
$$2Na_2S_2O_3 + I_2 = 2NaI + Na_2S_4O_6$$
$$c_{Na_2S_2O_3} = \dfrac{6m_{K_2Cr_2O_7} \times 1000}{V_{Na_2S_2O_3} M_{K_2Cr_2O_7}}$$

20.4 实验步骤

1. 0.1 mol/L $Na_2S_2O_3$ 滴定液的配制

粗称 $Na_2S_2O_3 \cdot 5H_2O$ 约 13 g,Na_2CO_3 固体 0.1 g,用新煮沸放冷的蒸馏水溶解成 500 mL。贮存于棕色瓶中,放置暗处 8～14 天。

2. 0.1 mol/L $Na_2S_2O_3$ 滴定液的标定

精确称取 0.06～0.07 g 基准物质 $K_2Cr_2O_7$,置于碘量瓶中,加蒸馏水 5 mL 使之溶解,加 2 g KI,蒸馏水 50 mL,再加 5 mL 3 mol/L H_2SO_4 溶液,密塞、摇匀、水封,在暗处放置 10 min。加蒸馏水 25 mL 稀释,用 $Na_2S_2O_3$ 滴定液滴定至近终点(浅黄绿色)时,加淀粉指示剂 2 mL,继续滴定至蓝色消失,溶液呈明亮绿色即为终点。平行测定三次。计算硫代硫酸钠滴定液的浓度及相对平均偏差。

实验 21　维生素 C 片中抗坏血酸含量的测定

21.1　实验目的

(1) 掌握直接碘量法测定维生素 C 的原理。
(2) 掌握直接碘量法的操作方法。

21.2　仪器与试剂

1. 仪器

分析天平、酸式滴定管(50 mL)、锥形瓶(250 mL)、洗瓶、称量瓶等。

2. 试剂

0.05 mol/L 碘滴定液、维生素 C 片、2 mol/L HAc 溶液、淀粉指示剂等。

21.3　实验原理

抗坏血酸又称维生素 C,分子式为 $C_6H_8O_6$,由于分子中的烯二醇基具有还原性,能被氧化成二酮基,维生素 C 的半反应式为

$$C_6H_8O_6 \Longrightarrow C_6H_6O_6 + 2H^+ + 2e^- \qquad\qquad \varphi^\ominus \approx +0.18\text{ V}$$

维生素 C 的摩尔质量为 176.12 g/mol。该反应可以用于测定药片、注射液及果蔬中维生素 C 的含量。由于维生素 C 的还原性很强,在空气中极易被氧化,尤其在碱性介质中。测定时加入 HAc 使溶液呈弱酸性,减少维生素 C 的副反应。按下式计算含量:

$$w_{Vc} = \frac{c_{I_2} V_{I_2} M_{Vc}}{m_s \times 1000} \times 100\%$$

21.4　实验步骤

精密称取维生素 C 片约 0.2 g,置于 250 mL 锥形瓶中,加入煮沸过的冷却蒸馏水 50 mL,溶解后,立即加入 10 mL 2 mol/L HAc 溶液,加入 3 mL 淀粉指示剂,立即用 0.05 mol/L 碘滴定液滴定至呈现稳定的蓝色为终点。记录消耗碘滴定液的体积,平行测定 3 份。计算抗坏血酸的含量及相对平均偏差。

实验 22　直接电位法测定溶液的 pH 值

22.1　实验目的

(1) 了解用直接电位法测定溶液 pH 值的原理。
(2) 掌握用 pH 计测定溶液 pH 值的方法。

22.2　仪器与试剂

1. 仪器

酸度计、复合 pH 电极、4 只小烧杯(50 mL)、洗瓶等。

2. 试剂

磷酸盐缓冲溶液(pH 6.86)、硼酸盐缓冲溶液(pH 4.003)、待测溶液(自来水)、广泛 pH 试纸等。

22.3 实验原理

1. 原理

电位法测定 pH 值一般采用玻璃电极作为指示电极(负极),饱和甘汞电极作为参比电极(正极)与待测溶液组成原电池。

(一)Ag,AgCl|内参比溶液|玻璃膜|待测溶液 ‖ KCl(饱和)|Hg₂Cl₂,Hg(+)

|←————玻璃电极————→| |←———饱和甘汞电极———→|

2. 计算

用 pH 计测定 pH 值时,均采用两次测定法。先选用标准溶液校正 pH 计,然后测定待测溶液的 pH 值。

25 ℃时

$$pH_x = pH_s - \frac{E_s - E_x}{0.0592}$$

溶液的 pH 值变化一个单位,测定电池的电动势变化 0.0592 V(25 ℃),此值随温度改变而不同。因此,pH 计上都设有温度调节旋钮来调节仪器。

测量时选用的标准缓冲溶液的 pH_s 值应尽量与样品溶液的 pH_x 值接近。

22.4 实验步骤

1. 准备

用变压器把仪表连接到电源,选择"pH/mV"模式。

2. 校准

① 按"SETUP"键,直至显示屏显示"Clear buffer",按"ENTER"键确认,清除以前的校准数据。

② 按"SETUP"键,直至显示屏显示缓冲溶液组"1.68 4.01 6.86 9.18 12.46"或所需要的其他缓冲溶液组,按"ENTER"键确认。

③ 将复合电极用蒸馏水清洗,滤纸吸干浸入第一缓冲溶液(4.01)中,等到数值稳定并出现"S"时,按"STANDARDIZE"键,仪器将自动校准,如果时间较长,可按"ENTER"键手动校准。作为第一校准点数值被存储,显示"4.01"。

④ 将复合电极用蒸馏水清洗,滤纸吸干后浸入第二缓冲溶液(6.86)中,等到数值稳定并出现"S"时,按STANDARDIZE 键,仪器将自动校准,如果时间较长,可按"ENTER"键手动校准。作为第二校准点数值被存储,显示"6.86"。

3. 测量

将复合电极用蒸馏水清洗,滤纸吸干插入待测溶液,等到数值达到稳定,出现"S"时,即可读取测量值,测定两份试样。

4. 保养

① 测量完成后,电极用蒸馏水清洗滤纸吸干后,插入 3 mol/L KCl 溶液中保存。

② 不用拔下变压器,应待机或关闭总电源,以保护仪器。

③ 如发现电极有问题,可用 0.1 mol/L HCl 溶液浸泡电极半小时再放入 3 mol/L KCl 溶液中保存。

实验 23 KMnO₄吸收曲线的绘制

23.1 实验目的

(1) 学会 723(721)型分光光度计的正确使用方法。

(2) 熟悉测绘吸收曲线的一般方法并能找出最大吸收波长。

23.2　仪器与试剂

1. 仪器

723(或 721)型分光光度计、容量瓶(100 mL、1000 mL)、移液管(25 mL)、比色皿(2 个/组)、烧杯(100 mL)等。

2. 试剂

样品 $KMnO_4$ 溶液等。

23.3　实验原理

吸收曲线又称吸收光谱。它是在浓度一定的条件下,以波长或波数为横坐标,以吸光度为纵坐标所绘制的曲线。不同的物质由于结构不同,吸收曲线不同。吸收曲线的形状及最大吸收波长与溶液的性质有关,吸收峰的高度与溶液的浓度有关,定量测定的准确度与测定所选的波长有关。因此,吸收曲线是对物质进行定性和定量测定的重要依据之一。

23.4　实验步骤

1. 标准溶液的配制(教师配)

先精确称取基准物质 $KMnO_4$ 0.125 g,用小烧杯溶解,再转移至 1000 mL 容量瓶($KMnO_4$ 0.125 mg/mL)中,定容。

精密吸取上述标准溶液 25.00 mL 于 100 mL 容量瓶中,加蒸馏水至刻度线,摇匀。

2. 吸收曲线的绘制

(1) 分别测定波长 480 nm、500 nm、510 nm、514 nm、516 nm、518 nm、520 nm、522 nm、523 nm、524 nm、525 nm、526 nm、528 nm、530 nm、534 nm、540 nm、550 nm、560 nm、580 nm、600 nm 所对应的吸光度。

(2) 每改变一次波长,都需用蒸馏水作空白液,调节透光率为 100% 后再测定。

(3) 记录溶液在不同波长处的吸光度。

实验 24　药用 $KMnO_4$ 的含量测定(UV-VIS 法)

24.1　实验目的

(1) 巩固 723(或 721)型分光光度计的使用方法。
(2) 掌握测绘标准曲线的一般方法。
(3) 掌握测定有色物质含量的方法。

24.2　仪器与试剂

1. 仪器

723(721)型分光光度计、吸量管(5 mL)、吸耳球、7 个比色管(25 mL)、比色皿(2 个/组)、烧杯(100 mL)、洗瓶等。

2. 试剂

$KMnO_4$ 标准溶液(0.125 mg/mL)、$KMnO_4$ 样品溶液等。

24.3　实验原理

根据在同一条件下不同浓度的标准溶液其吸光度与浓度之间呈线性关系这一特点,以吸光度为纵坐标,浓度为横坐标,绘制 A-c 关系曲线即工作曲线。如符合比耳定律,将得到一条通过原点的直线,再根据样品溶液所测得的吸光度,从标准曲线求得样品溶液的浓度。

24.4 操作步骤

1. 标准溶液的配制(教师配)

先精确称取基准物质 $KMnO_4$ 0.125 g,用小烧杯溶解,再转移至 1000 mL 容量瓶($KMnO_4$ 0.125 mg/mL)中,定容。

2. $KMnO_4$ 样品溶液(0.1 mg/mL)的配制

粗称 $KMnO_4$ 0.1 g,用小烧杯溶解,再转移至 1000 mL 容量瓶中,定容。

3. 标准系列及样品溶液配制

用吸量管吸取高锰酸钾标准溶液(0.125 mg/mL)0.00 mL、1.00 mL、2.00 mL、3.00 mL、4.00 mL、5.00 mL 及样品溶液 5.00 mL,分别放入 25 mL 比色管中,加蒸馏水稀释至刻度,摇匀。

在 525 nm 处用 1 cm 比色皿,测其吸光度。

以标准溶液的浓度为横坐标,吸光度为纵坐标,绘制标准曲线。

通过样品的吸光度,在标准曲线上查其浓度。再进过换算,求得原始样品的浓度。

实验 25 L-抗坏血酸中铜的含量测定(AAS 法)

25.1 实验目的

(1)掌握原子吸收分光光度法的基本原理。
(2)了解 TAS-990 型原子吸收分光光度计的基本构造,学习其操作方法。
(3)学会 L-抗坏血酸中铜的含量测定方法。

25.2 仪器与试剂

1. 仪器

TAS-990 型原子吸收分光光度计等。

2. 试剂

结晶硫酸铜(优级纯)、氯化铵、0.1 mol/L 硝酸溶液、盐酸(均为分析纯)、去离子水、样品(L-抗坏血酸)等。

铜标准比色液:称取 L-抗坏血酸 2.0 g,精密称取结晶硫酸铜(优级纯)393 mg,置于 1000 mL 容量瓶中,用去离子水溶解并稀释至刻度,摇匀。此溶液 1 mL 中含铜 100 μg。

25.3 实验原理

不同元素有一定波长的特征共振线,铜的灵敏线为 324.8 nm,每种元素的原子蒸气对辐射光源的特征共振线有强烈的吸收,其吸收程度与试液中待测元素的浓度成正比,符合比尔定律:

$$A = K'c$$

利用 A 与 c 的关系,用已知不同浓度的待测离子标准溶液测出不同的吸光度,绘制成标准曲线。再测定试液的吸光度,从标准曲线上可查出试液中待测元素的含量。

25.4 实验步骤

1. 仪器操作条件

波长 324.8 nm,灯电流 3 mA,光谱通带 0.2 nm。

火焰:空气-乙炔,空气流量 10.2 L/min,乙炔流量 1.2 L/min。

2. 标准曲线的绘制

吸取铜标准比色液 0.0 mL、1.0 mL、2.0 mL、3.0 mL、4.0 mL、5.0 mL、6.0 mL,分别置于 7 支 50 mL 容量瓶中,每瓶中加入 1:1 盐酸 10 mL,用去离子水稀释至刻度。按仪器操作条件,用 1‰盐酸调节吸光度为零,测定上述铜标准溶液的吸光度,以铜的浓度(μg)为横坐标,相对应的吸光度为纵坐标绘制标准曲线。

3. L-抗坏血酸中铜的测定

(1)试液的制备:取 L-抗坏血酸 2.0 g,置于 25 mL 容量瓶中,加 0.1 mol/L 硝酸溶液溶解并稀释至刻度,摇匀,作为测定试液。如有混浊,应用快速定量干滤纸,滤入干烧杯中备用。

(2)测定:取上述试液,按仪器操作条件,在 324.8 nm 的波长处,测定铜的吸光度。

由标准曲线查出铜元素的含量(μg/mL)。

(3)计算:L-抗坏血酸中铜的含量。

4. 仪器操作步骤

(1)开机

打开仪器及工作电脑电源,电脑进入工作状态。

选择仪器与工作电脑联机状态,仪器开始自检。等待仪器各项自检"确定"后进行测量操作。

(2)标准曲线的制备

设置元素灯(Cu 灯)参数,包括波长 324.7 nm 以及工作电流(1/3 空心阴极灯最大电流),并进行寻峰。

进入"样品设置向导",设置所配制的标准样品参数,如数目、浓度等。

(3)点火

打开空气压缩机电源,排出管道中水汽;打开乙炔气阀门;调节助燃比为 3:1,点火,等待自检完成。

(4)测量

将毛细管没入 $CuSO_4$ 标准溶液的液面下,稍待稳定,基线平衡后,点击工作电脑操作界面上的"开始"键,即开始测量。

把进样吸管放入空白溶液,调节吸光度为零;依次吸入 0.050 μg/mL、0.10 μg/mL、0.20 μg/mL、0.30 μg/mL、0.40 μg/mL 的 $CuSO_4$ 标准溶液进行测量,标准样品测量完成后,可观察标准曲线的相关系数是否合格,如合格,可进样品进行测量。

以测定标准溶液同样的方法测定未知溶液。

5. 关机

测量结束后,先关闭乙炔气阀,待提示火焰熄灭后,关闭空气压缩机,关闭仪器工作灯,关闭仪器电源,关闭工作电脑。

实验 26　氢化可的松中甾体的薄层色谱

26.1　实验目的

(1)学会制备薄层硬板的方法。
(2)熟悉用薄层色谱法分离鉴定混合物的操作方法。
(3)进一步掌握 R_f 值的计算方法。

26.2　仪器与试剂

1. 仪器

色谱缸(用 φ13 的培养皿代替)、玻璃板、铅笔和尺(自备)、毛细管等。

2. 试剂

硅胶、0.5%羧甲基纤维素钠(黏合剂)、氢化可的松样品、0.2%四氮唑蓝的甲醇溶液、12%氢氧化钠的甲醇溶液、氯仿-甲醇(9∶1)、二氯甲烷-乙醚-甲醇-水(385∶60∶30∶2)。

26.3 实验原理

该实验是利用薄层色谱法的原理进行分离鉴定,其方法是将吸附剂均匀地涂布在玻璃片上形成薄层,然后将试样点在薄层板上用展开剂展开。由于不同的样品其结构不同,极性也不同,极性大的组分在极性吸附剂中被吸附得牢固,不易被展开,R_f 值就小;而极性小的组分在极性吸附剂中被吸附得不牢固,易被展开剂展开,R_f 值就大,从而可将混合物中不同的组分分开。通过斑点定位后即可用于定性和定量分析。

26.4 实验步骤

1. 碱性四氮唑蓝试液的制备

取 0.2% 四氮唑蓝的甲醇溶液 10 mL 与 12% 氢氧化钠的甲醇溶液 30 mL,临时混合即得。

2. 供试品溶液与对照溶液的制备

取氢化可的松,加氯仿-甲醇(9∶1)制成 1 mL 中含 3.0 mg 的溶液,作为供试品溶液。精密量取适量,加氯仿-甲醇(9∶1)稀释制成每 1 mL 中含 60 μg 的溶液。

3. 硅胶硬板的制备

按硅胶 10 g、黏合剂 20 mL 混合,置于研钵中研磨均匀。倒在一块具有光洁表面的玻璃板上,轻摇,振动使其分布均匀。放置于水平台上,室温干燥后在烘箱中 110 ℃ 活化 30 min,然后放于干燥器中备用。

4. 点样

距薄层板一端 1.5 cm 处画起始线,用毛细管吸取上述两种溶液各 5 μL,分别点于同一硅胶薄层板上。

5. 饱和

将薄层板放入色谱缸内,缸内事先放好 40 mL 二氯甲烷-乙醚-甲醇-水(385∶60∶30∶2)作展开剂,饱和 10 min。

6. 展开

将薄层板浸入展开剂中,浸没下端的高度不超过 0.5 cm,等展开到 3/4～4/5 高度后取出,用铅笔画出溶剂前沿线,晾干。

7. 显色

在 105 ℃ 干燥 10 min,放冷,喷以碱性四氮唑蓝试液。

8. 绘图并计算比移值

9. 注意事项

(1) 点样时宜分次点加,每次点加后,待其自然干燥或用温热气流吹干;点样基线距底边 2.0 cm,样点一般为圆点,直径为 2～4 mm,点间距离一般为 1.5～2.0 cm。

(2) 展开时薄层板浸入展开剂的深度为距底边 0.5～1.0 cm(切勿将样点浸入展开剂中),色谱缸要密封。

实验 27 地西泮注射液的含量测定(HPLC 法)

27.1 实验目的

(1) 理解高效液相色谱法分离测定的基本原理。
(2) 了解 HP-1100 型高效液相色谱仪的基本构造和基本操作。
(3) 了解地西泮注射液测定的色谱条件和系统适应性实验。

27.2 仪器与试剂

1. 仪器

Aglient1100 高效液相色谱仪(包括 G1311A 四元泵、G1315B DAD 检测器、G1322 在线脱气机、7725i 手动进样器),Aglient HPLC 系统化学工作站,KQ-500B 型超声波清洗器,Sartorus 电子分析天平(型号 CP225 D)。

2. 试剂

地西泮对照品、地西泮注射液、甲醇-水(70∶30)为流动相、十八烷基硅烷键合硅胶为填充剂、萘、甲醇。

27.3 实验原理

地西泮注射液处方中有苯甲酸、苯甲酸钠等附加剂,可干扰紫外分光光度法的测定,因此中国药典中采用反相高效液相色谱法测定其含量,在此色谱条件下,药物、分解产物和附加剂等可完全分离。

27.4 实验步骤

1. 色谱条件与系统适用性实验

用十八烷基硅烷键合硅胶为填充剂;以甲醇-水(70∶30)为流动相;检测波长为 254 nm。理论塔板数按地西泮峰计算不低于 1500,地西泮峰和内标物的峰的分离度应符合要求。

2. 内标溶液的制备

取萘 50 mg,置于 25 mL 容量瓶中,加甲醇溶解并稀释至刻度,摇匀,即得。

3. 测定法

精密量取本品适量(约相当于地西泮 10 mg),置于 50 mL 容量瓶中,加内标溶液 10 mL,用甲醇稀释至刻度,摇匀,精密量取 10 μL 注入液相色谱仪,记录色谱图;另取地西泮对照品 10 mg,精密称定,同法测定。按内标法以峰面积计算,即得。

4. 计算

1) 校正因子

$$f = \frac{A_s/c_s}{A_r/c_r} \times 100\%$$

式中:A_s 为内标物的峰面积或峰高;A_r 为对照品的峰面积或峰高;c_s 为内标物的浓度;c_r 为对照品的浓度。

2) 地西泮含量

$$c_x = f \frac{A_x}{A_s/c_s} \times 100\%$$

式中:A_x 为供试品的峰面积或峰高;c_x 为供试品的浓度。

5. 绘图并记录

(1) 绘制色谱图。

(2) 记录如下参数:

内标物的峰面积 A_s、对照品的峰面积 A_r、供试品的峰面积 A_x、校正因子 f、地西泮含量 c_x。

实验 28 诺氟沙星胶囊的含量测定 (高效液相色谱法)

28.1 实验目的

(1) 了解高效液相色谱法分离测定的基本原理。

(2) 了解 HP-1100 型高效液相色谱仪的基本构造和基本操作。

(3) 了解诺氟沙星胶囊的含量测定的色谱条件和系统适应性实验。

28.2 仪器与试剂

1. 仪器

Aglient1100 型高效液相色谱仪(包括 G1311A 四元泵、G1315B DAD 检测器、G1322 在线脱气机、7725i 手动进样器),Aglient HPLC 系统化学工作站,KQ-500B 型超声波清洗器,Sartorus 电子分析天平(型号 CP225 D)等。

2. 试剂

诺氟沙星对照品、诺氟沙星胶囊、0.1 mol/L HCl 溶液、0.025 mol/L 磷酸-乙腈(87∶13)溶液为流动相、十八烷基硅烷键合硅胶为填充剂等。

28.3 实验原理

本实验采用高效液相色谱法测定诺氟沙星胶囊的含量。由于诺氟沙星含有酸性羧基和碱性哌嗪基,能在水中解离,用高效液相色谱法单独以乙腈-水或甲醇-水为流动相时,会出现色谱峰严重拖尾、对称性差、分离度低和保留时间不稳定等问题。本实验采用离子对高效液相色谱法,可克服上述缺点。

28.4 实验步骤

取供试品 20 粒,分别称定重量后,倾出内容物(不得损失囊壳),精密称定。胶囊壳用小刷或其他适宜用具拭净,分别称定囊壳的重量,求出每粒内容物的装量与平均装量。按下述方法测定含量。

1. 色谱条件与系统适用性实验

用十八烷基硅烷键合硅胶为填充剂;以 0.025 mol/L 磷酸(用三乙胺调节 pH 值至 3.0＋0.1)-乙腈(87∶13)溶液为流动相;流速为每分钟 0.8 mL;检测波长为 278 nm。理论塔板数按诺氟沙星峰计算不低于 2000,诺氟沙星峰与相邻杂质峰的分离度应符合要求。重复进样 5 次,其相对标准差应小于 2.0%。

2. 测定法

精密称取药粉适量(约相当于诺氟沙星 125 mg),置于 500 mL 容量瓶中,加 0.1 mol/L HCl 溶液 10 mL 使之溶解后,用水稀释至刻度,摇匀,过滤,精密量取续滤液 5 mL,置于 50 mL 容量瓶中,用流动相稀释至刻度,摇匀,精密量取 20 μL 注入色谱仪,记录色谱图;另取诺氟沙星对照品约 125 mg,同法测定,按外标法以峰面积计算,即得。本品含诺氟沙星($C_{16}H_{18}FN_3O_3$)应为标示量的 90.0%～110.0%。

计算公式:

$$诺氟沙星标示量 = \frac{\dfrac{A_x}{A_r} m_s \ 稀释倍数 \times 平均粒重}{W \times 标示量} \times 100\%$$

式中:A_x 为样品峰面积;A_r 为对照品峰面积;m_s 为对照品质量;W 为药粉取样量。

附 录

 附录 A 常用实验试剂的配制

一、常见酸、碱溶液

名　　称	浓度/(mol/L)	配 制 方 法
浓盐酸	12	市售
稀盐酸	6	浓盐酸 500 mL,加水稀释至 1000 mL
稀盐酸	1	浓盐酸 85 mL,加水稀释至 1000 mL
浓硝酸	16	市售
稀硝酸	6	浓硝酸 375 mL,加水稀释至 1000 mL
稀硝酸	2	浓硝酸 127 mL,加水稀释至 1000 mL
浓硫酸	18	市售
稀硫酸	3	浓硫酸 167 mL,慢慢倒入 800 mL 水中,并不断搅拌,最后加水稀释至 1000 mL
稀硫酸	1	浓硫酸 53 mL,慢慢倒入 800 mL 水中,并不断搅拌,最后加水稀释至 1000 mL
稀醋酸	6	浓醋酸 353 mL,加水稀释至 1000 mL
稀醋酸	2	浓醋酸 118 mL,加水稀释至 1000 mL
浓氨水	14	市售
稀氨水	6	浓氨水 429 mL,加水稀释至 1000 mL
稀氨水	2	浓氨水 143 mL,加水稀释至 1000 mL
稀氨水	1	浓氨水 71 mL,加水稀释至 1000 mL
氢氧化钠	6	氢氧化钠 250 g 溶于水中,加水稀释至 1000 mL
氢氧化钠	2	氢氧化钠 80 g 溶于水中,加水稀释至 1000 mL
氢氧化钠	1	氢氧化钠 40 g 溶于水中,加水稀释至 1000 mL
氢氧化钾	2	氢氧化钾 112 g 溶于水中,加水稀释至 1000 mL

二、指示剂

名　　称	配 制 方 法
酚酞	取酚酞 0.5 g,加 90％乙醇溶液 100 mL 使溶解
甲基橙	取甲基橙 0.05 g,加蒸馏水 100 mL,溶解后,过滤
甲基红	取 0.1 g 甲基红,加入 100 mL 60％乙醇溶液中,溶解
荧光黄	取荧光黄 0.1 g,加 95％乙醇溶液 100 mL 使溶解后,过滤

续表

名　　称	配　制　方　法
曙红	取水溶性曙红 0.1 g,加水 100 mL 使溶解后,过滤
结晶紫	取结晶紫 0.5 g,加适量的冰醋酸使溶解成 100 mL
铬酸钾	取铬酸钾 5 g,加水溶解,再稀释至 100 mL
铁铵矾	取硫酸铁铵 8 g,加水溶解,再稀释至 100 mL
铬黑 T	取铬黑 T 0.1 g,加氯化钠 10 g,研磨均匀
钙指示剂	取钙指示剂 0.1 g,加氯化钠 10 g,研磨均匀
淀粉	取淀粉 0.5 g,加冷蒸馏水 5 mL,搅匀后,缓缓倾入 100 mL 沸蒸馏水中,随加随搅拌,煮沸,使之成为稀薄的半透明液体,放置,倾取上层清液应用。本液应临用时新配制
淀粉碘化钾	取碘化钾 0.5 g,加新配制的淀粉指示液 100 mL,使溶解。本液配制后 24 h,即不适用
麝香草酚蓝	取麝香草酚蓝 0.5 g,加适量的无水甲醇使溶解成 100 mL
甲基红-溴甲酚绿	取 100 mL 0.2% 甲基红的乙醇溶液与 300 mL 0.1% 溴甲酚绿的乙醇溶液混匀即可

三、缓冲溶液

缓 冲 溶 液	pH 值	配 制 方 法
醋酸-醋酸钠缓冲溶液	3.6	取醋酸钠 5.1 g,加冰醋酸 20 mL,再加水稀释至 250 mL,即得
醋酸-醋酸钠缓冲溶液	4.6	取醋酸钠 5.4 g,加水 50 mL 使溶解,用冰醋酸调节 pH 值至 4.6,再加水稀释至 100 mL,即得
磷酸盐缓冲溶液	6.8	取 0.2 mol/L 磷酸二氢钾溶液 250 mL,加 0.2 mol/L 氢氧化钠溶液 118 mL,用水稀释至 1000 mL,摇匀,即得
磷酸盐缓冲溶液	7.6	取磷酸二氢钾 27.22 g,加水使溶解成 1000 mL,取 50 mL,加 0.2 mol/L 氢氧化钠溶液 42.4 mL,再加水稀释至 200 mL,即得
氨-氯化铵缓冲溶液	8.0	取氯化铵 1.07 g,加水使溶解成 100 mL,再加稀氨水溶液(1→30)调节 pH 值至 8.0,即得
氨-氯化铵缓冲溶液	10.0	取氯化铵 5.4 g,加水 20 mL 溶解后,加浓氨水溶液 35 mL,再加水稀释至 100 mL,即得

附录 B　常用基准物质的干燥温度和应用范围

基准物质		干燥温度/℃	标定对象
名称	分子式		
无水碳酸钠	Na_2CO_3	270~300	酸
草酸钠	$Na_2C_2O_4$	130	$KMnO_4$
硼砂	$Na_2B_4O_7 \cdot 10H_2O$	放入装有 NaCl 和蔗糖饱和溶液的干燥器中	酸
邻苯二甲酸氢钾	$KHC_8H_4O_4$	105~110	碱或 $HClO_4$
氯化钠	NaCl	500~600	$AgNO_3$
锌	Zn	室温干燥器中保存	EDTA

续表

基 准 物 质		干燥温度/℃	标 定 对 象
名称	分子式		
氧化锌	ZnO	800	EDTA
重铬酸钾	$K_2Cr_2O_7$	140～150	还原剂
溴酸钾	$KBrO_3$	130	还原剂
碘酸钾	KIO_3	130	还原剂
三氧化二砷	As_2O_3	室温干燥器中保存	氧化剂

附录 C　弱碱的解离常数(18～25 ℃)

弱　碱	级　数	K_b	pK_b
NH_3		1.76×10^{-5}	4.75
$H_2N{-}NH_2$(联胺)	1	3.0×10^{-6}	5.52
	2	7.6×10^{-15}	14.12
NH_2OH(羟胺)		9.1×10^{-9}	8.04
$H_2NCH_2CH_2NH_2$(乙二胺)	1	8.5×10^{-5}	4.07
	2	7.1×10^{-8}	7.15
CH_3NH_2(甲胺)		4.2×10^{-4}	3.38
$(CH_3)_2NH$(二甲胺)		1.2×10^{-4}	3.93
$(C_2H_5)_2NH$(二乙胺)		1.3×10^{-3}	2.89
$(HOC_2H_4)_3N$(三乙胺醇)		5.8×10^{-7}	6.24
$(CH_2)_6N_4$(六次甲基四胺)		1.4×10^{-9}	8.85
C_5H_5N(吡啶)		1.7×10^{-9}	8.77
$C_6H_5NH_2$(苯胺)		4.0×10^{-10}	9.40

附录 D　无机弱酸和某些有机弱酸的解离常数(25 ℃)

弱　酸	分 子 式	级　数	K_a	pK_a
亚砷酸	H_2AsO_3		6.0×10^{-10}	9.22
砷酸	H_3AsO_4	1	5.8×10^{-3}	2.24
		2	1.1×10^{-7}	6.96
		3	3.2×10^{-12}	11.50
硼酸	H_3BO_3		7.3×10^{-10}	9.14
氢氰酸	HCN		4.93×10^{-10}	9.31
氢硫酸	H_2S	1	9.5×10^{-8}	7.02
		2	1.3×10^{-14}	13.9

续表

弱　酸	分　子　式	级　数	K_a	pK_a
亚硫酸	H_2SO_3	1	1.3×10^{-2}	1.90
		2	6.3×10^{-8}	7.20
碳酸	H_2CO_3	1	4.3×10^{-7}	6.37
		2	5.61×10^{-11}	10.25
氢氟酸	HF		3.53×10^{-4}	3.45
亚硝酸	HNO_2		7.1×10^{-4}	3.16
磷酸	H_3PO_4	1	7.52×10^{-3}	2.12
		2	6.23×10^{-8}	7.21
		3	2.2×10^{-13}	12.66
甲酸	HCOOH		1.8×10^{-4}	3.75
乙酸（醋酸）	CH_3COOH		1.76×10^{-5}	4.75
丙酸	CH_3CH_2COOH		1.4×10^{-5}	4.85
草酸	$H_2C_2O_4$	1	5.6×10^{-2}	1.25
		2	1.5×10^{-4}	3.81
一氯乙酸	$CH_2ClCOOH$		1.3×10^{-3}	2.87
二氯乙酸	$CHCl_2COOH$		4.5×10^{-2}	1.35
三氯乙酸	CCl_3COOH		0.22	0.66
乳酸	$CH_3CHOHCOOH$		1.4×10^{-4}	3.85
酒石酸	$(CHOHCOOH)_2$	1	9.3×10^{-4}	3.03
		2	4.3×10^{-5}	4.37
苯甲酸	C_6H_5COOH		6.3×10^{-5}	4.20
邻苯二甲酸	$C_6H_4(COOH)_2$	1	1.14×10^{-3}	2.94
		2	3.70×10^{-6}	5.43
抗坏血酸	$C_6H_8O_6$	1	9.1×10^{-5}	4.04
		2	2.0×10^{-12}	11.70(16℃)
柠檬酸	$C_3H_4OH(COOH)_3$	1	7.4×10^{-4}	3.13
		2	1.7×10^{-5}	4.76
		3	4.0×10^{-7}	6.40

 # 附录 E　难溶电解质的溶度积常数

名　称	化　学　式	K_{sp}	温度/℃
氯化银	AgCl	1.56×10^{-10}	25
溴化银	AgBr	7.7×10^{-13}	25
碘化银	AgI	1.5×10^{-16}	25
铬酸银	Ag_2CrO_4	9.0×10^{-12}	25
碳酸钡	$BaCO_3$	8.1×10^{-9}	25
硫酸钡	$BaSO_4$	1.08×10^{-10}	25

续表

名　称	化　学　式	K_{sp}	温度/℃
铬酸钡	$BaCrO_4$	1.6×10^{-10}	18
碳酸钙	$CaCO_3$	8.7×10^{-9}	25
草酸钙	CaC_2O_4	2.57×10^{-9}	25
硫化铜	CuS	8.5×10^{-45}	18
氢氧化亚铁	$Fe(OH)_2$	1.64×10^{-14}	18
氢氧化铁	$Fe(OH)_3$	1.1×10^{-36}	18
氯化亚汞	Hg_2Cl_2	2×10^{-18}	25
碘化亚汞	Hg_2I_2	1.2×10^{-28}	25
氢氧化镁	$Mg(OH)_2$	1.2×10^{-11}	18
铬酸铅	$PbCrO_4$	1.77×10^{-14}	18
碘化铅	PbI_2	1.39×10^{-8}	25
硫化锌	ZnS	1.2×10^{-24}	18

附录 F　常用元素的相对原子质量表

符　号	名　称	原子序数	相对原子质量	符　号	名　称	原子序数	相对原子质量
Ag	银	47	107.87	N	氮	7	14.01
Al	铝	13	26.98	Na	钠	11	22.99
Ar	氩	18	39.95	Nb	铌	41	92.91
As	砷	33	74.92	Nd	钕	60	144.24
Au	金	79	196.97	Ne	氖	10	20.18
B	硼	5	10.81	Ni	镍	28	58.69
Ba	钡	56	137.33	O	氧	8	16.00
Be	铍	4	9.012	Os	锇	76	190.23
Bi	铋	83	208.98	P	磷	15	30.97
Br	溴	35	79.90	Pb	铅	82	207.2
C	碳	6	12.01	Pd	钯	46	106.42
Ca	钙	20	40.08	Pr	镨	59	140.91
Cd	镉	48	112.41	Pt	铂	78	195.08
Ce	铈	58	140.12	Rb	铷	37	85.47
Cl	氯	17	35.45	Re	铼	75	186.21
Co	钴	27	58.93	Rh	铑	45	102.91
Cr	铬	24	52.00	Ru	钌	44	101.07
Cs	铯	55	132.91	S	硫	16	32.07
Cu	铜	29	63.55	Sb	锑	51	121.76
Dy	镝	66	162.50	Sc	钪	21	44.96
Eu	铕	63	151.96	Se	硒	34	78.96
F	氟	9	19.00	Si	硅	14	28.09

续表

符 号	名 称	原子序数	相对原子质量	符 号	名 称	原子序数	相对原子质量
Fe	铁	26	55.85	Sm	钐	62	150.36
Ga	镓	31	69.72	Sn	锡	50	118.71
Gd	钆	64	157.25	Sr	锶	38	87.62
Ge	锗	32	72.64	Ta	钽	73	180.95
H	氢	1	1.008	Tb	铽	65	158.93
He	氦	2	4.003	Te	碲	52	127.60
Hg	汞	80	200.59	Ti	钛	22	47.87
I	碘	53	126.90	Tl	铊	81	204.38
In	铟	49	114.82	Tm	铥	69	168.93
K	钾	19	39.10	U	铀	92	238.03
Kr	氪	36	83.80	W	钨	74	183.84
La	镧	57	138.91	Xe	氙	54	131.29
Li	锂	3	6.941	Y	钇	39	88.91
Mg	镁	12	24.31	Yb	镱	70	173.04
Mn	锰	25	54.94	Zn	锌	30	65.41
Mo	钼	42	95.94	Zr	锆	40	91.22

附录 G 常见化合物的相对分子质量表

化 合 物	相对分子质量	化 合 物	相对分子质量
$AgBr$	187.77	K_2CO_3	138.21
$AgCl$	143.32	K_2CrO_4	194.19
AgI	234.77	$K_2Cr_2O_7$	294.18
$AgNO_3$	169.87	KH_2PO_4	136.09
Al_2O_3	101.96	KI	166.00
As_2O_3	197.82	KIO_3	214.00
$BaSO_4$	233.39	$KMnO_4$	158.03
$CaCO_3$	100.09	KNO_2	85.10
CaO	56.08	KOH	56.11
$Ca(OH)_2$	74.10	$MgCO_3$	84.31
CO_2	44.01	$MgCl_2$	95.21
CuO	79.55	$MgSO_4 \cdot 7H_2O$	246.47
$CuSO_4 \cdot 5H_2O$	249.68	MgO	40.30
$C_2H_4O_2$(乙酸)	60.05	$Mg(OH)_2$	58.32
FeO	71.85	$Mg_2P_2O_7$	222.55
Fe_2O_3	159.69	$Na_2B_4O_7 \cdot 10H_2O$	381.37
$FeSO_4 \cdot 7H_2O$	278.01	$NaBr$	102.91
H_3BO_3	61.83	$NaCl$	58.44

化 合 物	相对分子质量	化 合 物	相对分子质量
HCl	36.46	Na_2CO_3	105.99
$HClO_4$	100.47	$NaHCO_3$	84.01
HNO_3	63.02	$NaNO_2$	69.00
H_2O	18.015	NaOH	40.00
H_2O_2	34.02	$Na_2S_2O_3$	158.10
H_3PO_4	98.00	NH_3	17.03
H_2SO_4	98.07	NH_4Cl	53.49
$H_2C_2O_4 \cdot 2H_2O$(草酸)	126.07	NH_4OH	35.05
$KAl(SO_4)_2 \cdot 12H_2O$	474.38	$(NH_4)_2SO_4$	132.13
KBr	119.00	$Na_2C_2O_4$(草酸钠)	134.00
KCl	74.55	$NaC_7H_5O_2$(苯甲酸钠)	144.11
$KClO_4$	138.55	$Na_3C_6H_5O_7 \cdot 2H_2O$(枸橼酸钠)	294.12
KSCN	97.18	$PbCrO_4$	323.19
$KHC_4H_4O_6$(酒石酸氢钾)	188.18	$PbSO_4$	303.26
$KHC_8H_4O_4$(邻苯二甲酸氢钾)	204.22	ZnO	81.38

附录 H 常见电对标准电极电位表(25 ℃)

电 极	电 极 反 应	$\varphi^{\ominus}_{M^{n+}/M}/V$
Li^+/Li	$Li^+ + e^- = Li$	-3.04
K^+/K	$K^+ + e^- = K$	-2.93
Ba^{2+}/Ba	$Ba^{2+} + 2e^- = Ba$	-2.90
Sr^{2+}/Sr	$Sr^{2+} + 2e^- = Sr$	-2.89
Ca^{2+}/Ca	$Ca^{2+} + 2e^- = Ca$	-2.87
Na^+/Na	$Na^+ + e^- = Na$	-2.71
Mg^{2+}/Mg	$Mg^{2+} + 2e^- = Mg$	-2.73
Al^{3+}/Al	$Al^{3+} + 3e^- = Al$	-1.66
Zn^{2+}/Zn	$Zn^{2+} + 2e^- = Zn$	-0.763
Cr^{3+}/Cr	$Cr^{3+} + 3e^- = Cr$	-0.74
Fe^{2+}/Fe	$Fe^{2+} + 2e^- = Fe$	-0.45
Ni^{2+}/Ni	$Ni^{2+} + 2e^- = Ni$	-0.23
Sn^{2+}/Sn	$Sn^{2+} + 2e^- = Sn$	-0.137
Pb^{2+}/Pb	$Pb^{2+} + 2e^- = Pb$	-0.126
H^+/H_2	$2H^+ + 2e^- = H_2$	0.00
S/S^{2-}	$S + 2H^+ + 2e^- = H_2S$	$+0.14$
Sn^{4+}/Sn^{2+}	$Sn^{4+} + 2e^- = Sn^{2+}$	$+0.151$
Cu^{2+}/Cu	$Cu^{2+} + 2e^- = Cu$	$+0.340$
O_2/OH^-	$O_2 + 2H_2O + 4e^- = 4OH^-$	$+0.40$

续表

电　极	电　极　反　应	$\varphi^{\ominus}_{M^{n+}/M}/V$
I_2/I^-	$I_2 + 2e^- \Longrightarrow 2I^-$	$+0.535$
MnO_4^-/MnO_4^{2-}	$MnO_4^- + e^- \Longrightarrow MnO_4^{2-}$	$+0.56$
Fe^{3+}/Fe^{2+}	$Fe^{3+} + e^- \Longrightarrow Fe^{2+}$	$+0.771$
MnO_4^-/Mn^{2+}	$MnO_4^- + 8H^+ + 5e^- \Longrightarrow Mn^{2+} + 4H_2O$	$+1.507$

续表

电　极	电　极　反　应	$\varphi^{\ominus}_{M^{n+}/M}/V$

附录 I 元素周期表

相对原子质量录自1999年国际原子量表

制图 甘肃省天水市卫生学校 甄琦 李凡

图例说明：

原子序数 —— 92 U
元素名称 —— 铀
注 * 的是人造元素
外围电子层排布（加括号的数据为该放射性元素半衰期最长同位素的质量数）—— 5f³6d¹7s²
相对原子质量 —— 238.0

元素符号，红色指放射性元素

金属　惰性气体　非金属　过渡元素

族→ 周期↓	IA 1	IIA 2	IIIB 3	IVB 4	VB 5	VIB 6	VIIB 7		VIII		IB 11	IIB 12	IIIA 13	IVA 14	VA 15	VIA 16	VIIA 17	O 18
1	1 H 氢 1s¹ 1.008																	2 He 氦 1s² 4.003
2	3 Li 锂 2s¹ 6.941	4 Be 铍 2s² 9.012											5 B 硼 2s²2p¹ 10.81	6 C 碳 2s²2p² 12.01	7 N 氮 2s²2p³ 14.01	8 O 氧 2s²2p⁴ 16.00	9 F 氟 2s²2p⁵ 19.00	10 Ne 氖 2s²2p⁶ 20.18
3	11 Na 钠 3s¹ 22.99	12 Mg 镁 3s² 24.31											13 Al 铝 3s²3p¹ 26.98	14 Si 硅 3s²3p² 28.09	15 P 磷 3s²3p³ 30.97	16 S 硫 3s²3p⁴ 32.07	17 Cl 氯 3s²3p⁵ 35.45	18 Ar 氩 3s²3p⁶ 39.95
4	19 K 钾 4s¹ 39.10	20 Ca 钙 4s² 40.08	21 Sc 钪 3d¹4s² 44.96	22 Ti 钛 3d²4s² 47.87	23 V 钒 3d³4s² 50.94	24 Cr 铬 3d⁵4s¹ 52.00	25 Mn 锰 3d⁵4s² 54.94	26 Fe 铁 3d⁶4s² 55.85	27 Co 钴 3d⁷4s² 58.93	28 Ni 镍 3d⁸4s² 58.69	29 Cu 铜 3d¹⁰4s¹ 63.55	30 Zn 锌 3d¹⁰4s² 65.41	31 Ga 镓 4s²4p¹ 69.72	32 Ge 锗 4s²4p² 72.64	33 As 砷 4s²4p³ 74.92	34 Se 硒 4s²4p⁴ 78.96	35 Br 溴 4s²4p⁵ 79.90	36 Kr 氪 4s²4p⁶ 83.80
5	37 Rb 铷 5s¹ 85.47	38 Sr 锶 5s² 87.62	39 Y 钇 4d¹5s² 88.91	40 Zr 锆 4d²5s² 91.22	41 Nb 铌 4d⁴5s¹ 92.91	42 Mo 钼 4d⁵5s¹ 95.94	43 Tc 锝 * 4d⁵5s² [98.91]	44 Ru 钌 4d⁷5s¹ 101.07	45 Rh 铑 4d⁸5s¹ 102.91	46 Pd 钯 4d¹⁰ 106.42	47 Ag 银 4d¹⁰5s¹ 107.87	48 Cd 镉 4d¹⁰5s² 112.41	49 In 铟 5s²5p¹ 114.82	50 Sn 锡 5s²5p² 118.71	51 Sb 锑 5s²5p³ 121.76	52 Te 碲 5s²5p⁴ 127.60	53 I 碘 5s²5p⁵ 126.90	54 Xe 氙 5s²5p⁶ 131.29
6	55 Cs 铯 6s¹ 132.91	56 Ba 钡 6s² 137.33	57~71 La~Lu 镧系	72 Hf 铪 5d²6s² 178.5	73 Ta 钽 5d³6s² 180.95	74 W 钨 5d⁴6s² 183.84	75 Re 铼 5d⁵6s² 186.21	76 Os 锇 5d⁶6s² 190.23	77 Ir 铱 5d⁷6s² 192.2	78 Pt 铂 5d⁹6s¹ 195.08	79 Au 金 5d¹⁰6s¹ 196.97	80 Hg 汞 5d¹⁰6s² 200.59	81 Tl 铊 6s²6p¹ 204.38	82 Pb 铅 6s²6p² 207.2	83 Bi 铋 6s²6p³ 208.98	84 Po 钋 6s²6p⁴ [209.0]	85 At 砹 6s²6p⁵ [210]	86 Rn 氡 6s²6p⁶ [222.0]
7	87 Fr 钫 7s¹ [223.0]	88 Ra 镭 7s² [226.0]	89~103 Ac~Lr 锕系	104 Rf 𬬻 * (6d²7s²) [261]	105 Db 𬭊 * (6d³7s²) [262]	106 Sg 𬭳 * (6d⁴7s²) [263]	107 Bh 𬭛 * (6d⁵7s²) [264]	108 Hs 𬭶 * (6d⁶7s²) [265]	109 Mt 鿏 * (6d⁷7s²) [268]	110 Uun *	111 Uuu *	112 Uub *						

镧系	57 La 镧 5d¹6s² 138.91	58 Ce 铈 4f¹5d¹6s² 140.12	59 Pr 镨 4f³6s² 140.91	60 Nd 钕 4f⁴6s² 144.24	61 Pm 钷 * 4f⁵6s² [145]	62 Sm 钐 4f⁶6s² 150.36	63 Eu 铕 4f⁷6s² 151.96	64 Gd 钆 4f⁷5d¹6s² 157.25	65 Tb 铽 4f⁹6s² 158.93	66 Dy 镝 4f¹⁰6s² 162.50	67 Ho 钬 4f¹¹6s² 164.9	68 Er 铒 4f¹²6s² 167.3	69 Tm 铥 4f¹³6s² 168.93	70 Yb 镱 4f¹⁴6s² 173.04	71 Lu 镥 4f¹⁴5d¹6s² 175
锕系	89 Ac 锕 6d¹7s² [227]	90 Th 钍 6d²7s² 232.0	91 Pa 镤 5f²6d¹7s² 231.0	92 U 铀 5f³6d¹7s² 238.03	93 Np 镎 5f⁴6d¹7s² 237.0	94 Pu 钚 * 5f⁶7s² [244]	95 Am 镅 * 5f⁷7s² [243]	96 Cm 锔 * 5f⁷6d¹7s² [247]	97 Bk 锫 * 5f⁹7s² [247]	98 Cf 锎 * 5f¹⁰7s² [251]	99 Es 锿 * 5f¹¹7s² [252]	100 Fm 镄 * 5f¹²7s² [257]	101 Md 钔 * (5f¹³7s²) [258]	102 No 锘 * (5f¹⁴7s²) [259]	103 Lr 铹 * (5f¹⁴5d¹7s²) [262]

O层电子数：
He K 2
Ne L 8 K 2
Ar M 8 L 8 K 2
Kr N 8 M 18 L 8 K 2
Xe O 8 N 18 M 18 L 8 K 2
Rn P 8 O 18 N 32 M 18 L 8 K 2

主要参考文献

ZHUYAOCANKAOWENXIAN

[1] 郭小仪,郭幼红.无机化学[M].2版.北京:化学工业出版社,2014.

[2] 潘华英.有机化学[M].2版.北京:化学工业出版社,2014.

[3] 石慧,刘德秀.分析化学[M].2版.北京:化学工业出版社,2014.

[4] 刘斌,陈任宏.有机化学[M].2版.北京:人民卫生出版社,2010.

[5] 卢苏.有机化学[M].2版.北京:人民卫生出版社,2010.

[6] 郝艳霞.药物化学[M].北京:化学工业出版社,2010.

[7] 李端,赵晶.天然药物化学[M].2版.北京:中国医药科技出版社,2013.

[8] 张斌,申扬帆.药用有机化学[M].2版.北京:中国医药科技出版社,2013.

[9] 宋其圣,董岩,李大枝,等.无机化学[M].北京:化学工业出版社,2008.

[10] 蔡自由,黄月君.分析化学[M].2版.北京:中国医药科技出版社,2014.

[11] 谢庆娟,李维斌.分析化学[M].2版.北京:人民卫生出版社,2013.

[12] 孙成,王和才.无机及分析化学[M].北京:化学工业出版社,2010.

[13] 曾元儿,张凌.仪器分析[M].北京:科学出版社,2007.

[14] 李晓燕,张晓辉.现代仪器分析[M].北京:化学工业出版社,2008.

[15] 谢吉民.无机化学[M].2版.北京:人民卫生出版社,2008.

[16] 李明梅.医药化学基础[M].北京:化学工业出版社,2009.